肾内科疾病
临床诊断与治疗方案

主编　刘丽艳　王桂利　兰坚孝　张文玺

王　雷　梁　丹　宋登华　李　辉

中国海洋大学出版社
·青岛·

图书在版编目（CIP）数据

肾内科疾病临床诊断与治疗方案 / 刘丽艳等主编.

青岛：中国海洋大学出版社，2024.9. -- ISBN 978-7
-5670-3988-9

Ⅰ．R692

中国国家版本馆CIP数据核字第20248WK733号

SHENNEIKE JIBING LINCHUANG ZHENDUAN YU ZHILIAO FANGAN

肾内科疾病临床诊断与治疗方案

出版发行	中国海洋大学出版社			
社　　址	青岛市香港东路23号		**邮政编码**	266071
出 版 人	刘文菁			
网　　址	http://pub.ouc.edu.cn			
电子信箱	369839221@qq.com			
订购电话	0532-82032573（传真）			
责任编辑	韩玉堂		**电　　话**	0532-85902349
印　　制	日照报业印刷有限公司			
版　　次	2024年9月第1版			
印　　次	2024年9月第1次印刷			
成品尺寸	185 mm×260 mm			
印　　张	30.5			
字　　数	778千			
印　　数	1～1000			
定　　价	208.00元			

发现印装质量问题，请致电 0633-8221365，由印刷厂负责调换。

前言
FOREWORD

随着信息技术、生物技术和其他高新技术的应用和发展,临床新理念不断更新,新设备不断涌现,医学各学科的专业分化和交叉更加明显,人们对疾病的预防、诊断、治疗、转归及康复的认识也更加深入。在这种趋势下,紧贴科技时代的脉搏,紧追最新的科研动态,更好地为患者服务,是广大医务工作者的共同目标。肾内科学作为临床医学的一个重要分支,其从业者必然也需要不断地学习与探讨。为帮助广大肾内科医师及时准确地对疾病做出分析、判断和处理,提高医疗服务的质量和水平,我们结合自身多年的临床工作经验编写了《肾内科疾病临床诊断与治疗方案》一书。本书旨在培养肾内科医师的思辨能力,使他们能够在工作中运用各类医学知识,综合分析与疾病相关的诸多问题,简化临床诊断步骤,缩短诊断时间,提高诊断准确率,从而为患者提供更加优化的治疗方案。

本书首先介绍了肾内科相关的基础知识;然后论述了肾内科疾病的病因、发病机制、临床表现、诊断方法、治疗、预防与控制等内容。本书总结了临床医师的诊疗经验,注重理论知识与临床实践相结合,内容丰富、简明实用、资料新颖,对肾内科疾病的诊断和治疗具有一定指导意义。本书适合我国各级医院肾内科医师阅读参考,亦可作为医学院校师生的参考用书。

由于编者的水平有限,书中难免有不足之处,特别是现代医学发展迅速,本书阐述的某些观点、理论需要不断更新,望广大读者提出宝贵的意见和建议,以便再版时予以改正。最后,特向关心和支持本书出版的专家致以诚挚的感谢。

《肾内科疾病临床诊断与治疗方案》编委会
2024 年 5 月

目录
CONTENTS

第一章

概　述

第一节　肾脏的解剖结构

一、肾脏的解剖结构

肾脏是人体重要的器官,左、右两个肾脏基本对称性位于脊柱两侧的腹膜后间隙,内贴于腹后壁。左肾长轴向左下倾斜,左肾上极平第 11 胸椎下缘,下极平第 2 腰椎下缘;右肾上极平第 12 胸椎,下极平第 3 腰椎。以肾门为准,左肾门约平第 1 腰椎,右肾门平第 2 腰椎,距正中线 5 cm。肾脏外形如蚕豆、呈红褐色,肾长为 10~12 cm、宽为 5~6 cm、厚为 3~4 cm,重量为 130~150 g。女性肾脏的体积和重量略小于男性。

肾脏的外缘向外凸出,内缘向内凹陷,是血管、神经、淋巴管和输尿管进出的部位,称为肾门。这些出入肾门的结构总称为肾蒂,肾蒂的主要结构有肾动脉、肾静脉和输尿管。肾门向内连续为一较大的腔,称为肾窦,肾窦为肾血管、淋巴管、神经、肾小盏、肾大盏、肾盂、脂肪和结缔组织所填充。肾动脉由腹主动脉分出,肾静脉汇入下腔静脉。输尿管由肾门处开始,在脊柱两侧下行,与膀胱相连,膀胱再与尿道相连。肾脏的大体解剖图见图 1-1。肾脏、输尿管、膀胱和尿道共同组成泌尿系统。

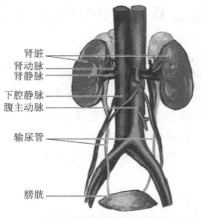

肾脏
肾动脉
肾静脉
下腔静脉
腹主动脉
输尿管
膀胱

图 1-1　肾脏的大体解剖图

1

在肾脏的冠状面可以将肾实质分为肾皮质和肾髓质两部分。肾皮质位于肾被膜下的外1/3，厚约为 1 cm，肉眼可见粉红色的肾小体；肾髓质位于深部 2/3，主要由肾小管组成。肾髓质的管状结构向内集合组成肾锥体，锥体尖端圆钝朝向肾窦，称为肾乳头。肾乳头顶端有许多小孔，称为乳头孔，尿液从肾乳头孔流入肾小盏。2～3 个漏斗状的肾小盏合成 1 个肾大盏，2～3 个肾大盏集合成肾盂。肾盂与输尿管相连。肾脏冠状面的结构见图 1-2。

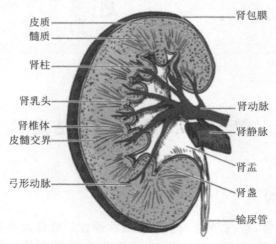

图 1-2　肾脏冠状面的结构

二、肾脏的毗邻结构

右肾的前面上 2/3 为肝，下 1/3 为结肠右曲，内缘为十二指肠；左肾的内侧上 1/3 为胃，中 1/3 为胰腺，下 1/3 为空肠，外侧上 1/2 为脾脏，外下 1/2 为结肠左曲。肾活检穿刺一般选择在右肾下极，从背后进针，邻近的重要器官较少。

（梁　丹）

第二节　肾脏的组织结构

肾脏的基本结构和功能单位是肾单位（图 1-3）。每个肾脏约有 100 万个肾单位，每一个肾单位是由肾小体和肾小管所组成。肾小体由肾小球和肾小囊组成。肾小管包括近曲小管、髓袢和远曲小管。远曲小管末端与集合管相连，集合管汇集在肾乳头。从肾脏的冠状面看，肾脏分为皮质和髓质，髓质又分为外髓和内髓，外髓还分为外带和内带。肾小体只存在于肾皮质。肾髓质有肾小管、集合管、肾间质和肾血管。这里主要介绍肾小体和肾小管。

一、肾小体

肾小体有两个极，小动脉入出肾小体的区域称血管极，另一端是肾小囊与近曲小管相连的尿极。肾小球是位于肾小囊内的一团袢状毛细血管网，由入球小动脉从血管极处入肾小囊内，先分为数条主支,每条主支又分发出若干个分支,相互形成毛细血管袢,继而再汇合成出球小动脉,从血管极离开肾小体。入球小动脉相对较粗,出球小动脉相对较细,从而构成了入球小动脉和出球小动脉之间的压力差。

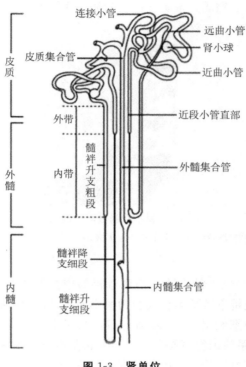

图 1-3 肾单位

(一)肾小球

肾小球的固有细胞包括系膜细胞、内皮细胞和足细胞,三者相互影响(图1-4)。

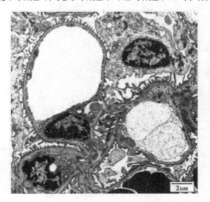

图 1-4 肾小球的结构与固有细胞(电镜)

正常肾小球的固有细胞包括系膜区的系膜细胞、毛细血管
腔内的内皮细胞和附着于肾小球基底膜外侧的足细胞

肾小球的主要功能是滤过,肾小球滤过屏障包括机械屏障和电荷屏障。肾小球滤过膜的机械屏障由内皮细胞、基底膜和足细胞(即脏层上皮细胞)构成(图1-5)。肾小球滤过膜的电荷屏

障,主要是分布在内皮细胞管腔侧表面、基底膜内和足细胞足突的顶面区带阴电荷的物质,主要成分为糖胺聚糖、糖胺聚糖和蛋白质组成的蛋白聚糖。不同部位带阴电荷物质的主要成分不同,如肝素和硫酸肝素是基底膜中糖胺聚糖的主要成分;糖胺聚糖和含有唾液酸的涎蛋白是足细胞足突顶面区主要的带阴电荷的物质。带阴电荷的物质除了电荷屏障的作用外,对保持机械屏障的完整性也具有重要的作用。

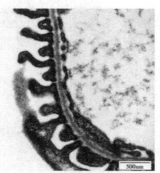

图 1-5　肾小球滤过膜的结构

电镜显示肾小球滤过膜由内皮细胞、基底膜和足细胞构成

1.系膜细胞

肾小球系膜细胞(图 1-6)位于肾小球毛细血管袢的中央部位,系膜细胞与其周围的系膜基质共同组成了系膜区。在光镜下可见系膜细胞的核小而圆,染色极深,细胞质与系膜基质融合在一起不易区分。电镜下系膜细胞呈星形,表面有多数长短不一的突起,较长的突起可伸到内皮下,甚至深入毛细血管腔。系膜细胞表面突起可与系膜基质及肾小球基底膜相接,这些突起使系膜细胞能够调节与控制毛细血管管径大小。正常情况下,肾小球系膜细胞的数量较少,在常规厚为 $2\sim3~\mu m$ 的组织切片中,光镜下可见每个系膜区不超过 3 个系膜细胞。系膜细胞具有调节肾小球毛细血管袢收缩或舒张的作用,还可改变肾小球毛细血管的滤过面积及压力通透性,从而局部调节肾小球的血流动力学改变。系膜细胞还有吞噬或清洁功能、参与免疫反应或对肾小球局部损伤的反应,以及迁移功能。系膜细胞产生的系膜基质包括Ⅳ型胶原、纤连蛋白、层粘连蛋白和蛋白多糖等,对肾小球毛细血管袢有支持和保护作用。

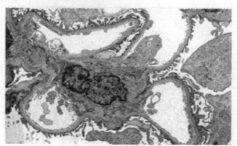

图 1-6　肾小球系膜细胞

系膜细胞与其周围的系膜基质共同组成了系膜区(图中可见 2 个系膜细胞,EM×4 800)

2.内皮细胞

肾小球内皮细胞(图 1-7)为衬贴于肾小球毛细血管腔的单层扁平上皮细胞,表面光滑,细胞核居中,核所在部位略隆起,不含核部分很薄。电镜观察可见肾小球内皮细胞表面覆以厚为30～

60 nm 的细胞衣,是一层带负电荷的富含唾液酸的糖蛋白,对血液中的物质有选择性通透作用。相邻内皮细胞间有紧密连接和缝隙连接。肾小球毛细血管为有孔型毛细血管,内皮细胞有许多贯穿细胞的窗孔,孔径一般为 50～100 nm。肾小球内皮细胞表面大都有基膜,但在面向系膜一侧的内皮细胞表面则无基膜,此处的内皮细胞与系膜直接接触。

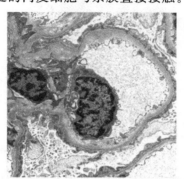

图 1-7　肾小球内皮细胞

电镜下显示毛细血管袢与系膜区,内皮细胞与系膜区直接接触(EM×6 800)

3.足细胞

足细胞是肾小囊脏层上皮细胞,是肾小球中体积最大的终末分化细胞。足细胞贴伏于肾小球基底膜外侧,由结构和功能不同的细胞体、主突和足突三部分组成。细胞体和主突均悬浮于肾小囊中。足突通过 $\alpha_3\beta_1$ 整合素复合体和 α,β 蛋白聚糖复合体连接于肾小球基底膜上(图 1-8)。足细胞表面被覆一层厚为 20～60 nm,主要由唾液酸蛋白构成的带负电荷的物质。

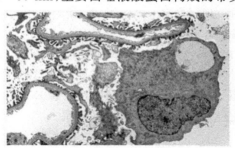

图 1-8　肾小球足细胞

电镜下显示足细胞与足突(EM×6 800)

光镜下足细胞核较大,着色较浅,并凸向肾小囊腔。电镜下可见足细胞首先从细胞体伸出几个大的突起,再依次分出次级突起,有的还分出三级突起;扫描电镜观察,不同细胞间的足突可以相嵌交叉形成裂隙,裂隙之间形成的一层薄膜样结构称为裂孔隔膜(图 1-9),是由多种分子组成的复合体样结构,直径为 40 nm 左右,是肾小球滤过膜的重要组成部分。

裂孔隔膜上有很多蛋白分子,与足细胞相关性疾病有紧密联系,目前已认识的裂孔隔膜分子有 nephrin、podocin、CD2AP、ZO-1、P-cadherin 等。nephrin 是一个跨膜蛋白,只表达在肾小球足细胞裂孔隔膜上,nephrin 基因失活或者在动物体内注射抗 nephrin 抗体都可引起大量蛋白尿。podocin 表达在足细胞的足突膜上,其羧基端可特异结合 nephrin 形成聚合物,促进 nephrin 的信号传导。CD2AP 作为一种连接跨膜蛋白和细胞骨架肌动蛋白的胞浆蛋白可直接与该聚合物作用,锚定 nephrin 胞浆区域到足细胞的细胞骨架。ZO-1 主要表达在足突上,ZO-1 通过 PDZ 结构域将裂孔膜蛋白连接至肌动蛋白细胞骨架上,对足突的稳定非常重要。

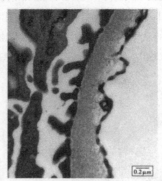

图 1-9　肾小球足细胞足突间的裂孔隔膜

足细胞的另一个重要结构就是足细胞骨架,支撑足细胞的细胞体、主突和足突,在维持足细胞正常形态和功能上起重要作用。骨架蛋白主要有肌动蛋白 actin、synaptopodin、α-actinin-1、α-actinin-2、α-actinin-3、α-actinin-4、nestin、talin、vinculin、肌球蛋白等。synaptopodin 常被认为是足细胞特异分化成熟的标志物,它是一种肌动蛋白结合蛋白,一般表达在细胞突触上,正向调节 α-actinin 的表达并且与其共同维持细胞骨架的稳定。actin、α-actinin-4 和 synaptopodin 之间在结构和功能上是相互支撑、相互影响的。F-actin 是一种有极性的结构,这种结构使主突迅速地分支、延伸和解体。α-actinin-4 分子是一种 actin 微丝交联蛋白,可以将松散的肌动蛋白交联形成具有收缩能力的纤维束,对于锚定纤维束至胞浆膜具有辅助作用。nestin 通常只表达于肾小球,与另两种细胞骨架蛋白波形蛋白和 α-internexin 相互作用,并与足细胞中其他细胞骨架蛋白相互作用,共同维持其正常形态和功能。

足细胞具有多重功能。它是肾小球滤过屏障的重要组成部分;合成肾小球基底膜基质成分,产生Ⅳ型胶原和氨基多糖,对基底膜合成与修复有重要作用;合成内皮细胞需要的血管内皮细胞生长因子,是调节肾小球通透性的重要因子;合成前列腺素 E_2、前列环素及血栓素;有很强的吞饮功能,可清除肾小囊腔的免疫复合物及其他大分子物质。

4.基底膜

肾小球基底膜是肾小球毛细血管壁内皮细胞与足细胞之间的一层细胞外结构,成人肾小球基底膜厚为 310~370 nm,儿童较薄,随增龄而增厚。电镜下肾小球基底膜分为 3 层,内层较透亮,称为内疏松层,电子密度低,厚为 20~40 nm;中层较致密,称为致密层,电子密度高,厚为 200~240 nm;外层较透亮,称为外疏松层,电子密度低,厚为 40~50 nm。

肾小球基底膜主要由三类物质组成:①Ⅳ型、Ⅴ型、Ⅵ型胶原,相互形成网状结构;②层粘连蛋白、纤连蛋白等糖蛋白;③硫酸肝素等蛋白聚糖。基底膜可以作为细胞附着的支架,维持细胞群正常的形态,同时与邻近细胞相互作用,影响细胞的增殖、分化、黏附、迁移及分子滤过。Ⅳ型胶原是形成肾小球基底膜网状结构的主要成分。人的Ⅳ型胶原包括 6 种 α 链,即 $\alpha_1 \sim \alpha_6$,分别由 *COL4A1* ~ *COL4A6* 基因编码。3 条 α 链之间相互缠绕,形成三螺旋结构,有 3 种存在形式,即 α_1、α_1、α_2(Ⅳ型),α_3、α_4、α_5(Ⅳ型)和 α_5、α_5、α_6(Ⅳ型)。肾小球基底膜的Ⅳ型胶原包括 $\alpha_1 \sim \alpha_5$,没有 α_6 链。

5.内皮细胞-系膜细胞-足细胞之间的相互关系

内皮细胞与系膜细胞在空间维度上相邻,可以直接接触、相互作用。内皮细胞与足细胞,虽然中间有基底膜,但二者关系密切,足细胞产生的血管内皮生长因子 A 和血管生成素是内皮细胞得以维持活性和功能的重要因子。内皮细胞与系膜细胞及足细胞相互作用,在调节血管紧张度和肾小球滤过率、氧化应激、平衡促凝和抗凝因子及抗纤维化过程中均起重要作用。

(二)肾小囊

肾小囊又称为鲍曼囊,是肾小管盲端扩大并内陷所构成的双层球状囊,囊的外层称为壁层,内层称为脏层,两层之间的裂隙称肾小囊腔。脏层即肾小球的脏层上皮细胞(足细胞),壁层由肾小囊基底膜和壁层上皮细胞组成。肾小囊基底膜厚为 1 200~1 500 nm,在肾小体的尿极移行为近端肾小管基底膜;壁层上皮细胞为扁平多边形,排列成薄层。病理状态下,壁层上皮细胞可明显增生,可能是一种有分化潜能的干细胞。

二、肾小管

肾小管是肾单位的另一个重要组成部分,通常分为三段:第一段与肾小囊相连,称近曲小管;第二段称为髓袢(又称亨利袢),呈"U"形,包括髓袢降支粗段(又称近端小管直部)、髓袢降支细段、髓袢升支细段、髓袢升支粗段(又称远端小管直部);第三段称远曲小管,经过连接小管与集合管相连。肾小管的主要功能是重吸收、分泌和排泄。原尿经过肾小管与集合管的选择性重吸收,大约 99% 的水分及一些对机体有用的物质(如钠、钾、葡萄糖、蛋白质等)重吸收到上皮细胞内继而回到血液中,只有 1% 的水分和多余的无机盐、代谢废物、可滴定酸等成为终尿而排出体外。

(一)近曲小管

近曲小管起始于肾小体尿极的鲍曼囊,位于肾小体的周围,是肾小管最粗的一段,近曲小管上皮细胞呈柱状,细胞核较大,呈圆形,靠近基底侧,细胞质嗜酸性,细胞管腔侧有丰富的刷状缘,基底侧可见纵纹。光镜下的刷状缘,在电镜下为大量密集的凸向管腔的指状细长突起,称为微绒毛(图 1-10)。微绒毛排列紧密、规则,大大增加了近曲小管的重吸收面积。每根微绒毛中含有数根微丝,微丝中含有肌动蛋白,与微绒毛的收缩、摆动及物质的重吸收转运有关。上皮细胞的侧面伸出许多突起,称为侧突,相邻细胞的侧突呈指状交叉。上皮细胞的基底侧细胞膜向内凹陷,形成细胞膜内褶,褶间有许多纵向排列的线粒体。细胞与细胞之间有许多相互连接的结构,如细胞顶部的紧密连接、紧密连接下方的中间连接、中间连接深部的桥粒及缝隙连接,借以维持细胞的紧密关系。近曲小管上皮细胞是有极性的细胞,在细胞的顶端(管腔侧)含有许多与蛋白质吞饮和重吸收有关的分子;在侧面和基底侧存在许多与离子转运有关的酶(如 Na^+/K^+-ATP 酶);在管腔侧、侧面和基底侧都有水通道蛋白 AQP-1。

(二)髓袢

髓袢又称 Henle 袢,包括髓袢降支粗段(近端小管直部)、降支细段、升支细段和升支粗段(远端小管直部)。髓袢降支粗段为近端小管自髓放线垂直进入髓质的部分,与髓袢降支细段相连,管壁结构与近曲小管基本相似,但上皮细胞较矮,刷状缘不如近曲小管丰富,侧突和细胞膜的内褶也不如近曲小管明显,线粒体、吞噬体、溶酶体也较少,提示近端小管直部的重吸收作用不如近曲小管强。髓袢细段呈"U"形,包括降支细段和升支细段。皮质肾单位髓袢细段较短,仅达髓质内带;近髓肾单位髓袢细段较长,可达内髓。髓袢细段管腔直径约为 15 μm,管壁为单层扁平上皮,细胞核圆形、突向管腔(图1-11),表达高浓度的水通道蛋白及A型尿素转运子。髓袢升支粗段为远端小管的起始部,管腔直径约为35 μm,经髓质和髓放线直行又返回所属肾小体附件的皮质内,移行于远曲小管。髓袢升支粗段,管壁为单层矮立方形细胞,细胞界线不明显,细胞核圆形、靠近管腔面,细胞管腔侧无刷状缘,基底侧有纵纹,产生并分泌Tamm-Horsfall糖蛋白。

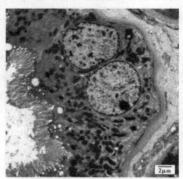

图 1-10 近曲小管

电镜下为大量密集的凸向管腔的指状细长突起,称为微绒毛。胞浆内可见大量线粒体

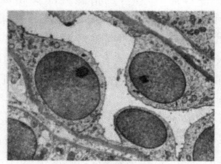

图 1-11 髓袢细段

管壁为单层扁平上皮,细胞核圆形、突向管腔(EM×6 000)

(三)远曲小管

远曲小管又称远端小管曲部,与近曲小管一起位于皮质迷路内,盘曲在所属肾小体附近,除致密斑外细胞结构与远端小管直部相似,管腔侧没有刷状缘,基底侧有纵纹,管腔直径为20～50 μm。远曲小管有丰富的Na^+/K^+-ATP酶和Ca^{2+}/mg^{2+}-ATP酶,参与Na^+、Cl^-和Ca^{2+}的重吸收(图1-12)。

(四)连接小管和集合管

1.连接小管

连接小管为远曲小管和集合管之间的过渡小管,呈弓形,在皮质区开始上升,然后下行进入髓放线,最后汇入集合管的起始端。连接小管由多种细胞组成,包括形态位于远曲小管和集合管之间的连接小管细胞、混杂的远曲小管细胞和集合管细胞。连接小管具有明显的分泌K^+和排泄H^+的功能。

2.集合管

集合管的胚胎发生来自输尿管芽,几个肾单位的连接小管共同汇入一个集合管,因此,集合管不是肾单位的组成部分。根据其所在的位置,分为皮质集合管、髓质外带集合管、髓质内带集合管。髓质内带集合管行至锥体乳头,称为乳头管,并开口于肾乳头形成筛状区。集合管上皮细胞由主细胞(又称亮细胞)和嵌入的闰细胞(又称暗细胞)组成(图 1-13)。

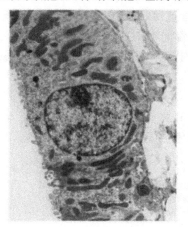

图 1-12 远曲小管

电镜下无微绒毛(EM×10 000)

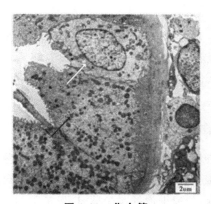

图 1-13 集合管

集合管上皮细胞由主细胞(白色箭头)和嵌入的闰细胞(黑色箭头)组成

(五)肾小球旁器

肾小球旁器是远端肾小管与肾小体血管极相接触部位的、一个具有内分泌功能的特殊结构,位于入球小动脉、出球小动脉及远端肾小管之间的区域,包括球旁细胞、致密斑、球外系膜细胞和极周细胞。目前已知,球旁细胞和球外系膜细胞均有分泌肾素的功能,而致密斑可以感受尿液内的钠离子浓度,进而调节肾素的分泌。

(六)肾间质

肾间质是位于肾单位与集合管之间的间叶组织,由间质细胞、少量纤维和基质组成。间质细胞产生促红细胞生成素,髓质肾间质细胞产生糖胺多糖、前列腺素及降压物质;纤维主要包括Ⅰ、Ⅲ和Ⅳ型胶原蛋白;基质主要由糖胺多糖和组织液组成。肾间质由皮质向髓质逐渐增加,尤其以肾乳头间含量较多。

(七)肾脏血管

肾脏的血液供应非常丰富,静息状态下,肾血流量占心排血量的 20%。肾脏具有两级毛细血管网,与肾脏的超滤和重吸收作用有关。肾脏的血流经过肾动脉(分前、后2支)、肾段动脉(前支分4段)、叶间动脉、弓状动脉、小叶间动脉、入球小动脉、肾小球内毛细血管、出球小动脉、直小血管(皮层肾单位的出球小动脉管壁薄,不形成直小血管;髓旁肾单位的出球小动脉管壁厚,形成与髓襻伴行的"U"形直小血管)、管周毛细血管、小叶间静脉、弓形静脉,回到肾静脉。与动脉不同的是肾内静脉不分段,而且肾内静脉在不同分支上有吻合现象,当某一静脉阻塞时血液可向其他分支静脉分流。

(八)肾脏淋巴管

肾脏淋巴管分为肾内淋巴管和肾周淋巴管。肾内淋巴管与肾内静脉伴行,毛细淋巴管位于被膜下和肾小管周围。肾周淋巴管主要分布在肾周脂肪层内,与肾内淋巴管有丰富的吻合支,在肾门处与肾内淋巴管汇合,最终引流入主动脉旁淋巴结。

(兰坚孝)

第三节　肾脏的生理功能

肾脏是人体的重要器官,主要功能包括:①通过肾小球的滤过,形成尿液,排出机体的代谢废物;②通过肾小管的选择性重吸收、分泌与排泄,调节水、电解质和酸碱平衡,维持机体内环境的稳定;③通过产生肾素、缓激肽、促红细胞生成素、活化维生素 D_3,调控血压、促进血红蛋白生成和调节骨质代谢等。

一、滤过及排泄代谢废物

肾脏是结构复杂的废物处理器,每天要滤过约180 L的血液,分离出1.8 L左右的尿(代谢废物和多余的水),通过输尿管进入膀胱后排出体外。血液中的废物来自细胞的代谢及食物的消化。肾脏的滤过功能主要由肾小球完成,当血液流经肾小球时,血浆中的水、葡萄糖、无机盐、氨基酸、尿酸等小分子物质过滤到肾小囊内,然后在肾小管进行选择性重吸收。滤液中的葡萄糖、氨基酸被全部重吸收,钠、氯、钾、碳酸氢根等离子大部分被肾小管重吸收,尿素、磷酸盐、尿酸等被部分重吸收。而肾小管和集合管还可通过分泌方式排出氢离子、铵离子、肌酐等代谢废物。肾小球滤过受神经、体液的调节,影响肾小球滤过的重要因素,除肾小球滤过膜外,主要是跨毛细血管滤过压和肾血流量的变化。此外还有肾小管、肾小球反馈机制和许多激素及血管活性物质的影响。

二、调节水、电解质和酸碱平衡

正常人体组织细胞必须在内环境相对稳定的状态下才能进行正常的生命活动。所谓内环境相对稳定状态主要是指机体水、电解质及酸碱平衡都处于相对稳定的状态,它是维持正常生命活动的基本条件。这种状态主要是通过肾小管对水、电解质及酸碱离子选择性重吸收和排泌来实现的,即肾小管的重吸收和排泌功能是维持机体水、电解质和酸碱平衡的基础。

肾小管和集合管的重吸收方式有两种,即被动重吸收和主动重吸收。被动重吸收为小管液中的溶质顺着浓度差和电位差(电化学梯度),通过扩散作用或渗透作用经过肾小管上皮细胞进入管周间质内,此过程不需耗能。如 Na^+ 重吸收时,由于渗透压的变化,水就被动扩散进入管周间质内。主动重吸收为溶质逆电化学梯度的耗能过程,如葡萄糖、氨基酸和 Na^+ 的重吸收。目前已明确在肾小管的细胞膜上有多种与重吸收有关的蛋白转运通道,如水通道、钠通道、钾通道、氯通道、钙通道,以及葡萄糖、氨基酸载体等。肾小管上皮细胞具有两种不同特性的细胞膜,位于管腔侧的管腔膜和位于细胞基底部和侧面的底侧膜。管腔膜和底侧膜上含有的转运通道存在明显差别。如钠通道只存在于管腔膜,而 Na^+-K^+-ATP 酶只存在于底侧膜。这是与肾小管对不同物质的重吸收功能相适应的。重吸收到肾小管管周间质的水和溶质进一步进入管周的毛细血管而进入血液循环。

(一)水的重吸收

滤液中的水 65%～70% 在近端小管、10% 在髓袢、10% 在远曲小管、10%～20% 在集合管重吸收。水的重吸收是一被动过程,在近端小管内随着 Na^+、Cl^- 等溶质的重吸收,小管液的渗透压下降,水在渗透压梯度的作用下被吸收。另一部分在远曲小管和集合管被重吸收并受抗利尿激素的调节,这一部分的调节在尿液的浓缩稀释机制中起重要作用。

(二)钠的重吸收

肾小球滤液中的 Na^+ 有 99% 被肾小管和集合管重吸收,这对机体维持细胞外液中 Na^+ 的浓度和渗透压的恒定起重要作用。Na^+ 由管腔液进入上皮细胞为顺电化学梯度的被动转运,而由细胞内转运到管周间质为主动转运,需要由 Na^+-K^+-ATP 酶主动泵出。各段肾小管对 Na^+ 的重吸收率存在很大差别:近端肾小管为 65%～70%;远曲小管约为 10%,其余的分别在髓袢升支细段和集合管被重吸收。随着近端小管对 Na^+ 的主动重吸收,在肾小管内外形成电位差,管腔内为负电压,另外小管内的浓度高于管周组织,此时 Cl^- 顺电位差和浓度差而被动重吸收。

(三)钾的重吸收

每天从肾小球滤出的钾约为 35 g,尿中排出的钾为 2～4 g。钾可以自由通过肾小球滤过膜进入肾小管,滤出的钾约 90% 在经过近端肾小管和髓袢升支粗段时被重吸收,剩余的约 10% 在远端肾单位被重吸收。远端肾小管具有分泌钾的功能,是肾脏调节钾平衡的主要机制。参与钾分泌的结构包括远曲小管、连接小管和皮质集合管,远曲小管和连接小管是泌钾的主要部位。影响肾小管 K^+ 转运的主要因素有盐皮质激素、Na^+ 的运输和重吸收、肾小管中尿液流速、K^+ 的摄入、酸碱平衡及抗利尿激素等。

(四)钙的重吸收

正常人体内含钙量 1～2 g/kg 体重,其中 98% 分布在骨骼,仅少数骨骼表面的钙盐(约 0.5%)可以与细胞外液相交换。成人正常血钙水平为 2.25～2.65 mmol/L(9.0～10.6 mg/dL)。正常状态下,肾脏可以将血中非结合钙从肾小球滤过,每天总量可达 108 mg 左右。肾小球滤出的钙 60% 在近端肾小管以被动转运方式重吸收,与钠、水重吸收比例相似。20%～30% 滤过的钙可在髓袢的粗段被重吸收。远端小管和集合管只负责最后 15% 滤过钙的重吸收,但此处肾小管对钙的重吸收可以与钠、水完全分开,同时受许多激素和利尿剂的影响,对机体钙平衡起很大的调节作用,其转运机制较为复杂。钙的肾脏排泄受肾小球滤过率、利尿剂及甲状旁腺激素、活性维生素 D_3、降钙素等内分泌因素的调节。

(五)磷的重吸收

正常身体含磷总量为 10 g/kg 体重,其中绝大多数(85%)与钙结合在骨骼,14% 在细胞内,1% 在细胞外,极少量(约占总体重 0.03%)存在于血浆。血磷绝大部分以无机盐形式存在,浓度为 0.9～1.3 mmol/L(2.8～4.0 mg/dL)。其中 85% 以游离磷酸盐形式存在,仅 15% 的磷酸盐与蛋白相结合,故血浆蛋白水平对血磷影响不大。肾脏对调节细胞外磷平衡具有非常重要的作用。正常情况下每天尿磷排泄量与肠道磷吸收量相同,通常占肾小球滤过磷酸盐的 5%～20%。肾脏滤过的 PO_4^{3-} 80%～90% 在肾小管重吸收,其中绝大部分(80%)在近端小管重吸收,多为跨细胞途径转运。髓袢升支及降支对 PO_4^{3-} 重吸收很少。在远曲小管及连接小管处仍有相当一部分 PO_4^{3-} 重吸收,而且能被 PTH 所抑制。在集合管系统 PO_4^{3-} 几乎不被重吸收。

(六)HCO_3^- 的重吸收

正常人每天经肾小球滤过的 HCO_3^- 4 000～4 500 mmol,通过肾小管后 99.9% 以上被重吸收。其中近端小管重吸收 HCO_3^- 约 80%,髓袢重吸收约 10%,余下 10% 在远端小管被重吸收。近端小管 HCO_3^- 的重吸收与 H^+ 的分泌相关联,近端小管上皮细胞内 H^+ 通过管腔侧的 Na^+-H^+ 交换子,将 Na^+ 转运入细胞内,H^+ 排泌至管腔。分泌入管腔内的 H^+ 在细胞膜上的 IV 型碳酸酐酶催化作用下,与 HCO_3^- 结合生成 H_2CO_3,并进一步分解成 CO_2 和 H_2O。生成的 H_2O 几乎全部可以通过细胞膜上的水通道蛋白进入细胞。CO_2 进入细胞后,在细胞内的 II 型碳酸酐酶作用下与 H_2O 结合形成 H_2CO_3,进而解离成 H^+ 和 HCO_3^-。HCO_3^- 通过基侧膜上的 Na^+-HCO_3^- 协同转运子转运至间质,随血循环至全身。髓袢 HCO_3^- 重吸收主要在升支粗段,该处也有碳酸酐酶,其吸收方式与在近端小管相似。由于远端小管管腔侧无碳酸酐酶存在,对 HCO_3^- 的重吸收主要由皮质集合管、内髓集合管和外髓集合管细胞向管腔泌 H^+ 的作用而完成。

(七)NH_4^+ 的重吸收

NH_4^+ 是一种弱酸,生理 pH 下,NH_4^+ 和 NH_3 主要是以 NH_4^+ 形式存在。NH_4^+ 的排泄占肾脏净排酸的 2/3,NH_4^+ 的排泄量可以随生理情况改变而非常灵活地变动,在酸负荷时 NH_4^+ 的排泄可明显增加。另外,许多不可挥发性酸根也可以通过与 NH_4^+ 结合的方式而排泄。绝大多数 NH_4^+ 在近端小管合成。在近端小管上皮细胞内,谷氨酰胺分解产生 NH_4^+,并分泌入管腔。NH_4^+ 在髓袢升支粗段被重吸收,并分解成 H^+ 和 NH_3,产生髓质高 NH_3 环境。髓质内高 NH_3 不断向集合管管腔内弥散,并与 H^+ 结合,以铵盐形式随尿排出。肾髓间质的 NH_4^+ 有 3 种去向:部分可分解成 NH_3 和 H^+,NH_3 可弥散入近曲小管和髓袢,再形成 NH_4^+,从而在髓袢、近曲小管和髓袢之间进行再循环;小部分 NH_4^+ 进入循环血液中在肝进行最终的解毒过程;还有部分进入皮质和髓质集合管。

(八)HPO_4^{2-} 的重吸收

可滴定酸是指可以被氢氧化钠(NaOH)所中和的酸,主要是 HPO_4^{2-},其他较少的还有肌酐和尿酸。正常情况下尿液中的磷酸盐有 HPO_4^{2-} 和 HPO_4^- 两种形式。当 H^+ 分泌增加时,HPO_4^- 产生增加,尿液 pH 下降。若尿 pH 继续下降,更多的 HPO_4^{2-} 可转变为 HPO_4^-。实际上当尿液 pH 为 5.5 时,几乎所有的 HPO_4^{2-} 都已转变为 HPO_4^-。因此,可滴定酸的形成在缓冲过程中起一定作用,但作用有限。然而在糖尿病酮症酸中毒时例外,此时尿中排出大量的 β-羟丁酸,这些酮症阴离子也可参与尿液的缓冲作用,每天可增加尿可滴定酸排泄约 50 mmol。

(九)葡萄糖和氨基酸的重吸收

此外,肾小管还对很多物质具有重吸收的功能,如对葡萄糖和氨基酸的重吸收。肾小球滤液中的葡萄糖浓度与血糖浓度相同,并在近端肾小管(主要是近曲小管)被全部重吸收。葡萄糖的重吸收是主动转运过程,并与 Na^+ 的重吸收密切相关。在近曲小管的刷状缘上存在 Na^+/葡萄糖协同载体蛋白,Na^+、葡萄糖与之结合后形成复合体,将 Na^+ 和葡萄糖转运到细胞内。当细胞内葡萄糖浓度增高后,葡萄糖顺浓度梯度透过底侧膜进入组织间隙。肾小管对葡萄糖的重吸收能力有一定限度,当血液中的葡萄糖浓度超过 180 mg/dL 时达到吸收极限,此时尿中可出现葡萄糖,称为肾性糖尿。氨基酸的转运机制与葡萄糖相似。

三、内分泌功能

肾脏能分泌激素类活性物质,如肾素、缓激肽、前列腺素,通过肾素-血管紧张素系统来调节血压。肾脏分泌促红细胞生成素,促使骨髓网织红细胞成熟、释放,进入血循环,促进红细胞生成。肾脏活化维生素 D_3,促进肠道对钙、磷吸收和骨中钙、磷吸收及骨盐沉积。

缓激肽是一种在局部起作用的多肽类组织激素,由激肽释放酶作用于血浆 α 球蛋白而生成,激肽释放酶 90% 由远端小管细胞产生,主要作用包括:①对抗交感神经及血管紧张素,扩张小动脉;②抑制抗利尿激素;③促进远端小管水、钠排出,使血压下降。激肽释放酶的产生、分泌受细胞外容量、体内钠量、醛固酮、肾血流量调节。醛固酮最重要,促进缓激肽分泌;低血钾抑制醛固酮分泌,减少缓激肽释放;高血钾时则相反。激肽由激肽酶灭活。

花生四烯酸在前列腺素合成酶作用下生成前列腺素,由肝、肺、肾皮质内前列腺素分解酶灭活。前列腺素有很强的扩血管作用,对血压、体液起调节作用。前列腺素可刺激环磷酸腺苷生成,对抗抗利尿激素,利钠、排水,使血压下降。

(一)肾素-血管紧张素系统

肾素主要由肾脏入球小动脉的球旁细胞合成和分泌,是一种水解蛋白酶,可催化肝脏产生的血管紧张素原转化为血管紧张素 I(angiotensin-I,AT-I),AT-I 在肺脏循环中被来自肺上皮细胞的血管紧张素转换酶(angiotensin converting enzyme,ACE)降解为血管紧张素 II(AT-II),AT-II 在血浆和组织中的血管紧张素酶 A 的作用下,再失去一个氨基酸,成为七肽 AT-III。AT-II 及其产物还可刺激肾上腺皮质球状带合成并分泌醛固酮。当体内失血或血压下降时,肾素-血管紧张素系统(renin angiotensin system,RAS)被启动,以协助稳定血压,维持细胞外液量与体液平衡。除循环中的 RAS 外,还存在局部组织的 RAS,在心脏、血管、脑、肾等组织中也发现有肾素、血管紧张素。局部组织的 RAS 可通过自分泌、旁分泌或胞内分泌等方式,对组织的生理功能及其结构起重要调节作用。

血管紧张素原是一种糖基化的球蛋白,主要由肝脏合成。糖皮质激素、雌激素和甲状腺素等可增加血管紧张素原;AT-II 对血管紧张素原基因表达也有正反馈作用,胰岛素则起抑制作用。AT-II 是 RAS 的主要成分,在循环血液中主要由 AT-I 降解而来,在组织中除了肾素和血管紧张素转换酶,还可在另外一些酶的作用下,由血管紧张素原直接转变为 AT-II。血管紧张素 II 的主要生理作用:①具有强力的缩血管作用,收缩全身微动脉,使外周阻力增大、血压升高;也可收缩静脉,使回心血量增多。②作用于交感神经末梢上的血管紧张素受体,促使交感神经末梢释放去甲肾上腺素;还可作用于中枢神经系统内一些神经元的血管紧张素受体,使交感缩血管作用加强;通过中枢和外周机制,使外周阻力增大,血压升高。③强烈刺激肾上腺皮质球状带细胞合成和释放醛固酮,促进肾小管和集合管对 Na^+ 和水的重吸收,并使细胞外液量增加,升高血压。

AT-II 的作用是通过 AT-II 1 型受体(AT-1 受体)而实现的。AT-1 受体又可分为 AT-1A 和 AT-1B 两个亚型,AT-1A 受体主要存在于血管,也可在心、肝、肺等组织表达;而 AT-1B 受体主要存在于肾上腺,也可在垂体和肾脏表达,可见 AT-II 在不同靶组织可发挥不同的作用。近年来,又陆续发现 AT-2、AT-3、AT-4 受体,但其具体功能尚不清楚。

除了 AT-Ⅱ以外,最近还发现 AT(1-7)也是 RAS 新成员,它有独立的转换酶系统,而且与 AT-Ⅱ作用不同,可引起血压的下降。AT(1-7)作为 AT-Ⅱ升压作用的一种拮抗因子,来调节血压的相对恒定。AT-Ⅰ不具有血管收缩性,AT-Ⅲ的缩血管效应仅为 AT-Ⅱ的 10%～20%,但刺激肾上腺皮质合成释放醛固酮的作用较强。在正常生理情况下,血循环中血管紧张素浓度较低,因此,对正常血压的维持作用不大。在某些病理情况下,如失血、失水时,RAS 的活性加强,对循环功能的调节起重要作用。

RAS 不只是一种经典的肾脏内分泌系统,也是一种组织和局部激素,广泛存在于心、脑、肝、肾、血管、脂肪、骨髓、生殖和胚胎等几乎所有的细胞或组织中,参与体内炎症、免疫、凋亡、生长、老化、营养代谢、组织修复、生殖发育、神经传导、学习记忆等各种生理活动调节,是人体作用最广泛的一个调节系统。RAS 不仅在高血压、心肌肥厚和肾脏疾病中发挥重要作用,几乎在所有心脑血管病中都具有重要病理生理作用,在糖尿病、代谢综合征、肥胖症、帕金森病、阿尔茨海默病、癫痫、多发硬化、肝硬化、炎症免疫性疾病、呼吸性疾病和肿瘤的发病中亦具有重要意义。它是人体内多种疾病发病和防治的调节系统和分子作用靶点。过度激活的 RAS 是产生高血压的原因之一。下面几类药物可用于抑制 RAS:①血管紧张素转换酶抑制剂(angiotensin converting enzyme inhibitor,ACEI),其作用是抑制血管紧张素转换酶的活性,从而减少 AT-Ⅱ的生成;②AT-Ⅱ受体拮抗剂,通过阻断 AT-Ⅱ与 AT-1 受体结合而起作用;③肾素抑制剂,通过抑制肾素的合成和释放,从而阻止 RAS 的启动。

(二)促红细胞生成素

促红细胞生成素(erythropoietin,EPO)是调节红细胞生成的糖蛋白激素,90% 由肾脏产生,10% 由肝、脾产生。肾远曲小管、肾皮质和外髓部分小管周围毛细血管内皮细胞、肾皮质和外髓部分小管周围的成纤维细胞产生 EPO。天然存在的 EPO 分为 α 型和 β 型。人类 *EPO* 基因位于 7 号染色体长臂 22 区,其 cDNA 被成功克隆后,利用基因重组技术已可大批量生产重组人促红细胞生成素(recombinant human erythropoietin,rHuEPO),现已广泛用于临床。

EPO 主要作用于骨髓造血细胞,促进红系祖细胞增生、分化和成熟,对造血干细胞分化为红系祖细胞、前成红细胞、成红血细胞、网织红细胞、成熟红细胞,均有促进作用。EPO 还能增强 NO 的扩血管作用,明显缓解血管挛缩,并能直接作用于血管内皮细胞,促进血管新生,在缺血部位建立侧支循环。EPO 还能快速启动原癌基因 *c-myc* 表达,发挥抗凋亡并维持细胞存活的作用,所以,有学者认为与其说 EPO 的作用是促进了红细胞前体的增殖和分化,不如说是 EPO 强大的抗凋亡作用,使红系祖细胞得以存活并最终向成熟红细胞分化。

EPO 已广泛应用于各种贫血的治疗。其中最有效的是肾性贫血,对肿瘤相关性贫血、早产儿和孕产妇贫血、围术期减少异源性输血等方面也有良好的疗效。当前使用的 rHuEPO 都是单体 EPO,慢性贫血患者常需要大剂量长期应用。利用基因重组技术可合成二聚体 EPO,它与单体 EPO 在药代动力学方面性质类似,但二聚体 EPO 促红细胞再生能力远高于单体。新型红细胞生成刺激蛋白已开始投入临床。其半衰期延长了 2 倍,有利于简化给药方案。在慢性肾性贫血的治疗指南中推荐使用 EPO 纠正贫血使血红蛋白浓度维持于 110～130 g/L,高于 130 g/L 反而增加心血管事件的风险。长期大量使用 EPO 会产生一些不良反应,如血管反应性下降、血压升高、血黏度增加、血栓形成等。

(三)活化维生素 D₃

维生素 D 是一种脂溶性维生素,是固醇类衍生物,可由维生素 D 原经紫外线激活而成。皮肤内的 7-脱氢胆固醇经光照紫外线作用后进行光化学反应,转变成维生素 D_3,但它的活性不高。体内生成或摄入的维生素 D_3,经肝脏 25-羟化酶催化形成 25-羟维生素 D_3。后者再经肾脏 1-羟化酶催化形成具有生物活性的 $1,25(OH)_2D_3$,这是维生素 D 的主要生物活性形式。

活性维生素 D_3 的生理作用:①促进钙在小肠的吸收;促进钙在肾小管重吸收,维持血清钙磷浓度的稳定。②在妊娠期间 $1,25(OH)_2D_3$ 血浆浓度上升,哺乳期继续上升,促进妊娠及哺乳期母体输送钙到胎儿,维持胎儿和婴儿正常生长。而停经后的妇女 $1,25(OH)_2D_3$ 浓度减低,易出现骨质疏松等症状。

维生素 D 主要用于构成和维持骨骼的强壮,可用来防治儿童的佝偻病和成人的软骨症、关节痛等。患有骨质疏松症的人通过添加合适的维生素 D 和镁可以有效提高钙离子吸收度。此外,维生素 D 还可改善神经肌肉功能、减轻炎症反应、影响某些控制细胞增殖分化凋亡的基因活动。$1,25(OH)_2D_3$ 在临床上可用于:①肾性骨病,肾功能不全缺少 1 位羟基化酶,体内不能合成 $1,25(OH)_2D_3$,必须从体外摄取;②难治性抗维生素 D_3 佝偻病,由于遗传因素,磷从肾排出过多;③甲状旁腺素缺少症,患者不能在低血钙时产生 $1,25(OH)_2D_3$;④抗维生素 D 的佝偻病,正常服用维生素 D 但仍有佝偻病,是由于代谢上的缺陷,维生素 D 不能 1 位羟基化;⑤癫痫患者使用苯巴比妥导致的骨病。

最典型的缺乏维生素 D 会引起少儿佝偻病和成人软骨病。其他的典型症状还包括肌肉萎缩、痢疾样腹泻、失眠、紧张等。皮质类固醇对维生素 D 的作用也有抵消作用。过量、长期服用维生素 D 可导致血钙过高,早期征兆主要包括便秘、头痛、食欲下降、头昏眼花、走路困难、肌痛骨痛及心律不齐等。晚期症状包括瘙痒、肾功能下降、骨质疏松症、体重下降、肌肉和软组织钙化等。

除了活化维生素 D_3 外,肾脏还通过调节钙磷稳态、产生 Klotho 蛋白和 BMP7 蛋白等,调节骨的发育、损伤修复和组织重构。

(王丽芳)

15

第二章

肾内科疾病常见症状与体征

第一节 水　肿

一、概述

内环境保持动态平衡取决于渗出压和回收压。渗出压=毛细血管内静脉压－血浆胶体渗透压－（组织间隙压＋组织胶体渗透压）；回收压=组织压＋血浆胶体渗透压－组织胶体渗透压－毛细血管内压。当上述任何一个环节有改变均可影响水分潴留在组织间隙中，因此产生水肿有下列主要因素。①水钠潴留。②毛细血管内压力增高，如右心衰竭时。③毛细血管通透性增高，如急性肾小球肾炎。④血浆胶体渗透压下降，如肝硬化、肾病时血清蛋白下降。⑤淋巴回流受阻时，如血丝虫病。水肿是一个常见症状，有器质性和功能性，器质性中以心、肝、肾疾病最为常见。

二、器质性水肿的常见病因

（一）心源性水肿

各种原因致心力衰竭后心功能下降，有效循环血量减少，肾血流量下降，同时继发醛固酮及抗利尿激素释放，使水钠潴留，加上静脉压增高，毛细血管压力增加，组织回吸收能力下降致组织水肿。从下肢向上的水肿，伴有颈静脉怒张、肝大、肝颈反流征阳性、静脉压增高，可伴胸腔积液、腹水。心源性水肿的特点是从身体下垂部位开始，体检可有心脏听诊异常。

（二）肾性水肿

1.肾炎性水肿

多见于急性肾炎。肾小球免疫变态反应使肾脏滤过率下降，毛细血管通透性增高，使水钠潴留。开始常在组织疏松的部位如眼睑部出现水肿，以后发展到全身水肿，多为紧张性水肿，凹陷不明显，体重明显增加，儿童可并发心力衰竭，伴有血尿、蛋白尿、高血压。

2.肾病性水肿

肾病综合征时大量蛋白尿，造成血清蛋白的低下，胶体渗透压下降，血容量下降，使肾小球滤过率下降；血容量下降又继发醛固酮和抗利尿激素增高发生水肿。水肿特别明显，凹陷性，往往伴有胸、腹水，除蛋白尿外还可有肾功能的损害。

(三)肝脏性水肿

任何肝脏疾病引起血浆蛋白合成障碍,使胶体渗透压下降,继发醛固酮升高,同时由于肝病门静脉压力增高,故往往先有腹水,再出现下肢水肿,伴有肝功能减退的门静脉高压症状,如腹壁静脉怒张、胃底食管静脉曲张等。

(四)营养不良性水肿

由慢性消耗性疾病及营养障碍性疾病引起,如手术、癌肿、结肠瘘、烧伤、维生素 B_1 缺乏等引起低蛋白血症而发生水肿,往往从足部开始,加上皮下脂肪少,组织松弛加重了组织液的潴留,纠正病因后即可消退。目前已少见。

(五)内分泌性水肿

鉴于甲状腺功能减退、原发性醛固酮增多症、皮质醇增多症或长期大剂量使用激素、丙酸睾酮等。甲减引起组织中黏蛋白的增多,是非凹陷性水肿,面部明显组织增厚的感觉,血促甲状腺激素升高,T_3、T_4 下降,同时有嗓音变粗、眉毛脱落、便秘、怕冷等症状。

三、功能性水肿的原因

(一)特发性水肿

女性多见。水肿与体位有关,直立及劳累后加重,平卧休息后逐渐消退,常伴有其他神经衰弱症状。目前认为是由于直立时颈动脉窦交感神经感受器兴奋不足,导致脑血流供应相对不足,通过容量感受器的反射引起醛固酮分泌增加所致。立、卧位水试验可呈阳性。

(二)卵巢功能紊乱

常见的是经前期水肿,在排卵期后逐渐开始眼睑有沉重感或轻度水肿,体重增加、尿量减少、腹胀或下肢轻度水肿,至月经来潮时达高峰,行经后逐步消退,再周而复始。

(三)其他功能性水肿

女性多见,水肿往往局限于两下肢和(或)眼睑,程度较重,间歇持续数年,可与季节有关(常在初春),与体位无关(此与特发性水肿有区别),常伴全身乏力、食欲减退等。

四、局部性水肿

由于静脉或淋巴回流受阻或毛细血管通透性增加所致。

(一)感染中毒性(大多属炎症性)

如血栓性静脉炎、丹毒、疖、痈、蜂窝织炎、痛风,以及毒蛇或虫咬中毒等,有感染症状,局部有红肿热痛,白细胞计数增高。

(二)淋巴回流梗阻

如慢性淋巴管炎、丝虫病、淋巴周围组织受压等。局部检查除水肿外,皮肤可见橘皮样,毛孔显著;慢性可反复发作,皮肤增厚、色素沉着,疑为丝虫病,可外周血涂片找到尾丝蚴。乳房根治术亦可引起患侧手臂水肿。

(三)物理性

如烧伤、冻伤等。

(四)变态反应性

过敏性接触性皮炎、血管神经性水肿如唇部血管丰富处。

（五）神经营养障碍

如肢体瘫痪等。

（六）上腔静脉受阻

由于纵隔肿瘤、胸腔内动脉瘤或淋巴结肿大等引起上腔静脉回流受阻，表现为头、面、颈及上肢水肿和 Horner 征。

（七）下腔静脉受阻

由于血栓形成，腹内肿块，卵巢囊肿，腹水压迫，癌肿在下腔静脉内转移等，表现为下肢水肿伴腹壁静脉曲张。

（八）正常妊娠

肿大子宫压迫下腔静脉使之回流受阻，同时伴水钠潴留，妊娠期高血压疾病时有蛋白尿、高血压及肾功能改变。

（刘丽艳）

第二节 血 尿

血尿分为镜下血尿和肉眼血尿。肉眼血尿是指尿液颜色呈洗肉水色或者鲜血的颜色，肉眼可见。镜下血尿是指尿色肉眼观察正常，经显微镜检查，离心沉淀后的尿液镜检每高倍视野有红细胞 3 个以上。二者都属于血尿。

血尿是泌尿系统疾病最常见的症状，大多数由泌尿系统疾病引起，也可能由全身性疾病或泌尿系统邻近器官病变所致。尿的颜色，如为红色，应进一步了解是否进食引起红色尿的药品或食物，是否为女性的月经期间，以排除假性血尿；血尿出现在尿程的哪一段，是否全程血尿，有无血块；是否伴有全身或泌尿系统症状；有无腰腹部新近外伤和泌尿道器械检查史；过去是否有高血压和肾炎史；家族中有无耳聋和肾炎史。

一、临床表现

（一）尿颜色的表现

血尿的主要表现是尿颜色的改变，除镜下血尿其颜色正常外，肉眼血尿根据出血量多少而尿呈不同颜色。尿液呈淡红色像洗肉水样，提示每升尿含血量超过 1 mL。出血严重时尿可呈血液状。外伤性肾出血时，尿与血混合均匀，尿呈暗红色；膀胱或前列腺出血尿色鲜红，有时有血凝块。

尿液红色不一定是血尿。如尿呈暗红色或酱油色，不浑浊无沉淀，镜检无或仅有少量红细胞，见于血红蛋白尿。棕红色或葡萄酒色，不浑浊，镜检无红细胞见于卟啉尿。服用某些药物如大黄、利福平，或进食某些红色蔬菜也可排红色尿，但镜检无红细胞。

（二）分段尿异常

将全程尿分段观察颜色。尿三杯试验是用 3 个清洁玻璃杯分别留起始段、中段和终末段尿。如果是起始段血尿，提示病变在尿道；终末段血尿提示出血部位在膀胱颈部、三角区或后尿道的前列腺和精囊腺；三段尿均呈红色为全程血尿，提示血尿来自肾或输尿管。

（三）镜下血尿

尿颜色正常,用显微镜检查可判断是肾源性或非肾源性血尿。

1.新鲜尿沉渣相差显微镜检查

变形红细胞血尿为肾小球源性,均一形态正常红细胞尿为非肾小球源性。因红细胞从肾小球基膜漏出,通过具有不同渗透梯度的肾小管时,化学和物理作用使红细胞膜受损,血红蛋白溢出而变形。如镜下红细胞形态单一,与外周血近似,为均一型血尿。提示血尿为非肾小球来源,多见于肾盂、肾盏、输尿管、膀胱和前列腺病变。

2.尿红细胞容积分布曲线

肾小球源性血尿常呈非对称曲线,其峰值红细胞容积小于静脉峰值红细胞容积;非肾小球源性血尿常呈对称性曲线,其峰值红细胞容积大于静脉峰值红细胞容积。

（四）症状性血尿

血尿的同时伴有全身或局部症状。而以泌尿系统症状为主,如伴有肾区钝痛或绞痛,提示病变在肾脏,如有尿频尿急和排尿困难,提示病变在膀胱和尿道。

（五）无症状性血尿

未有任何伴随的血尿见于某些疾病的早期,如肾结核、肾盂或膀胱癌早期。

二、常见原因

（一）泌尿系统疾病

肾小球疾病如急、慢性肾小球肾炎、IgA肾病、遗传性肾炎和薄基膜肾病。间质性肾炎、尿路感染、泌尿系统结石、结核、肿瘤、多囊肾、尿路憩室、息肉和先天性畸形等。

（二）全身性疾病

1.感染性疾病

败血症、流行性出血热、猩红热、钩端螺旋体病和丝虫病等。

2.血液病

白血病、再生障碍性贫血、血小板减少性紫癜、过敏性紫癜和血友病。

3.免疫和自身免疫性疾病

系统性红斑狼疮、结节性多动脉炎、皮肌炎、类风湿关节炎、系统性硬化症等引起肾损害时。

4.心血管疾病

亚急性感染性心内膜炎、急进性高血压、慢性心力衰竭、肾动脉栓塞和肾静脉血栓形成等。

（三）尿路邻近器官疾病

急、慢性前列腺炎,精囊炎,急性盆腔炎或宫颈癌,阴道炎,急性阑尾炎,直肠和结肠癌等。

（四）化学物品或药品对尿路的损害

如磺胺类药、吲哚美辛、甘露醇、汞、铅、镉等重金属对肾小管的损害;环磷酰胺引起的出血性膀胱炎;抗凝药物如肝素过量也可出现血尿。

（五）功能性血尿

平时运动量小的健康人,突然加大运动量可出现运动性血尿。

三、伴随症状

（1）血尿伴肾绞痛是肾或输尿管结石的特征。

(2)血尿伴尿流中断见于膀胱和尿道结石。

(3)血尿伴尿流细和排尿困难见于前列腺炎、前列腺癌。

(4)血尿伴尿频尿急尿痛见于膀胱炎和尿道炎,同时伴有腰痛,高热畏寒常为肾盂肾炎。

(5)血尿伴有水肿、高血压、蛋白尿见于肾小球肾炎。

(6)血尿伴肾肿块,单侧可见于肿瘤、肾积水和肾囊肿,双侧肿大见于先天性多囊肾,触及移动性肾脏见于肾下垂或游走肾。

(7)血尿伴有皮肤黏膜及其他部位出血,见于血液病和某些感染性疾病。

(8)血尿合并乳糜尿见于丝虫病、慢性肾盂肾炎。

(刘丽艳)

第三节 白 细 胞 尿

白细胞尿是指尿液中含较多白细胞和(或)脓细胞(破坏的白细胞)。白细胞尿大多由泌尿系统的感染性疾病引起,但泌尿系统非感染性疾病及泌尿系统邻近组织的感染性疾病也能导致。在正常成人,收集清洁中段尿,高速离心后镜检白细胞应每高倍视野小于 5 个,或每小时白细胞排泄率男性少于 70 000 个,女性少于 140 000 个。由于各实验室检测方法不同,正常值有差异。

一、诊断

10 mL 中段尿以每分钟 1 500 转(1 500 r/min)离心 5 min,留尿沉渣镜检;若每高倍视野白细胞多于 5 个,即可确定为白细胞尿。

二、鉴别诊断

(一)明确来源部位

首先需要肯定白细胞是否来自泌尿系统,而非生殖器分泌物(如白带)污染。留尿操作不规范即有污染可能,若为白带污染除可见白细胞外,尚可见大量扁平上皮细胞。

(二)伴随症状

(1)白细胞尿伴尿频、尿急及尿痛,常提示特异或非特异性泌尿系统感染,应及时做尿菌检查。若尿菌检查证实为非特异性细菌感染时,即应进一步检查区分上尿路或下尿路感染。对于非特异性细菌培养阴性、抗生素治疗无效的白细胞尿,应怀疑泌尿系统结核而做相应检查。

(2)白细胞尿不伴尿路刺激征时,即应将离心后尿沉渣涂片染色镜检,做尿白细胞分类。嗜酸性粒细胞尿常见于过敏性间质性肾炎,中性多形核白细胞尿可在急性肾炎及急进性肾炎早期见到,淋巴细胞尿可在狼疮性肾炎活动期及局灶性、节段性肾小球硬化时发现。怀疑到这些肾病时即应做相应检查,必要时应做肾活检。因此,白细胞尿并不一定皆由泌尿系统感染引起。

(李 辉)

第四节 蛋 白 尿

蛋白尿是慢性肾脏病的重要临床表现,并参与了肾脏损伤。蛋白尿不仅是反映肾脏损伤严重程度的重要指标,也是反映疾病预后、观察疗效的重要指标。

一、尿蛋白生理

每天经过肾脏循环的血清蛋白有 10～15 g,但 24 h 中只有 100～150 mg 的蛋白质从尿中排泄。肾小球毛细血管壁主要作用是滤过蛋白质,近端肾小管则重吸收大部分滤过的蛋白质。正常情况下,60%的尿蛋白来源于血浆,其他 40%则来源于肾脏和尿路。

正常尿蛋白主要包括:①来源于血浆的蛋白,如清蛋白(10～20 mg)、低相对分子质量球蛋白,以及大量的多肽类激素;②来源于肾脏和尿路的蛋白,如由髓袢升支合成的 Tamm-Horsfall 蛋白(约有 80 mg,但其作用尚未知)、分泌性 IgA、尿激酶等。

二、蛋白尿的定量和定性检查方法

(一)半定量法

半定量法即试纸法是最常用的蛋白尿的筛查手段,但无法检测出尿中的免疫球蛋白轻链。

(二)尿蛋白定量

测定 24 h 的尿蛋白,其中包含了几乎所有的尿蛋白(包括免疫球蛋白的轻链)。但大量血尿或脓尿有可能影响尿蛋白的定量结果。肉眼血尿(而非镜下血尿)也可能导致大量蛋白尿。

(三)尿清蛋白检测

尿清蛋白检测主要包括尿清蛋白特异性试纸、24 h 尿清蛋白排泄率(urinary albumin excretion,UAE)、尿清蛋白/肌酐比值(ACR)和 24 h 尿清蛋白定量,其中 UAE 和 ACR 目前已广泛应用于临床。UAE 可采用 24 h 尿量或 12 h 尿标本测定,ACR 的检测以清晨第一次尿取样比较正规,随意尿样亦可。该比值校正了由脱水引起的尿液浓度变化,但女性、老年人肌酐排泄低,则结果偏高。

(四)尿蛋白电泳

通常用醋酸纤维素膜测定,可以对尿蛋白进行定性测定,对于检测蛋白的来源十分有用。

1.选择性蛋白尿

清蛋白比例大于 80%。一般见于光镜下肾小球无明显损伤的肾病(微小病变所致的肾病综合征)。

2.非选择性蛋白尿

清蛋白比例低于 80%。通常包含各种类型的血清球蛋白。所有的肾脏病都可能引起这种类型的蛋白尿。

3.包含有大量异常蛋白的蛋白尿

尿中 β 或 γ 单株峰的增高意味着单克隆免疫球蛋白轻链的异常分泌。尿本周蛋白的特征是在 50 ℃左右时可以积聚,而温度更高时则会分解。

4.小管性蛋白尿

小管性蛋白尿主要包括低相对分子质量的球蛋白,用聚丙烯酰胺胶电泳能根据不同的相对分子质量区分不同的蛋白。

三、临床表现

(一)微量白蛋白尿

所谓微量白蛋白尿(microalbuminuria,MAU),是指 UAE 20～200 μg/min 或 ACR 10～25 mg/mmol,即尿中清蛋白含量超出健康人参考范围,但常规尿蛋白试验阴性的低浓度清蛋白尿。MAU 是一个全身内皮细胞损伤的标志,也是心血管疾病发病和死亡的危险因素。通过微量白蛋白尿的检测而早期发现肾脏病,这将有利于及时治疗和延缓疾病进程。K/DOQI(Kidney Disease Outcome Quality Initiative)指南推荐对于糖尿病、高血压和肾小球疾病引起的CKD,尿清蛋白是一个比总蛋白更为敏感的指标。近年来 MAU 作为 CKD 的早期检测指标逐渐得到重视。

(二)间歇性蛋白尿

往往见于某些生理性或病理性的状态,如用力、高热、尿路感染、右心衰竭、球蛋白增多症、直立性蛋白尿等。

直立性蛋白尿多见于青春期生长发育较快、体型较高的年轻人,而在青春期结束时可突然消失,年龄大多小于 20 岁。诊断直立性蛋白尿必须要证实平卧后蛋白尿可消失(收集平卧 2 h 后的尿样)。直立性蛋白尿患者不伴有血尿或肾外体征,不存在任何病理改变,静脉肾盂造影结果正常。

(三)持续性蛋白尿

(1)大量蛋白尿而没有肾病综合征的表现,可能由于尿蛋白主要由 IgG 的轻链组成或是见于新发的肾小球病变。

(2)当肾小球滤过率低于 50 mL/min 时,尿蛋白量也往往随之减少。但对于糖尿病肾病或肾脏淀粉样变的患者仍会有大量蛋白尿,且肾脏体积不缩小。

(3)肾小球病变可能会伴发肾小管或肾血管病变(如肾血流量减少引起的玻璃样变性)。

一般情况下,大多数的肾脏病伴有蛋白尿,但以下情况除外:①某些新发的肾脏病,需通过肾组织活检确诊;②某些间质性肾病,特别是代谢原因引起的;③不伴有蛋白尿的肾衰竭需考虑流出道梗阻。

(王　雷)

第五节　尿频、尿急和尿痛

尿频、尿急和尿痛合称为膀胱刺激征。尿频是指在一定时间内排尿次数增多。正常成年人白天排尿 4～6 次,夜间 0～2 次。尿急是指患者有尿意后难以控制,需要迫不及待地排尿。尿痛是指排尿时感觉耻骨上区,会阴部和尿道内疼痛及烧灼感。

一、临床表现

(一)尿频

1.生理性尿频

因精神紧张或气候寒冷时,或者饮水过多导致排尿次数增多,这种情况属正常现象。特点是每次尿量不少,也不伴随有尿频尿急等其他症状。

2.病理性尿频

(1)多尿性尿频:全日总尿量增多。排尿次数增多,每次尿量无明显变化。多见于糖尿病、尿崩症、精神性多饮和急性肾衰竭的多尿期。

(2)炎症性尿频:每次尿量少,伴有尿急和尿痛等膀胱刺激症状。尿液镜检可见炎性细胞。多见于膀胱炎、尿道炎、前列腺炎和尿道旁腺炎等。

(3)神经性尿频:尿频而每次尿量少,不伴尿急尿痛。尿液镜检无炎性细胞。见于中枢及周围神经病变,如神经源性膀胱、癔症。

(4)膀胱容量减少性尿频:为持续性尿频,每次尿量少。药物治疗难以缓解。多见膀胱占位性病变。妊娠子宫增大或卵巢囊肿等压迫膀胱也引起持续性尿频。膀胱结核、坏死物质持续刺激尿路引起尿频甚至膀胱纤维性缩窄。

(5)尿道口周围病变:尿道口息肉、处女膜伞和尿道旁腺囊肿等刺激尿道口引起尿频。

(二)尿急

(1)炎症:急性膀胱炎、尿道炎,特别是膀胱三角区和后尿道炎症,尿急症状特别明显;急性前列腺炎常有尿急,慢性前列腺炎因伴有腺体增生肥大,故有排尿困难、尿线细和尿流中断。

(2)结石和异物:膀胱和尿道结石或异物刺激黏膜产生尿急。

(3)肿瘤:膀胱癌和前列腺癌。

(4)神经源性:精神因素和神经源性膀胱。

(5)高温环境下尿液高度浓缩,酸性高的尿可刺激膀胱或尿道黏膜产生尿急。

(三)尿痛

引起尿急的病因几乎都可以引起尿痛。疼痛部位多在耻骨上区,会阴部和尿道内,尿痛性质可为灼痛或刺痛。尿道炎多在排尿开始时出现疼痛;后尿道炎、膀胱炎和前列腺炎常出现终末性尿痛。

二、伴随症状

(1)尿频伴有尿急和尿痛见于膀胱炎和尿道炎,膀胱刺激征存在但不剧烈而伴有双侧腰痛见于肾盂肾炎;伴有会阴部、腹股沟和睾丸胀痛见于急性前列腺炎。

(2)尿频尿急伴有血尿、午后低热、乏力盗汗见于膀胱结核。

(3)尿频不伴尿急和尿痛,但伴有多饮多尿和口渴见于精神性多饮、糖尿病和尿崩症。

(4)无痛性血尿伴尿频、尿急见于膀胱癌。

(5)老年男性尿频伴有尿线细,进行性排尿困难见于前列腺增生、肥大。

(6)尿频尿急尿痛伴有尿流突然中断,见于膀胱结石堵住出口或后尿道结石嵌顿。

(王 雷)

第六节　多尿、少尿和无尿

正常成年人 24 h 尿量为 1 000～2 000 mL。如 24 h 尿量少于 400 mL,或每小时尿量少于 17 mL,称为少尿。24 h 尿量少于 100 mL 或 12 h 完全无尿,称为无尿。如 24 h 尿量超过 2 500 mL,称为多尿。

一、病因

(一)少尿或无尿

1.肾前性

(1)有效血容量减少:多种原因引起的休克、重度失水、大出血和肝肾综合征,大量水分渗入组织间隙和浆膜腔,血容量减少,肾血流减少。

(2)心脏排血功能下降:各种原因所致的心功能不全,严重的心律失常,心肺复苏后体循环功能不稳定。血压下降所致肾血流减少。

(3)肾血管病变:肾血管狭窄或炎症、肾病综合征、狼疮性肾炎、长期卧床不起所致的肾动脉栓塞或血栓形成;高血压危象、妊娠期高血压疾病等引起肾动脉持续痉挛、肾缺血导致急性肾衰竭。

2.肾性

(1)肾小球病变:重症急性肾炎、急进性肾炎和慢性肾炎因严重感染,血压持续增高或肾毒性药物作用引起肾功能急剧恶化。

(2)肾小管病变:急性间质性肾炎包括药物性和感染性间质性肾炎、生物毒或重金属及化学毒所致的急性肾小管坏死、严重的肾盂肾炎并发肾乳头坏死。

3.肾后性

(1)各种原因引起的机械性尿路梗阻:如结石、血凝块、坏死组织阻塞输尿管、膀胱进出口或后尿道。

(2)尿路外的压迫:如肿瘤、腹膜后淋巴瘤、特发性腹膜后纤维化、前列腺肥大。

(3)其他:输尿管手术后、结核或溃疡愈合后瘢痕挛缩、肾严重下垂或游走肾所致的肾扭转、神经源性膀胱等。

(二)多尿

1.暂时性多尿

短时间内摄入过多水、饮料和含水分过多的食物;使用利尿药后,可出现短时间多尿。

2.持续性多尿

(1)内分泌代谢障碍。①垂体性尿崩症:因下丘脑-垂体病变使抗利尿激素分泌减少或缺乏,肾远曲小管重吸收水分下降,排出低比重尿,量可达到 5 000 mL/d 以上。②糖尿病:尿内含糖多引起溶质性利尿,尿量增多。③甲状旁腺功能亢进症:血液中过多的钙和尿中高浓度磷需要大量水分将其排出而形成多尿。④原发性醛固酮增多症:引起血中高浓度钠,刺激渗透压感受器,摄入水分增多,排尿增多。

（2）肾病。①肾性尿崩症：肾远曲小管和集合管存在先天性或获得性缺陷，对抗利尿激素反应性降低，水分重吸收减少而出现多尿。②肾小管浓缩功能不全：见于慢性肾炎、慢性肾盂肾炎、肾小球硬化、肾小管酸中毒及药物、化学物品或重金属对肾小管的损害；也可见于急性肾衰竭多尿期等。

3.精神因素

精神性多饮患者常自觉烦渴而大量饮水引起多尿。

二、伴随症状

（一）少尿

（1）少尿伴肾绞痛见于肾动脉血栓形成或栓塞、肾结石。

（2）少尿伴心悸、气促、胸闷不能平卧见于心功能不全。

（3）少尿伴大量蛋白尿、水肿、高脂血症和低蛋白血症见于肾病综合征。

（4）少尿伴有乏力、食欲缺乏、腹水和皮肤黄染见于肝肾综合征。

（5）少尿伴血尿、蛋白尿、高血压和水肿见于急性肾炎、急进性肾炎。

（6）少尿伴有发热腰痛、尿频、尿急、尿痛见于急性肾盂肾炎。

（7）少尿伴有排尿困难见于前列腺肥大。

（二）多尿

（1）多尿伴有烦渴多饮、排低比重尿见于尿崩症。

（2）多尿伴有多饮、多食和消瘦见于糖尿病。

（3）多尿伴有高血压、低血钾和周期性瘫痪见于原发性醛固酮增多症。

（4）多尿伴有酸中毒、骨痛和肌麻痹见于肾小管性酸中毒。

（5）多尿伴神经症症状可能为精神性多饮。

（梁　丹）

第七节　尿潴留和尿失禁

一、尿潴留

（一）概述

尿潴留是指各种原因使尿不能排出而潴留在膀胱。若膀胱过度膨胀、压力逐渐升高可使尿溢出，称为充溢性假性尿失禁，压力过高甚至可发生膀胱破裂。长期尿潴留可引起双侧输尿管和肾盂积水、继发感染及肾功能受损，因此要引起重视。

按尿潴留的发生情况可分为完全性和部分性尿潴留，急性和慢性尿潴留。

（二）病因

1.急性尿潴留

突然发病，小腹胀满，有尿意但排不出，痛苦状。常见原因有以下几方面。

（1）机械性梗阻：膀胱颈部和尿道的任何梗阻性病变，如前列腺增生、尿道狭窄或损伤、尿路结石、肿瘤、异物、盆腔肿瘤、妊娠子宫、婴幼儿直肠内粪块等。

(2)动力性梗阻:是指排尿功能障碍引起的梗阻,膀胱、尿道并无器质性病变,如麻醉术后、神经系统损伤、炎症、肿瘤、糖尿病、使用各种松弛平滑肌药物(如阿托品、普鲁卡因、山莨菪碱)等。

(3)其他:各种原因引起的低血钾、高热、昏迷、腹部或会阴部手术后切口疼痛而不敢用力排尿或不习惯卧床排尿等。

2.慢性尿潴留

起病缓慢,病时长久,膀胱虽明显膨胀但患者无痛苦,见于慢性前列腺增生、前列腺癌、膀胱钙化等。一般尿潴留患者年龄较大,多在 50 岁以上的男性,有进行性排尿困难多为前列腺病变,若发生尿潴留前有血尿、尿痛、尿流中断或排尿困难,多见于膀胱或尿道结石,伴有无痛血尿或尿路刺激征后血尿见于肿瘤。

(三)诊断步骤

1.确定是少尿、无尿,还是尿潴留

可做腹部体检,见耻骨联合上方膀胱区椭圆形隆起,叩诊有浊音,提示尿潴留。另可做膀胱 B 超来确定尿潴留的存在。若膀胱内残余尿>10 mL,即可诊断为部分性尿潴留。

2.寻找尿潴留的原因

结合病史、症状、体征,以及直肠肛检、尿道镜、B 超、血钾等辅助检查分析,可以明确是尿道、前列腺病还是身体其他因素引起尿潴留。

二、尿失禁

(一)概述

各种原因使尿液不自主流出,不能控制称为尿失禁。

(二)病因

1.真性尿失禁

真性尿失禁是膀胱张力过度或尿道括约肌松弛使尿液流出。

2.假性尿失禁

假性尿失禁多为梗阻后膀胱内压增高而导致尿液溢出,一旦梗阻解除,症状即消失。

3.应力性尿失禁

应力性尿失禁是在括约肌松弛的因素上腹压突然增高,如打喷嚏、剧烈咳嗽后使尿排出。妊娠后子宫压迫也可造成此类尿失禁。

4.先天性尿失禁

先天性尿失禁是指尿路畸形造成尿瘘或隐性脊柱裂,使尿液流出。

5.神经系统病变

脑出血后可引起尿失禁。

(三)诊断与鉴别诊断

结合病史详细询问症状的发生发展,是否有尿路刺激征、尿路结石、盆腔手术史、妊娠史;体检重点是盆腔,泌尿生殖系统及肛门检查,辅以 B 超检查,必要时神经系统检查不难做出诊断。本病要与下列疾病鉴别。

1.遗尿

遗尿多见于儿童,白天多能控制,夜间不自主流出。

2.尿潴留

高度尿潴留使膀胱内压增高也可有部分尿液溢出。

（梁　丹）

第八节　肾性昏迷

早在 18 世纪 30 年代,人们已注意到慢性肾衰竭引起的神经精神症状。近 50 年来,治疗慢性肾衰竭的手段不断增多,严格控制饮食、使用抗高血压药物、透析及肾脏移植等,患者的寿命得以延长,但仍有较多的神经系统症状。现在已知,神经系统损害的临床表现为在神经症状尚未出现前,已有神经传导的异常。如果未经透析治疗,约 94% 的患者出现神经精神症状,并在较短的时间出现。可见,神经系统损害的频率比临床实际症状高得多。有学者统计,半数具精神症状者在 1～10 d 天死亡。因此,患者出现神经精神症状,特别是进入昏迷,表示已达末期,往往在短期内会迅速恶化,若及时进行透析治疗,也可获得某种程度的缓解。

一、病因和发病机制

引起肾脏病变常见的疾病:①原发性肾小球肾炎是导致急、慢性肾功能不全的主要病因,其发生率占各种昏迷的第 1 位。②继发性小球肾炎、紫微性肾炎,如狼疮性肾炎、紫癜性肾炎、亚急性感染性心内膜炎、慢性肾脏感染性疾病,慢性肾盂、肾结核等。③代谢病所致的肾功能损害,如肾小球硬化、高尿酸血症、多发骨髓瘤等。④长期高血压及动脉硬化所致功能损害。⑤慢性尿路梗死,如结石、肿瘤。⑥先天性肾脏疾病,如多囊肾、遗传性肾发育不良等。

患者在上述疾病的基础上,常可发生:①肾衰竭少尿期或慢性肾炎引起慢性肾衰竭,产生水、电解质平衡失调,代谢产物积蓄,引起脑组织代谢障碍及脑细胞水肿等,重症可出现昏迷。②本病一方面可引起脑水肿和脑实质小出血,另一方面亦可并发高血压或动脉硬化,进而引起脑供血不足、脑梗死或脑出血,引起偏瘫、失语等。③肾脏损害尤其是急性肾炎患者,在血压急剧上升时发生脑血管痉挛,常出现剧烈的头痛、呕吐、全身痉挛等症状。④尿毒症时药物中毒,如药物治疗引起的神经症状,约占神经症状的 1/4。⑤血液透析或肾移植并发症而致昏迷。

二、临床表现

肾脏疾病中以慢性肾衰竭引起的神经精神症状最多见,其症状也复杂多样,从轻度的、非特异性的神经精神症状至昏迷,以及各种各样的感觉性痉挛。有时可出现肌肉强直、持续性呕吐及脑膜刺激征阳性等颅内压增高的表现。昏迷前患者可高声叫唤或针刺后尚能唤起运动反应,在反复命令下伸舌,有时暂时睁眼,回答问题。此后上述反应消失,但仍能引出浅反射、腱反射和其他反射。若病情进行性发展,包括瞳孔反射和角膜反射在内的所有反射均消失。昏迷后呼吸、循环功能也发生障碍,生命体征逐渐趋于衰竭。昏迷时可伴发其他神经症状和体征,如全身痉挛、低血钙或低血钾引发的手足抽搐和肌麻痹现象,或震颤、抽搐等不自主运动。急性肾衰竭昏迷前后还可有四肢投掷运动、类帕金森综合征等症状,出现这些症状常提示其预后不良。

三、诊断与鉴别诊断

根据肾脏病史,有高血压和贫血、肤色萎黄等临床表现;结合尿常规、血尿素氮、肌酐、二氧化碳结合力等检查结果,较易作出诊断。但需与下列病变进行病因鉴别。

（一）肾衰竭

部分昏迷患者慢性肾脏病呈隐匿性发展,处于氮质血症期。在发生其他疾病后,肾功能迅速恶化,出现尿毒症症状。原病因较易被诱发疾病所掩盖而漏诊或误认为急性肾衰竭。此时应进行有关血、尿检查以资鉴别。

（二）其他内科疾病

尿毒症昏迷患者以腹泻、腹痛、呕吐甚至消化道大出血就诊时,易被误认为消化道疾病或肿瘤等;以贫血、精神症状为主要表现时,亦常造成诊断的困难,理化检查特别是尿常规及肾功能检查可提供诊断依据。

四、治疗

除按昏迷的处理原则积极进行抢救外,还应注意以下两点。

（一）治疗原发病和并发症,纠正代谢紊乱

对尿毒症患者进行腹膜透析或血液透析,改善神经症状。积极处理并发症,如糖尿病、系统性红斑狼疮、酸中毒、高血压、低钠血症、脱水等,并纠正代谢紊乱。

（二）防治透析所致的脑病综合征

如长期透析者采用多次缓和透析,每次透析尿素氮下降不超过原水平的30%。若有抽搐立即停止透析,迅速控制发生严重抽搐、痉挛者,并注射地西泮、苯巴比妥、苯妥英钠等药物。

（梁　丹）

第九节　肾性抽搐

各种肾病的后期常出现抽搐,即肾性抽搐。随着血液透析及肾移植的开展,抽搐的发生率明显增高。

一、病因和发病机制

高血压或动脉硬化,高血压脑病,各种原因导致的急、慢性肾衰竭,血液透析、肾移植等引发的代谢产物的积蓄,脑部的病损,水、电解质平衡失调,脑神经递质间的失衡等都可导致肾性抽搐发作。常见的病因如下。

（一）肾衰竭

肾性脑病抽搐的病理基础较复杂,尚未阐明。已知有以下几个方面。

(1)与蛋白质分解产物如尿素、尿酸、肌酐、马尿酸、吲哚酸及三羧酸循环中的有机酸积聚有关,其中尿素的作用尤为突出。

(2)患者血中含芳香基的不饱和酚酸增多,动物实验表明酶酚酸能抑制体内多巴脱羧酶、谷氨酸丙酮酸转换酶,谷氨酰草酰乙酸转换酶、谷氨酸脱羧酶、5-核苷酸酶和乳酸脱氢酶等体内多种酶的活性,从而抑制细胞呼吸和糖的无氧酵解。谷氨酸脱羧酶缺乏,使谷氨酸转化成抑制性介质 γ-氨基丁酸减少,可使神经兴奋性增高。

(3)尿毒症时细胞内钾流出减少,钠排出增加,即细胞内高钾,细胞外高钠。这种阳离子的极性分布依靠神经元膜上 Na-K-ATP 酶消耗储存于 ATP 的能量来维持。同时,糖酵解和高能磷酸键受阻,能量供应受限,因而神经元的兴奋性增高。神经元的兴奋性增高和细胞膜内外离子的极性分布的异常都可导致抽搐的发作。

(4)有学者提出尿毒症患者体内有与丙磺酸相似的有机酸,它可阻断神经传递物质高香草酸、5-羟基吲哚乙酸和香草扁桃酸的转换。正常情况下丙磺酸和其硫酸物是脂溶性的,和血浆蛋白牢固结合不能透过血-脑屏障。尿毒症使血-脑屏障被破坏,这些物质可进入脑组织。此外,脑脊液和体液内的水和电解质骤然饱和,水中毒、低血钠、高血压、感染或治疗不当均参与了肾性脑病的发生,促进了抽搐的发生。

(二)医源性症状

血液透析常致神经系统并发症而引发抽搐,常见情况如下所述。

1.代谢性脑病

尿素是一种小的无电荷的分子,像水分一样以一种稳定状态分布于体内。在肾衰竭(尿毒症期)时,增高的尿素按一定的比例分布在脑、血液、肌肉和其他组织内。透析应用的低渗溶液可引起尿毒症患者的血尿素氮迅速降低,血浆渗透压也相应迅速降低。但尿素受血-脑屏障的影响,只能缓慢地弥散出脑,脑脊液内尿素的浓度较高,渗透压也增高。血液和脑脊液间的渗透压差促使水分进入脑内,而致脑水肿、颅内压增高、脑干受压。水进入脑组织,发生"水中毒"。严重者可昏迷,因脑疝而死亡。颅内压增高,眼内压继之增高。由于脑水肿、颅内压增高,神经肌肉的应激性也增高,发生谵语、谵妄和抽搐。再者,酸中毒时透析使二氧化碳通过透析膜迅速排出,重碳酸离子却不能排出。血清 pH 的急性纠正,造成脑脊液和血液之间 pH 差增大,脑内出现明显的酸中毒,加重了抽搐等神经症状。虽然透析可使血清化学成分恢复正常或接近正常,但中枢神经系统难以耐受透析引发的血清电解质改变,病情反趋加重,出现代谢性脑病。症状一般在透析后 2～3 d 改善。这种延缓的改善,推测与尿素、重碳酸离子及其他离子经过血-脑屏障逐渐调整有关。

2.透析脑病

它是慢性透析患者死亡的主要原因,有学者曾首次报道了这一特殊临床综合征。因是慢性血液透析过程中出现的一种进行性的、不易逆转的脑病,临床上又有痴呆表现,为此又称为透析痴呆或进行性脑病,现通称为透析脑病。其病因和发病机制说法不一,可归纳为以下几点。①金属物质积聚中毒引起的脑病:透析脑病有明显地域分布性,在某些透析中心发生率极高,推测与环境因素,特别是与微量元素有关。这些患者的透析液中加入氢氧化铝或透析于铝含量很高的地方。微量金属分析表明脑灰质铝含量显著增高,故认为该综合征的病因是铝中毒。微量金属的分析还显示锡、钙、铜、铅增加而铷减少,因此有的学者认为本病为铅、锡等中毒。但死于该综合征的患者脑内锡含量并非都增高,而一些死于其他原因的透析患者脑内锡含量与本综合征患者相等或更高。有的患者合并严重的骨软化和以血清碱性磷酸酶减低为特征的肾性骨营养不良。目前已公认透析脑病为铝中毒所致。其一,近年来常静脉给予铝-磷结合凝胶以控制血液透析患者血清磷的水平,其中铝浓度比自来水铝含量高 15 倍。发生透析脑病的患者一般常规应用铝-磷结合凝胶 2 年以上,大多数患者超过 3 年。其二,分别测定肌肉、骨骼和脑的铝含量发现,死于透析脑病者是 0.025%,死于其他原因者为 0.006 5%,对照者是 0.002 2‰。此结果表明,透析并发脑病综合征死亡的患者中,脑灰质铝含量远远高于死于其他原因者和对照者。透析脑病是脑灰质受损的疾病,脑灰质铝堆积增多也提示本病可能为铝中毒。再者,已确认高浓度的铝能使神经系统中毒,动物实验直接将氢氧化铝用于脑组织可诱致癫痫源性抽搐,慢性蛛网膜下腔注入铝盐也可引起一种进行性脑病。②慢病毒感染:透析脑病与慢病毒感染的克-雅病在临床上有相似之处,如痴呆、肌痉挛等,病理检查两者的神经组织皆有海绵状改变,因此,曾认为透析脑病的病因是慢病毒感染。但大多数患者脑组织病理改变不一致,且从死于透析脑病患者脑中仅分离出泡沫病毒,故认为缺乏伴发慢病毒感染的充分依据。③药物影响:如催眠药物的影响。④正常颅压脑积水:用放射碘标记的清蛋白测定,有的患者脑池造影异常,因而有学者提出本病是因脑脊液动力学紊乱所致,与正常颅压脑积水相似。但尸检并未显示脑积水,脑 CT 所见为皮质萎缩而不是脑内积水。⑤代谢性脑病:据研究,透析脑病患者无代谢性脑病的化学改变。

3.肾移植

肾移植后发生抽搐的病因有以下几点。①排异现象:肾移植时电解质的突然转变可触发频繁的抽搐,一般在 1 d 后消失,很少需要进一步治疗。②脑内和脑外出血:采用治疗措施以急速抑制肾移植患者的排斥反应时,患者的造血系统可受抑制,血小板减少,导致脑内和脑外出血。③神经系统感染:肾移植患者接受大剂量肾上腺皮质激素时,全身的抗体反应被抑制,抗感染药物作用也被抑制,促使患者原已静止的感染再激化或发生少见的感染,如隐球菌性脑膜炎病毒感染、弓形虫病、细菌感染等。已知弓形虫病引起的脑病综合征或脑膜炎中,多数为肾移植患者。

4.维生素 B_1 缺乏性脑病

血液透析患者患尿毒症、慢性感染、血液透析、免疫抑制治疗,或肾移植和营养缺乏,常伴有维生素 B_1 缺乏。维生素 B_1 是水溶性维生素,易通过透析液,透析易致水溶性维生素消耗引起维生素 B_1 缺乏。同时,维生素 B_1 与蛋白质结合及在组织代谢的个体差异也可促使维生素 B_1 缺乏性脑病。

5.脑肿瘤

脑肿瘤发生在肾移植后 15~46 个月。肾移植后发生淋巴瘤的危险为常人的 35 倍,几乎均为网状细胞肉瘤。有学者检查 500 例的肾移植者,25 例发生淋巴瘤,其中 14 例侵犯中枢神经系统。此外,移植后曾发生恶性上皮癌转移到中枢神经系统,有的来源不明,有的来自肺部或移植肾的肾盂内。

(三)脑症状

肾脏疾病既可产生脑水肿和脑实质小出血,又可并发高血压或动脉硬化,引起脑供血不足、脑软化或脑出血,出现偏瘫、失语、抽搐等症状。

(四)高血压脑病

肾脏损害尤其是肾炎患者,在血压急剧上升时发生急性脑病,临床出现剧烈的头痛、呕吐、全身抽搐、意识障碍等症状。儿童神经系统发育尚未完善,血压骤然升高,可引发脑部多发小血栓性脑水肿,导致神经元生物放电异常,出现全身性或局限性抽搐。

二、临床表现

急性肾衰竭时,一般是在肾衰竭的第 8~11 d 出现抽搐。慢性肾衰竭晚期,尿素氮水平在 200~400 mg/L 时,可致全身性抽搐。抽搐发作前常有运动不稳、肌肉束颤或阵挛。某些急性患者有强直性痉挛、猝倒样发作,有学者认为这些症状属于颞叶癫痫综合征。此外,无严重肾衰竭者也可因恶性高血压而引发抽搐。不同肾脏病变产生抽搐的原因、病理基础不同。抽搐的表现各异。

(一)肾性脑病

肾性脑病一般发生在慢性肾衰竭晚期和深昏迷前,通常并无局灶性特征。抽搐发作前常有运动不稳、肢体轻微抖动,渐波及指(趾)端,偶尔有头部不自主地抖动,肌纤维震颤或其他不随意运动。以后出现扑翼样震颤,部分患者出现各种类型的癫痫,包括局灶性癫痫、癫痫小发作等。使用抗癫痫药物治疗可控制发作。Ⅱ型的肾性脑病患者的头面部、躯干和四肢等肌群常见骤然发生的,为时短暂的,不规则且不对称的肌肉抽搐。体格检查可见共济失调。无论是局灶性还是全身性痉挛,体格检查可见共济失调,常伴有腱反射的亢进、肌强直及提腿试验阳性、病理反射阳性等中枢神经系统障碍和颅压增高等表现。脑电图改变为非特异性的弥漫性慢波和自发性高幅棘波。脑波基本节律的变化常反映昏迷程度的深浅,有助于治疗及判断预后。脑脊液检查细胞数可增高至 $600/mm^3$,蛋白质可达 1.75 g/L(175 mg/dL)。该变化需与中枢神经系统感染、慢性硬脑膜血肿、颅内占位相鉴别。可通过脑脊液涂片、培养或 CT、MRI 明确诊断。尿毒症患者在大量注射大脑皮质刺激剂,如青霉素后,可因血和脑脊液中青霉素的浓度达正常时的 10～20 倍而引发抽搐、痉挛,经透析后症状可缓解。

(二)血液透析神经系统并发症

1.透析脑病

症状可发生于间歇性血液透析维持 14 个月以后,最长可达 7 年之久。发生症状至死亡 3～15 个月。外科手术的创伤、感染和高血钙等可促使疾病发作。大多为亚急性起病,进行性发展。其特征性症状为痴呆(不同程度的智力障碍,如生活不能自理)、言语障碍(构音障碍及失语,有的患者试图言语时可导致面部及咽部的肌阵挛)、抽搐(肌阵挛性抽搐、局灶性抽搐等)及行为错乱。病初有轻度言语困难,为间歇性吐词不清、口吃、迟缓,有时为言语中止,也可有轻微的人格改变及痴呆的早期改变,如意识模糊、记忆力减退、定向障碍等。疾病早期症状发生于每次透析近于中止或透析结束后数分钟之内,经 4～12 h 自行消失。反复发作后,转为持续性,不再受透析的影响。患者尚有扑翼样震颤、缄默、命名不能和失写。有的患者有伴以易疲劳现象为特征的小脑共济失调,即当用力数分钟后,精细的肢体活动、笔迹和言语等完全紊乱,休息后才能恢复,重症肌无力试验阴性。实验室检查无代谢性脑病的化验改变。脑电图在临床表现出现前 4～8 个月已有变化,多呈典型的周期性发放的多灶性棘波和活跃的高尖波,周期之间仍有正常的脑电节律。CT 见轻度脑萎缩。随着促发因素的纠正,除脑电图外,临床症状可能完全消失,6 个月后症状又可复发,并持续至患者死亡。

2.代谢性脑病

血液透析过程中和透析后常产生一系列的神经系统症状。代谢性脑病可发生于任何年龄,儿童多见,占透析患者的 8%。常在透析过程近中止时,或在透析后 8～24 h 发生。一般持续数小时,重者持续数天自行消退。在尿毒症发生抽搐的患者中,约 11% 与透析有关。重型患者常有头痛、恶心、呕吐、肌肉抽搐或颤动、扑翼样震颤、嗜睡、谵妄甚至昏迷。抽搐常先于昏迷出现。抽搐多为癫痫大发作,也可为小发作,如为局限性发作,可能为已存在的神经系统局灶性病变所致。一些酸中毒、血尿素氮过高或透析前即有脑病的患者,在透析过程中及透析后也易并发抽搐。严重患者还可出现突眼和眼压增高、颅内压增高、脑水肿等。脑脊液压力往往增高,脑电图在透析进行 3 h 以后或透析后不久发生变化,节律几乎完全丧失,呈阵发性高的状态。随着透析设备和技术的改善,代谢性脑病已较前少见。

3.维生素 B_1 缺乏性脑病

除原发肾脏疾病表现外,维生素 B_1 缺乏性脑病尚有双侧眼肌麻痹、共济失调和精神错乱三大症状。

4.脑肿瘤

由肿瘤引起的综合征有颅内压增高的症状与体征。抽搐是肿瘤罕见的体征,患者大多死于诊断后的几周到数月。而网状细胞肉瘤对放射治疗(简称放疗)反应良好,可存活数年。

(三)肾移植脑病

肾移植脑病主要包括谵妄、迟钝、昏迷和抽搐,脑脊液正常或轻度异常。脑膜炎表现为头痛、颈强、局限或全身性抽搐,出现癫痫持续状态和昏迷,白细胞计数增高。由单个或多处的脑部病变引起的局灶性脑部损害约占 50%。肾移植时常见的中枢神经系统病毒感染为疱疹病毒感染,包括单纯疱疹病毒、带状疱疹病毒和巨细胞病毒感染,其中巨细胞病毒感染较常见。单纯疱疹病毒感染通常分 2 型,即 HVH-1 和 HVH-2。前者引起成人的脑炎、唇疱疹,后者引起新生儿脑炎、成人非化脓性脑膜炎和疱疹性生殖器炎。已发现肾移植后可有 HVH-2 脑膜炎,引起脑内出血弥漫性脉管炎及多发性动脉瘤扩张,脑活检标本发现 HVH-2 型病毒。

三、治疗要点

1.肾性脑病

(1)早期充分透析,血液透析与腹膜透析并用。测定脑电图慢波所占的比例,可作为透析充分与否的指征。

(2)血液透析时应缓慢进行,以便脑和细胞外液的渗透压差降到最低程度。

(3)在透析过程中应用高渗果糖(果糖)、甘露醇、甘油或清蛋白,以预防该病逆转。

(4)避免细胞外尿素迅速减低,可加用等渗或接近等渗的尿素入透析液中,使透析时血中的尿素浓度仍较高,但临床症状及其他化学改变得到纠正,以后的透析再逐渐降低血尿素氮。

(5)除使用脑保护剂外,根据病因进行相应的处理。

2.代谢性脑病

(1)采用诱导透析血浆滤过法控制超滤。

(2)在透析液中加入葡萄糖、清蛋白、甘油和果糖等渗透性活性物质,使脑和细胞外液间的渗透压差降到最低程度。

(3)采用碳酸氢钠透析液代替醋酸盐。

3.透析脑病

(1)肾移植。

(2)控制血浆中磷含量的同时,应用最低含量的镁进行透析。

(3)若有抽搐,立即停止透析,迅速控制发作。严重抽搐、痉挛者,注射地西泮、苯巴比妥、苯妥英钠等药物。

4.维生素 B_1 缺乏性脑病

予以补充足够量的 B 族维生素。

5.病毒感染

使用抗病毒的化学制剂。

(梁 丹)

第三章

肾内科疾病常用检查方法

第一节　尿　液　检　查

　　肾脏病患者临床表现多种多样，一部分患者有明显的临床表现，如肉眼血尿、水肿、腰痛等；另一部分患者起病隐匿，仅在常规检查时发现血清肌酐水平上升和尿液检查结果异常。尿液检查包括尿常规分析、尿液中有形成分检测（如尿红细胞、白细胞等）、蛋白成分定量测定等。尿液检查对临床诊断、判断疗效和预后有着十分重要的价值。

一、尿标本收集与处理

　　由于尿液检查项目不同，尿标本留取的要求和处理也不一样。所有尿标本收集均应使用干净容器：①清洁、干燥、一次性使用，有较大开口便于收集；②避免阴道分泌物、月经血、粪便等污染；③无干扰化学物质（如表面活性剂、消毒剂）混入；④有明显标记，如患者的姓名、病历号、收集日期等，必须粘贴在容器上；⑤能收集足够尿液，最少 12 mL，最好超过 50 mL，收集定时尿，容器应足够大并加盖，必要时加防腐剂；⑥如需培养，应在无菌条件下，用无菌容器收集中段尿液。

　　尿标本留取时应注意一些特殊情况：①肉眼血尿标本不应进行尿液检查（尿沉渣除外）；②女性患者应避免在月经期内留取尿标本；③如果服用的药物影响尿液检查，应在停药后留取标本；④如果是乳糜尿，应嘱咐患者待尿液澄清后留取。

　　尿标本收集后应及时送检及检查，以免发生细菌繁殖、蛋白变性、细胞溶解等。尿标本也应避免强光照射，以免尿胆原等物质因光照分解或氧化而减少。

二、尿标本种类

　　尿沉渣镜检原则上应留取早晨起床后第一次尿液（晨尿）的中段尿，也可留取随机尿的中段尿，晨尿标本也适用于尿液其他项目检查（24 h 尿液检查项目除外）；肾小管酸化功能测定时，在留尿容器内预先加入液状石蜡；肾小管浓缩与稀释功能测定需在禁水、禁食 12 h 后进行排尿，然后继续禁水、禁食 1 h，留取第 13 h 的尿液进行检测；24 h 尿标本留取前，需要向容器内加入防腐剂或将容器置于 4 ℃环境。尿标本类型、分析项目等详见表 3-1。

表 3-1　尿标本类型、分析项目、应用理由及注意事项

标本类型	分析项目	应用理由及注意事项
晨尿	尿蛋白 尿沉渣检查 细菌培养、亚硝酸盐 葡萄糖	尿液浓缩酸化(化学成分浓度高),有形成分保存好,易于检查。但在膀胱停留时间长,硝酸盐及葡萄糖易分解
随机尿	pH、尿比密、葡萄糖、蛋白、酮体、亚硝酸盐、白细胞、隐血、胆红素、尿胆原、尿沉渣	方便患者,受饮食、运动、药物量等多种因素影响
下午2~4 h尿	尿胆原	增加试验敏感性,发现轻微病变
12 h尿	Addis 计数	沉淀物中有形成分计数
24 h尿	葡萄糖、蛋白、电解质、激素等代谢产物定量测定	可克服因不同时间排出量不同的影响;需要向容器内加入防腐剂或将容器置于 4 ℃环境
餐后2 h尿	葡萄糖	有助于发现不典型糖尿病
清洁中段尿	尿培养	要求无菌,需冲洗外阴后留取标本,以避免外生殖器的细菌污染

三、尿液检查内容及意义

尿液检查包括尿常规分析、尿液中有形成分检测(如尿红细胞、白细胞等)、蛋白成分定量测定等。下面重点介绍临床上常见的尿液检查指标如蛋白尿、血尿、管型尿和白细胞尿、脓细胞尿和菌尿。

(一)蛋白尿

由于肾小球滤过膜的滤过和肾小管的重吸收作用,健康人尿中蛋白质(多指分子量较小的蛋白质)的含量很少(每天排出量<150 mg),蛋白质定性检查时,呈阴性反应。当尿中蛋白质含量增加,普通尿常规检查即可测出时,称为蛋白尿。体重为 60 kg 的成人,每天丢失蛋白质达 3 g以上,即可认为大量蛋白尿。

1.蛋白尿的分类

蛋白尿按病因分为肾性蛋白尿和非肾性蛋白尿。

(1)肾性蛋白尿。①肾小球性蛋白尿:见于急性肾炎综合征、各型慢性肾炎综合征、IgA 肾病、隐匿性肾炎,继发性见于狼疮肾等自身免疫性疾病、糖尿病肾病、紫癜性肾炎及肾动脉硬化等,代谢性疾病见于痛风肾。剧烈运动、高温环境、发热、严寒环境、精神紧张及充血性心力衰竭等也可出现蛋白尿。②肾小管性蛋白尿:最常见于各种原因引起的间质性肾炎、肾静脉血栓形成、肾动脉栓塞及重金属盐类中毒等。③肾组织性蛋白尿:又称分泌性蛋白尿,在尿液形成过程中肾小管代谢产生的蛋白质渗入尿液中所致。

(2)非肾性蛋白尿。①体液性蛋白尿:又称溢出性蛋白尿,如多发性骨髓瘤。②组织性蛋白尿:如恶性肿瘤尿中蛋白质、病毒感染产生的宿主蛋白等。③下尿路蛋白质混入尿液引起蛋白尿:见于泌尿系统感染、泌尿道上皮细胞脱落和泌尿道分泌黏蛋白。

2.蛋白尿的疾病检查

(1)病史:如水肿史、高血压发生情况、糖尿病史、过敏性紫癜史、损伤肾脏药物使用史、重金

属盐类中毒史,以及结缔组织疾病史、代谢疾病和痛风发作史。

(2)蛋白尿的体格检查:注意水肿及浆膜腔积液情况,骨骼关节检查,贫血程度及心、肝、肾体征检查,眼底检查,急性肾炎眼底正常或轻度血管痉挛,慢性肾炎眼底动脉硬化等,糖尿病肾病常常出现糖尿病眼底病变。

(3)蛋白尿的实验室检查:尿蛋白检查可分定性、定量和特殊检查。①尿蛋白定性检查:最好是晨尿。晨尿最浓,且可排除体位性蛋白尿。定性检查只是筛选检查,不作为准确的尿蛋白含量指标。②尿蛋白定量检查:0.15~0.5 g/24 h为微量蛋白尿;0.5~3.0 g/24 h为临床蛋白尿;超过3.0 g/24 h为大量蛋白尿。③尿蛋白特殊检查:尿蛋白电泳检查,可分辨出选择性蛋白尿和非选择性蛋白尿。多发性骨髓瘤的尿蛋白电泳检查对分型有帮助,放射免疫法测定对早期肾小管功能损害的诊断帮助较大。

3.蛋白尿的相互鉴别

(1)急性肾炎综合征:多数有链球菌感染史,出现水肿、高血压、血尿、蛋白尿和管型尿。

(2)慢性肾炎综合征:水肿从下肢开始,从下向上蔓延,病程长,易复发,晚期常有肾功能损害,以高血压型出现最早。

(3)肾盂肾炎:全身感染中毒症状,腰痛、膀胱刺激症状,实验室检查为脓尿菌尿是其特点。

(4)系统性红斑狼疮:属于自身免疫性疾病,可见脱发、面部蝶形红斑、口腔溃疡、游走性关节炎、光过敏等,多脏器损害尤以心、肾最多见,其中肾受损占第一位。其蛋白尿一般较多,部分患者以肾病综合征形式出现。

(5)多发性骨髓瘤:老年男性好发,贫血重且与肾脏受损不相称。病情进展快,易损害肾功能,可致骨质破坏、骨骼疼痛、病理性骨折。其尿蛋白是溢出性蛋白尿。

(二)血尿

血尿是指尿液中红细胞异常增多,新鲜尿液离心后沉渣镜检,每高倍视野下红细胞≥3个,或新鲜尿液直接计数,红细胞超过8 000/mL,或按尿细胞排泄率标准12 h尿Addis计数超过50万个。血尿是泌尿系统常见症状,分为镜下血尿和肉眼血尿。原因有泌尿系统炎症、结核、结石或肿瘤、外伤、药物等,对机体影响甚为悬殊。近年来无明显伴随症状的血尿有增多趋势,大多为肾小球性血尿,已引起广泛重视和进行研究。

1.血尿的种类

(1)镜下血尿:如在显微镜下一个高倍视野中红细胞超过3个,或12 h尿Addis计数超过50万,而肉眼不能觉察者称为镜下血尿。

(2)肉眼血尿:通常每升尿液中有1 mL血液时即肉眼可见,尿呈红色或呈洗肉水样。

2.血尿的原因

(1)炎症:急慢性肾炎综合征、急慢性肾盂肾炎、急性膀胱炎、尿道炎、泌尿系统结核、泌尿系统真菌感染等。

(2)结石:是肾盂、输尿管、膀胱、尿道中的结石,当结石移动时划破尿路上皮,容易引起血尿、继发感染。大块结石可引起尿路梗阻甚至引起肾功能损害。

(3)肿瘤:泌尿系统任何部位的恶性肿瘤或邻近器官的恶性肿瘤侵及泌尿道时均可引起血尿发生。

(4)外伤:是指暴力伤及泌尿系统。

(5)先天畸形:如多囊肾、先天性肾小球基底膜超薄、肾炎、胡桃夹现象。

（6）药物引起：氨基苷类抗生素（如庆大霉素、卡那霉素、妥布霉素等）、磺胺类药物（如复方磺胺甲噁唑等）、头孢类药物（如头孢氨苄等）及大量输注甘露醇、甘油等均可引起肾毒性损害，出现血尿，头孢类药物若与氨基苷类药物或利尿剂合用，肾毒性更大。其他药物如阿司匹林、氯芬黄敏片等亦可引起血尿。

3.血尿的临床意义

（1）尿颜色的改变：血尿的主要表现是尿颜色的改变，除镜下血尿的颜色正常外，肉眼血尿根据出血量多少而尿呈不同颜色。尿呈淡红色像洗肉水样，提示每升尿含血量超过 1 mL。出血严重时尿可呈血液状。肾脏出血时，尿与血混合均匀，尿呈暗红色；膀胱或前列腺出血时尿色鲜红，有时有血凝块。但红色尿不一定是血尿，需仔细辨别。如尿呈暗红色或酱油色，不混浊、无沉淀，镜检无或仅有少量红细胞，见于血红蛋白尿；棕红色或葡萄酒色，不混浊，镜检无红细胞见于卟啉尿；服用某些药物如利福平，或进食某些红色蔬菜也可排红色尿，但镜检无红细胞。

（2）分段尿异常：将全程尿分段观察颜色如尿三杯试验，用 3 个清洁玻璃杯分别留起始段、中段和终末段尿观察，如起始段血尿提示病变在尿道，终末段血尿提示出血部位在膀胱颈部、三角区或后尿道的前列腺和精囊腺，3 段尿均呈红色即全程血尿，提示血尿来自肾脏或输尿管。

（3）镜下血尿：尿颜色正常，但显微镜检查可确定血尿，并可判断是肾性或肾后性血尿。镜下红细胞大小不一，形态多样为肾小球性血尿，见于肾小球肾炎。因红细胞从肾小球基底膜漏出，通过具有不同渗透梯度的肾小管时，化学和物理作用使红细胞膜受损，血红蛋白溢出而变形。如镜下红细胞形态单一，与外周血近似，为均一型血尿，提示血尿来源于肾后，见于肾盂肾盏、输尿管、膀胱和前列腺病变。

（4）症状性血尿：患者有血尿的同时伴有全身或局部症状，以泌尿系统症状为主。如伴有肾区钝痛或绞痛提示病变在肾脏，膀胱和尿道病变则常有尿频、尿急和排尿困难。

（5）无症状性血尿：部分患者的血尿既无泌尿道症状也无全身症状，见于某些疾病的早期，如肾结核、肾癌或膀胱癌早期。

（三）管型尿

管型尿是指尿液中的蛋白质在肾小管、集合管内凝固而形成的一种圆柱状结构物，管型的形成必须有蛋白尿，其形成基质物为 T-H 糖蛋白。在病理情况下，由于肾小球基底膜的通透性增加，大量蛋白质由肾小球进入肾小管，在肾远曲小管和集合管内，由于浓缩（水分吸收）、酸化（酸性物增加）和软骨素硫酸酯的存在，蛋白质在肾小管腔内凝聚、沉淀，形成管型。管型是尿沉渣中有重要意义的成分，管型尿的出现往往提示有肾实质性损害。

1.管型尿的分类

管型尿只代表肾小球或肾小管存在损害，但不一定都能代表肾脏病的严重程度。换句话说，管型尿只是肾脏病的一个临床表现。临床上可以见到下面不同的管型尿。

（1）透明管型：这种管型表现为无色半透明样的小柱体，主要是由于一种肾小管分泌的叫作Tamm-Horsfall 的蛋白质组成。正常人尿液中偶可见到这种管型，但常见于各种急性肾小球肾小管疾病、肾炎、肾盂肾炎、高血压、心力衰竭等。

（2）红细胞管型：在透明管型的基础上，管型内存在不同程度的红细胞成分，显微镜下呈铁色或棕红色。这种管型在正常人没有，但可见于急性肾炎综合征、急进性肾炎综合征、溶血尿毒综合征或血小板减少性紫癜、过敏性间质性肾炎或紫癜性肾炎等。

（3）白细胞管型：在透明管型的基础上，其内含有白细胞成分。正常人没有这种管型，出现时表示肾脏间质存在炎症反应,如急性肾盂肾炎、过敏性间质肾炎、急性肾炎综合征的早期、移植肾发生排斥反应时。

(4)上皮细胞管型:在透明管型的基础上,其内含有不同程度的肾小管上皮细胞。正常人没有此种管型,如果尿中出现此种管型则提示急性肾小管坏死、肾脏淀粉样变性、重金属或化学物质中毒、急性肾炎综合征、肾梗死等情况。

(5)颗粒管型:在透明管型的基础上出现大小不等、数量不等的颗粒成分。正常人没有此管型,尿中出现此种管型提示急慢性肾炎综合征、肾盂肾炎、移植肾发生排斥反应。

(6)蜡样管型:外形很像透明管型,但质地更加坚实、色泽较暗、折光性较强、直径较粗大。正常人尿中没有此种管型,尿中出现蜡样管型提示慢性肾功能不全或肾脏淀粉样变性。

(7)类管型:这类管型的外表很像透明管型,但一端像毛笔尖状尖细,常常扭曲变形。正常人也没有此类管型尿,如果尿中出现此类管型提示患者处于应激状态中,或存在循环障碍,或处于急性肾脏病的恢复期。

2.管型尿的鉴别诊断

在某些情况下细胞或颗粒易堆积在一起,类似管型状。其特点是长度较短,宽窄不一,边缘不整齐,须注意鉴别。

(1)红细胞管型:管型中以红细胞为主体,外观略带黄褐色,可见到完整清晰、形态正常或异常的红细胞个体,易于识别。但有时红细胞常互相粘连而无明显的界限,有时甚至残缺不全,在管型边缘可见形态完整的红细胞;有时因溶血仅可见到红细胞淡影或破碎的红细胞。若管型长时间滞留于肾小管内,管型中的红细胞可破碎成颗粒样,形成颗粒管型,也可因溶血或均质化形成血液管型和血红蛋白管型。

S 染色:管型基质被染为淡蓝色,管型内红细胞被染为淡红至红色。

SM 染色:管型基质被染为淡红色,管型内红细胞被染为红至紫色。

(2)白细胞管型:管型内容物以白细胞为主,有时含有退化变性坏死的白细胞(或脓细胞),一般多为中性粒细胞。管型内的白细胞多为圆形,有时成团,相互重合,有时会因破坏呈残破状。在普通光镜下,非染色标本有时易与肾小管上皮细胞混淆,给鉴别带来困难。可用加稀酸的方法来显示细胞核,中性粒细胞多为分叶核,而肾小管上皮细胞一般为一个大的圆核;经过氧化物酶染色,中性粒细胞呈阳性反应,肾小管上皮细胞呈阴性反应。用染色法能更加仔细观察细胞核及胞质形态和特点,较容易鉴别。白细胞管型在肾脏中滞留时间过长也会崩解破坏,形成粗颗粒管型、细颗粒管型,均质化后可变为蜡样管型。

S 染色:管型基质染淡蓝色,管型内中性粒细胞核呈分叶状,淋巴细胞为单个核,染深蓝色,白细胞胞质染淡红-红色。

SM 染色:管型基质染淡红色,管型内白细胞胞质呈无色-淡蓝色,核染紫色-蓝色。

(3)肾小管上皮细胞管型:也称肾上皮细胞管型,可分为两大类:一类是由脱落的肾小管上皮细胞与 T-H 蛋白组成,成片上皮细胞与基底膜分离,脱落的肾小管上皮细胞粘在一起;另一类为急性肾小管坏死时,胞体较大,形态多变,典型的上皮细胞呈瓦片状排列,充满管型,细胞大小不等,核形模糊,有时呈浅黄色。此管型常较难与白细胞管型区别,但管型内肾小管上皮细胞比白细胞略大,可呈多边形,形态变化比白细胞复杂,含有一个较大的细胞核,可用加酸法呈现细胞核。酯酶染色呈阳性,过氧化物酶染色呈阴性,借此可与白细胞管型鉴别。

(4)复合细胞管型:若管型中同时包容有两种以上的细胞时,可称为复合细胞管型,各种细胞间相互重叠交错,边缘界限模糊,特别是在未染色、普通光镜条件下,无法准确鉴别,可统称为细胞管型。

各种管型的鉴别诊断见表 3-2。

表 3-2　管型尿的鉴别诊断

鉴别要点	红细胞管型	白细胞管型	肾小管上皮细胞管型
管型颜色	淡黄-黄褐色	无色-灰白色	无色-灰白色
包容细胞大小(μm)	7～9	10～14	13～18
细胞核型	无核	多核、分叶核为主	圆形或椭圆形单核
稀酸破坏实验	细胞溶解	白细胞不溶,核形清晰显现	上皮细胞不溶,核形清晰可见
过氧化物酶染色	红细胞:阴性	白细胞:阳性	上皮细胞:阴性
背景细胞	出现散在红细胞为主	出现散在白细胞为主	见散在肾上皮细胞

3.管型尿的临床意义

(1)细胞管型:①红细胞管型属病理性,表明血尿来源于肾小管或肾小球,常见于急性肾炎综合征、急性肾盂肾炎或急性肾衰竭。②白细胞管型属病理性,是诊断肾盂肾炎及间质性肾炎的重要证据。若尿内有较多此类管型时,更具有诊断价值,可作为区别肾盂肾炎及下尿路感染的依据。③上皮细胞管型在尿内大量出现,表明肾小管有活动性病变,这种情况可出现于肾炎综合征,常与颗粒、透明或红、白细胞管型并存。

(2)颗粒管型:颗粒管型是由上皮细胞管型退化而来,或是由已崩解的上皮细胞的原浆黏合形成。颗粒管型意味着在蛋白尿的同时有肾小管上皮细胞的退变、坏死,多见于各种肾小球疾病及肾小管的毒性损伤。有时也可出现于正常人尿中,特别是剧烈运动之后,如经常反复出现,则属异常。

(3)蜡样和脂肪管型:蜡样和脂肪管型是细胞颗粒管型再度退化后形成的,常反映肾小管有萎缩、扩张。多见于慢性肾病尿量减少的情况下,或是肾病综合征存在脂肪尿时。

(4)透明管型:透明管型可以出现于正常尿液中,有蛋白尿时透明管型则会增多,见于各种肾小球疾病。

(四)白细胞尿、脓细胞尿和菌尿

1.白细胞尿、脓尿

正常人尿中允许出现少量白细胞和(或)脓细胞。新鲜离心尿液每个高倍镜视野白细胞超过5个或1 h新鲜尿液白细胞超过 40 万或 12 h 尿液白细胞超过 100 万者称为白细胞尿,因为蜕变的白细胞称为脓细胞,故亦称脓尿。

感染在肾盂、肾乳头称上尿路感染,在膀胱、尿道称下尿路感染。临床上一时分辨不清具体部位时笼统称尿路感染或泌尿系统感染。合并结石、畸形、狭窄的肾盂肾炎称复杂性肾盂肾炎,否则称简单性肾盂肾炎。肾盂肾炎迁延不愈,病程超过半年,有肾盂、肾盏变形或肾表面凹凸不平,或两肾不等大超过 1 cm 或肾小管功能持久性异常时可诊断慢性肾盂肾炎。诊断慢性肾盂肾炎绝不能单凭时间进行诊断。

2.脓尿的病原菌

细菌是引起脓尿的主要原因,以杆菌最常见,大肠埃希菌占 60%～80%,其次为副大肠埃希菌、变形杆菌、葡萄球菌、粪链球菌、产碱杆菌、产气杆菌。复杂性肾盂肾炎常见铜绿假单胞菌。

少数情况两种或两种以上细菌同时感染称为混合感染。除细菌外,真菌、原虫(丝虫)、埃及血吸虫、滴虫、包虫、巨病毒(儿童易出现)等亦可引起感染。

3.脓尿病因

引起脓尿的病因较多,但大致可分为泌尿生殖系统疾病及其邻近器官和组织疾病两大类。

(1)泌尿生殖系统疾病包括以下6类。①肾脏疾病:肾盂肾炎、肾脓肿、肾乳头坏死、肾结核、肾结石、肾肿瘤、髓质海绵肾、肾炎综合征、各种继发性肾病等。②输尿管疾病:输尿管结石、肿瘤、巨大输尿管、结核、炎症等。③膀胱疾病:膀胱炎症、结核、结石、肿瘤、异物等。④尿道疾病:尿道炎症、结石、肿瘤、异物、憩室、狭窄、尿道旁腺炎或脓肿、龟头炎、包茎炎等。⑤前列腺疾病:前列腺炎症、脓肿、肿瘤等。⑥精囊疾病:精囊炎症、脓肿等。

(2)泌尿生殖系统邻近器官和组织疾病包括:肾周围蜂窝织炎或脓肿、输尿管周围炎或脓肿、阑尾脓肿、输卵管及卵巢炎或脓肿、结肠憩室脓肿、盆腔脓肿等。

4.脓尿的诊断

(1)伴随症状:脓尿伴有肾绞痛,提示病变在肾脏,见于肾结石、肾脓肿、多囊肾等;伴有全身感染中毒症状提示上尿路感染。病史中应注意腰痛、膀胱刺激症状:尿频、尿急、尿痛、尿液浑浊。儿童有时以发热、鼓肠形式出现,易误诊为发热待查。新婚女性易有便意感,但粪便无论是肉眼观察,还是镜下观察均为正常,而查尿方可发现异常,容易误诊。

(2)体格检查:肾区压痛、叩击痛、上输尿管压痛点见于上尿路感染,多囊肾合并感染时或上段输尿管梗阻大量肾盂积液时,上腹可触及肿大变形的肾脏。

(3)实验室检查:脓尿、菌尿是其特点。尿液的常规检查除白细胞、脓细胞增加外,注意白细胞和脓细胞管型。小圆上皮细胞存在表示为上尿路感染,血常规白细胞总数及中性粒细胞增加。慢性肾盂肾炎:脓尿常间断出现,注意反复验尿;有时须做尿液细胞计数,称 Addis 计数检查,每小时白细胞>40 万个或每 1 mL 尿液>2 000 个,或每分钟>4 000 个均列为异常;有时须做激发试验,静脉注射氢化可的松 100 mg,或地塞米松 5 mg,或口服泼尼松 30 mg,连用 3 d,再做尿液白细胞计数,较试验前增加一倍列为异常。通过尿液涂片找致病菌,可迅速做出诊断。慢性肾盂肾炎注意肾功能的检查,肾小管功能持续受损最常见。

(4)器械检查:B超和CT检查对复杂性肾盂肾炎十分必要。X线静脉肾盂造影对诊断慢性肾盂肾炎和复杂性肾盂肾炎有帮助,但患者对碘过敏或已有肾功能损害时应列为禁忌。

5.脓尿疾病的症状鉴别

(1)肾盂肾炎:发冷发热、恶心呕吐、全身酸痛等全身感染中毒症状,局部症状有不同程度的腰痛或膀胱刺激症状。实验室检查表现脓尿,脓细胞管型和白细胞管型特异性更高。尿液涂片或中段尿培养,可发现致病菌,可根据药敏试验指导用药。

(2)膀胱炎:膀胱炎与肾盂肾炎相比较,全身感染中毒症状少或无,而膀胱刺激症状更明显,膀胱三角区炎症易出现肉眼血尿,一般无腰痛和肾区压痛叩击痛,部分患者有下腹膀胱区压痛。

(3)肾脓肿:肾皮质多发脓灶融合扩大,可向肾盂穿破,表现大量脓尿,临床表现高热不退,肾区持续性疼痛、膀胱刺激症状。B超和CT检查肾脏可发现脓肿。

(4)肾结核:一般都是肾外结核继发而来,常继发于肺、肠、盆腔等部位结核。晚期常累及整个泌尿系统。X线检查一侧结核对侧肾盂积水是特点,尿中可找到抗酸杆菌可确诊。值得注意的是久治不愈的脓尿要注意排除泌尿系结核的可能。晚期的膀胱结核,不但膀胱刺激症状严重且膀胱容量<50 mL。

（5）肾、输尿管、膀胱结石：当结石在泌尿道移动时出现绞痛，划破易出现血尿并易合并感染。B 超和 CT 影像学检查可发现结石部位、大小、形状，对诊断帮助较大。

（6）肾囊肿：肾是囊肿好发脏器之一，可单发亦可多发。临床常见三大并发症：血尿、感染、肾功能损害。若囊肿较大在上腹部可触到肿大变形的肾脏，借助 B 超、CT，一般诊断不困难。

6.菌尿

菌尿是指尿内含有大量的细菌，清洁外阴后在无菌技术下采集的中段尿标本（如涂片）每个高倍镜视野均可见到细菌，或者培养菌落计数超过 10^5/mL。菌尿与脓尿的差别：脓尿常含有脓丝状悬浮物，放置后可有云絮状沉淀；菌尿多呈云雾状，静置后也不下沉。

菌尿的常见病同脓尿，主要见于泌尿生殖系统疾病及其邻近器官和组织疾病如肾盂肾炎、膀胱炎、前列腺炎、精囊炎、尿道炎等。

菌尿的鉴别试验。①镜检：脓尿可见大量成堆的白细胞；菌尿则以细菌为主。②蛋白定性：菌尿为阳性，且不论加热或加酸，其浑浊度均不消失。

（张文玺）

第二节　肾功能测定

肾功能包括肾小球滤过功能、肾小管重吸收及酸化功能、肾血流量等。肾功能检查是判断肾脏疾病严重程度和预测预后、确定疗效、调整某些药物剂量的重要依据，但尚无早期诊断价值。

一、肾小球滤过功能

肾小球的功能主要是滤过，评估滤过功能最重要的参数是肾小球滤过率（Glomerular Filtration Rate，GFR），即单位时间（min）内经肾小球滤出的血浆液体量。正常成人每分钟流经肾脏的血液量为 1 200～1 400 mL。清除率是指肾在单位时间内能将多少毫升血浆中所含的某些物质完全清除出去，公式为：$C = U \times V/P$。

式中，C 为清除率（mL/min）；U 为尿中某物质的浓度；V 为每分钟尿量（mL/min）；P 为血浆中某物质的浓度。

利用清除率可分别测定肾小球滤过率、肾血流量、肾小管对各种物质的重吸收和分泌作用。

（一）肾小球滤过率（GFR）测定

^{99m}Tc-二乙三胺五醋酸（^{99m}Tc-DTPA）几乎完全经肾小球滤过而清除，其最大清除率即为 GFR。参考值：GFR（100±20）mL/min。GFR 的临床意义如下。

1.GFR 影响因素

GFR 与年龄、性别、体重有关。30 岁后每 10 年 GFR 就下降 10 mL/（min·1.73 m^2），男性比女性 GFR 高约 10 mL/min，妊娠时 GFR 明显增加，第 3 个月增加 50%，产后降至正常。

2.GFR 降低

GFR 降低常见于急慢性肾衰竭、肾小球功能不全、肾动脉硬化、肾盂肾炎（晚期）、糖尿病（晚期）、高血压（晚期）、甲状腺功能减退、肾上腺皮质功能不全、糖皮质激素缺乏。

3.GFR 升高

GFR 升高见于肢端肥大症、巨人症和糖尿病肾病早期。

4.判断肾血管栓塞

可同时观察左右肾位置、形态和大小,也可结合临床初步提示肾血管有无栓塞。

(二)内生肌酐清除率测定

人体血液中肌酐的生成可有内、外源性两种。在严格控制饮食条件和肌肉活动相对稳定的情况,血肌酐的生成量和尿的排出量较恒定,其含量的变化主要受内源性肌酐的影响,肾单位时间内把若干毫升血液中的内在肌酐全部清除出去,称为内生肌酐清除率(Endogenous Creatinine Clearance Rate,Ccr)。参考值成人为 80~120 mL/min,老年人随年龄增长,有自然下降趋势。Ccr 的临床意义有以下几点。

1.判断肾小球损害的敏感指标

当 GFR 低到正常值的 50%,Ccr 测定值可低至 50 mL/min,但血肌酐、尿素氮测定仍可在正常范围,因肾有强大的储备能力,故 Ccr 是较早反映 GFR 的敏感指标。

2.评估肾功能损害程度

第 1 期(肾衰竭代偿期)Ccr 51~80 mL/min;第 2 期(肾衰竭失代偿期)Ccr 20~50 mL/min;第 3 期(肾衰竭期)Ccr 10~19 mL/min;第 4 期(尿毒症期或终末期肾衰竭)Ccr<10 mL/min。

3.指导治疗

慢性肾衰竭 Ccr<40 mL/min,开始限制蛋白质摄入;Ccr<30 mL/min,氢氯噻嗪等利尿治疗常无效,不宜使用;Ccr<10 mL/min,结合临床进行肾替代治疗。

(三)血清肌酐测定

血中肌酐(Serum creatinine,Scr)主要由肾小球滤过排出体外,肾小管基本不重吸收且排泌量也较少,在外源性肌酐摄入量稳定的情况下,血中的浓度取决于肾小球滤过能力。当肾实质损害,GFR 肾小球滤过率降低到临界点后(GFR 下降至正常人的 1/3 时),血肌酐浓度就会明显上升,因此测定血肌酐浓度可作为肾小管功能受损的指标。全血肌酐为 88.4~176.8 μmol/L;血清或血浆肌酐,健康成年男性为 53~106 μmol/L,成年女性为 44~97 μmol/L。测定 Scr 的临床意义如下。

1.血肌酐增高

血肌酐增高见于各种原因引起的肾小球滤过功能减退。

(1)急性肾衰竭:血肌酐明显的进行性的升高为器质性损害的指标,可伴少尿或非少尿。

(2)慢性肾衰竭:血肌酐升高程度与病变严重性一致。肾衰竭代偿期:血肌酐<178 μmol/L;肾衰竭失代偿期:血肌酐>178 μmol/L;肾衰竭期:血肌酐明显升高>445 μmol/L。

2.鉴别肾前性和肾实质性少尿

(1)器质性肾衰竭血肌酐常超过 200 μmol/L。

(2)肾前性少尿,如心力衰竭、脱水、肝肾病综合征、肾病综合征等所致的有效血容量下降,使肾血流量减少,血肌酐浓度上升多不超过 200 μmol/L。

(四)血 β_2-微球蛋白的测定

血 β_2-微球蛋白(β_2-MG)是体内有核细胞包括淋巴细胞、血小板、多形核白细胞产生的一种小分子球蛋白,广泛存在于血浆、尿、脑脊液、唾液及初乳中。正常人血中 β_2-MG 浓度很低,可自由通过肾小球,然后在近端肾小管内几乎全部被重吸收。正常人血中 β_2-MG 平均为 1.5 mg/L。

当肾小球滤过功能下降时,血 β_2-MG 水平上升,故血 β_2-MG 测定为肾小球滤过功能减退的一个标志。与年龄、性别、肌肉组织的多少等均无关。当体内有炎症或肿瘤时,血中 β_2-MG 增高。

(五)血尿素氮测定

血尿素氮(blood urea nitrogen,BUN)是蛋白质代谢的终末产物,尿素主要经肾小球滤过随尿排出,正常情况下,30%～40%被肾小管重吸收,当肾实质受损害时,肾小球滤过率降低,致使血浓度增加。目前临床上测定 BUN 用以来粗略观察肾小球的滤过功能。血尿素氮的正常值为:成人 3.2～7.1 mmol/L;婴儿、儿童 1.8～6.5 mmol/L。血中尿素氮增高常见于以下几种情况。

1.器质性肾功能损害

(1)各种原发性肾炎综合征、肾盂肾炎、间质性肾炎、肾肿瘤、多囊肾等所致的慢性肾衰竭。

(2)慢性肾衰竭:对慢性肾衰竭,尤其是尿毒症 BUN 增高的程度一般与病情严重性一致。肾衰竭代偿期:GFR 下降至 50 mL/min,BUN<9 mmol/L。肾衰竭失代偿期:BUN>9 mmol/L。肾衰竭期:BUN>20 mmol/L。

2.肾前性少尿

如严重脱水、大量腹水、心脏循环功能衰竭、肝肾病综合征等所致的血容量不足、肾血流量减少灌注不足致少尿。此时 BUN 升高,但肌酐升高不明显,BUN/Cr>10:1,称为肾前性氮质血症。

二、肾小管功能检测

(一)肾脏浓缩和稀释功能

肾病变导致远端小管和集合管受损,对水、钠、氯的重吸收改变,破坏髓质部的渗透压梯度,影响尿的浓缩稀释功能。正常人 24 h 尿量为 1 000～2 000 mL;昼尿量与夜尿量之比为(3～4):1;12 h 夜尿量不应超过 750 mL;尿液最高比重应在 1.020 以上;最高比重与最低比重之差,不应少于 0.009。

(二)尿渗量(尿渗透压)测定

尿渗量是指尿内全部溶质的微粒总数量,目前检验尿液及血浆渗量一般采用冰点渗透压计进行。正常人禁饮后尿渗量为 600～1 000 mOsm/(kg·H_2O),平均为 800 mOsm/(kg·H_2O);血浆渗量为 275～305 mOsm/(kg·H_2O),平均为 300 mOsm/(kg·H_2O)。尿/血浆渗量比值为(3～4.5):1。

一次性尿渗量检测用于鉴别肾前性、肾性少尿。肾前性少尿时,肾小管浓缩功能完好,尿渗量较高,常高于 450 mOsm/(kg·H_2O);肾小管坏死致肾性少尿时,尿渗量降低,常低于 350 mOsm/(kg·H_2O)。

(三)急性少尿的鉴别诊断指标

急性少尿时鉴别肾前性及肾性少尿对指导治疗和改变预后极为重要。尿浓缩功能和对 Na^+ 重吸收功能等有关指标是重要参数,见表 3-3。

表 3-3　急性少尿实验诊断指标

性质	尿量	尿比重	尿 Na^+(mmol/L)	钠滤过分数	BUN/Cr
肾前性	>500	>1.016	<20	<1	>10∶1
肾性	<350	>1.014	>40	>1	<10∶1

（四）肾小管葡萄糖最大重吸收量（TmG）

原尿中葡萄糖浓度超过近端肾小管对葡萄糖的最大重吸收极限时,尿中将有葡萄糖排出。检测方法比较繁琐,需静脉输注葡萄糖,临床多不采用。正常人的 TmG 为(340±18.2)mg/min。

三、有效肾血浆流量测定

在一定时间内流经双肾的血流量称肾血流量。若假设血浆中某物质经过肾循环 1 min 内后可完全被消除,则该物质的血浆清除率等于肾 1 min 内的血流量,即为流经肾的有效血浆流量(Effective Renal Plasma Flows,ERPF)。酚红、马尿酸盐在随血流经肾循环时,其肾的最大清除率即相当于肾有效血浆流量。但酚红排泌试验误差较大,临床已少用。目前临床上广泛采用放射性核素或其标记物的肾清除能力反映 ERPF 和 GFR。正常人的 ERPF 参考值为 600～800 mL/min。

ERPF 可以反映血流动力学的改变,用于诊断肾血管性疾病如肾动脉狭窄、肾静脉血栓、慢性肾炎综合征及高血压病早期等;还可以协助诊断肾小管病变如慢性肾盂肾炎。

（梁　丹）

第三节　肾脏免疫功能检测

一、血、尿免疫球蛋白测定

免疫球蛋白(Immunoglobulin,Ig)是指具有抗体活性的动物蛋白,主要存在于血浆中,其他体液、组织和一些分泌液中也有。免疫球蛋白可以分为 IgG、IgA、IgM、IgD、IgE 五类。血清中含量较高的 IgG、IgA、IgM 与肾脏疾病较为密切。

（一）IgG

IgG 为人体含量最多和最主要的 Ig,占总免疫球蛋白的 70%～80%,对病毒、细菌和寄生虫等都有抗体活性,是唯一能够通过胎盘的 Ig。参考值为 7.0～16.6 g/L。IgG 在临床上的意义如下。

1.增高

多克隆性增高常见于各种慢性感染、慢性肝病、淋巴瘤、肺结核、链球菌感染及自身免疫性疾病(系统性红斑狼疮、类风湿关节炎等)。

2.降低

降低常见于各种先天性和获得性体液免疫缺陷病、联合免疫缺陷病,也见于重链病、轻链病、肾病综合征、病毒感染和免疫抑制剂患者;儿童较成年人低,女性稍高于男性。

43

（二）IgA

IgA 分为血清型 IgA 与分泌型 IgA（SIgA）两种，前者占血清总 Ig 的 10%～15%，后者在分泌系统中有更重要的免疫功能。呼吸道、消化道、泌尿生殖道的淋巴样组织合成大量的 SIgA，SIgA 与这些部位的局部感染、炎症或肿瘤等病变密切相关。

参考值：血清 IgA 为 0.7～3.5 g/L；SIgA 唾液平均为 0.3 g/L，泪液为 30～80 g/L，初乳平均为 5.06 g/L，粪便平均为 1.3 g/L。

在临床上，IgA 增高见于类风湿关节炎、肝硬化、湿疹和肾脏疾病等；IgA 降低常见于反复呼吸道感染、重链病、轻链病、原发性和继发性免疫缺陷病和自身免疫性疾病等。

（三）IgM

IgM 是分子质量最大的 Ig，占血清总 Ig 的 5%～10%，是有效的凝聚和溶解细胞的因子，参考值为 0.5～2.6 g/L。

IgM 的临床意义体现在，IgM 增高见于初期病毒性肝炎、肝硬化、类风湿关节炎等；IgM 降低常见于 IgG 型重链病、IgA 型多发性骨髓瘤、先天性免疫缺陷症、免疫抑制疗法后、淋巴系统肿瘤和肾病综合征等。

（四）IgE

IgE 为血清中最少的一种 Ig，占血清总 Ig 的 0.002%，是一种亲细胞性抗体，与变态反应、寄生虫感染及皮肤过敏等有关。酶联免疫吸附试验法测定的参考值为 0.1～0.9 mg/L。

临床上，IgE 增高见于 IgE 型多发性骨髓瘤、重链病、肝脏病、结节病、类风湿关节炎，以及各种过敏性疾病，如异位性皮炎、过敏性哮喘、过敏性鼻炎、荨麻疹、嗜酸性粒细胞增多症、疱疹样皮炎、寄生虫感染等；IgE 降低多见于先天性或获得性免疫球蛋白缺乏症、恶性肿瘤、长期用免疫抑制剂患者和共济失调性毛细血管扩张症等。

二、其他

在临床上，对肾脏疾病进行的免疫功能检查较多，如血、尿纤维蛋白原降解产物测定，血清抗肾抗体测定，循环免疫复合物测定及细胞免疫检查等，在此不做赘述。

（王丽芳）

第四章

肾内科疾病的血液净化治疗

第一节 腹膜透析

一、定义及概述

腹膜透析、血液透析和肾脏移植是目前治疗肾功能不全的主要有效方法。腹膜透析与血液透析相比具有优势。持续不卧床腹膜透析(continuous ambulatory peritoneal dialysis,CAPD)具有设备简单、操作易行、对中分子物质清除更为有效及对残余肾功能保护得较好等特点。腹膜透析适合儿童、老年人和存在血液透析禁忌等人群,是特别符合我国国情需要的一种有效肾脏替代治疗手段,具有良好的发展前景。

二、适应证和禁忌证

(一)适应证

1.急性肾衰竭或急性肾损伤

如何选择腹膜透析的时机、方式及透析剂量,应根据患者的临床状态与生化指标综合考虑。

2.终末期肾病

(1)各种病因导致终末期肾病。

(2)Ccr 或估算的肾小球滤过率(epidermal growth factor receptor,eGFR)低于 10 mL/min,糖尿病患者 Ccr 或 eGFR 不低于 15 mL/min。

(3)尿毒症症状明显者,即使没有达到上述数值,也可考虑开始进行腹膜透析治疗。

(4)如出现药物难以纠正的急性左心衰竭、代谢性酸中毒或严重电解质紊乱,应提早开始透析。

3.急性药物与毒物中毒

腹膜透析适于腹膜能够清除的药物和毒物,或尽管毒理作用不明,而临床需要的各种中毒患者均可选择腹膜透析。尤其是对口服药物中毒或口服浓度高的毒物,或存在肝肠循环的药物或毒物,或不能耐受体外循环的重症中毒患者,腹膜透析有其独特的治疗优势。

4.水电解质和酸碱平衡失调

对内科无法纠正的水、电解质和酸碱平衡失调,可选择腹膜透析。

5.其他

发生内科或药物治疗难以纠正的下列情况。

(1)充血性心力衰竭。

(2)急性重症胰腺炎。

(3)严重高胆红素血症。

(4)高尿酸血症等。

(二)禁忌证

1.绝对禁忌证

(1)腹膜广泛粘连或纤维化。

(2)腹部或腹膜后手术导致严重腹膜缺损。

(3)有外科无法修补的疝。

2.相对禁忌证

(1)腹部手术 3 d 内,腹腔置有外科引流管。

(2)腹腔有局限性炎性病灶。

(3)肠梗阻。

(4)腹部疝未修补。

(5)严重炎症性或缺血性肠病。

(6)晚期妊娠,有腹内巨大肿瘤及巨大多囊肾。

(7)严重肺功能不全。

(8)腹部皮肤严重感染。

(9)长期蛋白质及热量摄入不足导致严重营养不良。

(10)严重高分解代谢。

(11)有硬化性腹膜炎。

(12)患者不合作或为精神病患者。

(13)过度肥胖。

三、腹膜透析导管的选择、植入及维护

(一)腹膜透析导管的主要类型及选择

1.慢性腹膜透析导管

以导管外固定 2 个或以上涤纶套为标志。标准 Tenckhoff 导管含有 2 个涤纶套,将导管分为腹腔段、皮下隧道段和皮外段。根据导管腹腔段末端的形状不同,可分为直管和卷曲管。

鹅颈管的特征是 2 个涤纶套之间有一定型的弯曲,使导管的出口处向下。部分学者认为可降低隧道口感染率。也有研究提示鹅颈管与 Tenckhoff 管的 2 年保存率、腹膜炎的发生率和出口感染率无差异。腹膜透析导管的选择主要取决于患者的实际情况与植管医师的技术及经验。

2.急性腹膜透析导管

其主要指单涤纶套腹膜透析导管。

(二)腹膜透析导管的植入

常用腹膜透析导管植入方式分为 3 种:手术法、穿刺法和腹腔镜法。其中手术法植管最常用。

1.术前准备

(1)患者评估:了解患者有无腹膜透析禁忌证。

(2)凝血功能检查:做血常规、凝血全套检查。如患者接受常规血液透析治疗,应在血液透析第2 d后进行手术。

(3)常规备皮。

(4)肠道准备:患者应自行大便或灌肠,排空膀胱。

(5)术前用药:一般无须常规预防性使用抗生素。如有必要,可在术前当天和术后12 h各使用1次抗生素。如临床患者需要,可术前30 min肌内注射0.1 g苯巴比妥。

(6)定位:在腹膜透析导管植入前应正确定位。其目的是将腹膜透析导管末端置于腹腔最低处,建立通畅的腹膜透析通路。

大多数学者认为,腹膜透析导管的植入点应以耻骨联合上缘为起点,根据不同的导管类型垂直向上9～13 cm比较适宜;标准直管的植入点为从起点向上9～10 cm,卷曲管的植入点为从起点向上11～13 cm(图4-1)。

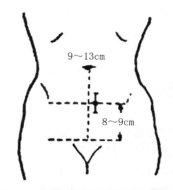

图4-1 腹膜透析导管的植入点定位

确定导管植入点位置时应综合考虑患者的身高、体重、腹水量和手术者的习惯,以保证腹膜透析通路顺畅。

2.手术法植管的操作步骤

(1)切开皮肤:让患者取仰卧位,常规消毒铺巾,以1％的利多卡因局麻。以标记好的植管点为手术切口中点,选择旁正中切口,纵行切开皮肤2～4 cm。

(2)切开腹直肌前鞘:分离皮下,暴露腹直肌前鞘。切开腹直肌前鞘,钝性分离腹直肌,暴露腹直肌后鞘或腹膜。

(3)切开腹膜:提起并切开腹直肌后鞘,暴露腹膜后提起腹膜,其上做一个约0.5 cm的小切口,提起腹膜,用小圆针、4号线做荷包缝合,不结扎,注意不损伤肠管。

(4)植管:用生理盐水冲洗腹膜透析导管,在导丝引导下将导管缓慢地送入直肠膀胱陷凹或直肠子宫陷凹,切忌硬性插入导管。在送入导管过程中应询问患者有无便意或肛门坠胀感。经导管灌入1 L腹膜透析液或注入100～200 mL生理盐水,如果引流量超过注入量的1/2或引流呈线状,则可在涤纶套下方收紧腹膜荷包并结扎。证实无液体渗出,可用7号线间断缝合腹直肌前鞘。

(5)皮下隧道:确定导管出口点位置。不同类型导管的出口处不完全相同,直管出口处应位于腹膜切口的上外侧方(45°),鹅颈管出口处则位于腹膜切口下外侧方。导管浅层涤纶套应距离皮肤隧道口 2～3 cm,防止涤纶套脱出皮肤。将导管与隧道针相连,将隧道针从出口处穿出引出导管。

(6)缝合皮肤:缝合皮肤之前应首先再次检查导管的通畅情况,间断缝合皮下及皮肤,以无菌敷料覆盖伤口。

3.植管后开始腹膜透析的时机

(1)植管后应用适量腹膜透析液冲洗腹腔,每次灌入 500 mL 腹膜透析液直至引流液清亮后用肝素封管。

(2)建议在植管 2 周后进行腹膜透析。

(3)若需立即进行透析,建议在卧位或半卧位下或用腹膜透析机进行,每次灌入量为 500～1 000 mL,根据患者的耐受情况逐步加至 2 000 mL。

(三)皮下隧道和出口处护理

(1)进行出口处护理时应戴帽子和口罩,操作前常规洗手。

(2)定期清洗隧道口,可采用生理盐水清洗隧道口,再用含碘消毒液给隧道口皮肤消毒后用无菌纱布覆盖。如无感染,每周至少应清洗消毒 1 次。

(3)保持导管出口处干燥。

(4)患者无论在伤口感染期还是愈合期均不应行盆浴和游泳。淋浴时应用肛袋保护出口处,淋浴完毕,应及时对出口处清洗、消毒。

(四)连接管道及其维护

(1)术后 2 周内应特别注意固定导管,否则可导致出口处损伤和愈合不良。应使用敷料或胶布固定导管,在进行各项操作时注意不要牵扯导管。

(2)外露导管及连接管道之间应紧密连接,避免脱落。

(3)在进行外露导管及连接管道维护时不可接触剪刀等锐利物品。

(4)连接短管使用超过 6 个月必须更换,如有破损或开关失灵,应立即更换。如果患者在家透析时发现连接短管或外露短管导管损伤或渗液,应停止灌入透析液,立即到腹膜透析中心就诊。

(5)碘伏帽为一次性使用,无须使用消毒剂,不可用碘伏直接给短管消毒。

四、操作程序

以双连袋可弃式"Y"形管道系统为例。

(一)组成与连接

双连袋可弃式"Y"形管道系统的基本特征为"Y"形管道系统中的 2 个分支分别与新透析液袋和引流袋以无接头形式相连接,"Y"形管的主干以接头形式与延伸短管上的接头相连接。目前该系统以"双联系统"名称在中国市场上推广应用。

(二)换液操作

(1)清洁工作台面,准备所需物品,如夹子、口罩、延伸管接头小帽。从恒温箱中取出加温至 37 ℃的腹膜透析液,并检查物品的原包装上的有效期、透析液袋的容量、透析液的清澈度和浓度、有无渗漏等。

(2)将连腹膜透析导管的延伸短管从衣服内移出,确认延伸短管上的滑轮是否关紧。

（3）剪去多余指甲，戴好口罩，常规六步法洗手。

（4）折断"Y"形管主干末端管道内的易折阀门杆，并移去主干接头上的防护罩，打开延伸短管接头上的小帽，将"Y"形管主干与延伸短管连接。

（5）关闭与新透析液袋相连的"Y"形管分支，折断新透析液袋输液管内的易折阀门杆。

（6）打开延伸短管上的滑轮，将患者腹腔内的液体引流进引流袋，引流完毕，关闭延伸短管上的滑轮，打开与新透析液相连的"Y"形管分支上的管夹，进行灌入前冲洗，冲洗时间为 5 s，30～50 mL 冲洗液被引入引流液袋。

（7）关闭与引流袋相连的"Y"形管分支上的管夹，打开延伸短管上的滑轮，使新的透析液灌入患者的腹腔，灌入完毕，关紧延伸短管上的滑轮同时夹紧与新透析袋连接的"Y"形管分支。

（8）将"Y"形管主干末端接头与延伸短管接头分离，将小帽拧在延伸管接头上。

（9）观察引流袋内引流液的情况，称重记录后弃去。

五、腹膜透析液

腹膜透析液是腹膜透析治疗过程中必不可少的组成部分，除了具有无菌、无毒、无致热原，符合人体的生理特点外，还应与人体有着非常好的生物相容性，长期保持较好的腹膜透析效能，延长慢性肾衰竭腹膜透析患者的生存率。

（一）一般腹膜透析液要求

（1）电解质成分及浓度与正常人的血浆相似。

（2）含一定量的缓冲剂，可纠正机体代谢性酸中毒。

（3）腹膜透析液渗透压等于或高于正常人的血浆渗透压。

（4）配方易于调整，允许加入适当药物以满足不同患者的病情需要。

（5）一般不含钾，用前根据患者的血清钾离子水平可添加适量的氯化钾。

（6）制作质量要求与静脉输液相同，无致热原，无内毒素及细菌等。

（二）理想腹膜透析液的要求

（1）具有可预测的溶质清除率和超滤率。

（2）可为患者提供所缺乏的溶质并能清除毒素。

（3）可提供部分营养物质而不引起代谢性并发症。

（4）pH 在生理范围内，等渗，有碳酸盐缓冲剂。

（5）渗透剂很少被吸收，无毒。

（6）生物相容性好，对腹膜功能及宿主防御功能无影响。

（7）无致热原，无内毒素，无致敏性，无细菌。

（三）腹膜透析液的基本组成

含乳酸腹膜透析液对腹膜刺激小，但有肝功能损害者不宜用。含醋酸腹膜透析液有扩张血管的作用，对腹膜刺激较大。临时加入碳酸氢钠，以防止发生碳酸钙结晶，引起化学性腹膜炎或堵管，这类腹膜透析液适用于有肝脏损害者。目前我国市场上销售的透析液是以乳酸盐作为缓冲剂的。

钙浓度为 1.25 mmol/L 的腹膜透析液为生理钙腹膜透析液，有助于降低高钙血症和转移性钙化的发生率，适用于高钙血症、血管钙化及高血磷需用含钙的磷结合剂患者。目前常用腹膜透析液的配方见表 4-1、表 4-2、表 4-3。

表 4-1　腹膜透析液的基本成分

成分	浓度
葡萄糖	1.5～4.25 g/L
钠离子	132～141 mmol/L
氯离子	95～102 mmol/L
钙离子	1.25～1.75 mmol/L
镁离子	0.25～0.75 mmol/L
醋酸/乳酸根/碳酸氢根	35～40 mmol/L

注：渗透压为 346～485 mOsm/L,pH 为 5.0～7.0。

表 4-2　Dianeal 腹膜透析液(100 mL)

成分					离子浓度(mEq/L)					渗透压(mOsm/L)	pH
葡萄糖	氯化钠	乳酸钠	氯化钙	氯化镁	钠	钙	镁	氯化物	乳酸盐		
含 1.5% 的葡萄糖 1.5 g	538 mg	448 mg	25.7 mg	5.08 mg	132	1.75	0.5	96	40	346	5.2
含 2.5% 的葡萄糖 2.5 g	538 mg	448 mg	25.7 mg	5.08 mg	132	1.75	0.5	96	40	346	5.2
含 4.25% 的葡萄糖 4.25 g	538 mg	448 mg	25.7 mg	5.08 mg	132	1.75	0.5	96	40	346	5.2

表 4-3　Extraneal 腹膜透析液(100 mL,pH=5.5)

成分	质量	离子	渗透压(mOsm/L)
腹膜透析药	7.5 g	钠离子	133
氯化钠	540 mg	氯离子	96
乳酸钠	450 mg	钙离子	1.75
氯化钙	25.7 mg	镁离子	0.25
氯化镁	5.1 mg	乳酸根	40

(四)腹膜透析液其他成分的加入

商品腹膜透析液内一般不需要、也不主张加入药物或其他成分,只有在病情需要时且严格无菌操作下慎重加入其他成分。

1.肝素

肝素主要用来防止腹膜透析液中蛋白凝固堵塞管路及肠粘连的发生。慢性维持性腹膜透析时一般不加肝素。但在发生腹膜炎时,可加适量肝素,直至腹膜炎得到控制。

2.抗生素

发生细菌性腹膜炎时应根据细菌的种类及药敏试验选用适当的抗生素加入腹膜透析液中,根据病情变化随时调整剂量。

3.胰岛素

对糖尿病患者可于腹膜透液中加入适量胰岛素以控制血糖。在 CAPD 患者的腹膜透析液内加入的胰岛素量为皮下注射量的 2～3 倍,应使空腹血糖低于 7.8 mmol/L(140 mg/dL)或餐后 1 h 血糖低于 11.1 mmol/L(200 mg/dL)。应严密监测血糖水平并随时调整剂量。注意腹膜透析袋及腹膜透析管道均可吸附胰岛素。

4.其他

如合并腹痛,可在腹膜透析液内加入适量利多卡因。如有蛋白凝块,可加入适量尿激酶。为提高溶质的清除率可加入适量血管扩张药物。

(五)常用维持腹膜透析液渗透性的物质

1.葡萄糖

葡萄糖是目前腹膜透析液常用的渗透剂之一,也是腹膜透析超滤的主要动力。透析液中葡萄糖含量一般为 1.5%、2.5% 或 4.25%。增加透析液中葡萄糖浓度,可提高透析液的渗透压,增加超滤能力。

2.葡聚糖

葡萄糖聚合体溶液可增加腹膜超滤效率及肌酐清除率,延长 CAPD 患者的生存期。可用葡聚糖腹膜透析液替换高渗葡萄糖腹膜透析液做夜间交换,亦可将其用于进行自动化腹膜透析患者的长时间留腹。葡聚糖腹膜透析液对糖尿病患者更为有益。

3.氨基酸

在伴有营养不良的 CAPD 患者的腹膜透析液中加合适的氨基酸成分,可能改善 CAPD 患者的蛋白质营养状态,但可引起 BUN 水平上升及酸中毒。

六、处方及调整

腹膜透析的方式及剂量应个体化。根据患者的残余肾功能及腹膜转运特性调整透析处方,确保充分透析,提高患者的生存率和生活质量。

(一)调整腹膜透析处方的必备指标

影响腹膜透析充分性的因素包括腹膜转运特性、体表面积、残余肾功能及透析方式。调整处方必备指标包括腹膜平衡试验值、体表面积、残余肾功能及透析方式。

1.腹膜平衡试验(peritoneal equilibration test,PET)

(1)标准 PET 的操作。

标准 PET 的基本原理:在一定条件下,计算腹膜透析液浓度和其与血液中肌酐浓度之比、其与葡萄糖浓度之比,确定患者的腹膜溶质转运类型。

其测定方法如下。①标本采集:在进行 PET 的前夜应行标准 CAPD 治疗,夜间腹膜透析液在腹腔内停留 8~12 h。让患者取坐位,在 20 min 内完全引流出前夜的留腹液,并测定其容量。然后患者取仰卧位,将加温至 37 ℃的 2 L 2.5% 的葡萄糖透析液以每 2 min 400 mL 的速度准确地在 10 min 内全部灌入腹腔。在灌入过程中,为保证腹膜透析液完全混合,每灌入 400 mL 透析液,患者需左右翻转、变换体位。在腹膜透析液留腹 0 h、2 h 和 4 h 时收集透析液标本,在腹膜透析液留腹 2 h 时抽取血标本。腹膜透析液留腹 4 h 后,让患者取坐位,20 min 内排空腹腔内的透析液,并测定引流液量。②标本检测:测定透析液及血液中肌酐和葡萄糖的浓度。在测定腹膜透析液的肌酐浓度时,由于受透析液内葡萄糖的干扰,最好采用肌酐矫正因子进行矫正。矫正肌酐浓度(mg/dL)=肌酐浓度(mg/dL)-葡萄糖浓度(mg/dL)×矫正因子。③PET 的计算和结果评估:计算 0 h、2 h、4 h 透析液与血液中肌酐的浓度比值,计算 2 h、4 h 与 0 h 透析液与葡萄糖浓度的比值。根据 PET 结果,将腹膜转运特性分为以下 4 类:高转运、高平均转运、低平均转运和低转运。

在患者基础腹膜转运特性确定后,如需再测定患者腹膜转运特性有无改变,可采用快速PET。其操作方法与标准 PET 相似,只需在透析液留腹 4 h 时留取透析液和血标本,分别测定腹膜透析液和血液中肌酐浓度的比值、腹膜透析液和葡萄糖浓度的比值。此外,应精确测量透析液的排出量。

(2)PET 值与透析方式的选择:高转运患者适合短时透析。高平均转运患者,适合持续循环腹膜透析或标准 CAPD。低平均转运患者初期可行持续循环腹膜透析或标准 CAPD,当残余肾功能丧失时,宜行大剂量 CAPD。低转运患者宜行大剂量 CAPD 或血液透析。

(3)动态观察 PET 的临床意义:在腹透初期,腹膜转运功能会有轻微变化,然后趋向平衡。因此基础 PET 的测定应在腹透开始 2～4 周进行。此后每 6 个月重复 1 次,动态观察 PET 的变化,有助于纠正透析过程中出现的各种问题。建议应在患者处于平稳状态或腹膜炎痊愈 1 个月后做 PET 检测。若出现透析不充分、营养不良,则需寻找下列原因:①伴发疾病;②是否有残余肾功能减退;③摄入评估。然后根据残余肾功能及腹膜转运特性调整处方。

(4)PET 值与处方调整:为长期腹膜透析患者选择透析方式应以腹膜转运特性为依据,应根据患者的腹膜转运特性、体表面积、体重及残余肾功能来决定达到最后目标剂量所需的透析引流量。

(5)应用 PET 调整处方的注意事项。①对培训期透析液排出量高或低的患者可考虑提前进行腹膜平衡试验,以确定其腹膜转运特性为高转运还是低转运。②对高转运患者可通过增加透析液交换次数和缩短透析液存留时间,来达到最大的超滤量。③对低转运和低平均转运患者可通过增加最大的灌入剂量来提高清除率。④对低转运和低平均转运患者采用 APD 方式透析时,应增加总的夜间治疗时间,增加透析液的存留时间,增加白天透析液存留和(或)次日交换,增加灌注量。

2.残余肾功能

定期评估残余肾功能,根据残余肾功能调整透析处方,使患者达到充分透析。

(1)残余肾功能下降常见于原发病因、透析液渗透压负荷、高血压、炎症和肾毒性药物等。

(2)残余肾功能下降与透析方案调整:当透析患者的尿量减少或无尿时,应增加透析剂量及透析次数,以弥补经尿液中所排出的清除量。

(二)调整处方

调整透析处方的必备因素包括 24 h 透析液总量、每次交换量、腹膜透析液留腹时间、交换次数及透析液的葡萄糖浓度。

1.透析剂量

透析剂量包括 24 h 总灌注量和每次交换的灌注量。目前临床上使用较多的透析剂量为 6～8 L/d,但腹透患者的透析剂量与透析方式、残余肾功能、体表面积、机体代谢状态及腹膜转运状态等密切相关。所以选择个体化的透析剂量在临床实践中有十分重要的意义。

2.每个周期透析液留腹时间

根据透析方式(如间歇性腹膜透析 30 min 至 1 h,CAPD 4～8 h),透析是否充分,超滤量等因素来决定每个周期透析液留腹时间。

3.交换次数

根据透析方式(如间歇性腹膜透析每天 10～20 次,CAPD 一般每天交换 3～5 次),超滤效果和透析充分性等因素决定交换次数。

4.葡萄糖浓度

目前常用透析液中葡萄糖浓度为 1.5％、2.5％和 4.25％,超滤量的多少与透析液含糖量、透析周期的长短、透析液入量的多少及腹膜超滤效能等因素有关。

(三)处方调整步骤

在开始腹膜透析时,应首先对患者的临床状态、体表面积及残余肾功能进行评估,制订初步的透析方案。透析 2～4 周进行腹膜平衡试验,同时进行透析充分性评估。如达到治疗目标,按原方案继续透析;如未达到治疗目标,可根据调整处方的变量更改透析方案,直至达到治疗目标。处方调整步骤见图 4-2。

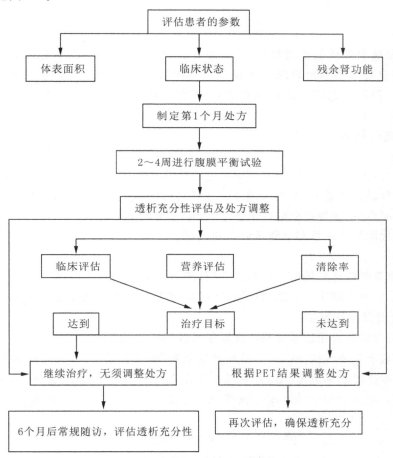

图 4-2 腹膜透析处方调整程序

七、充分性评估及保障

(一)腹膜透析充分性的定义

腹膜透析充分性一般是指:①透析后患者身心安泰、食欲良好、体重增加、体力恢复,慢性并发症减少或消失,尿毒症毒素被充分清除。②透析剂量足够或透析剂量满意,目前公认目标最小透析剂量标准为 CAPD 每周尿素清除分数＞1.7,肌酐清除率超过 50 L/(W·1.73 m²)BSA。③达到一定透析剂量时患者的死亡率和发病率不会升高;再增加剂量,患者的死亡率和发病率也不会下降;若低于此剂量,则患者的死亡率和发病率均会升高。临床上不能采用单一指标评估透析充分性,应根据临床表现、溶质清除率和水钠清除状况综合评估。

(二)评估指标

1.临床状态

观察有无尿毒症毒素和水钠潴留所导致的相关临床表现或生化异常,评估血压和容量控制情况、酸碱平衡状态、脂质代谢、心血管危险因素、营养状态、钙与磷的代谢、骨稳态、炎症状态等。

2.溶质清除

指标包括小分子和中分子溶质清除情况,其中尿素清除分数(Kt/V)是评估透析充分性的重要定量指标。

3.水钠清除

容量控制是腹膜透析的重要目标,应对患者的容量状态进行监测:包括临床有无高血压、水肿、心功能不全等水钠潴留表现。多频生物电阻抗分析可就患者的容量状态、营养状态等提供更多信息。原则上超滤量应根据患者的尿量和液体摄入量。一般无尿患者每天的超滤量应超过 1 000 mL。

(三)透析充分标准

1.临床状态

(1)食欲尚可,无恶心、呕吐、失眠及明显乏力等毒素潴留症状。

(2)处于正常容量状态,无容量依赖性高血压、心力衰竭、肺水肿及外周水肿表现。

(3)营养状况良好,血清蛋白浓度不低于 35 g/L,无明显贫血。

(4)无明显代谢性酸中毒和电解质紊乱的表现。

2.溶质清除

小分子溶质清除应达到最低目标值:CAPD 患者每周的总尿素清除分数应在 1.7 以上。应注意即使小分子溶质清除达到最低目标值,如有症状或体征,也应考虑透析不充分。

3.透析充分性标准计算

透析充分性常以残肾尿素清除率与腹膜尿素清除率之和表示。

(1)腹膜尿素清除率(mL/min)=(透析液尿素氮/血尿素氮)×24 h 透析液排出量。

其中,透析液排出量单位为 mL;血和透析液尿素的单位为 μmol/L 或 mg/dL。

(2)总 Kt/V=(残肾尿素清除率+腹膜尿素清除率)×7/V,以实际体表面积除以 1.73 来矫正计算结果。

V=2.447−0.095 16A+0.170 4H+0.336 2W(男性)

V=−2.097+0.106 9H+0.246 6W(女性)

式中,A 为年龄,单位为岁;H 为身高,单位为 cm;W 为体质量,指理想体质量,单位为 kg。

(四)保证透析充分性的措施

1.定期评估

出现透析不充分时应仔细寻找导致透析不充分的可能原因,如患者透析依从性差、透析处方不当或透析处方未个体化、对体内的水评估不当或出现有机械性并发症(如透析引流不充分或透析液渗漏)。

2.定期监测

在腹膜透析时,残余肾功能包括清除小分子溶质,而且在保持液体平衡、磷的控制及清除中分子毒素中也发挥了重要作用。此外,残余肾功能与透析患者的血管钙化以及心肌肥厚有关。残余肾功能是影响腹膜透析患者透析充分性的重要因素,应特别注意透析时残余肾功能的保护。一旦出现残余肾功能改变,应相应调整透析处方。透析开始后 6 个月内,建议每月测定 1 次残肾尿素清除分数和肌酐清除率;6 个月后每 2 个月测定 1 次,直到残肾 Kt/V<0.1。

3.腹膜转运特性评估和腹膜保护

腹膜转运特性存在个体差异,而且透析过程中腹膜转运特性呈动态变化,因此应根据患者的腹膜转运特性,确定个体化透析处方或调整透析剂量,以达到最佳透析效果。透析开始后 2～4 周应行 PET 试验,将 PET 值作为患者的基础值,以后每 6 个月复查 1 次 PET;如临床怀疑腹膜功能改变,应及时复查 PET;有腹膜炎,应在炎症控制 1 个月以后才行 PET 检查。通常临床使用标准 PET 或快速 PET,如出现超滤功能异常,可使用 4.25％的腹膜透析液代替 2.5％的腹膜透析液进行腹膜平衡试验,以评估腹膜超滤能力。

4.个体化透析处方

应根据患者的残余肾功能、腹膜转运特性、体重及饮食等情况,制订个体化透析方案,并根据患者的残余肾功能和腹膜转运特性调整透析剂量。在确定或调整透析方案时,应选用适当葡萄糖浓度的透析液,增加钠水清除率以保证患者处于正常容量状态。

八、并发症及处理

(一)导管出口处及隧道感染

导管出口处感染是指导管出口处有脓性分泌物和(或)红肿,病原微生物培养可为阳性或阴性。皮下隧道感染是指皮下导管隧道出现红肿和疼痛,病原微生物培养可为阳性或阴性。

1.常见原因

(1)导管出口方向未向下。

(2)皮下隧道太短,涤纶套外露。

(3)导管周围渗漏或血肿。

(4)导管经常牵拉可减慢皮肤隧道口及隧道愈合过程。

(5)污染或未注意局部卫生。

(6)全身性因素,如营养不良、糖尿病、长期使用肾上腺糖皮质激素。

2.处理

(1)局部处理:首先最好行局部涂片和病原菌培养,培养结果出来前应先行经验性治疗,给予口服抗生素治疗。培养有结果后再根据培养的致病菌选用敏感的抗生素。

(2)全身用药:感染严重时应静脉给予敏感抗生素。

(3)对经局部处理及全身用药 2 周,感染难以控制者,应考虑拔除导管或消除皮下袖套。

3.预防

(1)外涤纶套与皮肤出口处距离应为 2 cm,出口处方向最好向下。

(2)术后妥善固定导管,避免过多牵拉,加强导管维护。

(3)定期清洗出口处皮肤,保持其清洁、干燥。

(4)在隧道口愈合期及感染期避免盆浴及游泳。

(5)如果患者鼻部携带有金黄色葡萄球菌,于鼻腔涂用抗生素软膏。

（二）腹膜透析相关感染性腹膜炎

1.常见原因

（1）接触污染：包括透析液交换时污染、碘伏帽重复使用、透析液袋破损及透析管或连接导管破损或脱落。

（2）皮肤出口处和隧道感染。

（3）腹泻或接受肠镜检查。

（4）其他原因有牙科手术、静脉留置针、腹膜透析内导管生物膜形成、子宫手术等。

2.危险因素

高龄、糖尿病、残余肾功能减退、低清蛋白血症及营养不良、长期使用肾上腺糖皮质激素以及使用生物不相容性透析液等均为腹膜透析相关感染性腹膜炎的危险因素。

3.病原菌

常见的病原微生物为凝固酶阴性葡萄糖球菌、金黄色葡萄球菌、链球菌，革兰氏阴性菌有逐渐增多的趋势。真菌性腹膜炎和分枝杆菌腹膜炎临床上相对少见。感染途径不同，病原菌不同。

4.临床表现及诊断

临床表现如下。①透析液混浊伴或不伴腹痛。②透析液常规白细胞计数＞$100/\mu L$；多核细胞占比＞50％。③病原微生物阳性。满足其中2条或2条以上即可诊断。

5.处理

（1）早期诊断：一旦出现腹膜透析液混浊，无论有无腹痛，应怀疑腹膜炎。及时留取第一袋混浊透析液送检，检查内容包括细胞计数和分类、革兰氏染色和病原学培养。

（2）一旦考虑为腹膜透析相关性腹膜炎，留取标本后即应开始经验性抗感染治疗。如腹水混浊明显或疼痛剧烈，可采用数袋1.5％的腹膜透析液冲洗腹腔。

（3）初始治疗可经验用药。应联合使用抗生素，选用覆盖革兰氏阴性菌和革兰氏阳性菌的抗生素。如有发热等全身症状，应同时局部用药和静脉用药，静脉用药应选择对残余肾功能影响较小的药物。对一般病原菌用抗生素疗程为2周左右，对金黄色葡萄球菌、铜绿假单胞菌及肠球菌等疗程为3周。

（4）腹水感染时为避免纤维蛋白凝块形成，可在腹膜透析液中加入适量肝素。

（5）一旦诊断为真菌性腹膜炎，则应拔除导管，使用抗真菌药物。

（6）对结核性腹膜炎一般采取四联疗法。局部和全身用药相结合。对治疗无效者拔除导管并继续抗结核治疗。

6.预防

（1）持续改进质量。教育患者采用正确的无菌技术：洗手、戴口罩、不可触碰无菌部位等。监督患者的操作技术并进行再培训：集中注意力、保持换液桌面的清洁、换液时光线要充足等。建立标准的规程，寻找腹膜炎发生的原因并进行相应改进。

（2）预防出口处和隧道感染。

（3）加强腹膜透析患者的教育和培训。内容包括腹膜透析的环境要求、透析管的护理、卫生常识、腹膜透析液质量的检查、无菌操作的训练、腹腔感染的观察与处理等。

（4）纠正营养不良。充分透析，加强营养，注意残余肾功能保护等。

(三)腹膜透析导管功能障碍

1.常见原因

(1)血块、纤维蛋白凝块、脂肪球阻塞,大网膜包裹,腹膜粘连形成小套袋包裹腹透管。

(2)导管受压扭曲。

(3)导管尖端移位。

(4)功能性引流障碍(患者便秘或膀胱充盈等)。

2.临床表现

导管功能障碍主要表现为透析注入或引流单向障碍,也可表现为注入和引流双向障碍。根据导管功能障碍出现时间可分为导管立即功能障碍和导管迟发功能障碍,前者为手术过程中出现的引流障碍,后者为磨合期后开始 CAPD 或在治疗过程中的任何时候出现的注入或引流障碍。

3.预防与处理

(1)导管立即功能障碍多与透析导管置入位置不当、开放小切口手术、经皮穿刺或套管针技术难有关,腹腔镜和床旁 X 线检查有助于确定原因。变换透析导管置入位置并再次评估导管功能。

(2)当透出液含血性物、纤维块时,应预防性使用肝素(500～1 000 U/L);当出现功能障碍时,可使用尿激酶封管。

(3)若无效,属于不可逆性阻塞,或可能为大网膜缠绕,均需重新置管。

(4)如果为功能性引流障碍,应适当活动,给予轻泻剂,以生理盐水灌肠刺激肠道运动后,引流即通畅。

(四)透析液渗漏

1.常见原因

(1)植管手术中腹膜荷包结扎得不严密。

(2)腹膜存在先天性或后天性缺陷。

(3)腹膜透析液注入腹腔后导致腹内压升高。

2.临床表现

腹膜结构完整性被破坏后透析液漏出到腹腔以外的部位(胸腔、腹壁或会阴部)。根据发生时间可分为早期渗漏(术后 30 d 内)和晚期渗漏(术后 30 d 后)。临床表现与透析液渗漏部位有关。

(1)胸腔积液:双侧,右侧多见。少量积液可无症状,量大者可出现呼吸困难。取平卧位或使用高渗透析液时症状加重。

(2)管周渗漏:出口处潮湿、肿胀。

(3)会阴部和腹壁渗漏:腹壁肿胀。男性患者的阴囊肿大,女性患者的阴唇肿胀。

3.检查方法

(1)体格检查:有胸腔积液体征,管周渗漏时出口处潮湿、肿胀,会阴部和腹壁渗漏在取站立位时明显。

(2)可对管周渗漏者行局部 B 超检查。

(3)CT 造影扫描。

(4)腹腔内注入锝标记聚合清蛋白后有肺闪烁现象以及胸腔积液葡萄糖浓度升高,有助于胸腹膜裂隙的诊断。

4.预防与处理

(1)术前评估：多次手术、慢性腹水、多次妊娠、肥胖、有皮质类固醇使用史、甲状腺功能减退、多囊肾、慢性肺病、腹壁薄弱等患者容易出现。

(2)直视手术时发生率低。

(3)于腹中线旁正中切口，荷包缝合妥帖，仔细缝合腹直肌前鞘。术后 10～14 d 开始透析，若期间需要紧急透析，则采用仰卧位、小剂量、减少腹腔压力。

(4)透析液渗漏后感染率升高，应使用抗生素。

(5)对胸腔积液有明显症状者可胸腔穿刺放液。

(6)对手术修复、临时性血液透析、低透析液量 CAPD 及自动化腹膜透析无效者改行血液透析。

(7)早期渗漏时可停止透析 2 周，如不能控制，以 CT 确定渗漏部位，手术修复。

(五)疝

1.常见原因

(1)多次手术、慢性腹水、多次妊娠、肥胖、有皮质类固醇使用史、甲状腺功能减退、慢性肺病、营养不良等导致腹壁薄弱。

(2)腹膜透析时腹内压升高，取站立位、用大容量透析液以及使用高渗透析液时更为明显。

(3)腹正中切口。

2.临床表现

(1)轻者仅见腹壁局部肿块。

(2)重者可出现肠梗阻或肠坏死。

(3)少数患者可并发腹膜炎。

3.处理与预防

(1)术前仔细评估有无导致腹壁薄弱危险的因素，有无疝病史。

(2)如出现疝，特别注意观察有无肠梗阻或肠坏死表现。

(3)如透析前有疝，在腹透置管前手术修复疝。

(4)术后取仰卧位，容量递增至少 2 周，或使用自动化腹膜透析。

(5)尽可能手术修复。

(六)出血性并发症

1.常见原因

(1)有凝血功能障碍，使用抗凝药物。

(2)术中不慎损伤腹壁动脉及其分支。

(3)女性月经期血液反流至腹腔。

2.临床表现

其与出血部位有关，可出现腹壁血肿、出口处出血及血性透析液。

3.预防与处理

(1)术前评估凝血状态和预防凝血。

(2)手术时避免损伤腹壁血管。

(3)做小切口，仔细止血，切口不宜靠外。

(4)出现血性腹水，用 0.5～1 L 冷生理盐水或腹膜透析液冲洗。

(5)伤口或出口处出血,要压迫止血。

(6)如大出血,需外科手术处理。

(七)腹膜衰竭

1.常见原因

腹膜衰竭与多次腹膜炎或长期使用生物不相容性透析液导致腹膜结构和功能异常有关。

2.临床表现

(1)Ⅰ型腹膜衰竭:腹膜对小分子溶质转运有障碍。

(2)Ⅱ型腹膜衰竭:腹膜对水及溶质转运均有障碍。

(3)Ⅲ型腹膜衰竭:由腹腔淋巴吸收增多所致。

3.预防与处理

(1)防治腹膜炎,使用生物相容性透析液。尽量少用高糖透析液,为增加超滤可加用艾考糊精透析液。

(2)将腹膜透析方式改为短存留,夜间不保留透析液,但需兼顾溶质清除。

(3)休息4周,暂时给予血液透析。

(4)无效者改行血液透析。

(八)蛋白质和能量摄入不足

1.常见原因

(1)透析不充分,毒性产物潴留,使蛋白质和热量摄入量减少。

(2)代谢性酸中毒、感染(包括腹膜炎)等导致高分解代谢状态。

(3)伴随疾病,如糖尿病、心力衰竭、慢性炎症、恶性肿瘤、肝脏疾病等,可使 CAPD 患者的蛋白质和能量摄入量减少。

(4)透析液中蛋白质、氨基酸和微量元素丢失。

(5)残余肾功能减退。

2.营养状态评估方法

(1)评估血清蛋白(Alb)和前清蛋白(Pre-A),如 Alb<35 g/L 或 Pre-A<30 mg/dL,应注意存在营养不良。

(2)评估每天蛋白摄入,一般建议每天蛋白质摄入达 1.2 g/kg。

(3)采用主观综合性营养评估法(四项七分模式。四项:体重、厌食、皮下脂肪、肌肉重量;七分:1~2 分为严重营养不良,3~5 分为轻重度营养不良,6~7 分为营养正常)。

(4)人体测量。

3.预防与处理

(1)加强透析,注意小分子溶质清除特别是水钠平衡。应根据患者的残余肾功能及腹膜转运特性设计个体化透析处方。

(2)注意保护残余肾功能,避免使用肾损害药物。

(3)防治可能导致营养不良的并发症,如感染、代谢性酸中毒等。

(4)心理干预,增强患者成功透析的信心。

(5)每 6 个月进行 1 次营养评估,做个体化营养指导。

九、患者管理与培训

(一)植管前宣教与培训

主要内容包括透析目的、开始透析时机、透析方式的选择(血液透析、腹膜透析、肾移植的方法介绍以及这3种方法的优点与缺点)等。

(二)植管后宣教与培训

主要内容包括正常肾脏的结构与功能、尿毒症的临床表现及其后果、腹膜透析的治疗原理、腹膜透析的具体操作步骤及要点、无菌操作概念、腹膜透析导管护理、液体平衡的监测和保持、腹透患者的饮食指导、居家透析的条件、意外事件的处理等。

(三)患者随访期宣教与培训

主要内容包括简单介绍透析相关的并发症及预防方法、定期操作的再培训、针对随访中出现问题的再培训、组织活动、交流腹透经验、提高生活质量等。

(刘丽艳)

第二节 血液透析

一、定义及概述

血液透析利用弥散、超滤和对流原理清除血液中的有害物质和过多水分,是常用的肾脏替代治疗方法,也可用于治疗药物或毒物中毒等。

二、患者血液透析治疗前准备

(一)加强专科随访

(1)慢性肾病 4 期[估算肾小球滤过率 eGFR<30 mL/(min·1.73 m²)]患者均应转至肾脏专科随访。

(2)建议每 3 个月评估 1 次 eGFR。

(3)积极处理并发症和合并症。①贫血:建议外周血的血红蛋白(Hb)水平<100 g/L,开始促红细胞生成素治疗。②骨病和矿物质代谢障碍:应用钙剂和(或)活性维生素 D 等治疗,建议维持血钙 2.1~2.4 mmol/L,血磷 0.9~1.5 mmol/L,血甲状旁腺激素(iPTH)70~110 pg/mL。③高血压:应用降压药治疗,建议控制血压于 17.3/10.7 kPa(130/80 mmHg)以下。④其他:纠正脂代谢异常、糖代谢异常和高尿酸血症等。

(二)加强患者教育,为透析治疗做好思想准备

(1)教育患者纠正不良习惯,包括戒烟、戒酒及饮食调控。

(2)当 eGFR<20 mL/(min·1.73 m²)或预计 6 个月内需接受透析治疗时,对患者进行透析知识宣教,增强其对透析的了解,消除顾虑,为透析治疗做好思想准备。

(三)对患者进行系统检查及评估,决定透析模式及血管通路方式

(1)系统询问病史及体格检查。

(2)进行心脏、肢体血管、肺、肝、腹腔等器官和组织的检查,了解其结构及功能。

(3)在全面评估基础上,制作患者病历档案。

(四)择期建立血管通路

(1)对于 eGFR<30 mL/(min·1.73 m²)患者进行上肢血管保护教育,以避免损伤血管,为以后建立血管通路创造好的条件。

(2)血管通路应于透析前合适的时机建立。

(3)对患者加强血管通路的维护、保养、锻炼教育。

(4)建立血管通路。

(5)定期随访、评估及维护保养血管通路。

(五)患者 eGFR<15 mL/(min·1.73 m²)时,应更密切随访

(1)建议每 2～4 周进行 1 次全面评估。

(2)评估指标包括症状、体征、肾功能、血电解质(血钾、血钙、血磷等)及酸碱平衡(血 HCO$_3^-$ 或二氧化碳结合力、动脉血气等)、Hb 等指标,以决定透析时机。

(3)开始透析前应检测患者的肝炎病毒指标、艾滋病病毒和梅毒血清学指标。

(4)开始透析治疗前应对患者的凝血功能进行评估,为透析抗凝方案的决定做准备。

(5)透析治疗前患者应签署知情同意书。

三、适应证及禁忌证

患者是否需要血液透析治疗应由有资质的肾脏专科医师决定。肾脏专科医师负责患者的筛选、治疗方案的确定等。

(一)适应证

(1)终末期肾病透析指征:非糖尿病肾病 eGFR<10 mL/(min·1.73 m²),糖尿病肾病 eGFR<15 mL/(min·1.73 m²)。

当有下列情况时,可酌情提前开始透析治疗:有严重并发症,经药物治疗等不能有效控制,如有急性心力衰竭、顽固性高血压、高钾血症、代谢性酸中毒、高磷血症、贫血、体重明显下降和营养状态恶化,尤其是伴有恶心、呕吐等。

(2)急性肾损伤。

(3)药物或毒物中毒。

(4)严重水、电解质和酸碱平衡紊乱。

(5)其他:严重高热、低体温等。

(二)禁忌证

无绝对禁忌证,但下列情况下应慎用血液透析。

(1)颅内出血或颅内压增高。

(2)有药物难以纠正的严重休克。

(3)严重心肌病变并有难治性心力衰竭。

(4)活动性出血。

(5)有精神障碍,不能配合血液透析治疗。

四、血管通路的建立

临时或短期血液透析患者可以选用临时中心静脉置管,建立血管通路,需较长期血液透析患者应选用长期血管通路。

五、透析处方确定及调整

(一)首次透析患者(诱导透析期)

1.透析前准备

透析前应有肝炎病毒、艾滋病病毒和梅毒血清学指标,以决定透析治疗分区及血透机安排。

2.确立抗凝方案

(1)治疗前患者凝血状态的评估:评估内容包括患者出血性疾病发生的危险、临床上血栓栓塞性疾病发生的危险和凝血指标的检测。

(2)抗凝剂的合理选择:①对于临床上没有出血性疾病的发生和风险,没有显著的脂代谢和骨代谢的异常,血浆抗凝血酶Ⅲ活性在50%以上,血小板计数、血浆部分凝血活酶时间、凝血酶原时间、国际标准化比值、D-二聚体水平正常或升高的患者,推荐选择普通肝素作为抗凝药物。②对于临床上没有活动性出血性疾病,血浆抗凝血酶Ⅲ活性在50%以上,血小板数量基本正常,但脂代谢和骨代谢的异常程度较重,或血浆部分凝血活酶时间、凝血酶原时间轻度延长,国际标准化比值轻度增大,具有潜在出血风险的患者,推荐选择低分子肝素作为抗凝药物。③对于临床上存在明确的活动性出血性疾病或明显的出血倾向,或血浆部分凝血活酶时间、凝血酶原时间明显延长,国际标准化比值明显增大的患者,推荐选择阿加曲班、枸橼酸钠作为抗凝药物,或采用无抗凝剂的方式实施血液净化治疗。④对于以糖尿病肾病、高血压性肾损害等疾病为原发疾病,临床上心血管事件发生风险较大,而血小板数量正常或升高、血小板功能正常或亢进的患者,推荐每天给予抗血小板药物,做基础抗凝治疗。⑤对于长期卧床具有血栓栓塞性疾病发生的风险,国际标准化比值较低,血浆D-二聚体水平升高,血浆抗凝血酶Ⅲ活性在50%以上的患者,推荐每天给予低分子肝素,做基础抗凝治疗。⑥合并肝素诱发的血小板减少症,或先天性、后天性抗凝血酶Ⅲ活性在50%以下的患者,推荐选择阿加曲班或枸橼酸钠作为抗凝药物。此时不宜选择普通肝素或低分子肝素作为抗凝剂。

(3)抗凝方案。①普通肝素:一般首剂量0.3~0.5 mg/kg,追加剂量5~10 mg/h,间歇性静脉注射或持续性静脉输注(常用);血液透析结束前30~60 min停止追加。应依据患者的凝血状态个体化调整剂量。②低分子量肝素:一般选择60~80 U/kg,推荐在治疗前20~30 min静脉注射,无须追加剂量。③局部枸橼酸抗凝:枸橼酸浓度为4.0%~46.7%。以临床常用的4%的枸橼酸钠为例,滤器前持续注入4%的枸橼酸钠,180 mL/h,控制滤器后的游离钙离子浓度为0.25~0.35 mmol/L;在静脉端给予0.056 mmol/L的氯化钙生理盐水(将80 mL 10%的氯化钙加入1 000 mL生理盐水中),40 mL/h,控制患者体内游离钙离子浓度为1.00~1.35 mmol/L;直至血液净化治疗结束。也可采用枸橼酸置换液。重要的是,临床应用局部枸橼酸抗凝时,需要考虑患者的实际血流量,并应依据游离钙离子的检测相应调整枸橼酸钠(或枸橼酸置换液)和氯化钙生理盐水的输入速度。④阿加曲班:一般首剂量250 μg/kg,追加剂量2 μg/(kg·min),或以2 μg/(kg·min)持续滤器前给药,应依据患者血浆部分活化凝血酶原时间的监测结果,调整剂量。⑤无抗凝剂:治疗前给予0.4 mg/L(4 mg/dL)的肝素生理盐水预冲,保留灌注20 min后,再给予生理盐水500 mL冲洗;血液净化治疗过程中每30~60 min给予100~200 mL生理盐水冲洗管路和滤器。

(4)抗凝治疗的监测:由于血液净化患者的年龄、性别、生活方式、原发疾病以及并发症不同,患者的血液凝血状态差异较大。为确定个体化的抗凝治疗方案,应实施凝血状态监测,包括血液净化前、净化中和结束后凝血状态的监测。对不同的药物有不同的监测指标。

(5)并发症的处理:主要并发症包括抗凝不足引起的凝血而形成血栓栓塞性疾病、抗凝太过而导致的出血及药物本身的不良反应等。根据病因不同而做相应的处理。

3.确定每次透析治疗时间

建议首次透析时间不超过 3 h,以后每次逐渐延长透析时间,直至达到设定的透析时间(每周 2 次透析者每次为 5.0～5.5 h,每周 3 次者每次为 4.0～4.5 h;每周总治疗时间不低于 10 h)。

4.确定血流速度

首次透析血流速度宜适当减慢,可设定为 150～200 mL/min。以后根据患者的情况逐渐调高血流速度。

5.选择合适膜面积透析器

首次透析应选择相对小面积透析器,以减少透析失衡综合征发生。

6.透析液流速

透析液流速可设定为 500 mL/min。通常不需调整,如果首次透析中发生严重透析失衡,可调低透析液流速。

7.透析液成分

对透析液成分常不做特别要求,可参照透析室常规应用。但如果患者严重低钙,则可适当选择高浓度钙的透析液。

8.透析液温度

透析液温度常设定为 36.5 ℃左右。

9.确定透析超滤总量和速度

根据患者的容量状态及心肺功能、残肾功能等情况设定透析超滤量和超滤速度。建议每次透析超滤总量不超过体重的 5%。存在严重水肿、急性肺水肿等情况时,超滤速度和总量可适当提高。在 1～3 个月逐步使患者透析后体重达到理想的干体重。

10.透析频率

诱导透析期内为避免透析失衡综合征,建议适当调高患者每周的透析频率。根据患者的透析前残肾功能,可采取开始透析的第 1 周透析 3～5 次,以后根据治疗反应及残肾功能、机体容量状态等,逐步过渡到每周 2～3 次透析。

(二)维持透析期

对维持透析患者每次透析前均应评估症状和体征,观察有无出血,测量体重,评估血管通路,并定期进行血生化检查及透析充分性评估,以调整透析处方。

1.确立抗凝方案

根据患者的评估结果确立抗凝方案。

2.超滤量及超滤速度设定

(1)干体重的设定:干体重是指透析后患者体内过多的液体全部或绝大部分被清除时的体重。由于患者营养状态等的变化会影响体重,故建议每 2 周评估 1 次干体重。

(2)每次透析前根据患者既往透析过程中血压和透析前的血压情况、机体容量状况以及透析前实际体重,计算需要超滤量。建议每次透析超滤总量不超过体重的 5%。存在严重水肿、急性肺水肿等情况时,超滤速度和总量可适当提高。

（3）根据透析总超滤量及预计治疗时间,设定超滤速度。同时在治疗中应密切监测血压变化,避免透析中低血压等并发症发生。

3.透析治疗时间

依据透析治疗频率,设定透析治疗时间。建议每周 2 次透析者的透析治疗时间为每次 5.0~5.5 h,每周 3 次者的透析治疗时间为每次 4.0~4.5 h,每周透析时间为 10 h 以上。

4.透析治疗频率

一般建议每周 3 次透析;对于残肾功能较好[残肾功能 2 mL/(min·1.73 m^2)以上]、每天尿量在 200 mL 以上且透析间期体重增长不超过 3‰、心功残肾功能较好者,可给予每周 2 次透析,但不作为常规透析方案。

5.血流速度

每次透析时,先给予 150 mL/min 的血流速度治疗 15 min 左右,如无不适反应,调高血流速度至 200~400 mL/min。要求每次透析时血流速度最低为 200 mL/min。但存在严重心律失常患者,可酌情减慢血流速度,并密切监测患者治疗中心律的变化。

6.透析液设定

（1）每次透析时要对透析液流速、透析液溶质浓度及温度进行设定。

（2）透析液流速:一般设定为 500 mL/min。如采用高通量透析,可适当提高透析液流速至 800 mL/min。

（3）透析液溶质浓度。①钠浓度:常为 135~140 mmol/L,应根据血压情况选择。有顽固高血压时可选用低钠透析液,但应注意肌肉抽搐、透析失衡综合征及透析中低血压或高血压的发生危险;反复透析中发生低血压,可选用钠浓度较高的透析液,或采用透析液钠浓度由高到低的序贯钠浓度透析,但易并发口渴、透析间期体重增长过多、顽固性高血压等。②钾浓度:为 0~4 mmol/L,常设定为 2 mmol/L。对慢性透析患者,根据患者的血钾水平、存在心律失常等合并症或并发症、输血治疗、透析模式（如每天透析者可适当选择钾浓度较高的透析液）情况,选择钾浓度合适的透析液。钾浓度透过低的析液可引起血钾水平下降过快,并导致心律失常甚至心搏骤停。③钙浓度:常用透析液钙浓度为 1.25~1.75 mmol/L。透析液钙浓度过高易引起高钙血症,并导致机体发生严重异位钙化等并发症,因此当前应用最多的是钙浓度为 1.25 mmol/L 的透析液。当存在高钙血症、难以控制的继发性甲状旁腺功能亢进时,选用低钙透析液,但建议联合应用活性维生素 D 和磷结合剂治疗;血 iPTH 水平过低时也应选用钙浓度相对低的透析液;当透析中反复出现低钙抽搐、血钙较低、血管反应性差导致反复透析低血压时,可短期选用高钙透析液,但此时应密切监测血钙、血磷、血 iPTH 水平,并定期评估组织、器官的钙化情况,防止出现严重骨盐代谢异常。

（4）透析液温度:为 35.5 ℃~36.5 ℃,常设定为 36.5 ℃。透析中常不对透析液温度进行调整。但如反复发作透析低血压且与血管反应性有关,可适当调低透析液温度。对于高热患者,也可适当调低透析液温度,以达到降低体温的作用。

六、血液透析操作

血液透析操作流程见图 4-3。

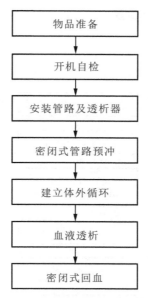

图 4-3 血液透析操作流程

血液透析操作步骤有以下几个方面。

(一)物品准备

血液透析器、血液透析管路、穿刺针、无菌治疗巾、生理盐水、碘伏和棉签等消毒物品、止血带、一次性手套、透析液等。

护士治疗前应核对 A、B 浓缩透析液的浓度、有效期,检查 A、B 透析液的连接情况。

(二)开机自检

(1)检查透析机电源线连接是否正常。

(2)打开机器电源总开关。

(3)按照要求进行机器自检。

(三)血液透析器和管路的安装

(1)检查血液透析器及透析管路有无破损,外包装是否完好。

(2)查看有效日期、型号。

(3)按照无菌原则进行操作。

(4)安装管路顺序按照体外循环的血流方向依次安装。

(四)密闭式预冲

(1)启动透析机血泵,设定 80～100 mL/min,用生理盐水先排净透析管路和透析器血室(膜内)气体。生理盐水流向为动脉端→透析器→静脉端,不得逆向预冲。

(2)将泵速调至 200～300 mL/min,连接透析液接头与透析器旁路,排净透析器透析液室(膜外)气体。

(3)生理盐水预冲量的设定应严格按照透析器说明书中的要求;若需要进行闭式循环或肝素生理盐水预冲,应在生理盐水预冲量达到要求后再进行。

(4)推荐使预冲生理盐水直接流入废液收集袋中,并且将废液收集袋放于机器液体架上,不得低于操作者腰部;不建议使预冲生理盐水直接流入开放式废液桶中。

（5）冲洗完毕，根据医嘱设置治疗参数。

（五）建立体外循环（上机）

1.操作流程

操作流程如图4-4所示。

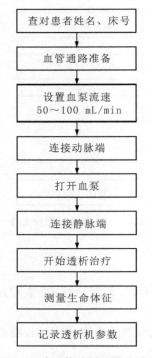

查对患者姓名、床号

血管通路准备

设置血泵流速
50～100 mL/min

连接动脉端

打开血泵

连接静脉端

开始透析治疗

测量生命体征

记录透析机参数

图4-4　建立体外循环操作流程

2.血管通路准备

（1）动静脉内瘘穿刺。①检查血管通路：有无红肿、渗血、硬结，并摸清血管走向和搏动。②选择穿刺点后，用碘伏给穿刺部位消毒。③根据血管的粗细和血流量要求等选择穿刺针。④采用阶梯式、纽扣式等方法，以合适的角度穿刺血管。先穿刺静脉、再穿刺动脉，以动脉端穿刺点距动静脉内瘘口3 cm以上、动静脉穿刺点的距离10 cm以上为宜，固定穿刺针。根据医嘱推注首剂量肝素（以低分子肝素为抗凝剂，应根据医嘱上机前静脉一次性注射）。

（2）中心静脉留置导管连接：①准备碘伏消毒棉签和医用垃圾袋。②打开静脉导管外层敷料。③嘱患者将头偏向对侧，将无菌治疗巾垫于静脉导管下。④取下静脉导管内层敷料，将导管放于无菌治疗巾上。⑤分别给导管和导管夹子消毒，将它们放于无菌治疗巾内。⑥先检查导管夹子，确保其处于夹闭状态，再取下导管的肝素帽。⑦分别给导管接头消毒。⑧用注射器回抽导管内封管肝素，推注在纱布上检查是否有凝血块，回抽量为动脉管、静脉管各2 mL左右。如果导管回抽血流不畅，认真查找原因，严禁使用注射器用力向导管腔推注。⑨根据医嘱从导管静脉端推注首剂量肝素（使用低分子肝素作为抗凝剂，应根据医嘱上机前静脉一次性注射），连接体外循环。⑩将医疗污物放于医用垃圾桶中。

3.血液透析中的监测

（1）体外循环建立后，立即测量血压、脉搏，询问患者的感觉，详细记录在血液透析记录单上。

(2)自我查对。①按照体外循环管路的走向,依次查对体外循环管路系统各连接处和管路开口处,未使用的管路开口应处于加帽密封和夹闭管夹的双保险状态。②根据医嘱查对机器治疗参数。

(3)双人查对:自我查对后,与另一名护士同时再次查对上述内容,并在治疗记录单上签字。

(4)血液透析治疗过程中,每小时 1 次仔细询问患者的感觉,测量其血压、脉搏,观察穿刺部位有无渗血、穿刺针有无脱出移位,并准确记录。

(5)如果患者的血压、脉搏等生命体征出现明显变化,应随时监测,必要时给予心电监护。

(六)回血下机

1.基本方法

(1)给用于回血的生理盐水瓶塞和瓶口消毒。

(2)插入无菌大针头,放置在机器顶部。

(3)调整血液流量至 50~100 mL/min。

(4)关闭血泵。

(5)夹闭动脉穿刺针夹子,拔出动脉针,按压穿刺部位。

(6)拧下穿刺针,将动脉管路与生理盐水上的无菌大针头连接。

(7)打开血泵,用生理盐水全程回血。回血过程中,可使用双手揉搓透析器,但不得用手挤压静脉端管路;当生理盐水回输至静脉壶、安全夹自动关闭后,停止回血;不宜将管路从安全夹中强制取出,将管路液体完全回输至患者体内(否则易发生凝血块入血或空气栓塞)。

(8)夹闭静脉管路夹子和静脉穿刺针处夹子,拔出静脉针,压迫穿刺部位 2~3 min。

(9)用弹力绷带或胶布加压包扎动脉、静脉穿刺部位 10~20 min 后,检查动脉、静脉穿刺针部位无出血或渗血后松开包扎带。

(10)整理用物。

(11)测量生命体征,在治疗单上记录,签名。

(12)治疗结束,嘱患者平卧 10~20 min,生命体征平稳,穿刺部位无出血,听诊内瘘杂音良好。

(13)向患者交代注意事项,送患者离开血液净化中心。

2.推荐密闭式回血下机

(1)调整血液流量至 50~100 mL/min。

(2)打开动脉端预冲侧管,用生理盐水将残留在动脉侧管内的血液回输到动脉壶。

(3)关闭血泵,靠重力将动脉侧管近心侧的血液回输入患者体内。

(4)夹闭动脉管路夹子和动脉穿刺针处夹子。

(5)打开血泵,用生理盐水全程回血。回血过程中,可使用双手揉搓滤器,但不得用手挤压静脉端管路。当生理盐水回输至静脉壶、安全夹自动关闭后,停止回血。不宜将管路从安全夹中强制取出,将管路液体完全回输至患者体内(否则易发生凝血块入血或空气栓塞)。

(6)夹闭静脉管路夹子和静脉穿刺针处夹子。

(7)先拔出动脉内瘘针,再拔出静脉内瘘针,压迫穿刺部位 2~3 min。用弹力绷带或胶布加压包扎动脉、静脉穿刺部位 10~20 min 后,检查动脉、静脉穿刺针部位无出血或渗血后松开包扎带。

(8)整理用物。

(9)测量生命体征,在治疗单上记录,签名。

(10)治疗结束,嘱患者平卧 10～20 min,生命体征平稳,穿刺点无出血。

(11)听诊内瘘杂音良好。

(12)向患者交代注意事项,送患者离开血液净化中心。

七、透析患者的管理及监测

加强维持性血液透析患者的管理及监测是保证透析效果、提高患者的生活质量、改善患者预后的重要手段,包括建立系统而完整的病历档案和进行透析间期患者的教育管理,定期监测、评估各种并发症和合并症情况,并做出相应处理。

(一)建立系统完整的病历档案

应建立透析病史,记录患者的原发病、并发症和合并症情况,并对每次透析中出现的不良反应、用平时的药物及其他器械等治疗情况、患者的实验室和影像学检查结果进行记录。这有利于医护人员全面了解患者的病情,调整治疗方案,最终提高患者的生活质量和长期生存率。

(二)透析间期的患者管理

(1)加强教育,纠正不良生活习惯,包括戒烟、戒酒、生活规律等。

(2)饮食控制:包括控制水和钠盐的摄入,使透析间期体重增长不超过 5% 或每天体重增长不超过 1 kg;控制饮食中磷的摄入,少食高磷食物;控制饮食中钾的摄入,以避免发生高钾血症。保证患者每天蛋白质摄入量达到 1.0～1.2 g/kg,并保证足够的糖类摄入,以避免出现营养不良。

(3)指导患者记录每天尿量及每天体重情况,并保证大便通畅;教育患者有条件时每天测量血压情况并记录。

(4)指导患者维护和监测血管通路。对采用动静脉内瘘者每天应对内瘘进行检查,包括触诊检查有无震颤,也可听诊检查有无杂音;对中心静脉置管患者每天应注意置管部位出血、局部分泌物和局部出现不适表现等,一旦发现异常,应及时处理。

(三)并发症和合并症定期评估与处理

常规监测指标及其检测频率如下(表 4-4)。

表 4-4　血液透析患者常规监测指标及评估频率

指标	推荐频率
血常规,肝、肾功能,血电解质(包括血钾、血钙、血磷、HCO_3^- 或 CO_2CP 等)	每月 1 次
血糖、血脂等代谢指标	每 1～3 个月(有条件者)1 次
评估血清铁含量	3 个月 1 次
iPTH 水平	3 个月 1 次
营养及炎症状态评估	3 个月 1 次
Kt/V 和尿素下降率评估	3 个月 1 次
传染病学指标(包括乙型肝炎、丙型肝炎、艾滋病病毒和梅毒血清学指标)	开始透析 6 个月内,应每 1～3 个月 1 次;维持透析超过 6 个月,应 6 个月 1 次
心血管结构和功能	
内瘘血管检查评估	6～12 个月 1 次

1.血常规、肾功能、血电解质(包括血钾、血钙、血磷、HCO_3^- 或 CO_2CP 等)等指标

建议每月检测 1 次。一旦发现异常,应及时调整透析处方和药物治疗。对于血糖和血脂等代谢指标,建议有条件者每 1～3 个月检测 1 次。

2.铁指标

建议每 3 个月检查 1 次。一旦发现血清铁蛋白水平低于 200 ng/mL 或转铁蛋白饱和度低于 20%,需补铁治疗;如血红蛋白(Hb)水平低于 110 g/L,则应调整促红细胞生成素用量,以维持 Hb 于 110～120 g/L。

3.iPTH 监测

建议每 3 个月检查 1 次血 iPTH 水平。要求血清校正钙水平维持在正常低限,为 2.10～2.37 mmol/L(8.4～9.5 mg/dL);血磷水平维持在 1.13～1.78 mmol/L(3.5～5.5 mg/dL);血钙与血磷乘积维持在 55 mg/dL 及以下;血 iPTH 维持在 150～300 pg/mL。

4.营养及炎症状态评估

建议每 3 个月评估 1 次。包括血清营养学指标、血超敏 C 反应蛋白水平、标准化蛋白代谢率及与营养相关的体格检查指标等。

5.Kt/V 和尿素下降素评估

建议每 3 个月评估 1 次。要求 spKt/V 至少 1.2,目标为 1.4;尿素下降素至少 65%,目标为 70%。

6.传染病学指标

必须检查这类指标,包括肝炎病毒标记、艾滋病病毒和梅毒血清学指标。开始透析不满 6 个月的患者应每 1～3 个月检测 1 次。维持性透析 6 个月以上患者应每 6 个月检测 1 次。

7.心血管结构和功能测定

心血管结构和功能测定包括心电图、心脏超声波、外周血管彩色超声波等检查。建议每6～12 个月检查 1 次。

8.内瘘血管检查评估

每次内瘘穿刺前均应检查内瘘皮肤、血管震颤、有无肿块等改变。并定期进行内瘘血管流量、血管壁彩色超声等检查。

八、血液透析并发症及处理

(一)透析中低血压

透析中低血压是指透析中收缩压下降超过 2.7 kPa(20 mmHg)或平均动脉压降低 1.3 kPa(10 mmHg)以上,并有低血压症状。其处理程序如下。

1.紧急处理

对有症状的透析中低血压应立即采取措施处理。

(1)采取头低位。

(2)停止超滤。

(3)补充 100 mL 生理盐水,或 20%的甘露醇,或清蛋白溶液等。

(4)上述处理后,如血压好转,则逐步恢复超滤,期间仍应密切监测血压变化;如血压无好转,应再次予以补充生理盐水等扩容治疗,减慢血流速度,并立即寻找原因,对可纠正诱因进行干预。如上述处理后血压仍快速降低,则需应用升压药物治疗,并停止血透,必要时可以转换治疗模式,

如单纯超滤、血液滤过或腹膜透析。其中最常采用的技术是单纯超滤与透析治疗结合的序贯治疗。若临床治疗中开始先进行单纯超滤,然后再透析,则称为序贯超滤透析;若先行透析,然后再行单纯超滤,则称为序贯透析超滤。

2.积极寻找透析中低血压的原因

为紧急处理及以后的预防提供依据。常见原因有以下几种。

(1)容量相关性因素:包括超滤速度过快[>0.35 mL/(kg·min)]、设定的干体重过低、透析机超滤故障或透析液钠浓度偏低等。

(2)血管收缩功能障碍:包括透析液温度较高、透析前应用降压药物、透析中进食、中重度贫血、自主神经功能障碍(如糖尿病神经病变)及采用醋酸盐透析。

(3)心脏因素:如心脏舒张功能障碍、心律失常、心脏缺血、心脏压塞、心肌梗死。

(4)其他少见原因:如出血、溶血、空气栓塞、透析器反应、脓毒血症。

3.预防

(1)建议应用带超滤控制系统的血透机。

(2)对于容量相关因素导致的透析低血压患者,应限制透析间期钠盐和水的摄入量,控制透析间期体重增长不超过 5%;重新评估干体重;适当延长每次透析时间(如每次透析延长30 min)。

(3)与血管功能障碍有关的透析低血压患者,应调整降压药物的剂量和给药时间,如改为透析后用药;避免透析中进食;采用低温透析或梯度钠浓度透析液进行透析;避免应用醋酸盐透析,采用碳酸氢盐透析液进行透析。

(4)若为心脏因素导致的,应积极治疗原发病及寻找可能的诱因。

(5)有条件时可应用容量监测装置对患者进行透析中血容量监测,避免超滤速度过快。

(6)若透析中低血压反复出现,而上述方法无效,可考虑改变透析方式,如采用单纯超滤、序贯透析和血液滤过,或改为腹膜透析。

(二)肌肉痉挛

肌肉痉挛多出现在每次透析的中后期。一旦出现肌肉痉挛,应先寻找诱因,然后根据原因采取处理措施,并在以后的透析中采取措施,预防再次发作。

1.积极寻找原因

寻找诱因是处理的关键。透析中低血压、低血容量、超滤速度过快及应用低钠透析液治疗等导致肌肉血流灌注降低是引起透析中肌肉痉挛最常见的原因;血电解质紊乱和酸碱失衡也可引起肌肉痉挛,如低镁血症、低钙血症、低钾血症。

2.治疗

根据诱发原因酌情采取措施,可快速输注 100 mL 生理盐水(可酌情重复)、高渗葡萄糖溶液或甘露醇溶液,对痉挛肌肉进行外力挤压按摩也有一定疗效。

3.预防

针对可能的诱发因素,采取措施。

(1)防止透析低血压发生及透析间期体重增长过多,每次透析间期体重增长不超过干体重的 5%。

(2)适当提高透析液的钠浓度,采用高钠透析或序贯钠浓度透析。但应注意患者的血压及透析间期体重增长。

（3）积极纠正低镁血症、低钙血症和低钾血症等电解质紊乱。

（4）鼓励患者加强肌肉锻炼。

（三）恶心和呕吐

1.积极寻找原因

常见原因有透析低血压、透析失衡综合征、透析器反应、糖尿病导致的胃轻瘫、透析液受污染或电解质成分异常（如高钠、高钙）等。

2.处理

（1）对低血压导致者采取紧急处理措施。

（2）在针对病因处理基础上采取对症处理，如应用止吐药。

（3）加强对患者（尤其是神志欠清者）的观察及护理，避免发生误吸事件。

3.预防

针对诱因采取相应预防措施是避免出现恶心、呕吐的关键，如采取措施避免透析中低血压发生。

（四）头痛

1.积极寻找原因

常见原因有透析失衡综合征、严重高血压和脑血管意外等。对于长期饮用咖啡者，由于透析中血中咖啡浓度降低，也可出现头痛表现。

2.治疗

（1）明确病因，针对病因进行干预。

（2）如无脑血管意外等颅内器质性病变，可应用对乙酰氨基酚等止痛、对症治疗。

3.预防

针对诱因采取适当措施是预防的关键，包括应用低钠透析，避免透析中高血压发生，规律透析等。

（五）胸痛和背痛

1.积极寻找原因

常见原因是心绞痛（心肌缺血），其他原因有透析中溶血、低血压、空气栓塞、透析失衡综合征、心包炎、胸膜炎等。

2.治疗

在明确病因的基础上采取相应治疗。

3.预防

应针对胸背疼痛的原因采取相应预防措施。

（六）皮肤瘙痒

皮肤瘙痒是透析患者常见的不适症状，有时严重影响患者的生活质量。透析治疗会促发或加重症状。

1.寻找可能原因

尿毒症患者皮肤瘙痒的发病机制尚不完全清楚，与尿毒症本身、透析治疗及钙和磷代谢紊乱等有关。透析过程中发生皮肤瘙痒，需要考虑与透析器反应等变态反应有关。一些药物或肝病也可诱发皮肤瘙痒。

2.治疗

可采取适当的对症处理措施,包括应用抗组胺药物、外用含镇痛药的皮肤润滑油等。

3.预防

针对可能的原因采取相应的预防手段,包括控制患者的血清钙、磷和 iPTH 于适当水平,避免应用一些可能会引起瘙痒的药物,使用生物相容性好的透析器和管路,避免应用对皮肤刺激大的清洁剂,应用一些保湿护肤品以保持皮肤湿度,尽量选用全棉衣服等。

(七)失衡综合征

失衡综合征是指发生于透析中或透析后早期,以脑电图异常及全身和神经系统症状为特征的一组病症。轻者可表现为头痛、恶心、呕吐及躁动,重者出现抽搐、意识障碍甚至昏迷。

1.病因

发病机制是血液透析快速清除溶质,导致患者血液溶质浓度快速下降,血浆渗透压下降,血液和脑组织液渗透压差增大,水向脑组织转移,从而引起颅内压增高、颅内 pH 改变。失衡综合征可以发生在任何一次透析过程中,但多见于首次透析、透前血肌酐水平和血尿素水平很高、快速清除毒素(如高效透析)等情况。

2.治疗

(1)轻者仅需减慢血流速度,以减少溶质清除,减轻血浆渗透压和 pH 过度变化。对伴肌肉痉挛者可同时输注高张盐水或高渗葡萄糖,并给予对症处理。如经上述处理仍无缓解,则提前终止透析。

(2)对重者(出现抽搐、意识障碍和昏迷)建议立即终止透析,并做出鉴别诊断,排除脑血管意外,同时输注甘露醇。之后根据治疗反应做出相应处理。透析失衡综合征引起的昏迷一般于 24 h 内好转。

3.预防

针对高危人群采取预防措施,是避免发生透析失衡综合征的关键。

(1)首次透析患者:避免短时间内快速清除大量溶质。首次透析将血清尿素氮水平下降控制在 30%～40%。建议采用低效透析方法,包括减慢血流速度、缩短每次透析时间(把每次透析时间控制在 2～3 h)、应用面积小的透析器等。

(2)维持性透析患者:采用钠浓度曲线透析液序贯透析可降低失衡综合征的发生率。另外,规律和充分透析、增加透析频率、缩短每次透析时间等对预防有益。

(八)透析器反应

透析器反应既往又名"首次使用综合征",但也见于透析器复用患者。临床分为两类:A 型透析器反应(变态透析器反应型)和 B 型透析器反应(表 4-5)。其防治程序分别如下。

表 4-5　透析器反应

项目	A 型透析器反应	B 型透析器反应
发生率	较低,<5 次/10 000 透析例次	3～5 次/100 透析例次
发生时间	多于透析开始后 5 min 内,部分迟至 30 min	透析开始 30～60 min
症状	程度较重,表现为皮肤瘙痒、荨麻疹、咳嗽、喷嚏、流清涕、腹痛、腹泻、呼吸困难、休克甚至死亡	轻微,表现胸痛和背痛

项目	A 型透析器反应	B 型透析器反应
原因	使用环氧乙烷、透析膜材料、复用透析器,透析液受污染,肝素过敏,患者为高敏人群及应用血管紧张素转换酶抑制剂等	原因不清,可能与补体激活有关
处理	立即终止透析;夹闭血路管,丢弃管路和透析器中血液;对严重者给予抗组胺药、激素或肾上腺素药物治疗;需要时给予心肺支持治疗	排除其他引起胸痛的原因,给予对症及支持治疗,吸氧,如情况好转则继续透析
预后	与原因有关,重者死亡	常于 30~60 min 缓解
预防	避免应用环氧乙烷给透析器和管路消毒,透析前充分冲洗透析器和管路,停用血管紧张素转换酶抑制剂,换用其他类型透析器,采用无肝素透析等	换用合成膜透析器(生物相容性好的透析器),复用透析器可能有一定预防作用

1.A 型透析器反应

主要发病机制为快速的变态反应,常于透析开始后 5 min 内发生,少数迟至透析开始后 30 min。发病率不到 5 次/10 000 透析例次。依据反应的轻重可表现为皮肤瘙痒、荨麻疹、咳嗽、喷嚏、流清涕、腹痛、腹泻,甚至呼吸困难、休克、死亡等。一旦考虑为 A 型透析器反应,应立即采取处理措施,并寻找原因,采取预防措施,避免其再次发生。

(1)紧急处理:①立即停止透析,夹闭血路管,丢弃管路和透析器中血液。②给予抗组胺药、激素或肾上腺素药物治疗。③如出现呼吸循环障碍,立即给予心脏呼吸支持治疗。

(2)明确病因:主要是患者对与血液接触的体外循环管路、透析膜等物质发生变态反应所致。可能的致病因素包括透析膜材料、管路和透析器的消毒剂(如环氧乙烷)、透析器复用的消毒液、透析液受污染、肝素过敏等。另外,有过敏病史及高嗜酸细胞血症、应用血管紧张素转换酶抑制剂(ACEI),也易出现 A 型反应。

(3)预防措施:依据可能的诱因,采取相应措施。①透析前充分冲洗透析器和管路。②选用蒸汽或 γ 射线消毒透析器和管路。③进行透析器复用。④对于高危人群可于透前应用抗组胺药物,并停用 ACEI。

2.B 型透析器反应

其常于透析开始后 20~60 min 出现,发病率为 3~5 次/100 透析例次。其发作程度常较轻,多表现为胸痛和背痛。其诊疗过程如下。

(1)明确病因:透析中出现胸痛和背痛,首先应排除心脏等器质性疾病,如心绞痛、心包炎。如排除后考虑为 B 型透析器反应,则应寻找可能的诱因。B 型透析器反应多被认为是补体激活所致,与应用新的透析器及生物相容性差的透析器有关。

(2)处理:B 型透析器反应多较轻,给予鼻导管吸氧及对症处理即可,常不需要终止透析。

(3)预防:复用透析器及选择生物相容性好的透析器可预防部分 B 型透析器反应。

(九)心律失常

多数无症状。其诊疗程序如下。

(1)明确心律失常的类型。

(2)找到并纠正诱发因素,常见的诱发因素有血电解质紊乱(如高钾血症或低钾血症、低钙血症)、酸碱失衡(如酸中毒)、心脏器质性疾病等。

（3）合理应用抗心律失常药物及电复律,对于有症状的或一些特殊类型的心律失常(如频发室性心律失常),需要应用抗心律失常药物,但应用时需考虑肾衰竭导致的药物蓄积。建议在有经验的心脏科医师指导下应用。

（4）严重者需安装起搏器,对于重度心动过缓及潜在致命性心律失常者可安装起搏器。

(十)溶血

溶血表现为胸痛、胸部压迫感、呼吸急促、腹痛、发热、畏寒等。一旦发生,应立即寻找原因,并采取措施。

1.明确病因

（1）血路管相关因素:狭窄或梗阻等引起对红细胞的机械性损伤。

（2）透析液相关因素:如透析液中钠浓度过低,透析液温度过高,透析液受消毒剂、氯胺、漂白粉、铜、锌、甲醛、氟化物、过氧化氢、硝酸盐等污染。

（3）透析中错误输血。

2.处理

一旦发现溶血,应立即予以处理。

（1）重者应终止透析,夹闭血路管,丢弃管路中血液。

（2）及时纠正贫血,必要时可输新鲜全血,将 Hb 水平提高至许可范围。

（3）严密监测血钾水平,避免发生高钾血症。

3.预防

（1）透析中严密监测血路管压力,一旦压力出现异常,应仔细寻找原因,并及时处理。

（2）避免采用钠浓度过低的透析及高温透析。

（3）严格监测透析用水和透析液,严格消毒操作,避免透析液污染。

(十一)空气栓塞

一旦发现空气栓塞,应紧急处理,立即抢救。其处理程序如下。

1.紧急抢救

（1）立即夹闭静脉血路管,停止血泵。

（2）采取左侧卧位,头和胸部低、脚高位。

（3）心肺支持,包括让患者吸纯氧,采用面罩或气管插管。

（4）如空气量较多,有条件时可给予右心房或右心室穿刺抽气。

2.明确病因

空气栓塞与任何可能导致空气进入管腔部位的连接松开、脱落有关,与刺针脱落、管路接口松开或脱落等有关,部分与管路或透析器破损开裂等有关。

3.预防

空气栓塞一旦发生,死亡率极高。严格遵守血透操作规章,如动脉穿刺避免发生空气栓塞。

（1）上机前严格检查管路和透析器有无破损。

（2）做好内瘘针或深静脉插管的固定,透析管路之间、管路与透析器之间的连接。

（3）透析过程中密切观察内瘘针或插管、透析管路连接等有无松动或脱落。

（4）透析结束时不用空气回血。

（5）注意透析机空气报警装置的维护。

（十二）发热

透析相关发热可出现在透析中,在透析开始后 1～2 h 出现;也可出现在透析结束后。一旦血液透析患者出现发热,应首先分析与血液透析有无关系。如果由血液透析引起,则应分析原因,并采取相应的防治措施。

1.原因

(1)发热多由致热原进入血液引起,如透析管路和透析器等复用不规范、透析液受污染。

(2)透析时无菌操作不严格,可造成病原体进入血液或原有感染因透析而扩散,并引起发热。

(3)其他少见原因(如急性溶血、高温透析)也可引起发热。

2.处理

(1)对于出现高热患者,首先对症处理,包括物理降温、口服退热药等,并适当调低透析液的温度。

(2)考虑细菌感染时做血培养,并给予抗生素治疗。通常由致热原引起者 24 h 内好转,如无好转应考虑是感染引起的,应继续寻找病原体证据和抗生素治疗。

(3)对非感染引起者,可以应用小剂量糖皮质激素治疗。

3.预防

(1)在透析操作、透析管路和透析器复用中应严格规范操作,避免操作不规范引起致热原污染。

(2)有条件可使用一次性透析器和透析管路。

(3)透析前应充分冲洗透析管路和透析器。

(4)加强对透析用水及透析液的监测,避免使用受污染的透析液进行透析。

（十三）透析器破膜

1.紧急处理

(1)一旦发现透析器破膜,应立即夹闭透析管路的动脉端和静脉端,丢弃体外循环中血液。

(2)更换新的透析器和透析管路,再进行透析。

(3)严密监测患者的生命体征、症状,一旦出现发热、溶血等表现,应采取相应处理措施。

2.寻找原因

(1)透析器的质量有问题。

(2)透析器的储存方法不当,如冬天将其储存在温度过低的环境中。

(3)透析中凝血或大量超滤等而导致跨膜压过高。

(4)对于复用透析器,如复用处理和储存不当、复用次数过多也易发生破膜。

3.预防

(1)透析前应仔细检查透析器。

(2)透析中严密监测跨膜压,避免出现过高跨膜压。

(3)对透析机漏血报警等装置应定期检测,避免发生故障。

(4)复用透析器时应严格进行破膜试验。

（十四）体外循环凝血

1.原因

寻找体外循环发生凝血的原因是预防以后再次发生及调整抗凝剂用量的重要依据。凝血发生常与不用抗凝剂或抗凝剂用量不足等有关。另外,下列因素易促发凝血。

（1）血流速度过慢。

（2）外周血的 Hb 水平过高。

（3）超滤率过高。

（4）透析中输血、血制品或脂肪乳剂。

（5）透析通路再循环过大。

（6）使用了管路中补液壶（引起血液暴露于空气、壶内产生血液泡沫或血液发生湍流）。

2.处理

（1）轻度凝血：常可通过追加抗凝剂的用量，调高血流速度来解决。在治疗中仍应严密检测患者体外循环凝血的变化情况，一旦凝血程度加重，应立即回血，更换透析器和管路。

（2）重度凝血：常需立即回血。若凝血重而不能回血，则建议直接丢弃体外循环管路和透析器，不主张强行回血，以免凝血块进入体内发生栓塞。

3.预防

（1）透析治疗前全面评估患者的凝血状态、合理选择和应用抗凝剂是预防的关键。

（2）加强透析中凝血状况的监测，并早期采取措施进行防治。监测内容包括压力参数改变（动脉压力和静脉压力快速升高、静脉压力快速降低）、管路和透析器血液的颜色变暗、透析器见小黑线、管路（动脉壶或静脉壶内）小凝血块出现等。

（3）避免透析中输注血液、血制品和脂肪乳等，特别是输注凝血因子。

（4）定期监测血管通路血流量，避免透析中再循环过大。

（5）避免透析时血流速度过低。如需调低血流速度且时间较长，应加大抗凝剂的用量。

九、血液透析充分性的评估

对终末期肾病患者进行充分的血液透析治疗，是提高患者的生活质量、减少并发症、改善预后的重要保证。对血液透析进行充分性评估是改进透析方法、保证透析质量的重要方法。

（一）血液透析充分性的评价指标及其标准

广义的透析充分性指患者通过透析治疗达到并维持较好的临床状态，评价指标包括血压和容量状态、营养、心功能、贫血、食欲、体力、电解质和酸碱平衡、生活质量等。狭义的透析充分性指标主要是指透析对小分子溶质的清除效率，常以尿素为代表，即尿素清除指数（Kt/V）和尿素下降率（URR）。Kt/V 包括单室 Kt/V（spKt/V）、平衡 Kt/V（eKt/V）和每周标准 Kt/V（std-Kt/V）。

1.评价指标

（1）临床综合指标：临床症状，如食欲、体力；体征，如水肿、血压；干体重的准确评价；血液生化指标，如血肌酐、尿素氮、电解质、酸碱指标；营养指标包括血清蛋白等；影像学检查，如心脏超声检查。

（2）尿素清除指标：URR、spKt/V、eKt/V 和 std-Kt/V。

2.充分性评估及其标准

达到如下要求即可认为患者得到了充分透析。

（1）患者的自我感觉良好。

（2）透析并发症较少，程度较轻。

（3）患者的血压和容量状态控制得较好。透析间期体重增长不超过干体重的 5%，透析前血压低于 18.7/12.0 kPa(140/90 mmHg),透析后血压低于 17.3/10.7 kPa(130/80 mmHg)。

(4)血电解质和酸碱平衡指标基本维持在正常范围。

(5)营养状况良好。

(6)血液透析溶质清除较好。小分子溶质清除指标单次血透 URR 达到 65%,spKt/V 达到 1.2;目标值:URR 为 70%,spKt/V 为 1.4。

(二)采取措施达到充分透析

(1)加强患者教育,提高治疗依从性,以保证完成每次设定的透析时间及每周透析计划。

(2)控制患者透析间期的容量增长。要求透析间期控制钠盐和水分的摄入量,透析间期体重增长不超过干体重的 5%,一般每天体重增长不超过 1 kg。

(3)定期评估和调整干体重。

(4)加强饮食指导,定期进行营养状况的评估和干预。

(5)通过调整透析时间和透析频率、采用生物相容性和溶质清除性能好的透析器、调整透析参数等方式保证血液透析对毒素的有效、充分清除。

(6)通过改变透析模式(如进行透析滤过治疗)及应用高通量透析膜等方法,努力提高血液透析对中大分子毒素的清除能力。

(7)定期对心血管、贫血、钙和磷水平、骨代谢等尿毒症合并症或并发症进行评估,并及时调整治疗方案。

(三)Kt/V 测定及评估

Kt/V 是评价小分子溶质清除量的重要指标。主要是根据尿素动力学模型,通过测定透析前、后血尿素氮水平并计算得来。目前常用的是 spKt/V、eKt/V 和 std-Kt/V,其中 spKt/V 因计算相对简单而应用较广。

1.spKt/V 的计算

spKt/V=In[透析后血尿素氮水平/透析前血尿素氮水平−0.008×治疗时间]+[4−3.5×透析后血尿素氮水平/透析前血尿素氮水平]×(透析后体重−透析前体重)/透析后体重

治疗时间单位:小时(h)。

2.eKt/V 的计算

这是基于 spKt/V 计算得来的。根据血管通路不同,计算公式也不同。

(1)动静脉内瘘者:eKt/V=spKt/V(0.6×spKt/V)+0.03。

(2)中心静脉置管者:eKt/V=spKt/V−(0.47×spKt/V)+0.02。

3.Kt/V 的评价标准

当残肾尿素清除率(Kru)<2 mL/(min·1.73 m²)时,每周 3 次透析患者达到最低要求 spKt/V 1.2(或 eKt/V 1.0,不包括 Kru),相当于 stdKt/V 2.0;如每次透析时间短于 5 h,URR 达到 65%。目标值是 spKt/V 1.4(或 eKt/V 1.2,不包括 Kru),URR 70%。当 Kru 为 2 mL/(min·1.73 m²)时,spKt/V 的最低要求可略有降低(表 4-6),目标值应该比最低要求高 15%。

表 4-6　不同残肾功能和透析频率条件下 spKt/V 的最低要求

透析次数(次/周)	Kru<2 mL/(min·1.73 m²)	Kru=2 mL/(min·1.73 m²)
2	不推荐	2.0*
3	1.2	0.9

透析次数（次/周）	Kru$<$2 mL/(min·1.73 m²)	Kru$=$2 mL/(min·1.73 m²)
4	0.8	0.6
6	0.5	0.4

* 一般不推荐每周 2 次透析，除非 Kru$>$3 mL/(min·1.73 m²)。

(1)Kru 为 2 mL/(min·1.73 m²)相当于 GFR 为 4.0 mL/(min·1.73 m²)，这时，spKt/V 的最低要求如下。①每周 3 次透析：spKt/V 需达到 1.2。②每周 4 次透析：spKt/V 需达到 0.8。

(2)Kru$\geqslant$2 mL/(min·1.73 m²)时，spKt/V 的最低要求如下。①当 Kru 为 3 mL/(min·1.73 m²)时，可考虑每周 2 次透析，spKt/V 需达到 2.0。②每周 3 次透析，spKt/V 需达到 0.9。③每周 4 次透析，spKt/V 需达到 0.6。

为保证透析充分，要求无残肾功能、每周 3 次透析患者每次透析时间不能低于 3 h，每周透析时间需 10 h 以上。

4.血标本的留取

采取准确的抽血方法是保证精确评价患者 Kt/V 的前提。根据患者血管通路及抽血时间等的不同，操作规程如下。

(1)透析前抽血。①动静脉内瘘者：于透析开始前从静脉端内瘘穿刺针处直接抽血。②深静脉置管者：于透析前先抽取 10 mL 血液并丢弃后，再抽血样送检。避免血液标本被肝素封管溶液等稀释。

(2)透析后抽血：为排除透析及透析后尿素水平反弹等因素影响血尿素氮水平，要求在透析将结束时，采取如下抽血方法。①方法 1：首先设定超滤速度为 0，然后减慢血流速度至 50 mL/min，维持 10 s，停止血泵，于 20 s 内从动脉端抽取血标本。或首先设定超滤速度为 0，然后减慢血流速度至 100 mL/min，15～30 s 从动脉端抽取血标本。②方法 2：首先设定超滤速度为 0，然后将透析液设置为旁路，使血流仍保持正常速度 3～5 min，从血路管的任何部位抽取血标本。

5.Kt/V 监测

对于透析稳定患者，建议至少每 3 个月评估 1 次；对于不稳定患者，建议每月评估 1 次。

6.Kt/V 不达标的原因及处理方法

(1)原因分析：①治疗时间没有达到透析处方要求。例如，透析中出现并发症而提前停止或中间暂停透析，患者晚到或因穿刺困难而影响治疗时间，透析机报警等原因而使实际透析时间短于处方透析时间，提前终止透析。②分析绝对血流速度是否达到透析处方要求：因血管通路或透析并发症，透析中减慢了血流速度；血流速度相对降低，如血管通路因素导致血流速度难以达到透析处方要求，此时虽然设定的血流速度较高，但很大部分为再循环血流，为无效血流。③血本采集不规范可影响 Kt/V 的估算：检查透析前血标本采集是否规范，如是否在开始前采血，对从中心静脉导管抽取的血标本送检前是否把封管液全部抽出并弃去；检查透析后抽血是否规范，如是否停止了超滤，血流速度是否调低或停止血泵，是否把透析液设置为旁路，调低血流后是否等一定的稳定时间再抽血，抽血部位是否正确。④应对透析器进行分析及检测：透析器内是否有凝血；透析器是否合适；是否高估了透析器性能，如透析器说明书上的清除率数据高于实际清除性能。⑤血液检测：如怀疑血液检测有问题，应该再次抽血，重新检测，或送其他单位检测；抽取了血样，应尽快送检，否则会影响检测结果。⑥其他：透析液流速设置错误；错误关闭了透析液管路;患者机体内尿素分布异常,如心功能异常患者外周组织中尿素蓄积量增大。

(2)透析方案调整流程:①保证每次透析时间,必要时需要适当延长透析时间。②保证透析中血流速度达到处方要求。③严格规范采血,以准确评估 Kt/V。④定期评估血管通路,检测血流量及再循环情况。至少 3 个月检测 1 次。⑤合理选用透析器。⑥治疗中严密监测,包括管路和透析器凝血、各种压力监测结果、各种透析参数设置是否正确等。

(刘丽艳)

第三节 血 液 滤 过

一、血液滤过的发展史与现状

血液滤过(hemofiltmtion,HF)最早是在单纯超滤(ultrafiltration,UF)技术的基础上发展起来的。Brull 和 Geiger 首次用火棉胶膜对动物进行了超滤试验,并观察到超滤液中电解质、葡萄糖、非蛋白氮的浓度与血浆中的浓度是相同的。1955 年,Alwall 对水肿患者使用单纯超滤方法进行了成功的治疗。现代 HF 治疗方法的研究始于 1967 年,1972 年首次应用于临床,1976 年 9 月,在德国疗养胜地 Bmunkge 召开的第一次 HF 讨论会上,一组德国专家介绍了这种疗法的优点,如能改善贫血、神经病变、脂质代谢及控制血压。今天,全自动的血液滤过机已能精确地控制出入量的平衡,使 HF 成为一项安全、成熟的常规治疗模式,大量的临床报道证实了 HF 在清除中分子毒素和维持血流动力学稳定性方面的优越性能。随着对中分子毒素引起透析并发症的进一步认识,学者寻找更符合生理的治疗方式、开发新的滤过膜、增加治疗中的对流。

二、血液滤过原理

(一)血液滤过的基本概念

血液滤过是通过对流清除尿毒素,所以它较血液透析(hemodialysis,HD)更接近人体的生理过程。其工作原理是模拟肾小球的滤过和肾小管的重吸收作用。在血液滤过时,血浆、水和溶质的转运与人体的肾小球滤过相似,当血液引入滤过器循环时,在滤过器膜内形成正压,而膜外又被施加一定的负压,由此形成了跨膜压,使水分依赖跨膜压而被超滤。当水通过膜大量移动时,会拖拉水中的溶质同时移动,这种伴有水流动的溶质转运("溶质性拖曳"现象)称为对流,凡小于滤过膜截留分子量(通常为 4 万~6 万)的溶质均可随水分的超滤以对流的方式被清除,血液滤过同时模拟肾小管的重吸收过程将新鲜的含正常电解质成分和浓度的置换液输入体内,以纠正患者的水、电解质和酸碱失衡。

(二)影响血液滤过效果的因素

血液滤过清除溶质的有效性取决于水和溶质的转运速率,而转运速率又取决于血流量、滤过器面积、滤过膜筛选系数、超滤系数和每次治疗时的置换液总量,与患者的血细胞比容、血清蛋白浓度也有关。血液滤过清除溶质的原理与血液透析不同,血液透析时小分子物质(如肌酐、尿素氮)的清除依靠扩散,通过半透膜扩散的量取决于物质的浓度梯度及物质转运面积系数(mass transfer area coefficient,MTAC)。因此,血液透析比血液滤过有更高的小分子物质清除率,而血液滤过对中分子物质的清除率高于血液透析。血液透析滤过（hemodiafiltration，HDF）是将透析与滤过合二为一，弥补了两者之不足，实现了一次治疗中既通过弥散高效清除小分子物质，又通过对流高效清除中分子物质，治疗的效果更加理想。这是近年来临床上对维持性血液透析患者推荐的高效、短时的血液净化治疗模式。

（三）血液滤过装置

1.血液滤过器

血液滤过器的膜性能是决定 HF、HDF 治疗效果的关键部分，血液滤过膜应有大孔径、高通量，具有很高的超滤系数和通透性。现在临床使用的材质多为高分子合成膜，呈不对称结构，有支持层和滤过层，前者保持膜的机械稳定性，后者保证其良好的通透性，既有利于对流，又能进行弥散。然而用于 HF 或 HDF 的血液滤过器的超滤系数必须达到不低于 $50\ mL/(h \cdot mmHg)$ 的标准，并具有以下特点：①生物相容性好，无毒性；②理化性质稳定；③截留分子量通常小于 60×10^3，能截留血清蛋白；④具有清除并吸附中分子毒素的能力；⑤能截留内毒素。

目前常用于 HF 和 HDF 的滤过膜见表 4-7。

表 4-7　常见血液滤过膜

分类	材料	产品名
聚丙烯腈	polyacrylonitrile（PAN）	Rhone-Pulence，asahi
聚酰胺	polyamide（PA）	Gambro
聚甲基丙烯酸甲酯	polymethylmethacylate（PMMA）	Toray
聚砜	polysulfone（PS）	Amicon
聚碳酸酯	polycarbonate（PC）	Gambro

2.血液滤过机

血液滤过机除了与血液透析机具有相同的动脉压、静脉压、跨膜压、空气监测等监护装置外，还增设了置换液泵和液体平衡加温装置。新型的血液滤过机均可根据需要选择血液滤过或血液透析滤过的治疗模式。这两种治疗模式运作时的最大区别在于前者不用透析液，后者则需应用透析液。两者在治疗时都要超滤大量液体并同时补充相应量的置换液，故对液体平衡要求特别高。在治疗时液体置换过量或不足，均可快速导致危及患者生命的容量性循环衰竭，所以确保滤出液与置换液进出平衡是安全治疗的重要环节。

血液滤过机的液体平衡系统有两种类型：一种是重量平衡，另一种是容量平衡。重量平衡法一般使用电子称重系统（置换液为挂袋式），保证输入置换液的重量等于滤出液的重量（另外设定超滤量）。容量平衡法采用平衡腔原理。平衡腔是控制液体进出平衡的系统，它是一个容积固定的空腔，由一张隔膜将室内的置换液和滤出液分隔在两个互不交通的腔室内，当隔膜移向置换液的一侧时，置换液腔室的容积被压缩，迫使一定量的置换液进入患者体内；与此同时，滤出液腔室的容积等量增加，迫使等量的滤出液从滤过器进入该侧的腔室以保持隔膜两边的容量平衡，同时从患者体内超滤出的液体流经测量室以累加超滤量，如此往复运动，在平衡中达到预设的超滤目标。现在大多数血液滤过、血液透析滤过的机器以容量平衡取代了重量平衡。以重量平衡法控制液体平衡，通常用于连续性肾脏替代治疗的床旁机。

3.置换液

血液滤过和血液透析滤过时，由于大量血浆中的溶质和水被滤出，所以必须补充相当量的与正常细胞外液相似的置换液,常用配方见表4-8。血液滤过中通常的超滤量为70～200 mL/min,置换液补充量为每次16～50 mL 。输入速度极快,因而对溶液的质量要求很高,必须保证其无菌,无致热原,浓度可以变化,无有机物,且价格低廉。置换液的质量是提高血液滤过疗效、减少并发症、改善患者长期预后的重要因素。在早年,血液滤过或血液透析滤过均使用商业生产的袋装灌注液,价格昂贵,操作烦琐,体积大,最大的不足是缓冲液为乳酸盐或醋酸盐溶液,无碳酸氢盐置换液,患者对其耐受差。为提高置换液的质量,减少操作中的污染,现在临床上应用较为普遍的在线式血液滤过机,已实现了可即时生成大量洁净、无致热原、低成本且更符合生理的碳酸氢盐置换液,这种装置亦便于透析液及置换液处方的个体化。

表 4-8　血液滤过置换液常用配方

电解质(mmol/L)						渗透压
Na$^+$	K$^+$	Cl$^-$	Ca^{2+}	Mg^{2+}	NaHCO$_3$	(mmol/L)
135～135	2.0～3.0	103～110	1.25～1.75	0.5～0.75	30～34	286～300

在线生成置换液是超纯水与成品浓缩液(A液)和B粉(筒装)通过比例泵系统配制成的液体。然后其流经机器内置的有双聚合膜、聚砜膜或聚酰胺膜的超净滤器(也称细菌滤过器),一部分作为透析液进入血液滤过器,完成透析弥散功能,另一部分分流至机器内置的第二个超净滤器,使置换液在输入体内之前,经过双重滤过,滤除内毒素。各类液体灭菌等级见表4-9,透析用水化学污染物可接受水平见表4-10。机器内置的超净滤器可耐受每天消毒,以保证在线生成的置换液不被微生物污染,达到最大安全程度。机器内置超净滤器的使用寿限见产品说明书,如超限使用,可能会导致置换液不纯引起的感染。

表 4-9　各类液体灭菌等级

分类	浓缩液	反渗水	超纯级	灭菌级	置换液
细菌(cfu/mL)	<1 000	<100	<1	0	0
内毒素(EU/mL)	<1	<0.05	<0.03	<0.03	<0.03

注:以上为 AAMI 血液透析系统的美国国家标准。

表 4-10　透析用水化学污染物最高允许浓度

项目	污染物及其浓度(mg/L)							
	铝	氯胺	游离氯	铜	氟化物	硝酸盐	硫酸盐	锌
欧洲药典	0.01	0	0	0	0.2	2.0	50.0	0.1
中国标准	0.01	0.1	0.5	0.1	0.2	2.0	100.0	0.1

三、血液滤过和血液透析滤过的方法

(一)血管通路

血液滤过、血液透析滤过的血管通路与血液透析相同,可以应用动静脉内瘘或中心静脉留置导管,但血流量要求较血液透析高,一般需250～350 mL/min 的血流量才能达到理想的治疗效果。

(二)置换液补充

可在血液滤过器前或滤过器后输入置换液,方法不同,对可清除物质的清除率及置换液的需求量不一样。

1.前稀释置换法

于滤过器前的动脉端输入置换液,其优点是血液在进入滤器前已被稀释,故血流阻力小,不易在滤过膜上形成蛋白覆盖层,可减少抗凝剂用量,但溶质清除率低于后稀释,要达到与后稀释相等的清除率需消耗更多的置换液。无抗凝剂或小剂量肝素抗凝治疗时,建议选择前稀释置换法。

2.后稀释置换法

于滤过器后静脉端输入置换液。临床上最常用的是后稀释,其优点是清除率高,可减少置换液的用量,节省治疗费用。有文献报道,后稀释 HDF 应用较高的置换量,对中分子毒素的清除率远胜于高流量透析,当置换液输入 100 mL/min 时,β_2 微球蛋白的清除率可以是高流量透析的 2 倍,对骨钙素(分子量 5 800)和肌红蛋白(分子量 17 200)等中大分子也能充分清除,对磷的清除亦优于传统的血液透析,而尿素的清除率则与高流量透析大致相当。后稀释的缺点是滤过器内水分大量被超滤后致血液浓缩,易在滤过器膜上形成覆盖物,因此后稀释时,总超滤与血流比应低于 30%,肝素用量也较前稀释多。为提高每次治疗的清除效果,常规治疗患者通常可选择后稀释置换法。若为无抗凝剂或小剂量肝素治疗或有高凝倾向,不宜选择此法。

3.混合稀释置换法

这是一种较完善的稀释方法。为了最大限度地发挥 HF、HDF 前稀释或后稀释的治疗优点,避免两者之缺点,欧洲一些血液净化中心提倡将置换液分别在前、后稀释的位置同步输入,这样既具有前稀释抗凝剂用量少的优点,又具有后稀释清除率高的优点,不失为一种优化稀释治疗方法。

(三)置换液补充计算方法

血液滤过和血液透析滤过清除溶质的效果还取决于置换液量。临床上应用后稀释血液滤过一次,置换液量一般在 20～30 L。为达到尿素清除指数＞1.2 的标准,超滤量应为体重的 58%;也有研究发现,置换液量为体重的 45%～50%是比较合适的。

也可根据尿素动力学计算,由于患者的蛋白质摄入量不同,产生的尿素氮数量亦不同,其计算公式如下。

每周交换量(L)＝每天蛋白质摄入量(g)×0.12×7/0.7(g/L)

式中,0.12 为每克蛋白质代谢所产生的尿素氮的质量(g),7 为每周天数,0.7 为滤过液中平均尿素氮浓度。分 2～3 次在血液滤过治疗时给予计算出的每周置换液量。

按此公式计算时未计残余肾功能,若患者有一定的残余肾功能,则所需置换液量可相应减少,按 1 mL 置换液等于 1 mL 肾小球滤过液的尿素清除率计算,假如患者残余肾功能为 5 mL/min,则一天清除率为 7.2 L,故可减少 7.2 L 的置换液。

对前稀释血液滤过量的估计尚无统一的方法。一般建议每次治疗的置换量不低于 50 L,或者每次前稀释总滤液量与干体重的比值为 1.3：1 以上,此时能得到良好的清除效果,所以应用"前稀释总滤液量/干体重"这个指标可以更加方便地制订充分的治疗剂量。

四、血液滤过和血液透析滤过的临床应用

HF 和 HDF 与血液透析(hemodialysis,HD)相比,至少有两个方面的优点,即血流动力学稳定、能清除中大分子物质。

（一）血流动力学稳定

患者的心血管系统对 HF 的耐受性优于 HD。HF 的脱水是等渗性脱水，水与溶质同时排出，体内渗透压变化小。HF 时血细胞比容等变化较小，不像 HD 时体内渗透压变化大、对血压的影响也大。另外，HF 能选择性地保留 Na^+，HF 大量脱水时，血浆蛋白浓度相对提高，按照多南平衡选择性地保留 Na^+，使 Na^+ 在细胞外液中维持较高水平，细胞外液的高渗透压状态使组织和细胞内水分移至细胞外，以保持渗透压的恒定，即使在全身水分明显减少的情况下，也能保持细胞外液的容量，从而使血压稳定。HF 治疗后血浆去甲肾上腺素水平明显升高，交感神经兴奋性增加，而 HD 治疗后即使发生低血压，血浆去甲肾上腺素水平也无变化。在 HD 中约 5% 的患者容易发生难治性高血压，即所谓肾素依赖型高血压，而用 HF 治疗可降低其发生率。

（二）清除大中分子物质

HF 能有效地清除 HD 所不能清除的大中分子毒素，如甲状旁腺素、炎症介质、细胞因子、β_2 微球蛋白。有研究显示，在两组血液透析患者分别接受 HDF 和低流量 HD 治疗 3 个月以后，HDF 组治疗前微球蛋白的水平要比低通透量 HD 组有明显的下降，并在超过两年的研究期间，这种差异始终保持着。无论是前稀释还是后稀释 HDF，当置换液量 < 60 mL/min 时，β_2 微球蛋白水平的下降率要比采用同样的膜对 HD 的清除率高（HDF 为 72.2%，HD 为 49.7%）。

大量的临床资料及研究证明，HF、HDF 可改善心血管的稳定性，改善神经系统症状，增进食欲，减少与透析相关的淀粉样变，清除甲状旁腺素，缓解继发性甲状旁腺功能亢进症，改善促红细胞生成素生成，纠正贫血。因此，HF 或 HDF 除了适用于急性、慢性肾衰竭患者外，更适用于有下列情况的慢性维持性血液透析患者。

（1）高血压患者：无论是对容量依赖型还是肾素依赖型高血压，血液滤过都能较好地控制。对于前者，HF 较 HD 能清除更多的液体而不发生循环衰竭。对非容量依赖型高血压或对降压药物有抵抗的高血压，应用 HF 治疗更有利于血压的控制。

（2）低血压患者：血液透析中发生低血压的原因很多，老年患者对血液透析的耐受性差，心肌病变、自主神经功能紊乱、糖尿病等患者易发生低血压，HF 治疗能改善低血压症状。

（3）适用于有明显的中分子毒素积聚而致神经病变、视力模糊、听力下降、皮肤瘙痒者。

（4）与透析相关的体腔内积液或腹水发生率为 5%～37%，可能原因是：①水钠潴留；②腹壁毛细血管通透性增加；③细菌、结核分枝杆菌或真菌感染；④低蛋白血症、心包炎、充血性心力衰竭等。HD 很难使积液、腹水吸收或消失，HF 则有助吸收。

（5）适用于肝性脑病患者。

（6）适用于药物中毒患者。

（7）高磷血症患者：HDF 对磷的清除远比 HD 有效，能比较好地控制高磷血症。

（8）多脏器功能障碍患者，特别是伴有急性呼吸窘迫综合征、低氧血症者等。

五、血液滤过和血液透析滤过的并发症

血液透析中所有可能出现的并发症，稍有疏漏都有可能在血液滤过中发生。

（一）常见技术并发症

（1）低血流量。

（2）治疗中 TMP 快速升高。

（3）置换液的成分错误。

(4)液体平衡误差。

(5)置换液被污染导致热原反应。

(6)凝血。

(7)破膜漏血。

(二)丢失综合征

HF 或 HDF 在超滤大量水分、清除中分子毒素的同时,也将一些分子量小但是有益的成分清除,如每次滤过可丢失约 6 g 氨基酸(分子量仅为 140)、约 10 g 蛋白质,患者应在饮食中补足。现在也有厂家通过对透析器膜孔进行技术改良,使透析器的膜孔分布更高、更均等,这种新型的透析器不仅提高了膜对中分子物质的清除效果,还能最大限度地减少蛋白质丢失,改善了治疗效果和预后。另有报道,在 HDF 中维生素 C 可下降 45％±14％,其中 25％～40％是被对流所清除的;在 HDF 过程中抗氧化剂的丢失与大量高度氧化的标记物同时出现,这是一个潜在的问题。

(三)其他

HF 对小分子物质清除不理想,应交替用 HF 与 HD 治疗。

(张文玺)

第四节 血 液 灌 流

血液灌流(hemoperfusion,HP)技术是指将患者的血液引到体外,经过灌流器,通过吸附的方法来清除人体内源性和外源性的毒性物质,达到净化血液的一种治疗方法。

目前常用灌流器的吸附材料为活性炭和树脂(合成高分子材料)。以活性炭为吸附剂的灌流器的特点是吸附速度快、吸附容量高、吸附选择性低,但活性炭与血液接触会引起血液有形成分的破坏,同时炭的微颗粒脱落,有引起微血管栓塞的危险。随着科学技术的进步,活性炭灌流器得以改良,用半透膜材料将活性炭进行包裹,防止炭微颗粒脱落。以树脂为吸附剂的灌流器对有机物具有较大的吸附能力,选择性高,性能稳定,已应用于多学科和多种疾病的治疗,具有特异性及先进性。

联合应用灌流技术与其他血液净化方法,血液灌流与连续性肾脏替代疗法、血液透析或血液透析滤过联合可形成不同的杂合式血液净化方法。

一、适应证

(一)急性药物或毒物中毒

当药物或毒物中毒时,利用血液透析也能清除毒物,但仅适用水溶性、不与蛋白质或血浆其他成分结合的物质,且对分子量较大的毒物无效。对大部分毒物或药物,血液灌流效果比血液透析的效果好。

(1)巴比妥类:包括苯巴比妥、异戊巴比妥、司可巴比妥、甲基巴比妥、硫喷妥钠。

(2)非巴比妥催眠镇静药类:包括地西泮、甲丙氨酯、格鲁米特、硝西泮、氯氮、水合氯醛、异丙嗪、奥沙西泮。

（3）抗精神失常药：包括奋乃静、氯丙嗪、氯普噻吨、阿米替林、硫利达嗪、三氟拉嗪、丙米嗪。

（4）解热镇静药：包括阿司匹林、对乙酰氨基酚、非那西丁、秋水仙碱。

（5）心血管药：包括地高辛、洋地黄毒苷、奎尼丁、普鲁卡因胺。

（6）除草剂、杀虫剂：包括氯丹、敌草快、百草枯、有机磷类、有机氯类、氟乙酰胺。

（7）食物中毒：如青鱼胆中毒、毒蕈中毒。

（8）其他：包括士的宁、茶碱、奎宁、苯妥英钠、三氯乙烯。

（二）尿毒症

血液灌流可以清除很多与尿毒症有关的物质，如肌酐、尿酸，且中分子物质的清除率比血液透析好，但不能清除水分和电解质，因此不能单独用来治疗尿毒症。对尿毒症伴有难治性高血压、顽固性瘙痒等疗效显著。

（三）肝衰竭

对肝衰竭患者血中的芳香族氨基酸、硫醇有机酸酚类和中分子代谢药物有显著的吸附作用，对重症肝炎伴有肝性脑病、高胆红素血症有较好治疗效果。

（四）严重感染

这种情况包括脓毒症或系统性炎症综合征。

（五）其他疾病

其他疾病包括银屑病或其他自身免疫疾病、肿瘤、甲状腺危象等。

二、操作方法

（一）操作前准备

1.灌流器准备

选择合适的灌流器（灌流器型号具有不同功能），使用前阅读说明书，检查包装及有效期。

2.建立血管通路

对紧急灌流治疗的患者常规选用临时性血管通路，首选深静脉置管（股静脉或颈内静脉）。若维持性血液透析患者需血液灌流联合治疗，则应用其血液透析时的血管通路。

3.机器准备

根据治疗中心的设备，可选用连续性肾脏替代疗法机器、血液透析机或血液灌流机。

4.治疗物品的准备

准备配套的循环管路、生理盐水、肝素、5％的葡萄糖注射液、抗凝剂、穿刺针等。

5.抢救物品和药物的准备

准备心电监护设备、抢救车、除颤仪等。

（二）操作程序

注意仔细阅读产品说明书，不同的产品有不同的预冲要求。

1.预冲

（1）预冲方法一：将灌流器静脉端向上垂直固定在支架上，血路管分别连接灌流器的动脉端和静脉端，用肝素生理盐水（500 mL 生理盐水含 2 500 U 肝素）从血路管动脉端、灌流器、静脉端依次排出，流速为 200～300 mL/min，预冲肝素生理盐水总量为 2 000～5 000 mL（根据说明书要求）。预冲时轻拍和转动灌流器，排出气泡，排出微小炭粒，保证灌流器充分湿化、肝素化、无气泡。

（2）预冲方法二：将灌流器静脉端向上垂直固定在支架上，血路管分别连接灌流器的动脉端和静脉端，先用 500 mL 5％的葡萄糖充满血路管和灌流器（使其糖化），再用肝素生理盐水（500 mL生理盐水含 2 500 U肝素）预冲，流速为 200～300 mL/min，预冲肝素生理盐水总量为 2 000～5 000 mL（根据说明书要求）。预冲时轻拍和转动灌流器，排出气泡，排出微小炭粒，保证灌流器充分湿化、肝素化、无气泡。糖化的目的：使灌流器吸附糖的能力饱和，防止治疗时灌流器吸附人体血液中葡萄糖而导致低血糖。

（3）预冲方法三：将灌流器静脉端向上垂直固定在支架上，血路管分别连接灌流器的动脉端和静脉端，用肝素生理盐水（500 mL 生理盐水含 2 500 U肝素）从血路管动脉端、灌流器、静脉端预冲，流速为 200～300 mL/min，预冲肝素生理盐水总量为 2 000 mL；再用 500 mL 生理盐水加 12 500 U肝素的溶液冲洗 300 mL。如果联合应用血液灌流和血液透析，接上透析器（透析器已用生理盐水预冲），将灌流器置于透析器前，再进行 20 min 闭路循环（根据说明书）。预冲时轻拍和转动灌流器，排出气泡，排出微小炭粒，保证灌流器充分湿化、肝素化、无气泡。

（4）预冲方法四：打开灌流器上端的帽盖，用无菌针筒，消除针头，抽取 100～200 mg（12 500～25 000 U）肝素，加入灌流器内。加入肝素时缓慢注入，回抽相应量的空气，盖上帽，上下颠倒 10 次，使肝素液与树脂充分融合，置于治疗盘中 30 min 以上。如果联合应用血液灌流和血液透析，先将血路管和透析器预冲好，再将灌流器置于透析器前。用 3 000 mL 生理盐水、200 mL/min的血泵流速进行冲洗后，连接患者。

2.抗凝

由于树脂和活性炭具有吸附作用，接受灌流治疗的患者病情也有不同，故应根据患者的血红蛋白、凝血状况等合理应用抗凝剂。在护理操作中，除了准确根据医嘱给予抗凝剂外，同时要注意必须在引血治疗前 3～5 min 静脉注射首剂抗凝剂，使其充分体内肝素化。

3.治疗前护理评估

（1）判断患者的神志状况，监测生命体征。

（2）对烦躁、昏迷、神志不清等患者应加强安全护理，防止其坠床，必要时进行约束。

（3）做好抢救的各种准备工作。

（4）评估患者有无出血情况；对糖尿病患者还应评估进食情况，防止低血糖发生。

4.建立体外循环

从动脉端引血，血流量为 50～100 mL/min，灌流器静脉端向上，动脉端朝下。如患者的血压、心率平稳，可将血流量逐渐增加到 150～200 mL/min。

5.治疗时间

灌流器中吸附材料的吸附能力与饱和度决定了每次灌流的时间。一般吸附剂对溶质的吸附在 2～3 h 达到饱和。因此，临床需要可每间隔 2 h 更换 1 次灌流器，但一次治疗不超过 6 h。对于部分脂溶性的药物或毒物，在一次治疗后很可能会有脂肪组织中的相关物质释放入血的情况，可根据不同物质的特性间隔一定的时间后再次灌流治疗。

6.治疗结束

灌流结束，根据灌流器的成分，选择空气或生理盐水回血（根据临床经验和生产厂家建议，近年来对炭罐选择空气回血、对树脂罐选择生理盐水回血为宜），血泵速度为 100 mL/min，严密监测，严防空气进入血液。如果联合应用血液灌流和血液透析，2 h 后卸除灌流器，继续透析治疗。

（兰坚孝）

第五节 血浆置换

血浆置换是指通过有效的分离、置换方法迅速地选择性从循环血液中消除病理血浆或血浆中的病理成分(如自身抗体、免疫复合物、副蛋白、高黏度物质、与蛋白质结合的毒物),同时将细胞成分和等量的血浆替代品回输患者体内,从而治疗使用一般方法治疗无效的多种疾病的血液净化疗法。

自开展血浆置换疗法以来,常规应用两种分离技术,即离心式血浆分离和膜式血浆分离。随着血液净化技术的不断发展,离心式血浆分离已逐步被膜式血浆分离所替代。临床上膜式血浆分离又分为非选择性血浆置换与选择性血浆置换。

一、临床应用

(一)适应证

目前血浆置换的诊疗范畴已扩展至神经系统疾病、结缔组织病、血液病、肾病、代谢性疾病、肝脏疾病、急性中毒等 200 多种疾病,其主要适应证如下。

1.作为首选方法的疾病或综合征

这类疾病或综合征包括冷球蛋白血症、抗肾小球基底膜病、吉兰-巴雷综合征、高黏滞综合征、栓塞性血小板减少性紫癜、纯合子家族性高胆固醇血症、重症肌无力、药物过量(如洋地黄中毒)、与蛋白质结合的物质中毒、新生儿溶血、自身免疫性血友病甲。

2.作为辅助疗法的疾病或综合征

这类疾病或综合征包括急进性肾小球肾炎、抗中性粒细胞胞浆抗体阳性的系统性血管炎、累及肾脏的多发性骨髓瘤、系统性红斑狼疮(尤其是狼疮性脑病)。

(二)治疗技术及要求

1.血浆置换的频度

一般置换间隔时间为 1~2 d,连续 3~5 次。

2.血浆置换的容量

为了进行合适的血浆置换,需要对正常人的血浆容量进行估算,可按以下公式计算。

$$PV = (1-HCT)(B+C \times W)$$

式中,PV 为血浆容量;HCT 为血细胞比容;W 为干体重;B 男性为 1 530,女性为 864;C 男性为 41,女性为 47.2。

3.置换液的种类

置换液包括晶体液和胶体液。血浆置换时应用的晶体液为林格液(富含各种电解质),补充量为丢失血浆量的 1/3~1/2,500~1 000 mL。胶体液包括血浆代用品和血浆制品。血浆代用品包括右旋糖酐-70、右旋糖酐-40、羟乙基淀粉(706 羟甲淀粉),补充量为丢失血浆量的 1/3~1/2;血浆制品有 5% 的清蛋白和新鲜冰冻血浆。一般含有血浆或血清蛋白成分的液体占补充液 40%~50%。原则上补充置换液时采用"先晶后胶"的顺序,即先补充电解质溶液或血浆代用品,再补充蛋白质溶液,目的是使补充的蛋白质尽可能少丢失。

4.置换液补充方式

血浆置换时必须选择后稀释法。

5.置换液补充原则

等量置换,即丢弃多少血浆,补充多少血浆;保持血浆胶体渗透压正常;维持水、电解质平衡;如应用的胶体液为4%～5%的清蛋白溶液,必须补充凝血因子;为防止补体和免疫球蛋白的丢失,可补充免疫球蛋白;应用血浆时应注意减少病毒感染的机会;置换液必须无毒性、无组织蓄积。

6.抗凝剂

可使用肝素或枸橼酸钠作为抗凝剂。肝素的用量为常规血液透析的1.5～2.0倍。对于无出血倾向的患者,一般首剂量为40～60 U/kg,维持量为1 000 U/h,但必须根据患者的个体差异来调整。对枸橼酸钠一般采用ACD-A配方,即含22 g/L枸橼酸钠和0.73 g/L枸橼酸,其用量为血流速度(mL/min)的1/25～1/15。为防止低血钙,可补充葡萄糖酸钙。

二、常见血浆置换术

(一)非选择性血浆置换

1.原理

用血浆分离器一次性分离血细胞与血浆,将分离出来的血浆成分全部消除,再置换与消除量相等的新鲜血浆或清蛋白溶液。

2.适应证

适应证为重症肝炎、严重的肝功能不全、血栓性血小板减少性紫癜、多发性骨髓瘤、手术后肝功能不全、急性炎症性多神经炎、多发性硬化症等。

3.护理评估

(1)对患者的体重、生命体征、神志、原发病、治疗依从性进行评估,并做好相应干预措施。准确的体重有助于确定患者血浆置换的总量;对患者依从性的评估,有利于提升患者对治疗的信心和配合程度;评估可能的并发症以确定干预措施。

(2)对设备、器材、药物等进行评估,做好充分准备;对血浆、清蛋白等做好存放和保管。

(3)确认相关的生化检查(凝血指标)、操作过程、治疗参数。

(4)对血管通路及血液流量进行评估,确认静脉回路畅通,以免静脉压增高而引起血浆分离器破膜或再循环。

4.操作准备

(1)物品准备:配套血路管、血浆分离器、2 000 mL生理盐水、血浆分离机器、心电监护仪等。

(2)药品及置换液准备。

置换液:原则上根据患者的基础疾病制订置换液成分,如对肝功能损害严重、低蛋白血症患者应适当提高患者胶体渗透压,提高清蛋白成分;对血栓性血小板减少性紫癜患者除了常规血浆置换外,可适当补充新鲜血小板;对严重肝功能损害患者在血浆置换以后可适当补充凝血因子、纤维蛋白原等。

置换液(以患者置换血浆3 000 mL为例)主要有两种配方:①清蛋白60 g、右旋糖酐-40 1 000 mL、706羟甲淀粉500 mL、平衡液1 000 mL、5%或10%的葡萄糖500 mL(注:根据医嘱将清蛋白稀释于500 mL 5%或10%的葡萄糖溶液)。②新鲜血浆1 000 mL、706羟甲淀粉

500 mL、右旋糖酐-40 500 mL、平衡液 500 mL、5％或10％的葡萄糖 500 mL。对以上配方可根据患者病情或需要做适当调整。

抗凝剂：由于血浆置换患者大多为高危患者,故在抗凝剂的选择上首选低分子肝素。

葡萄糖酸钙：非选择性血浆置换时,在输入大量新鲜血浆的同时,枸橼酸钠也被输入体内,枸橼酸钠可以与体内钙离子结合,造成低血钙,患者出现抽搐,故可适当补充葡萄糖酸钙。

激素：由于血浆置换时输入了大剂量的异体蛋白,患者在接受治疗过程中可能出现变态反应。

(3)建立血管通路：采用深静脉留置导管或内瘘,动脉血流量应达到 150 mL/min。静脉回路必须畅通,采用双腔留置导管时注意防止再循环。

5.操作过程及护理

血浆置换是一种特殊的血液净化方法,操作治疗时应有一个独立的空间,并有专职护士对患者进行管理和监护。术前向患者和家属做好心理护理和治疗风险意识培训,取得他们的积极配合。

(1)打开总电源,打开血浆分离机电源,开机并自检。

(2)连接血路管、血浆分离器,建立通路循环。

(3)阅读说明书,按血浆分离器说明书上的预冲方法,进行管路及血浆分离器的预冲。预冲的血流量一般为 100～150 mL/min,预冲液体量为 1 500～2 000 mL。向 500 mL 生理盐水加入 2 500 U(20 mg)肝素,使血浆分离器和管路肝素化。

(4)设定各项治疗参数：每分钟血流量、每小时血浆分离量、置换总量、肝素量、治疗时间等。

(5)建立血管通路,静脉端注入抗凝剂(等待 3～5 min,充分体内肝素化),建立血循环,引血时血流量应低于 100 mL/min。运转 5～10 min 患者无反应,加大血流量至 100～150 mL/min;启动弃浆泵及输液泵。要求保持进出液量平衡,可将弃浆泵及输液泵流量调节至 25～40 mL/min。

(6)观察血浆分离器及弃浆颜色,判断有无破膜现象发生。一旦出现破膜,立即更换血浆分离器。

(7)治疗过程中严密监测生命体征;随时观察跨膜压、静脉压、动脉压变化,防止破膜;观察变态反应及低钙反应;观察电解质及容量平衡。

(8)及时记录数据;及时处理各类并发症。

(9)下机前评估：患者的生命体征、标本采集、抗凝剂、治疗目标值。

(10)书写记录,转运患者,交班;整理物品;处理好医疗废弃物。

(二)选择性血浆置换

1.原理

选择性血浆置换也称为双重血浆置换。由血浆分离器分离血细胞和血浆,再将分离出的血浆引入血浆成分分离器(原则上按照分子量的大小选择血浆成分分离器,如胆红素分离器、血脂分离器),能通过血浆成分分离器的小分子物质与清蛋白随血细胞回输入体内,大分子物质被滞留而弃去。根据弃去血浆量补充相应的清蛋白溶液,清蛋白的相对分子质量为 69 000,当致病物质分子量为清蛋白分子量 10 倍以上时,可采用选择性血浆置换。

2.适应证

适应证为多发性骨髓瘤、原发性巨球蛋白血症、家族性难治性高脂血症、难治性类风湿关节炎、系统性红斑狼疮、血栓性血小板减少性紫癜、重症肌无力、多发性硬化症、多发性神经炎及移植前后的抗体消除等。

3.护理评估

护理评估与非选择性血浆置换相同。

4.操作准备

(1)物品准备:配套血路管、血浆分离机、血浆分离器、血浆成分分离器、心电监护仪等。

(2)药品和置换液准备:生理盐水 4 000 mL、清蛋白溶液 30 g(备用,根据丢弃量补充所需清蛋白)、激素等。

(3)血管通路:与非选择性血浆置换相同。

(4)抗凝剂应用:与非选择性血浆置换相同。

5.操作过程与护理

(1)打开总电源,打开血浆分离机电源,开机并自检。

(2)连接血路管、血浆分离器及血浆成分分离器,建立通路循环。

(3)按照说明书要求预冲血浆分离器、成分分离器及管路。预冲流量为 100～150 mL/min,预冲液量为 2 500～3 000 mL。最后在 1 000 mL 生理盐水中加入 2 500 U(40 mg)肝素,使血浆分离器、血浆成分分离器和血路管肝素化。

(4)设定各项治疗参数:血流量(mL/min)、血浆分离量(mL/h)、成分分离器流量(mL/h)、血浆置换总量、肝素量、治疗时间等。

(5)建立血管通路,注入抗凝剂,建立血循环,引血时建议血流量＜100 mL/min。运转 5～10 min 患者无不适反应,治疗血流量增至 120～150 mL/min,启动血浆泵、弃浆泵及返浆泵。

(6)操作中严密监测动脉压、静脉压、跨膜压的变化,以防压力增大,引起破膜。

(7)观察血浆分离器、成分分离器及弃浆颜色,判断有无破膜发生。一旦发生破膜,及时更换。

(8)选择性血浆分离,根据患者体重和病情决定血浆置换总量,根据分子大小决定弃浆量,一次选择性血浆置换会丢弃含有大分子蛋白的血浆 100～500 mL。

(9)治疗过程中严密监测血压、体温、脉搏、呼吸频率,随时观察跨膜压、静脉压、动脉压变化,防止破膜,观察电解质及容量平衡。

(10)及时记录数据,及时处理各类并发症。

(11)达到治疗目标值,下机。

(12)完成护理记录,向患者所在病房交班,合理转运危重患者,整理物品,处理医疗废弃物。

三、并发症

血浆置换的并发症与常规血液净化的并发症、血管通路的相关并发症、抗凝的并发症相同。与血浆置换特别相关的并发症如下。

(一)变态反应

新鲜冰冻血浆含有凝血因子、补体和清蛋白,但由于其成分复杂,常可诱发变态反应。据文献报道,变态反应发生率为 0～12%。补充血液制品前,静脉给予 5～10 mg 地塞米松或 20 mL 10%的葡萄糖酸钙并选择合适的置换液是预防和减少过敏的关键。

治疗过程中要严密观察,出现皮肤瘙痒、皮疹、寒战、高热时不可随意搔抓皮肤,应及时给予激素、抗组胺药或钙剂,可摩擦皮肤以缓解瘙痒。治疗前认真执行"三查七对",核对血型,血浆输入速度不宜过快。

(二)低血压

引起低血压的主要原因包括置换液补充过缓,有效血容量减少;应用血制品引起变态反应;补充晶体溶液时,血浆胶体渗透压下降。血浆置换中应注意血浆等量置换,即血浆出量应与置换液输入量保持相等。当患者的血压下降时可先输入胶体溶液,血压稳定时再输入晶体溶液。要维持水、电解质的平衡,保持血浆胶体渗透压稳定。当患者出现低血压时可延长血浆置换时间,血流量应控制在 50~80 mL/min,血浆流速相应减低,血浆出量与输入的血浆和液体量保持平衡。

(三)低血钙

新鲜血浆含有枸橼酸钠,过多、过快输入新鲜血浆容易导致低血钙,患者会出现口麻、腿麻及小腿肌肉痉挛等低血钙症状,严重时发生心律失常。治疗前应常规静脉注射 10 mL 10%的葡萄糖酸钙,注意控制枸橼酸钠的输入速度,出现低钙反应时及时补充钙剂。

(四)出血

严密观察皮肤及黏膜、消化道等有无出血点,进行医疗护理操作时,动作轻柔、娴熟,熟练掌握静脉穿刺技巧,避免反复穿刺而加重出血。一旦发生出血,立即通知医师采取措施,必要时用鱼精蛋白中和肝素,用无菌纱布加压包扎穿刺点,并观察血小板的变化。

(五)感染

当置换液含有致热原、血管通路发生感染、操作不严谨时,患者会出现感染、发热等。血浆置换是一种特殊的血液净化疗法,必须严格无菌操作,应把患者置于单间进行治疗,要求治疗室清洁,操作前紫外线照射 30 min,家属及无关人员不得进入治疗场所。操作人员必须认真洗手,戴口罩、帽子,配置置换液时需认真核对、检查、消毒,同时做到现配现用。

(六)破膜

血浆分离的滤器因为制作工艺而受到血流量及跨膜压的限制,如置换时血流量过大或置换量增大,往往会导致破膜。故应注意血流量在 100~150 mL/min,每小时分离血浆<1 000 mL,跨膜压控制于 6.7 kPa(50 mmHg)。预冲分离器时注意不要用血管钳敲打,防止破膜。

四、选择性血浆分离和非选择性血浆分离的比较

(一)非选择性血浆分离

1.优点

可补充凝血因子(使用新鲜冰冻血浆时),排出含有致病物质的全部血浆成分。

2.缺点

因使用他人的血浆,有感染的可能性;因混入微小凝聚物,有产生相应不良反应的可能。必须选用新鲜血浆或清蛋白溶液。

(二)选择性血浆分离

1.优点

对患者血浆容量的改变较小、特异性高,故所用置换量少,约为常规血浆置换量的 1/4,有时甚至可完全不用。这既节省了开支,又减少了感染并发症的发生机会。选择性血浆分离法不但可选择使用不同孔径的血浆成分分离器,而且可根据血浆中致病介质的分子量,选择不同的膜滤过器治疗不同的疾病,可应用 0.02~0.04 μm 孔径的滤膜治疗冷球蛋白血症、家族性

高胆固醇血症等。

2.缺点

因利用分子量大小进行分离(根据膜孔的不同分离),故可能会除去一些有用的蛋白质。

(张文玺)

第六节 免 疫 吸 附

蛋白 A 免疫吸附是一种近几年发展起来的新型血液净化方式,是由亲和层析技术发展而来的,是生物亲和分离在血液净化领域的应用。蛋白 A 免疫吸附技术可以治疗传统方法难以奏效的疾病,已经在多个国家进行了大量临床试验,其有效性和安全性已经得到了证实。

一、原理

蛋白 A 免疫吸附是利用基因重组蛋白 AFc 区段的生物亲和吸附反应原理,将生物活性物质基因重组蛋白 A 用共价耦合的方式固定在特定的载体上(一般为琼脂凝胶),制成吸附柱,当血浆流经吸附柱时,选择性或特异性地有效吸附和消除血液中的过量抗体(主要是 IgG)和免疫复合物,清除患者血液中的致病因子,从而达到净化血液、缓解病情的目的。

二、工作过程

蛋白 A 免疫吸附技术利用膜式血浆分离器将血液分离后,血液从回路侧回入体内;血浆则从端盖的一头通过吸附柱进行处理。吸附柱中的蛋白 A 与血浆中致病性抗体(特别是 IgG 类抗体)及其免疫复合物结合,当吸附柱上的抗体饱和时,将吸附柱的 pH 降至 2.3~2.5,蛋白 A 与所结合抗体解离,抗体被洗脱清除,当 pH 恢复至 7.0 时,蛋白 A 又恢复吸附能力,这样可不断循环吸附特异性致病性抗体,将通过吸附的血浆回输人体,从而达到治疗疾病的目的。

三、临床应用

蛋白 A 免疫吸附疗法临床应用广泛且疗效确切,主要用于治疗自身免疫系统疾病和神经系统疾病,消除体内某些特定的物质。其适应证如下。

(一)自身免疫疾病

(1)系统性红斑狼疮是最常见的结缔组织病,用吸附柱能大量清除抗 DNA 抗体、抗磷脂抗体等。

(2)患者有类风湿关节炎或重度风湿性关节炎。

(二)器官移植

(1)移植前:做高群体反应抗体和交叉配型试验;移植失败后再次移植。

(2)移植后:急性体液免疫性排斥,强化 IA 联合抗排斥药物,可使排斥反应逆转。

(三)血液系统疾病

(1)患者有血栓性血小板减少性紫癜、特发性血小板减少性紫癜。

(2)患者有伴有免疫复合物的过敏性紫癜。

(四)肾病

(1)患者有抗 GBM 抗体综合征。

(2)患者有新月体肾炎。

(五)皮肤病

(1)患者有天疱疮、类天疱疮。

(2)患者有皮肌炎。

(3)患者有结节性多动脉炎。

(六)其他

(1)患者有扩张性心肌病。

(2)患者有透析相关性 β_2 微球蛋白淀粉样变。

(3)伴有抗精子抗体的不孕症。

四、操作及流程

(一)物品准备

(1)准备配套机器及循环管路、血浆分离器、吸附柱、废液袋、pH 计或精密 pH 试纸等。检查各种物品的外包装及有效期。

(2)药物准备：包括抗凝剂、洗脱液、平衡液、保存液、生理盐水、葡萄糖酸钙、地塞米松等。

(3)监护抢救物品：包括氧气设备、心电监护、血压表、定时器等。

(二)患者准备及评估

(1)向患者解释免疫吸附的方法和意义,指导患者调整心理状态,消除紧张、焦虑情绪,从而对治疗充满信心,积极配合医务人员做好治疗的准备。

(2)术前做好相关检查：血型、凝血全套、免疫全套、抗体、血电解质、肾功能、肝功能等。

(3)吸附治疗当日测量体温、脉搏、呼吸、血压及体重,必要时可连接心电监护系统和供氧设备。

(4)建立血管通路：免疫吸附前应评估患者的血管通路。由于免疫吸附治疗时血液流量要求在 80～120 mL/min,故主要选择四肢大静脉穿刺,以便血液抽吸和回输畅通。患者的血管条件不佳时,治疗前应建立临时性血管通路,如在股静脉、锁骨下静脉或中心静脉留置导管,以保证 2～4 周的免疫吸附治疗。

(5)签署知情同意书。

(三)操作方法

蛋白 A 免疫吸附治疗分单柱免疫吸附和双柱免疫吸附治疗。

1.单柱免疫吸附治疗法

由于蛋白 A 免疫吸附包括了血浆分离及血浆吸附两个过程,故在治疗前必须先做好血浆分离部分的连接与预冲。

(1)连接与预冲：①连接循环管路和血浆分离器,用 1 000 mL 生理盐水从动脉端进行预冲。②排出蛋白 A 免疫吸附柱内的保存液(具有防腐消毒作用),并连接相应管路。将 2 000 mL 生理盐水从吸附柱的入口处注入,进行预冲。③用 1 000 mL 生理盐水加上 2 500 U 肝素,分别将血浆分离部分的循环管路及免疫吸附部分的循环管路进行再预冲。④根据机器提示,将血浆分离、免疫吸附两部分进行有效连接。如将连续肾脏替代疗法所用的机器用于免疫吸附时,必须将所有的连接部分、监护部分进行检查和测试后再应用,以确保患者安全。

（2）患者的连接:①建立血管通路。②注入抗凝剂。③连接血浆置换部分。④设置血液流量和置换血浆流量,全血以 90～120 mL/min 的速度流经血浆分离器分浆;血液有形成分通过血浆分离器回输入体内。⑤分离后的血浆由蛋白 A 免疫吸附柱进行吸附,血浆流量为 25～35 mL/min;吸附过 10～12 min(血浆流量 250～420 mL),停止血浆分离,用 50 mL 生理盐水将血浆回输体内。⑥夹闭血浆泵,将吸附后的血浆通路转至废液通道,然后打开洗脱泵,用甘氨酸洗脱液洗脱吸附柱黏附的蛋白质和抗体,用 pH 计或精密 pH 试纸于废液出口处进行测试,当 pH≤2.3 时,洗脱过程完成。⑦夹闭洗脱泵,打开平衡泵,用平衡液对吸附柱进行平衡,用 pH 计或精密 pH 试纸于废液出口处进行测试,当 pH≥7 时,平衡过程完成,吸附柱再生。⑧用 50～100 mL 生理盐水置换出平衡液。⑨夹闭再生泵,将废液通道转至血浆通路,打开血浆泵,开始下一循环治疗。⑩常规治疗量是患者血浆容量的 2～3 倍。

（3）回血:常规治疗量完成后,应进行回血。①留取血液标本。②连接生理盐水,将蛋白 A 免疫吸附柱内的血浆回输患者。③卸下免疫吸附柱,做消毒贮存处理。④按常规将血浆分离器内的血液回输患者体内。

（4）吸附柱的消毒和保存:每次吸附治疗结束时,将血浆回输给患者,然后对吸附柱进行洗脱、平衡,再应用贮存液(含 0.1% 叠氮化钠的磷酸盐缓冲液,pH 为 7.4)冲洗、注满吸附柱,将管路两端进行密闭连接,置于无菌袋内,于 1 ℃～10 ℃下冷藏保存(注明患者的姓名、床号、使用次数、消毒日期、消毒液名称、操作者的姓名)。为防止污染,在整个准备、治疗和后处理操作中,应注意保持无菌。

2.双柱免疫吸附治疗法

顾名思义,双柱蛋白 A 免疫吸附治疗是在血浆置换后有两个蛋白 A 免疫吸附柱。当第一个蛋白 A 免疫吸附柱进行血浆吸附时(包括吸附、回输、洗脱、平衡、再生),第二个吸附柱冲洗完毕,两个柱的工作状态开始自动转换。当第一个吸附柱吸附抗体饱和后(约 10 min),第二个柱开始吸附血浆而第一个柱进行再生。方法:由酸液泵和缓冲液泵自动混合两种液体(酸和缓冲剂,预先配制好),形成一种有 pH 梯度(2.2～7.0)的液体,进入该柱,蛋白 A 吸附柱上的抗体遇酸后脱落,随即被缓冲液冲走,进入吸附废液袋内并弃去;当吸附柱内 pH 恢复到 7.0 时,第二个柱又饱和,两个柱的工作状态又转换(每 10 min 转换一次)。被吸附过的血浆(不含抗体血浆或再生血浆)进入血浆袋内,并通过泵回输患者体内。整个治疗过程均由电脑控制,达到事先设定的血浆循环总量和要排出的 IgG 总量。

（张文玺）

第七节　特殊患者的血液透析

一、儿童患者的血液透析

(一)概述

相对于成人患者的血液透析而言,儿童患者的血液透析发展得比较晚。儿童处于生长发育阶段,其肾脏生理和血管通路的特殊性给血液透析带来一定的难度,血液透析对儿童的营养、代谢及心理也产生很大影响,所以透析过程中的护理工作显得尤为重要。

(二)儿童血液净化的生理特点

儿童体内的电解质和成人相近,所以透析液、置换液的配方与成人相似。儿童的血容量约占其体重的 8%(新生儿,100 mL/kg;体重<20 kg 者,80 mL/kg;体重>20 kg 者,70 mL/kg)。体外循环最大量≤8 mL/kg,所以应选择血室容量小的透析管路和低顺应性的透析器。透析器表面积一般不能超过儿童的体表面积,一般根据其体重选择合适的透析器(表 4-11)。对儿童的血液透析血流量按 3~8 mL/(kg·min)计算,透析器和血液管道总容量若超过患儿循环血量的 15%,容易出现低血压。对血流动力学不稳定及 5 岁以下患儿,应首选腹膜透析治疗。

表 4-11 儿童的体重与透析器膜面积的配比

体重(kg)	透析器膜面积(m³)
<20	0.1~0.4
20~30	0.4~0.6
30~40	0.6~1.0
>40	>1.0

(三)儿童血液透析技术

1.适应证

(1)紧急透析指征:①少尿或无尿 2 d 以上。②出现尿毒症症状,尤其是神经精神症状。③严重水钠潴留或有充血性心力衰竭、肺水肿和脑水肿。④BUN 水平>35.7 mmol/L(100 mg/dL)或 BUN 水平的增加速度每天>9 mmol/L(25.2 mg/dL),血肌酐水平>620 μmol/L(7 mg/dL)。⑤有难以纠正的酸中毒。⑥高钾血症:血钾水平>6.5 mmol/L。⑦急性中毒:根据不同的毒物和药物采用不同的血液净化方法。⑧代谢紊乱:如高钙血症、高尿酸血症、代谢性碱中毒、乳酸性酸中毒、高渗性昏迷。

(2)慢性肾衰竭小儿透析指征:K/DOQI 指南中关于儿童 CRF 开始透析的指征如下。

肾小球滤过率(GFR)<15 mL/(min·1.73 m²),可以应用 Schwartz 公式或收集尿液计算 GFR。

患儿肌酐清除率虽未降至 15 mL/(min·1.73 m²),但出现以下并发症,应开始透析(透析开始前确定药物和饮食治疗对患儿无效):①顽固的细胞外液超负荷;②高钾血症;③代谢性酸中毒;④高磷血症;⑤高钙或低钙血症;⑥贫血;⑦神经系统异常;⑧不能解释的日常生活障碍或生活质量下降;⑨胸膜炎或心包炎;⑩消化系统症状(恶心、呕吐、腹泻、胃十二指肠炎);⑪体重下降或营养不良;⑫高血压。

2.禁忌证

血液透析无绝对禁忌证,但对于血容量不稳定和低血压的患儿,建议应用腹膜透析。据南美洲和加拿大统计,约 65% 的儿童应用腹膜透析。欧洲建议 5 岁以下儿童应用腹膜透析。美国 K/DOQI 指南建议 10 kg 以下小儿应用腹膜透析。

以下情况下应该慎用血液透析。

(1)有严重低血压或休克。

（2）有严重出血或出血倾向。

（3）严重心肺功能不全。

（4）严重感染，如有败血症或血源性传染病。

（5）患儿精神异常，不能合作，家属不同意透析。

3.儿童的血管通路

对于儿童患者来说，血管通路的建立是血液净化的难点之一。儿童的血管细小，术中合作不好，术后难以护理。建立有效的血管通路是血液透析成功的关键。

儿童血液透析的血管通路分为临时性血管通路、长期（半永久性）血管通路及永久性血管通路。

（1）临时性血管通路：主要适用于紧急透析或需要紧急透析但动、静脉内瘘未成熟的儿童。①直接穿刺法：要求血管条件好，对动脉血管纤细的儿童不常选用。②中心静脉置管：常用，可选择颈内静脉、股静脉和锁骨下静脉。

（2）长期（半永久性）血管通路：适用于需要长期进行血液透析治疗的患儿。主要采用隧道式涤纶套导管，一般首选颈内静脉和锁骨下静脉。通过一个皮下隧道将导管置入中心静脉内，并将涤纶套固定于皮下，形成一个物理屏障，阻止细菌侵入，可以保留使用 2 年左右。

（3）永久性血管通路：即动静脉造瘘，选择相对较年长、对疼痛耐受力高的患儿。最好是在血液透析前 2～6 个月做好内瘘，一般 2 个月可以成熟。每次穿刺前可局部应用麻醉药，以降低患儿的疼痛感。置管的技术要求及护理要点与成人的相同。

4.血管通路的护理

动静脉内瘘的护理与成人的相同。中心静脉导管是儿童的生命线，做好导管护理尤为重要。

（1）在中心静脉导管出口处换药。①准备皮肤消毒液、无菌棉签、无菌敷料。②打开中心静脉置管处敷料，观察周围皮肤的情况。③用无菌棉签蘸取皮肤消毒液，以导管出口处为中心，环形擦拭数次（擦拭范围大于敷料），用棉签擦干皮肤消毒液或待干。④使用消毒液或生理盐水（根据说明书提示）擦拭导管，贴上无菌敷料。如置管处皮肤红肿，可将莫匹罗星薄涂于出口处。⑤保持敷料干燥、整洁，敷料污染时立即换药。

（2）中心静脉导管上、下机护理：参照相关资料护理。

5.儿童血液透析的设备要求

透析器和透析管路：儿童血液透析并发症的发生与透析器的面积、顺应性及管路内血液的容积有着密切的关系。儿童的血容量约为 80 mL/kg，透析器及透析管路内的血容量不应超过患儿循环血量的 10%。如透析器面积过大，透析管路内的总容量过大，容易产生循环血量不足导致的低血压；超滤受到限制、透析不充分时，患儿可发生高血压、肺水肿；高效透析器容易使患儿发生失衡综合征。因此，应使用小预冲量、低顺应性、高清除率、高超滤系数的透析器。透析器的面积应根据患儿的体重来选择，体重＜20 kg 者，可使用 0.2～0.4 m² 的透析器；体重为 20～30 kg 者，可使用 0.4～0.8 m² 的透析器；体重为 30～40 kg 者，可使用 0.8～1.0 m² 的透析器；体重＞40 kg 者，可选用成人透析器。小儿血液管路容量为 13～77 mL。儿童常用的透析器见表 4-12。

表 4-12 儿童用透析器(供参考)

型号	面积	血容量
UT500	0.5 m²	约 35 mL
UT700	0.7 m²	约 45 mL
UT1100	1.1 m²	约 65 mL
F4HPS	0.8 m²	约 51 mL
F5HPS	1.0 m²	约 63 mL
FX5	1.0 m²	约 53 mL
14L	1.4 m²	约 81 mL

6.儿童血液透析技术要求

(1)透析液流量:一般为 500 mL/min,临床上婴幼儿的透析液流量为 250～300 mL/min。目前市场上的血液透析机的透析液流量一般调整范围为 300～700 mL/min,默认最低值为 300 mL/min。婴幼儿需要更低的透析液流量时,需要工程师进行机器内部数值的调整。

(2)超滤量:每小时不超过体重的 2%,总超滤量一般不超过体重的 5%,对急性肾损伤者超滤量不超过 0.2 mL/(kg·min),婴幼儿的超滤量少于体重的 3%。

(3)透析时间:长期维持透析每次 3～4 h。患儿的第一次透析时间一般为 1.5～2 h,不能超过 3 h,以后逐渐过渡至 3～4 h。

(4)透析次数:对于残余肾功能较好的患儿,刚开始透析,每周 2 次。随着残余肾功能的丧失,需要进行每周 3 次的透析。

(5)血流量:国内一般将血流量控制在 3～8 mL/(kg·min)。其中,维持性透析患儿的血流量为 6～8 mL/(kg·min);对初始透析患儿,为防止透析失衡综合征发生,血流量可以略低,一般为 3～5 mL/(kg·min)。

(6)抗凝剂的应用:①使用常规肝素抗凝,剂量为成人的一半。常用量:首剂量为 25～50 U/kg,维持为 10～25 U/(kg·h),透析结束前 30 min 停用。②对于有出血倾向、高血压的患儿可使用低分子肝素抗凝。用法:透析前在患儿静脉端一次给予低分子肝素 30～50 U/kg,该药具有较强的抗凝效果,透析期间不需要追加。③对有出血倾向者,减少肝素用量或使用无肝素透析。血液透析过程中可每隔 15～30 min 用生理盐水冲管 1 次,观察透析器及管路是否有凝血征象。④注意对肝素化后出血倾向的观察,如牙龈出血、皮肤黏膜出血、大便出血、血尿,特别注意防止磕碰和擦伤。

7.儿童血液透析并发症

(1)急性并发症:与成人的急性并发症基本相同,以低血压、失衡综合征较为常见。

低血压:患儿在血液透析过程中,发生低血压较普遍,呈多发性,偶尔为持续性,发生率为 10%～50%。主要原因:患儿的体表面积小,血液短时间内进入透析器和透析管路;无尿患儿及依从性差的青少年患者透析间期摄入过多液体、食物,加之超滤过多、过快,导致外周循环血量骤减,引起低血压;儿童的血压较成人的低,并且从正常值到低血压的范围更窄。儿童的血压急剧下降没有明显的先兆,而且对低血压临床表现不敏感,加之患儿的表达能力弱,所以在血液透析治疗过程要严密观察血压、心率、神志的变化。

低血压护理:①限制患儿体外循环血量,使其低于 8 mL/kg,根据患儿的体重采用小面积透析器及儿童专用管路。对小婴儿、有低血压倾向、重度贫血或有出血倾向的患儿,可以改用新鲜全血作为预冲液。②控制超滤量和超滤速度:超滤脱水量不超过体重5%,控制血流量为3～5 mL/(kg·min),正确评价患儿的干体重,严重水负荷状态时,在有血容量监测的情况下,除水量可达体重的10%。③透析中进行在线血容量监测。④采用钠曲线或序贯透析。⑤适当进行低温透析。⑥合理使用降压药和镇静剂。一旦发生低血压,立即给予患儿去枕平卧位,给氧,减少或降低超滤率至最小超滤率,减慢血流量,立即回输生理盐水、高渗葡萄糖溶液、清蛋白或血浆等,纠正低血压。持续低血压的患者可以根据医嘱使用升压药,如处理无效,应立即停止透析。对于反复低血压患儿,建议行腹膜透析治疗。

失衡综合征:儿童的失衡综合征较成人的更常见,所以设定最初几次的治疗血流量和透析时间、透析器的膜面积都是非常重要的。首次透析时间一般为1.5～2 h,初始治疗选用低顺应性的透析器。为防止透析过程中渗透压下降,可在血液透析治疗时选择20%的甘露醇(0.5～1 g/kg)静脉给药。

(2)远期的并发症:包括高血压、贫血、肾性骨营养不良、生长发育迟缓和精神心理障碍等。

高血压:对于慢性肾衰竭的儿童,高血压增加了心血管疾病的发生率。血液透析患儿出现高血压是透析中液体消除不充分和对钠、液体限制不佳的结果。因此,应做好对患儿父母的教育,嘱其在家密切监测患儿的血压,合理控制患儿的饮食以及合理使用抗高血压药物。

贫血:行血液透析的儿童较成人更容易发生贫血,根据患儿的贫血情况合理使用促红细胞生成素。儿童血液透析回路中的血液丢失是铁缺乏的原因之一,所以长期口服补充铁剂是很有必要的。

肾性骨营养不良:患儿的肾性骨营养不良大部分能够通过调整血清钙、磷、碳酸氢盐水平及改善甲状旁腺素、碱性磷酸酶水平来预防和治疗。使用活性维生素D,通过饮食或口服磷结合剂控制高磷血症。

生长发育迟缓:营养不良是慢性肾衰竭患儿生长迟缓的主要原因,包括性成熟延迟、精神情绪障碍。引起这些问题的主要原因为营养摄入不足、酸碱平衡失调、电解质紊乱及生长激素、胰岛素拮抗状态等。应用重组人生长激素,改善生长发育迟缓,直至肾脏移植。

精神心理障碍:血液透析患儿由于疾病因素,长期需要依赖机器生存,不能正常玩耍、学习和生活;同时每次治疗时穿刺的痛苦及透析过程中的不适使患儿对血液透析的恐惧加深,易出现精神抑郁、情绪低落等,以致在治疗中出现抵触行为。合理的安抚和触摸、给患儿讲故事、与家属联合宣教、提高医务人员的透析技术可提高治疗的依从性,缓解患儿的恐惧、紧张心理。鼓励患儿参加适量的体育锻炼,以增加进食量、改善睡眠,提高生活质量。

二、糖尿病患者的血液透析

(一)概述

随着人们生活水平的提高,以糖尿病为原发病的终末期肾衰竭的发病率逐年上升。糖尿病肾病是糖尿病的重要并发症之一,在欧美国家糖尿病肾病终末期占肾衰竭终末期的40%～50%,居首位。糖尿病肾病发展到尿毒症时大多伴有视网膜病变、神经病变、胃肠道疾病、周围血管病变、冠状动脉粥样硬化性心脏病以及持续性的糖代谢紊乱,以致患者在接受透析治疗中极易出现心血管并发症,给动静脉内瘘的制作、穿刺及保养都带来一定的难度。因此,提高糖尿病肾病患者的透析质量、减少透析并发症、提高生存率是严峻考验。

糖尿病肾病患者的病情发展迅速,四肢血管的粥样硬化使建立血液透析动静脉内瘘较困难或内瘘术后栓塞的发生率高,为了保护动静脉内瘘,促进其成熟,建议对非糖尿病肾病患者更早地建立动静脉血管通路。在糖尿病肾衰竭患者的 Ccr＜20 mL/min 时,就可以建立动静脉内瘘。为了减少窃血综合征,一般首选端-侧吻合,端-端吻合次之。国外使用 Gore-Tex 人造血管做内瘘的报道较多,糖尿病肾衰竭患者行人造血管搭桥术后 1 年继续使用率达 81％以上。对需要紧急血液透析者可以建立临时深静脉置管。

(二)透析指征

糖尿病是因胰岛素分泌绝对或相对缺乏,引起糖、蛋白质、脂肪以及水、电解质代谢紊乱的一种以高血糖为主要表现的疾病,可分为胰岛素依赖型和非胰岛素依赖型。糖尿病肾病是全身性疾病的一部分,当其进入晚期肾衰竭阶段时,往往伴有其他系统的严重并发症。患者由于尿液中蛋白质丢失以及因糖尿病导致的蛋白质合成障碍,存在低蛋白血症,血肌酐水平与疾病的严重程度往往不符。该类患者由于蛋白质缺乏及肾功能减退,促红细胞生成素生成减少,其贫血、水钠潴留及全身中毒等症状均较非糖尿病肾病患者明显。当血肌酐水平＞325/μmol/L,其进展异常迅速,因此不少学者认为糖尿病肾衰竭者较非糖尿病肾衰竭者应更早地接受透析治疗。

透析指征:①当存在严重代谢性酸中毒、水钠潴留、胃肠道反应、心力衰竭、高钾血症时,应于血肌酐水平为 440 μmol/L 左右时开始透析;若一般情况尚可,无严重并发症,应于血肌酐水平为 528 μmol/L 时接受治疗。②发生糖尿病肾病时由于蛋白质合成障碍,肌肉体积总量下降,血肌酐水平往往不能反映疾病的严重程度,当 Ccr＜15 mL/min 或 Ccr＜20 mL/min 时接受治疗可改善预后。

(三)并发症及处理要点

糖尿病血液透析患者的护理与非糖尿病血液透析患者大致相同。由于原发病不同,在透析过程中或透析间期的并发症略有不同。

从事血液透析的护士应了解每一位患者的原发病,针对患者的不同特点采用积极、有效的护理措施,对患者接受治疗过程中的并发症能做到早发现、早预防、正确诊断、早处理。

1.低血压

临床观察表明,与非糖尿病肾衰竭患者相比,糖尿病肾衰竭患者在血液透析中的急性、慢性并发症和病死率均增加,透析过程中低血压的发生率增加了 20％,同时恶心、呕吐的发生率也多出了 300％。低血压还可以伴随心绞痛和心肌梗死而突然发生,或作为隐匿性心肌梗死的表现。

(1)原因:首先,心肌收缩力下降是导致透析中经常性低血压的主要因素,与左心室顺应性和充盈下降为特征的舒张功能有关,该功能与缺血性心肌病和糖尿病心肌病相关。其次,糖尿病肾衰竭患者发生自主神经病变,导致血压调节功能减退,从而引发症状性低血压,其发生率可达20％～50％。另外,患者在透析过程中,血糖水平下降、血浆渗透压降低可导致低血压;饮食控制不好,体重增长过多,导致单位时间内超滤过多,可致低血压;使用无糖透析液透析,刺激糖原异生和分解,造成负氮平衡,高血压患者透析前服用降压药等也是引起低血压的原因。

(2)处理要点:①合理选择个性化的治疗模式,包括采用碳酸氢盐透析液,使用钠曲线模式,控制超滤速度,采用序贯透析,合理使用促红细胞生成素,使患者的血细胞比容维持在 30％或以上,适当降低透析液的温度。②定时巡视,密切观察患者有无神志恍惚、脉搏细速、皮肤湿冷、出冷汗、面色苍白。如有异常,紧急情况下应立即停止超滤,减慢血流量,迅速输入生理盐水,同时通知医师。③密切观察患者的血压、脉搏,脉压＜4.0 kPa(30 mmHg)说明循环血量不足;注意患者脉搏力度与节律的变化,如有心律不齐、脉率加快且无力等低血压的先兆,应及时处理。④对于糖尿病患者在透析过程中出现的低血压,应区分是何种原因,可以通过患者体重增长的情况、超滤量的设定情况及低血压的出现时间来判断,通过血糖仪测量可确诊是否为低血糖。一般情况下,低血糖引起的低血压出现在透析开始后的 $1\sim2$ h,输入生理盐水不易缓解,静脉推注高渗糖水可立即缓解;体重增长过多、单位时间内水分超滤过多导致循环血量不足引起的低血压,一般发生于透析结束前 1 h 左右,通过补充生理盐水、减少超滤量可迅速缓解。⑤合理服用降压药,鼓励患者在透析过程中进行腿部收缩练习以改善静脉回流。⑥加强与患者的沟通,及时了解患者有无不适,教育患者有任何不适应都应告知护士。

2.高血钾

(1)原因:透析间期,糖尿病肾病患者因胰岛素缺乏和抵抗、醛固酮不足以及高血糖时细胞内、外液体转移,更易发生高血钾。

(2)处理要点:①加强对患者的健康宣教,特别是新患者的宣教工作,告知患者饮食及胰岛素治疗的重要性,要求患者严格做好饮食控制,每天根据血糖浓度调整胰岛素的剂量,按时完成胰岛素治疗,定期查糖化血红蛋白,了解胰岛素治疗的效果。②告知患者如出现口角、四肢发麻,应警惕高血钾,立即来医院进行紧急治疗。

3.高血压

(1)原因:患者由于全身血管病变,其高血压的发生率较非糖尿病患者高,而且此类患者的高血压多为容量依赖型高血压。据统计,糖尿病血液透析患者中约 50% 需要抗高血压药物治疗,而非糖尿病血透患者只有 27.7% 需要抗高血压药物。

(2)处理要点:①严格控制透析间期体重的增长。糖尿病患者在透析间期有体重增长过多的趋势已得到普遍认同,糖尿病患者比非糖尿病患者在透析间期体重增加 30%~50% 。②正确评估患者的干体重。③加强透析管理,使患者做到透析充分。④对服用降压药的患者,应告诉患者透析当日避免服用降压药。⑤对服用血管紧张素转换酶抑制剂或血管紧张素受体拮抗剂的患者,应警惕高血钾的发生。⑥降压治疗的同时,应防止降压幅度过大导致的低血压。

4.感染与营养不良

(1)原因:患糖尿病性胃瘫的患者进食差,血糖控制不良,导致糖原异生、肌肉分解、蛋白质合成障碍以及透析液和尿液中蛋白质丢失,使患者更易发生营养不良,伤口愈合延迟,易发生感染。长期高血糖引起周围血管硬化,此类患者的血管条件较非糖尿病患者差,而且穿刺后血管的修复也较为缓慢,易引起穿刺失败、血肿、动静脉内瘘闭塞和感染。

(2)处理要点:①严格执行无菌操作。②血液透析当日要求患者将穿刺部位洗净,穿刺时应进行严格消毒,防止感染。③糖尿病患者的伤口愈合较慢,血管条件较差,为防止动静脉内瘘伤口裂开而大出血,可适当延长拆线时间。④要求患者保持好个人卫生,勤洗澡、勤更衣,饭前、饭后漱口,防止皮肤及口腔感染。⑤季节变换时应注意冷暖,防止上呼吸道感染,避免到拥挤的公共场所。⑥加强营养摄入,少尿、无尿的患者应控制水分、钠盐及钾的摄入。

5.视网膜病变

糖尿病视网膜病变的发病率达 5% 以上,严重者可导致失明,活动极为不便。应给予患者生活上细致的照顾,如帮患者喂饭,透析结束后护送患者出病房。同时加强与患者的沟通,发现患者有各种心理问题时,给予开导,帮助患者树立战胜疾病的信心,以良好的状态接受治疗。以往有学者认为血液透析会加速糖尿病患者视网膜病变,现在的观点是血液透析和腹膜透析的糖尿病患者视网膜病变的进展情况无差异。曾经有人认为血液透析开始后,应用肝素可导致失明,目前已被否定。高血压和血糖控制得好,失明会明显减少。

6.外周血管病

(1)原因:糖尿病患者中出现糖尿病足溃疡者约占4%,血糖控制得不佳、外周血管神经病变是糖尿病患者截肢的主要危险因素。

(2)预防性处理:注意保持足部清洁、干燥;经常检查脚趾、趾甲、足底和脚趾间的折痕处;穿舒适、宽松的鞋、袜;如长期卧床,应使用保护足跟的袜套;使用热水袋应注意水温,避免烫伤;冬季注意足部保暖,修剪趾甲时应注意避免受伤、感染;如受伤,应及时救治。

除了做好上述并发症的护理外,还应指导患者加强饮食控制和严格进行胰岛素治疗,告知患者饮食及胰岛素治疗对于预防和减少并发症的重要作用。①糖尿病透析患者大多伴有高甘油三酯血症,故应限制单糖及饱和脂肪酸的摄入,同时要增加纤维素的摄入,纤维素可降低患者餐后2 h的血糖浓度及不饱和脂肪酸的浓度。早餐、午餐、晚餐热量的分配依次为1/5、2/5、2/5或1/3、1/3、1/3。提倡食用粗制米、面和适量杂粮,忌食葡萄糖、蔗糖、蜜糖及其制品,忌食动物脂肪,少食胆固醇含量高的食物(动物内脏、海鲜等),鼓励伴有糖尿病性胃轻瘫的患者少食多餐。②胰岛素治疗中,应指导患者使用血糖测定仪测定指端末梢血葡萄糖水平,通常每天至少1次,一般2~3次。根据测得的结果调整胰岛素的剂量。定期测量糖化血红蛋白,了解胰岛素治疗的效果。指导患者注射胰岛素的正确方法,包括注射时间、部位、注意点及药物的不良反应。饮食、胰岛素的治疗及护理贯穿于糖尿病血液透析患者治疗的始终,极为重要,是提高患者生活质量、透析质量和降低透析并发症的发生率的关键。

三、老年患者的血液透析

据报道,老年血液透析患者占总血液透析患者的50%～60%。老年患者往往都伴有心血管等系统的疾病,故透析中容易出现低血压、高血压、脑血管意外、感染、心律失常、营养不良、恶性肿瘤、肾性骨病、猝死等并发症。

(一)老年患者的生理特点

1.营养不良

主要原因:代谢功能障碍,摄入量减少,吸收降低;牙齿缺损,胃肠功能低下,消化、吸收缓慢;血液透析后,对透析不耐受,导致透析不充分;伴有糖尿病、胃肠道等慢性病;透析中蛋白质丢失;药物引起一些不良反应,患者厌食,蛋白质的摄入量不足等。

2.机体的免疫功能下降

患者长期营养不良造成机体的免疫功能下降,呼吸系统、泌尿系统的感染率上升,恶性肿瘤的发生率增加。如有上呼吸道感染诱发肺炎、高热、败血症等,会使营养不良的状况变得更为严重。如此恶性循环,使患者死亡的危险性大为增加。

3.慢性病并发症增加

糖尿病、骨质疏松、呼吸系统疾病、胃肠道疾病、心血管疾病是老年患者的常见病。由于血液透析时血流动力学改变,患者的急性透析并发症增多,如低血压、高血压、心律失常、心绞痛、脑血管意外。

4.性格缺陷

对于维持性血液透析老年患者而言,透析治疗是一种终身的替代治疗。老年患者受到疾病折磨,交流、沟通减少,动脉硬化等,导致性格缺陷,常表现为依从性降低,如不按时血液透析、不遵从医嘱、不控制水分、蛋白质的摄入量不足。

5.行动不便,思维迟钝

血液透析过程是一个医患互动的过程,患者在血液透析过程中出现不适症状时,应立即告知医护人员。但由于老年患者思维迟钝、反应木讷,往往出现症状时,已经病情严重。行动不便、思维迟钝使患者的自我护理能力下降,影响了治疗,增加了护理风险。

在透析前6～8周应给慢性肾衰竭老年透析患者做内瘘术,使动静脉内瘘有充分的成熟时间。如需紧急透析而动静脉内瘘尚未建立,可以通过建立临时血管通路进行透析,如经皮静脉插管或直接进行血管穿刺。对于血管条件较差者,可以考虑用带涤纶套深静脉置管。对于老年患者建立血管通路的原则是尽早建立动静脉内瘘,给予充分的内瘘成熟时间;避免低血压和低血容量所致的动静脉内瘘闭塞;根据实验室指标及医嘱合理给予抗血小板凝聚的药物,以预防血栓形成。

(二)老年患者血液透析的特点

1.透析机及透析器

老年患者因疾病的特殊性,在透析中极易发生低血压、肌肉痉挛等不适,应尽量安排超滤稳定、有调钠功能的机型;对伴有心功能不全、持续性低血压者,应减少大面积、高通量透析器的使用。

2.血流量

对不伴有慢性病的老年患者,建议血流量根据其年龄、体重,控制在 $200～250$ mL/min;对伴有心血管系统疾病、肺心病、持续性低血压者,血流量应控制在 $150～180$ mL/min。流量过快可加重患者的心脏负担,引起心律失常和心动过速等。

3.透析液浓度

根据患者在透析中存在的不同问题,调节钠浓度。对于高血压患者,可适当调低钠浓度,一般控制在 $138～142$ mmol/L;对于低血压、在透析中易出现肌肉痉挛的患者可适当调高钠浓度,一般控制在 $142～148$ mmol/L。

4.透析液温度

透析液温度一般控制在 $36\ ℃～37\ ℃$。对于持续性低血压患者,应将透析液温度调到 $35.5\ ℃～36.5\ ℃$。低温透析可以使患者的外周血管收缩,避免加重低血压。对发热患者也可适当降低透析液温度。对于血压正常或较高但在透析中易引起肌肉痉挛的患者,可将透析液温度适当调高,控制在 $37\ ℃～37.5\ ℃$,以减少透析中肌肉痉挛的发生率。

5.超滤量

老年患者的心血管系统不稳定,短时间大量脱水会影响血管内容量的再充盈,而冠状动脉灌注不足易诱发心绞痛、低血压等。因此,应该根据患者体重的增长情况设定超滤量。当患者透析间期体重的增长超过了干体重的 4%,则应根据患者以往的透析资料,决定超滤量,一般超滤率控制在 500 mL 以内,再根据患者透析中的情况和透析结束前 1 h 的血压,适当地增/减超滤量。对于个别水肿严重或伴有腹水或胸腔积液的患者,可以通过序贯透析来降低透析对患者心血管系统造成的影响,并有助于水分排出。

6.每周透析次数和时间

因年纪较大,患者一般不耐受长达 6 h 的透析,可安排每周透析 3 次,每次 4 h。

(三)并发症及处理

老年血液透析患者的急性并发症及远期并发症与常规透析患者的并发症基本相同,但由于有年龄及疾病的特殊性,更易发生心血管系统疾病、透析失衡综合征、感染、营养不良、脑血管意外、肾性骨病及肿瘤等。

1.透析失衡综合征

其多见于首次进行血液透析的患者,是在透析过程中或透析后 24 h 内发生的以神经系统症状为主的一系列综合征,如头痛、失眠、恶心、呕吐和血压升高。初次血液透析的患者应缩短血液透析时间,加强诱导透析,逐步过渡到常规透析剂量;血流量不宜过快,一般控制在 150～180 mL/min;若患者在透析中出现上述症状,在无糖尿病的情况下,可以静脉推注高渗糖水。

2.心血管系统并发症

心血管系统并发症是 60 岁以上的老年血液透析患者的常见并发症,也是常见的致死原因之一。老年患者多患有缺血性心脏病、高血压和心脏传导系统病变等,导致心脏储备功能减弱;血液透析中体外循环破坏了血流动力学的稳定性,增加了心脏的负担;因透析发生的低血压、体液及电解质急剧变化、动静脉内瘘形成也是形成老年血液透析患者心血管系统并发症的诱因。

(1)低血压:老年患者机体的耐受力下降,又大多伴有心血管系统慢性病,在透析过程中极易发生低血压,应根据产生的原因认真分析,采取相应的防治措施。

患者如在透析一开始就出现血压下降,可能与伴有心血管系统疾病或体外循环建立、血流量过大、患者不能耐受有关。通过减慢血流量、减缓超滤、增加预冲液量或使用新鲜血液预冲管道等方法减轻患者的不适,使患者顺利完成血液透析。

如在透析过程中或在透析结束前突然出现血压下降、打哈欠、恶心、呕吐、出冷汗、胸闷或伴有下肢肌肉痉挛,可能与患者透析间期体重增长过多,以致在透析时超滤量过多、速度过快有关,或由透析中进食过多所引起,应立即减慢血流量,减慢或停止超滤水分,补充生理盐水,待症状缓解后继续透析,但要注意控制补液量,避免补液过多造成透析结束时体内仍有过多水分,诱发急性左心衰竭。对于在透析中经常出现低血压、肌肉痉挛的患者,可以通过适当调高透析液钠浓度,使患者能顺利地完成透析治疗。做好饮食宣教工作,让患者知道因饮食控制不佳而导致在透析过程中出现各种并发症的危险性,使患者自觉遵守饮食常规,同时鼓励患者避免在透析过程中过多进食。

(2)心绞痛:由于体外循环建立,患者可出现暂时的冠状动脉供血不足,在透析过程中突然出现胸骨后疼痛、胸闷,心电图检查可见 ST 段压低、T 波平坦或倒置,应立即减慢血流量及超滤或停止超滤、吸氧,并通知医师。根据医嘱给予硝酸甘油舌下含服,情况好转后继续透析,如症状不缓解,应停止透析治疗。

(3)心律失常:在透析过程中,患者感觉心慌、胸闷,出现心动过速、心律不齐,严重者可以出现室性或房性心律失常。立即减慢血流量及超滤或停止超滤,针对病因给予抗心律失常的药物、给氧,严重者应停止透析。

(4)高血压:患者饮食控制欠佳,摄入过多水、钠;患者过于紧张;有肾素依赖型高血压;透析液浓度过高;超滤不足;有失衡综合征;降压药被透出或存在药物因素(如促红素的使用)等。

加强宣教工作,使患者了解饮食限制的重要性,严格控制水、钠的摄入;每次透析都能完成透析处方;鼓励患者在透析间期按时服药,使原有的高血压能得到有效控制;改变透析方式,如进行血液滤过治疗;检查透析液的浓度是否过高;对在透析中有严重高血压的患者可以使用药物加以控制。

(5)心力衰竭:患者突发呼吸困难,不能平卧,心率加快,血压升高,在排除高血钾的情况下,可以先给患者实行单纯超滤后再改为血液透析,这样可以减轻心脏负担。让患者取半坐卧位,吸氧,必要时用50%的乙醇湿化吸氧。可以通过积极控制贫血、平时注意充分超滤、定期检查胸片以了解心胸比例,警惕体重减轻引起的水分超滤不足等,预防心力衰竭。

3.感染

老年患者由于疾病及年龄因素,免疫力低下,加上营养不良,易发生感染性疾病,特别是呼吸系统、泌尿系统感染及结核。老年血液透析患者感染的发生率仅次于心血管并发症。因此,应鼓励患者平时注意合理、均衡的饮食,进行适度的锻炼,注意在季节变换时及时增/减衣服,避免去人多的地方,防止上呼吸道感染。一旦发生感染应立即就医,按时服药,使感染能够得到有效控制。在透析过程中,应注意严格遵守无菌技术操作原则,防止医源性感染。

4.营养不良

长期血液透析的老年患者大多合并其他慢性疾病,由于消化吸收能力减弱,对蛋白质的吸收和利用能力降低,更易发生营养不良。很多患者独居,不愿给儿女带来负担,所以缺乏照顾,加上疾病因素,使其精力有限,不能做到饮食多元化;或因缺乏营养知识,蛋白质、能量摄入减少,以致发生营养不良。

5.脑血管意外

老年患者由于高血压、高血脂因素导致脑动脉硬化的发生率较高,反复使用肝素后,在动脉硬化的基础上,更易发生脑出血。患者往往表现为持续头痛、无法解释的痴呆、神志改变,严重者出现偏瘫甚至死亡。脑动脉硬化、降压幅度过大可能诱发脑循环障碍,脑血栓形成,引起脑梗死。

因此,应鼓励高血压患者在透析间期严格做好自身防护,定期测量血压,按时、按量服药,严格控制水分的摄入量,注意劳逸结合,避免过度疲劳。对严重高血压患者,应避免短时间内降压幅度过大。对已出现脑血管意外的患者,避免搬动,在透析中严格控制血流量及超滤量,严密观察生命体征。因病情需要进行无肝素透析的患者应注意血流量、静脉压、跨膜压的变化,防止体外凝血。

6.肿瘤

老年血液透析患者因免疫功能低下,恶性肿瘤的发生率是正常人的3~5倍,且预后差。对于患有恶性肿瘤的患者,做好心理护理极为重要。在透析过程中更要给予无微不至的关怀,密切观察病情,尽量减少急性并发症的发生。

透析过程中一旦出现不适,会导致患者紧张不安,医护人员若能准确、快速、沉稳地做出处理,缓解患者的不适,既能减轻患者的痛苦,又能增加患者的信任感,提高患者在治疗过程中的依从性,改善患者的透析质量和生活质量。

随着血液透析技术的不断成熟,年龄不再是血液透析前要考虑的首要因素,但如何提高老年患者的透析质量及生活质量仍然是需要继续探讨的问题。

四、妊娠合并血液透析

行维持血液透析的终末期肾衰竭患者因各种内环境紊乱和毒素等因素的影响存在多种并发症,降低了妊娠成功率。通常不建议患者和透析患者妊娠。目前随着透析技术的发展和人类重组促红细胞生成素(EPO)的应用,这些患者的妊娠成功率得到了明显改善。

（一）妊娠患者的生理特点

1.高血压

高血压是严重的妊娠并发症,发生于 80% 的妊娠期透析患者,血压控制不良将对孕妇造成极大危害。与非妊娠的透析患者一样,治疗妊娠期透析患者高血压的首要步骤是保证足够的透析超滤,避免水钠潴留。但要记住,如果是先兆子痫造成的高血压,低血容量将加重器官的低灌注。

2.贫血

终末期肾衰竭患者妊娠后几乎都发生贫血或贫血加重。妊娠期血浆容量可增加 3~4 L,在妊娠前 3 个月正常妇女的红细胞数量就会增加,可不发生贫血,而在妊娠期终末期肾衰竭妇女的红细胞数却不能相应增加,所以出现贫血或贫血加重。妊娠透析患者血红蛋白水平常降至 60 g/L,血细胞比容降低明显,对母亲及胎儿均有害,故应积极纠正贫血。

3.营养不良

长期频繁透析使营养物质大量丢失,加上孕妇对营养物质的需求量增加,极易造成营养不良。应注意改善患者对蛋白质、氨基酸、可溶性维生素及电解质的补充和摄取。

4.感染

感染是维持性透析患者常见并发症之一,透析患者在妊娠期面临感染的危险。据文献报道,有 40% 的患者出现尿路感染,部分患者合并腹膜炎,导致胎儿早产或死亡。

（二）妊娠患者血液透析的特点

1.透析时间

对于妊娠的女性患者,延长透析时间或强化透析可减少早产和提高出生体重,提高胎儿的存活率。一旦妊娠诊断确定,每周透析时间要延长到 20 h 以上,透析前 BUN 应低于 17.85 mmol/L（50 mg/dL）。研究发现,每周透析时间超过 20 h,胎儿存活率较高;透析时间与胎儿的出生体重呈正相关。

2.透析频率

据报道,增加透析频率对妊娠患者及胎儿均有很大好处:①每周透析次数增加至 4~6 次,可更好地控制液体和血压,透析间期体重增加减少、单次透析超滤量减少、每次透析超滤<1.5 kg 可避免低血压和胎儿窘迫。②降低因胎盘缺血而自然流产的风险。③母体血压的变化小也减轻了胎盘血液灌注的变化。④增加透析频率可放宽对液体和饮食摄入的控制,以适应孕妇的生理需要。⑤增加透析次数可避免羊水过多而导致的早产。

3.透析液

个体化的透析液是妊娠期患者透析中的重点:①调整透析液的钾浓度。由于透析频率增加,妊娠期食欲减退、恶心、呕吐等,防止发生低血钾成为关键。应将钾浓度调整为 3~4 mmol/L。②由于妊娠期生理上存在呼吸性碱中毒,正常母体碳酸氢盐的浓度为 18~20 mmol/L,透析患者的肾脏缺乏代偿能力,每周透析 4~6 次又可能导致代谢性碱中毒,所以应将透析液的碳酸氢盐浓度调整至 25 mmol/L。③妊娠过程中胎儿要从母体获取钙,透析液的钙浓度为 1.5 mmol/L 比较合适。

4.透析器

由于每周透析 4~6 次,不需要过多超滤,通常使用低通量、小面积、生物相容性较好的透析器。但在应用透析器及管路前必须规范预冲,防止出现变态反应。

5.抗凝剂

由于妊娠患者的透析频率增加或每天透析,应适当减少抗凝剂的用量,但妊娠患者常处于高凝状态,抗凝剂用量不足又可增加体外循环凝血的风险,目前尚无明确的指南建议抗凝剂的用量。有文献报道,用无肝素或小剂量肝素透析或低分子肝素抗凝可防止出血和早产。

(三)并发症的护理

做透析的妊娠患者的急性并发症与常规透析患者的并发症基本相同,但前者更易发生失衡综合征、低血压、高血压、钙磷失衡。

1.失衡综合征

注意有无头痛、恶心、呕吐、烦躁、血压升高等,严重者会出现抽搐、嗜睡、昏迷,甚至死亡。要做好预防措施,如减少透析时间、增加透析次数、使用小面积透析器、减慢血流量。如发生失衡,需尽快处理或提前结束透析,以确保孕妇和胎儿安全。

2.低血压

干体重难以估计,在透析中超滤过多极易引起低血压。患者可出冷汗、心慌、恶心、呕吐、脸色苍白、脉搏细速,严重者可出现晕厥、意识障碍。应立即停止超滤,补充生理盐水至不适症状缓解。如症状不能缓解,应结束透析治疗。

3.高血压

高血压既是血液透析的并发症,也是妊娠的并发症。患有妊娠高血压综合征的患者更要注意控制血压。患者应在安静、光线较暗的透析室进行治疗,有条件的可给予独立的透析室。透析中要注意患者的主诉,如出现头痛、胸闷等症状,要高度警惕子痫发生,也可根据医嘱静脉使用硫酸镁。

4.钙磷失衡

终末期肾衰竭患者存在不同程度的肾性骨病。血液透析也难以纠正钙磷紊乱,患者常出现低钙、高磷。胎盘可以将 $25-OH-D_3$ 转化为 $1,25-(OH)_2-D_3$,应每3个月检查 $25-OH-D_3$ 水平1次,$25-OH-D_3$ 不足者要补充。妊娠过程中胎儿要从母体获取30 g钙,孕妇平均每天需摄取钙1 500~2 000 mg。母体高钙可导致胎儿低钙和高磷,影响胎儿骨骼的发育,需要每周检测钙、磷水平。

五、传染病患者的血液透析

随着血液净化技术在医疗中的广泛应用,某些传染性疾病患者(如乙型肝炎、丙型肝炎、梅毒、艾滋病患者)需要进行血液透析治疗。这类患者既是传染源,也是医院感染的易感者,在医院感染预防与控制方面存在着特殊性。

血液透析患者常见的传染性病原包括以下几种。①细菌:革兰氏染色阳性球菌、革兰氏染色阴性杆菌、结核分枝杆菌。②病毒:乙型肝炎病毒(HBV)、丙型肝炎病毒(HCV)、人类免疫缺陷病毒(HIV)。③其他:梅毒螺旋体(TP)。

(一)传染性疾病在血液透析患者中的流行过程及特点

1.传染源

传染源为患者、隐性感染者、病原携带者和受感染的动物。

2.传播途径

(1)乙型肝炎的主要传播途径有母婴传播、医源性传播(输血和血制品、污染的医疗器械)、破损皮肤和黏膜传播及性接触传播。我国是乙型肝炎高发区,未感染过乙型肝炎及未接种过乙型肝炎疫苗者均易感,特别是 HBV 表面抗原阳性者的家属、反复输血及血制品者(如血友病患者)、血液透析者、有多个性伴侣者、静脉药瘾者、接触血液的医务工作者等。HBV 表面抗原阳性者或 HBV-DNA 阳性者的传染性较强。

(2)丙型肝炎的主要传播途径有血源性传播、医源性传播(输血和血制品、污染的医疗器械)、破损皮肤和黏膜传播;也可见母婴传播和接触传播,但不是主要传播途径。人类对 HCV 普遍易感。在血液透析环境中血液污染的潜在危险较高,短期存活的 HCV 可能更易引起感染。HCV 感染持续状态会成为巨大的传染源。

(3)肺结核主要经飞沫传播。患者咳嗽、打喷嚏时,结核菌可经飞沫直接感染与患者距离近者;若患者随地吐痰,痰液干燥后结核菌随尘埃飞扬,可远距离播散。人群普遍易感,感染者的免疫力低下时易发病。我国的结核病疫情严重,表现为高感染率、高患病率、高病死率及高耐药率。

(4)梅毒的主要传播途径有性接触传播、母婴传播、生活密切接触传播、医源性传播(输血和血制品)和通过器物间接传播,患者为唯一的感染源。成年男女普遍易感,全国发病率呈增长趋势。梅毒螺旋体在人体外不易生存,对热和干燥敏感;耐寒力强,在 0 ℃冰箱中可存活 48 h。

(5)HIV 主要传播途径有性接触传播、母婴传播、血液传播,人群普遍易感。成人高危人群包括静脉注射吸毒者、同性恋者、性滥交或卖淫嫖娼者、血友病患者或经常输血和血制品者、器官移植者、非法采供血者、意外暴露者。患者主要为 40 岁以下的青壮年。在室温下,液体环境中的 HIV 可以存活 15 d,被 HIV 污染的物品至少在 3 d 内有传染性。含有 HIV 的离体血液可以造成感染。HIV 对热敏感,56 ℃、30 min 能灭活;一般消毒剂均能使 HIV 灭活。

(6)大肠埃希菌通过粪口途径传播,很多病例与吃了未煮熟或污染的牛肉和猪肉、游泳、喝了被污染的水、吃了被污染的蔬菜有关。大肠埃希菌能产生毒力很强的志贺毒素,进入血液,引起毒血症,病变在肾时可导致溶血性尿毒症。家禽和家畜为主要感染源,7～9 月份为流行高峰,世界性分布。

(7)抗甲氧西林金黄色葡萄球菌(MRSA)感染多发生于免疫缺陷者、大面积烧伤者、大手术后患者、长期住院患者及老年患者。MRSA 极易导致感染的流行和暴发,治疗困难,病死率高。MRSA 主要通过医护人员的手,在患者、医护人员间播散。另外,衣物、敷料等物品可携带MRSA,促进 MRSA 在医院内流行。患者一旦感染或携带 MRSA,MRSA 可存在于其身上达数月之久。

血源传播性疾病在医院内传播途径有输血、透析器复用、血液透析机污染、血管通路污染等。

3.易感因素

患者自身的免疫缺陷状态、透析的持续时间、血液透析中心收治了传染性疾病患者、对感染患者未行有效隔离等都是影响患者易感性的重要因素。

(二)传染性疾病患者血液透析时的处置

1.经血液及体液传播传染性疾病的血液透析患者的处置

(1)处理原则:透析室所有工作人员应严格执行"防止通过血液及体液传播病原体感染的全面防控措施"的基本原则。①每次治疗后,给器械、仪器及环境表面清洁及消毒。②避免在患者之间使用共同物品。③勤洗手及使用抛弃式手套。④使用护目镜、面罩、口罩及衣罩。⑤建议乙型肝炎病毒阳性患者在独立的区域、及时用独立机器进行透析。⑥建议丙型肝炎患者在独立的区域进行透析。⑦隔离:对病毒性肝炎患者在标准预防的基础上,还应采用隔离和预防措施。

（2）感染的控制：①建立健全医院感染防控措施、消毒隔离制度、医疗废物处置制度。②进行医院感染相关知识、管理制度和有关法律知识的培训。③建立合理的血液净化流程，各级人员熟练掌握专业知识及有关消毒、隔离、防止感染的知识，提高保护自己、保护患者、减少环境污染的意识。④环境布局要合理，对医护人员严格按划分区域进行管理；设置隔离透析治疗专区或专间，如不能分设乙型肝炎、丙型肝炎、梅毒等不同传染病患者隔离透析专区或专间，则指引梅毒患者、HIV携带者或艾滋病患者到指定的传染病医院或开设专区的医院进行透析治疗。⑤加强室内通风换气、空气消毒，建立完整的空气处理系统，治疗期间持续净化空气。每月清洗室内空调，每月1次空气培养。⑥工作人员管理：培训医务人员，落实和执行各项消毒隔离技术，做好标准预防，定期检查和指导；如不慎被污染锐器刺伤，要立即处理伤口，同时向医院感染管理科上报，按照原卫生部《医务人员执业暴露防护工作指导原则（试行）》的要求进行登记、评估、监测并指导用药。⑦根据消毒隔离规范，做好医疗用品、医疗垃圾的处理和环境、物品的消毒。⑧做好患者及陪同者的管理。血液透析室是一个特殊治疗场所，应尽量减少人员进出，严格家属陪护制度，防止交叉感染。⑨做好透析用水、透析液的监测和管理。

（3）透析前护理：评估患者的病情和心理问题，进行耐心、细致的解释和沟通，减少患者的焦虑和恐惧。介绍疾病相关知识和隔离措施、预后等，增强患者康复的信心。注意保护患者的隐私，取得患者的信任。提供有效的健康教育和隔离措施，帮助患者配合医护人员进行治疗。

（4）透析中护理：对于具有传染性疾病的患者，需在专门区域或地区进行治疗；除了常规治疗外，需由专门医务人员进行疗护，同时需严格遵守消毒隔离规范，防止交叉感染。治疗中仍应进行心理干预，特别是当患者身处特别治疗区或感觉孤独、自卑时，护士应及时与患者沟通、交流，并加强观察。

（5）透析后护理：①指导患者在家里采取相应的隔离措施，不共用剃须刀、指甲钳、牙刷等用品；应把被患者的血液污染的床单和衣物浸泡在漂白剂里30 min后再洗；培养良好的卫生习惯，勤洗手、勤擦身；使用分餐的餐具后将其煮沸或浸泡消毒。②休息和活动：急性期应增加休息，病情稳定时可适当锻炼，以不疲劳为度。③饮食宜高热量、富含维生素，注意饮食卫生和营养均衡，禁烟、酒。长期服用抗病毒药物的患者应注意减少脂肪的摄入量。④按要求服药，遵守服药剂量和时间，忌滥用药物。注意观察药物的不良反应，定期化验。⑤正确对待疾病，保持心情平和，避免焦虑、愤怒等不良情绪。⑥注意观察牙龈出血、皮肤瘀斑、鼻腔出血、便血、呕血等情况。如有伤口，需妥善包扎处理，不要让自己的血液、体液污染物品。

2.患结核病的血液透析患者的处置

血液透析患者如果出现不明原因的发热、不能解释的高血钙、体重减轻、恶心、肝大、淋巴肿大及不明原因的肺部浸润、胸腔积水、腹水等症状，须积极评估结核病的可能性。据报道，透析患者的结核病表现差异大，有一半以上的患者是肺外结核，早期诊断困难。

（1）处理原则：当血液透析患者确定或怀疑有结核病时，可以采取隔离措施，早期明确诊断。肺外结核一般不会传染，除非患者合并有肺结核。肺外结核如有开口的结节，其结核菌浓度很高，所以在标准预防的基础上，采用对飞沫、空气传播的隔离措施，并建议患者住在有通气系统的病房。

（2）感染的控制：告诉患者结核病的传播途径以及他们被隔离的原因，教育患者即使是在隔离房间内打喷嚏或咳嗽时也要用纸巾盖住口、鼻，然后将纸放入密闭容器内及时焚烧，以防止飞沫散入空气中。严禁随地吐痰，床旁可放置有盖痰杯，每天消毒处理。保持病室通风、空气新鲜、清洁、安静,每天 2 次紫外线消毒,对地面湿式清扫。

（3）护理：①应把疑似开放性结核的血液透析患者安置在相对独立的隔离房间治疗。如果不能做到,可给结核患者戴外科口罩,并将患者置于下风处。工作人员进入该治疗区都需要戴 N95 以上的口罩。②小心处理呼吸道分泌物,避免传染给其他人员。在患者的痰杯内加入等量浓度为 500 mg/L 的含氯消毒剂,浸泡 1 h 后弃去。接触痰液后须用流动水彻底清洗双手。③根据患者不同的心理特点做好心理护理;指导患者养成良好的卫生习惯;强调用药规律、全程、合理;嘱患者适当锻炼,增加抵抗力;保证营养供给。

3.抗甲氧西林金黄色葡萄球菌感染合并血液透析患者的处置

建议抗甲氧西林金黄色葡萄球菌感染合并血液透析的患者在传染病医院接受治疗,如条件不允许,可以采用单独隔离,专门护理。

（1）采用接触、飞沫传播的隔离与预防措施。护理患者时戴帽子、口罩、手套等,有皮肤破损者需戴双层手套;整理及更换床单、被褥时穿隔离衣;对患者使用的物品及呕吐物、分泌物等予以消毒。

（2）进行留置导管及静脉输液等操作时,必须严格执行无菌操作及手消毒制度。

（3）病室内湿式清扫,更换被褥时勿抖动,避免尘埃飞扬,以减少感染的机会。

（4）医护人员带菌时应积极治疗,避免直接接触患者,以防引起院内感染。

（5）健康教育:向患者讲解疾病的传播途径及预防方法,嘱其注意保持皮肤清洁、完好,有皮肤破损时及时消毒、包扎,出现皮肤或全身感染症状时应及时就医。

4.肠出血性腹泻伴溶血性尿毒综合症的血液透析患者的处置

肠出血性腹泻伴溶血性尿毒综合症常见致病菌为大肠埃希菌 O157：H7,见于儿童,起病急骤,伴有腹泻前驱症状,肾脏损害重于脑部病变,需及早进行透析支持治疗。护理措施如下。

（1）隔离:在标准预防的基础上,采用接触传播的隔离与预防措施。医务人员应加强手消毒,对患者接触的物品、餐具、病室物品表面以及呕吐物、排泄物予以消毒。

（2）因该类患者多为儿童,故血液透析时应加强护理和病情观察:①注意透析中腹痛的性质、部位和程度;观察大便的次数、性状、颜色和量,并及时记录;保持水与电解质平衡。②注意观察神志变化,观察尿液的颜色和量,记录出入量。③注意观察患者的面色、眼睑结膜、口腔黏膜、甲床的变化,观察皮肤、黏膜有无瘀点、瘀斑和出血点。④监测生命体征。⑤腹泻、腹痛、呕吐时,进行对症护理。⑥健康教育:向患者宣教疾病的病因、传播途径、消毒隔离知识。

（刘志庆）

第八节　血管通路技术

一、自体和移植血管动静脉内瘘的建立技术

建立和维持功能良好的血管通路是通过体外循环进行维持性血液透析的先决条件。血管通路可分为永久性血管通路、临时性血管通路和介于两者之间的半永久性血管通路（又称为长期导管）。

永久性血管通路指自体动静脉内瘘（arteriovenous fistula，AVF）或移植血管动静脉内瘘（arteriovenous graft，AVG），主要用于长期维持性血液透析治疗；临时性血管通路是指各种无袖套型中心静脉留置导管，主要用于急诊或短期血液透析等治疗；半永久性血管通路指袖套型中心静脉留置导管，能快速建立后用于较长时期的维持性血液透析等治疗。

（一）建立自体和移植血管动静脉内瘘的术前评估

终末期肾病患者如拟接受维持性血液透析治疗，需首先对患者的整体病情尤其是心功能、局部血管条件、当地医疗习惯及费用等各种因素进行综合评估，事先制定血管通路计划，包括血管通路类型、建立血管通路时机等，尽可能避免临时性插管。

1.适应证和手术时机选择

（1）动静脉内瘘手术时机：建议在预期开始接受维持性血液透析治疗前 6 个月建立自体 AVF，AVG 则应在透析前 3~6 周建立。因此，当慢性肾脏病患者肾小球滤过率（GFR）≤15 mL/(min·1.73 m²)时，应该建立动静脉内瘘。糖尿病和严重心血管并发症患者，透析时机可适当提早，在肾小球滤过率（GFR）≤20 mL/(min·1.73 m²)时可考虑建立动静脉内瘘。

（2）动静脉内瘘建立时机的考量因素：自体或移植血管动静脉内瘘建立时机主要取决于预测的术后内瘘成熟所需时间及影响内瘘成熟的各种因素。①内瘘成熟时间：根据预期血透开始时间提前 6 个月进行自体 AVF 手术，可以提供相对足够的时间以保证内瘘成熟。即使术后内瘘成熟不良，还留有时间再次手术，尽量避免中心静脉穿刺置管。内瘘成熟时间与内瘘类型、患者血管条件等有关。

AVF 成熟时间：自体 AVF 成熟后方可使用，成熟过程至少需要 1 个月，最好是在自体 AVF 术后 3~4 个月才开始穿刺使用。

AVG 成熟时间：一般情况下，AVG 术后肢体肿胀的消退和人造血管与周围组织牢固黏附所需时间约为 3 周。因此，拟行血液透析治疗的终末期肾病患者需提前 3~6 周建立 AVG，某些新型材料人造血管则可在术后短期内立即使用，如与聚四氟乙烯移植血管相比，聚氨酯移植血管可早期穿刺。②血管条件：患者局部血管尤其是动脉和静脉内径、血管壁病变情况、解剖特点等是影响内瘘成熟的重要因素。对于自体血管条件不良的慢性肾脏病患者，自体 AVF 或 AVG 手术时机甚至需要更加提前。老年人、糖尿病、系统性红斑狼疮、血管炎及合并其他脏器功能不全的患者，自体 AVF 或手术时机也需酌情提前。

（3）慢性肾脏病患者肾脏替代疗法开始的时机：慢性肾脏病患者肾小球滤过率（GFR）≤15 mL/(min·1.73 m²)时应密切随访，期间如果出现可通过透析治疗改善的临床表现，如明显尿毒症症状、容量过负荷、难治性高钾血症及难治性代谢性酸中毒等或肾小球滤过率（GFR）≤10 mL/(min·1.73 m²)时，应及时开始肾脏替代治疗。

（4）维持性血液透析血管通路方案的选择：维持性血液透析患者血管通路的选择主要取决于患者的整体病情、局部血管条件及手术医师习惯等因素（图 4-5）。

首先，评估患者整体病情是否适合建立动静脉内瘘，包括原发病、并发症、心功能、预期寿命及能否配合内瘘穿刺等；其次，评估血管条件，建议首选 AVF。

由于局部血管原因（如上肢血管过于纤细、反复制作 AVF 使上肢动静脉血管耗竭及周围血管疾病使上肢血管严重损毁等）无法行 AVF 手术的患者，部分可行 AVG 手术，但拟手术部位近心端整个动静脉行径需无严重病变，血流通畅。

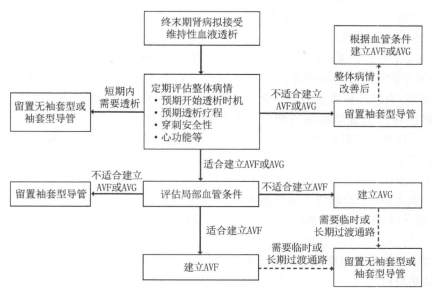

图 4-5 血管通路选择流程

因各种原因无法行 AVF 或 AVG 手术的患者,可留置袖套型中心静脉导管,建立半永久性血管通路。

在整个维持性血液透析治疗期间,根据病情变化,调整血管通路方案。

2.动静脉内瘘手术禁忌证

(1)AVF 绝对禁忌证。

心力衰竭未有效控制:自体 AVF 适用于多数慢性肾脏病患者,但成熟内瘘血流量≥500 mL/min,届时心脏负担将至少增加 10%,心力衰竭未有效控制的患者 AVF 建立后易诱发急性充血性心力衰竭,故不宜行 AVF 手术。此外,术前还应积极纠正严重高血压、贫血及容量过负荷等并发症,以减轻心脏前后负荷,降低术后心力衰竭发生风险。

严重血管条件不良:中心静脉或近心端大静脉存在严重狭窄、明显血栓,或因邻近病变严重影响近心端静脉回流者,不可建立 AVF。

(2)AVF 相对禁忌证。

心血管状态不稳定伴明显低血压:明显低血压患者 AVF 术后瘘管内血流缓慢,易形成血栓,暂时不宜建立 AVF。

手术部位皮肤严重感染或病变尚未控制:局部皮肤存在严重感染者,易污染手术切口,内瘘成熟后也不宜穿刺,故手术部位局部感染急性期或存在其他严重病变时,暂不宜行 AVF 手术。

同侧锁骨下静脉安装临时心脏起搏器:心脏起搏器埋置手术史并非 AVF 手术绝对禁忌证,但心脏起搏器埋置术后同侧锁骨下静脉狭窄发生风险增加,临时性心脏起搏器则还可能存在电极脱落风险,故应权衡利弊,决定是否行 AVF 手术。

(3)AVG 手术禁忌证与适应证

AVG 禁忌证、适应证与 AVF 相似,因远心段静脉条件不良或耗竭,无法行 AVF 手术的患者,仍可行 AVG 手术。

吻合口近端大静脉或中心静脉如果存在严重狭窄、明显血栓或因邻近病变受到严重压迫时,影响静脉回心血流,则不宜行 AVG 手术。

3.术前总体病情的评估

AVF 或 AVG 术前必须评估整体病情,再决定血管通路建立方案。术前应积极纠正可能影响 AVF 或 AVG 手术效果的各种并发症。短期内不宜手术者,视具体情况先留置袖套型导管(拟行 AVG 手术,则可先留置无袖套导管),待病情平稳后再行 AVF 或 AVG 手术。

(二)自体和移植血管动静脉内瘘的手术操作技术规范

拟接受维持性血液透析治疗的终末期肾病患者,通过综合评估后,可择期实施自体或移植血管动静脉内瘘手术。

1.AVF 或 AVG 手术血管及手术部位的选择

(1)AVF 或 AVG 手术部位的选择原则。

先上肢,后下肢:AVF 手术部位的选择应从上肢开始,上肢血管无法再利用时,才考虑选用下肢血管。

先远端,后近端:吻合口部位首选远心端,则可提供较多的手术部位和更长的透析穿刺点,并可降低肢体远端缺血危险。

先非惯用侧,后惯用侧:首选非惯用侧上肢行 AVF 手术,方便患者参与日常活动如进餐、写字、洗漱及工作等。

先桡侧,后尺侧:腕部桡动脉与其邻近头静脉是制作 AVF 的第一选择,称为标准内瘘,其优点是动静脉距离近、位置表浅、口径接近、手术操作视野显露方便、容易吻合,且术后内瘘血管适宜穿刺的部位较长,也便于手术失败或 AVF 堵塞后重建。

先自体血管,后移植血管:与自体 AVF 相比,移植物 AVF 长期通畅率低、穿刺后压迫止血时间长、感染率高、手术难度高,故 AVF 手术首选自体血管,当自体血管无法利用时,才考虑做移植物 AVF。

先简单式,后复杂术式:当上肢、下肢常规血管通路手术部位均无法建立 AVF 时,可考虑选择特殊部位进行人造血管搭桥术,如锁骨下、腋下和颈部血管在前胸壁部位吻合。但因这些手术的难度大,故很少采用。

手术部位便于以后内瘘血管穿刺。

AVG 手术部位的选择原则与 AVF 相似:利用移植血管建立血管通路时,手术部位选择原则与 AVF 相似,也应选择便于穿刺的部位,先远端后近端,先上肢后下肢,先简单后复杂。

(2)AVF 手术部位的选择顺序。

第一选择部位:AVF 血管首选前臂腕部桡动脉-头静脉内瘘(最常用)。

第二选择部位:腕部尺动脉-贵要静脉内瘘、前臂静脉转位内瘘(主要是贵要静脉-桡动脉)、肘部内瘘(头静脉、贵要静脉或肘正中静脉-肱动脉或其分支的桡动脉或尺动脉)、鼻咽窝内瘘等。

第三选择部位:上臂正中静脉-肱动脉、贵要静脉-肱动脉、头静脉-肱动脉等。

最后选择部位:下肢内瘘,如大隐静脉-足背动脉、大隐静脉-胫前或胫后动脉、大隐静脉-股动脉、大隐静脉-腘动脉等。

(3)AVG 手术部位的选择顺序。

AVG 最常用部位是上肢,尤其是前臂掌侧,其次是上臂和大腿,其他特殊部位则较少采用。

前臂可采用直桥型(首选)或袢型血管搭桥吻合,也可在上臂中段行袢型血管搭桥吻合,见图 4-6 和图 4-7。

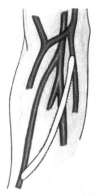

图 4-6　直线型前臂移植血管内瘘

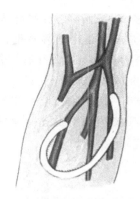

图 4-7　袢型前臂移植血管内瘘

大腿部位则可将股浅动脉近端与大隐静脉近端或股静脉(袢型)、腹壁浅静脉(袢型),股浅动脉与大隐静脉近端或股静脉(直桥型)行血管搭桥吻合。

其他部位如腋动脉与对侧或同侧腋静脉、颈内静脉、大隐静脉、股静脉或髂静脉行血管搭桥吻合。

(4)AVF 或 AVF 血管的选择标准。

AVF 术后,内瘘血管(静脉)应当在结构和功能上成熟后方可使用,自身血管条件是决定内瘘成熟时间和成熟程度的主要决定因素。为使 AVF 术后内瘘成熟满意,需要在术前对手术血管和部位进行筛选。

理想的、成熟的 AVF 应具有以下特征:①瘘管血流量＞600 mL/min;②动脉化静脉内径≥6 mm;③瘘管皮下深度≤6 mm;④可供穿刺的动脉化静脉长度≥10 cm,便于双针穿刺。

自体 AVF 动脉选择标准:①动脉内径≥2 mm;②双上肢动脉压差≤2.0 kPa(15 mmHg);③掌动脉弓血流通畅;④动脉管壁无严重钙化、斑块形成、血栓形成、管壁增厚等病变。

动静脉内径对内瘘成熟的影响极为重要,一般认为术前动脉内径≥2 mm、静脉内径≥2.5 mm时内瘘成熟概率较大。也有研究认为 AVF 手术桡动脉内径需≥1.5 mm,桡动脉内径＜1.5 mm则内瘘不易成熟,但动脉内径仅是影响 AVF 成熟的因素之一,其他因素还包括动脉管壁厚度、血流量、血压等。但超声测定动脉血流量准确性差,目前尚无法作为 AVF 术前评估的常规指标。③自体 AVF 静脉选择标准:①静脉内径≥2.5 mm;②近心段静脉、上肢和同侧中心静脉等整个血管行径血流通畅,没有狭窄或堵塞等病变。

静脉内径的测量应包括血管充盈前后变化。以往研究推荐静脉充盈后内径需≥2.5 mm,也有研究发现动静脉内径 3 mm 者,内瘘成熟率较高。为了最终获得满足透析要求的 AVF,不仅要考虑吻合口部位静脉内径大小,近心端静脉管径及其连续性也极为重要。

注意事项:超声测定静脉内径前需用止血带或血压计袖带充气加绑扎上臂,使静脉尽可能充盈扩张,以减少超声探头压迫静脉导致的测量误差。④AVG 血管选择标准:AVG 手术对动静脉内径及血流通畅程度的要求高于 AVF。

动脉内径≥3 mm:虽然缺乏循证医学证据,但多数学者认为拟行 AVG 的动脉必须有足够内径(≥3 mm),以保证血流量至少在 300 mL/min,可通过术前体格检查、超声、血管造影和术中观察等方法确定。注意事项:如果选择桡动脉或尺动脉作为 AVG 搭桥动脉,术前必须通过Allen 试验或彩色超声检查了解手掌动脉弓完整性和对侧血管对手部的供血能力。

静脉内径≥4 mm:AVG 静脉流出道内径≥4 mm 时,有助于减轻术后静脉回流阻力。注意事项:术前还应确认近心端静脉是否通畅,检查方法包括术前体格检查、超声检查、静脉造影,术中 Fogarty 导管检查等。既往有锁骨下静脉穿刺史者,尤其须排除静脉有无狭窄等异常。

2.AVF 手术操作规范

(1)AVF 或 AVG 血管吻合方式的选择。

建议 AVF 首选头静脉-桡动脉端侧吻合。其他可以选择的术式包括端端吻合及侧侧吻合(图 4-8)。

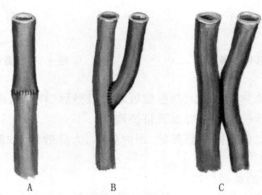

A   B   C

图 4-8　头静脉与桡动脉的不同吻合方式

A.端端吻合;B.端侧吻合;C.侧侧吻合

端侧吻合:利用头静脉端与桡动脉侧作端侧吻合是前臂 AVF 标准术式,目前最常用。端侧吻合的优点:①桡动脉连续性不被破坏,降低将来需要建立尺侧 AVF 引起的手部缺血风险。②血流量较充足,瘘管内可同时接收来自桡动脉、尺动脉的血流。③可提供足够长度的透析穿刺部位。④有效避免术后手部静脉压升高。⑤按照静脉内径大小所作的动脉切口便于吻合。端侧吻合的缺点:由于头静脉远端已结扎,如近心段出现闭塞,内瘘即失去功能。

端端吻合:头静脉与桡动脉行端端吻合,术中需要结扎桡动脉,术后手部血供完全依靠尺动脉。端端吻合的优点:①术后不易发生盗血综合征。②术后不影响手部静脉压。③术后不易出现静脉曲张和手术肿胀等并发症。④动静脉相距较近,血管吻合方便。⑤血流量较充足。⑥可提供足够的透析穿刺部位等。端端吻合的缺点:桡动脉连续性遭到破坏。注意事项:术后手部血供完全依靠尺动脉,所以术前必须确认尺动脉与手掌动脉弓血流正常后方可采用。手掌动脉弓通畅情况的检查方法为 Allen 试验,必要时可进一步做超声或动脉造影检查。Allen 试验阳性者,禁止同侧行端端吻合建立前臂动静脉内瘘。

侧侧吻合:侧侧吻合目前临床上已较少采用。如果头静脉、桡动脉非常接近,不易将头静脉与桡动脉连接成圆滑袢型,或静脉较纤细者,可将桡动脉与头静脉行侧侧吻合。侧侧吻合的优点:①血流量丰富,瘘管内可同时接收来自桡动脉、尺动脉的血流。②吻合口大小可任意调节。③头静脉远端未结扎,故在远端也可形成可供透析穿刺用的扩张静脉,但较脆弱,穿刺后易出血。侧侧吻合的缺点:①由于头静脉远端与动脉相通,术后常可引起手部静脉压升高而致静脉曲张、肿胀、淤血,出现冻疮样改变。②吻合后桡动脉与尺动脉血流均流入低压的静脉系统,故术后盗血综合征和吻合口部位动脉瘤发生率均较前两种术式高。③术后心排血量增加也更为明显。④部分血液流向远心段静脉使近心段血流不充分。⑤吻合口部位动脉瘤形成也较常见。

改良的侧侧吻合：对于静脉纤细患者，为避免吻合口静脉斜面过长引起的成角畸形，可酌情采用改良型的个体化侧侧吻合（图 4-9）。

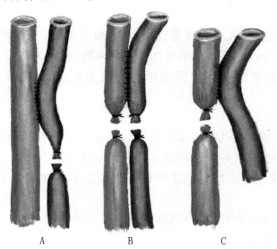

图 4-9　侧侧吻合改成功能上的端侧吻合或端端吻合

A.侧侧吻合后再结扎头静脉远端，使其成为实际上的头静脉端对桡动脉侧的端侧吻合；B.结扎桡动脉和头静脉远端成为功能上的端端吻合；C.结扎桡动脉远端成为桡动脉对头静脉侧的端侧吻合

（2）AVF 血管缝合方式：根据血管条件选择合适的 AVF 血管缝合方式。内径较细的血管或小儿血管以单纯间断缝合为宜，口径较粗者（吻合口直径≥3 mm）可采用单纯连续缝合，AVF 端侧吻合时常采用单纯连续缝合，端端吻合时常采用单纯间断缝合。此处主要介绍单纯连续缝合。单纯连续缝合的优点：①吻合速度快；②吻合口漏血少。单纯连续缝合的缺点：①很难做到吻合口的外翻对合；②内径＜2 mm 的小血管连续缝合容易产生吻合口狭窄；③小儿血管作连续缝合后，吻合口不能随发育变粗，而形成环状狭窄。

（3）AVF 吻合口邻近静脉分支的处理：术中结扎吻合口邻近部位的粗大静脉分支，有助于促进内瘘成熟。

瘘管内血流量是内瘘成熟的主要影响因素之一，AVF 近心端静脉分支可分流部分血流，可能影响内瘘成熟。内径大于头静脉主干内径 70%、邻近吻合口部位的粗大分支静脉是 AVF 成熟不良的独立危险因素，结扎粗大分支静脉可能有助于提高再次通畅率。

此外，近心段静脉如存在狭窄，应同时予以扩张，以促进内瘘成熟。

（4）特殊人群 AVF 的手术要求：对老年人、糖尿病、肥胖、小儿等特殊人群，应采取个体化 AVF 手术方案。

老年人和糖尿病患者血管通路的建立：老年人和糖尿病患者外周血管大多存在不同程度病变，建立血管通路时须注意：①更早开始对上肢血管进行保护。②在 AVF 术前全面评估心脏功能及局部血管，包括心脏超声、Allen 试验及血管超声检查等。③术中发现动脉管壁钙化僵硬时，应作梭形切口以保证血流量。④缝合血管时动脉管壁进针方向由内膜向外膜，这样即使血管壁有斑块也不至于因为由外向里进针而使斑块脱落或离床，造成吻合口活瓣现象，继发形成血栓，影响血液流动。⑤动脉管壁内膜严重夹层分离时，如无法保证缝合时带上内膜，缝合前可酌情将分离的内膜修剪去除。

肥胖患者的皮下静脉浅置：肥胖患者的静脉走行于皮下深处，即便成功制成 AVF，后期也可能穿刺困难。故术前超声检查提示桡侧浅静脉皮下深度＞5 mm,预计将来可能会穿刺困难时,可将静脉表浅化后再进行血管吻合,也可先行血管吻合,等待静脉动脉化后再进行单纯静脉浅置。血管纤细者可直接行 AVG。

儿童患者血管通路的建立:儿童自我管理能力弱,血管纤细,生长发育可对血管通路产生影响。因此手术时应注意:①AVF 手术可酌情选用局部麻醉、臂丛麻醉或全身麻醉方式;②必要时使用放大镜系统操作;③血管缝合必须采用单纯间断缝合,保证吻合口随着生长发育而逐渐扩大。

3.操作流程

(1)建立 AVF 的操作流程:AVF 手术操作流程按照手术部位、手术血管及术式的不同而有所区别,以临床最常见的桡动脉-头静脉端侧吻合为例加以说明。

术前手术标记:术前采用手术标记笔或甲紫棉签标记动脉、静脉走行及手术部位,常规备皮,修剪指甲。

体位:患者取仰卧位,术侧上肢外旋外展,平放于手术操作台。

消毒:常规消毒、铺无菌手术巾。

麻醉:1%利多卡因局部浸润麻醉,也可采用臂丛麻醉(该方法有交感神经阻滞作用,故可降低血管痉挛发生的概率)。

手术切口:在桡动脉和头静脉之间,根据血管走行做一横行、弧形或"S"形皮肤切口,长度为3～4 cm,切口尽可能充分暴露动静脉,便于分离血管。不做纵形切口的优点是手术瘢痕不在血管走行方向,可为以后预留更多血管穿刺部位。但若动脉、静脉距离太远,则可分别在动脉、静脉侧作纵向切口,再通过皮下隧道将游离后的静脉牵引至靠近动脉处作端侧吻合。

暴露血管:利用血管钳和组织剪逐层分离皮下组织,寻找并游离头静脉,用 4-0 丝线结扎所有小血管分支,以保证动脉化后的静脉有足够血流量。游离时静脉穿一根专用皮筋做控制血管用。术者用示指触及桡动脉搏动,游离皮下组织,血管钳分离腕掌侧韧带,血管钳引导下小心剪开动脉鞘,用血管钳前端小心挑出动脉,穿一根专用皮筋作控制血管用,小心分离与之伴行的静脉,游离桡动脉 1.5～2.0 cm 并结扎分支,见图 4-10。

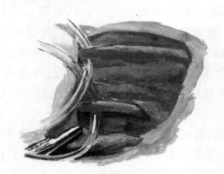

图 4-10　游离桡动脉和头静脉

注意事项:①分支血管靠近动脉或头静脉主干的残端留取不宜过短,以免结扎时引起动脉或头静脉狭窄;②静脉游离的长度因术式而异,一般为 2～3 cm,端侧吻合手术需向更远侧游离头静脉,以便与桡动脉吻合成圆滑的祥形;③操作应细致、轻柔,不宜过多使用钝性剥离;④注意避免损伤桡神经浅支,以防术后大鱼际部位感觉减退;⑤血管可用皮筋、粗丝线或血管夹控制,尽量不用镊子。

　　静脉断端的处理：利用皮筋提起头静脉，血管钳夹远心端后，剪断静脉，丝线结扎远心端静脉。采用生理盐水 500 mL 加入普通肝素 50 mg 作为肝素盐水冲洗液，冲洗近心端静脉管腔，20 mL 注射器连接无创针头（可用 18 号或 20 号无翼套管针外芯），向头静脉管腔内用力推注肝素盐水 20 mL，冲洗管腔内残留血液并扩张静脉管腔，再用蝴蝶夹阻断静脉；若行端侧吻合，则将头静脉近心端斜形修剪成"眼镜蛇头"形备用，注意保持管腔湿润，见图 4-11。

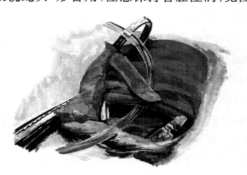

图 4-11　头静脉近心端修剪成"眼镜蛇头"形

　　血管吻合：动静脉血管吻合方法依据所采用的术式不同而有所区别。

　　端侧吻合内容如下。

　　动脉壁切口：将桡动脉控制皮筋提起，用松紧合适的血管夹（血管夹过紧易损伤血管壁，钙化或斑块形成的动脉管壁更易受损）夹住两端动脉管壁，小心用显微血管镊子夹住外膜提起血管，用手术刀尖（11 号尖刀）刺破桡动脉，显微剪刀沿该破口剪开桡动脉 6～8 mm 的纵向切口，肝素生理盐水冲洗血管腔。

　　第一定点（吻合口近心端）缝合：确认血管没有扭曲后，用 7-0 无创伤双针血管缝合线缝针从近心段头静脉断端钝角处（近心端）穿出（从静脉内侧壁进针外侧壁穿出），再将另一端缝针穿过桡动脉切口近心端（同样从内侧壁进针外侧壁穿出，见图 4-12A），然后打 2 个结固定近心端。留取缝合线残端 3～4 cm 后剪断其中一根缝合线（甲线）备用，将另一根缝合线（乙线）穿过动脉与静脉形成的夹角后开始缝合。血管缝合线采用 7-0 聚丙烯缝线或 CV-7 聚四氟乙烯缝线，见图 4-12B。

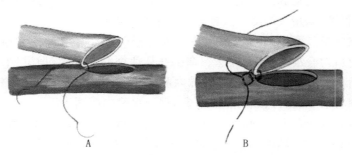

图 4-12　端侧吻合时近心端的缝合
A.缝针分别从静脉、动脉的内侧壁进针外侧壁穿出；B.打结
固定后，将其中一根缝线穿过动脉与静脉形成的夹角

　　前 3 针缝合方式为先用显微血管镊子提起靠近打结固定处的头静脉外膜，由外膜向内膜进

针穿过静脉管壁后先提起缝针,再小心提起靠近打结固定处的动脉外膜,由内膜向外膜进针穿过动脉管壁,完成前3针的缝合(图4-13A)。

第二定点(吻合口远心端)缝合:用刚才剪断的带缝针甲线,遵循静脉管壁由外膜向内膜进针、动脉管壁由内膜向外膜进针的原则,将近心段头静脉锐角处(远心端)与桡动脉切口远心端缝合,打两个结固定(图4-13B)。

吻合口后壁缝合:助手提拉靠近打结处的乙线,充分暴露桡动脉侧切口侧壁,术者用乙线做连续外翻缝合,注意缝针从静脉外膜穿入,内膜穿出,再从动脉内膜穿入,外膜穿出。缝合至吻合口远心端后,与甲线先前打结后的残端打结固定,至少打6个结(图4-13C)。

吻合口前壁缝合:用甲线的另一端带线缝针继续向近心端方向缝合动静脉,为提高缝合质量,缝合前3针时,也是采用静脉、动脉分两次进针的方法,即用显微血管镊子提起靠近打结固定处的头静脉外膜,由外膜向内膜进针穿过静脉管壁后先提起缝针,再小心提起靠近打结固定处的动脉外膜,由内膜向外膜进针穿过动脉管壁,前3针缝合完成后再行连续外翻缝合,缝至近心端后与乙线原来的残端打结固定,至少打6个结(图4-13D)。

缝合后处理:缝合完毕后,摆正血管吻合口位置,先松开静脉夹,再松开远端动脉夹,最后松开近端动脉夹。观察血管吻合口有无漏血,触诊吻合口附近静脉震颤强弱程度,如有少量漏血,用生理盐水湿纱布块轻轻压迫后即可止血,如有喷血或漏血较多,找准漏血点,用单针缝合补针。松开所有血管夹后,靠近吻合口静脉段应该能够扪及较为明显的血管震颤,见图4-14。

注意事项:①若静脉管腔较细,为避免吻合口狭窄,可采用间断缝合法;②缝合过程中应间断用肝素生理盐水冲洗血管腔;③缝合最后一针前,再次用肝素盐水冲洗血管腔,血管腔充盈后缝合最后一针,然后打结固定;④镊子、普通针头等锐性器械不可插入血管腔内,以免损伤内膜;⑤术中不可用镊子夹持血管内膜、中膜、血管壁全层及其切开缘,只能用镊子尖轻提血管外膜;⑥尽量使用夹闭力度较小的血管夹,不漏血即可;⑦进针时缝针与血管壁垂直,以减少对血管壁损伤;⑧术中避免手术视野及血管干燥,血管壁干燥可引起内膜损伤;⑨肘部高位 AVF 或 AVG 术后,内瘘血流量增加更为明显,盗血综合征发生风险更高,因此,需要严格控制吻合口径(约5 mm),不宜过大,并尽可能选用远端部位动脉进行吻合;⑩静脉与动脉吻合部位应做成"眼镜蛇头"状,角度大小适宜,见图4-15。

端端吻合内容如下。

剪断动脉:血管夹夹闭动脉近心端,远心端结扎后切断动脉,若动脉管径较细,可剪一斜面。肝素生理盐水冲洗管腔,采用 7-0 无损伤缝合线先作两定点吻合。

两定点缝合:在吻合口两端(相距 180°)各穿入一根两端都有缝针的无损伤缝线,不打结作为牵引线,可使吻合口对合准确,便于操作。牵引线从两个血管内膜(即里-外,里-外)进针,使内膜面对合准确,以后各针可采用静脉外膜-静脉内膜-动脉内膜-动脉外膜的进针顺序。与所有血管吻合术一样,必须将两个血管内膜对合在一起,保证血管内膜面光滑。

连续缝合法:首先缝合前壁,从吻合口近心侧一点开始,将牵引线打结,用其中一根线连续缝合,助手拉紧缝线,张力适中,同时用镊子在外膜轻压两个血管壁,使内膜外翻对合。最后一针与对侧牵引线中的一根打结。然后将吻合口两侧血管夹翻转 180°,使前壁翻到后面,后壁翻到前面,以同样方式缝合后壁,仍从吻合口近心端开始,两条牵引线各剩下一根,在对侧打结。

间断缝合法:以总计缝合 12 针为例,缝合顺序为 9 点钟→3 点钟→12 点钟→10 点钟→11 点钟→1 点钟→2 点钟→6 点钟→7 点钟→8 点钟→4 点钟→5 点钟。

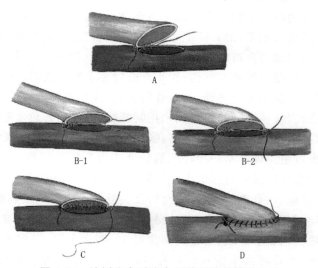

图 4-13　端侧吻合时吻合口前后壁的缝合方向

A.吻合口近心端前 3 针缝合；B-1/B-2.吻合口远心端固定；C.吻合口后壁缝合；D.吻合口前壁缝合

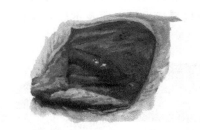

图 4-14　端侧吻合的自体动静脉内瘘

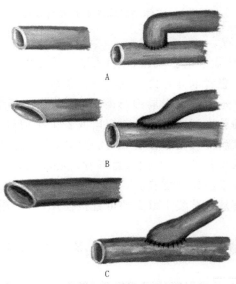

图 4-15　头静脉-桡动脉端侧吻合的角度

A.切角太大,后壁产生皱褶；B.切角太小,前壁产生内陷；C.轻度 S 形切口,吻合后呈"眼镜蛇头"形

注意事项：①针距和边距视血管口径与厚度而定，以不漏血为准，通常为 0.5～1.0 mm，过密会加重血管内膜损伤，降低通畅率，最好针距相等，吻合一次完成，补针可能引起狭窄；②吻合时避免血管张力过大，以免引起吻合口漏血、血管壁撕裂、坏死、管腔收缩和血栓形成等；③血管夹闭时间不宜过长，以免血管壁受到缺血损伤；④吻合血管要求对位准确，防止扭曲和错位；⑤吻合最后一针打结前，再用肝素盐水冲洗管腔，以免残留血块，并在血管腔内注满肝素盐水，防止开放血管夹时产生空气栓塞；⑥管径纤细的血管则采用间断缝合法；⑦开放血管夹的顺序为先开放静脉端，后开放动脉端，以免吻合口压力突然升高；⑧用手触摸到吻合口血管震颤，说明内瘘通畅；⑨如吻合口有少量渗血可用生理盐水纱布轻压数分钟止血。如压迫数次仍不能止血，或有喷射性出血，则需要补针；⑩吻合口两端可用牵引线轻轻牵拉，尽量不用镊子。

吻合口检查：吻合结束，放开血管夹后，吻合口及其静脉段应可扪及震颤和搏动，并可闻及血管杂音。如果只有搏动，而无震颤和血管杂音，提示吻合口静脉端可能存在痉挛或血栓形成。针对血管痉挛可采取温热生理盐水湿敷、血管周围注射 1% 利多卡因、间歇压迫近端血管等措施缓解痉挛。针对血栓形成，必要时需重新打开吻合口，Fogarty 取栓导管取栓。端侧吻合者，吻合口远端应能扪及动脉搏动。

缝合皮肤：确认吻合口及手术视野内无渗血后，褥式缝合皮肤。注意缝合皮肤不宜过紧，以免压迫瘘口影响瘘管血流量。根据患者出血风险及术后全身抗凝方案决定是否在伤口内留置引流条，见图 4-16。

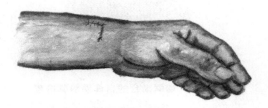

图 4-16 自体动静脉内瘘的皮肤缝合

（2）建立 AVG 的操作流程。

1）移植血管处理包括自体血管的获取和处理、人造血管处理。

自体血管的获取和处理：患者取仰卧位，下肢外展，常规备皮后用甲紫或标记笔标记大隐静脉走行，常规消毒、铺巾，用 1% 利多卡因局部麻醉后，在卵圆窝部做一小切口，游离大隐静脉。根据需用血管长短，于大隐静脉走行方向做纵向切口或若干小切口，将大隐静脉进一步游离，结扎并切断其小分支，完全游离所需大隐静脉后，结扎并切断大隐静脉近心端和远心端，取出大隐静脉，用 40 mg/dL 肝素盐水反复冲洗，标记大隐静脉近心端及远心端，然后放入生理盐水中备用。仔细止血后，逐层缝合皮下组织及皮肤。

人造血管处理：人造血管从包装袋中取出即可直接使用，可不用肝素盐水灌洗，以减少血流灌通后的血清渗出。

2）移植步骤包括麻醉选择、切口设计、血管游离、皮下隧道、血管腔冲洗、吻合血管、血流开放、伤口缝合。

麻醉选择：根据手术部位可选用臂丛阻滞麻醉、局部浸润麻醉、腰麻（下肢手术）和全麻等。前臂和上臂移植血管内瘘也可采用局部浸润麻醉。

切口设计：根据血管移植术式和拟做吻合的动静脉位置选择皮肤切口，通常可作一个或多个切口,切口形状和长度则应根据静脉的走行、皮下隧道位置及形状来选择。跨肘窝部位的移植血管搭桥内瘘必须考虑肘部弯曲时对血管的影响。

血管游离:钝性分离皮下组织,分别暴露和游离拟吻合的动静脉,游离长度为2~3 cm。

皮下隧道:用皮下隧道器做袢型(U形)或直桥型(J形)皮下隧道,深浅适中,过深不易穿刺,过浅可发生局部感染和局部皮肤坏死,移植血管穿过隧道时应避免扭曲、成角和受压。

血管腔冲洗:将游离完成的动静脉分别用血管夹阻断其血流,行端侧吻合者在血管壁上做一纵向切口,长度与移植血管直径相当,端端吻合者(仅限位于桡动脉远心端)拟吻合血管远端结扎切断,以40 mg/dL肝素盐水反复冲洗动静脉管腔。

吻合血管:修剪移植血管两端,采用6-0无损伤缝合线与自体动静脉连续或间断吻合,注意先吻合静脉端后吻合动脉端。吻合结束前用肝素盐水冲洗并充盈管腔。

血流开放:一般先开放动脉端血管夹,待移植血管内空气经由静脉端吻合口针眼排出后再开放静脉血管夹,若有局部渗血,则轻压止血。有活动性喷血应补针。若针眼或局部组织渗血难以压迫止血时,可使用医用生物蛋白胶止血。用手触摸吻合口,可触及血管震颤。

伤口缝合:缝合皮肤,轻压包扎。根据患者出血风险及术后全身抗凝方案决定是否在伤口内留置引流条。

二、中心静脉留置导管的建立技术

通过中心静脉留置导管可以快速建立血管通路,用于紧急或临时性肾脏替代治疗。透析用中心静脉导管主要分为单腔、双腔两种,目前以双腔导管最为常用。按照袖套的有无,双腔导管又可分为带袖套(长期或半永久性)导管和无袖套(临时)导管。中心静脉导管的留置部位主要有颈内静脉、股静脉和锁骨下静脉,以前两者临床最为常用。在中心静脉导管留置前,应常规仔细评估患者的整体病情及局部血管情况。

(一)中心静脉导管留置前的评估

1.中心静脉留置导管的适应证

(1)无袖套中心静脉导管的适应证:因各种原因需要紧急或短期接受肾脏替代治疗。①因严重急性肾损伤需接受肾脏替代疗法;②急性药物或毒物中毒需要紧急血液净化治疗;③慢性肾脏病患者由于各种可逆性病因导致肾功能减退急性加重等;④腹膜透析或肾移植患者因病情变化需要临时透析;⑤其他疾病需临时接受血液净化治疗。

作为动静脉内瘘或袖套型导管临时替代的过渡措施:①当患者内瘘成熟前需要透析;②因内瘘栓塞或感染需临时通路过渡;③袖套型导管因感染、血栓形成等原因拔管后需临时通路过渡。

(2)袖套型中心静脉导管的适应证:袖套型双腔中心静脉导管留置时间可长达数月至数年,且静脉-静脉的血流方向有效避免了对心排血量影响,以及无须每次透析时穿刺的特点,故适用于因各种原因无法建立AVF或AVG或无法安全顺利穿刺的维持性血液透析患者。例如:①因各种原因引起四肢血管耗竭而无法制作AVF或AVG;②严重心力衰竭无法耐受AVF或AVG;③因严重四肢挛缩不便于穿刺;④无法耐受穿刺疼痛(包括儿童);⑤患者伴有无意识地身体活动,避免穿刺时发生危险和透析中拔针事故;⑥作为较长时间的临时通路过渡:患者因血管条件不良预计内瘘成熟所需时间较长,腹膜透析患者因严重腹膜炎需血液透析治疗过渡;⑦预计维持性血液透析疗程有限的晚期肿瘤或高龄患者。

2.中心静脉留置导管的禁忌证

中心静脉留置导管的感染和血栓形成发生率高,导管留置术后患者死亡风险增加,故应尽量避免使用,仅应用于无法利用 AVF、AVG 进行透析治疗为患者。下列情况不宜行中心静脉导管留置术。

(1)腔静脉系统广泛血栓形成:留置中心静脉导管可诱发血栓脱落风险。

(2)穿刺部位局部感染。

(3)凝血功能障碍。

(4)患者不配合置管手术。

3.中心静脉留置导管的术前评估

中心静脉留置导管前应充分评估患者的整体病情及局部血管情况,以保证手术效果。

(二)置管操作技术规范

1.中心静脉导管留置部位的选择

中心静脉导管(无袖套和袖套型导管)留置部位首选颈内静脉,尤其是以右侧穿刺更为安全、可靠,但有明显充血性心力衰竭、呼吸困难、颈部较大肿块者不宜行经皮颈内静脉置管术。其他可供选择部位包括股静脉和左侧颈内静脉。锁骨下静脉穿刺置管后狭窄发生率高,且一旦误穿锁骨下动脉后压迫止血困难,故锁骨下静脉仅作为上述部位均不可用时的最后选择。其他较少选用的入路包括经由右颈外静脉、左颈外静脉进入上腔静脉。此外,还可经由腰部进入下腔静脉或跨过肝脏经由肝静脉到达右心房。中心静脉导管常用留置部位的比较见表 4-13。

表 4-13　中心静脉导管常用留置部位的比较

项目	股静脉	锁骨下静脉	颈内静脉
留置时间	通常不超过 72 h	可留置 3～4 周	可留置 3～4 周,袖套型导管可留置数月,甚至数年
日常活动受限程度	步行困难	不影响下肢活动	不影响下肢活动,但颈部活动受限,使用弯头导管可以改善
适用透析地点	需住院透析	可门诊透析	可门诊透析
置管操作难度	易	难	中等或难
穿刺并发症	并发症少且轻,通常非致命性	可能发生致命性并发症,如血气胸等	并发症少且较轻
患者体位要求	强迫半卧位时也可穿刺	无法平卧时穿刺困难	无法平卧时穿刺比较困难
导管血流量	血流量尚满意,但常受大腿位置影响	血流量高于股静脉置管	血流量高于股静脉置管
静脉血栓形成和(或)狭窄发生率	静脉血栓形成发生率高	静脉血栓和狭窄发生率高	静脉狭窄发生率低,血栓发生率与锁骨下静脉相当
留置导管菌血症发生率	高	低	低

(1)颈内静脉置管的优点:①血流量充足、恒定、不易受体位影响;②较锁骨下静脉穿刺简单;③导管较股静脉置管容易固定;④感染并发症较股静脉置管低。

(2)股静脉置管的缺点:①导管固定困难;②患者活动受限;③血流量不稳定;④出血、感染等发生率高。

（3）股静脉置管适应证：①卧床及全身情况较差者；②锁骨下静脉、上腔静脉血栓形成；③颈内、锁骨下静脉置管有困难者；④心力衰竭不能完全平卧的患者；⑤无须长期留置导管或插管后需紧急透析的患者。

2.中心静脉导管的留置深度

中心静脉导管留置深度依导管材料、留置血管而定，根据预计留置深度选用适当长度的导管，术后导管尖端所处位置最好有影像学定位。颈内静脉留置袖套型导管后，应常规胸部 X 光透视检查，明确导管尖端所处位置。

（1）为保证充足的血流量，右侧颈内静脉留置无袖套导管的尖端应位于上腔静脉内。

（2）右侧颈内静脉留置袖套型导管的尖端应位于右心房内（一般位于上腔静脉与右心房交界处下方 1 cm 处），见图 4-17。

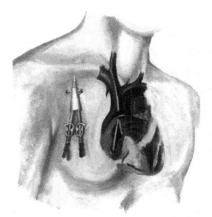

图 4-17　右侧颈内静脉袖套型导管尖端的位置

（3）股静脉留置导管尖端的理想位置是位于下腔静脉内，故股静脉留置导管长度应大于19 cm。

3.中心静脉留置导管的操作规范

（1）对于有条件的单位，建议中心静脉导管留置术前常规行血管超声检查，必要时在超声定位引导下进行中心静脉穿刺。

部分患者颈内静脉与颈动脉、股静脉与股动脉的走行及其相对位置可能存在不同程度变异，头部和肢体转动的角度也会影响血管位置，严重水肿则显著增加股静脉穿刺难度，超声定位引导可显著提高中心静脉置管成功率。故建议有条件的单位逐步推广使用。

（2）袖套型导管留置手术应在以手术室为标准的清洁环境中进行，有条件时在 X 线透视下采用 Seldinger 法穿刺置管。

为降低术后感染发生率，中心静脉留置导管应在手术室或者达到手术室标准的清洁环境下操作。X 线透视下操作，有助于随时调整导管走向及导管尖端位置。

（3）术后立即在适当部位行 X 线检查，了解导管整个行径及尖端所处位置，明确有无导管异位、扭曲等并发症。

导管尖端位置是决定导管功能的重要因素，根据导管插入部位、导管有效长度、导管材料及设计的不同，导管尖端位置不仅存在差异，还因颈部和上肢的活动出现移动，所以置管术后应立即在适当部位进行 X 线片或透视，确认导管尖端位置，有无扭曲、打折，有无血胸、气胸、导管异位等手术相关并发症。

4.中心静脉导管的留置时间

(1)股静脉无袖套导管留置时间以不超过 5 d 为宜:股静脉留置无袖套导管一般多用于短期血液净化治疗的卧床患者,由于易受腹股沟及会阴部位污染,再加置管后患者活动受限、容易出血等原因,留置时间多为 48~72 h,但在精心护理下,适当延长留置时间。

(2)颈内静脉无袖套导管常可留置 2~4 周:无袖套导管留置时间超过 1 周后感染风险显著增加。在精心护理下,可适当延长留置时间至 2~4 周。但需设定导管留置期限,按期拔除或转换为袖套型导管,避免逾期留置。

(3)颈内静脉袖套型导管的留置时间可达数月至数年:袖套可以隔绝细菌上行迁移的途径,有助于预防感染,故颈内静脉袖套型导管的留置时间可以长达数月至数年。

(三)中心静脉留置导管的操作流程

1.无袖套导管的留置流程(以右侧颈内静脉为例)

无袖套导管留置位置首选右侧颈内静脉,但如果预计患者仅短时间内接受一次或数次血液净化治疗(如急性中毒患者急诊血液灌流治疗),则首选股静脉置管。

(1)颈内静脉的解剖:颈内静脉起自乙状窦,通过颈静脉孔出颅,位于颈动脉鞘内,沿胸锁乳突肌深面下行,在胸锁关节外上方 1 cm 处与锁骨下静脉汇合成头臂静脉。颈内静脉与锁骨下静脉汇合处向上成角,称为静脉角,此角位于胸锁乳突肌锁骨头起始端深面。胸导管和右淋巴导管分别注入左右静脉角,见图 4-18。

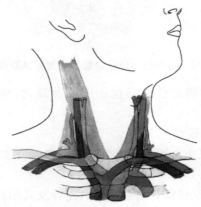

图 4-18 颈内静脉解剖示意图

双侧颈内静脉比较:右颈内静脉、右头臂静脉与上腔静脉几乎成一直线,左颈内静脉至上腔静脉的走行呈"乙"字形弯曲,再加左侧胸膜顶高于右侧、左侧伴有胸导管等原因,故右侧颈内静脉穿刺置管较左侧更安全,可作为首选,见图 4-19。

颈动脉鞘:颈总动脉、颈内动脉、颈内静脉、迷走神经被共同的筋膜鞘包裹,称为颈动脉鞘,鞘的大部分被胸锁乳突肌掩盖。颈内动脉位于鞘的上段,颈总动脉(平甲状软骨上缘分为颈内动脉和颈外动脉)位于鞘的下段,颈内静脉和迷走神经贯穿鞘的全长。四者在鞘内关系:鞘的上段,颈内静脉居后外侧,颈内动脉居前内侧,迷走神经位于两者后内方;鞘的下段,颈内静脉居前外侧,颈总动脉居后内侧,迷走神经位于两者后外方。

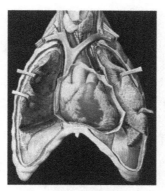

图 4-19　双侧颈内静脉的比较

体表投影:从乳突向下至同侧锁骨胸骨端的连线表示颈内静脉走行。胸锁乳突肌下端胸骨头和锁骨头与锁骨上缘组成一个三角,称为胸锁乳突肌三角,颈内静脉正好位于此三角的中心位置。颈总动脉、颈内动脉体表投影是下颌角和乳突尖端连线中点与胸锁关节的连线。在颈动脉三角处,颈外动脉接近于皮下,可扪及搏动。

右颈内静脉置管深度的体表测量方法为从穿刺点至同侧胸锁关节,再至同侧胸骨旁第二肋间的长度。

(2)穿刺路径:根据穿刺点与胸锁乳突肌相互位置的不同,分前路、中路、后路 3 个方向进针,见图 4-20。

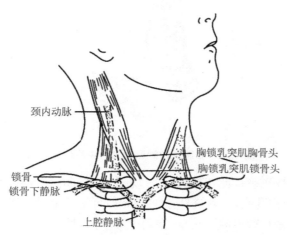

图 4-20　右侧颈内静脉穿刺进针的路径

前路穿刺进针:患者取头低脚高位仰卧,头略转向对侧,术者左手中指、示指在气管中线旁开约 3 cm,在胸锁乳突肌前缘中点相当于喉结/甲状软骨上缘水平触及颈总动脉后,向内推开颈总动脉,在颈总动脉外侧进针,穿刺针与皮肤(冠状面)呈 30°～45°角,针尖指向同侧乳头或锁骨中内 1/3 交界处进针,常在胸锁乳突肌中段后面进入静脉,见图 4-21。

此外,也可在颈动脉三角区触及颈总动脉搏动,在搏动外侧旁开 0.5～1 cm,相当于喉结或甲状软骨上缘水平作为进针点,穿刺针指向胸锁乳突肌下端所形成的三角(进针方向与颈内静脉走向一致),穿刺针与皮肤呈 30°～45°角。此路径位置高,颈内静脉深,合并气胸机会少,但须注意避免误入颈总动脉。

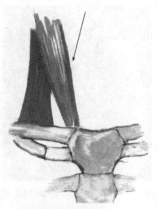

图 4-21　右侧颈内静脉穿刺的前路进针途径

中路穿刺进针:在胸锁乳突肌三角顶端处距离锁骨上缘 2~3 横指处作为进针点,穿刺针与皮肤呈 30°角,与中线平行直接指向尾端。若未探及静脉,针尖向外偏斜 5°~10°指向胸锁乳突肌锁骨头内侧后缘,常能成功,见图 4-22。

胸锁乳突肌标志不清楚者(肥胖、小儿、全身麻醉后),可利用锁骨内侧端上缘的骨性切迹作为骨性标志,颈内静脉正好经此而下行与锁骨下静脉汇合。

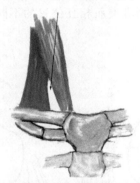

图 4-22　右侧颈内静脉穿刺的中路进针途径

穿刺时左手大拇指按压确认此切迹,在其上方 1~1.5 cm 处进针,穿刺针与中线平行,与皮肤呈 30°~45°角,指向同侧乳头,一般进针 2~3 cm 即可进入静脉。若未探及静脉,针尖略偏向外侧即可进入静脉。此路径颈内静脉较浅,穿刺成功率高,见图 4-23。

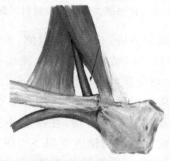

图 4-23　以锁骨内侧端上缘骨性切迹为骨性标志的进针点

后路穿刺进针：穿刺时肩部垫高，头尽量转向对侧，以胸锁乳突肌外侧缘中下 1/3 交点或锁骨上 2～3 横指处作为进针点，在此部位颈内静脉位于胸锁乳突肌下面略偏外侧，针梗一般保持水平位，在胸锁乳突肌深部指向胸骨柄上窝方向进针。针尖不宜过分向内侧深入，以免伤及颈总动脉，见图 4-24。

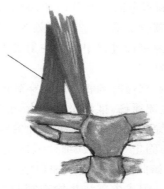

图 4-24　右侧颈内静脉穿刺的后路进针途径

（3）操作方法。

术前准备：术前清洁手术区域，术者确认拟穿刺部位，估测置管深度。仔细评估患者中心静脉负压大小：口干明显、全身皮肤干燥、弹性差、颈内静脉充盈不足者，提示容量明显不足或衰竭，可能存在明显的中心静脉负压。准备 2 mL 注射器、10 mL 注射器、1% 利多卡因、浓度为 20～40 mg/dL 肝素生理盐水、消毒剪刀、11 号尖头手术刀片、持针器、镊子、无菌纱布、无菌治疗巾、透析用导管套件等手术器械物品。

手术地点：一般是在手术室进行，建议在超声引导下穿刺。

患者体位及术中监护：以右侧颈内静脉插管为例，患者仰卧，去枕，在两侧肩胛骨之间垫高，双肩落下，头后仰 15°～30° 略偏向左，充分暴露右侧颈部三角区（胸锁乳突肌胸骨头、锁骨头及锁骨上缘组成的三角区）。若有手术床，则采用头低脚高位（约 15°，即 Trendelenburg 体位），目的是使颈内静脉达到最大充盈，以方便穿刺，并防止术中发生空气栓塞。必要时术中监测心电图、手指血氧饱和度及血压，见图 4-25。

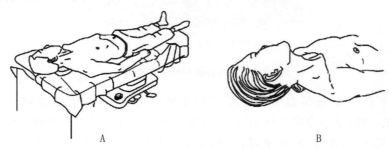

图 4-25　Trendelenburg 体位及局部图

A.Trendelenburg 体位；B.Trendelenburg 体位局部图

注意事项：容量明显不足或衰竭患者，必须仔细调整头部和脚部的位置高低，务必使颈内静脉充盈明显，以降低术中空气栓塞风险。穿刺时患者头部向对侧偏转的角度不宜超过 30°。头部偏转后颈内动、静脉重叠率增加，且增加值与偏转程度呈正相关。当头部偏转超过 40° 后，胸锁乳突肌绷紧拉直将其后、下方的颈内静脉压瘪,导致进针过程中难于抽到回血,误导穿刺者继续进针。

无菌措施:术者戴帽子、口罩,穿刺区局部常规消毒,消毒范围包括穿刺点周围 15 cm 的区域。戴无菌手套,铺无菌巾单。

麻醉及细针试探:0.5%～1%利多卡因局麻后,先以细针或以此麻醉注射器试穿。以中路为例,以胸锁乳突肌三角顶端处距离锁骨上缘 2～3 横指处为进针点,穿刺针与皮肤呈 30°角,针尖指向患者足部或同侧乳头方向,注意进针过程中保持注射器内轻度负压,如成功探及静脉,确认进针方向、角度及深度后拔出试穿针。

穿刺针穿刺:改用穿刺针沿细针试探时的相同路径穿刺推进,保持注射器适当负压及针尖斜面始终向上,当有突破感后,回抽血流通畅,推注压力不大,血液颜色暗红,可基本判定穿刺针进入静脉管腔中。注意事项:①为在穿刺过程中时刻把握针尖斜面方向,穿刺前应保持习惯将穿刺针尖斜面与注射器标注刻度的方向固定一致。②细针试探或粗针穿刺时,建议注射器内不宜留存过多利多卡因溶液或肝素盐水,如此探及静脉回抽血液时不会明显稀释,有助于看清血液色泽,更准确判断是静脉血或动脉血。但术中需注意检查穿刺针管内有无血栓堵塞。③进针深度一般为 1.5～3 cm,肥胖者 2～4 cm。④不建议退针时探测血管,尤其是当患者穿刺置管后需要立即接受透析治疗,应避免先向深部刺入,然后边退针边抽吸至有血液抽吸出的穿刺手法,以降低全身肝素化后的出血风险。估计静脉充盈不佳穿刺困难的患者,应首选调整患者体位,降低头部高度以增加静脉充盈程度。

送入导丝:确认穿刺针已进入静脉管腔后,左手固定穿刺针,右手取下注射器,同时左手拇指堵住穿刺针尾部开口,以防空气进入及出血过多。将导引钢丝经由穿刺针导丝口送入颈内静脉,至上腔静脉后,拔出穿刺针,将导丝留在血管内。注意事项:导丝推送深度一般控制在 15～20 cm,导丝推进期间如遇阻力,不可强力推送。若多次推送失败,则应将导丝退出后重新送入。导丝退出如有阻力时,应将导丝连同穿刺针一起小心推出,以防单纯抽拉导丝时穿刺针锋利的斜面切断导丝,见图 4-26。

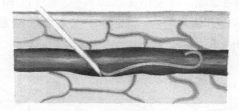

图 4-26　穿刺针锋利斜面切断导丝

皮肤开口及扩张血管:在导丝引导下,以旋转手法插入扩张导管扩张皮肤、皮下组织及颈内静脉后,退出扩张导管,适当力度按压伤口,注意按压颈内静脉的穿刺口部位。注意事项:沿导丝将扩张导管送入皮下扩皮时,如皮肤或皮下组织较致密,可用 11 号尖刀片小心切开皮肤约 2 mm。也可先用较细的扩张导管扩张,然后用较粗的扩张导管扩张。

插入无袖套透析用导管:以旋转手法沿导丝插入无袖套透析用导管至预定深度,导管进入后即拔出导丝,关闭静脉夹,分别用 10 mL 注射器连接导管动脉和静脉末端,确认回抽血流通畅后,用力推注生理盐水 10 mL 至导管腔内,夹闭导管动脉和静脉导管腔末端。注意事项:①插入颈内静脉前,需事先将无袖套透析用导管的动静脉管腔内预冲肝素生理盐水,并夹闭动脉导管腔。②硬质导管尖端一般位于上腔静脉内，距离右心房交界处约 1 cm；硅胶等软质导管尖端可位于右心房内，但须避免房性心律失常。上腔静脉与右心房连接处相当于胸骨切迹与剑突之间连线的上 1/3 处，上腔静脉长度与患者身高呈正相关，变化在 3～10 cm。置管长度一般情况下男性为 13～15 cm，女性为 12～14 cm，儿童为 5～8 cm，左侧颈内静脉置管长度不超过 19 cm。

缝合固定：用三角针 4-0 丝线将导管妥善缝合固定于局部皮肤，消毒敷料覆盖伤口。

封管：如置管后不立即透析，则需使用肝素生理盐水封管。先在动静脉端分别推注生理盐水 10 mL 以冲净管腔内残血，再用 2 mL 注射器，按照导管尾部标识的腔内体积分别再加 0.5 mL，在动脉端和静脉端升压注入浓度为 10 mg/mL 的肝素生理盐水溶液，拧紧肝素帽，胶布妥善固定导管。

确认导管尖端位置：建议置管后行胸部 X 线片，了解导管位置。

2.袖套型导管的留置流程

袖套型导管的留置流程以右侧颈内静脉插管为例。

（1）手术地点：一般在手术室进行，建议在超声引导下穿刺，或在介入手术室操作，X 线下调整导管位置。

（2）患者体位及术中监护：患者仰卧，去枕，在两侧肩胛骨之间垫高，双肩落下，头后仰 15°～30°略偏向左，充分暴露右侧颈部三角区（由胸锁乳突肌胸骨头和锁骨头、锁骨上缘组成的三角区）。如有手术床，则采用头低脚高体位（Trendelenburg 体位），目的是使颈内静脉达到最大充盈。有条件时监测术中心电图、手指血氧饱和度及血压。

（3）无菌措施：术者戴帽子、口罩，穿刺区局部常规消毒，如选择右侧颈内静脉穿刺，则消毒范围包括上至下颌、下口唇线，下至剑突水平和右侧上臂上 1/3，右侧至腋中线，左侧至左锁骨中线。戴无菌手套，铺无菌巾单。

（4）麻醉和细针试探：采用 0.5%～1% 利多卡因局麻后，先以细针或以此麻醉注射针试穿。穿刺路径首选后路，在胸锁乳突肌外侧缘中下 1/3 交点或锁骨上 2 横指处作为进针点。针梗一般保持水平位，在胸锁乳突肌的深部指向胸骨柄上窝方向进针，针尖不宜过分向背侧及内侧深入，以免伤及颈总动脉。注意进针过程中保持注射器内轻度负压，如成功进入静脉，确认进针方向、角度及深度后拔出试穿针。

注意事项：前路穿刺虽然更为安全，但留置的导管易在皮下形成锐角折弯，影响血流，故建议留置袖套型导管时，首选右颈内静脉后路穿刺，其次为中路穿刺，最后选择前路穿刺。

（5）穿刺针穿刺：改用穿刺针沿细针试探路径针尖斜面向上穿刺推进，保持注射器适当负压，当有突破感后，回抽血流通畅，推注压力不大，血液颜色暗红，可基本判定穿刺针进入静脉管腔中。

注意事项：①穿刺针穿刺时应保持针尖斜面向上进针。②不建议先穿透血管然后边退针时边探测血管，尤其是患者穿刺置管后需要立即接受透析治疗，则应避免先向深部刺入，然后边退针边抽吸至有血液抽吸出的穿刺手法，以降低全身肝素化后的出血风险。③估计静脉充盈不佳穿刺困难的患者，应首选调整患者体位，降低头部高度以增加静脉充盈程度。④穿刺进针时注意左手手指不可过度按压，以防压瘪静脉管壁，影响血液回抽，静脉充盈欠佳时影响更为明显。⑤由于穿刺粗针针尖锋利程度不及细针，故穿刺粗针进针深度常比细针试探时深 2～5 mm。

（6）送入导丝：确认穿刺针已进入静脉管腔后，左手固定穿刺针，右手取下注射器，同时左手拇指堵住穿刺针尾部开口，以防空气进入及出血过多。将导引钢丝经由穿刺针送入颈内静脉，至上腔静脉后,拔出穿刺针。导丝推进期间如遇阻力,不可强力推送。多次推送失败,则应将导丝退出后重新送入。

(7)标记导管位置:确认胸骨柄及胸骨右侧第三肋间位置,将导管尖端定位于右侧胸骨旁第三肋间下缘,然后沿右侧胸锁关节、穿刺点至右侧锁骨上或下体表适当位置标记好袖套型导管的皮肤出口位置,注意使导管袖套距离皮肤出口 4~5 cm 处。

(8)制作皮下隧道:0.5%~1% 利多卡因局麻后,分别于标记的袖套型导管出口处和穿刺点皮肤处切开 1 cm 左右小口,沿切口略微分离皮下组织,将皮下隧道针前 1/2 弯曲成弧形,由出口处切口穿入,经皮下至穿刺点切口出来,以制作皮下隧道。

(9)导管穿过皮下隧道:将导管静脉段末端与隧道针尾部连接,小心牵拉隧道针,同时牵引导管穿过皮下隧道。调整导管在隧道内位置使其静脉端尖端位于第三肋间,袖套则位于距离皮肤出口处约 2 cm 处。分别用盛有生理盐水的注射器连接导管动脉端尾部、静脉端尾部,推注生理盐水确认导管动静脉管腔均通畅后夹闭导管。

(10)置入撕裂鞘:沿导丝推送扩张导管扩张皮肤及皮下组织后,再沿导丝将带芯撕脱式外鞘推送进入颈内静脉。

注意事项:①在推送扩张导管和带芯撕脱式外鞘期间,应不时反复小幅度来回轻轻抽动导丝,以防位于扩张导管和带芯撕脱式外鞘前端的导丝因打折而失去导引作用;②扩张导管和带芯撕脱式外鞘推进期间如遇阻力,不可强力推送,多次推送失败,则应将扩张导管和带芯撕脱式外鞘退出后检查导丝是否打折,再重新送入。

(11)拔出撕裂鞘:再次观察颈内静脉充盈程度(颈内静脉充盈不足将增加空气栓塞风险),必要时进一步降低患者头部和(或)抬高脚部,以保持颈内静脉明显充盈。拔出导丝及撕脱式外鞘内芯,同时立即以指腹堵住撕脱鞘口以避免血液流出或空气进入血管。

注意事项:对于血容量严重不足、呼吸急促、呼吸不配合患者、抽泣患儿等,头部位置须更低,以防空气栓塞。配合度差的患儿,应术前给予静脉麻醉,但事先需做充分准备,包括吸氧、气囊辅助通气装置、气管插管等,以防麻醉后呼吸抑制。

在将导丝及撕脱式外鞘内芯完全拔出前,必须稍做停顿,观察外鞘内血液压力,必要时再次调整头部及脚部高度,以适度喷血为最佳。外鞘喷血太快易引起术中出血过多,可适当升高头部位置。但外鞘喷血不明显,甚至在患者吸气时血液回流,则在拔除内芯置入导管期间,极易发生空气栓塞,故必须进一步适当降低头部或升高患者脚部位置,以增加中心静脉压力,杜绝发生空气栓塞。

(12)置入导管:沿撕脱鞘腔置入导管,用手指按压顶住导管后,向两侧边抽出边撕开撕脱鞘,直至撕脱鞘全部抽出,袖套型导管全部进入皮下。注意避免因导管成角打折影响血流。

(13)检查导管血流通畅度:用 10 mL 注射器分别抽吸导管的动脉端及静脉端,确认导管动脉管腔及静脉管腔均血流通畅,然后向动、静脉管腔中分别快速推注生理盐水 10 mL,将管腔内血流冲洗干净。

(14)确认导管尖端位置:X 线下检查袖套型导管尖端位置,正常应位于右心房内。

(15)肝素封管:可采用未经稀释的肝素原液封管,封管体积为标识的导管腔内体积再加 0.05 mL,封管后夹闭导管,拧上肝素帽。

注意事项:①为提高封管肝素液体积的精确度,建议使用 2 mL 注射器封管;②封管液也可使用 1∶1 对半稀释的肝素生理盐水溶液。

(16)缝合伤口:缝合切口,并将袖套型导管缝合固定于皮肤上,无菌敷料包扎。

3.无袖套导管的留置流程(股静脉)

(1)股静脉解剖:股静脉全程与股动脉伴行,在股三角区位于股动脉内后侧,越向远端股静脉就越向股动脉后侧走行。在腹股沟中点处易触及股动脉搏动,可作为股静脉穿刺或插管标记,见图4-27。

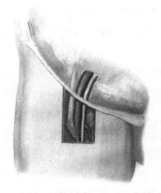

图4-27 股静脉解剖示意图

(2)穿刺点:取腹股沟韧带下方2～3 cm,股动脉内侧0.5 cm处为穿刺点。

(3)操作步骤。

术前准备:术前清洁手术区域,腹股沟穿刺处常规备皮。术者确认拟穿刺部位,估测置管深度。准备2 mL注射器、10 mL注射器、1%利多卡因、浓度为20～40 mg/dL肝素生理盐水、消毒剪刀、11号尖头手术刀片、持针器、镊子、无菌纱布、无菌治疗巾、透析用导管套件等手术器械物品。

手术地点:建议在手术室或穿刺专用的消毒房间进行,有条件时可在超声引导下穿刺。

患者体位及术中监护:患者取仰卧位,臀部略垫高,大腿略外旋外展,膝关节稍屈曲,见图4-28。特殊患者如心力衰竭时,不能平卧可采用半坐位。完全坐位或前倾位则不宜行股静脉置管。

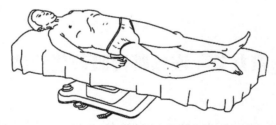

图4-28 股静脉穿刺体位示意图

无菌措施:术者戴帽子、口罩,穿刺区局部常规消毒,消毒范围包括穿刺点周围15 cm的区域。戴无菌手套,铺无菌巾单。

麻醉及细针试探:在腹股沟韧带下方2～3 cm处扪及股动脉搏动,取其内侧0.5 cm处为穿刺点。0.5%～1%利多卡因局部浸润麻醉后,先以细针或以此麻醉注射器试穿,穿刺针与皮肤呈30°～45°角,针尖指向与股动脉平行的大腿根部方向,注意进针过程中保持注射器内轻度负压,如成功探及静脉,确认进针方向、角度及深度后拔出试穿针。

穿刺针穿刺：改用穿刺针沿细针试探时的相同路径穿刺推进，保持注射器适当负压，当有突破感后，回抽血流通畅，推注压力不大，血液颜色暗红，可基本判定穿刺针进入静脉管腔中。

送入导丝：确认穿刺针已进入静脉管腔后，左手固定穿刺针，右手取下注射器，同时左手拇指堵住穿刺针尾部开口，以防出血过多。将导引钢丝"J"形端经由穿刺针尾部送入股静脉后，拔出穿刺针，将导丝留在血管内。

注意事项：导丝推送深度应略长于留置导管插入后的长度为 $25\sim30$ cm。导丝进入顺利无任何阻力表示在股静脉内。如果导丝推进期间遇到阻力，不可强力推送。多次推送失败，则应将导丝退出后重新送入。

皮肤开口及扩张血管：在导丝引导下，以旋转手法插入扩张导管扩张皮肤、皮下组织及股静脉后，退出扩张导管，适度按压伤口以减少出血，注意按压股静脉的穿刺口部位，而非单纯按压皮肤穿刺口。

注意事项：沿导丝将扩张导管送入皮下扩皮时，如皮肤或皮下组织较致密，可以 11 号尖刀片小心切开皮肤约 2 mm。也可先用较细的扩张导管扩张，然后用较粗的扩张导管扩张。

插入无袖套透析用导管：以旋转手法沿导丝插入无袖套透析用导管至预定深度，导管进入后即拔出导丝，夹闭静脉导管腔，分别用 10 mL 注射器连接导管动脉和静脉末端，确认回抽血流通畅后，用力推注生理盐水 10 mL 至导管腔内，夹闭导管动脉和静脉导管腔。注意事项：①导管插入股静脉前，需事先在导管动静脉腔内预冲肝素生理盐水，并夹闭动脉导管腔。②股静脉留置导管长度应>19 cm，导管过短则其前端仅位于髂静脉内，导致血流量低、再循环率高。为获得足够血流量（>300 mL/min），股静脉导管尖端的理想留置位置是在下腔静脉内，在成年人置管长度甚至需要 $25\sim30$ cm。

缝合固定：用三角针及 4-0 丝线将导管妥善缝合固定于局部皮肤，消毒敷料覆盖伤口。

封管：如置管后不立即透析，则需使用肝素生理盐水封管。先在动静脉端分别推注生理盐水 10 mL 以冲净管腔内残血，再用 2 mL 注射器，按照导管尾部标识的腔内体积分别再加0.5 mL，在动脉端和静脉端升压注入浓度为 10 mg/mL 的肝素生理盐水溶液，拧紧肝素帽，胶布妥善固定导管。

（刘丽艳）

第九节　连续性肾脏替代疗法

连续性肾脏替代疗法（continuous renal replace treatment，CRRT）是采用每天连续 24 h 或接近24 h的一种连续性血液净化疗法，它主要利用弥散和（或）对流的原理，将患者血液中蓄积的毒素排出体外，并维持水、电解质及酸碱平衡，以达到替代受损肾功能的效果。CRRT 可以简易理解为床旁的连续性血液净化（continuous blood purification，CBP）治疗。自 1983 年 Lauer 首先将 CRRT 运用于重症监护室（intensive care unit，ICU）的急性肾衰竭（acute renal failure，ARF）患者后，该技术得以不断深入研究及发展，目前应用范围更超出了肾脏替代治疗的领域，扩展到各种临床上常见危重患者的急救。CRRT 技术的问世，为危重患者的治疗探索了一条新的途径，从而改善了危重患者的预后，也提高了肾功能恢复率及患者生存率。

一、应用指征

(一)肾脏疾病

(1)急性肾损伤(acute renal failure，ARF)伴有心力衰竭、肺水肿、脑水肿、严重电解质紊乱、外科手术后严重感染等。

(2)慢性肾衰竭(chronic renal failure，CRF)合并急性肺水肿、心力衰竭、尿毒症脑病、血流动力学不稳定等。

(二)非肾脏疾病

多脏器功能障碍综合征、全身炎症反应综合征、急性呼吸窘迫综合征、急性坏死性胰腺炎、横纹肌溶解综合征、乳酸性酸中毒、药物或毒物中毒等。

二、技术特点及潜在优势

(1)良好的血流动力学特性，血浆的渗透浓度变化较小。

(2)较好地控制氮质血症、电解质和酸碱平衡。

(3)高效地清除液体。

(4)能够清除中大分子物质、炎性介质、内毒素、细胞因子、花生四烯酸等。

(5)促进营养和静脉药物(如升压药、血管收缩剂等)治疗。

(6)对颅内压影响较小。

(7)简易，可在床边进行。

三、常用技术及原理

(一)连续性动脉-静脉血液滤过(CAVH)

CAVH 是利用人体动静脉之间所产生的压力差作为体外循环驱动力，以对流的原理清除体内各种物质、水和电解质。它根据原发病治疗的需要补充置换液，通过超滤降低血中溶质的浓度并调控机体容量平衡。CAVH 在模拟肾小球的功能上比血液透析(HD)更接近于肾小球滤过生理。

(二)连续性静脉-静脉血液滤过(CVVH)

CVVH 清除溶质的原理与 CAVH 相同，不同之处是采用中心静脉(股静脉、颈内静脉或锁骨下静脉)留置单针双腔导管建立血管通路。借助血泵驱动血液循环，临床根据需要采用前稀释或后稀释法输入置换液。由于 CVVH 加用血泵可使操作步骤标准化，深静脉留置导管安全性高，故 CVVH 已经逐渐取代 CAVH。

(三)连续性动脉-静脉及静脉-静脉血液透析(CAVHD/CVVHD)

CAVHD 及 CVVHD 溶质转运主要依赖于弥散及少量对流。当透析液流量为 150 mL/min(此量小于血流量)时，可使透析液中全部小分子溶质呈饱和状态，从而使血浆中的溶质经过弥散机制被清除。CVVHD 的原理与 CAVHD 的原理相同，区别在于 CVVHD 采用静脉-静脉建立血管通路，用血泵驱动血液。

(四)连续性动脉-静脉及静脉-静脉血液透析滤过(CAVHDF/CVVHDF)

CAVHDF 及 CVVHDF 是在 CAVH 及 CVVH 的基础上发展起来的，加做透析以弥补 CAVH、CVVH 对氮质清除不足的缺点。CAVHDF、CVVHDF 的溶质转运机制是对流加弥散，不仅增加了小分子物质的清除率,还能有效清除中大分子物质。

(五)缓慢连续性超滤(SCUF)

SCUF 主要是以对流的方式清除溶质和水分。它不补充置换液,也不用透析液,对溶质清除不理想,不能使肌酐保持在可以接受的水平,有时需要加用透析治疗。

(六)连续性高流量透析(CHFD)

CHFD 应用高通量血滤器,不用置换液,透析液逆向输入。CHFD 包括连续性血液透析系统和一个透析液容量控制系统。它由两个泵控制超滤过程,一个泵输送已加温的透析液,另一个泵调节透析液流出量和控制超滤。

(七)高容量血液滤过(HVHF)

持续进行 CVVH,每天输入置换液 50 L,应用高通量滤器,面积达 $1.6\sim2.2$ m^2,则称为 HVHF。

(八)连续性血浆滤过吸附(CPFA)

用血浆分离器连续分离血浆,分离出的血浆进入包裹的炭或树脂吸附装置进行大分子毒素的吸附,净化后的血浆经静脉通路返回体内,无须补充置换液。治疗特点为可以特异性地针对某一种物质进行吸附清除,可选择性地去除炎性介质、细胞因子、内毒素和活化的补体,临床上主要用于消除内毒素和促炎症介质。

四、操作前准备

(一)环境准备

应在一个相对独立的环境中进行治疗(大多数危重患者由于病情原因,在重症监护室或危重患者治疗室接受治疗),地面、桌面可用含氯消毒液擦洗,限制与本治疗无关的人员进入治疗场所等。

(二)操作者准备

操作者应按卫生学要求着装,洗手,戴口罩、帽子。

(三)物品准备

1.药品准备

抗凝剂,各类抢救药物,配制置换液所需的药物如生理盐水、碳酸氢钠、葡萄糖、10％葡萄糖酸钙、硫酸镁等。

2.CRRT 物品

CRRT 机器、配套血路管、血滤器(根据治疗方式选用血滤器或透析器)治疗包等。选择 CRRT 滤器时需要考虑治疗方法的不同,如 CVVHD 时可选用高效透析器,CVVH、CVVHDF 时则通常选用血滤器,其他特殊方法选用相应的滤器。此外,选择滤器时还需要考虑到滤器膜对溶质的清除率、膜的生物相容性和滤器表面积大小等因素。一个良好的血滤器除有出色的生物相容性和出色的溶质清除率外,还可吸附细胞因子及其他脓毒血症相关介质(如血小板活化因子、肿瘤坏死因子等),并能承受长时间的治疗而较少出现凝血现象。与此同时,还应考虑到血滤器的饱和时间,及时更换,以免耽搁治疗效果。

3.抢救器械

氧气装置、心电监护、吸引器、抢救车、人工呼吸机,必要时配备除颤仪等。

（四）建立血管通路

CRRT 常用的血管通路为临时性血管通路，常见于股静脉、颈内静脉或锁骨下静脉留置导管。

（五）置换液准备与配制

临床上常用的置换液主要分为两大类，一类为乳酸盐置换液（商品），另一类为碳酸氢盐置换液（临床自行配制）。

CRRT 的置换液成分需因人而异。置换液的电解质原则上应接近人体细胞外液成分，根据需要调整钠和碱基成分（表 4-14）。碱基常用碳酸氢钠、乳酸盐和醋酸盐，多器官功能障碍综合征及败血症伴乳酸酸中毒或合并肝功能障碍者不宜使用乳酸盐，大量输入醋酸盐也会引起血流动力学不稳定。因此，近年来大多推荐用碳酸氢盐作缓冲剂。

表 4-14　CRRT 置换液成分

成分	浓度
Na^+	135～145 mmol/L
K^+	0～4 mmol/L
Ca^{2+}	1.25～1.75 mmol/L
Mg^{2-}	0.25～0.5 mmol/L
Cl^-	100～120 mmol/L
HCO_3^-	30～38 mmol/L
Glu	视患者血糖情况和热量需求而定
pH	7.1～7.3

置换液配制注意点如下。

（1）建议在静脉输液配制中心配制置换液，如无此设施，应在治疗室内进行置换液的配制。操作前室内紫外线照射 30 min，用含氯消毒液擦洗操作台面等。

（2）严格无菌操作，配制置换液前先洗手，戴帽子、口罩。

（3）严格执行三查七对，配制前应双人核对药物，配制时注意各种药物剂量的准确，配制后应在置换液袋外做好相应标识，双人核对并签名。

（4）碳酸氢钠置换液应现冲现配。

（5）必要时检测置换液的电解质浓度。

（六）治疗前患者护理评估

（1）了解患者原发病及目前病情，了解各项生化指标、生命体征和并发症，包括尿量、血压、心率、心律、呼吸、神志、动脉血气分析、电解质、肌酐、尿素、酸碱度、有否出血现象或倾向等。

（2）了解治疗方案，选择合适的血液净化器材及抗凝剂。

（3）了解患者监护设备的应用情况，如心电监护仪、呼吸机、动态血压监测等。

（4）评估血管通路、患者对治疗的耐受性、治疗过程安全性及并发症和危险因素，并做好相应的护理干预。

五、操作方法与护理

（一）开机

连接电源，开机，对机器进行安全性能检测。

（二）安装和预冲

连接、安装管路（按照机器说明书提示和说明）、透析器或血滤器，进行预冲。推荐密闭式循环，严格准确的预冲和密闭循环可有效防止首次使用综合征，减少凝血和残血的发生。

（三）设置治疗参数

根据医嘱选择治疗模式，设定治疗参数。低血压患者暂时不设置超滤量，待患者上机平稳后再根据血压情况缓慢设置。

（四）连接患者

（1）颈内或锁骨下静脉留置导管，建议协助患者戴口罩；股静脉留置导管者，注意隐私部位的保护。

（2）去除留置导管外部的包裹敷料，初步消毒。

（3）戴无菌手套，取无菌治疗巾铺于导管出口处。

（4）先分离动脉端的肝素帽（注意：动脉夹子必须在关闭状态），用消毒棉球或棉签消毒导管口（建议使用含低浓度乙醇成分的消毒剂），包括内侧、外侧、横截面，用含有生理盐水的无菌注射器抽出导管内的封管液及可能形成的血凝块（注意：导管口应有空针保护，不敞开）。

（5）遵医嘱静脉端注入抗凝剂（大多数危重患者 CRRT 治疗过程不使用抗凝剂）。

（6）将血泵速度调到 50～100 mL/min，取下动脉端的空针，连接动脉血路，打开夹子，启动血泵，放预冲液、引血（若患者有低血压等，则根据情况保留预冲液）。

（7）引血至静脉壶，停泵，夹闭透析管路静脉端，将其连接于血管通路静脉端（注意排出空气），打开夹子，妥善固定管路，开启血泵。

（8）再次检查循环管路连接是否紧密，有无脱落、漏水、漏血等。

（9）根据医嘱选择前稀释或后稀释，设定每小时置换液量。

（10）核对患者的透析处方，并做到两人核对、签名。

（11）严密监测患者生命体征后，逐渐调整血流量（根据患者心脏功能及治疗方式制订血液流量，150～300 mL/min），机器进入治疗状态，记录血液净化治疗记录单。

（12）清理用物，整理床单位，洗手。

（五）治疗过程的监测及护理

（1）严密观察患者的体温、心率、心律、血压、呼吸、血氧饱和度、中心静脉压、每小时尿量等；严密观察患者的神志和意识，当患者出现神志改变、烦躁等症时，应做好安全性约束；严密观察血液净化技术的并发症，如首次使用综合征等。

（2）根据患者病情随时监测（平稳患者可每 30 min 监测 1 次）、记录各治疗参数，如静脉压、动脉压、跨膜压、超滤速度、超滤量、置换液速度等，及时发现和处理各种异常情况并观察疗效。

（3）正确采集各类标本，密切监测血电解质及肝、肾功能及动脉血气等的变化，发现异常及时根据医嘱进行调整。

（4）在 CRRT 治疗过程中，出血是最常见的并发症，应用抗凝剂应严格按照医嘱，剂量准确，应用无抗凝剂治疗时可采用前稀释法。严密观察跨膜压、动脉压、静脉压的变化，观察滤器的颜色，必要时使用生理盐水冲洗管路和滤器，以防止管路和滤器凝血的发生。在治疗过程中观察患者静脉穿刺处有无渗血，观察皮肤黏膜及创面的渗血和渗液有否增加，观察引流液的量和颜色等。

（5）患者安全管理及设备运转的监测：治疗途中严密观察 CRRT 设备的运转和报警，及时排除故障;随时检查管路有无扭曲、受压、脱落、堵塞,检查各连接口及滤器衔接是否正常,保持管路的通畅。

(6)患者液体平衡的管理:严密监测患者的每小时尿量、创面渗血和渗液情况、各种引流量、静脉高营养量、抗生素用量、胃肠减压量,正确计算置换液进出量,保证进出平衡,并根据以上情况正确设定及时调整超滤量。

(7)血管通路的管理:维持血管通路的通畅是保证 CRRT 有效运转的最基本要求。治疗期间保证血管管路固定、通畅,无脱落、无打折、无贴壁、无漏血等现象;置管口局部敷料应保持清洁、干燥,潮湿、污染时及时换药,以减少感染机会;注意观察局部有无渗血、渗液、红肿;当动脉端血流有微细气泡现象时,可能是静脉导管内口紧贴血管壁所致,这时应调整患者体位或导管位置,同时快速松动一下动脉管路连接口,可有效改善导管吸壁现象。

(8)置换液补充方法。①前稀释法:置换液在滤器前输入,称为前稀释(由动脉端输入)。前稀释法血流阻力小、滤过率稳定,残余血量少,不易形成蛋白覆盖层;同时因为置换液量大(6～9 L/h),可降低血液黏稠度,减少滤器内凝血。②后稀释法:置换液在滤器后输入,称为后稀释(由静脉端输入)。后稀释法清除率较高,但容易发生凝血,因此超滤速度不能超过血流速度的 30%。

(9)置换液的温度设置:置换液的温度应根据实际情况进行设置,一般为 36.5 ℃～37.5 ℃。CRRT 设备通常都有加温装置,但该装置的加热速度有时不能与置换液的补充速度相匹配,难以保证置换液的温度始终接近患者的体温。因此,患者在治疗过程中常会感到寒冷,此时应特别注意患者的肢体保暖。但实际上,CRRT 对血流动力学的益处很大程度上取决于这种冷热效应,长时间采用 CRRT 将导致患者的热量减少,但同时又可以减少发热、感染,以及炎症反应引起的体温变化。

六、常见并发症

(一)低血压

由于接受 CRRT 治疗的患者大多合并多脏器功能障碍,病情危重,生命体征不稳定,CRRT 治疗前或治疗过程出现低血压较为常见,故应密切观察生命体征,利用桡动脉测定即时血压。

(1)对低血压患者,上机时从动脉端缓慢引血,血流速度为 50～80 mL/min,预冲液不放(对于无抗凝剂患者,将预冲液换成无肝素盐水,必要时可用羟甲淀粉、血浆或新鲜血预冲)。

(2)上机成功、血压稳定后逐渐增加血流量至 150～300 mL/min,增加超滤量。术中通过调整脱水量及升压药的速度,使血压保持在安全范围。

(3)治疗过程出现低血压,可采取头低位,停止超滤,补充生理盐水,补充置换液或遵医嘱使用清蛋白等。如血压好转,则逐步恢复超滤,同时观察血压的变化。

(二)凝血

接受 CRRT 治疗的危重患者,存在出血或潜在出血的危险,治疗过程大多采用无抗凝剂或小剂量小分子肝素抗凝。由于治疗时间长,容易发生体外凝血,而凝血是 CRRT 治疗失败的重要原因之一。

(1)充分预冲滤器和循环管路,可减少凝血的发生。

(2)采用"肝素吸附法"预冲滤器及管路,即用稀肝素盐水浸泡滤器及管路(出血或出血倾向患者引血前必须去掉肝素盐水液),再开始 CRRT 治疗,这样可有效抗凝。

（3）置换液采用前稀释可有效抗凝，或间隔 15～30 min 从动脉端输入生理盐水 100～200 mL，使血液在进入滤器前加以稀释，以增加滤器的效率及溶质的清除率，并且通过降低血液黏滞度、增加血流量及静水压而增加滤器的使用寿命和早期识别滤器有否凝血倾向。

（4）无抗凝剂治疗要保持充足的血流量，保持血管通路通畅，在患者血流动力学稳定、心功能允许的情况下可加大血流量。

（5）避免泵前输入高营养液、脂肪乳剂、血制品等。

（6）严密监测静脉压、跨膜压、滤器前压及波动范围，仔细观察滤器盖端上的血液分布是否均匀、滤器的纤维颜色有无变深或呈条索状、滤出液是否通畅、静脉壶的滤网有无凝血块等，通过这些措施及时发现是否发生凝血，以便及早处理。

（三）感染

由于行 CRRT 治疗的患者病情危重，机体抵抗力低下，加之各种侵入性的检查、治疗，容易引起感染。感染是危重患者死亡的主要原因之一，在 CRRT 治疗时严格执行无菌技术是防止发生感染和交叉感染的一项重要措施，任何一个环节都不能违反无菌操作规程。

（1）环境的管理：治疗过程中限制与治疗无关的人员入室，入室时需戴帽子、口罩、鞋套；地面、桌面用消毒液擦洗，室内每天 2 次紫外线消毒。

（2）做好留置导管的护理：操作时严格无菌，保持穿刺点敷料清洁干燥，局部有渗血、渗液、红肿时应及时换药。

（3）配制和更换置换液必须注意无菌操作，置换液要做到现冲现配。

（4）及时合理应用抗生素：CRRT 治疗会导致抗生素的浓度下降，所以应根据药代动力学，以及抗生素的分子量选择应用时间及剂量，以使抗生素达到有效浓度。

（5）做好患者的基础护理，如口腔护理、压疮护理、呼吸道护理、引流管护理等。

（四）出血

接受 CRRT 治疗的危重患者，原发病与手术、创伤、肝功能衰竭、凝血功能障碍等有关，往往伴有出血或潜在出血的现象，CRRT 治疗过程中抗凝剂的应用使出血危险明显增加或加重出血，所以对此类患者应加强护理。

（1）注意观察创口、牙龈等出血，注意观察皮肤黏膜的颜色，有否瘀斑及出血点。

（2）注意引流液、痰液、大小便颜色，并做好记录。

（3）注意血压及神志的变化，注意颅内出血的危险。

（4）严格抗凝剂的应用，发现出血倾向时根据医嘱及时调整抗凝剂用量或使用无肝素技术，以避免出现由此引起的严重并发症。

（五）心律失常

患者在治疗过程中可因心脏病变、电解质紊乱、酸碱平衡紊乱或血容量改变引起低氧血症、低血压，诱发心律失常。轻者仅有心慌、胸闷、低血压的临床表现，重者则可能发生猝死。因此，在治疗过程中如遇心律失常应积极治疗原发病，控制血流量，给予氧气吸入并加强心理护理，缓解患者的紧张情绪。

七、下机操作

（一）物品准备

接受 CRRT 治疗的患者大多为临时性血管通路，准备物品有治疗盘、含 20 mL 生理盐水的注射器 1 支、与导管相应容量的已配制肝素溶液 2 支（2 mL 注射器）、无菌纱布、肝素帽 2 个、无菌手套 1 双、生理盐水 500 mL、医疗废弃物盛物筒。

（二）患者准备

颈内静脉、锁骨下静脉留置导管患者接受治疗时，建议戴口罩或头侧向一边；股静脉留置导管患者应注意保护隐私部位。

（三）工作人员准备

洗手，戴口罩、帽子。

（四）下机前评估

（1）确认治疗参数已经达到医嘱要求。

（2）测血压、脉搏、呼吸、心率、心律、体温等。

（3）确认患者所有生化标本已经采集和送检。

（五）下机操作

（1）调整血流量至 50～100 mL/min，关闭血泵，动脉端连接生理盐水或置换液，夹闭、断开动脉管路和导管。

（2）开启血泵，翻转滤器（或透析器），使静脉端朝上，并观察其全身情况。

（3）观察滤器（或透析器）和循环管路中的残血状况，可用双手轻搓滤器（或透析器），以促进残血排出。

（4）待静脉管路内的液体为淡粉红色或接近无色时关闭血泵（必须在监测血压以后），夹闭、断开静脉管路和静脉导管。

（5）处理医疗废弃物，清洁并消毒机器。

（6）准确总结出入水量，对治疗过程进行小结。根据患者病情做好患者安全转运，对相关科室进行书面和床边交班。

（7）关机，关电源。

八、CRRT 的展望

传统的肾脏替代方式主要包括 HD、CRRT 和腹膜透析。CRRT 作为一种较新的技术，在抢救急危重症患者中已经发挥了其独特的优势。CRRT 与血液透析相比，主要优势是改善心血管稳定性、维持脑灌注、有效控制高分解代谢、维持水电解质和酸碱平衡，为营养支持创造条件。重症急性肾损伤伴有血流动力学不稳定、脑水肿、高分解代谢和严重液体负荷者，应首选 CRRT。

近年来，杂合肾脏替代治疗（hybrid renal replacement therapy，HRRT）受到了越来越多的关注，尽管其尚无明确定义，但临床应用已较为广泛。目前，狭义的 HRRT 是指介于 HD 和 CRRT 之间的持续低效透析方式；广义的 HRRT 则是将血液透析和血浆置换、免疫吸附等血液净化模式相结合的治疗方法。HRRT 主要适用于各类疾病合并急性肾损伤，其预后（生存率）有待进一步观察。

（王　雷）

第五章

肾小球疾病

第一节 慢性肾小球肾炎

慢性肾小球肾炎简称慢性肾炎(chronic glomerulonephritis, CGN),是指以尿蛋白、血尿、高血压、水肿为表现的一组肾小球疾病。起病方式各有不同,病理类型及病程不一,临床表现多样化。大部分患者病情隐匿迁延,病变缓慢进展,可有不同程度的肾功能损害,最终将发展为慢性肾衰竭。部分患者病变可呈急性加重和进展。由于本组疾病的病理类型及病期不同,主要临床表现各不相同,疾病表现呈多样化,治疗较困难,预后也相对较差。

一、病因和发病机制

(一)发病原因

慢性肾炎大多数患者的病因不十分明确。但经临床免疫病理和实验室的资料说明,慢性肾炎的发病原因与免疫机制关系密切,与链球菌感染无明确关系,15%~20%是从急性肾小球肾炎转变而来,大部分慢性肾炎患者无急性肾小球肾炎病史,可能是由于各种细菌、病毒、原虫、感染等因素通过诱导自身抗原耐受的丧失,炎症介质因子及非免疫机制等引起本病,而并非直接的免疫反应病因。感染因素以及其后的刺激导致免疫复合物在肾小球内沉积,提示体液免疫反应是慢性肾小球肾炎损伤的主要原因。然而,在肾小球内及肾小球外引起针对靶抗原的、有细胞参与的免疫反应;单核巨噬细胞在诱发疾病中具有重要作用。

(二)病理机制

1.免疫机制的反应

主要发生在肾小球内,有较多的组织损伤介质被激活,有生长因子及补体产生趋化因子,引起白细胞募集。C9对肾小球细胞的攻击,纤维素沉积,甚至形成新月体。炎症介质的刺激使肾炎进入慢性期,随着许多氧化物及蛋白酶的产生,发生细胞增殖,表型转化,细胞外基质积聚,引起肾小球硬化和永久性肾功能损害。

2.非免疫机制的参与

非免疫机制主要参与肾小球肾炎的慢性进展,如有效过滤面积减少,残余肾小球滤过率升高,肾缺血,各种因子细胞释放,以及肾小管中蛋白质成分增高造成的毒性作用,均可加重肾小球硬化和慢性肾间质纤维化。

3.慢性肾炎的病理特点

慢性肾炎是由两侧肾脏弥漫性肾小球病变和多种病理类型引起的,因长期的反复发作,呈慢性过程,肾小球毛细血管逐渐破坏,纤维组织增生,肾小球纤维化,淋巴细胞浸润,玻璃样变,随之可导致肾小管肾间质继发性病变。后期肾皮质变薄,肾脏体积缩小,形成终末期固缩肾。在肾硬化的肾小球间有时可见肥大的肾小球。病理类型可见几种:系膜增生性肾炎,膜性肾病,系膜毛细血管性肾炎,局灶性节段性肾小球硬化,增生硬化型肾小球肾炎。

二、临床表现

慢性肾炎可发生于任何年龄和性别,多数起病缓慢隐匿,临床以蛋白尿,血尿,高血压,水肿为基本特征,常有不同程度的肾功能损害。由于各种因素影响,病情时轻时重,反复发作,逐渐地发展为慢性肾衰竭。

发病初、早期,患者可表现乏力、劳倦、腰部隐痛、刺痛、或困重、食欲减退,水肿可有可无,有水肿也不严重,部分患者可无明显的临床症状。尿检验蛋白尿持续存在,通常在非肾病综合征范围,并有不同程度的肾小球源性血尿及管型,多呈镜下血尿,肉眼血尿少见。血压可正常或轻度升高。肾功能正常或轻度损伤,肌酐清除率下降,或轻度氮质血症表现,可持续数年或数十年。肾功能逐渐恶化并出现相应的临床表现,如贫血、血压升高、酸中毒等,最终进展为尿毒症。

有部分慢性肾炎患者,可以高血压为突出或首发症状,特别是舒张压持续性中等以上的程度上升,可有眼底出血,渗血,甚则视盘水肿。如果未有控制使血压持续稳定,肾功能恶化较快。未经治疗,多数患者肾功能呈慢性渐进性损害,预后较差。当患者因感染,过度疲劳,精神压力过大,或使用肾毒性药物等因素,常可使病情呈急性发作或急骤恶化,经及时治疗或驱除病因后病情可有一定程度的缓解,但也可能因此而进入不可逆的肾衰竭。肾功能损害程度和发展快慢主要与病理类型相关,同时也与合理治疗和认真的调护等因素关系密切。

三、分型

慢性肾炎临床表现多样,个体差异较大,中青年发病率高,易误诊。蛋白尿(一般在 3 g/24 h以下)、血尿、管型尿、水肿及高血压病史 1 年以上者,无论有无肾损害,均应考虑此病。在排除继发性肾小球肾炎及遗传性肾小球肾病后,临床上可诊断为慢性肾炎。根据临床表现,分为以下5 种类型。

(一)普通型

普通型较为常见,病程迁延,病情相对稳定,多表现为轻度至中度水肿,高血压和肾功能损害。尿蛋白定性＋～＋＋＋,镜下呈肾小球源性血尿和管型尿等。病理改变以 IgA 肾病、非 IgA系膜增生性肾炎即局灶系膜增生性较常见,也可见于局灶性节段性肾小球硬化早期和膜增生性肾炎等。

(二)肾病性大量蛋白尿型

肾病性大量蛋白尿型除了具有普通型的表现外,部分患者可表现肾病性大量蛋白尿,病理分型以微小病变型肾病、膜增生性肾炎、局灶性肾小球硬化等多见。

(三)高血压型

高血压型除上述表现外,以持续性中度血压增高为主,特别是舒张压持续增高,常伴有眼底视网膜动脉细窄、迂曲和动静脉交叉压迫现象,少数可有絮状物或出血,病理常以局灶节段性肾小球硬化和弥漫性增生为多见,或晚期多有肾小球硬化表现。

(四)混合型

临床上既有肾病型表现,同时又有高血压型表现,多伴有不同程度肾功能减退征象,病理改变可为局灶性节段性肾小球硬化和晚期弥漫性增生性肾小球肾炎等。

(五)急性发作型

在病情相对稳定或持续进展过程中,由于各种微生物感染,过度疲劳或精神打击等因素较短的潜伏期(一般 2~7 d)后,而出现类似急性肾炎的临床表现,经治疗和休息等调治后,可恢复原先水平,或病情恶化逐渐发展至尿毒症,或者是反复发作多次后,肾功能急剧减退而出现尿毒症一系列临床表现。病理改变为弥漫性增生,肾小球硬化基础上出现新月体和(或)明显间质性肾炎。

四、辅助检查

(一)尿液检查

尿异常是慢性肾炎的基本特点和标志,蛋白尿是诊断慢性肾炎的主要依据。尿蛋白一般为 1~3 g/24 h,尿沉渣可见颗粒管型和透明管型,多数可有肾小球源性镜下血尿,少数患者可有间发性肉眼血尿。

(二)肾功能检查

多数慢性肾炎患者可有不同程度的肾小球滤过率(glomerular filtration rate,GFR)下降,早期表现为肌酐清除率下降,其后血肌酐、尿素氮升高,可伴不同程度的肾小管功能减退,如近端肾小管尿浓缩功能减退和(或)近端小管重吸收功能下降。

(三)影像学检查

B超检查早期可显肾实质回声粗乱,晚期可有肾体积缩小等改变。

(四)病理检查

肾活检有助于明确诊断,如无特殊禁忌证和有条件的医院,应强调所有慢性肾炎患者进行肾活检,肾活检有助于与继发性肾小球疾病的鉴别诊断。另外,可以明确肾小球病变的组织学类型和病理损害程度及活动性,从而指导合理的治疗,延缓慢性肾损害的进展。

五、诊断标准

(1)起病缓慢,病情迁延,临床表现可轻可重,或时轻时重,随着病情发展,可有肾功能减退,贫血,电解质紊乱等情况出现。

(2)可有水肿,高血压,蛋白尿,血尿及管型尿等表现中的一种或数种,临床表现多种多样,有时伴有肾病综合征或重度高血压。

(3)病程中可有急性发作,常因呼吸道及其他感染诱发,发作时有时类似急性肾炎之表现,有些病例可自动缓解,有些病例则出现病情加重。

六、鉴别诊断

(一)继发性肾小球疾病

如狼疮性肾炎,过敏性紫癜性肾炎,乙型肝炎相关性肾损害,以上可依据相应的系统表现及特异性实验室检查可进行鉴别。

（二）遗传性肾病

Alport综合征常起病于青少年儿童，多在10岁之前起病，患者有眼（圆锥形或球形晶状体）、耳（神经性耳聋），肾形态异常，并有阳性家族史（多为性连锁显性遗传、常染色体显性遗传及常染色体隐性遗传）。

（三）其他原发性肾小球疾病

1.隐匿性肾小球肾炎

隐匿性肾小球肾炎主要表现为无症状性血尿和（或）蛋白尿，无水肿，高血压和肾功能减退。

2.感染后急性肾炎

感染后急性肾炎有前驱感染，并以急性发作起病的慢性肾炎需与此病鉴别，二者的潜伏期不同，血清C3的动态变化有助于鉴别。另外，疾病的转归不同，慢性肾炎无自愈倾向，呈慢性进展，可资鉴别。

（四）原发性高血压肾损害

先有较长期的高血压，然后出现肾损害，临床上近端肾小管功能损伤较肾小球功能损伤早，尿改变轻微，仅少量蛋白尿，常有高血压的其他靶器官并发症。

七、治疗

慢性肾小球肾炎早期应该针对病理类型给予治疗，抑制免疫介导炎症，抑制细胞增生，减轻肾脏硬化；并应以防止或延缓肾功能进行性损害及恶化；改善临床症状及防治并发症为主要目的。强调综合整体调治，可采取下列综合措施。

（一）一般治疗

1.动静结合，以静和休息为主

避免劳累及精神压力过大。因上列因素可加重肾功能负荷，及加重高血压、水肿和尿检异常，这在治疗恢复过程中非常重要。

2.饮食调节

（1）蛋白质的摄入：慢性肾炎患者应根据肾功能减退程度决定蛋白质的入量。轻度肾功能减退者，蛋白食入量应0.6 g/(kg·d)，以优质蛋白为主，适当辅以α-酮酸或必需氨基酸，可适当增加碳水化合物的摄入，以满足机体能量需要，防止负氮平衡。如患者肾功能正常，可适当放宽蛋白入量，一般不易超过1.0 g/(kg·d)，以免加重肾小球高滤过等所致的肾小球硬化。慢性肾炎、肾功能损害患者，如长期限制蛋白质入量，势必导致必需氨基酸的缺乏。因此，补充α-酮酸是必要的。α-酮酸含有多种必需氨基酸，摄入后经过转氨基作用形成相应的氨基酸，可使机体既获取必需氨基酸，又减少了不必要的氨基，还提供了一定量的钙。对肾性高磷酸盐血症和继发性甲状旁腺功能亢进起到良好的作用。

（2）盐的摄入：有高血压和水肿的慢性肾炎，盐的摄入一般控制在3 g/d以下。

（3）脂肪的摄入：高脂血症是促进肾脏病变加重的独立的危险因素，尤其是慢性肾炎大量蛋白尿的患者脂质代谢紊乱而出现的高脂血症。应限制脂肪摄入，限制含有大量饱和酸和脂肪酸的动物脂肪更为重要。

（二）药物治疗

1.积极控制高血压

高血压是加速肾小球硬化，促进肾功能恶化的重要危险因素，为此积极控制高血压是十分重要的环节。控制高血压可防止肾功能减退，或使已经受损的肾功能有所改善，并可防止心血管的并发症，改善近期预后，具体治疗原则。

(1)力争达到目标值，如尿蛋白<1.0 g/24 h 的患者，血压控制在 17.3/10.7 kPa(130/80 mmHg)左右；如尿蛋白≥1.0 g/24 h 的患者，血压应控制在 16.7/10.0 kPa(125/75 mmHg)以下水平。

(2)降压速度不能过低过快，使血压平稳下降。

(3)先以一种药物小剂量开始，必要时联合用药，直至血压控制满意。

(4)优选具有肾保护作用、能减缓肾功能恶化的降压药物。

(5)降压药物的选择：首选血管紧张素转换酶抑制剂(angiotensin converting enzyme inhibitor,ACEI)、血管紧张素Ⅱ受体阻滞剂(angiotensin Ⅱ receptor blocker,ARB)；其次是钙通道阻滞剂(calcium channel blocker,CCB)、β受体阻滞剂、血管扩张剂、利尿剂等。由于 ACEI 与 ARB 除具有降压作用外，还有减少尿蛋白和延缓肾功能恶化，保护肾的功能效应，应优先选用。

在肾功能不全患者应用 ACEI 或 ARB 时，应注意防止高血钾和血肌酐升高发生。但血肌酐>264 μmol/L时，务必在严密检测下谨慎应用，尤其注意监测肾功能和血钾。

2.严密控制蛋白尿

蛋白尿是慢性肾损害进程中的独立危险因素，是肾功能渐进性恶化的不利条件，控制蛋白尿可延缓疾病的进展。尿蛋白导致肾损害的机制有以下几种。

(1)导致肾小管上皮细胞重吸收蛋白过多而致细胞溶酶体破裂，释放溶酶体酶和补体引起组织损伤。

(2)肾小管上皮细胞摄取过多的白蛋白和脂肪酸，导致脂质合成和释放，引起细胞浸润，并释放组织因子造成组织损伤。

(3)肾小管本身产生的 Tamm-Horsfall 蛋白与滤液中蛋白相互作用阻塞肾小管。

(4)尿中补体成分增加，特别是 C9 膜攻击复合物激活近曲小管上皮的补体替代途径。

(5)肾小管蛋白质产氨增多，以及活化的氨基化 C3 的相应产生。

(6)尿中转铁蛋白释放铁离子，产生游离—OH 损伤肾小管。

以上因素导致小管分泌内皮肽引起间质缺氧，产生致纤维因子。

控制蛋白尿药物的选择：ACEI 与 ARB 具有降低尿蛋白的作用，这种减少尿蛋白的作用并不依赖其降压的作用。因此，对于非肾病综合征范围内的蛋白尿可使用 ACEI 和(或)ARB 控制蛋白尿治疗。因用这类药物减少蛋白尿与剂量相关，所以其用药剂量，常需要高于降压所需剂量，但应预防低血压的发生。如依那普利 20～30 mg/d 和(或)氯沙坦 100～150 mg/d，才可发挥较好的降低蛋白尿和肾脏保护作用。

3.糖皮质激素和细胞毒类药物的应用

由于慢性肾炎是因多种因素引起的综合征表现，其病因、病理类型、病情变化和临床表现、肾功能损害程度等差异很大，故是否应用皮质激素和细胞毒类药物，应根据临床表现和病理类型的不同，综合分析后再考虑是否应用。

(1)有大量蛋白尿伴或不伴肾功能轻度损害者，可考虑应用糖皮质激素，一般应用泼尼松 1 mg/(kg·d)，治疗过程中严密观察血压和肾功能，一旦有肾功能损害应酌情撤减。

(2)肾功能进行性减退者，不宜继续使用常规的口服糖皮质激素治疗。

(3)根据病理检查结果应用：如为活动性病变为主，细胞增生，炎症细胞浸润等，伴有大量蛋白尿则应用激素及细胞毒类积极治疗。泼尼松 1 mg/(kg·d)，环磷酰胺 2 mg/(kg·d)。若病理检查结果为慢性病变为主(肾小管萎缩,间质纤维化),则不考虑皮质激素等免疫抑制剂治疗。如果病理检查结果表现为活动性病变和慢性病变并存,肾功能已有轻度损害(血肌酐<256 μmol/L),伴有大量蛋白尿,这类患者也可考虑皮质激素与细胞毒类药物的治疗(剂量同上),并可加用雷公藤总苷 60 mg/d,分 3 次服用。需密切观察肾功能的变化。

4.抗凝和血小板解聚药物治疗

抗凝药和血小板解聚药有一定的稳定肾功能和减轻肾脏病理损伤,延缓肾病的进展作用。即使无高凝状态和各种病理类型表现者,也可常规较长时间的配合激素及细胞毒类,或单独应用此类药物,常用的药物有以下几种。

(1)低分子肝素:该药的抗凝活性在于与抗凝血酶Ⅲ的结合后肝素链上的五聚糖抑制剂凝血酶和凝血因子Ⅹa,结果抗栓效果优于抗凝作用,生物利用度高,出血倾向少,半衰期比普通肝素长 2~4 倍,常用剂量为 5 000 U/d,腹壁皮下注射或静脉滴注,一般 7~10 d 为 1 个疗程。根据临床表现和检验凝血系列,无出血倾向者,可连续应用 2~3 个疗程。

(2)双嘧达莫:此为血小板解聚药,用量 200~300 mg/d,分 3 次口服,每月为 1 个疗程,可连续服用 3~6 个月以上。

(3)阿司匹林:50~150 mg/d,每天 1 次,无出血倾向者可连续服用 6 个月以上。

(4)盐酸噻氯匹定,250~500 mg/d 或西洛他唑,50~200 mg/d。

(5)华法林:4~20 mg/d,分 2 次服用,根据凝血酶原时间以 1 mg 为阶梯调整剂量。药物使用期间应定期检验凝血酶原时间(至少 3~4 周 1 次),防止出血,应严密观察。

以上的抗凝、溶栓、解聚血小板、扩张血管的制剂,在应用时可选择 1~4 种,应注意有出血倾向者,或有过敏等不良反应者忌用或慎用,并要随时观察凝血酶时间。

5.降脂药物治疗

肾病并发脂质代谢紊乱,可加重肾功能的损害,并引起细胞凋亡,导致组织损伤。因此,当肾病并发脂质异常时,特别是低密度脂蛋白异常,应引起重视进而调节。他汀类药物不仅可以降血脂,更重要的是可以与肾脏纤维化有关分子的活性可逆性抑制系膜细胞,平滑肌细胞和小管上皮细胞对血小板源性生长因子的增生反应。抑制单核细胞化学趋化蛋白和黏附因子的产生,减轻肾组织的损伤和纤维化。

6.避免加重肾损害的因素

在慢性肾炎的治疗恢复过程中,应积极预防感染、低血容量、腹水、水电解质和酸碱平衡紊乱。避免过度劳累、妊娠和应用肾毒性药物,解除心理压力,如有血尿酸升高应积极治疗等。

(张文玺)

第二节 IgA 肾病

IgA 肾病是 1968 年由法国学者 Berger 和 Hinglais 首先描述和命名的,其特征是肾活检免疫病理显示在肾小球系膜区以 IgA 为主的免疫复合物沉积,以肾小球系膜增生为基本组织学改变,因此也称为 Berger 病。IgA 肾病是一种常见的原发性肾小球疾病,其临床表现多种多样,主要表现为血尿,可伴有不同程度的蛋白尿、高血压和肾功能受损,是导致终末期肾脏病的常见的原发性肾小球疾病之一。某些系统性疾病,如过敏性紫癜性肾炎、系统性红斑狼疮、干燥综合征、强直性脊柱炎、关节炎、疱疹样皮炎、酒精性肝硬化和慢性肝炎等疾病也可导致肾小球系膜区 IgA 沉积,称为继发性 IgA 肾病。本节主要讨论原发性 IgA 肾病。

一、流行病学

IgA 肾病在整个人群中的确切发病率不详,一般是根据占原发性肾小球肾炎或肾活检病例的比例推算所得,估计人群发病率为 25～50/100 000。来自德国和法国的人群调查资料显示,IgA 肾病的发病率为 2/10 000,而来自新加坡的尸解报告显示,肾小球系膜区 IgA 沉积者占 2.0%～4.8%。在亚洲和太平洋地区,IgA 肾病是最常见的原发性肾小球疾病,占肾活检患者的 30%～40%,在欧洲占 20%,而在北美只占 10%。在我国 IgA 肾病占原发肾小球疾病的 40%～47.2%,而且资料显示近 10 年有明显上升的趋势。

不同国家或地区发病率的不同可能与对肾脏疾病的监控以及掌握肾活检的指征和时机不同有关。在日本,由于对学龄儿童进行尿检普查,对无症状镜下血尿者进行肾活检,IgA 肾病在肾活检中占 40%～50%;新加坡实行义务兵役制,参军前尿检异常者亦行肾活检,IgA 肾病在肾活检中占 47%;而在美国和加拿大,无症状尿检异常者很少接受肾活检,临床表现单纯血尿和轻度蛋白尿的患者,常常在蛋白尿增多或血肌酐升高时才进行肾活检,因此 IgA 肾病所占 5%～10%;在英国 IgA 肾病并非常见的肾小球肾炎,但在苏格兰东北部一项肾活检的回顾性分析中发现,IgA 肾病者约占原发性肾小球疾病的 26%。有报道 IgA 肾病的发生率在世界许多地区可能被低估。

遗传因素和环境因素对 IgA 肾病的发生有重要的影响。亚洲人 IgA 肾病的发生率很高,其次为白人、非洲人中较为罕见。美国印第安人 IgA 肾病的发生率比来自英国移民的美国人高 8 倍,而在非洲及生活在美国的非洲裔黑人中,IgA 肾病的发生率很低。除此之外,IgA 肾病的家族聚集倾向提示家族性遗传对 IgA 肾病发病的影响。

IgA 肾病可发生在任何年龄,16～35 岁的患者占总发患者数的 80%,性别比例各国报道不同,男、女性发病比例为 2:1 至 6:1。

二、发病机制

迄今确切的发病机制尚未阐明。多种因素参与 IgA 肾病的发生及进展。

研究证实系膜区 IgA 沉积物主要以多聚 IgA1(pIgA1)为主,多聚 IgA1 在肾小球系膜区沉积,触发炎症反应,引起 IgA 肾病的发生和发展。目前认为 IgA1 分子的糖基化异常可造成 IgA1 易于自身聚集或被 IgG 或 IgA 识别形成免疫复合物,这一过程可能是 IgA 肾病发病中的始动因素,而遗传因素可能参与或调节上述发病或进展的各个环节。因此,IgA1 分子合成、释放及其在外周血中的持续存在,与系膜细胞的结合及沉积,以及触发的炎症反应这 3 个环节,是 IgA 肾病"特异"的致病过程,而其后的炎症反应所致的肾小球细胞增生,肾小球硬化、小管萎缩和间质纤维化是所有肾小球疾病进展的共同通路。本节重点讨论 IgA 分子糖基化异常以及 IgA 分子沉积于系膜区造成肾小球损伤的过程。

(一)IgA 分子的结构特点及其在体内的合成、修饰和清除

1.IgA1 分子结构特点及糖链的合成和修饰

人体 IgA 的产生数量远大于其他免疫球蛋白,人 IgA 分子包括 IgA1 和 IgA2 两种亚型。与

其他免疫球蛋白不同的是,IgA 在分子结构上存在独特的不均一性,表现为在不同的体液成分中其结构特征不同。循环中的 IgA 主要由骨髓产生,约 90% 为 IgA1,IgA2 只占 10%。血循环中IgA1 分子主要以单体形式存在,伴有少量大分子 IgA1,包括二聚体 IgA1(dIgA1)和多聚体 IgA(pIgA1)。dIgA1 是由两个单体 IgA1 通过 J 链连接形成的,而 pIgA1 的确切组成尚不清楚。含IgA1 的复合物(IgA-containing complex)可以是聚合的 IgA1、含有 IgA1 的免疫复合物或者是IgA1 与其他蛋白形成的复合物。

与其他免疫球蛋白不同,IgA1 分子包含一个高度糖基化的铰链区。IgA1 的铰链区是一段由 18 个氨基酸残基组成的富含脯氨酸(proline,Pro)、丝氨酸(serine,Ser)和苏氨酸(threonine,Thr)的肽链。它具有高度糖基化,每个 IgA1 铰链区肽链都存在 6 个潜在的 O-糖基化位点。首先在尿嘧啶-N-乙酰半乳糖胺转移酶 2 的催化下将 N-乙酰半乳糖胺转移至丝氨酸或苏氨酸然后在 β1,3-半乳糖转移酶催化下将半乳糖基由尿嘧啶二磷酸半乳糖胺转移至 N-乙酰半乳糖胺。在这一反应中,β1,3-半乳糖转移酶的活性依赖于其分子伴侣 Cosmc 的作用。最后通过 α2,3-唾液酸转移酶和 α2,6-唾液酸转移酶将带负电荷的唾液酸分别转移至半乳糖和 N-乙酰半乳糖胺,由此形成 IgA1 分子的 5 种糖链。

2.IgA 肾病患者 IgA1 糖基化异常

大量研究显示 IgA 肾病患者血清 IgA1 存在铰链区 O-糖基化的缺陷,此外,在 IgA 肾病患者黏膜免疫相关的淋巴器官-扁桃体中的 IgA1 分子,也存在着糖基化的缺失,提示患者血清中糖基化缺失的 IgA1 可能部分来自于黏膜的分泌型 IgA。目前为止导致 IgA1 铰链区 O-糖链糖基化缺陷的原因目前尚未阐明。对 IgA 肾病 IgA1 铰链区基因序列和氨基酸序列测定并无异常发现,提示这种异常并非由于 IgA 分子的编码基因异常造成。同时,对同样具有类似 O-糖基存在的免疫球蛋白 C1 抑制因子的研究发现并不存在糖基化异常,提示 IgA1 低糖基化并非由于糖链降解所致。曾有研究显示 IgA 肾病患者外周血循环 B 细胞的 β1,3-半乳糖转移酶活性下降,而且这种下降并不存在于其他白细胞。这一结果提示影响 O-糖链形成的各种糖基化酶可能在IgA1 糖基化异常中发挥重要的作用。

Alice 和 Hiki 等对从肾活检组织中洗脱下的 IgA1 进行糖基化检测发现,在肾脏沉积的IgA1 比血清中的 IgA1 存在更多的糖基化异常,而患者血清中热聚合的 IgA1 与肾小球系膜细胞结合的能力及刺激肾小球系膜细胞引起的生物学效应均显著强于正常人,提示循环中 IgA1分子结构与正常人不同,异常糖基化的 IgA1 更易于沉积到肾脏。通过检测正常人血清 IgA1 和体外酶切的去唾液酸 IgA1(DesIgA1)及去唾液酸去半乳糖 IgA1(DesDeGalIgA1)与人肾小球系膜细胞的结合力,证实人肾小球系膜细胞上存在与 IgA1 特异结合的蛋白,唾液酸和半乳糖缺失的 IgA1 与系膜细胞的结合力显著高于正常 IgA1 分子;另有研究证实将 DesIgA1 和 DesDeGa-lIgA1 分子注射入大鼠肾脏,观察到肾小球系膜区大量糖基化缺失的 IgA1 分子的沉积并引发炎症反应,上述研究提示糖基化缺陷的 IgA1 确实具有致病能力。有研究进一步显示局灶增生硬化性 IgA 肾病患者血清 IgA1 分子 α2,6-唾液酸和 β1,3-半乳糖的水平显著低于轻度系膜增生性IgA 肾病患者和正常对照,证实血清 IgA1 分子 α2,6-唾液酸和 β1,3-半乳糖的缺失与病理表现密切相关。

尽管正常人也可以存在低糖基化,但是 IgA 肾病患者由于半乳糖和唾液酸的缺失造成 N-乙酰半乳糖胺或唾液酸 N-乙酰半乳糖胺的裸露的比例明显增加,这些低糖基化的 IgA,更容易自身聚集成为大分子复合物而在肾脏沉积。而且,上述糖基化异常同样存在于过敏性紫癜患者,但仅限于伴有过敏性紫癜性肾炎的患者。因此提示异常糖基化的 IgA1 可能与肾脏损害有关。

3.血清 IgA1 分子的清除

虽然机制尚不十分清楚,研究证明肝脏是 IgA 分子清除的主要场所。肝脏通过肝细胞受体,包括肝细胞表面的去唾液酸糖蛋白受体(asialoglycoprotein receptor,ASGPR)和 Kupffer 细胞表达的 Fcα 受体 I(FcαRI/CD89)识别和清除 IgA1 分子。IgA1 分子半乳糖和唾液酸的缺失,使核心 N-乙酰半乳糖胺暴露,可与机体内的 IgA1 或 IgG 形成大分子,从而影响了 IgA1 与受体的结合,减少了其通过肝脏的清除,使糖基化异常的大分子 IgA1 在循环中持续存在,增加其沉积于肾脏的机会。

(二)IgA1 分子在肾小球系膜区的沉积

关于 pIgA1 在肾小球系膜区沉积的机制目前并不十分清楚,部分认为是通过与系膜细胞的抗原结合、电荷依赖或者是通过植物凝集素样结合体与系膜细胞结合,但均未得到肯定的证实。然而目前更多的研究显示 pIgA1 可能通过系膜细胞受体与其结合。

目前已知的 pIgA1 受体如多聚免疫球蛋白受体、去唾液酸糖蛋白受体和 FcαR1(即 CD89)均未能证实其在人体系膜细胞表达。而新近发现的转铁蛋白受体(TfR,即 CD79)和 Fcα/μR 可在系膜细胞表达,并在 IgA 肾病时表达上调。Moura 等人在原发性 IgA 肾病患者肾活检组织中发现,系膜细胞上的 TfR 可以与 IgA1 特异结合,而且这种结合可以被转铁蛋白及 TfR 的特异性单克隆抗体 A24 阻断。免疫组化发现,在 IgA 肾病肾活检组织中,TfR 表达阳性,与系膜区 IgA 沉积在定位上具有一致性,进一步提示 TfR 可能是系膜细胞上的 IgA 受体。另有研究证实在人系膜细胞中有 Fcα/μR mRNA 表达,IL-1 刺激系膜细胞可使其表达上调。进一步将 Fcα/μR cDNA 转染至 COS-7 细胞,发现 COS-7 细胞可获得与 IgM 及 IgA 结合的能力,提示 Fcα/μR 有可能为系膜细胞表面的 IgA 受体。

除了与受体结合以外,IgA1 分子在肾小球系膜区的沉积可能还与以下因素有关:糖基化缺陷的 IgA1 容易自身聚合或与血液中的 IgG,IgM,C3 等形成循环免疫复合物,这些大分子 IgA1 不能通过内皮间隙到达肝细胞被清除,随循环到达肾脏,因肾小球系膜细胞与内皮细胞的间隙较大,系膜细胞与大分子 IgA1 或糖链异常的 IgA1 分子的亲和力较高,而沉积在肾脏。研究显示糖基化缺陷的 IgA1 分子更易与细胞外基质成分结合而沉积在系膜区。此外,糖基化缺陷的 IgA1 也可能通过内源性凝集素,形成抗体-配体复合物,从而介导其在肾脏中沉积。

(三)IgA1 沉积于系膜区后的效应

不论 IgA1 通过何种机制介导与肾小球系膜细胞结合,这一过程对后续炎症过程都起到始动作用。已有证据表明,pIgA1 与系膜细胞 IgA 受体的交联可以使系膜细胞产生促炎症和促纤维化的反应,其表现与肾活检病理标本中所见的系膜细胞增殖相一致。糖基化缺陷的 IgA1 聚合物与人体系膜细胞亲和力明显大于正常人,并能刺激核转录因子表达,调节激酶磷酸化、DNA 合成,分泌 IL-6,IL-8,IL-1β、TNF-α、MCP-1 以及血小板活化因子和巨噬细胞转移抑制因子等,从而诱发系膜细胞增殖和炎症反应。IgA1 还可通过调整系膜细胞整合素的表达改变系膜基质的相互作用,这在肾小球损伤后的系膜重塑中起着重要作用,新近研究显示 IgA 肾病患者 pIgA1 可通过激活 RAS,刺激 TGF-β 分泌在肾小球硬化中发挥作用。这些发现提示 IgA1 分子的糖基化异常在 IgA 系膜区的沉积和后续所致损伤中具有重要作用。

IgA 本身能否激活补体尚有争议,但多数系膜 IgA 沉淀物均伴有 C3 沉积。有证据表明局部补体的活化可以影响肾小球损伤的程度。系膜区 IgA 对 C3 的活化可能是通过甘露糖结合凝集素途径发生的,最终产生 C9,进而活化系膜细胞产生炎症介质和基质蛋白。

（四）遗传因素在 IgA 肾病发病中的作用

遗传因素参与 IgA 肾病发病多年来一直为人们所关注。早在 1972 年 Tolkoff-Rubin 等首次在一对孪生同胞中报道了家族性 IgA 肾病,随后家族聚集性 IgA 肾病在各国受到了广泛关注。家系调查发现家族性 IgA 肾病在白种人、黄种人中并不少见。2000 年 Gharavi 等采用全基因组扫描连锁分析发现在 30 个美国和意大利家族性 IgA 肾病家系中,约 60% 的家系与 6 号染色体连锁,呈不完全显性遗传。而另有研究者发现部分家族性 IgA 肾病家系分别与 3 号染色体、4 号染色体、17 号染色体的位点连锁。这些研究提示家族性 IgA 肾病由多个基因或多因素参与。过去 20 余年中,在散发性 IgA 肾病患者也进行了大量的有关遗传背景的研究,曾以多种候选基因,包括血管紧张素原、血管紧张素转化酶、血管紧张素受体、人类白细胞抗原、T 细胞受体、细胞因子或炎症因子（TNF-α、TNF-β、IL-1Ra）等进行了大量病例-对照的关联分析研究,探讨了各种候选基因多态性与 IgA 肾病的临床病理表现和预后的关系。有研究结果显示,IgA 分子糖基化相关酶基因的多态性与 IgA 肾病的遗传易感性相关。目前诸多证据证明 IgA 肾病是一个多基因、多因素复杂性状疾病,遗传因素可能在 IgA 肾病的疾病易感性与病变进展过程的各个环节中都起重要的作用。

三、病理及免疫病理

IgA 肾病的特征是以 IgA 为主的免疫复合物在肾小球系膜区沉积,因此肾组织病理及免疫病理检查是 IgA 肾病确诊的必备手段。

（一）免疫荧光检查

特征的表现是以 IgA 或 IgA 为主的免疫球蛋白在肾小球系膜区呈颗粒状或团块状弥漫沉积,部分病例可沿毛细血管袢沉积。约 84% 的病例可以观察到 IgM 的沉积,62% 的病例有 IgG 的沉积,其沉积部位与 IgA 相同,但强度明显减弱。如果以 0+～4+ 来判断沉积的免疫球蛋白的强度,IgA 的荧光强度平均为 3+,IgG 和 IgM 的荧光强度平均只有 1+ 左右。早期有关 IgA 肾病的一些研究曾描述 IgG 的沉积较明显,荧光较强,但目前认为可能是由于 IgA 和 IgG 的低特异性抗体的交叉反应所致。目前尚未见到 IgE 和 IgD 沉积的报道。

肾小球沉积的 IgA 主要为 IgA1 亚型,轻链以 Lambda 为主;患者肾组织切片中已经证实存在 J 链（连接链）的沉积,提示沉积物为多聚 IgA。

补体 C3 通常在系膜区伴 IgA 沉积,亦可检出补体旁路的其他成分包括备解素和 H 因子（β1H）及膜攻击补体复合物（C5b～9）,提示补体通过旁路局部激活。部分研究发现,约有 1/3 患者存在 C3 结合蛋白的沉积,提示补体经典途径激活,但在 IgA 肾病组织标本中 C1q 和 C4 的沉积罕见。如果在肾穿刺标本中 IgA 伴有较强的 IgG 沉积时,C1q 的存在应首先除外狼疮肾炎。近期有研究显示系膜区 C3 的活化可能是通过甘露糖结合凝集素途径发生的。

（二）光镜检查

IgA 肾病主要累及肾小球。病变类型多种多样,可涉及增生性肾小球肾炎的所有病理表型,包括肾小球轻微病变、系膜增生性病变、局灶节段性病变、毛细血管内增生性病变、系膜毛细血管性病变、新月体性病变及硬化性病变,单纯膜性病变虽有少数报道,但尚未获得公认。尽管如此,大多数 IgA 肾病常见的表现为弥漫性肾小球系膜细胞增生和系膜基质增加。根据病变的轻重又可进一步分为轻、中、重度系膜增生性肾小球病变。病变也可从局灶、节段性病变到弥漫性系膜增生;系膜增生较重者可见系膜插入,形成节段性双轨;部分小球伴有节段性肾小球硬化,毛细血管塌陷,球囊粘连;也可有毛细血管袢坏死及肾小球新月体形成,个别病变严重者全球硬化。患者的肾组织切片上可见到多种病变同时存在。

肾间质病变包括间质纤维化,肾小管萎缩,炎性细胞浸润(通常为单个核细胞),肾间质病变的严重程度常与肾小球病变平行。肾小动脉可见硬化性病变、透明样变、内膜增厚及管腔狭窄,动脉壁的增厚程度常比同年龄和相同血压患者改变明显。

Hass 等首先根据肾小球组织学病变的严重程度,将 IgA 肾病分为 5 型。

Ⅰ型(轻微病变):肾小球仅有轻度系膜细胞增生,无节段硬化,无新月体,无肾小管和间质病变。

Ⅱ型(局灶节段性肾小球硬化样病变):肾小球呈现局灶性节段性肾小球硬化样病变,伴肾小球系膜细胞轻度增生,无新月体,无肾小管和间质病变。

Ⅲ型(局灶增生性肾小球病变):小于 50% 的肾小球细胞增生,细胞增生最初可仅限于系膜区,或可由于毛细血管内细胞增生引起肾小球毛细血管袢阻塞,可见粘连和新月体,无肾小管和间质病变。

Ⅳ型(弥漫增生性肾小球病变):超过 50% 的肾小球存在弥漫性系膜增生,病变可呈节段性或球性,可见粘连和新月体,但无肾小管和间质病变。

Ⅴ型(晚期慢性肾小球病变):超过 40% 肾小球球性硬化,可表现为上述各种肾小球病变。40% 以上的肾皮质小管萎缩,肾小管数目减少。

Hass 分级系统是目前国际上较为广泛应用的 IgA 肾病的形态学分级系统,但由于该系统对于 IgA 肾病中的急性和慢性病变未加区分,几乎没有肾小管和间质病变的分级,因此临床应用方面受到极大的限制。除此以外,目前国际上还有几种病理分级系统,包括 WHO 制定的 IgA 肾病肾损害分级及 Lee 分级等,但目前还没有一个分级系统广为临床和病理医生所接受。

IgA 肾病的病理改变与临床表现和预后有一定的联系。因此,IgA 肾病的形态学分级对临床治疗方案的制定和预后判断具有指导意义。国际 IgA 肾病协作组在全球范围启动了一个多中心合作研究,以期制定出较为理想的 IgA 肾病的病理学分级系统,统一标准,指导临床实践和临床科研。

(三)电镜检查

肾小球系膜细胞增生、系膜基质增加并伴有大团块状电子致密物沉积是 IgA 肾病典型的超微病理改变。电子致密物可由系膜区、副系膜区延续到毛细血管壁内皮细胞下或上皮下,与免疫荧光检查所见免疫复合物沉积相一致。约 1/3 的 IgA 肾病患者肾小球毛细血管基底膜异常。常见基底膜局部增厚,分裂和板层状改变,其局部分布的特点有助于与弥漫基底膜病变的遗传性肾炎和薄基底膜肾病相鉴别。偶尔也可见到肾小球基底膜弥漫变薄,可能是与薄基底膜肾病共存所致。

四、临床表现

IgA 肾病多见于青壮年男性,临床表现多种多样,最常见的临床表现为发作性肉眼血尿和无症状性血尿和(或)蛋白尿。

(一)发作性肉眼血尿

40%～50% 的患者表现为一过性或反复发作性肉眼血尿,大多伴有上呼吸道感染,少数伴有肠道或泌尿道感染,个别患者发生于剧烈运动后。多数患者的肉眼血尿可在感染后几小时或1～2 d出现,故曾称为"感染同步性血尿",与链球菌感染后急性肾炎不同,后者肉眼血尿在感染1～3周发生。血尿持续时间几个小时至数天不等。肉眼血尿有反复发作的特点,发作间隔随年龄增长而延长,部分患者转为持续性镜下血尿。在肉眼血尿发作时,患者可伴有全身轻微症状,如低热、全身不适、肌肉酸痛,个别患者有严重的腰痛和腹痛。发作性肉眼血尿的患者可伴有肾炎综合征的表现,如一过性的尿量减少、水肿、高血压和血肌酐、尿素氮的升高,少数患者有少尿性急性肾衰竭,但常为可逆性的,与大量红细胞致急性肾小管堵塞有关。

肉眼血尿发生率在儿童和青年人中比成年人常见,80％～90％的儿童IgA肾病有肉眼血尿发作史,成年人有30％～40％。以往曾认为血尿是IgA肾病预后不良的指标。

(二)无症状镜下血尿伴或不伴蛋白尿

30％～40％的IgA肾病患者表现为无症状性尿检异常,多为体检时发现。这部分患者的检出与所在地区尿检筛查和肾活检的指征密切相关。由于疾病呈隐匿过程,多数患者的发病时间难以确定。患者尿常规中红细胞管型少见,尿蛋白多低于局灶节段性肾小球硬化样病变。对于临床表现轻微的IgA肾病,即呈隐匿性肾炎表现者过去往往认为预后良好。然而,新近的研究发现对于血尿和(或)微量蛋白尿的IgA肾病患者亦常常会出现病情的进展。一项对72名单纯血尿或伴有微量蛋白尿(尿蛋白低于0.4 g/24 h)的IgA肾病患者进行7年的随访研究发现44％的患者出现病情的进展(包括尿蛋白增加,高血压及血肌酐升高),而肾脏病理病变程度是最强的预测危险因子,提示只有临床轻微同时病理轻微才能真正预示预后良好。有学者对248名临床表现轻微(血尿或伴有微量蛋白尿,尿蛋白低于1.0 g/24 h)的IgA肾病患者进行了临床-病理分析,结果发现1/3的患者肾脏损伤偏重(Hass分级在Ⅲ级以上,其中有1名局灶坏死性IgA肾病),1/4～1/3的患者伴有不同程度的肾小球硬化或肾间质纤维化,提示相当一部分临床表现轻微的IgA肾病患者病理损伤并非一定轻微。该部分患者可能是处于疾病的早期,其临床预后并非一定良性过程,有条件的地区应当及早肾活检、早期诊断。

(三)蛋白尿

IgA肾病患者不伴血尿的单纯蛋白尿者非常少见。多数患者表现为轻度蛋白尿,10％～24％的患者出现大量蛋白尿,甚至肾病综合征(nephrotic syndrome,NS)。部分NS出现在病程的早期,病理改变多为轻微病变或伴有明显的活动性系膜增生病变;部分NS患者伴有高血压和肾功能损害,病理上肾小球病变较重,弥漫系膜增生伴局灶节段硬化,并伴有肾小管间质损害,是慢性肾小球肾炎进展的晚期表现。

我国学者对56例尿蛋白大于3.5 g/24 h的一组IgA肾病患者(其中8例为NS,占14.3％)的临床病理分析显示,大量蛋白尿的IgA肾病患者中20％～30％病变极轻,为微小病变或轻度系膜增生,激素疗效好,长期随访无肾功能减退,不同于多数来自西方国家的报道;而另一组对于中国裔及澳大利亚裔IgA肾病患者的临床病理对照研究显示,澳大利亚裔IgA肾病患者中高血压、肾小球硬化及肾血管病变的发生率明显高于中国裔患者,预后差,提示IgA肾病的临床病理表现可能存在种族差异。

(四)高血压

成年IgA肾病患者中高血压的发生率为20％,而在儿童IgA肾病患者中仅占5％。我国汉族IgA肾病患者高血压的发生率为9.1％,而在澳大利亚裔白人中发生率为39.8％。起病时即有高血压者不常见,随着病程的进展高血压的发生率增高,高血压出现在肾衰竭前平均6年。有高血压的 IgA 肾病患者肾活检多有弥漫性小动脉内膜病变,肾血管病变多继发于肾小球损害,常与广泛的肾小球病变平行,严重的肾血管损害加重肾小球缺血。有效降压可避免或延缓肾功能进展。IgA 肾病患者可发生恶性高血压,多见于青壮年男性。表现为头晕,头痛,视力模糊,恶心呕吐,舒张压≥17.3 kPa(130 mmHg),眼底血管病变在Ⅲ级以上,可伴有肾衰竭和(或)心功能衰竭,急性肺水肿,若不及时处理可危及生命。有研究显示 IgA 肾病是恶性高血压中最常见的肾性继发因素。

(五)急性肾衰竭

IgA 肾病中以急性肾衰竭表现者较少(占 IgA 肾病的 5%～10%),见于以下 3 种情况。

1.急进性肾炎综合征

急进性肾炎综合征患者多有持续性血尿/肉眼血尿,大量蛋白尿,肾功能进行性恶化,可有水肿和高血压及少尿或无尿,肾活检病理示广泛新月体形成(50% 以上,甚至 100% 的肾小球有新月体形成),免疫荧光以 IgA 为主的免疫复合物沉积,新月体内可常见纤维蛋白原沉积,为Ⅱ型新月体型肾炎。

2.急性肾炎综合征

急性肾炎综合征表现为血尿,蛋白尿,可有水肿和高血压,出现一过性的肾衰竭,但血肌酐很少超过 400 μmol/L,肾脏病理同急性链球菌感染后肾小球肾炎,以毛细血管内皮细胞增生为主要病变。

3.大量肉眼血尿

可因血红蛋白对肾小管的毒性和红细胞管型堵塞肾小管引起急性小管坏死,多为一过性,有时临床不易察觉。

(六)慢性肾衰竭

大多数 IgA 肾病患者在确诊后 10～20 年逐渐进入慢性肾衰竭期。部分患者第一次就诊即表现为肾衰竭,同时伴有高血压,既往病史不详或从未进行过尿常规检查,有些患者因双肾缩小而无法进行肾活检确诊。慢性肾衰竭起病的患者在成年人中远较儿童常见。

(七)家族性 IgA 肾病

家族性 IgA 肾病由 Tolkoff-Rubin 等首先报道。目前国际上对于家族性 IgA 肾病的定义如下:家族史调查三代以上,所有家庭成员均经过尿筛查或肾功能检查,家族性 IgA 肾病是指同一家系中至少有两个血缘关系的家庭成员经肾活检证实为 IgA 肾病;若家系中有一个明确诊断为 IgA 肾病,其他家庭成员有持续的镜下血尿、蛋白尿、慢性肾小球肾炎、无其他原因的肾功能减退,但未经病理证实,则定义为可疑的家族性 IgA 肾病。目前一般认为家族性 IgA 肾病约占全部 IgA 肾病的 10%。在 IgA 肾病患者亲属中进行家族史调查和尿筛查是非常重要和必要的。

家族性 IgA 肾病患者的临床表现及病理改变与散发性 IgA 肾病相似,但肾功能损害和终末期肾脏病的发生明显高于散发性 IgA 肾病患者,尤其在家族性 IgA 肾病患者的一级亲属患者中,肾脏的生存率明显降低。有一项回顾性研究结果显示,家族性 IgA 肾病患者与家族史阴性的患者相比,在发病年龄、性别、肾活检时的血压、血尿、蛋白尿、肾功能上无明显差别。

五、实验室检查

迄今为止,IgA 肾病尚缺乏特异性的血清学或实验室诊断性检查。

（一）尿常规检查

IgA 肾病患者典型的尿检异常为持续性镜下血尿和（或）蛋白尿。尿相差显微镜异形红细胞增多超过 50％,提示为肾小球源性血尿,部分患者表现为混合性血尿,有时可见红细胞管型。多数患者为轻度蛋白尿（小于 1 g/24 h）,但也有患者表现为大量蛋白尿甚至肾病综合征。

（二）肾功能检查

IgA 肾病患者可有不同程度的肾功能减退。主要表现为肌酐清除率降低,血尿素氮和肌酐逐渐升高,血尿酸常增高;同时可伴有不同程度的肾小管功能的减退。

（三）免疫学检查

IgA 肾病患者血清中 IgA 水平增高的比例各国报道不同。我国占 10％～30％。血清中 IgA 水平的增高在 IgA 肾病患者中并不特异。

有些 IgA 肾病患者血清存在抗肾小球基底膜、抗系膜细胞、抗内皮细胞的抗体和 IgA 类风湿因子,但目前没有一个抗体的检查能在大样本患者群中被确定,他们的临床意义还有待进一步证实。

IgG、IgM 与正常对照相比无明显变化,血清 C3,CH50 正常或轻度升高。有报道血清C3b～C3d 在 75％成年人 IgA 肾病中增高,但与疾病临床活动和疾病严重性无关。

（四）其他检查

有研究报道尿液中一些细胞因子的浓度或活性增加可用于鉴别 IgA 肾病患者或监测病情活动,比如:尿中 IL6 活性增加,与系膜细胞增生程度呈正相关;尿中血小板因子 4 增加有助于鉴别 IgA 肾病和薄基底膜肾病。这些尿中的生物标志物在 IgA 肾病诊断中的意义尚未被广泛接受和应用。

六、诊断和鉴别诊断

（一）诊断

IgA 肾病临床表现多种多样。多见于青壮年,与感染同步的血尿（镜下或肉眼）,伴或不伴蛋白尿,从临床上应考虑 IgA 肾病的可能性。但是,IgA 肾病的确诊依赖于肾活检,尤其需免疫病理明确 IgA 或以 IgA 为主的免疫复合物在肾小球系膜区弥漫沉积。因此,无论临床表现上考虑 IgA 肾病的可能性多大,肾活检病理在确诊 IgA 肾病是必备的。

（二）鉴别诊断

结合临床表现 IgA 肾病需与以下疾病鉴别。

1.链球菌感染后急性肾小球肾炎

典型表现为上呼吸道感染（或急性扁桃体炎）后出现血尿,感染潜伏期为 1～2 周,可有蛋白尿、水肿、高血压,甚至一过性氮质血症等急性肾炎综合征表现,初期血清 C3 下降并随病情好转而恢复,部分患者抗链球菌溶血素水平增高,病程为良性过程,多数患者经休息和一般支持治疗数周或数月多数可痊愈。少数以急性肾炎综合征起病的 IgA 肾病患者,临床上从感染潜伏期、血清 C3、抗链球菌溶血素、IgA 水平可以提供诊断线索。若患者病情迁延,血尿和（或）蛋白尿反复发作,有时需依靠活检病理检查加以鉴别。

2.非 IgA 系膜增生性肾小球肾炎

该病症我国发生率高。约有 1/3 的患者表现为肉眼血尿。临床与 IgA 肾病很难鉴别,须靠免疫病理检查区别。

3.过敏性紫癜性肾炎

该病与 IgA 肾病病理、免疫组织学特征完全相同。临床上 IgA 肾病患者病情演变缓慢,而紫癜肾炎起病多为急性。除肾脏表现外,还可有典型的皮肤紫癜、黑便、腹痛、关节痛、全身血管炎改变等。

紫癜肾炎与 IgA 肾病是一种疾病的两种不同表现或为两种截然不同的疾病,尚存在较大的争论。目前两者的鉴别主要依靠临床表现。

4.遗传性肾小球疾病

遗传性肾小球疾病是以血尿为主要表现的单基因遗传性肾小球疾病,主要有薄基膜肾病和 Alport 综合征。前者主要临床表现为持续性镜下血尿(变形红细胞尿),肾脏是唯一受累器官,通常血压正常,肾功能长期维持在正常范围,病程为良性过程;后者是以血尿、进行性肾功能减退直至终末期肾脏病、感音神经性耳聋及眼部病变为临床特点的遗传性疾病综合征。除肾脏受累外,还有多个器官系统受累。两者的遗传方式不同。若儿童和年轻患者以血尿为主要表现时,应详细询问家族史,进行眼睛、耳朵等方面的检查以除外遗传性肾小球疾病。

关于家族性 IgA 肾病,必须强调同一家系中两个以上的家庭成员经肾活检证实为 IgA 肾病。另外,有研究显示 IgA 肾病患者中有约 6% 经电镜检查证实合并薄基底膜肾病。因此,家族性 IgA 肾病诊断应强调同时电镜检查以除外薄基底膜肾病和早期 Alport 综合征。肾活检病理检查是明确和鉴别三种疾病的主要手段,电镜检查尤为重要。此外,肾组织及皮肤Ⅳ型胶原 α 链检测乃至家系的连锁分析对于鉴别家族性 IgA 肾病、薄基膜肾病和 Alport 综合征具有重要意义。

(五)肾小球系膜区继发性 IgA 沉积的疾病

慢性酒精性肝病、血清学阴性脊椎关节病、强直型脊柱炎、Reiter's 综合征(非淋病性尿道炎、结膜炎、关节炎)、银屑病关节炎等,肾脏免疫病理可显示肾小球系膜区有 IgA 沉积,但肾脏临床表现不常见,部分疾病表现为人类白细胞抗原增高,血清和唾液中 IgA 浓度升高,而且均有相应的肾外改变,不难与 IgA 肾病鉴别。此外,狼疮肾炎、乙肝病毒相关肾炎等虽然肾脏受累常见,但肾脏免疫病理除有 IgA 沉积外,伴有多种免疫复合物沉积,同时临床多系统受累和免疫血清学指标均易与 IgA 肾病鉴别。

七、治疗

由于 IgA 肾病病因不清,发病机制未明。临床、病理表现的多样化及预后的异质性,因而目前尚缺乏统一的治疗方案。

(一)治疗的一般原则

控制感染 IgA 肾病肉眼血尿常和上呼吸道感染同时发生,提示感染刺激可诱发 IgA 肾病。因此,积极治疗和去除口咽部(咽炎,扁桃体炎,龋齿)、上颌窦感染灶,对减少肉眼血尿反复发作可能有益。有研究建议扁桃体切除可使患者肉眼血尿发作减少,尿蛋白及镜下血尿降低,但其确切疗效尚未肯定。对 IgA 肾病患者合并呼吸道或其他黏膜感染时,可常规抗生素治疗 1~2 周,注意避免使用肾脏毒性药物。

控制高血压 IgA 肾病中高血压随着肾脏损害程度逐渐进展,并可加速 IgA 肾病肾功能恶化。控制高血压是 IgA 肾病长期治疗的基础。对有高血压的 IgA 肾病患者,应该积极控制血压,若尿蛋白＜1 g/24 h,目标血压应控制在 17.3/10.7 kPa(130/80 mmHg)以下,若尿蛋白＞1 g/24 h,目标血压应控制在 16.7/10.0 kPa(125/75 mmHg)以下,ACEI 或 ARB 为首选降压药物。少数患者 ACEI/ARB 不能控制至目标血压时,亦可使用钙通道阻滞剂、利尿剂或 β 受体阻滞剂及中枢性降压药等联合治疗。降压药应用同时,适当限制钠盐摄入,可改善和增强抗高血压药物的作用。

(1)减少尿蛋白。

(2)因肉眼血尿红细胞管型阻塞所致的急性肾小管坏死的患者,以支持治疗为主,控制血压和必要时透析治疗支持。患者肾功能常可恢复至治疗前水平。

(3)IgA 肾病终末期肾衰竭患者需行肾脏替代治疗,即血液透析、腹膜透析或肾移植,同时治疗慢肾衰的各种并发症。

(4)其他。如尽量避免感染、感冒,避免过度劳累,避免肾损伤药物的应用等。

(二)IgA 肾病的治疗建议

IgA 肾病是一种慢性进展性疾病,随着更多随机对照研究的进行,将会有更高质量的证据来指导临床医生选择治疗方案,延缓患者肾功能的进展。基于目前循证医学研究的成果,对于 IgA 肾病治疗中常用的有关激素、免疫抑制和 ACEI/ARB 的治疗原则推荐如下。

(1)对于低危组患者,即尿蛋白＜1 g/24 h、肾功能正常时,ACEI/ARB 可以作为 IgA 肾病的首选治疗;当 ACEI/ARB 不能控制尿蛋白或出现肾功能进展时,则考虑加用激素或细胞毒药物。

(2)相对高危组患者,即尿蛋白定量 1～3.5 g/d、肾功能正常、病理分级轻到中度的患者,激素治疗能减少尿蛋白、保护肾功能;在 ACEI/ARB 类药物基础上加用激素治疗可能优于单独使用 ACEI/ARB,尤其是在病理类型相对严重的患者;对于肾病综合征、病理类型轻的患者首选激素治疗,其临床缓解率较高。

(3)进展性 IgA 肾病、病理以活动性病变为主、血肌酐不超过 250 μmol/L 的患者激素联合细胞毒药物能延缓终末期肾衰竭的发生;而进展性 IgA 肾病、病理以慢性病变为主,接受细胞毒或和激素可能会延缓肾功能进展的速度,但是治疗的毒副反应应予以足够重视。

(4)对于血管炎和新月体性 IgA 肾病,激素联合细胞毒药物可改善病理、稳定肾功能。符合新月体肾炎诊断的患者,需要强化免疫抑制治疗。

(刘丽艳)

第三节 系膜增生性肾小球肾炎

一、概述

系膜增生性肾小球肾炎(mesangial proliferative glomerulonephritis,MSPGN)是一个病理形态学诊断,以弥漫性肾小球系膜细胞增生及不同程度系膜基质增多为主要病理学特征的一种肾小球疾病。据其免疫病理可将 MSPGN 分为 IgA 肾病(系膜区以 IgA 沉积为主)及非 IgA 肾病两大类。本节主要介绍非 IgA MSPGN。

二、临床表现

非 IgA MSPGN 多见于青少年,男性多于女性。常隐袭起病。

本病血尿发生率较高,70％~90％病例有血尿,常为镜下血尿。15％~30％病例有反复发作肉眼血尿。蛋白尿常呈非选择性,25％~57％病例呈现肾病综合征。20％~40％病例出现高血压,10％~25％病例出现肾功能减退。已知高血压及肾功能减退的出现与肾脏病理改变轻重密切相关,它们主要出现于重度系膜增生患者中。

免疫病理呈 IgM 肾病者,少数患者血清 IgM 浓度升高。非 IgA MSPGN 患者血清 IgG 不增高,若呈肾病综合征时,少数患者血清 IgG 可减低,可能与从尿中丢失相关。血清补体成分正常。部分患者循环免疫复合物(含 IgM 或 IgG 抗体)阳性。

三、发病机制

一般认为本病是免疫介导性炎症疾病,不过同其他肾小球疾病一样,在其疾病进展过程中也有非免疫因素(如高血压、蛋白尿、高血脂等)参与。现将本病发病机制中的免疫反应和炎症反应。

(一)免疫反应

绝大多数非 IgA MSPGN 病例肾小球系膜区均有颗粒状免疫球蛋白及补体 C3 沉积,即提示免疫复合物致病。慢性血清病动物模型能出现典型的非 IgA MSPGN 病理表现,更验证了循环免疫复合物致病学说。一般认为循环中多价抗原与其高亲和力抗体在几乎等量或抗体稍过剩情况下结合,即能形成难溶性的较大分子免疫复合物而沉积系膜区。当系膜功能低下或受抑制时,此沉积的免疫复合物不易被清除,就能激活补体导致炎症反应。

除循环免疫复合物沉积致病外,原位免疫复合物形成也是致成非 IgA MSPGN 的另一机制。给大鼠注射抗胸腺细胞抗体,或注射小扁豆凝集素及其抗体,均能造成非 IgA MSPGN 模型即验证了这一观点。抗胸腺细胞抗体能与系膜细胞上存在的交叉抗原结合,外源性小扁豆凝集素能先种植于肾小球系膜,再与其抗体结合,这原位形成的免疫复合物也能激活补体致病。

另外,细胞介导免疫也能在非 IgA MSPGN 发病中发挥作用。

(二)炎症反应

免疫反应为启动因素,它将激活炎症反应。现已知肾小球系膜细胞在炎症过程中不但是被动受害者,而且是直接参与者,在特定条件下它能发挥炎症细胞作用。系膜细胞被激活后即能发生表型转变,出现增生、转分化(表达 α-平滑肌肌动蛋白)、释放炎症介质及分泌细胞外基质等。系膜细胞能释放许多炎症介质,包括:转化生长因子-β、血小板源生长因子、成纤维细胞生长因子、白介素-1、白介素-6 及肿瘤坏死因子-α 等生长因子及细胞因子;血小板活化因子、血栓素 A2 等血管活性酯,及内皮肽-1 等血管活性肽;单核细胞趋化蛋白-1、白介素-8 等趋化因子;细胞间黏附分子-1、血管细胞黏附分子-1 等黏附分子;活性氧及酶等。这些介质能通过自分泌及旁分泌发挥作用致成肾小球炎症。系膜细胞还能分泌多种细胞外基质成分,包括:Ⅳ型及Ⅰ、Ⅲ型等胶原(后二者只在转分化成肌成纤维细胞后才分泌);纤连蛋白、层黏蛋白等非胶原糖蛋白;硫酸类肝素、硫酸软骨素等蛋白聚糖。这些细胞外基质在系膜区蓄积,即能导致肾小球硬化。所以,在非 IgA MSPGN 的肾小球炎症和硬化过程中,系膜细胞发挥了核心作用。

四、病理变化

(一)光镜检查

弥漫性肾小球系膜细胞增生伴基质增多为本病特征性改变,早期以系膜细胞增生为主,后期系膜基质增多,全部肾小球的受累程度一致。Masson 染色有时可于系膜区及副系膜区见到稀疏的嗜复红沉积物。肾小球毛细血管壁正常。当系膜高度增生时,有时可见节段性系膜插入现象(系膜细胞及基质长入基底膜与内皮间,嗜银染色可见双轨征)。部分肾小球还可见球囊粘连。

当肾小球系膜病变较轻时,肾间质及肾小管基本正常,但是,在肾小球系膜病变严重时,肾间质即可出现炎细胞浸润及纤维化,伴肾小管萎缩。肾血管一般正常。

许多作者根据系膜增生程度将此型肾炎分为轻、中、重度,并发现它们与临床肾功能状态及肾病综合征治疗疗效密切相关。从前有学者仅依据系膜区细胞数做此划分,但是现在多数学者都主张以系膜基质增多程度来做半定量分析。①轻度:系膜区轻度增宽,毛细血管腔未受挤压,保持开放。②中度:系膜区中度宽度,毛细血管腔已受挤压,呈轻、中度狭窄(狭窄程度<50%毛细血管腔)。③重度:系膜区重度增宽,毛细血管腔严重受压,呈重度狭窄(狭窄程度>50%毛细血管腔)或闭塞。重度 MSPGN 常合并局灶节段性肾小球硬化。

(二)电镜检查

可见系膜细胞增生及基质增多,重症病例尚可见节段性系膜插入。肾小球基底膜正常。

约 1/4～1/2 病例可在系膜区、乃至内皮下见到少量稀疏电子致密物,该电子致密物一般与免疫荧光检查见到的免疫沉积物分布一致。但需注意非 IgA MSPGN 的电子致密物常没有 IgA 肾病的电子致密物大,密度也没那么高,不仔细观察有时易被忽略。事实上在免疫荧光检查阳性病例中,约 1/4 电镜检查无电子致密物。

在大量蛋白尿病例,尚可发现脏层上皮细胞肿胀及轻重不等的足突融合。

(三)免疫病理检查

非 IgA MSPGN 的免疫病理表现可分为如下 5 类。

(1)以 IgM 为主的免疫球蛋白及 C3 沉积,这在西方国家极常见,在我国仅占非 IgA MSPGN 的 21%～29%。1978 年 Cohen 等将其命名为"IgM 肾病"。

(2)以 IgG 为主的免疫球蛋白及 C3 沉积,这在我国最常见,约占非 IgA MSPGN 的 57%～60%,但在西方国家少见。

(3)以补体 C1q 沉积为主,常伴较弱的 C3 及免疫球蛋白(IgG、IgM 或 IgA),1985 年 Jennette 等将其命名为"C1q 肾病"。

(4)仅 C3 沉积。上叙免疫球蛋白及补体均呈颗粒状沉积于系膜区,有时也同时沉积于肾小球毛细血管壁。

(5)免疫病理检查阴性,对于临床表现为肾病综合征者,有学者认为它就是系膜细胞增生较明显的微小病变病,但是对非肾病综合征患者,它仍应为非 IgA MSPGN。

五、诊断和鉴别诊断

(一)诊断

本病常见于青少年。隐袭起病或急性发作(后者常有前驱感染)。临床可呈无症状血尿或(和)蛋白尿、肾炎综合征及肾病综合征等表现,血尿发生率高。血清 IgA 及 C3 正常。确诊需做病理检查,弥漫性肾小球系膜细胞增生伴不同程度系膜基质增多为本病特点,并需免疫荧光检查除外 IgA 肾病才能诊断。

(二)鉴别诊断

1.继发性肾小球疾病

某些以弥漫性系膜细胞增生或(和)系膜基质增多为主要病理表现的继发性肾小球疾病,如狼疮性肾炎Ⅱ型、过敏性紫癜性肾炎及糖尿病弥漫性肾小球硬化症等均应与本病鉴别。下面将鉴别要点作一简介。

(1)狼疮性肾炎:Ⅱ型为系膜增生型,光镜表现与非 IgA MSPGN 相似。但是狼疮性肾炎常伴多系统侵犯,化验抗核抗体等多种自身抗体阳性,活动期血清 IgG 增高,C3 下降。肾组织光镜检查除系膜增生外,病变有多样性及不典型性特点,免疫病理检查呈"满堂亮"。因此,不难鉴别。

(2)过敏性紫癜性肾炎:此肾炎光镜表现也与非 IgA MSPGN 相似。但是过敏性紫癜性肾炎临床上有过敏性紫癜表现,化验血清 IgA 有时增高,肾组织免疫病理检查能见 IgA 伴 C3 在系膜区沉积,这些表现均与非 IgA MSPGN 不同。

(3)糖尿病肾病:糖尿病弥漫性肾小球硬化症需与非 IgA MSPGN 鉴别。但本病患者有较长糖尿病病史,常伴糖尿病眼底病变。肾组织病理检查,光镜下系膜基质增多,而系膜细胞增生不明显,免疫病理检查糖尿病患者有时可见·IgG 及白蛋白于肾小球毛细血管壁呈线样沉积(为非特异性沉积)。上述特点也能与非 IgA MSPGN 鉴别。

2.原发性肾小球疾病

(1)IgA 肾病:MSPGN 为 IgA 肾病常见的病理类型之一,它与非 IgA MSPGN 的鉴别关键在免疫病理检查,IgA 肾病系以 IgA 为主的免疫球蛋白伴 C3 于系膜区或系膜及毛细血管壁沉积,与非 IgA MSPGN 十分不同。据资料显示,IgA 肾病的临床表现与非 IgA MSPGN 也有不同,其肾病综合征发生率比非 IgA MSPGN 低,仅为 10%～18%,而肉眼血尿发生率却高,为50%～60%。上感后 3 d 内出现肉眼血尿或(和)血清 IgA 增高是临床上提示 IgA 肾病的重要线索,在非 IgA MSPGN 并不存在。

(2)急性感染后肾小球肾炎消散期:其病理与免疫病理表现均与本病相似(免疫病理常见IgG、C3 沉积或单纯 C3 沉积),且可持续 2～3 年,故应与本病鉴别。有典型急性肾炎病史者(感染后 1～3 周急性发病,呈典型急性肾炎综合征,病初 8 周内血清 C3 下降),可依靠病史鉴别,病史不清鉴别困难时应对患者进行追踪,二者转归不同。

(3)微小病变病:临床表现为肾病综合征的轻度非 IgA MSPGN 需与微小病变病鉴别,鉴别要点在免疫病理检查,非 IgA MSPGN 可见 IgM 或 IgG 或 C3 在系膜区呈颗粒样沉积,而微小病变病阴性。但是,免疫病理检查阴性的轻度非 IgA MSPGN 与微小病变病极难鉴别,因此有人认为此非 IgA MSPGN 实际即为系膜细胞增生较明显的微小病变病。有资料显示:临床表现为肾病综合征,病理确诊为轻度系膜增生的 IgA 肾病、非 IgA MSPGN 及微小病变病的治疗疗效三者间无统计学差异,因此,在这种情况下进行鉴别实无必要。

(4)局灶节段性肾小球硬化:临床上,重度非 IgA MSPGN 继发的 FSGS 与原发性 FSGS 不易鉴别,均可出现重度蛋白尿、镜下或肉眼血尿、高血压及肾功能减退,且治疗反应皆差(原发性FSGS 中顶端型例外,其治疗反应可能较好)。但是,从病理形态学上鉴别并不难,非 IgAMSPGN 继发 FSGS 时仍存在弥漫系膜细胞增生及系膜基质增多的背景,与原发性 FSGS 不同。

六、治疗及预后

应根据不同临床-病理表现类型来制定不同治疗方案,现简述如下。

(一)无症状血尿或(和)蛋白尿

这类患者病理检查常为轻度非 IgA MSPGN。应以保养为主,注意避免感冒、过度劳累及应用肾毒性药物,定期复查观察病情变化。肾小球疾病的血尿是基底膜断裂红细胞进入肾小囊引起,因此用止血药治疗无效。这类患者预后一般较好,大多数病例尿化验虽然持续异常,但是肾功能并无损害。

(二)慢性肾炎综合征

这类患者病理检查可表现为轻、中或重度非 IgA MSPGN,后者临床上常出现慢性肾功能不全。患者应积极控制高血压、减少蛋白尿,来延缓肾损害进展。一般认为这类患者不宜应用糖皮质激素及免疫抑制剂治疗。

高血压应该降达目标值。尿蛋白定量>1 g/24 h 的患者血压应降达 16.7/10.0 kPa(125/75 mmHg),临床应用时至少应降达 17.3/10.7 kPa(130/80 mmHg)。慢性肾脏病患者的高血压宜首选 ACEI(或 ARB)配合小剂量利尿剂治疗,血压不能达标时再加钙通道阻断剂,仍不能达标再加其他降压药。总之,要多种(常需 3~4 种)降压药物在常规剂量下联合治疗。

减少尿蛋白治疗也常用 ACEI 或(和)ARB,即使没有高血压也可应用,但是服药剂量需比常规降压剂量大,只有足量才能充分显效。当然,这类药均需从小量开始服用,能耐受再逐渐加量,老年人、肾功能不全患者加量尤需谨慎。ACEI 或(和)ARB 类药,不但能通过降低高血压、减少尿蛋白发挥肾脏保护效应,而且长期应用还可通过抑制细胞外基质蓄积而延缓肾损害进展。

(三)肾病综合征

这类患者肾脏病理也可为轻、中或重度非 IgA MSPGN,重度时还常继发局灶节段性肾小球硬化(focal segmental glomerulosclerosis,FSGS)。应根据病理轻重不同采用不同治疗方案。

表现为轻度非 IgA MSPGN 者,治疗方案可与微小病变病相似,初次治疗可单用糖皮质激素(如泼尼松 1 mg/d,以后逐渐减量),反复发作时应并用免疫抑制剂(常并用环磷酰胺,也可选用吗替麦考酚酯或环孢素)。而表现为中或重度非 IgA MSPGN 者,初次治疗就应联合应用糖皮质激素及免疫抑制剂,继发 FSGS 者还应参考原发性 FSGS 治疗原处理。当然,除上述抗免疫-炎症治疗外,还应积极对症处理,包括利尿消肿,及给疗效不佳病例 ACEI 或(和)ARB 减少尿蛋白排泄。

非 IgA MSPGN 患者的肾病综合征治疗疗效,首先取决于肾脏病理改变轻重。

(刘丽艳)

第四节　膜　性　肾　病

一、概述

膜性肾病(membranous nephropathy,MN)又称为膜性肾小球病或膜性肾小球肾炎,是以肾小球脏层上皮细胞下免疫复合物弥漫性沉积,肾小球基底膜增厚伴"钉突"形成为病理特征的肾小球疾病。膜性肾病,临床上多表现肾病综合征或蛋白尿,是引起成年人原发性肾病综合征最常见的组织病理学类型之一,也是导致成人终末期肾衰竭的主要肾小球疾病。

二、临床表现

本病症状往往比较隐匿,病情迁延,进展缓慢,70%~80%的患者表现为肾病综合征,约20%的患者表现为持续性非肾病综合征范围的蛋白尿。约有30%的患者有镜下血尿且多见于儿童,肉眼血尿者少见(约<5%),而儿童表现为肾病综合征的原发性 MN 少见,仅占2%。13%~15%的患者在首次诊断时伴有高血压,但恶性高血压少见。约有10%的患者在就诊时就出现肾功能损害。突然发作的 MN 多为继发性 MN。

三、病因

膜性肾病病因分类如下。

(一)特发性膜性肾病
病因不清。

(二)家族性膜性肾病
仅有很少的家族性聚集的报道,并未明确致病基因。

(三)继发性膜性肾病(占膜性肾病的30%)

1.感染

乙型肝炎病毒、丙型肝炎病毒、梅毒、血吸虫、人类免疫缺陷病毒、幽门螺杆菌等。

2.自身免疫病

系统性红斑狼疮、类风湿关节炎、桥本甲状腺炎、结节病、干燥综合征等。

3.肿瘤

各种实体瘤及淋巴瘤等。

4.药物及重金属

青霉胺、硫普罗宁、金、汞,较少见还有锂、甲醛、非甾体抗炎药及卡托普利等。

四、诊断

在进行诊断时,首先区分原发性和继发性病变,注意排除可以引起 MN 的各种继发性因素。临床表现为肾病综合征,大量蛋白尿或持续性非肾病综合征范围蛋白尿的成人患者,都要考虑膜性肾病的可能,最终确诊还需肾活检病理诊断。在诊断原发性膜性肾病前,应注意排除继发性 MN,女性患者应排除狼疮性肾炎,儿童患者应排除乙型肝炎病毒相关性 MN,老年患者应排除恶性肿瘤相关性 MN。近年来多种膜性肾病靶向抗原被发现,如抗磷脂酶 A2 受体,1 型血小板反应蛋白 7A 等。这些靶向抗原的发现为非肾脏活检进行临床诊断膜性肾病提供了重要的线索。

五、鉴别诊断

病理诊断膜性肾病后,应首先除外继发因素,才可诊断特发性膜性肾病。常需要鉴别的疾病有以下几种。

（一）膜型狼疮性肾炎

常见于年轻女性，有系统性红斑狼疮的多系统损害的表现，病理表现为具有增殖性病变的非典型膜性肾病的特点，免疫荧光多为各种免疫球蛋白、补体成分均阳性的"满堂亮"现象，一般 C1q 阳性比较突出。但也有个别患者起病时仅有肾脏受累而无系统性表现，病理改变接近典型的膜性肾病，在此后数年中才逐步符合系统性红斑狼疮的诊断标准，因此，严密的随访具有重要意义。

（二）乙型肝炎病毒相关性肾炎

大多数儿童及青少年膜性肾病患者都继发于乙型肝炎病毒感染。可有乙型肝炎的临床表现或乙型肝炎病毒的血清学异常，病理表现为具有增殖性病变的非典型膜性肾病，免疫荧光多为"满堂亮"，在肾组织中能够检测出乙型肝炎病毒抗原。

（三）肿瘤相关性膜性肾病

见于各种恶性实体瘤及淋巴瘤，在病理上可以与特发性膜性肾病无区别，特别是少数患者可以在确诊膜性肾病后 3～4 年才发现肿瘤，应特别予以关注。这一类患者多发生在老年，统计表明占 60 岁以上膜性肾病患者的 20％，所以对老年患者应严密随访，注意肿瘤的存在，不要仅满足于膜性肾病的诊断。

（四）药物或毒物导致的膜性肾病

有接触史，停药后多数患者可自发缓解，在病理上可以与特发性膜性肾病无区别，所以详细了解病史非常重要。

六、治疗

对于原发性膜性肾病的治疗，目前仍有异议，是否选用激素等免疫抑制治疗，以及治疗时机的选择一直有不同意见，但大多数医者认为非免疫抑制剂治疗对膜性肾病患者至关重要，应该根据患者病证表现进行整体调治和个体化治疗，特别是对于高血压、蛋白尿、低蛋白血症、高脂血症及其他并发症的整体调理不可忽视。

（一）高血压、蛋白尿、高血脂、高凝状态的治疗

以上表现的存在，均是肾脏疾病进展的危险因素。对膜性肾病伴高血压患者再无禁忌时，首先 ACEI 或 ARB 控制血压，一般要求血压控制在 17.3/10.7 kPa（130/80 mmHg）之内，并有利于减少蛋白尿和保护肾功能。

对于高血脂的治疗应给予降脂药剂和低脂饮食，降脂药物应选择他汀类药物。

抗凝、抗血小板聚集治疗，常用低分子肝素、尿激酶、香丹注射液、血塞通（用法参考肾综章节）。通过上述非免疫综合治疗，一般都可取得良好效果（每月为 1 个疗程，4～8 个疗程）。

（二）免疫抑制剂治疗

对于肾活检伴有明显细胞浸润、增生反应的病例，或是长期大量蛋白尿，24 h 超过 6 g 反复发作者，血浆白蛋白<25 g/L，尿蛋白谱显示大量高分子量蛋白者，或已有肾小球滤过率下降趋势的患者，则应使用环磷酰胺联合激素治疗。环磷酰胺可以口服，1.5～2.0mg/（kg·d），也可静注。同时合用泼尼松 0.5 mg/（kg·d），两个月为 1 个疗程，连用 3～4 个疗程，通常蛋白尿明显减少，肾功能有所改善。

环孢素 A 的治疗：对蛋白尿较多达 4～5 g/24 h，持续半年以上，经非免疫治疗或免疫治疗不能缓解的患者，如肾功能正常，可考虑环孢素 A 联合中小剂量激素治疗，剂量为 3～5 mg/kg，初始量为 5 mg/kg,血液浓度 12 小时值维持在 125～225 µg/L,60%～70% 的病例尿蛋白能明显减少缓解。因环孢素 A 有潜在的肾毒性,停药后 4～6 个月复发率高,并且在基层医院无法测定血药浓度,为此,作为二线药物应用。

霉酚酸酯:作为新型免疫抑制剂,不良反应相对较小,对原发性膜性肾病临床观察疗效较好,只是药价昂贵,限制了应用。

应用 1 g 甲泼尼龙连续 3 天冲击疗法,继以 0.4～0.5mg/(kg·d)口服泼尼松持续一个月,然后交替应用环磷酰胺 0.2 mg/(kg·d)口服 1 个月。近年来 CD20 单抗(以利妥营单抗为代表)在难治性膜性骨病患者中表现出了良好的治疗效果,未来值得期待。

上述方案轮回应用 3 次(共 6 个月)作为 1 个疗程,一般在部分肾病综合征很重或肾功能欠佳时应用上述治疗方案。

伴有肾功能损害的原发性膜性肾病患者,可以考虑用标准剂量及疗程激素联合环磷酰胺或苯丁酸氮芥治疗。如患者能耐受甲泼尼龙冲击治疗,可考虑甲泼尼龙冲击治疗和联合环磷酰胺或苯丁酸氮芥治疗方案。但应该指出对已经存在肾小球硬化和间质纤维化,血清肌酐 >353 µmol/L,B超显示双肾体积明显缩小,回声粗乱患者,免疫抑制剂的治疗是无效的,并且有加重患者病情的危险。所以在应用免疫抑制治疗时应全面评估患者的病情和身体状况。

血浆置换、大剂量免疫球蛋白的静脉疗法已运用于肾脏病的治疗,其疗效有待研究。

七、预后

持续性非肾病综合征范围蛋白尿和女性而自发缓解的或复发,或经治疗后完全缓解者预后良好。约占原发性膜性肾病的 30%。患病时高龄男性;持续性高血压;持续性高血脂和低蛋白血症;诊断时肾功能下降;持续性肾病综合征范围的蛋白尿伴肾小管性蛋白尿;严重的肾小球硬化伴慢性间质纤维化;肾小管萎缩;尿中持续有补体降解产物,伴发血栓栓塞并发症和其他肾炎,如新月体肾炎等多预后不佳。

(刘丽艳)

第五节　局灶性节段性肾小球硬化

一、概述

局灶性节段性肾小球硬化(focal segmental glomerulosclerosis,FSGS)是一组比较常见的肾小球病变,其病因各不相同。本节重点介绍原发性 FSGS,对于需与之鉴别的继发性 FSGS 仅简略涉及。原发性 FSGS 曾被认为是发病率较低的疾病,但近 20 多年来发病率有明显的上升。

二、临床表现

FSGS 临床上主要表现为肾病综合征或慢性肾炎综合征,成人约有 50% 表现为慢性肾炎综合征,24 h 蛋白排泄量小于 3.5 g,水肿不明显,常有血尿、高血压和肾功能不全表现。成人 50% 以上呈肾病综合征表现。高血压发生率成人占 50%,而儿童占 25%。约 50% 患者有镜下血尿,肉眼血尿少见。肾功能不全者常见,约 30％患者就诊时即有肾功能不全,起病前数周常有腹泻和呼吸道感染史。

三、发病机制

尚不清楚,有学者提出两种假说。一是瘢痕学说,即认为 FSGS 是肾小球受损后修复反应的结果,与机体其他部位损伤后出现瘢痕的本质是一样的,是一被动过程(这在继发性 FSGS 的病变形成过程中更突出);另一假说是主动致病学说,即认为 FSGS 是肾小球固有细胞受某些致病因子的刺激后被激活,进而主导病变的形成,是一主动过程;足细胞的演变是其中的一个非常关键的环节。值得注意的是,这两个假说并不是完全对立的。实际上,原发性 FSGS 更可能是病因和发病机制不同、病理相似的一组疾病,上述两种机制可能在不同程度上都参与了病变的形成,只是在不同的亚型、病变的不同阶段发挥作用的程度大小不同而已。

目前认为以下几个方面在其发病全过程中可能起着十分重要的作用。

(一)遗传背景

本病在不同人种间的发病率具有显著差异,特别是美国黑人发病率高、预后差,提示遗传背景在其发病机制中起重要作用。目前发现的遗传性 FSGS 有常染色体隐性遗传和显性遗传两种方式。前者相对常见。

(二)循环渗透性因子

部分 FSGS 患者血清中存在某种因子,它可以增加肾小球基底膜的通透性而引发蛋白尿。将患者血清或其中某类成分注入实验动物可以诱发蛋白尿,部分 FSGS 患者肾移植后迅速复发、经血浆置换治疗有效等事实均提示其存在。这种循环渗透性因子尚未被分离出来,分子量可能介于 12～150 kD。然而,这种循环渗透性因子到底在 FSGS 的发病机制中起什么样的作用目前还很令人迷惑,主要是因为:①不是所有患者血清中都有这种因子;②部分肾移植后迅速复发的患者这一因子阴性;③经治疗临床缓解的患者可能长期保持这一因子阳性;④患者血清虽能诱发实验动物蛋白尿,但至今未能引发出与人类病变完全相同的病理改变。

(三)FSGS 的形成

在致病因素作用下,肾小球内各种固有细胞都受到不同程度的刺激,产生出大量的细胞因子介导固有细胞的活化,造成细胞外基质产生增多、血浆渗出,进而使毛细血管祥塌陷、闭塞,硬化逐渐形成。

(四)FSGS 的进展、恶化,终至终末期肾脏病

这包括两方面的内容:①单个肾单位内节段性硬化的进展:如何从节段性硬化进展为全球硬化以及如何从肾小球病变发展到灶状肾小管萎缩、肾间质纤维化;②有哪些外部因素加快了终末期肾脏病。

当局灶节段性硬化形成后,在致病因素的持续作用下,将逐步进展为弥漫性球性硬化(即终末期肾脏病)。在同一肾小球内有两种病理演变过程较常见:①节段性硬化不断增多、扩大、融合导致球性硬化;②球囊粘连处尚能继续滤过的血浆成分不再像正常状态下进入包曼囊腔,而是直接进入到壁层上皮细胞与包曼囊壁之间,在囊壁的束缚下,滤过液进一步剥离壁层上皮细胞直至血管极,并通过系膜区再进入到该肾小球尚未硬化的部分,使之硬化。这两种演变可同时出现。在后一种情况下,当滤过液沿包曼囊壁剥离到肾小球尿极时,滤过液可通过剥离肾小管上皮细胞及肾小管基底膜,沿肾小管向下游肾单位侵犯,导致灶状肾小管萎缩,并刺激周围肾间质纤维化。

这可能是为什么在 FSGS 患者的病理标本中常易见到灶状肾小管萎缩和肾间质纤维化,而在同样大量蛋白尿的 MCD 患者中却难以见到的主要原因之一,因此成为两者鉴别的重要线索。

另外,除上述机制外,在患者身上还常存在着加速病变进展的其他因素,如劳累、盐摄入过多、高血压、高血脂、健存肾单位的高动力状态等。

四、诊断和鉴别诊断

FSGS 在临床上并没有独特的指标对本病的诊断,主要依靠肾活检诊断,临床诊断时主要排除各种可能的继发性因素,如 HIV 感染、吸毒等,体检和实验室有助于鉴别诊断。

五、治疗

特发性 FSGS 治疗比较困难,目前尚无成熟的治疗方案。一般采用激素及其他免疫抑制剂和对症治疗。

(一)免疫抑制剂治疗

1.糖皮质激素的应用

糖皮质激素对特发性 FSGS 治疗有效率为 15％～55％,其中包括完全缓解和部分缓解。近年来糖皮质激素在治疗 FSGS 中的作用重新受到重视,并提示采用较大剂量和较长疗程的糖皮质激素来治疗 FSGS 引起的肾病综合征。有学者提出必须给予大剂量糖皮质激素,若治疗 4 个月后无效,才能认为激素无效。成人 FSGS 肾病综合征可先试用泼尼松 1.0 mg/(kg·d)治疗,诱导缓解治疗时间以 8～12 周或 16 周,然后每周减少泼尼松 5 mg。如果有效,总疗程维持在 1 年至 1 年半以上。治疗时起始量要足,不少于 60 mg/d,疗程要够长,不宜过早撤减以便提高疗效。儿童 FSGS 肾病综合征可按微小病变激素的治疗进行治疗。如果复发时离第 1 次治疗缓解时间较长,超过 6 个月以上,可按第 1 次治疗方案重新治疗一个疗程;但如果间隔时间短,可反复发作的 FSGS 肾病综合征,重新应用大量皮质激素治疗可能带来极大的不良反应,这时可采取细胞毒类药物治疗或联合应用。

2.细胞毒类药物的应用

细胞毒类药物目前对 FSGS 的治疗作用尚无确定的疗效,不过对激素抵抗、激素依赖或不能使用激素治疗的患者,可作为二线药物治疗。对部分患者能减少复发率。在病情适应情况下,一般采用激素和细胞毒类药物的联合应用。目前,采用的细胞毒类药物以环磷酰胺及苯丁酸氮芥为主,应用方法同其他特发性肾病综合征类型相同。用时注意观察对肝脏、骨髓抑制、性腺抑制等不良反应,发现后及时的停用观察或对症治疗。

3.硫唑嘌呤和霉酚酸酯的应用

此二药同为嘌呤合成抑制剂,前者为非选择抑制剂,既抑制淋巴细胞的嘌呤合成,也抑制其他细胞的嘌呤合成;后者为选择性抑制剂,仅抑制淋巴细胞的嘌呤合成,而不影响其他细胞,因而不良反应小,但价格昂贵,对于激素依赖、抵抗或不能应用的 FSGS 的患者可使用治疗。

(二)高血压治疗

此型患者高血压发生率较高,为此应重视高血压的治疗。ACEI 和 ARB 已被证实能有效地控制糖尿病肾病的蛋白尿和延缓肾功能恶化,为此首选 ACEI 和 ARB 治疗高血压。有许多 FSGS 患者由于低蛋白血症严重,容易发生血容量不足,此时使用 ACEI 和 ARB 易导致肾小球滤过率下降,血肌酐升高和高钾血症。在使用 ACEI 和 ARB 时应注意血容量状态。在用上药控制高血压时,一般要求血压控制在 17.3/10.7 kPa(130/80 mmHg)为佳。对蛋白尿显著者,如果患者能耐受,血压最好控制在 16.7/10.0 kPa(125/75 mmHg)。

(三)高血脂的治疗

常用他汀类药物和抗凝药物。

(四)其他

预防感染,生活工作调整,水肿等的对症治疗,进展为肾衰竭时,可按慢性肾衰竭治疗。

FSGS 型肾病多数呈慢性进行性进展,占 40%～60%,最终导致肾衰竭。10%～15%的患者进展较快,较早出现肾衰竭,本病很少有自动缓解。蛋白尿排泄量多少是否缓解,对本病的进展有重要影响。长期 24 h 蛋白尿在 10 g 以上者,大部分患者在 3 年后进入终末期肾衰竭。如果经积极的综合整体调治后,尿蛋白排泄量减少,患者预后将明显改善。

(刘丽艳)

第六章

肾小管疾病

第一节 肾小管性酸中毒

肾小管性酸中毒（renal tubular acidosis，RTA）是由于近端和（或）远端肾小管功能障碍所致的代谢性酸中毒，而肾小球功能正常或损害轻微。临床多见于 20～40 岁女性，一般依据病变部位及发病机制的不同，肾小管性酸中毒可分为Ⅰ型、Ⅱ型、Ⅲ型、Ⅳ型等 4 型。

一、远端肾小管性酸中毒（Ⅰ型）

（一）概述

本型 RTA 是由于远端肾小管酸化功能障碍引起，主要表现为管腔液与管周液间无法形成高 H^+ 梯度，因而不能正常地酸化尿液，尿铵及可滴定酸排出减少，产生代谢性酸中毒。

（二）临床表现

1.高血氯性代谢性酸中毒

由于肾小管上皮细胞泌 H^+ 入管腔障碍，H^+ 扩散返回管周，故患者尿中可滴定酸及铵离子（NH_4^+）减少，尿液不能酸化至 pH<5.5，血 pH 下降，血清氯离子（Cl^-）增高。但是，阴离子间隙正常，此与其他代谢性酸中毒不同。

2.低血钾症

管腔内 H^+ 减少，而钾离子（K^+）代替 H^+ 与钠离子（Na^+）交换，使 K^+ 从尿中大量排出，导致低血钾症。重症可引起低钾性瘫痪、心律失常及低钾性肾病（呈现多尿及尿浓缩功能障碍）。

3.钙磷代谢障碍

酸中毒能抑制肾小管对钙的重吸收，并使 $1,25-(OH)_2D_3$ 生成减少，因此患者会出现高尿钙、低血钙，进而继发甲状旁腺功能亢进，导致高尿磷、低血磷。严重的钙磷代谢紊乱常引起骨病（骨痛、骨质疏松及骨畸形）、肾结石及肾钙化。

（三）诊断要点

（1）出现阴离子间隙：正常的高血氯性代谢性酸中毒、低钾血症，尿中可滴定酸或 NH_4^+ 减少，尿pH>6.0，远端肾小管性酸中毒诊断即成立。

（2）对不完全性远端肾小管性酸中毒患者可进行氯化铵负荷试验（有肝病者可用氯化钙代替），若尿 pH 不能降至 5.5 以下则本病诊断可成立。

(四)治疗

1.一般治疗

患者如有代谢性酸中毒,应减少食物固定酸摄入量,采用低盐饮食减少氯离子摄入量。对继发性患者应控制或去除病因。

2.药物治疗

(1)纠正代谢性酸中毒:碱性药物的剂量需个体化,可根据血 pH、二氧化碳结合力及尿钙排量加以调整,其中 24 h 尿钙排量(小于 2 mg/kg)是指导治疗的敏感指标。有高氯性代谢性酸中毒者,可用碳酸氢钠 2.0 g,每天 3 次,口服;或用 5% 碳酸氢钠 125 mL,静脉滴注。

(2)纠正电解质紊乱:目前认为纠正酸中毒开始即应予补钾;重症低钾患者,在纠酸前就应补钾。一般补钾应从小剂量开始,尽量避免使用氯化钾,以免加重高氯血症。补钾时应监测血钾或行心电监护,以防止高血钾,可用 10% 枸橼酸钾 10 mL,每天 3 次,口服;严重低钾时(血钾<2.5 mmol/L),则可用 10% 氯化钾 15 mL 加入 10% 葡萄糖注射液 500 mL 中静脉滴注。存在骨病或缺钙严重者,可给钙剂与维生素 D_3(一般不使用维生素 D_2),用维生素 D_3 滴丸 5 万～10 万 U,每天 1 次,口服;或用骨化三醇 0.25 μg,1 次/天,口服;有肾结石、肾钙化时不宜使用维生素 D 和钙剂。当血磷、碱性磷酸酶降至正常时可减量或停用。

二、近端肾小管性酸中毒(Ⅱ型)

(一)概述

Ⅱ型肾小管性酸中毒是由近端肾小管酸化功能障碍引起的,主要表现为 HCO_3^- 重吸收障碍,常见于婴幼儿及儿童。

(二)临床表现

与远端 RTA 比较,它有如下特点。①虽均为阴离子间隙正常的高血氯性代谢性酸中毒,但是化验尿液可滴定酸及 NH_4^+ 正常,HCO_3^- 增多。而且,由于尿液仍能在远端肾小管酸化,故尿 pH 常在 5.5 以下。②低钾血症常较明显,但是,低钙血症及低磷血症远比远端 RTA 轻,极少出现肾结石及肾钙化。

(三)诊断要点

(1)患者有阴离子间隙正常的高血氯性代谢性酸中毒、低钾血症。

(2)尿中 HCO_3^- 增加,近端肾小管性酸中毒诊断成立。

(3)如疑诊本病,可做碳酸氢盐重吸收试验,患者口服或静脉滴注碳酸氢钠后,肾 HCO_3^- 排泄分数>15% 即可确诊本病。

(四)治疗

1.一般治疗

有病因者应注意去除病因。

2.药物治疗

(1)纠正代谢性酸中毒:碳酸氢钠 2～4 g,每天 3 次,口服;对不能耐受大剂量碳酸氢钠的患者,氢氯噻嗪 25 mg,每天 3 次,口服。一般酸中毒纠正后应减量,氢氯噻嗪 50 mg/d,口服。

(2)纠正电解质紊乱:对有低血钾者,应予 10% 枸橼酸钾 10 mL,每天 3 次,口服;严重低钾时(血钾<2.5 mmol/L),则用 10% 氯化钾 15 mL 加入 10% 葡萄糖注射液 500 mL 中静脉滴注,应注意监测血钾或心电监护,以防止高血钾。若血磷低,可用磷酸盐合剂 20 mL,每天 3 次,口

服,长期服用磷盐治疗者,应注意监测血清磷水平,并维持在 $1\sim1.3$ mmol/L。

三、混合肾小管性酸中毒(Ⅲ型)

此型患者远端和近端 RTA 表现均存在,尿中可滴酸及 NH_4^+ 减少,伴 HCO_3^- 增多,临床症状常较重,治疗与前两者相同。可视为Ⅱ型的一个亚型。

四、高血钾型肾小管性酸中毒(Ⅳ型)

(一)概述

此型 RTA 较少见,又称Ⅳ型 RTA。

病因和发病机制:本病发病机制尚未完全清楚。醛固酮分泌减少(部分患者可能与肾实质病变致肾素合成障碍有关)或远端肾小管对醛固酮反应减弱,可能起重要致病作用,为此肾小管 Na^+ 重吸收及 H^+、K^+ 排泌受损,而导致酸中毒及高血钾症。

本型 RTA 虽可见于先天遗传性肾小管功能缺陷,但是主要由后天获得性疾病导致,包括肾上腺皮质疾病和(或)肾小管-间质疾病。

(二)临床表现

本型 RTA 多见于某些轻、中度肾功能不全的肾脏患者(以糖尿病肾病、梗阻性肾病及慢性间质性肾炎最常见)。临床上本病以阴离子间隙正常的高血氯性代谢性酸中毒及高钾血症为主要特征,其酸中毒及高血钾严重度与肾功能不全严重度不成比例。由于远端肾小管泌 H^+ 障碍,故尿 NH_4^+ 减少,尿 $pH>5.5$。

(三)诊断要点

符合以下 3 点即可确诊本病。

(1)存在高血氯性代谢性酸中毒(阴离子间隙正常)。

(2)确诊有高钾血症。

(3)酸中毒、高血钾与肾功能不全程度不成比例。

(四)治疗

1.一般治疗

治疗上除病因治疗外,还应纠正酸中毒、降低高血钾,以及给予肾上腺盐皮质激素治疗。

2.药物治疗

(1)纠正酸中毒:有高氯性代谢性酸中毒者,可用碳酸氢钠 2.0 g,每天 3 次,口服;或 5% 碳酸氢钠 125 mL,静脉滴注。

(2)糖皮质激素治疗:有低醛固酮血症者,氟氢可的松 0.1 mg,每天 1 次,口服。

(3)纠正高血钾:有高血钾者,应限制钾摄入,并可用呋塞米 20 mg,每天 3 次,口服;或聚苯乙聚磺苯乙烯 $15\sim30$ g,每天 3 次,口服。血钾 >5.5 mmol/L 应紧急处理,可用 10% 葡萄糖酸钙 20 mL 加入 10% 葡萄糖注射液 20 mL 中,静脉缓慢推注,并用 5% 碳酸氢钠 125 mL,静脉滴注,以及普通胰岛素 6 U 加入 50% 葡萄糖注射液 50 mL 中静脉滴注;若经以上处理无效,血钾 >6.5 mmol/L 时,则应住院行血液透析治疗。

(唐 敏)

第二节 肾小管性佝偻病

佝偻病是一组以骨钙化不全为特征的疾病(儿童期发病称佝偻病,成人期称骨质软化症或软骨病)。近年来,随着对维生素 D 代谢的深入研究和对肾小管钙磷转运机制的了解,我们在佝偻病病因和发病机制方面取得了很大的进展。目前佝偻病主要分为两大类。①低钙型:始发因素为低钙,常与维生素 D 代谢失常有关,可伴继发性甲状旁腺功能亢进。②低磷型:常与肾小管磷转运障碍或缺磷有关。现将佝偻病分类列表如下(表 6-1)。

表 6-1　佝偻病分类

		低钙性	低磷性	其他
肾性	肾小管	维生素 D 依赖症 I 型	性连锁低磷性佝偻病	
		维生素 D 依赖症 II 型	性连锁低磷性骨病	
			常染色体显性低磷性佝偻病	
			常染色体隐性低磷性佝偻病	
			肾小管性酸中毒	
			Fanconi 综合征	
	肾小球	肾性骨营养不良	肾移植	透析性骨病
肝性		肝脏病(肝 25-羟化酶缺乏)		
营养性(胃肠型)		摄入不足或吸收障碍	药物性(磷结合剂)影响、磷缺乏性	缺镁性、缺铜性
其他		(维生素 D 缺乏、缺钙)	外分泌性肿瘤伴发佝偻病	低磷酸酶血症

肾小管性佝偻病是因肾小管功能异常而导致以骨钙化不全为特征的一组疾病。本病大多数属遗传性佝偻病,常见类型有家族性抗维生素 D 性佝偻病、遗传性低血磷性骨病、维生素 D 依赖性佝偻病 I 型及 II 型等。

一、家族性抗维生素 D 性佝偻病

家族性抗维生素 D 性佝偻病是最常见的肾小管性佝偻病,主要特征为:低血磷伴尿磷增加;血中 1,25-(OH)$_2$D$_3$ 降低;血钙和血 PTH 正常。

(一)病因和发病机制

家族性抗维生素 D 性佝偻病是一种 X 连锁显性遗传病,致病基因定位于 X 染色体长臂,故男性患者不传给儿子,而女性患者可传给儿子或女儿。由于男性仅一个 X 染色体,肾小管功能障碍为完全性而病情较重,女性有两个染色体,功能障碍为不完全性而病情较轻。少数病例呈常染色体隐性遗传,也有散发病例报道。本病是由肾小管自身功能缺陷所致,由于近端肾小管上皮细胞刷状缘上的 II 型 Na$^+$/Pi 转运蛋白功能异常,导致小管对磷再吸收障碍,尿磷排出增加,血磷减少,继发骨病。

近年来发现,患者骨钙化异常除上述因素引起之外,还与其自身成骨细胞功能缺陷有关。成骨细胞膜上有一种 II 型跨膜糖蛋白 PHEX,具有中性肽链内切酶的活性。PHEX 基因位于人类染色体 Xp22.1 p22.2 区,该基因突变引起 PHEX 内切酶活性改变,通过降解循环中某种物质,产生一种体液因子。这种体液因子随血液循环运行到肾脏,与刷状缘上的受体结合,激活小管上皮细胞内的蛋白激酶 C(PKC),使 Na^+/Pi 转运蛋白对磷转运降低,进而影响磷的再吸收。同时,PKC 激活,还使细胞内 1α-羟化酶活性降低,1,25-$(OH)_2D_3$ 合成减少,进一步加重磷和骨质代谢异常,诱发本病。目前,PHEX 作用底物及其相应受体是什么尚不清楚。由于在抗维生素 D 性佝偻病患者家族中发现多种 PHEX 基因突变,所以何种突变属致病性热点突变尚未确定。

(二)临床表现与诊断

抗维生素 D 性佝偻病的主要临床特点和诊断依据如下。

(1)血磷很低,常为 0.32～0.78 mmol/L(10～24 mg/L);肾小管对磷回吸收降低致使尿磷大量丢失,尿磷增多,TmP/GFR 常低于 0.56 mmol/L。血钙磷乘积降低,常小于 30;血清碱性磷酸酶正常或稍高(决定于骨病的严重程度);血清 1,25-$(OH)_2D_3$ 正常或降低,血 PTH 正常或稍高。患者无糖尿及氨基酸尿等。

(2)发病早,出生不久即有低血磷,1 周岁开始会走路时出现骨病变。"O"形腿常为引起注意的最早症状,病轻者多被忽视,身高多正常,严重者常有骨痛、骨畸形和生长发育停滞。成人发病者表现为软骨病。骨骼病变仅在部分患者中出现,肌无力明显,无手足搐搦症。

(3)男性患者临床症状较女性重。

(4)维生素 D 疗效差或无效。如充分补充磷酸盐可以奏效,静脉注射钙剂可有一过性效果。

(三)治疗

1.补充磷酸盐

每天 1～3 g 元素磷,每 4～6 h 口服 1 次,可使日夜间血磷维持在近正常值(1.29 mmol/L 或 40 mg/L),能使骨骼病变迅速愈合,促进生长。

常用中性磷酸盐合剂配方如下(1 mL 供 30 mg 元素磷)。①Na_2HPO_4:130 g。②H_3PO_4:5.85 g。③H_2O:1 000 mL。每次 5 mL,每天 3～5 次,逐渐增至每次 15 mL,每天 3～5 次。

大量磷摄入可影响钙吸收而使血钙降低,甚至引起低钙性佝偻病和继发性甲状旁腺功能亢进,应同时合用维生素 D,长期口服 1,25-$(OH)_2D_3$(0.5～1 μg/d)对以上并发症有效。此外,大剂量磷摄入(每天>3 g)可引起腹泻、呕吐,应从小剂量开始,逐渐增加,可改善症状。

2.大剂量维生素 D

1,25-$(OH)_2D_3$ 从 0.5～0.75 μg/d 开始,逐渐增加到 2.0～3.0 μg/d;或维生素 D 5 万～20 万 U/d。维生素 D 能增加肾小管及肠道对磷的吸收,并从已矿化的骨质中动用磷和钙,提高血磷水平。单用维生素 D 需要很大剂量,不同于缺乏维生素 D 引起的软骨病,生理小剂量即生效,其有效剂量和中毒量很接近。必须警惕高血钙、高尿钙及肾钙化,因此治疗期间应随访血钙、尿钙,保持尿钙<4 mg/(kg·24 h)较为安全。

3.其他治疗

给予维生素 C(降低尿 pH)和加强肾小管对磷的再吸收。有学者认为,给予重组人类生长激素也可增加患者血磷水平,改善骨骼病变。

4.外科治疗

明显骨骼畸形可行矫正手术。为减少复发,手术时机不宜过早,于 12 岁以后手术为妥。术前、术后2 周停服维生素 D,以避免术后卧床骨钙大量释放而加重高血钙和肾损害。

二、其他几种肾小管性佝偻病

(一)遗传性低血磷性佝偻病

本病是一种罕见的常染色体隐性遗传病,最先发现于近亲结婚的 Bedouin 家族中。患者近端肾小管对磷重吸收减少,引起尿磷排泄增加,导致低磷血症。低血磷刺激 $1,25-(OH)_2D_3$ 合成增加,促进肠道钙磷吸收,使血钙升高,反馈抑制 PTH 分泌,继发高尿钙。慢性低血磷及血 PTH 下降,使患者发生骨矿化障碍,并影响其生长发育。

本病的主要临床表现为佝偻病,身材矮小。实验室检查示:肾磷清除率增加和血磷降低;高尿钙,血钙正常;血清 $1,25-(OH)_2D_3$ 升高,血 PTH 降低。

口服磷酸盐治疗可纠正上述生化异常,并能促进生长,改善佝偻病或骨软化症状。无须应用维生素 D。

(二)维生素 D 依赖性佝偻病 I 型

本病属常染色体隐性遗传病,是由于近端肾小管上皮细胞合成 1α-羟化酶功能障碍所致,病变基因定位于人类染色体 12q14 区。肾脏缺乏 1α-羟化酶,使肝脏来源的 $1,25-(OH)D_3$ 不能进一步被活化,引起 $1,25-(OH)_2D_3$ 合成减少,导致钙磷代谢紊乱,继发低血钙性佝偻病。

本病出生时尚正常,但 2 个月后逐渐出现肌无力、手足搐搦、惊厥和佝偻病。血钙降低,血 PTH 升高,血中检测不到 $1,25-(OH)_2D_3$,血清 $25(OH)D_3$ 正常或轻度升高。

生理剂量的 $1,25-(OH)_2D_3$($0.5~\mu g/d$)或 $1-\alpha(OH)D_3$($0.5~\mu g/d$)可纠正钙磷代谢紊乱,使佝偻病明显改善。

(三)维生素 D 依赖性佝偻病 II 型

本病也是一种常染色体隐性遗传性低钙性佝偻病。由于编码维生素 D 受体的基因突变,使该受体蛋白缺乏配体结合域,导致肾小管对 $1,25-(OH)_2D_3$ 失敏,引起低血钙、低血磷,从而继发骨病。

患儿多在 1 岁以内发病,骨病严重时常有畸形和侏儒,半数患者有脱发。血钙低,血 $25(OH)D_3$ 正常(区别于肝性与营养不良性),血 $1,25-(OH)_2D_3$ 显著升高(区别于维生素 D 依赖性佝偻病 I 型)。即使应用大剂量 $1,25-(OH)_2D_3$ 或 $1-\alpha(OH)D_3$ 也常无效。

(四)成人散发性低血磷性软骨病

本病发生于青少年或成人,可由儿童患低磷血症未经很好治疗演变而来,仅是童年疾病的延续。但亦有成年发病者,往往无家族史,称非家族性成人型。严重骨痛,椎体压缩性骨折,使身长缩短,并有假性骨折线。

口服磷酸盐溶液和维生素 D 可改善肌无力、骨痛和 X 线软骨病表现。

(五)肿瘤引起的磷尿

间质性肿瘤,如硬化性血管瘤、巨细胞瘤、海绵腔血管瘤和骨化间叶瘤等,都是一些良性的软组织瘤。肿瘤产生一种排磷物质,使患者发生磷尿,低血磷引起软骨病,血 $1,25-(OH)_2D_3$ 水平降低。可伴有神经纤维瘤,多发性骨纤维生成不良。切除肿瘤即可痊愈,无须补充磷和维生素 D。因此,对低血磷性软骨病患者应进行全面检查,包括各种造影检查,寻找有无肿瘤。

(唐 敏)

第三节　肾性尿崩症

肾性尿崩症又称为抗利尿激素不敏感综合征,特征是肾小球滤过率和溶质排泄正常,抗利尿激素(antidiuretic hormone,AVP)水平正常甚至升高,外源性 AVP 治疗无效或疗效很差。肾性尿崩症的基本缺陷在于肾脏对 AVP 的敏感性下降。有些肾脏疾病既损伤肾脏对尿液的浓缩功能,又削弱稀释功能,肾脏持续排泄等渗尿,尿量亦可增多,这种状态不属于肾性尿崩症的范畴。不过,如合并有肾脏对 AVP 的敏感性下降,则应归入肾性尿崩症的范畴。

一、病因、分类与发病机制

(一)病因分类

肾性尿崩症可分为家族性和获得性两大类。家族性肾性尿崩症少见,按遗传方式分为 X-连锁隐性和常染色体隐性两种,前者较后者常见。获得性肾性尿崩症也称继发性肾性尿崩症,远较家族性肾性尿崩症多见,可由小管间质性肾病、电解质紊乱、药物和妊娠而引起。有些获得性肾性尿崩症无明显原因可查,称为特发性肾性尿崩症。

根据患者对 AVP 的反应可将家族性肾性尿崩症分为 Ⅰ 及 Ⅱ 两型:注射 AVP 后尿 cAMP 排泄不增加的为 Ⅰ 型,增加的为 Ⅱ 型。X-连锁隐性肾性尿崩症属 Ⅰ 型,常染色体隐性肾性尿崩症属 Ⅱ 型。

(二)发病机制

1.小管间质性肾病

获得性肾性尿崩症的发病机制:小管间质性肾病是引起获得性肾性尿崩症最常见的原因。小管间质性肾病包括一组疾病,这些疾病可损害肾小管,致使 V_2 受体水平降低和(或)活性下降,于是 AVP 的作用减弱,从而产生尿崩症。

2.低钾和高钙

低钾和高钙亦可引起获得性肾性尿崩症。

(1)低钾引起肾性尿崩症的机制如下。①钾的缺乏可通过某种机制增加肾脏前列腺素 E_2 的产生,而前列腺素 E_2 可拮抗 AVP 对集合管的作用。②缺钾可刺激渴感中枢,引起口渴;③缺钾可使内髓间质的 NaCl 浓度降低,从而削弱内髓间质的高渗状态。

(2)高钙引起肾性尿崩症的机制如下。①Ca^{2+} 可抑制 AVP 对腺苷酸环化酶的激活作用,从而拮抗 AVP 对集合管的效应。②高钙可通过某种机制使内髓间质的溶质浓度降低,从而削弱内髓间质的高渗状态。

3.药物

某些药物亦可诱发肾性尿崩症。地美环素主要通过抑制 AVP 对腺苷酸环化酶的刺激作用而致病,它还可直接抑制蛋白激酶 A 的活性。地美环素诱发的肾性尿崩症是可逆的,停药后可恢复。甲氧氟烷在体内可代谢为草酸和氟化物,二者对肾脏皆有毒性作用,不过,肾性尿崩症系无机氟化物所致,与草酸无关。锂盐主要通过抑制集合管 cAMP 的产生而诱发肾性尿崩症,锂盐发挥这一效应的机制较为复杂。有资料显示,锂盐短期内主要通过抑制集合管刺激性 G 蛋白的活性发挥作用,长期则通过激活抑制性 G 蛋白的活性而发挥作用。此外,锂还可抑制水通道蛋白 2 的表达,从而降低集合管对水的通透性。据报道,血清锂浓度在 0.5～1.5 mmol/L 时 12%～30%的患者出现肾性尿崩症。锂诱发的肾性尿崩症亦是可逆的,停药后于数月内恢复。

4.特殊的生理状态

某些特殊的生理状态可引起肾脏对 AVP 的敏感性下降。如极少数妊娠妇女肾脏对 AVP 的反应降低。此外,居住在高原的人对 AVP 的反应低于正常(这可能是一种适应性反应)。

二、病理生理

肾性尿崩症患者因集合管对 AVP 敏感性下降,远曲小管和集合管对水的通透性降低,致使大量游离水从终尿中排出,从而形成低渗性多尿。由于肾脏排泄游离水过多,故血浆渗透压升高,使 AVP 分泌增加,同时患者出现烦渴多饮。如患者能得到足量的饮水,其血浆渗透压一般不会显著升高甚至正常。但若因某种原因得不到足够的饮水,或因昏迷而不能饮水,则血浆渗透压可明显升高。如肾脏对 AVP 完全没有反应,则理论上流到集合管的尿液将完全被排出(实际上仍然有一部分水被吸收到内髓间质),每天尿量可多至 18 L。久病者可损害内髓高渗状态。

三、临床表现

肾性尿崩症的临床表现与中枢性尿崩症极为相似,烦渴、多饮、多尿为最主要的症状。家族性肾性尿崩症的症状较获得性肾性尿崩症为重,常有显著的低渗性多尿。患儿多于生后数月出现症状,重症者可出现生长障碍和智力低下。如饮水受限,患者可出现严重的高张综合征。对 AVP 抵抗是肾性尿崩症最突出的特征,机体对 AVP 的抵抗只限于 V_2 受体,V_1 受体介导的效应(如血管收缩、促进 ACTH 分泌)则不受影响。给患者输注 AVP,并不能提升尿液渗透压,但可引起腹部绞痛和皮肤苍白。同中枢性尿崩症一样,肾性尿崩症病程较久者也可出现泌尿道扩张,有些患者的膀胱容量可达 1 L。严重者可出现输尿管积水和肾盂积水。

根据症状的轻重,肾性尿崩症亦可分为完全性和部分性两种。完全性肾性尿崩症患者对 AVP 几乎无反应,症状严重。部分性肾性尿崩症患者对 AVP 尚有一定的反应。家族性肾性尿崩症男性患者一般表现为完全性肾性尿崩症,女性患者如发病多表现为部分性肾性尿崩症。继发性肾性尿崩症多表现为部分性,但也可为完全性。

同中枢性尿崩症一样,肾性尿崩症的夜尿也增多,严重者可因夜间频繁排尿而影响睡眠。不过,夜间症状通常较白天为轻。完全性肾性尿崩症患者症状的昼夜变化可不甚明显,部分性肾性尿崩症则较明显。患者夜间的饮水量和单位时间的尿量均低于白天,夜尿的渗透压和溶质排泄率则较昼尿为高。获得性肾性尿崩症者除上述症状外,还有原发肾脏疾病的表现。

四、实验室检查

(一)实验室检查

尿比重和渗透压降低为尿崩症最显著的实验室检查特点,患者的尿比重一般在1.001～1.005;尿渗透压一般在 50～200 mmol/L,低于血浆渗透压。尿钠、尿钾、尿钙浓度降低,但24 h 总量一般正常。血钠和血浆渗透压一般在正常高限或轻度升高,但如果患者饮水受限则血钠和血浆渗透压可显著升高。血肌酐和尿素氮一般正常,但伴有严重高张综合征者可因肾小球滤过率显著降低而致血肌酐和尿素氮升高。

血浆 AVP 测定对肾性尿崩症的诊断具有重要意义。正常人血浆 AVP 的基础值为1～5 ng/L,肾性尿崩症者显著升高,且完全性者较部分性者更高。

(二)诊断性试验

1.禁水试验

完全性肾性尿崩症患者因对 AVP 显著抵抗,故于禁水后尿液仍不能充分浓缩,尿量无明显减少,尿比重在 1.010 以内,尿渗透压和血浆渗透压之比仍小于1。部分性肾性尿崩症患者对 AVP 仍有一定的反应,禁水后尿量减少、尿渗透压和尿比重升高,尿渗透压可超过血浆渗透压但低于 750 mmol/L(多在 400～500 mmol/L),尿比重低于 1.020。

2.禁水加压素试验

完全性肾性尿崩症患者在充分禁水后,注射 5 U AVP 并不能使尿渗透压和尿比重升高。部分性肾性尿崩症患者在充分禁水后,注射 5 U AVP 一般也不能使尿渗透压和尿比重进一步升高,但有些患者可有轻微的升高。

3.高渗盐水试验

正常人在滴注高渗盐水后,血浆 AVP 水平显著升高,肾脏对游离水的重吸收增加,尿量较滴注前减少 70% 以上,同时尿比重和尿渗透压升高。高渗盐水试验中,肾性尿崩症患者血浆 AVP 的反应基本正常,但因肾脏对 AVP 敏感性下降,故没有上述尿量骤减、尿比重和尿渗透压升高的反应。

五、诊断

对于排泄大量低渗尿液的患者应想到肾性尿崩症的可能,通过测定血浆 AVP 及禁水加压素试验可确立诊断。

遗传性肾性尿崩症已可进行基因诊断,以脐血提取的 DNA 为材料,可在生后 48 h 作出诊断,这样就可对患儿早期治疗,避免出现体格和智力障碍。

六、治疗

同中枢性尿崩症一样,只要有足够的水摄入,患者无生命危险。因此,对肾性尿崩症应给予足够的饮水,以避免体液渗透压过高及体液缩减。幼儿不能饮水,可由父母喂给水分,但量应适当。如果因某种原因摄入不足,造成高张综合征和休克,应给予相应的处理。遗传性肾性尿崩症目前尚无病因治疗,只能对症地减轻口渴、多尿症状,对继发性肾性尿崩症应查明病因并给予相应的治疗。药物所致者应停用引起尿崩症的药物,电解质紊乱所致者应尽快纠正电解质紊乱。

使用噻嗪类利尿剂并减少钠的摄入可造成一定程度的容量不足和钠缺乏,近端肾小管的重吸收比例增加,到达远端肾小管的溶质量和液体量相应下降,终尿量遂减少。噻嗪类利尿剂可使患者尿量减少一半,尿渗透压升高 1 倍以上。噻嗪类利尿剂中以氢氯噻嗪最为常用,成人剂量为50～150 mg/d,分 2～3 次口服;小儿剂量为 2 mg/kg。在使用噻嗪类利尿剂时,如果不减少钠的摄入量,则效果甚微。螺内酯也有一定的作用,不过作用较弱,但它对锂盐诱导的肾性尿崩症则效果明显。完全性肾性尿崩症对 AVP 制剂无反应,部分性肾性尿崩症对 AVP 制剂有一定的反应。大剂量去氨加压素(如 200～400 μg,每 8 h 鼻喷 1 次)可改善部分性肾性尿崩症患者的症状,但这种治疗花费太大。刺激 AVP 释放的药物如氯贝丁酯、氯磺丙脲对完全性肾性尿崩症无效,对部分性肾性尿崩症有微弱疗效。非甾体抗炎药可抑制肾前列腺素的合成,使到达远端肾小管的溶质量减少,从而降低尿量。最常使用的是吲哚美辛(消炎痛)。布洛芬亦常使用,其疗效较吲哚美辛略差。舒林酸也是一种前列腺素合成抑制药,但它不能抑制肾脏前列腺素的合成,故对肾性尿崩症无效。

单一药物不能完全控制肾性尿崩症的症状,近年来主张联合用药。常见的联合用药方案:噻嗪类利尿剂加螺内酯、噻嗪类利尿剂加前列腺素合成抑制药、前列腺素合成抑制药加去氨加压素等。联合用药不仅可增强疗效,还可避免某些不良反应,若联合应用噻嗪类利尿剂和螺内酯,可避免噻嗪类利尿剂的低血钾不良反应。

(魏丹丹)

第七章

肾间质疾病

第一节　急性间质性肾炎

间质性肾炎指肾脏间质有炎症细胞浸润和水肿或纤维化,因常伴有不同程度的肾小管损伤,故又有肾小管-间质性肾炎之称。急性间质性肾炎(acute interstitial nephritis,AIN)原指各种感染引起的肾脏的形态学特征,现指各种原因引起的一种临床病理综合征,特征是临床急性起病,肾功能急剧恶化,在 GFR 下降同时常有肾小管功能不全;病理以肾间质炎性细胞浸润、水肿伴有小管上皮细胞退行性变、坏死为病理特征。AIN 是急性肾衰竭(acute renal failure,ARF)的重要原因之一,占 ARF 的 10%～15%。

一、病因

(一)感染

甲组链球菌、金黄色葡萄球菌、白喉杆菌、布氏杆菌、钩端螺旋体菌、军团菌,弓形体、EB 病毒及肺炎支原体、大肠埃希菌、流行性出血热病毒、麻疹病毒等,都可引起急性间质性肾炎。

感染引起间质性肾炎的机制尚不完全清楚,其中有些病原体可直接侵入肾脏,参与间质炎症反应的细胞由产生抗侵入病原体抗体的细胞和参与吞噬有关的细胞组成。侵入肾脏的细菌释放内毒素或外毒素,直接损伤组织,通常为微生物直接侵袭肾脏并在肾脏内繁殖所引起的肾间质化脓性炎症,即肾盂肾炎等。

由系统感染(多为肾外感染)引起的变态反应所致的急性间质性肾炎,其病原体包括细菌、病毒、螺旋体、支原体、原虫及蠕虫等。如由汉坦病毒引起的肾出血热综合征、由黄疸出血型钩端螺旋体引起的钩端螺旋体病等。

(二)药物

药物变态反应引起的 AIN 是目前临床上最常见的类型。与急性间质性肾炎强相关的药物有甲氧西林、青霉素类、头孢菌素Ⅰ、非甾体抗炎药和西咪替丁;可能相关的药物有羧苄西林、头孢菌素类、苯唑西林、磺胺类、利福平、噻嗪类、呋塞米、白细胞介素、苯茚二酮;弱相关的药物有苯妥英钠、四环素、丙磺舒、卡托普利、别嘌醇、红霉素、氯霉素和氯贝丁酯。其中由抗生素引起的急性间质性肾炎占大多数。

药物性 AIN 一般是由变态反应引起的,与直接毒性作用关系不大,因急性间质性肾炎仅在用药的少数患者中发生,与用药剂量无关,肾脏损伤常伴有过敏的全身表现(发热、皮疹、嗜酸性粒细胞计数增多、关节痛),再次接触同一药物或同类药物时仍可再发生反应,循环中有某些致病药物的抗体,同时有一些体液或细胞免疫介导反应的证据。

(三)代谢性原因

严重的代谢失调,如高血钙、高尿酸血症和低血钾等可导致急性间质性肾炎。

(四)其他原因

其他原因有继发于肾小球肾炎、继发于系统性红斑狼疮(systemic lupus erythematosus, SLE)、继发于肾移植、代谢性原因、特发性急性间质性肾炎等。在各种免疫复合物型疾病中,SLE最常见在肾小管基膜和肾小管周围毛细血管壁有免疫复合物沉积(50%)。60%的患者有单核细胞引起的局灶性或弥漫性间质浸润,伴或不伴中性粒细胞和浆细胞,肾小管有不同程度的损伤。弥漫增生性较膜性或局灶增生性狼疮肾炎常见肾小球外免疫沉积物,肾小管间质性肾炎也较为常见。人们早已注意到肾小球肾炎可伴有间质炎症反应,但只是在近些年才重视其机制的研究。继发于肾移植,肾小球外免疫球蛋白的沉积只是促发间质反应诸因素之一。沿肾小管基膜线状和颗粒状沉积物均有报告,多数都能洗脱出抗-TBM抗体。

(五)特发性急性间质性肾炎

另有一些患者找不到任何致病因素称为特发性AIN,这类患者唯一共有的特征是可逆的急性肾衰竭、肾间质水肿和单核细胞浸润。

二、发病机制

感染的病毒、细菌及其毒素可直接侵袭肾脏引起间质损伤,一些药物、毒物、物理因素及代谢紊乱亦可直接导致AIN。但是产生AIN的主要原因是免疫反应,包括抗原特异性和非抗原特异性所致的肾间质损伤。研究证实,由细胞介导的免疫反应途径在AIN的发病中起了重要作用。运用单抗免疫组化进行研究,发现肾间质中参与炎症反应的浸润细胞大多为T细胞,以CD4细胞占多数;但在由非甾体抗炎药、西咪替丁、抗生素类药物引起的病例中,则以CD8细胞略占多数。

经典抗原介导的免疫性间质性肾炎是抗肾小管基膜抗体性间质性肾炎,循环血中可测得抗原特异性IgG。肾小管基膜上可见IgG呈线性沉淀,或颗粒状沉积于某些系统性红斑狼疮和干燥综合征患者的肾小管基膜上,这种表现在其他AIN病例中极为罕见。间质内浸润细胞发病初多为中性粒细胞,2周后转为单核细胞。

三、临床表现

(一)全身过敏表现

常见药疹、药物热及处周血嗜酸性粒细胞增多,有时还可见关节痛及淋巴结肿大。但是由非甾体抗炎药引起者常无全身过敏表现。过敏症状可先于肾衰竭1周前发生,也可同时发生。大多数患者(60%~100%)有发热,30%~40%的患者有红斑或斑丘疹样皮损、瘙痒,但关节痛无特异性,较其他症状少见。偶有腰痛,可能与肾被膜紧张有关。1/3的患者有肉眼血尿。

(二)急性感染的症状

感染引起的急性间质性肾炎主要见于严重感染和有脓毒血症的患者,症状有发热、恶寒、腰痛、虚弱等,血中多形核白细胞计数增高。急性肾盂肾炎为其典型的表现。

（三）尿化验异常

患者常出现无菌性白细胞尿、血尿及蛋白尿。蛋白尿多呈轻度，但当非甾体抗炎药引起肾小球微小病变型肾病时却常见大量蛋白尿，并可由此引起肾病综合征。

感染性急性间质性肾炎患者尿中以多形核白细胞为主，可见白细胞管型，并有少量红细胞和尿蛋白。过敏性急性间质性肾炎患者 80％以上有血尿、蛋白尿和脓尿，90％有镜下血尿，发现嗜酸性粒细胞尿强烈提示药物过敏引起的急性间质性肾炎。

蛋白尿一般是肾小管性的，很少达肾病综合征的程度，多在 1.2 g/d 以下，但非甾体抗炎药引起的急性间质性肾炎，尿蛋白可达肾病范围，嗜酸性粒细胞尿不如其他常见。

依据临床和无红细胞管型除外急性肾小球肾炎和血管炎后，尿中嗜酸性粒细胞有助于急性肾小管坏死与过敏性间质性肾炎的鉴别，但无嗜酸性粒细胞不具鉴别价值，这是因为许多急性间质性肾炎患者无嗜酸性粒细胞，并且嗜酸性粒细胞尿随时间而异。特发性急性间质性肾炎患者尿中嗜酸性粒细胞不增加，伴有眼葡萄膜炎的患者有嗜酸性粒细胞尿。

（四）肾功能损害

1.肾小管功能不全

间质损伤的基本表现即肾小管功能不全。由于肾小管各段的功能不同，肾小管功能不全的类型与损伤部位有关，而损伤的程度决定功能不全的严重性。皮质部位的肾小管间质损伤主要影响近端肾小管或远端小管，髓质部位的损伤影响髓袢和集合管，从而决定了各自的表现。影响近端肾小管的病变导致 HCO_3^- 尿（Ⅱ型 RTA）、肾性糖尿、氨基酸尿、磷酸盐尿和尿酸尿。肾功能不全患者若见血磷和尿酸盐水平降低应怀疑有肾小管间质疾病。远端小管受损出现Ⅰ型 RTA、高血 K^+ 和失盐。影响髓质和乳头的病变累及髓袢、集合管和产生及维持髓质高渗所必需的其他髓质结构，导致肾性尿崩症、多尿和夜尿。但临床上所见肾小管受影响并非单一的，在同一病例可见多种功能异常。

2.急性肾衰竭

患者表现为急性肾衰竭伴或不伴少尿，并常因肾小管功能损害出现肾性糖尿、低比重及低渗尿。急性间质性肾炎引起的肾功能损害包括从单纯的肾小管功能不全到急性肾衰竭。据报道，本病引起的急性肾衰竭占急性肾衰竭总数的 13％。急性肾衰竭时可见少尿或无尿，如初始的症状和体征未察觉而继续用致病性药物时常见少尿。

（五）继发性急性间质性肾炎的表现

患者表现以原发病为主，继发性急性间质性肾炎的表现无特异性。原发病伴有间质病变时肾功能损害多加重。但 SLE 和肾移植患者在肾小球病变不明显时，突出的间质病变即可导致急性肾衰竭。这在 SLE 患者常发生在有肾外和血清学各种表现的患者，尽管肾功能恶化，尿液分析却无多少异常。急性尿酸性肾病表现为少尿、结晶尿和血尿。

（六）特发性急性间质性肾炎的表现

这是指少数经肾组织活检证实为 AIN 却无任何诸如药物、感染及全身疾病等致病因素，除急性肾衰竭外其他临床表现无特异性，无发热和皮疹，伴眼葡萄膜炎的特发性急性间质性肾炎。患者常伴有非少尿型 ARF，可见于各年龄组男女患者，以中年女性多见。皮疹、嗜酸性粒细胞增多等全身变态反应少见，大多有高 γ 球蛋白血症，红细胞沉降率增快，近端肾小管重吸收钠的能力降低，并出现糖尿、氨基酸尿、中等量的蛋白尿。少数患者免疫荧光检查可见肾小管基膜有颗粒样沉积。多数预后较好，有的自然缓解，对皮质激素疗法有的有效，有的无效。眼葡萄膜炎易复发。

（七）肾活检

组织学表现无特异性,对病因学无提示作用,化脓性感染引起的大量嗜中性粒细胞例外。最常见的表现是间质水肿引起的肾小管分离。间质的炎症细胞主要是淋巴细胞、浆细胞或巨噬细胞,各自的比例随类型而异。有些病例见嗜酸性粒细胞,尤其是药物变态反应引起的间质性肾炎。炎细胞灶是局灶性的,但有时可呈弥漫性实质损害。药物引起的变态反应偶可见巨细胞。肾小管有各种变化,在一些病例因间质肿胀而移位。在另一些病例,肾小管萎缩,或其数目明显减少。肾小管常有扩张,内排列低级的上皮细胞,这种情况当有急性肾衰竭时特别常见。有时可见小的坏死区域,常由炎症细胞引起。肾小管管型的数目不一。动脉和小动脉常不受影响,但在老年病例和高血压病病例,小动脉可见某种程度的内膜增厚。在伴有急性肾衰竭的病例,于直小血管可见有核细胞。在大多数病例肾小球无异常,但在肾衰竭的患者肾小球囊内排列的细胞具有肾小管细胞的特征。电镜和免疫荧光显微镜检查可见线型或颗粒型免疫沉积物,成分有 IgG、IgM、C_3 和自身抗原等。

四、诊断及鉴别诊断

（一）诊断

根据病史和体格检查,结合临床表现和实验室检查,便可做出诊断。感染引起的急性间质性肾炎发生在严重的肾脏或全身性感染患者;有的在用抗生素期间出现急性间质性炎症,倾向于是药物引起的,但不能排除感染引起的病变。药物引起的急性间质性肾炎发生在开始用药后的3～30 d,有变态反应的全身表现及肾脏方面的表现。继发性的急性间质性肾炎表现以原发病为主,兼有肾小管受损的表现,或伴有肾小管间质损伤后病情恶化加速,偶见以肾小管间质病变为主导致肾衰竭者。常先有肾小球疾病的临床表现如蛋白尿、水肿、高血压等,继而出现小管-间质受损的症状,如多尿、夜尿、低渗尿等。

急性间质性肾炎的典型病例常有:①近期用药史;②全身过敏表现;③尿化验异常;④肾小管及肾小球功能损害。一般认为若有上述表现的前两条,再加上后两条中任何一条,临床急性间质性肾炎即可诊断成立。但非典型病例常无第二条,必须依靠肾穿刺病理检查确诊。

（二）鉴别诊断

有急性肾衰竭、血尿和蛋白尿的急性间质性肾炎,需与急性肾小球肾炎及急性肾小管坏死相鉴别。

1.与急性肾小球肾炎鉴别

急性肾小球肾炎患者在用抗生素的当时或用药后的很短时间内即可发生严重的肾衰竭,常见红细胞管型和低补体血症;而在急性间质性肾炎患者,疾病发生在开始治疗后的较长时间,补体正常,嗜酸性粒细胞增多,可见嗜酸性粒细胞尿,无红细胞管型。

2.与急性肾小管坏死鉴别

急性肾小管坏死患者尿中可见游离的肾小管上皮细胞、灰褐色的颗粒管型和上皮细胞管型;有些药物既能引起急性间质性肾炎,也能引起其他肾脏病,如非甾体抗炎药可使原有的肾脏病加剧,利福平可导致急性肾小管坏死等,一般可借助于尿液分析进行鉴别诊断。

五、治疗

(1)感染所致的急性间质性肾炎应进行抗感染治疗,参照尿路感染治疗。

(2)药物所致的急性间质性肾炎首先停用致敏药物。去除变态原后,多数轻症急性间质性肾炎即可逐渐自行缓解。但有的病例肾功能恢复不完全,功能恢复的程度和速度与肾脏病变的严重性有关。无氮质血症的病例,尿沉渣在几天内可转为正常;肾功能不全的病例则可能需要 2～4 个月的恢复时间。

(3)免疫抑制治疗:重症病例宜服用糖皮质激素如泼尼松每天 30～40 mg,病情好转后逐渐减量,共服用 2～3 个月,能够加快疾病缓解。激素的使用指征为:①停用药物后肾功能恢复延迟;②肾间质弥漫细胞浸润或肉芽肿形成;③肾功能急剧恶化;④严重肾衰竭透析治疗。为冲击疗法或口服,很少需并用细胞毒药物。

(4)继发性急性间质性肾炎的治疗:积极治疗原发病,如系统性红斑狼疮、干燥综合征等。

(5)特发性急性间质性肾炎的治疗:主要是用皮质激素,有的无效。部分病例能自然缓解。

(6)急性肾衰竭的治疗可用支持疗法,表现为急性肾衰竭的病例应及时进行透析治疗。

六、预后与转归

急性间质性肾炎的预后较好,大多数为可逆性,少数患者可遗留肾损害,并发展为终末期肾衰竭。其预后主要与疾病的严重程度、肾功能状况、肾间质浸润的程度、急性肾衰竭的持续时间和年龄等有关。

(宋登华)

第二节 慢性间质性肾炎

一、概述

慢性间质性肾炎(chronic interstitial nephritis,CIN)又称为慢性肾小管间质肾病,是一组由多种病因引起的慢性肾小管间质性疾病。临床以肾小管功能障碍为主,表现为尿浓缩功能异常、肾小管性酸中毒 Fanconi 综合征、低钾血症等,罕见水肿、大量蛋白尿和高血压。伴随有进展性慢性肾衰竭。

病理表现以肾间质纤维化、单个核细胞浸润和肾小管萎缩为主要特征,早期可无肾小球及血管受累,晚期存在不同程度肾小球硬化、小血管壁增厚或管腔闭塞。

多种原发或继发性肾小球疾病都可以伴有慢性肾小管间质病变,即继发性间质性肾炎。

多种病因均可引起本病,常见病因与急性肾小管间质性肾炎类似。①药物所致:如镇痛剂肾病、马兜铃酸肾病、钙调素抑制剂相关肾病、锂相关肾病等。②代谢异常相关 CIN:如慢性尿酸肾病、低钾性肾病、高钙性肾病等。③免疫相关的 CIN:如干燥综合征、系统性红斑狼疮、结节病等合并的 CIN。④特发性:如肾小管间质性肾炎-眼色素膜炎综合征。

二、入院评估

(一)病史询问要点

1.临床症状

慢性间质性肾炎起病隐匿,临床症状缺乏特异性。

（1）小管功能受损的表现：有时在疾病早期可以出现，多表现为多饮、多尿、烦渴、夜尿增多。存在此类症状时应注意区分失眠、精神性、糖尿病等引起的多尿或夜尿增多。

（2）慢性肾衰竭的相关临床症状：多在疾病的晚期出现。

（3）不同病因引起 CIN 时各自的特异性表现，此类症状多依靠系统回顾来获得。如长期疼痛症状、存在脏器移植病史或自身免疫性疾病，高尿酸血症常见的痛风结节或结石病临床表现、低钾血症导致的肌无力、高钙血症导致的神经肌肉异常（记忆力减退、抑郁、精神错乱、肌无力等）、消化系统症状（恶心、呕吐、腹痛、便秘等），干燥综合征引起的眼干、口干等症状；或其他系统性疾病导致的相关症状。

2.相关病史

（1）用药史：①止痛剂，长期滥用止痛剂或咖啡因、可待因的病史。②含有马兜铃酸成分的中药。如广防己，关木通、青木香、天仙藤、寻骨风等。③钙调素抑制剂，如环孢素和他克莫司。④锂制剂，通常用于治疗精神抑郁躁狂疾病。⑤其他毒物接触史，如斑蝥素、鱼胆等生物毒素接触史；铜、铅、镉、汞等重金属接触史。

（2）既往疾病史：如风湿性关节炎、干燥综合征、系统性红斑狼疮、结节病等系统性疾病史；痛风、低钾血症病史；恶性肿瘤病史；神经精神疾病病史；脏器移植病史等。

（二）体格检查

CIN 本身在疾病早期没有特异性体征，晚期可以见到慢性肾功能不全的相关体征。有时可以见到合并疾病的相关体征。

（三）实验室检查

1.肾小管功能障碍表现

间质性肾炎都有不同程度的肾小管功能障碍，具体表现因肾小管受累部位不同而各异。近端肾小管受损可以出现肾性尿糖、氨基酸尿、低尿酸血症、低磷血症、近端肾小管性酸中毒或 Fanconi 综合征。髓袢损伤可导致多尿和夜尿增多。远端小管功能障碍可以出现低钾血症、远端肾小管性酸中毒。集合管功能障碍可能引起多尿或肾性尿崩症。

尿检显示低比重尿、低渗尿。尿中 β-微球蛋白、维生素结合蛋白、N-乙酰-β-D 氨基酸葡萄糖苷酶和溶菌酶水平升高。

2.慢性肾衰竭

在疾病晚期可以出现慢性肾功能不全相关的实验室检查异常。

3.尿液检查

（1）蛋白尿：多为少量蛋白尿，定量常低于 1 g/d。

（2）白细胞尿：可表现为无菌性白细胞尿或无菌性脓尿。

（3）血尿：少见，多为镜下血尿。

4.其他实验室检查

（1）贫血：EPO 是由肾皮质间质细胞分泌的一种激素。慢性间质性肾炎时 EPO 生成减少明显，可以引起贫血，其贫血程度往往重于肾功能损害程度。

（2）血尿酸：高尿酸肾病时可以存在高尿酸血症，其他原因导致的 CIN 可以出现低尿酸血症。

（3）血钾：慢性肾功能不全可以出现高钾血症，但 CIN 往往因为存在远端肾小管功能障碍而导致低钾血症，而低钾性肾病更是有存在长期低钾血症的情况。

（4）血钙、血磷：慢性肾功能不全通常表现为低钙高磷，如果出现高钙血症，应警惕高钙性肾病的可能。而低磷血症在除外营养不良后往往提示存在近端肾小管功能受损。

（5）酸中毒：除慢性肾功能不全可能导致代谢性酸中毒外，因为往往存在肾小管性酸中毒，所以此类患者通常存在较为严重的代谢性酸中毒。

（四）影像学检查

CIN 时双肾往往显著萎缩，表面凹凸不平，尤其是马兜铃酸肾病时，肾萎缩非常明显，有时与肾衰竭程度不符。

X 线或 CT 检查发现肾乳头钙化、肾皱缩、肾凹凸不平对止痛剂肾病的诊断大有帮助。

（五）病理检查

慢性间质性肾炎的病理改变以肾间质纤维化，伴单个核细胞浸润、肾小管萎缩、管腔扩张、上皮细胞扁平和小管基膜增厚为特征。免疫荧光检查多为阴性。电镜检查对慢性间质性肾炎的意义不大。

三、诊断及鉴别诊断

在临床上当患者存在长期肾小管功能障碍表现伴有慢性肾功能不全，同时尿常规检查多为阴性或轻微异常，伴双肾明显萎缩和与肾衰竭程度不符的重度贫血，再结合详细的病史采集，慢性间质性肾炎的诊断多可建立。也应注意对可能病因的寻找和分析，以及对各种并发症的诊断。

四、治疗

治疗的关键是早期诊断。CIN 治疗原则包括：①去除病因，停用相关药物、清除感染灶、解除梗阻等。②对症支持治疗，EPO 治疗、纠正水电酸碱失衡。③促进肾小管再生，冬虫夏草制剂等。④免疫抑制剂，只用于自身免疫性疾病、药物变态反应等免疫因素介导的 CIN。⑤抑制间质纤维化，积极控制血压，使用钙通道阻滞剂、ACEI 或 ARB 类药物，低蛋白饮食等。出现慢性肾功能不全时还应针对慢性肾衰竭及其并发症进行治疗。

针对不同原因导致的 CIN 还有相应不同的特殊治疗，如高尿酸时积极降尿酸治疗。

（宋登华）

第八章

肾 衰 竭

第一节　急性肾衰竭

急性肾衰竭(acute renal failure,ARF)是临床常见的一种综合征。由于各种原因引起的双肾排泄功能在短时间内(数小时或数天)肾小球滤过率下降至正常值的 50%；代谢迅速减退,氮质废物堆积体内；水、电解质、酸碱平衡紊乱失调；血肌酐和尿素氮进行性升高(通常血肌酐每天可上升 $88.4\sim176.8\ \mu mol/L$,尿素氮上升 $3.6\sim10.7\ mmol/L$),常伴有少尿或无尿,预后情况各异。

急性肾小管坏死导致的急性肾衰竭,临床上常表现为少尿期、多尿期及恢复期 3 个阶段。急性肾衰竭也有尿量不减少者,称为非少尿型急性肾衰竭。

一、病因和发病机制

(一)病因分类

急性肾衰竭可见于各种疾病,尤其常见于内科、外科和妇产科疾病。不同原因所致急性肾衰竭发病机制不同,临床表现及治疗预后也不尽相同。如及早诊断和治疗,则肾功能可完全恢复。若病情严重,诊治不及时,或并发多脏器功能衰竭,病死率很高。

按发病因素将急性肾衰竭分为 3 类：肾前性急性肾衰竭、肾实质性急性肾衰竭、肾后性急性肾衰竭。

1.肾前性急性肾衰竭

由于肾前因素而致机体有效微循环血容量减少,肾血流量灌注不足引起急性肾功能损害,肾小球滤过率降低,肾小管对尿素氮、水和钠的重吸收相对增加,使血尿素氮升高,尿量减少,尿比重增高,多见于下列情况。

(1)血容量不足：多种原因的失血、体液丢失,如严重的外伤、外科手术、烧伤、呕吐、腹泻、大量腹水、大量运用利尿剂等。

(2)有效循环血容量减少：常见于肾病综合征、肝功能衰竭,大量应用血管扩张药或麻醉药物等。

(3)循环功能不全：见于充血性心力衰竭、心源性休克、严重心律失常、心脏压塞等。

(4)肾脏血流动力学的自身调节紊乱：见于血管紧张转换酶抑制剂、前列腺素抑制剂等的应用导致肾血流量灌注不足。

2.肾实质性急性肾衰竭

由于各种肾脏实质性病变或肾前性肾衰竭发展而导致的急性肾衰竭。

(1)肾小管疾病：急性肾衰竭由肾小管疾病导致者占 40％～60％，其中以急性肾小管坏死最为常见。病因可分为两类，即肾毒性物质或肾缺血而致，如药物、造影剂、重金属、有机溶剂、生物毒素，以及血管内溶血、血红蛋白尿、胆红素尿、轻链蛋白及高钙血症均可引起肾小管损伤，导致急性肾衰竭。

(2)肾小球疾病：任何原因引起急性肾小球肾炎综合征，如各型急进型肾小球肾炎、急性肾小球肾炎、狼疮性肾炎等。

(3)急性间质性肾炎：如药物过敏，如青霉素类、利福平、磺胺类等，严重感染休克败血症所致。

(4)肾小血管和微血管疾病：如原发性或继发性坏死性血管炎、恶性高血压肾损害、妊娠高血压综合征、溶血性尿毒症综合征、产后特发性急性肾衰竭等。

(5)肾动静脉阻塞：常见于肾脏的双侧或单侧肾动脉或肾静脉血栓形成，或胆固醇结晶栓塞，夹层动脉瘤出血压迫肾动脉，导致急性肾衰竭。

(6)某些慢性肾脏疾病：在某些诱因作用下，如感染、心力衰竭、尿路梗阻、使用肾毒性药物、水电解质紊乱等，使肾功能急骤减退，导致急性肾衰竭。

3.肾后性急性肾衰竭

由于各种原因引起的急性尿路梗阻，下尿路梗阻使上尿路压力升高，形成大量肾积水而压迫肾实质，使肾功能急骤下降，常见于结石、前列腺肥大、尿道狭窄、神经源性膀胱、肿瘤、血块堵塞、各种原因引起的输尿管狭窄等。

(二)发病机制

急性肾衰竭是由于多种病因及多种因素参与，常是多种因素综合作用的结果。目前尚无一种学说能完全解释各种急性肾衰竭病机。现在大多数学者认为：着重于肾缺血或肾中毒引起肾小管损伤学说。

1.肾小管损伤

当肾小管急性严重损伤时，由于肾小管阻塞和肾小管基底膜断裂，引起肾小管内液反漏入间质，从而引起急性肾小管上皮细胞变性坏死，肾间质水肿，肾小管阻塞，肾小球有效滤过率下降。

2.肾小管上皮细胞代谢障碍

肾小管上皮细胞的代谢障碍，导致肾小管上皮细胞坏死。

3.肾血流动力学的改变

肾缺血和肾毒素的作用致血管活性物质释放，引起肾血流学动力改变，导致肾血液灌注量不足，肾小球滤过率下降而致急性肾衰竭。

主要的血管活性物质有肾素-血管紧张素系统、前列腺素、儿茶酚胺、内皮素、心钠素、抗利尿激素、血管内皮舒张因子、肿瘤坏死因子等。

4.缺血再灌注损伤

肾缺血再灌注损伤主要为氧自由基及细胞内钙含量超负荷，使肾小管上皮细胞内膜脂质过氧化增强，导致细胞功能紊乱，以致细胞坏死。

5.表皮生长因子

肾脏是体内合成表皮生长因子的主要部位之一,但对肾脏的修复与再生起重要作用。急性肾衰时由于肾脏受损,使表皮生长因子合成减少。在恢复期,肾小管上皮细胞的表皮生长因子及其受体数量明显增多,血肌酐和钠滤过分数下降,提示表皮生长因子与肾损害修复有关。

二、临床表现

(一)病史

急性肾衰竭常继发于各种严重所致的周围循环衰竭,严重的肾脏疾病或肾中毒,尿路梗阻等疾病,但也有个别病例无明显的原发病。

(二)尿量变化

急骤地发生少尿,严重者可无尿(<500 mL/24 h),也有个别病例多尿表现;如处理得当,数天或数周出现多尿期。

(三)尿毒症症状

患者可不同程度出现腰痛、软弱无力、食欲缺乏,或口中有氨臭味,甚至可出现胸闷气短、烦躁不安、嗜睡、意识障碍等。

(四)水钠潴留

由于少尿可出现水肿或全身水肿、高血压、肺水肿、呼吸困难、咯血泡沫痰、两肺布满湿啰音,合并脑水肿者甚至可见嗜睡、躁动、惊厥、昏迷等。

(五)电解质紊乱酸碱失衡

高钾血症可见胸闷、肢体麻木、心率缓慢、心律失常、心室颤动、心脏停搏、酸中毒出现、恶心呕吐、呼吸深大。

三、诊断

由于引起急性肾衰竭的各种疾病,致病因素多种多样而各有很大差异,在治疗手段上也有很大不同,为此,诊断与鉴别诊断的确切与否,给予有效治疗的正确与否,直接关系到患者的肾功能恢复。虽然有70%~80%的肾功能急性衰竭是由急性肾小管坏死引起的,但也不能主观、简单地做出诊断,所以面对急骤发生少尿和迅速发生氮质血症患者,必须尽可能明确病因,作出正确判断,才能采取相应治疗,消除逆转急性肾衰竭。

(一)病史

常继发于各种严重的疾病所致的周围循环衰竭和肾中毒后,如外伤、烧伤、呕吐、腹泻、脱水,严重细菌感染、药物中毒等。原有肾小管、肾小球、间质性肾病、尿路梗阻性疾病等。

(二)体征

少尿型急性肾衰竭,可有明显的体征、酸中毒及神经系统改变,如昏睡、烦躁、意识模糊、呼吸深长、血压下降、腰痛等。

(三)实验室检查与其他检查

1.尿液分析

尿液分析对肾前性和肾小管坏死的急性肾衰竭有重要意义,包括尿常规镜检、尿比重、渗透压、肾衰指数、排泄分数等。

2.尿酶的测定

如 N-乙酰 B 氨基葡萄糖苷酶、r-谷氨酰转肽酶等均可显著升高。因这些酶来自肾脏,尤其是肾小管,当肾脏、肾小管受损时,尿酶被大量释放入尿液中,故尿酶增多。这是肾脏,尤其是肾小管损伤的重要指标。在检查尿酶留取标本时应注意生殖腺分泌物污染。因这些污染物中酶含量较高,易影响结果的准确性。

3.血液检验

血肌酐、尿素氮急骤上升,β_2-微球蛋白增高,肾小球滤过率下降。

(四)指甲、头发肌酐测定

由于指甲和头发的生长都需要相对较长时间,因此,取修剪下来的指甲头发,检测肌酐值,将其与血肌酐值相对照,有一定临床意义。

一般若指甲或头发肌酐正常,而血肌酐升高,则提示急性肾衰竭。若指甲或头发肌酐及血肌酐均升高,则提示慢性肾衰竭。

(五)肾脏影像学检查

1.彩色 B 超检查

彩色 B 超检查为最常规检查,简便易行,诊断意义大,一般急性肾衰竭双肾体积增大,肾实质及皮质增厚,肾脏血流动力学改变受阻;诊断肾动脉狭窄和肾脏缺血性灶病变有重要意义。鉴别肾前性急性肾衰竭和急性肾小管坏死;当急性肾小管坏死时,肾阻力指数明显升高;当肾前性肾衰不缓解时,肾阻力指数进行性升高,而且临床约一半的急性肾小球肾炎、急性间质性肾炎、狼疮性肾炎患者的肾阻力指数升高。

彩色 B 超可诊断肾后性急性肾衰竭,如对双侧肾积水、结石、肿瘤、前列腺肥大、膀胱源性潴留等尿路梗阻性疾病做出较确切的诊断。

2.CT、MRI 检查

通过体层扫描检查肾脏,可发现肾脏的形态大小、组织结构是否异常,如肾积水、肾周脓肿、肿瘤,对适宜肾静脉造影患者,增强扫描能辨认肾血管,判断肾静脉血栓形成及肾动脉狭窄,主要应用于肾性和肾后性的急性肾衰竭的诊断。

四、鉴别诊断

对急性肾衰竭的诊断,首先应明确是否为 ARF,当确认为 ARF 时应鉴别病因、病理性质,是否为肾前性、肾性或肾后性,应采取排除法。因这 3 型的治疗原则大不相同且预后各异,因此鉴别诊断十分重要,以求最佳治疗方案。常需与以下疾病鉴别。

(一)肾前性氮质血症与急性肾小管坏死鉴别诊断

肾前性急性肾衰竭常由肾外因素引起的周围循环衰竭,肾脏血流灌注不足,而导致肾小球滤过率急剧下降而发病。此时肾脏本身无器质性病变,而是处于一种应激反应状态。

较常见的有:各种原因引发的休克、失钠失水、失血、充血性心力衰竭和严重的肝脏疾病等。但若这种肾前性氮质血症状态持久不能缓解,肾血流量持续灌注不足,时间＞2 h,则可能发展至急性肾小管坏死。

二者在治疗上截然不同,肾前性氮质血症,需要大量补液补血;而急性肾小管坏死,应严格控制输入液量,以防止急性心力衰竭、肺水肿、水中毒。尿的检查指标可以帮助进一步鉴别,所以鉴别是否肾前性氮质血症与急性肾小球坏死非常重要。

（二）肾后性氮质血症与急性肾小管坏死的鉴别诊断

肾后性氮质血症又称急性阻塞性肾病，如果及时解除梗阻，肾功能可迅速得到改善，如长期梗阻超过几个月，则可造成不可逆的肾脏损害，如详细询问病史和结合临床检查并不难诊断。如果临床有导致阻塞的原发病因病史，如结石、肿瘤、前列腺肥大、骨盆外伤史、尿道损伤、尿道感染狭窄、宫颈、阴道、会阴放疗后损伤尿道，长期有排尿不利异常者，脊柱外伤，膀胱源性等，通过临床影像学检查多可确诊。

（三）急性肾小管坏死诊断依据

（1）既往无肾脏病史，此时发病，有引起急性肾小管坏死的病因，如肾缺血、中毒等。

（2）经补液扩容后尿量仍不增多。

（3）指甲、头发肌酐检验在正常范围。

（4）B超检查显示双肾增大或正常。

（5）多无严重的贫血，只呈中度贫血，但应除外失血和溶血所致贫血。

（6）血尿素氮、肌酐迅速升高，肌酐清除率较正常值下降50%以上。

（7）排除肾前性和肾后性氮质血症和其他因肾脏疾病引起的急性肾衰竭。

（四）与肾小球疾病、肾间质疾病及肾血管疾病等肾脏本体引起急性肾衰竭鉴别诊断

1.肾小球疾病所致的急性肾衰竭

尿蛋白＋＋＋～＋＋＋＋，24 h尿蛋白多超过2.0 g，多伴血尿，红细胞管型，颗粒管型，伴有高血压、水肿、原发性肾小球炎所致的急性肾衰竭，常见于新月体肾炎、重症急性肾小球肾炎及IgA肾病。继发性肾小球疾病，见于系统性红斑狼疮、过敏性紫癜性肾炎等。

2.急性间质性肾炎

有可疑药物应用史，有过敏表现，如皮疹、发热、血IgE升高、尿中白细胞增多、尿蛋白轻微，血尿及红细胞管型尿少见，常表现尿糖阳性，血糖正常。

3.肾血管性疾病

如急性双侧肾静脉血栓形成，双侧肾动脉闭塞，经彩色多普勒，肾血管造影，可确诊。

4.微小血管炎致急性肾衰竭

临床呈急性肾炎综合征表现，尿蛋白＋＋＋～＋＋＋＋不等，伴血尿及红细胞管型尿，原发性小血管炎ANCA常阳性，继发性血管炎多见于系统性疾病，如系统性红斑狼疮。

5.其他

如肾小管内盐类结晶、肝肾综合征、移植肾排异等，可根据病史和其他相应实验室检查，诊断不难。

对于急性肾衰竭需及时判断病因、采取正确的治疗方案，有时也不容再等待复杂的各项检查结果。况且有些医院不具备相应的检查条件，故详细地询问病史，仔细的体格检查，往往简单的实验检查，如血尿常规及血肌酐、尿素氮等结果进行分析，绝大多数病例可以做出ARF的病因诊断。

五、病理诊断

在肾脏疾病中，ARF起病急骤，病因复杂而各异，在临床初步诊断的基础及时治疗，常可很快恢复或延缓进展，如误治失治，有相当数量的患者可在短时期内死亡或进展为慢性肾衰竭而影响预后，为此在有条件的情况下和患者病情允许的条件下，应及早进行病理检查。肾活检在

AFR 的诊断和治疗中具有很主要的位置,对判断病因和病变性质、轻重程度、预测转归,指导、确立治疗方案有着重要意义。

六、诊断标准

(一)急性肾衰竭诊断标准

(1)常继发于各种严重疾病所致的周围循环衰竭或肾中毒后,但也有个别病例可无明显的原发病。

(2)急骤地发生少尿(<400 mL/24 h),但也有非少型表现者,在个别严重病例(肾皮质坏死)可表现无尿(<100 mL/24 h)。

(3)急骤发生和与日俱增的氮质血症。

(4)经数天至数周后,如处治恰当,会出现多尿期。

(5)尿常规检查,尿呈等张(比重为 1.010～1.016),蛋白尿(常为＋～＋＋)、尿沉渣检查常有颗粒管型、上皮细胞碎片、红细胞和白细胞。

(二)急性肾小管坏死临床分期

急性肾小管坏死,临床通常分为少尿期、多尿期、恢复期 3 个阶段。

1.少尿期

突然出现少尿(尿量<400 mL/d)或无尿(尿量<100 mL/d),同时伴有氮质血症、电解质紊乱、酸碱平衡失调,一般少尿期持续 2～3 d 到 3～4 周,平均 10 d 左右。

2.多尿期

少尿期后,尿量逐渐增多,6 d 后尿量可多达 3 000～5 000 mL/d,血尿素氮、血肌酐开始下降,氮质血症症状改善。多尿期因大量水分及电解质随尿排出,可出现脱水和低血钾、低血钠等电解质紊乱情况。

3.恢复期

多尿后肾功能逐渐恢复,血尿素氮、血肌酐降至正常范围。

(三)病情分级标准

1.参照《中药新药治疗急性肾衰竭的临床研究指导原则》分类

(1)重度:血肌酐>884 μmol/L,血尿素氮>24.99 mmol/L。

(2)中度:血肌酐为 442～884 μmol/L,血尿素氮为 14.28～24.99 mmol/L。

(3)轻度:血肌酐为 176.8～442 μmol/L,血尿素氮为 7.14～14.28 mmol/L。

2.按每天血尿素氮增加数值分类

(1)重度:每天血尿素氮增加>10.71 mmol/L。

(2)中度:每天血尿素氮增加 5.355～10.71 mmol/L。

(3)轻度:每天血尿素氮增加<5.355 mmol/L。

七、治疗

(一)防治急性肾衰竭出现

在未进入临床 ARF 之前,就应充分认识到可能导致 ARF 发生的诱因,并采取有效的防范措施,这是最有效预防 ARF 发生的方法。

1.积极控制感染

对机体不同系统的感染,尽早作出确诊,选择有效的抗生素治疗,防治中毒休克。

2.及时纠正血容量

急性缺血性 ARF 在发病初期,多数伴有血容量不足而引发休克,如外伤、产伤、呕吐、腹泻、烧伤等失血失液,应及时纠正补充血液及胶体、晶体液,以纠正血容量不足,是至关重要的一环。这既是治疗措施,也是诊断手段。当难于判断血容量是否充分时,应参考尿比重和尿渗透压指标,80%的患者可明确诊断。另外,还有部分病例可能正处于肾前性 ARF 向肾性过渡阶段,此时,还要防止补充容量过度而发生肺水肿、心力衰竭。在扩容时,严密观察血压、脉搏、呼吸、尿量、尿比重等情况。

3.利尿剂的应用

如经过补充容量,若此时尿量仍少于 30 mL/h,可用 20％甘露醇 250 mL 静脉推注(15～20 min)。甘露醇可降低入球小动脉阻力,由于渗透性作用,使血浆水分增加,使肾小球毛细血管内胶体压降低,增加小球有效滤过压,减轻肾小管或间质水肿,临床上可产生渗透性利尿效果。如果仍无效,不主张重复应用,因甘露醇可导致肺水肿,并可能使肾功能恶化。

呋塞米的应用:早期应用呋塞米,有预防发生 ARF 的作用。呋塞米可使扩张的肾内血管前列腺素合成增加,使肾血流重新分配。通过排钠利尿,减轻肾小管肿胀,去除肾小管的阻塞。通常首剂 100 mg 静脉注射,4 h 后再给 200～400 mg,如仍无尿,再重复应用或增加剂量。

4.血浆代用品及抗胆碱药物的应用

如右旋糖酐-40,本品能提高血浆胶体渗透压,吸收血管的水分而补充血容量,维持血压;并能使已经聚集的红细胞和血小板聚集降低,血液黏滞性从而改善微循环,防止休克后期的血管内凝血;抑制凝血因子Ⅱ的激活,使凝血因子Ⅰ和Ⅷ活性降低,以及其抗血小板作用均可防止血栓形成,尚具有渗透性利尿作用。静脉滴注后立即开始从血流中消除,$t_{1/2}$ 约为 3 h,临床常用于各种休克的治疗。除补充血容量外,能改善微循环和组织灌注,可用于失血、创伤、烧伤、感染中毒性休克等,还可早期预防因休克引起的弥散性血管内凝血等。

山莨菪碱(654-2)注射液:本品为阻断 M 胆碱受体的抗胆碱药,可使平滑肌明显松弛,并能解除血管痉挛(尤其是纵血管),同时有镇痛作用,注射后迅速从尿中排出,适用于感染中毒性休克。

上述两种药物的应用方法:右旋糖酐-40 250～500 mL(儿童不超过 20 mL/kg),加入山莨菪碱注射液 20～40 mg,抗休克时滴注速度为 20～40 mL/min,在 30～60 min 可滴注入 500 mL。随时观察尿量,如尿量逐渐增多时,可缓慢滴注。疗程和用量视病情而定,通常每天 1 次或 2 次,或隔天 1 次。

当初次应用右旋糖酐时需做皮试,如果有过敏体质或皮试阳性者禁用。偶有变态反应,如皮疹、哮喘、热源反应而寒战高热,如发现立即停用,对症治疗。用量过大时可致出血。血尿、经血增多、鼻血、皮肤黏膜出血等,有充血性心力衰竭者禁用。

5.高能物质的应用

ATP 等高能物质对 ARF 的肾脏有保护作用,输入 ARF 患者体内 ATP 和 Mg^{2+},可使肾小管濒临死亡的细胞恢复功能。Mg^{2+} 可防止 ATP 的脱氨和去磷酸化作用,从而使体内 ATP 维持较高水平,Mg^{2+} 也有助于维持细胞结构。

（二）一般治疗

1.休息

对所有的 ARF 患者,在少尿期或无尿期应绝对卧床休息,多尿期应注意水分的摄入,注意室内空气流通。恢复期在室内适当活动,仍需注意过度疲劳。

2.营养治疗

急性肾功能不全者,多数存在着营养不良状态,而且在发生 ARF 后,在多种因素作用下可出现高分解状态,也可加重营养不良,可以增加患者的病死率。并且合并其他合并症的概率增高,所以在 ARF 的患者营养治疗中显得尤为重要。

尤其是在机体受到严重打击后,如复杂的外科手术、脓毒血症、复合性创伤和大面积烧伤,在以上情况下出现的 ARF 都有高分解代谢改变。为此,营养治疗显得非常重要。营养支持治疗可以在 ARF 患者中促进肾脏功能的恢复,静脉滴注氨基酸治疗可以使患者的临床症状和代谢紊乱得到显著改善,静脉给予高张糖和必需氨基酸可以减慢肾功能的恶化,并减少对透析的需要。而且胃肠外营养可以导致患者血清钾和磷的下降。另外,在肾脏替代疗法时,可适当提高蛋白质的入量及注意维生素和微量元素的补充。

从营养的补充途径而言,口服是营养补充的最安全、最简便的途径,但对于不能进食口服的 ARF 患者,一般可采用鼻饲、胃肠外营养及静脉疗法等。

（三）对致病因素的控制

(1)积极纠正水、电解质、酸碱失衡。

(2)严格控制感染,选择敏感有效的抗生素。

(3)及时纠正休克,补充血容量,或用药物纠正。

(4)消除病因或诱因,脱离、排除毒性损害,禁用肾毒性药物。

(5)及早治疗原发病,如肾后性、梗阻性疾病,采用外科及内科措施。

（四）急性肾衰竭的透析时机

因内外学者一般认为:在没有出现临床并发症之前即开始透析,或早期预防性透析是有益的。因为发生 ARF 的年龄不同,原发病不一,病情复杂多变,生理功能紊乱差异较大,内科治疗效果及预后差异较大。医者应详细分析病情的发展,严密观察应用药物等综合治疗。不可逆转者应及时进行血透治疗,防止并发症的产生和加重病情进展。为保持机体内环境的稳定,肾替代疗法具体标准如下。

(1)少尿:24 h$<$500 mL;无尿:24 h$<$100 mL 者。

(2)高血钾 $K^+$$>$6.7 mmol/L。

(3)严重酸中毒 pH$<$7.1。

(4)氮质血症 BUN$>$30 mmol/L。

(5)肺水肿。

(6)尿毒症脑病。

(7)尿毒症心包炎。

(8)尿毒症神经病变或肌病。

(9)严重的血钠异常 $Na^+$$<$115 mmol/L 或$>$160 mmol/L。

(10)高热。

(11)存在可透析性药物过量。

(五)非少尿型急性肾衰竭治疗

临床上很多少尿型 ARF 的早期不表现非少尿型,只不过非少尿期存在时间较短,或被忽视。急性间质性肾炎并发的 ARF,20%～60% 为非少尿型。在急性肾小管坏死中,由肾毒性引起的 ARF,11%～25% 为非少尿型,造影剂引起的占 12%。非少尿型 ARF 也分肾前性、肾性和肾后性。非少尿型 ARF 的肾功能急性肾小管坏死菊粉清除率降低,肾小管功能均比肾前性差,但优于少尿型急性肾小管坏死,临床症状,需要透析人数、平均住院日也比少尿型好。

非少尿型 ARF 很少有水潴留,从临床症状和生化检查指标上看也较轻。多数患者不用透析,肾功损害可以恢复。如果要透析治疗,应注意不要除水或少除水,必要时在透析治疗中需输液以补偿强迫超滤的液体丢失。

另外,注意病因治疗和对症治疗以及临床护理等。

(唐 敏)

第二节 慢性肾衰竭

慢性肾衰竭(chronic renal failure,CRF)是多种原发性或继发性慢性肾脏疾病共同的归宿,是一组进行性肾单位毁损。慢性肾衰竭是以肾脏组织结构变化,排泄功能、内环境的稳定功能、内分泌功能及其他内脏组织功能损害,以及由此产生的代谢紊乱和临床症状为特征的综合征。本病是严重危害人类健康和生命的常见病,近年来患病率明显上升。早期确诊、早期防治各种慢性肾脏疾病尤为重要。

一、病因和发病机制

(一)病因

慢性肾衰竭的发病是由多种因素引起的,一般分为原发性肾病、继发性肾脏疾病及其他疾病所致。

1.原发性肾病

慢性肾小球肾炎在原发性肾病中最为常见,其次为肾小管间质性肾炎、遗传性肾病。

2.继发性肾病

全身系统性疾病和中毒等因素导致的肾脏继发性损害,如糖尿病、系统性红斑狼疮、过敏性紫癜、痛风病、长期高血压、肾血管性疾病、多种药物性肾损害、尿路结石、肿瘤、狭窄、前列腺肥大等梗阻性疾病。

3.其他

血容量的改变,如呕吐、腹泻、失血及手术、烧伤等因素导致血容量减少休克,肾脏血流灌注不足,感染性休克致肾脏血流灌注不足等因素。

(二)慢性肾衰竭渐进性发展加重因素

慢性肾衰竭进展的因素是多方面的,与肾脏病本身的基础病发展有关,也与其他某些因素有关。

1.高血压

高血压是导致肾小球硬化或残余肾单位丧失的主要因素之一,是影响肾功能进展的主要因素。高血压不仅可加速肾功能损害的进展,还可损害心、脑周围血管等靶器官,从总体上影响患者的预后。如原发性高血压、肾性高血压、肾血管性高血压、内分泌性高血压均可加速肾功能损害的进展。

2.蛋白尿的作用

肾小管液中过多的清蛋白、转铁蛋白等均可导致肾小管中产生有害物质,如氧自由基、补体、趋化因子等而致肾小球、肾小管损伤;也可刺激肾内生长因子分泌,引起肾小球系膜细胞增殖,或间质纤维细胞增殖,致细胞外基质增多,促进肾小球硬化或间质纤维化的发展。故临床应重视蛋白尿的诊断和控制,通过蛋白定量的测试结果来判断蛋白尿的严重程度。

3.高蛋白饮食

实验研究及临床观察显示,高蛋白饮食可引起肾小球高滤过、肾小管高代谢、蛋白尿增加、氮质血症及肾组织损伤加重,是导致慢性肾衰进展的重要因素之一。高蛋白饮食可引起实验动物肾组织内血管紧张素 II 及某些生长因子的表达上调,引起肾组织某些固有细胞的凋亡和其他损伤。

4.尿毒症毒素的作用

某些尿毒症毒素如甲基胍、酚类、甲状旁腺激素等对肾脏组织具有损害作用,也是慢性肾衰竭病程进展的因素之一。由于 CRF 时 $1,25-(OH)_2D_3$ 的缺乏,低钙血症、高磷血症等因素,可致继发性甲状旁腺功能亢进的发生,过多的甲状旁腺激素可引起软组织转移性钙化,致肾小管上皮细胞内钙沉着过多,引起肾小管间质钙化致肾单位损伤。

5.高脂血症的作用

高胆固醇血症可引起肾小球系膜细胞和内皮细胞的损伤,一定浓度的氧化低密度脂蛋白可刺激系膜细胞分泌细胞外基质,或诱导肾小球系膜细胞凋亡。

6.慢性缺氧

有学者提出"慢性缺氧学说",慢性缺氧可激活肾衰动物肾组织,如血管紧张素 II 和某些生长因子的表达增强,诱导细胞外基质增多,故可促进肾小管间质损伤,在肾组织硬化或纤维化过程中起着重要作用。

7.肾小球后缺血

近年来肾小球后缺血在肾间质纤维化中的作用已引起重视,有关实验研究表明,球后缺血与肾小管萎缩、间质纤维化关系密切。

8.其他因素

贫血、营养不良也可能在 CRF 的病程中起一定作用。过度疲劳、情志激动、烟酒嗜好,均可引起血管紧张素的分泌增加、血压升高、肾血流灌注不足,皆可促进慢性肾衰的进展。

(三)病理机制

慢性肾衰竭进展的机制研究已取得了不少进展,学者们提出了不少学说,如健存肾单位学说、矫枉失衡学说、肾单位高滤过学说、肾单位高代谢学说、脂质代谢紊乱学说、尿毒症毒素学说、营养缺乏学说,某些血管活性物质、细胞因子和生长因子在 CRF 中的进展作用等。

1.肾单位高滤过和高代谢作用

有学者研究认为,CRF 时残余肾单位,肾小球出现高灌注和高滤过状态,是导致肾小球硬化和残余肾单位进一步丧失功能的主要原因之一。由于高滤过作用,可促进系膜细胞增殖和基质的增加,导致微动脉瘤的形成,内皮细胞损伤和血小板聚集增强,炎性细胞浸润,系膜细胞凋亡等,所以进一步引发肾小球硬化发展,肾单位损伤进一步加重。另一方面脂质代谢异常,也参与肾小球硬化过程,引起肾小球系膜和内皮细胞的损伤。其机制与过程与中大动脉粥样硬化机制相似。

肾小管高代谢时 CRF 残余肾单位肾小管代谢亢进,是肾小管萎缩、间质纤维化和肾单位进行性损害的重要因素之一。高代谢致肾小管氧消耗增加和氧自由基增多,小管内液 Fe^{2+} 的生成和代谢酸中毒,所引起补体旁路的激活和膜攻击复合物的形成,均可造成肾小管-间质损害。

2.肾小球系膜细胞、肾小球或肾小管上皮细胞表型转化的作用

近来研究表明肾小球系膜细胞、肾小球或肾小管上皮细胞的表型转化,在肾组织硬化或纤维化过程中起着重要作用,甚至起关键作用。其原因是,在某些生长因子、细胞因子等的刺激或诱导下,肾间质成纤维细胞可转变为肌成纤维细胞。因此,肾间质肌成纤维细胞增多是间质纤维化的重要标志之一。此外,肾小球或肾小管上皮细胞转化,在局灶节段性或球性肾小球硬化中均起重要作用,是评估肾功能损害发展趋势和预后的重要指标之一。

3.细胞因子、生长因子的作用

近年研究表明,某些生长因子、细胞因子和某些炎症介质或化学趋化因子,均参与肾小球间质的损伤过程,并在促进细胞外基质增多中起重要作用,从而促进肾小球硬化肾间质纤维化过程。

4.血管活性物质及醛固酮的作用

肾组织内某些血管活性物质,如血管紧张素Ⅱ、内皮素均参与肾小球、肾小管-间质的损伤过程。在 CRF 中时,这些物质不仅能增高肾小球内压力,而且可促进或刺激肾小球系膜、肾小管-间质的细胞外基质增多,并可刺激转化生长因子过度表达与分泌,并进而引起细胞外基质增多。醛固酮增多也参与肾小球损伤后的肾小球硬化过程。

5.凝血-纤溶因子的作用

某些降解细胞外基质的蛋白酶表达变化,纤溶酶原激活抑制物等表达上调,在肾小球硬化和肾间质纤维化的发生发展中,具有重要作用。

6.肾组织细胞的凋亡作用

CRF 肾小球内细胞凋亡、增多与肾小球硬化及 CRF 程度呈明显正相关,提示细胞凋亡,可能在 CRF 进展中起某种作用。

二、临床表现

慢性肾衰竭临床表现非常复杂,呈多样性,无特异性。

(一)病史及临床症状

1.多有肾病病史

可出现腰痛酸累、食欲缺乏、恶心呕吐、头痛、疲乏困倦或嗜睡,常伴有多系统症状表现。

2.少尿或多尿

部分患者可出现多尿、夜尿增多。

3.高血压

常见高血压,可为原发性高血压的持续或恶化,也可在肾衰过程中发生。

4.水肿或胸腹水

可因水液代谢失调出现水肿,甚则出现胸腹水。

5.贫血

本病患者当血清肌酐超过 300 μmol/L 以上时,常出现贫血症状,如面色苍白,或暗黄,无光泽等。

(二)实验室及影像学检查

1.肾功能检查

血尿素氮、血肌酐上升,血肌酐超过 133 μmol/L,尿素氮超过 8.0 mmol/L,肾小球滤过率低于 80 mL/min,二氧化碳结合率下降,血尿酸升高。

2.尿常规

蛋白尿、血尿、管型尿、低比重尿。

3.电解质

常表现高钾、高磷、低钙等。

4.B 超检查

多数可见双肾缩小,实质回声粗乱。

5.常见并发症

有上消化道出血、肾性骨病、心血管系统等损害表现。

三、诊断与鉴别诊断

(一)诊断

慢性肾衰竭临床表现复杂,它可累及多个系统,而且各个系统病变的严重程度各有不同。因此症状表现也不一。肾功能损害、代谢障碍及各系统异常表现如下。

1.患有肾系疾病者

如原发性肾小球肾炎和继发性肾脏损害者。

2.肾功能检查

尿素氮、血肌酐持续升高者,肾小球滤过率下降。

3.B 超检查

大多数有致肾体积缩小,并回声粗乱表现者。

4.排尿异常

早期常出现多尿、夜尿增多,晚期常有少尿、无尿、水肿。

5.水、电解质紊乱

酸碱平衡失调,出现代谢性酸中毒、高血钾、低血钙等。

6.血液系统症状

贫血、出血倾向、红细胞沉降率增快、低补体血症、白细胞生成障碍。

7.消化系统症状

消化系统是尿毒症的早期表现,常有食欲缺乏、恶心、呕吐、呃逆、大便秘结不爽,也是引起营养不良的主要原因。消化性溃疡、慢性肾功能不全引发消化性溃疡者可占 30% 左右,症状可不典型或不明显,常引起消化道出血等严重并发症,引发失血休克,危及生命。

8.神经肌肉疾病

患者多数表现为乏力、头痛、注意力不集中、嗜睡、失眠,进而含有性格改变;记忆力减退,反应淡漠,以及神经肌肉兴奋性增强,如肌肉痉挛、抽搐;尿毒症末期则可出现惊厥、谵妄、幻觉或昏迷;晚期常有周围神经病变。

9.皮肤病变

面色苍白或暗黄,皮下瘀斑,皮肤瘙痒和表皮脱落,皮肤弹性差,口腔黏膜干黏及尿素霜的形成。

10.内分泌功能失调

慢性肾衰时,垂体、甲状腺功能一般比较正常;血浆活性维生素 D、血浆促红细胞生成素降低,肾分泌前列腺素 A_2、E_2 减少。

由于肾降解作用的减弱,胰岛素、胰高血糖素及甲状旁腺素等作用时间延长,血浆胃泌素及血浆血管活性肽激素亦升高。

慢性肾衰时,性功能常有障碍,男性可有阳痿;血浆催乳素常增加可导致男性乳房发育症。女性患者可有性欲差、月经失调、闭经不孕等。

11.代谢失调

主要表现有体温过低,糖耐量降低,高脂血症,蛋白质和氨基酸缺乏,以及代谢产物潴留等,如尿素、肌酐、尿酸等。

12.循环和呼吸系统异常

慢性肾衰竭常表现有高血压、心力衰竭,多由细胞外液容量过多引起;少数患者由高肾素血症引起。

心力衰竭是慢性肾衰的重要死因之一,也是加重尿毒症的重要因素。高血压会引起心血管损害和加重肾损害。

尿毒症因水钠潴留常可引起肺充血水肿,X 线特征是肺门周围充血,呈蝴蝶状分布。

13.微量元素代谢失调与骨病

高磷血症:因消化道吸收的磷和由细胞分解的磷,不能经肾脏充分排出蓄积而成。低钙血症:高磷血症可抑制肠钙的吸收,并能促钙沉积于骨内而导致低钙血症。此外,肾脏病变时,羟化酶减少,活性维生素 D 生成不足,肠吸收减少;尿毒症时 PTH 动员骨钙的作用减弱,均是导致低钙血症的原因。尿毒症骨病常有几种表现。

(1)骨质疏松症,多见于长期透析患者。

(2)纤维素骨炎较常见。

(3)尿毒症性软骨病,常见于小儿肾性佝偻病。

(4)骨硬化症较少见。

14.感染

肾衰竭合并感染是常见的并发症,可促使肾功能恶化,常为主要死因。感染常无明显发热等表现,难于发现。另外,肾衰者较易发生真菌感染。

(二)鉴别诊断

一般而言,慢性肾衰竭诊断并不难,但由于病程时间较长,基础病较复杂,病变可危及全身多个系统脏腑,而且患者主诉某个系统的某个方面。因此,在临床上诊断和鉴别诊断本病应从病史、病因、病性和临床辅助检查进行鉴别诊断。

1.与慢性肾脏病基础上的急性肾衰竭相鉴别

慢性肾衰竭急性加重与慢性肾脏病基础上的急性肾衰竭的鉴别很有临床价值,尤其是对那些缺乏系统的连续的肾功能测定记录的患者,更应详细地鉴别诊断。因治疗预后不同,慢性肾脏疾病基础上的急性肾衰,常见于以下 4 种情况。

(1)原有肾脏疾病发展加重,经积极治疗可使肾功能恢复,最常见的是狼疮性肾炎。

(2)在原有肾脏疾病过程中,由于并发症或治疗措施不得当,出现肾前性肾脏血流灌注不足,或肾单位血流灌注不足而致的急性肾衰竭。

(3)原有肾脏疾病在治疗用药时导致伴发肾小管坏死或急性肾小管间质肾炎。

(4)如肾脏疾病时的恶性高血压(肾实质性高血压)导致急性肾衰竭。

2.与急性肾衰竭相鉴别

急性肾衰竭发病原因多明显,如感染性休克、外伤、孕产、烧伤、大汗、呕吐、腹泻时失血失液过多、休克引发的肾血流灌注不足、药物引起的急性肾小管坏死等,临床不难鉴别。

四、诊断标准与分期标准

(一)诊断标准

(1)有慢性肾脏疾病史及肾脏系统疾病病史。

(2)Ccr<80 mL/min。

(3)血肌酐>133 μmol/L。

(二)慢性肾功能不全分期标准,4 个阶段(四期)

(1)肾功能不全代偿期:Ccr 50~80 mL/min,肌酐 133~177 μmol/L。

(2)肾功能不全失代偿期:Ccr 20~50 mL/min,肌酐 178~442 μmol/L。

(3)肾衰竭期:Ccr 10~20 mL/min,肌酐 443~707 μmol/L。

(4)尿毒症期:Ccr<10 mL/min,肌酐>707 μmol/L。

五、治疗

慢性肾衰竭的治疗,因涉及多系统组织的病理功能变化,临床表现各异不一。为此,治疗本病时以一般治疗、原发病的治疗、对症治疗、并发症的治疗、替代疗法等为法则。其论治原则及目标是控制肾小球硬化的进展,延缓肾功能不全的恶化。

(一)一般治疗

1.注意休息

当发现慢性肾功能不全时,即使在代偿期和失代偿期也要注意休息,可参加轻微劳作和活动,避免疲劳。而对于症状较明显,肾功能损害较严重时,应卧床休息,减少活动,可减轻肾血流灌注不足,延缓肾功能不全的进展。

2.改善居住环境

保持室内空气流动,温湿度适宜,随气候变化增减衣被而预防感染。

3.饮食治疗

饮食治疗是慢性肾衰竭治疗方案中重要一环。在原发病发作初早期就应引起重视,即开始饮食治疗,以防治肾功能不全的发生,缓解尿毒症症状,延缓肾功能不全的进展和恶化。

(1)低钠饮食可减轻水钠潴留而致水肿、高血压的出现。

（2）应用低蛋白、低磷饮食，单用或加用必需氨基酸或 α-酮酸具有减轻肾小球高滤过和肾小管高代谢的作用。

（3）对糖尿病和非糖尿病性肾功能不全者，应用低蛋白饮食[0.6 g/（kg·d）]明显延缓 GFR 下降速度，并可减少糖尿病患者蛋白尿的程度。应用低蛋白饮食加 α-酮酸治疗在延缓 CRF 进展方面，可比单独低蛋白饮食取得更为显著的效果。

（4）必需氨基酸的营养治疗：由于慢性肾衰竭的患者，同时存在着氨基酸的失调，因此，在低蛋白的基础上，加用必需氨基酸治疗，尤其是对中、晚期的慢性肾衰者，不仅可纠正氨基酸代谢紊乱，还可以改善蛋白质的营养状况，应用剂量在 0.1 g/（kg·d），相当于最小需要剂量的必需氨基酸，或在此剂量的基础上加用 1 倍。

（5）食物蛋白的摄入营养：关于食品蛋白的选择，适量补充植物蛋白，如大豆、赤小豆、黑豆。植物蛋白为主的饮食对增加肾小球高滤过的作用低于肉类蛋白质，且植物蛋白含饱和脂肪酸少，不含胆固醇，因而还具有降脂、降压作用，不仅不会导致营养不良，相反还可以改善营养不良的状况。尤其是大豆蛋白是一种安全蛋白，富含人体所必需的氨基酸，而且大豆蛋白能显著降低蛋白尿，对肾病大量蛋白尿及肾衰竭患者可安全使用，用量为每天 30 g 即可。

（6）对于血透或腹膜透析患者蛋白质的补充：因透析患者常有蛋白质的丢失，并可出现营养不良，为此，患者每天蛋白摄入量应为 1.0～1.2 g/（kg·d），比正常人大约多 1/3。

（7）高热量的摄入：摄入足够的糖类和脂肪，以保证机体足够的热量，这样就可以减少蛋白质为提高热量而分解，使低蛋白饮食中氮得到充分的利用。另外，还需摄入富含 B 族维生素，尤其是叶酸、维生素 B_6 等的食物。对于病情重、消耗多的患者可通过静脉补充。

（8）水、钠、钾的摄入：有少尿、高血压、水肿者，需限制水钠的摄入；对有少尿、高钾倾向者，应限食富含高钾的食品。

（二）重视对基础疾病的治疗

基础疾病是指能引起慢性肾衰竭的原有的肾、泌尿系统基础肾病，包括原发性肾小球、肾小管-间质性病及继发性肾脏疾病。这些疾病均可导致肾脏组织结构改变和功能变化，最终导致慢性肾衰竭。

按病因学和病理学分类，可以分为原发性和继发性肾小球疾病、糖尿病肾病、肾血管性疾病、肾小管-间质性疾病、囊性肾病和移植性肾病等。以慢性肾小球肾炎多见。

（三）对症治疗

1.水、电解质、酸碱平衡失调的治疗

肾脏是调节水、电解质和酸碱平衡重要的器官和生理功能之一。对保证机体的正常新陈代谢，稳定内外环境起着十分重要的作用。当各种原因引起的肾脏疾病出现肾衰竭时，水电解质、酸碱平衡就会受到影响，甚至可出现严重的代谢紊乱，当其紊乱程度超过机体正常最大的代偿能力时，可对生命造成极大威胁，如不及时纠正，可引起死亡。同时在血透疗法时，也会对机体、水、电解质、酸碱平衡有不同影响。

（1）水代谢失调治疗：机体水的调节主要受肾小球滤过率的影响，并通过肾小管稀释-浓缩尿液、再吸收作用来完成。成人正常肾小球滤过率为 80～120 mL/min。滤过的原尿大部分被肾小管重吸收。正常每天尿量为 1 500～2 000 mL，这主要依赖肾髓质高渗环境及垂体分泌的抗利尿激素在肾远曲小管对水重吸收的调节作用。在失水时，尿液可浓缩到 300～400 mL/d，而水过多时，排出稀释性尿液可达 10 L/d，表明肾脏有很强大的稀释浓缩功能。当出现肾衰竭时，由于肾单位的破坏,GFR 下降出现少尿,或由于肾小管-间质受损,不能保持渗透压的梯度,逆流倍增机制作用削弱,使尿稀释、浓缩功能障碍,以致出现夜尿增多或多尿,从而可出现水代谢失调,而致水在机体内潴留或失水。

失水的处理:当肾功能不全时,由于肾对水分的调节能力很差,当患者继发感染、发热、出血、呕吐、腹泻时,更加重了体液的丢失,如不注意适当补液,或不适当应用利尿剂都很容易引起失水。失水临床表现:当肾衰竭出现失水时,除尿毒症其他表现外,可感到口渴、黏膜干燥、乏力、尿量减少和血压下降等症状。严重者出现脱水表现,如嗜睡、幻觉、躁动不安以致昏迷。因严重失水时肾脏灌注不足,GFR 下降,血尿素氮、肌酐可增高,而加重尿毒症症状。治疗:一般轻度失水时,可通过口服补液纠正;重度失水时,如重度失水和不能口服者时,急需静脉扩容补液。因肾衰竭患者肾脏调节水的能力差,每天补液总量应分次补给,不宜过量,以免造成水过多,一般最初 8 h 先补需要量的 1/2。另外,补液时严密观察心肺功能,避免补液量过大过快而引发急性心力衰竭、肺水肿。

水过多的处理:一般是在慢性肾衰终末期尿少时,由于肾脏的排泄功能障碍,常可出现水潴留。其发病机制为:①肾小球毁损或病变,使滤过面积减少;②到达髓袢稀释段的滤过液减少,使尿液不能充分稀释;③分解代谢亢进,组织破坏后释出水分,内生水产生过多,超过肾的排泄能力等导致水的潴留,产生水过多。水过多的临床表现:当肾衰竭出现水过多时,因机体渗透压发生改变,一般轻度水过多,往往受尿毒症的症状掩盖,仅有体重增加。当机体水分明显增加时,有效血液循环量增加,同时可出现稀释性低钠血症,产生水中毒,表现全身水肿、血压升高、肺水肿及心力衰竭。当血钠明显降低,血浆渗透压下降时,细胞外液向细胞内转移,可引起脑细胞水肿,表现乏力、头痛、厌食、视力模糊、嗜睡、躁动、惊厥、昏迷等神经系统症状。治疗:严格限制水的摄入,静脉滴注呋塞米,CRF 时,用量每次 $100\sim200$ mg 为宜。有严重低钠血症伴神经系统症状者,可注射高渗盐水,5% 的氯化钠 6 mL/kg 可以提高血钠浓度 10 mmol/L,原则上按血钠提到 $120\sim125$ mmol/L 计算用量。心功能不全者应慎用。有肺水肿、心力衰竭、低钠性水肿者立即进行血液透析,清除体内过多水分。

(2)钠代谢失调治疗:钠是体内重要的阳离子之一,是细胞外液最主要的溶质。机体主要是通过钠的排泄量的增加或减少来保持钠的恒定。肾脏是钠的排泄主要器官,占体内钠总排出量的 $98\%\sim99\%$,对保钠代谢平衡起着十分重要的作用。当体内钠过多时,尿中排钠增加;反之排钠减少。非肾衰竭患者,在正常饮食条件下,只排泄 $0.5\%\sim1\%$ 经肾小球滤过的钠,而 CRF 患者 Na^+ 排泄分数达 30% 之多。因此,CRF 患者除外 GFR 下降到极低水平时,一般均能维持体内的钠平衡。肾脏主要是通过肾小管对钠离子的重吸收来调节钠的代谢平衡,而肾小管对钠的吸收多少又受 GFR、肾血流动力学、肾自主神经活力、醛固酮、利尿激素及其他体液因子,如前列腺素、血管舒张素、心房肽等影响。每天肾小球滤过钠约为 24 000 mmol/L,但实际尿中排出钠仅约占滤过的 1% 以下,即钠滤过率 <1%。肾小球滤过的钠几乎被肾小管重吸收,其中近端肾小管重吸收占 $60\%\sim70\%$,正常时吸收量很恒定,并不因进食钠多少而有所差异。维持钠的内环境恒定,主要依赖远端肾小管和集合管精细的调节。由于肾脏调节钠的机制受到破坏,而不能代偿时就会出现钠代谢紊乱。

低钠血症的处理:当血清钠低于 135 mmol/L 时,可称为低钠血症,但体内总钠含量不一定降低,可能增加或减少,也可以正常。因此,按体钠的情况及引起低钠血症的原因不同,将 CRF 所致的低钠血症分为两种类型。①稀释性低钠血症(相对低钠血症):此时体内钠正常或增加,但由于水过多或由于水潴留,较钠潴留更为严重,引起血容量急剧增加,血钠稀释所致。也可以由于低钾时,钠向细胞内转移或用高渗液体时,细胞内水分向细胞外转移,造成血钠减少。稀释性低钠血症常见于 CRF 患者因长期限盐,少尿或大量补液时。②缺钠性低钠血症(绝对低钠血症):是指钠的摄入不足,不能补充肾脏或肾外钠的丢失时,血钠及体内钠的总量减少。此时,常伴有失水,且失钠多于失水时。CRF 时出现缺钠性低钠血症,常由于以下因素引起:①肾小管受损,对醛固酮反应性降低致肾小管对钠的重吸收能力下降。较常见的有慢性肾盂肾炎、肾髓质囊性病、先天性多囊肾、止痛药肾病及慢性间质性肾炎等引起的 CRF。②应用渗透性利尿剂也可能会加重缺钠的倾向。③呕吐、腹泻、多汗、过度损失。④不适当的限钠和使用利尿剂致钠丢失过多等。

低钠血症的临床表现:稀释性低钠血症患者常发生水中毒表现;而缺钠性低钠血症由于钠的降低,可导致细胞补液渗透压降低,抗利尿激素分泌减少,肾水分排出增多,钠和水丢失的结果是细胞外液量的减少,有效循环血容量不足,肾血流量降低,进一步促使 GFR 下降。对于病情相对稳定和没有症状的早期 CRF 患者,可出现明显的尿毒症症状。水钠严重缺失者,还可出现头晕、极度乏力、恶心、不思饮食、直立性低血压、脉细而速、肌肉痉挛、抽搐等低血容量症状。严重者可发生低血压,甚至休克而陷入昏迷。

低钠血症的治疗:各种原因引起的 CRF 因其引起低钠血症的病理基础不同,补钠治疗的方法也不尽相同,因此,在纠正低钠血症之前,首先必须准确了解失钠的原因、类型、程度及心肺功能状况,是否伴有其他电解质、酸碱平衡失调存在。补钠治疗的原则和方法是:轻度低钠不合并临床表现者,主要是对基础疾病的治疗,通过饮食调节,增加钠的摄入来补充纠正。稀释性低钠血症主要是因为水在体内的潴留,在补钠的同时应注意应用排钠利尿剂。缺钠性低钠血症,一般是在钠丢失的同时,合并有水的丢失,其治疗原则是在补钠的同时,要补充水分。

按以下公式计算钠的缺失量:$[142(mmol/L)-血钠测定值(mmol/L)]×体重(kg)×0.6=$ 所缺钠量$(mmol/L)$。将上式除以 17 即需补钠的克数(因 1 g 钠 = 17 mmol),一般可用生理盐水或 3% 的氯化钠补充总量的 1/2。前者每 1 000 mL 可提供 Na^+ 154 mmol,后者每 1 000 mL 可提供钠 513 mmol,以后根据临床反应和电解质结果酌情补充。缺钠症状明显者也可谨慎给予 5% 或 10% 的氯化钠,但 3 h 内不能超过 200 mL。通过血透纠正低钠血症时,可将透析液钠浓度调整到 145 mmol/L。CRF 尤其是尿毒症晚期,肾脏调节钠的能力较差,如果摄入钠过大过快,极易导致水钠潴留、水肿、高血压,甚至诱发心力衰竭,或脑桥脱髓鞘病变。故在纠正低钠血症时不能操之过急,应随时测定血钠浓度。纠正治疗的目标:急性低钠纠正达到血钠 135 mmol/L 即可。慢性低钠血症纠正达到 125 mmol/L 为宜。在补钠的过程中应注意补钾补镁,纠正酸碱平衡失调。高钠血症的处理:高钠血症是指血钠 > 145 mmol/L,CRF 时可因机体摄入钠增多,肾脏排泄减少,以及各种原因引起大量失水而多于失钠,导致血液浓缩而发生高钠血症。CRF 患者,高钠血症较低钠血症更常见,尤其是终末期 CRF。肾脏对钠的调节几乎完全丧失,对摄入钠和水的变化不能引起正常的排泄反应,常因尿钠排出减少而致血钠增高。如果此时摄钠过多,极易造成水钠过度潴留出现水肿、高血压,甚至诱发心力衰竭。

高钠血症临床表现:高钠血症使细胞外液渗透压升高,细胞内水移至细胞外,造成细胞内失水。因脑细胞极易受到脱水损害,故临床上高钠血症以神经、精神症状表现为主。症状较重与血钠升高的程度有关,急性高钠血症的临床表现较缓慢发展的高钠血症明显。初期症状表现多不明显,病情逐步发展,则表现为神志恍惚、易激动、烦躁不安、精神淡漠、嗜睡、肌张力增高、腱反射亢进、抽搐癫痫样发作,昏迷甚至死亡。值得注意的是:高钠血症所致的神经、精神症状常易与尿毒症所致的神经系统症状相混淆,故临床应注意鉴别。

高钠血症的治疗:根据 CRF 时引起的血钠增高原因不同,应采取不同的治疗方案。如血钠增高,由于大量失水,主要以补充水分为主,但在纠正高渗状态时不宜过急,以免输液过快,水分进入细胞内造成脑细胞水肿。初期给予 5% 葡萄糖溶液,待血钠回降,尿比重降低后,可适当补充含电解质的溶液,如 5% 葡萄糖盐水。对于钠潴留所致的高钠血症,主要是积极治疗原发病因,限制钠盐的摄入。使用排钠利尿剂,严重者静脉注射呋塞米 80~100 mg,高钠血症如伴有严重的高血压或心力衰竭,应尽早透析治疗,以祛除过多的水、钠,防止肾功能进一步恶化。

(3)钾代谢紊乱治疗:健康人正常饮食时,每天排钾 50~80 mmol,其中肾的排泄量占 90%~95%。人体钾离子与钠离子相反,钾离子 98% 存在于细胞内,尽管细胞外液钾离子仅占总量的 2%,血清钾仅占总量的 0.3%,但对维持人体的正常生理功能极为重要。正常血清钾浓度为 3.5~5.5 mmol/L。钾代谢平衡主要依靠以下几方面。①体内外平衡:钾摄入与排出平衡,正常人每天从尿中排钾 50~100 mmol(占钾排出总量的 80%),必须从食物中摄取 3~4 g 以补充。醛固酮、血钾浓度,以及全身钾总量是钾体内外平衡的主要调节因素。②细胞内外平衡:细胞内液的钾浓度约为细胞外液的 40 倍,维持二者正常梯度平衡,主要依靠于细胞膜上 Na^+-K^+-ATP 酶所起的"钠泵"作用,使细胞排钠潴钾。体液 pH 是钾离子细胞内外分布的重要调节因素。

机体对钾平衡的调节能力是很强的,正常人每天排泄滤过钾的 10%,但在进展性的 CRF 患者,其排泄的钾可达正常人的 2~3 倍。CRF 时钾代谢平衡机制受到破坏,可出现钾代谢平衡紊乱,但血钾增高或降低视钾的摄入量多少、排出尿量的多少及机体对钾代谢适应能力的变化而异。CRF 患者若 24 h 尿量 >1 000 mL 时,不伴有严重便秘,或过度钾负荷,即使 GFR<5 mL/min 仍可在较长时间内维持钾代谢平衡,一般不出现高钾血症,此时,主要是由于远曲小管和结肠在醛固酮等因素作用下排钾代偿性增加。通常正常人经粪便排泄的钾只是摄入量的 10%,而在 GFR<10 mL/min 时,粪便排钾量显著增加,可达摄入钾的 30%~50%。CRF 终末期,肾调节钾代偿能力明显降低,在急性内源性或外源性钾负荷增加的情况下,难于维持钾代谢的平衡,尤其是少尿、无尿时,易出现高钾血症。但少数肾功能损害不十分严重者,如 GFR 30 mL/min 左右,并无钾负荷增加。代谢性酸中毒或分解代谢增强病理情况下,也发生持久的高钾血症。有人认为可能是球旁小体压力感受器敏感性降低,肾素分泌不足,继发性醛固酮分泌不足或球-管损害不一致的结果。某些肾小管-间质疾病所致的 CRF,由于肾小管调节钾平衡的能力减退,尿内失钾增多,可出现低钾血症。

高钾血症的处理:当血钾高于 5.5 mmol/L 时为高钾血症,多见于 CRF 终末期。引起高血钾的原因常是由多方面因素所致,但肾衰竭时 GFR 明显降低,少尿、无尿而钾排出减少,是引起血钾增高的主要因素。其他原因:①钾摄入过多,补钾过量,输入大量库血,使用大量含钾药物。②药物所致肾排钾减少,如转换酶抑制剂,保钾利尿剂,非激素类抗炎药,β 受体阻滞剂等。③代谢性酸中毒时,钾从细胞内外溢,亦可出现高钾血症,血 pH 下降或升高 0.1,可使血钾提高或降低 0.8 mmol/L。④有效血容量减少。重度失水、休克、血液浓缩,使肾血流量减少,进入肾远曲小管的钠减少,K^+、Na^+ 交换减少,加以周围循环衰竭,组织缺氧和酸中毒,也促进钾从细胞内释放。⑤感染、手术、创伤、溶血、发热时体内产生钾增加。

高血钾的临床表现:高钾血症主要是由于细胞外液钾离子对心肌、骨骼肌毒性作用而引发的症状。①心血管症状:高浓度钾时对心肌有抑制作用,心率缓慢、心律失常,如室性期前收缩,房室传导阻滞,心室颤动以至心脏骤停。心电图改变,随血钾上升而恶化。早期 T 波高耸而尖,基底较窄;血清钾达 8 mmol/L,P 波消失,QRS 波改变,血清钾达 10 mmol/L 时,QRS 增宽,以后随着血清钾的进一步升高,ST 段与 T 波融合,T 波增宽,与 QRS 波形成双向波浪形,最后出现心室纤颤。②神经肌肉症状,肌肉应激性减弱,患者乏力、四肢软弱、动作迟缓,以致四肢呈松弛性瘫痪和肌麻痹。也可见肌肉酸痛、四肢苍白、湿冷,偶见神志模糊、嗜睡、腱反射消失。

高钾血症的治疗:高钾血症临床上应注意心电图表现及测试血钾浓度,当血钾>5.5 mmol/L 时应进行治疗。①停止使用含钾药物及含钾的食物。当血钾>6.5 mmol/L 时,应做紧急处理,注射 10% 葡萄糖酸钙 20 mL,可降低静息电位,暂时缓解高钾心脏毒作用,但作用均维持 15~20 min,注射后 5~7 min 若无效,可重复注射,有效后可再用 2~4 g 加入 10% 葡萄糖注射液 1 000 mL 中,静脉滴注维持。②用 5% 碳酸氢钠 75~100 mL,5~10 min 静脉注射,可碱化细胞外液,促使钾向细胞内转移,尤其是适宜有酸中毒者。另外,50% 葡萄糖 60 mL 加胰岛素 10 U 静脉注射。③采用葡萄糖-胰岛素溶液静脉滴注,葡萄糖与胰岛素比例为(3 g~4 g):1 U,可促使钾向细胞内转移,但作用较短,必须配合其他治疗。透析疗法:血液透析效果快,使用无钾透析液 1 h 后,换用正常钾浓度透析液,血液透析是治疗高钾血症最有效的方法。

低钾血症处理:血清钾为 3.5 mmol/L 时为低钾血症。肾小管调节钾的平衡能力减退而致的低钾血症,在 CRF 时并不常见,主要见于某些慢性肾小管-间质性病变所致的 CRF 者,尤其是合并有肾小管性酸中毒患者。也可见于肾后性肾衰,解除尿路梗阻后突然大量利尿时,均可使大量钾从尿中排出。CRF 患者也可以因钾摄入不足,腹泻、呕吐、长期使用排钾利尿剂,或继发性醛固酮增多,导致低钾血症。

低钾血症临床表现:轻度低钾血症临床可无表现,当血钾低于 3 mmol/L 时,可出现倦怠、乏力、感觉异常,由于肠麻痹而腹胀。严重者发生迟缓性瘫痪,呼吸肌麻痹,心脏早期表现为心率较快,房性和室性期前收缩,心电图显示低钾改变,心动过速,ST 段下降,T 波平坦、倒置,出现 U 波,以后出现多源性或室性心动过速,严重者心室扑动或颤动,出现阿-斯综合征而猝死。

低钾血症的治疗:治疗前必须先了解患者肾功能情况,尿量多少,以及低钾原因。轻者嘱患者多进食含钾高的食物,停用排钾利尿剂,有下列情况之一者,可给予补钾治疗。①血钾低于 2.5 mmol/L 无症状;② 血钾为 2.5~3.0 mmol/L 有不典型的临床症状;③ 血钾为 3.0~3.5 mmol/L 有明显低钾血症症状。轻者采取口服钾,一般给予 10% 氯化钾 30~60 mL 分次口服。合并肾小管性酸中毒所致低钾可给予 10% 氯化钾 15~30 mL 加入 5%~10% 葡萄糖注射液 1 000 mL 中静脉滴注,静脉补钾速度宜缓慢,稀释浓度不超过 3%,速度以每小时 20 mL 为宜(1 mmol=39.1 mg)。

(4)代谢性酸中毒的治疗:体液酸碱的恒定,细胞活动才能正常地进行。正常人血液 pH 为 7.35~7.45,平均 7.4,肾脏主要通过重吸收碳酸氢盐和排泄酸性物质来调节人体的酸碱平衡,对维持血 pH 正常起着十分重要的作用。

人体内的酸性物质主要来源于糖、脂肪、蛋白质氧化分解的最终产物二氧化碳和水,二氧化碳和水在碳酸酐酶的作用下生成碳酸,成人每天生成碳酸 60 mL,少部分二氧化碳和碳酸用于合成代谢,大部分则由肺排出体外。

另外,糖、脂肪、蛋白质分解代谢过程中也产生一些有机酸,如 β-羟丁酸、乙酰乙酸、乳酸、尿酸等;含磷酸根的物质,如磷脂、核蛋白等,在代谢过程中水解后可释放磷酸;含硫的有机物,如含硫氨基酸,在体内氧化可产生硫酸。这些酸不能变为气体而由肺排出,属非挥发酸,又称为固定酸,必须经肾脏随尿液排出体外。正常人每天由固定酸产生的 H^+ 为 $50\sim90$ mmol。酸性物质的另一类来源是从食物中直接摄取,包括服用酸性药物。当 CRF 患者肾小球滤过酸性代谢产物减少时,会发生磷酸根、硫酸根、乳酸、尿酸等固定酸的潴留。当 GFR 下降到 $50\sim60$ mL/min 时,对酸负荷的排泄能力开始下降,此时,血清中 HCO_3^- 已减少,由于肺的代偿功能使 HCO_3^- 与 PCO_2 比值保持不变,临床往往无明显的酸中毒表现。当 GFR 下降到 $20\sim30$ mL/min 时,HCO_3^- 维持在 20 mmol/L 左右,血 pH 仍可在正常范围。当肾衰竭进一步加重,GFR <10 mL/min时,几乎所有患者均发生酸中毒,HCO_3^- 明显降低,pH 显著下降,阴离子间隙增大。

CRF 患者发生酸中毒的机制:①肾小管重吸收碳酸氢盐减少;②肾小管分泌氢离子、酸化尿液的能力减退;③肾小球滤过酸性代谢废物减少三方面因素。

肾小管重吸收 HCO_3^- 的能力减低:正常人尿液的 pH 一般为 $5.0\sim7.0$,最大变动范围为 $4.0\sim8.0$,说明肾脏具有排酸和排碱的功能作用。HCO_3^- 的重吸收是通过肾小管上皮细胞主动分泌 H^+。在碳酸酐酶的作用下,H^+ 与近端肾小管中的 HCO_3^- 迅速发生反应,产生 CO_2。管腔中的 CO_2 弥散到近端肾小管上皮细胞内,形成 HCO_3^- 回吸收入血。实验资料表明,人体在无肾衰竭的情况下发生代谢性酸中毒,血浆 HCO_3^- 水平降低,这时 HCO_3^- 几乎全部被近端肾小管重吸收而排出酸性尿。而 CRF 患者发生酸中毒时,血浆 HCO_3^- 明显下降,但尿中仍有大量 HCO_3^- 而排出碱性尿,这说明肾小管重吸收 HCO_3^- 能力明显下降。然而肾小管重吸收 HCO_3^- 的能力取决于肾小管上皮细胞主动分泌的 H^+ 浓度、管腔中 CO_2 弥散程度及碳酸酐酶的含量。通过使用碳酸酐酶抑制剂(乙酰唑胺的治疗剂量为 $3\sim12$ mg/kg)观察到由尿排泄的 HCO_3^- 减少到滤过量的 20%,如加大乙酰唑胺的剂量则尿中的 HCO_3^- 达到滤过量的 50%,这说明肾小管内碳酸酐酶对 HCO_3^- 的重吸收作用起着重要作用。CRF 患者对 HCO_3^- 的重吸收率下降的原因可能是由肾小管功能性改变造成的。这可以解释部分患者肾小管上皮细胞无特殊组织的或生化改变却出现酸中毒的原因,但更多的是因为肾受损,功能肾单位数量减少,碳酸酐酶活性降低,H^+ 与肾小管液中的 HCO_3^- 产生 CO_2 减少,不能使 CO_2 弥散到近端肾小管上皮细胞内与水生成 HCO_3^- 回吸收入血,从而使肾小球滤过的 HCO_3^- 随尿排出增多。另外,残存肾单位的肾小管管腔增粗,滤液流速加快,使滤液中的 HCO_3^- 不能被肾小管充分吸收而经尿排出。除此之外,部分 CRF 患者合并继发性甲状旁腺功能亢进,甲状旁腺激素抑制肾小管上皮细胞碳酸酐酶的活性,这从给动物体内注射 PTH 后其 HCO_3^- 排出明显增多的事实已得到说明。

可滴定酸的生成及排泄减少:正常机体内代谢产生的磷酸盐、硫酸盐被中和生成中性盐 (Na_2HPO_4),后者流经远端肾小管,通过 H^+-Na^+ 交换转化为可滴定酸:$Na_2HPO_4 + H^+ \rightarrow NaH_2PO_4 + Na^+$,$NaH_2PO_4$ 随尿排出体外,同时通过尿液酸化过程排出 H^+,回吸收 $NaHCO_3$,CRF 患者对以上的反应降低,故排泄可滴定酸明显减少。

胺的生成与排泄减少:尿胺的生成底物是氨(NH_3),氨来自血浆中的谷氨酰胺和某些氨基酸。在肾小管细胞中由谷氨酰胺酶和氨基酸氧化酶催化下生成的氨与肾小管分泌的 H^+ 结合成 NH_4^+,NH_3 在近端肾小管产生,NH_4^+ 则在远端小管生成。

CRF 患者尿胺的排泄量明显减少,因为其肾小管受损害,谷氨酰胺酶减少和肾小管泌 H^+ 功能减低,致使胺的生成和排泄量减少。CRF 患者在没有并发症时,阴离子间隙 >20 mmol/L 者不常见,血清 pH 很少 <7.30,如阴离子间隙 >20 mmol/L,提示除有酸性产物潴留及尿酸化功能减低外,还可能有体内酸性物质的产生增多。这种酸负荷增加,可使患者部分出现酸中毒的临床症状,往往需要给予药物纠正。

肾小球滤过酸性代谢废物减少,出现磷酸根、硫酸根和有机酸潴留,导致阴离子间隙增加,这是尿毒症酸中毒的特征。

CRF 患者酸中毒的临床表现:CRF 患者虽有慢性酸中毒存在,但多数患者尚能耐受,主要由于一系列肾内外代偿性改变维持体液的 pH,然而这是以机体一系列代偿功能增加为代价的,一旦出现应激情况,则可引起较严重的酸中毒。在中度以上的代谢性酸中毒,二氧化碳结合率低于 13 mmol/L(30 容积)时才有较明显的症状。

呼吸系统表现:呼吸深大而长,这种呼吸是对酸中毒的一种代偿性表现。

消化系统表现:食欲缺乏、腹痛、胀闷、恶心呕吐。

神经系统表现:有虚弱无力、头痛、躁动不安,严重者可有昏迷。

心血管系表现:因心肌收缩力减弱,可出现心力衰竭,并使血管扩展,血压下降。

上述症状可能与酸中毒时,体内多种酶的活性受抑制有关,如当 pH<7.2 时,肾上腺素的作用被阻断,而使心肌收缩力减弱。其机制为:①H^+ 可竞争性地抑制 Ca^{2+} 与肌钙蛋白中钙结合亚单位结合;②H^+ 可影响 Ca^+ 内流;③H^+ 可影响心肌细胞内质网释放 Ca^{2+}。酸中毒通过引起脑组织内 γ-氨基丁酸水平增加、氧化磷酸化过程减弱及 ATP 供应不足而对中枢神经系统产生抑制作用。酸中毒可致患者中枢神经系统代谢紊乱,意识障碍,呼吸中枢和血管运动中枢麻痹从而使患者死亡,是尿毒症常见的死因之一。

CRF 患者酸中毒治疗:积极治疗原发病,纠正引起酸中毒的原因及改善肾功能是治疗代谢性酸中毒的前提。严重的酸中毒必须及时予以纠正,但对于伴有心力衰竭者若过分强调完全彻底纠正酸中毒而大量静脉补碱,则有一定的危险性,应严格低钠饮食,在严密观察下,给患者以少量多次的碳酸氢钠。需要注意的是要处理的不光是酸中毒本身,而是 CRF 患者的整体情况。

中等度的酸中毒对患者并无十分的影响。

轻度酸中毒(CO_2 结合力 17~20 mmol/L):可纠正水、电解质紊乱而得到改善。

中度酸中毒(CO_2 结合力 13~16 mmol/L):可口服碳酸氢钠 1~2 g,每天 3 次。

重度酸中毒(CO_2 结合力<13 mmol/L):应严密观察病情及静脉补碱,至 CO_2 结合力升至 17 mmol/L,每提高 1 mmol/L 需要 5%碳酸氢钠 0.5 mL/kg。

在静脉补碱过程中,当避免低钙抽搐,要酌情给予钙剂静脉注射。如 10% 的葡萄糖酸钙 10~20 mL 静脉注射。

严重而难于纠正的酸中毒,应尽快采用血液透析予以纠正,以抢救患者生命。

2.铝、镁、铜、锌、硒、微量元素代谢异常的治疗

(1)铝:在肾衰竭时,有几种微量元素可滞留于血中,其中值得注意的是铝,铝的排泄量随着肾功能的受损而减少,容易产生高铝血症。加之服用含铝多的药物或食物,或长期透析时用铝含量较高的水而出现铝的蓄积和中毒,临床表现为神经系统、骨骼系统及造血功能受损害。大量的铝沉积,可导致透析性脑病和抗维生素 D 软骨症。

(2)镁:低镁血症一般发生在 GRF 的初早期,其因是镁从粪便中排出增多,在高钙饮食时吸收与镁发生竞争所致。一般临床多无表现。在肾衰终末期,GFR<30 mL/min 时,常有镁潴留,当镁达到 2.5~4 mmol/L 时,临床可表现为中枢神经系统功能受到抑制而传递发生障碍,各种反射减退,肌肉软弱无力、吞咽困难、嗜睡、呼吸肌麻痹、心脏传导阻滞等。此时不宜应用含镁药物。通过血透治疗可达到恢复目的。

（3）铜：铜的含量随着 GFR 的降低而逐渐增多。持续高铜血症可加重肾损害，使肾衰竭进一步发展。

（4）锌：血浆锌水平下降是 CRF 患者常见的并发症，已被国内外学者证实。血浆锌水平下降程度与血浆清蛋白水平相平行，其因是限制患者食用含锌高的肉类、海鲜类食物所致，血浆清蛋白下降及 $1,25-(OH)_2D_3$ 下降使锌在肠道吸收减少。锌在体内参与多种酶的组成，是某些酶的激活剂，并可稳定、调节、改善细胞膜的功能。所以，当患者长期缺锌时，常可出现贫血，易感染，伤口不愈合及肾损害，未成年患者可致生长发育障碍。当血锌减低时，可增加含锌高的食物或口服锌制剂给予补充。

（5）硒：慢性肾衰竭患者血浆中硒的含量常降低，可能与饮食结构改变有关。硒可促进淋巴细胞产生抗体；并可加强吞噬细胞的功能作用；另外还有抗细胞膜脂质过氧化作用。当硒降低时，易发生肿瘤、贫血、组织损伤、视力减退、易感染等。体内硒减低时，应多进食含硒高的食品或口服硒制剂补充。

六、CRF 患者并发症的治疗

（一）钙、磷代谢异常与肾性骨病治疗

慢性肾衰竭时存在钙、磷代谢异常和肾性骨病。钙、磷代谢异常主要表现为血磷升高，血钙降低及钙磷乘积异常。肾性骨病也称为肾性骨营养不良，主要表现为骨矿化及骨代谢异常，它可以发生于肾功能不全的早期和终末期肾病透析患者，表现为不同的病理类型及病理生理特征，其主要机制包括维生素 D 的缺乏、甲状旁腺功能亢进（简称甲旁亢）和铝沉积。随着多种肾替代疗法广泛应用，肾性骨病成为尿毒症的主要并发症。

1.病因和发病机制

（1）维生素 D 代谢异常：肾脏是合成维生素 D 活性代谢产物 $1,25-(OH)_2D_3$ 的主要器官，位于近端肾小管上皮细胞线粒体内的 $1-\alpha$ 羟化酶将 $25-(OH)D_3$ 转化为 $1,25-(OH)_2D_3$。维生素 D 的重要作用在于维持正常的钙磷乘积，保证骨矿化。其对骨代谢的调节作用包括：①通过维持正常的细胞外液钙磷水平，增加骨化部位钙磷浓度，促进正常骨化；②直接促进骨有机质如胶原蛋白或其他非胶原蛋白的合成；③增加破骨细胞活性，并抑制成骨细胞的活性。

慢性肾衰患者体内 $1,25-(OH)_2D_3$ 水平降低，其血浆水平与肾小球滤过率（GFR）存在直接关联。慢性肾衰患者 $1,25-(OH)_2D_3$ 降低可能以下列因素有关：①肾实质减少及磷潴留抑制 $1,25-(OH)_2D_3$ 合成；②尿毒症直接影响肾小管线粒体功能，肾小管（主要是远曲小管）线粒体 $1-\alpha$ 羟化酶合成减少，而导致 $1,25-(OH)_2D_3$ 的生成减少；③$1,25-(OH)_2D_3$ 的底物 $25-(OH)D_3$ 缺乏；④酸中毒抑制 $1,25-(OH)_2D_3$ 合成。此外，慢性肾衰患者存在 $1,25-(OH)_2D_3$ 抵抗，生理剂量的 $1,25-(OH)_2D_3$ 不能逆转已形成的骨软化，而超剂量的 $1,25-(OH)_2D_3$ 才能改善临床症状和生化指标。

（2）继发性甲状旁腺功能亢进：慢性肾功能不全早期即出现甲状旁腺激素（PTH）升高，升高程度与肾功能损害程度相一致。$1,25-(OH)_2D_3$ 缺乏及血磷浓度升高导致血钙水平降低，是刺激 PTH 分泌的重要因素。但低钙血症并非慢性肾衰竭的继发甲状旁腺亢进的必要条件。慢性肾衰时，甲状旁腺细胞的 $1,25-(OH)_2D_3$ 受体密度和结合力降低，并且对 $1,25-(OH)_2D_3$ 作用抵抗；血 $1,25-(OH)_2D_3$ 水平下降，导致其对甲状旁腺分泌 PTH 的抑制作用降低。近期发现甲状旁腺细胞存在能结合 Ca^{2+} 的钙敏感受体，慢性肾衰时钙敏感受体减少，从而导致钙调零点上移。

PTH 一方面通过骨细胞上的受体介导提高破骨细胞的数量和活性,促进骨吸收,并通过激活骨膜内原始细胞,加速细胞分解;另一方面 PTH 可使成骨细胞和成纤维细胞增加,促进纤维组织形成。PTH 在循环钙、磷水平的调节中具有重要作用。PTH 能够促进骨质中钙的溶解,增加肠道钙吸收及远端肾小管对钙的重吸收,从而提高血钙浓度。PTH 促进尿磷排泄,这种作用超过了其对骨质中的磷酸盐溶解和肠道磷吸收的刺激作用,最终导致血磷水平降低。

(3)铝中毒:肾脏是机体铝排泄的主要器官,故慢性肾衰患者处于铝中毒的危险之中。透析液和含铝磷结合剂是慢性肾衰患者铝中毒的主要原因。铝中毒对骨骼系统的影响表现为减少骨细胞数量,可使未成熟的成骨细胞死亡,或使已成熟的成骨细胞失活,并且抑制 1-α 羟化酶活性,使 $1,25\text{-}(OH)_2D_3$ 生成减少,抑制骨矿化。此外,铝中毒还可导致 PTH 活性降低。

(4)铁的沉积:铁可沉积于矿化骨-骨样组织交界面,铁沉积与动力缺乏性骨病有关。

(5)糖皮质激素与骨病:糖皮质激素可抑制骨形成,但不影响骨吸收,导致骨量减少,易出现骨折。此外糖皮质激素也可导致骨坏死。

(6)性激素与骨病:雌激素缺乏可造成骨重建失衡,性腺功能异常致雌激素缺乏,可能与女性骨病的发生有关。

(7)透析相关性因素骨病:慢性肾衰患者循环 β_2-微球蛋白水平升高,β_2-微球蛋白水平升高沉积在关节中,造成关节与骨病变。透析相关性淀粉样病变多见于长期透析患者,典型表现为腕管综合征,肩、髋、膝和脊柱关节也常易被侵犯。另外,透析方式及透析液钙浓度也可影响血钙、磷水平及酸中毒的纠正,透析膜的生物不相容性,可激活免疫反应,影响骨细胞的活性。

2.病理分类

肾性骨病根据组织形态学改变可以分为 5 种类型,即轻度骨损害型、纤维性骨炎、骨软化、动力缺乏性骨病和混合性骨病。

(1)轻度骨损害型:类骨质覆盖表面积增加,骨形成率(每天 1 μm 类骨质表面上新矿化的骨量)不低于正常。

(2)纤维类骨炎:骨细胞增生活跃,骨转化率增高,高骨转运导致不规则排列的异常骨样纤维囊肿形成,骨质减少,交织骨样组织增多并提前被不完全矿化形成异常增粗的骨小梁,周围骨小梁纤维化面积≥0.5%,骨强度降低,骨折危险性增加。

(3)骨软化:骨转运和重塑降低,非矿物性骨基质沉积或骨样容积增加,类骨质覆盖表面积增加(≥15%)。

(4)动力缺乏性骨病:与骨软化相似,骨形成率降低,但类骨质覆盖表面积不增加。

(5)混合性骨病:由甲旁亢和矿化缺陷引起,骨形成率可升高、正常或降低,但多升高,表骨质覆盖面积增加(≥15%),周围骨小梁纤维化面积增加(≥0.5%)。

3.病理生理类型

按照病理生理学特点,肾性骨病可分为下列类型。

(1)高转化性骨病:按继发性甲旁亢引起的骨病,典型组织形态学改变为囊性纤维性骨炎。

(2)低转化性骨病:包括动力缺乏性骨病、骨软化。

(3)铝中毒性骨病:指铝在骨中沉积引起的骨组织改变,骨铝染色阳性表面≥25%,骨形成率低于正常。铝中毒性骨病不同程度地并发于其他类型肾性骨病中,尤其以低转化性骨病多见。

4.临床表现

慢性肾衰竭性骨病临床表现可与肾功能损害程度不平行,部分钙磷代谢异常和肾性骨病,尤其是早期可无临床症状,高转化骨病和低转化骨病的临床表现往往相似。

(1)肾病骨病的典型表现:骨痛和近端肌无力。骨痛常为全身性,以下半身持重骨为重,骨骼畸形致身材矮小,严重者可出现骨折,骨折最易发生在肋骨,骨痛与骨折以低转化性骨病多见。

(2)肌无力:近端肌无力以下肢明显,临床进展缓慢,患者走路摇晃不稳,可出现企鹅步态。

(3)皮肤瘙痒:皮肤瘙痒也是晚期慢性肾衰竭最常见的并发症之一,多见于血 PTH 过高,高血钙、高钙磷乘积者,其他症状表现包括转移性钙化、关节炎、带状角膜炎和红眼综合征等。

5.辅助检查

(1)血钙:在肾功能不全晚期,GFR<30 mL/min 时,血清钙降低,低血钙的发生率较高,甲旁亢所致的骨病和混合性骨病时,血清钙浓度低于正常;而低转化性骨病时,则正常或偏高。

(2)血磷:肾功能减退时患者的血清磷水平升高,通常肾小球滤过率下降 20~50 mL/min 时,血清磷仅开始上升,但某些患者 GFR 为 60 mL/min 时血磷已开始上升。

(3)血 PTH:全段 PTH(iPTH)从甲状旁腺直接分泌入血,测定循环 iPTH 含量比测定某些片段更敏感,具有特异性。慢性肾功能不全患者,PTH 水平随着 GFR 下降而升高。这种病理生理变化,可能是骨矿物质代谢异常最早期的标志。高转运骨病时,血 PTH 水平多在 200 pg/mL 以上,而低转运骨病时,大多低于 100 pg/mL。将血 PTH 和碱性磷酸酶水平综合考虑,能够提高判断肾性骨病类型的敏感性:若二者均升高,则为高转运性骨病;若二者均下降,则多为低转运性骨病。

(4)血碱性磷酸酶:碱性磷酸酶在高转化性骨病和混合性骨病时明显升高,低转化骨病时多数正常。碱性磷酸酶有许多同工酶,存在于肝、骨和肠道等不同组织和器官,其中骨同工酶(骨特异性碱性磷酸酶,BAP)与成骨细胞活性密切相关。血 BAP 水平能很好地反映骨形成情况,对诊断各型骨病具有很高的敏感性和特异性。

(5)维生素 D_3:慢性肾衰时血 $1,25\text{-}(OH)_2D_3$ 含量降低,其水平与肾功能水平是平行的。

(6)血清骨钙素:慢性肾功能不全时,骨钙素水平早期即可升高。骨钙素与骨形成指标及骨吸收指标均有一定的相关性,但与骨形成指标的相关性更好。

(7)铝含量检测:机体的铁负荷状态对铝在骨组织中的沉积有重要的影响。铁缺乏(铁蛋白<100 μg/L)时,可导致正常铝负荷情况下血铝升高;铁过多(铁蛋白>800 μg/L)时,即使血铝低于正常(30 μg/L),仍可存在严重的骨铝沉积;只有当铁正常时,基础血铝超过 30 μg/L,才提示铝过多。若再结合血 PTH 水平不升高(<150 μg/L),则高度提示铝中毒性骨病。

(8)X 线检查:甲旁亢骨病典型 X 线表现是骨膜下侵蚀,主要发生于中指、锁骨远端和胫骨近端。此外,囊性病变和棕色瘤也是其影像学特征。假性骨折带是软骨病的特征性 X 线表现,常见于骨盆和肋骨。X 线检查还能有效发现转移性钙化。

6.诊断

慢性肾衰患者骨病的发生率非常高,开始透析的慢性肾衰患者 98%~100% 有骨组织学改变,但多数患者没有特异性的临床表现。早期诊断较困难,诊断肾性骨病主要依据慢性肾功能不全病史、临床症状和体征、血生化指标、X 线及超声检查等。

骨活检是确诊及病理分型的唯一方法。

7.治疗

(1)控制磷酸盐代谢:控制高磷血症能够促进血钙升高,PTH 下降,降低钙磷乘积,从而减少转移性钙化。一般要求血磷控制在 1.4~2.4 mmol/L,降低血磷的方法主要限止磷的摄入,使用磷结合剂和透析降低血磷。

常用的磷结合剂包括含铝磷结合剂,如氢氧化铝。此药由于在骨和中枢神经系统的毒性作用,近年来已不作为降低血磷的首选药物。

含钙磷结合剂:如碳酸钙、醋酸钙等,钙剂能在肠道结合磷酸盐,在降低血磷的同时,可升高血钙,并可抑制 PTH 的分泌,是目前广泛应用的治疗慢性肾衰钙磷代谢异常的药物,但在严重高磷血症时不主张应用。

(2)调节钙代谢:补充钙剂可升高血钙浓度,抑制甲旁亢,改善骨软化,每天摄入的元素钙应达到 1～1.5 g,血钙浓度应维持在 2.25 mmol/L 以上。

(3)维生素 D 治疗:维生素 D 治疗的目的在于升高血钙浓度,预防、治疗继发性甲旁亢及肾性骨病。与过去相比,近年来应用维生素 D 治疗的指标更为放宽,除骨病理 X 线确定甲旁亢骨病为明确适应证外,血 PTH 超过正常值 2～3 倍,以及儿童慢性肾衰、低钙血症、骨痛、肌肉疼痛及血碱性磷酸酶升高等情况也应考虑维生素 D 治疗。但血 PTH 值低于正常值 2～3 倍或高钙高磷血症时,不主张应用维生素 D,原因是慢性肾衰时血 PTH 含量保持在 2～3 倍水平,才能维持机体钙磷平衡;而且相对较低水平 PTH 时,使用维生素 D 可能造成动力缺乏性骨病;而高钙高磷血症状态下使用维生素 D 容易导致转移骨化。

对慢性肾衰患者治疗时,必须补充具有生物活性的维生素 D。

目前临床常用的活性维生素 D 制剂有 1,25-$(OH)_2D_3$ 和 1_α,25$(OH)D_3$,通常采用口服给药。对于轻、中度继发性甲旁亢患者,首先给予 1,25-$(OH)_2D_3$ 0.25～0.5 $\mu g/d$,每 1～2 个月根据血钙、磷及 iPTH 水平进行调整,最好是在夜间睡眠前肠道钙负荷最低时服药,这样高血钙的发生率低,而同样能达到抑制 PTH 的作用。

发展中、重度继发性甲旁亢时,为提高治疗有效性,减少不良反应,可以进行大剂量维生素 D 冲击治疗。多数采用口服给药,腹膜透析患者每次给予 1～3 μg,每周 2 次,血液透析患者每周 2～3 次。根据血 iPTH 水平调整剂量,血 iPTH 水平为 600～1 200 pg/mL 时,每次 2～4 μg;血 iPTH 水平超过 1 200 pg/mL 时,每次 4 μg;血 iPTH 水平超过 1 600 pg/mL 时,每次 6 μg。

根据病情可选择静脉给药(冲击疗法),其优点是药物不经胃肠道代谢,直接分布到组织中,生物效应高,高钙血症的发生率低,其适应证和剂量与口服冲击疗法相同。静脉冲击疗法尤其是适用于血液透析患者,可在透析后用药。

应用维生素 D 治疗继发性甲旁亢的目标应控制血 PTH 为正常水平的 2～3 倍,即维持于 150～200 $\mu g/mL$,其原因是慢性肾衰时,需要比正常人高的 PTH 才能达到正常的骨转化。维持骨形成率及成骨细胞表面,而过度抑制 PTH 还可造成动力缺乏性骨病。应用维生素 D 的其他不良反应还有高钙血症和转移性骨化。为防止这些不良反应,可采用低钙透析液。

注意含钙磷结合剂的使用:严重高血钙时,减少维生素 D 的剂量。对于高血磷、高血钙者禁忌使用维生素 D。

(4)血液净化治疗:根据患者的血钙水平,采用处方透析,或增加透析频度以纠正钙磷代谢紊乱,或者进行血液灌流,有助于体内 PTH 的清除率,但易反跳,不能替代药物治疗。

(5)外科手术治疗:对甲状旁腺功能亢进,甲状旁腺显著增大,X 线检查有纤维性骨炎,骨质疏松改变,血钙＞2.87 mmol/L,血 PTH 超过正常水平 5 倍者,持续高碱性磷酸酶,严重骨痛、肌无力,皮肤瘙痒,转移性钙化,高磷血症等,经内科治疗抵抗无效者可行外科手术治疗。

(二)并发呼吸系统损害与治疗

在慢性肾衰竭时呼吸系统受损即使没有明显的临床症状和体征,患者均有机械通气和血流动力学的改变。主要表现：①肺活量下降，轻度限制性通气障碍；②二氧化碳弥散能力减退；③纠正贫血后二氧化碳的弥散能力和血尿素氮呈负相关和肌酐清除率呈正相关。

1.病因、发病机制及临床表现

由于尿毒症患者免疫功能低下，易受外界致病因素的影响而发生支气管炎、支气管肺炎、间质性肺炎、胸腔积液等表现。特别是合并肺部感染，在肺部感染时，有少数患者为结核菌感染，是急慢性肾衰竭的主要死亡原因之一，应特别引起重视。

(1)合并肺部感染：尿毒症合并肺部感染是呼吸系统最常见的问题，是导致慢性肾衰患者死亡的主要原因之一。因慢性肾衰患者细胞免疫功能明显低下，极易发生各类致病微生物的感染，肺结核的发生率也比较高。临床表现常有发热、体温高、咳嗽、咳痰、呼吸困难等。实验室、X线胸片检查有异常表现，结合临床表现诊断并不难。

(2)尿毒症肺：尿毒症肺是一种独特的肺部充血、水肿，其形成原因在于肺水肿、低蛋白血症、间质性肺炎、心力衰竭等有关。患者不一定有全身体液容量过度表现，但却有特征性的心腔内压和肺动脉楔压升高。

其发生机制可能与尿毒症毒素致肺的毛细血管通透性增高，微血管中溶质和液体与肺间质之间的交换出现不平衡，肺间质水潴留有关。

X线的表现特征：肺门区呈中心性肺水肿，周围肺区正常，呈蝴蝶状分布。

再则，慢性肾衰竭的患者常发生代谢性酸中毒，影响氧的转运。此外，还可导致肺血管收缩，加重心脏负荷，肺淤血水肿。

(3)尿毒症胸膜炎：尿毒症胸膜炎在尿毒症患者中较为常见，占尿毒症患者15％～20％。发生机制尚不清楚，可能与尿毒症毒素潴留、损害胸膜及炎症发生有关，但与尿毒症严重程度及肌酐、尿素氮浓度无关。胸膜炎可发生于单侧或双侧，大多数患者有胸痛，部分患者可有低热表现。

诊断主要排除感染和其他疾病。当积液较多时，可做胸腔积液穿刺术，积液多为漏出液，少数可为血性。血性积液主要原因可能是血液透析时的肝素化所致。

(4)肺钙化：CRF患者发生转移性钙化很常见，由于同时有肺纤维化、肺水肿、感染存在，诊断很困难，很易忽视，应特别引起注意。其临床表现常为气短，动则加重，但临床体征很少。病理改变为肺组织变硬，肺泡间隔为钙化的主要部位，肺泡间隔增宽，重量增加。目前，病理机制尚不清楚，可能与甲旁亢有关。

2.治疗

(1)尿毒症肺的治疗：主要依靠充分的透析清除体内积蓄过多的毒性代谢产物，排除过多的水、钠潴留，减轻心脏负荷，改善肺组织的充血、水肿。同时要积极防治肺部感染，一旦发现，应尽早、尽快选用有效的抗生素迅速加以控制，防止对肺的进一步损害。

(2)肺部感染治疗：合并肺部感染者要及时尽早发现，明确诊断。尽早、尽快选择敏感有效的抗生素迅速进行控制治疗，同时祛痰止咳，保持呼吸道畅通。

(3)胸膜炎的治疗：积液多为漏出液，积液较多、胸闷时可做胸腔积液穿刺术治疗。当并发感染时尽快选用敏感有效的抗生素控制。

(4)肺钙化的治疗：注意低磷摄入、调整钙的入量。

(三)并发循环系统的损害与治疗

慢性肾衰竭患者继发心、脑血管疾病是最常见和最严重的并发症之一。据有关资料报道，约有50％的透析患者死于心、脑血管疾病，是该类患者死亡的第一位原因。病变早期可无明显的临床症状,但影像学检查可发现大动脉内膜-中层厚度增加,并有粥样斑块形成。在血液透析1～3年的患者中,动脉疾病发生率超过5％,明显高于同龄正常人。一旦形成则进展迅速,因此被称为"加速性心血管病"。慢性肾衰竭和血液透析患者的心血管疾病主要包括两大类:①左心室心肌病变导致的心肌病;②冠状动脉供血不足造成的缺血性心脏病。病程进展致晚期,这两种病可互为因果,相互促进,最终导致循环功能衰竭而死亡。

1.发病原因

慢性肾衰竭和行血透的患者,并发心脑血管病变的因素是多方面的,它包括糖尿病、高血压、脂质代谢异常、纤维蛋白异常、贫血、血浆容量扩张、低蛋白血症、促凝血因子、酸血症、氧化应激、动静脉瘘、动脉硬化等的变化,均是心脑血管病变的危险因素。

(1)高血压:高血压在慢性肾衰竭的患者中是最常见的并发症,在透析治疗中,仍有约65％的患者未能满意地控制血压。其中有80％～90％的患者为容量依赖性高血压,10％～15％是肾素依赖性高血压。高血压可导致左心室的室腔容积增加,缺血性心脏病及心功能衰竭,高血压在左心室肥厚形成中具有十分重要的作用,而平均动脉压升高是导致左心室肥厚的关键。平均动脉压升高 1.3 kPa(10 mmHg),左心室向心性肥厚的发生率升高48％,病死率升高22％。

(2)动脉硬化:动脉硬化的病理表现为动脉扩张,内膜中层增殖,动脉顺应性降低及动脉波反射的早期恢复下降,最终出现左心室肥厚。血流动力学异常改变,是造成动脉硬化的原因之一。这种病理改变是否可逆,目前尚不清楚。

(3)贫血:贫血是慢性肾衰竭的患者血流超负荷、左心室容量增加及左心室肥厚的原因之一。并且贫血与心功能衰竭,甚至病死率关系密切。

据统计显示:血细胞比容在 0.26±0.05 的范围内,每降低 0.01 患者的病死率升高14％,血红蛋白低于 80 g/L 时,病死率明显升高。

(4)容量超负荷:血容量增加是导致高血压左心室肥厚的重要原因,动静脉瘘也是与心脏增大增生有关,可导致超负荷的心肌病。目前,对动静脉瘘引起的血流动力学改变而致的危害因素尚缺乏足够的认识。

(5)氧化应激:CRF 的氧化应激是由于体内的氧化物质增加和抗氧化能力下降的双重作用造成的。血液透析患者的氧化水平进一步升高。氧化应激促进体内低密度脂蛋白(LDL)形成氧化修饰型 $LDL_{(ox-LDL)}$。循环中高水平的 ox-LDL 是动脉粥样硬化形成的重要因素。此外,氧化应激能促进多种糖、脂质和蛋白质的非酶氧化反应,生成具有活泼性质的羰基化合物,如甲基乙二醛、乙二醛、丙二醛及 3-脱氧葡萄糖醛酮等。活性羰基化合物能够直接作用于细胞或修饰蛋白,产生病理效应。

(6)脂质代谢异常:慢性肾衰竭和透析患者,常存在着脂质代谢异常。脂质代谢异常有 3 种情况:①极低密度脂蛋白(VLDL)和中间密度脂蛋白(LDL)升高,并导致高甘油三酯血症。②富含甘油三酯的 LDL 无变化或轻微升高。③高密度脂蛋白中(HDL)中的 HDL_2 成分减少,导致HDL 胆固醇浓度降低。血液透析患者 LDL 水平升高,而且 LDL 的结构和成分发生改变,无论在体内或体外均比正常人更容易被氧化成为 ox-LDL。

(7)钙、磷异常及继发性甲状旁腺功能亢进:低钙血症与缺血性心脏病有明显的关联。甲状旁腺功能亢进可能是心肌细胞死亡和心肌纤维化的主要原因。心肌纤维化导致心肌增殖、扩张性心肌病和心功能衰竭;而钙磷乘积的异常升高会导致血管和心脏瓣膜钙化。

(8)营养不良、低蛋白血症:因尿毒症患者长期胃肠功能紊乱,引发食欲缺乏、恶心、呕吐及长期透析的丢失致使全身营养不良,通常表现为低蛋白血症及氨基酸、微量元素、维生素缺乏。已证实低蛋白血症是缺血性心脏病、心功能衰竭及患者死亡的重要危险因素之一。营养不良可导致心肌坏死和心肌组织及一些重要成分减少,造成左心室扩张,心功能不全。免疫功能低下而常引发细菌、病毒感染。

腹膜透析患者低蛋白血症比血液透析患者更加普遍和严重,这可能是腹膜透析患者晚期(2年后)存活率低于血液透析患者的原因之一。

慢性肾衰的"微血管炎反应状态"是指以细胞因子驱动的,以促氧化过程为特征的慢性炎症状态。营养不良和炎症反应与慢性肾衰患者心血管并发症有密切关系,故最近国外学者提出营养不良-炎症反应-动脉粥样硬化理论,值得引起重视和认识。

2.发病机制

(1)心肌病。

左心室肥厚:左心室肥厚既是机体为维持正常血流动力学的代偿,也是一种逐步恶化的病理过程。心脏肌节数量增加和管壁增厚能够维持心室壁张力的稳定,降低能量消耗,心脏无须大幅度增加室壁张力,即可产生较高的血管内压力。

然而,左心室肥厚的不利影响在于降低了心肌内毛细血管密度,减少冠脉回流和心内膜下灌注,导致心肌纤维化,引发心律失常和心功能障碍。长期持续的左心室高负荷会导致血液透析患者心肌细胞凋亡发展为心肌病。此外,血液灌流降低营养不良、甲状旁腺功能亢进等均能导致心肌死亡。心肌细胞死亡后,左心室进行性扩张,心肌收缩功能降低。

左心室扩张:即使处于同一血压水平,CRF患者左心室内径也比同龄、同性别正常人明显增大,36%～38%的CRF患者左心室内径超过正常范围。

CRF患者左心室扩张的主要原因是:由于水钠潴留、动静脉瘘和贫血,导致的容量超负荷,心脏持续地高输出,以及由于营养不良、低蛋白血症和心肌灌注不足造成心肌死亡。

动脉病变:影响收缩压和脉压的主要因素是动脉的顺应性和动脉波反射的早期改变。CRF时这两个指标均降低。动脉顺应性降低可导致大动脉扩张和动脉内膜-中层增厚,这种病变类似老年性动脉硬化的改变,但与动脉粥样硬化的改变有所不同,病变原发于血管中层,呈弥漫性扩张和大动脉硬化。动脉增粗及内膜-中层增厚与血管内的血流量和血流速度增加有关。

实验与临床研究均证明,血流的慢性增加可导致动脉内径增宽和动脉壁增厚,使心脏负荷增加。

瓣膜钙化与主动脉狭窄:28%～55%的透析患者被发现有动脉瓣钙化,其原因可能与循环钙、磷水平升高有关。有3%～13%的血液透析患者出现主动脉狭窄,而且病变进展迅速,进一步加重左心室肥厚。

心肌纤维化:发现CRF患者的心脏间质纤维化的严重程度比原发性高血压和糖尿病患者更为严重。其原因为甲状旁腺功能亢进是这种病变的重要原因之一;肾素-血管紧张素系统激活,可能是间质纤维化形成的重要原因,因为血管紧张素转化酶抑制剂(ACEI)对间质纤维化具有抑制作用。此外,细胞外基质蛋白的异常修饰及修饰后蛋白对细胞的激活也可能参与了间质纤维化的形成。间质纤维化可造成心肌收缩功能障碍,左心室顺应性降低和心律失常。

(2)缺血性心脏病。

动脉粥样硬化:缺血性心脏病是CRF及透析患者的主要发病原因。透析患者动脉粥样硬化的发生率明显高于正常人。除高血压、吸烟等一般人群传统的危险因素外,CRF本身特异性危险因素参与了动脉粥样硬化的形成,如血管损伤、凝血因子异常、脂质代谢紊乱、营养不良、氧化应激等。

非动脉粥样硬化性缺血性心脏病:慢性肾衰竭可出现血管平滑肌增殖和内皮细胞损害,心肌毛细血管密度降低,心肌内小动脉壁增厚,血管内膜-中层增殖,以及交通动脉硬化等。这些病变影响心肌供血供氧,尤其发生于大冠状动脉或小冠状动脉血管壁时,容易诱发冠心病。此类病变称为非动脉粥样硬化性缺血性心脏病。并且非动脉粥样硬化性病变还可造成左心室肥厚。另外,CRF时心脏内能量生成转化障碍及调节失衡,而且,继发性甲状旁腺功能亢进使心脏对缺血缺氧的易感性提高。

(3)心功能衰竭:心功能不全是慢性肾衰的严重并发症和重要的死因,占慢性肾衰病死率的45.6%,因心功不全和心律失常而死亡者占慢性肾衰死因的第二位(22.6%)。

心功能衰竭是由于心肌收缩功能障碍或舒张功能障碍造成。事实上舒张功能障碍是透析患者频繁发作及顽固性充血性心力衰竭常见的原因。左心室肥厚也可导致舒张功能障碍。透析患者的心脏病理改变与高血压心脏病相似,但比增生性心肌病轻。心肌纤维化和心肌舒张功能障碍导致的左心室硬化均造成左心室充血障碍。心肌收缩功能障碍与缺血性心脏病、血流动力学改变异常及尿毒症毒素有关。肾脏替代治疗,特别是肾移植术后,心肌收缩功能得到部分甚至完全恢复。心功能不全也可导致缺血性心脏病。左心室肥厚会影响冠状动脉血液供应,不仅造成左心室的局部损伤,并可进一步损害左心室的收缩和舒张功能。

(4)心包炎:心包炎是常见的并发症,发生率占15.3%。透析患者中有3%~4%死于心包炎。心包炎分为尿毒症心包炎和透析相关性心包炎两种。前者主要发生于透析前或透析刚开始时。

心包炎的形成原因与尿毒症毒素、水电解质失衡、继发性甲旁亢和感染等有关;后者可能与透析不充分,以及使用肝素、血小板功能降低和感染等因素有关。表现为纤维素性心包炎,可发展为包囊性、纤维化、亚急性或慢性缩窄性心包炎。

3.临床表现

(1)动脉粥样硬化:动脉粥样硬化和非动脉粥样硬化性心脏病均表现为缺血性心脏病,可出现心绞痛,血液透析时可诱发心绞痛。

(2)心肌病变:最突出的临床表现是左心室肥厚、左心室舒张功能下降、心律失常、充血性心力衰竭,并可导致缺血性心脏病。

(3)心包炎:心包炎时可出现胸痛,卧位及深呼吸时加重。透析相关性心包炎时可有发热,心前区闻及粗糙的心包摩擦音,或触之有摩擦感。可有不同程度的心包积液体征。重则发生心脏压塞,血压突然降低,或透析过程中出现低血压,具有诊断价值。

(4)心功能不全表现:心悸、气短、气促、端坐呼吸、颈静脉怒张、水肿和肝大,严重者,可出现急性左侧心力衰竭。

注意:以上各类心脏病并不是孤立存在的,在病理改变中,可相互影响或同时存在。

4.辅助检查

(1)超声心动图检查:超声心动图检查是一种准确安全检测心脏功能与组织结构的手段。通过超声心动图分析,可以鉴别心功能衰竭形成的主要原因,是心肌舒张功能障碍,还是收缩功能障碍,心肌形态及各瓣膜功能情况,对临床治疗具有重要意义。超声心动图还可应用于无症状透析患者,心血管疾病,心包疾病的普查诊断,可发现早期心脏病变。

（2）冠脉造影：对病情许可的患者可行血管造影。

5.鉴别诊断

在慢性肾功能不全及肾衰透析的患者中，当出现心功能衰竭或缺血性心脏病症状时，对于心肌病或冠心病的鉴别诊断是非常重要的。

慢性肾衰竭和透析患者并发心脏损害时的表现因人而异，心肌病所表现的向心性左心室肥厚、左心室扩张或心肌收缩功能障碍，在缺血性心脏病时也可能出现。此外，约有 25% 的缺血性心脏病是由非动脉粥样硬化性病变造成。再则，心肌病也能够促进缺血性心脏病的进展。

6.治疗

（1）纠正可逆性危险因素。①控制高血压：将血压控制在 18.7/12.0 kPa(140/90 mmHg) 以下。②保证充分透析，适当调整饮食，尽量提高血浆清蛋白的浓度，保持在正常范围。③减轻因水钠潴留和动静脉瘘导致的血流动力学超负荷。④改善贫血状态：应用促红细胞生成素改善贫血，血红蛋白控制在 100～110 g/L，避免过高。注意纠正贫血过高时导致高凝状态，而诱发缺血性心脏病。在有缺血性心脏病症状的患者，血红蛋白的目标值不宜超过 100～110 g/L，无缺血性心脏病者也不宜超过 110～120 g/L。⑤改善治疗脂质异常：将血浆胆固醇、低脂蛋白、甘油三酯降至正常值以下。⑥纠正继发性甲状旁腺功能亢进和钙、磷紊乱，使血清钙＞2.2 mmol/L、血磷＜2.0 mmol/L、PTH＜200 pg/mL 以下。⑦抗氧化治疗：口服维生素 E、维生素 C。⑧补充叶酸或维生素 B_{12}，降低血同型半胱氨酸水平。⑨调整饮食，保证精蛋白的补充和富含维生素、微量元素食物的摄入，戒烟酒。

（2）心功能衰竭的药物治疗。①ACEI 类药物：ACEI 类药物能缓解 CRF 患者心功能衰竭的症状，降低发病率和病死率。本类药品最大的优点是既可治疗心脏收缩功能障碍，也能改善舒张功能，对于射血分数降低至 35% 以下而无症状，或者出现心肌梗死且射血分数低于 40% 的患者，ACEI 对进一步发展为充血性心功能衰竭均具有防治作用。②地高辛：无论是否伴有心房纤颤，地高辛都可用于治疗透析患者的心功能衰竭和收缩功能障碍。然而，因地高辛可提高心肌的收缩力，会影响心脏的舒张功能，故心脏舒张功能障碍的患者应避免使用地高辛。此外，在低血钾时应用地高辛可诱发心律失常。③其他药物：硫酸盐类和肼屈嗪不宜用于心脏舒张功能障碍的患者，对于顽固性心功能衰竭的患者，慎用 β 受体阻滞剂。④心绞痛者药物治疗：长效硝酸盐类药物对 CRF 患者心绞痛同样具有良好效果，然而，当在血液透析中出现心绞痛时，舌下含服硝酸盐类药物易引发低血压，故应尽量避免使用。此时，吸氧和减少超滤或液体交换量，通常能够缓解症状。β 受体阻滞剂和钙通道阻滞剂也可用于治疗心绞痛，但是短效钙通道阻滞剂可能导致血压骤然下降，使用时应密切观察。⑤冠状动脉重建：国外统计表明，透析患者行经皮冠状动脉内支架置入术，或经皮冠状动脉腔内成形术后，复发率和病死率均高于非透析患者。但是，术后短期存活率和症状缓解均优于药物治疗。

（梁　丹）

第九章

血管性肾脏病

第一节 肾实质性高血压

　　肾实质性高血压是由各种肾实质疾病引起的高血压,占全部高血压的 2.5％～5.0％。其发病率仅次于原发性高血压,其在继发性高血压中居首位。欧洲高血压学会的数据显示 50％～70％的慢性肾脏病(chronic kidney disease,CKD)患者合并高血压。我国 CKD 流行病学调查资料显示,60.5％的肾小球滤过率(GFR)＜60 mL/(min・1.73 m²)的患者具有高血压,61.2％的呈现清蛋白尿的患者具有高血压。

　　肾实质性高血压易引起心、脑血管并发症。文献报道,CKD 合并高血压患者的心血管不良事件发生率为 40.6％,而正常血压的 CKD 患者心血管不良事件的发生率仅为 13.3％,故高血压在 CKD 患者心血管并发症中无疑扮演着重要角色。另外,肾实质性高血压也能促进 CKD 进展,导致终末期肾病(ESRD)。所以,对肾实质性高血压应早期实施干预,将血压控制达标,保护靶器官。

一、病因和发病机制

(一)病因

　　肾实质性高血压在不同 CKD 中的发病率有所不同。一般来说,肾小球疾病及多囊肾的高血压发病率高于慢性间质性肾炎;而在肾小球疾病中,呈增殖性和(或)硬化性病变者高血压的发病率较高,临床上肾功能损害重者的高血压发病率较高。

(二)发病机制

1.细胞外液过多

　　透析前患者因 GFR 下降,存在显著的水钠潴留,细胞外液增加,从而引起高血压。多项研究发现,在大多数接受维持性血液透析患者中,细胞外液增多是引起高血压的重要原因。调整透析超滤量以及限制膳食中钠的摄入量可以控制血压。通过血液透析来控制细胞外液容量从而达到液体平衡可以有效控制血压。法国 Tassin 透析中心给患者每周血液透析 3 次,每次 8 h,在透析后几个月内,患者平均动脉压下降至 13.0 kPa(98 mmHg),仅有不足 5％的患者需要多种药物治疗。这种有效的降压方式要求患者透析后达到干体重,并在透析间期体重不增加得过多。法国 Tassin 透析中心的死亡率远低于美国透析中心,这与其较良好的血压达标率是密不可分的。容量超负荷常见于腹膜透析患者,系残余肾功能丧失、腹膜超滤失败及患者依从性差而造成的。当这些患者从腹膜透析改为血液透析时,随着多余容量的清除,体重和血压在 3 个月内会显著下降。

2.肾素-血管紧张素-醛固酮系统活化

肾实质疾病缺血可激活肾素-血管紧张素-醛固酮系统(renin-angiotensin-aldosterone system,RAAS),血管紧张素Ⅱ(血管紧张素Ⅱ)不仅与血管壁上 AT_1 受体(AT_1R)结合,发挥缩血管作用,还能与近端、远端肾小管及集合管上 AT_1R 结合,增加钠离子(Na^+)重吸收,从而增加血容量,加重高血压。

3.交感神经系统活化

交感神经系统活化在肾实质性高血压发病过程中起着重要作用。激活的交感神经系统释放去甲肾上腺素等介质,刺激血管收缩,增加血管阻力,导致高血压;并直接增加近端肾小管对 Na^+ 的重吸收,增加血容量,加重高血压。

此外,交感神经还能与 RAAS 相互作用,活化的交感神经能刺激血管紧张素Ⅱ合成,而血管紧张素Ⅱ又能增强外周和中枢交感神经活性。

4.内皮素合成增加

内皮素是 1988 年分离获得的一种血管活性肽。它能通过自分泌、旁分泌或内分泌作用参与肾实质性高血压形成。肾实质疾病时,内皮素水平升高,进而与其血管平滑肌上 A 型受体结合,导致肾及外周血管收缩,增加血管阻力,造成肾实质性高血压。

5.内源性类洋地黄物质

1980 年,Curber 等报道盐负荷狗的血浆提取物能抑制钠泵,并能与地高辛抗体发生交叉反应,因此该因子被称为内源性类洋地黄物质,实际上就是内源性毒毛花苷。肾实质疾病导致水钠潴留细胞外容量增大,能反馈刺激下丘脑组织释放毒毛花苷。循环中增多的毒毛花苷抑制血管平滑肌细胞钠泵,使细胞内外 Na^+ 与 K^+ 交换减少,胞内 Na^+ 浓度升高,Na^+ 依赖性钙离子(Ca^{2+})流出减弱,胞内 Ca^{2+} 增加,从而刺激血管平滑肌收缩,增高血管阻力,诱发高血压。

6.一氧化氮生成减少

内皮细胞中的氧化亚氮合成酶(NOS)能催化 L-精氨酸生成一氧化氮(NO)。NO 可拮抗血管收缩因子,舒张血管平滑肌,减少外周血管阻力;NO 还参与肾脏压力-排钠效应,减少肾小管 Na^+、水重吸收,降低血容量。而肾实质疾病能导致血管内皮受损,NOS 活性下降,NO 产生减少,从而出现血管收缩及水钠潴留,发生高血压。

7.花生四烯酸代谢紊乱

前列腺素控制血压的主要部位在阻力性小动脉和肾脏。前列腺素 E_2(PGE_2)和前列环素(PGI_2)能舒张小动脉,降低外周血管阻力,从而降低血压;PGE_2 能与其髓袢升支粗段上的受体 EP_3 结合,抑制 Na^+ 重吸收,PGI_2 也具类似作用,故能减少水钠潴留,降低血压。发生肾实质性疾病时花生四烯酸代谢紊乱,PGE_2 及 PGI_2 生成减少,从而引起高血压。

二、诊断与鉴别诊断

(一)血压的测量

准确的血压测量对于高血压的诊断、治疗意义重大,血压测量方式有诊室血压(OBP)、家庭血压(HBP)、24 h 动态血压监测(ABPM)。高血压的诊断及分级一直沿用 OBP 的测量。

2013 年,欧洲高血压学会及欧洲心脏病学会(ESH/ESC)制定的高血压指南强调诊室外血压监测(HBP 和 ABPM)的重要性。相较于 OBP,HBP 更能反映患者真实的血压情况,避免白大衣高血压等效应。20 世纪 80 年代,ABPM 开始被应用于临床,为临床医师提供了平均血压、血压昼夜节律、血压变异度(BPV)、动态动脉僵硬度(AASI)等指标资料,有助于鉴别白大衣高血压、隐匿性高血压、阵发性高血压、顽固性高血压、夜间高血压、高血压晨峰及降压药物导致的低血压等,为临床诊断血压异常、判断高血压的程度、指导合理降压治疗及判断疗效提供了更为科学的依据,若与颈动脉内-中膜厚度(IMT)及脉搏波传导速度(PWV)等检查结合,还能有效地评估血管病变情况,为靶器官损害提供预警作用。所以,临床上现提倡"三位一体"的血压测量方式,即 OBP、HBP 及 ABPM 联合起来评估 CKD 患者的血压状态。2013 年 ESH/ESC 高血压指南就有关诊室和诊室外高血压的定义做出了明确规定,详见表 9-1。

表 9-1　2013 年 ESH/ESC 指南的诊室和诊室外高血压定义

类别	收缩压	条件	舒张压
诊室血压	≥140	和(或)	≥90
日间(或清醒状态)动态血压	≥135	和(或)	≥85
夜间(或睡眠状态)动态血压	≥120	和(或)	≥70
24 h 动态血压	≥130	和(或)	≥80
家庭血压	≥135	和(或)	≥85

注:血压单位为 mmHg,1 mmHg≈0.133 kPa。

(二)高血压的分级

2012 年中国高血压防治指南及 2018 年 ESH/ESC 高血压管理指南制定的高血压定义和分级标准已分别列于表 9-2 及表 9-3。二者的主要区别在血压"正常"与"正常高限"的划分上。目前国内主要应用 2022 年的中国高血压分级标准。

表 9-2　2022 年中国高血压防治指南标准

类别	收缩压	条件	舒张压
正常	<120	和	<80
正常高限	120～139	和(或)	80～89
高血压	≥140	和(或)	≥90
高血压 1 级	140～159	和(或)	90～99
高血压 2 级	160～179	和(或)	100～109
高血压 3 级	≥180	和(或)	≥110
单纯收缩期高血压	≥140	和	<90

注:表中血压为诊室血压,单位是 mmHg,1 mmHg≈0.133 kPa。若收缩压和舒张压分属不同等级,则以较高等级为准。

表 9-3　2018 年 ESH/ESC 高血压管理指南标准

类别	收缩压	条件	舒张压
最优	<120	和	<80
正常	120～129	和(或)	80～84
正常高限	130～139	和(或)	85～89

类别	收缩压	条件	舒张压
高血压 1 级	140～159	和（或）	90～99
高血压 2 级	160～179	和（或）	100～109
高血压 3 级	≥180	和（或）	≥110
单纯收缩期高血压	≥140	和	<90

注：表中血压为诊室血压，单位是 mmHg，1 mmHg≈0.133 kPa。

肾实质疾病患者出现高血压，在排除原发性及其他继发性高血压后，即可诊断肾实质高血压。

（三）鉴别诊断

肾实质性高血压具有如下特点。①易于进展为恶性高血压，即血压迅速升高，舒张压超过17.3 kPa（130 mmHg），伴眼底出血、渗出和（或）视盘水肿。②心血管并发症的发生率高。美国肾病数据系统（USRDS）报道 CKD 患者的心血管疾病（CVD）患病率高于非 CKD 患者，且随着CKD 分期递增，CVD 的患病率亦显著增加。血清肌酐（Scr）水平是预测肾实质性高血压患者心血管事件的一个重要指标。国内外流调资料显示，ESRD 患者近一半死于 CVD 并发症。③加速肾损害进展及肾衰竭发生。发生肾实质疾病时肾小球入球小动脉呈舒张状态，系统高血压易传入肾小球，引起肾小球内高压力、高灌注及高滤过（即"三高"），加速残存肾小球硬化；长期高血压亦会导致肾小动脉硬化，小动脉管壁增厚，管腔变窄，进一步加重肾小球缺血，最终导致肾小球缺血性硬化。综上所述，肾实质性高血压患者病情常较重，预后较差。

应鉴别肾实质性高血压与如下疾病。

1.高血压性肾硬化症

鉴别肾实质性高血压与高血压性肾硬化症，了解病史资料很重要。是高血压在先、还是肾病在先，对鉴别诊断起关键作用。高血压性肾硬化症的诊断要点包括以下方面。①多见于中年以上人群，患者可有高血压家族史。②出现肾损害以前已有 10 年左右持续性高血压。③病情进展缓慢，肾小管功能损害（尿浓缩功能减退，夜尿增多）早于肾小球功能损害。④尿改变轻微（尿蛋白少，尿镜检有形成分少）。⑤常伴随高血压视网膜病变以及心、脑血管并发症。临床诊断困难时可行肾穿刺病理检查来鉴别。高血压性肾硬化症的主要病理变化为肾小动脉硬化（弓状动脉及小叶间动脉肌内膜增厚及入球小动脉玻璃样变）及肾小球缺血性皱缩及硬化，与肾实质疾病病理改变有明显区别。

2.肾血管性高血压

绝大多数的肾血管性高血压由肾动脉粥样硬化狭窄引起。它可同时导致患侧肾脏缺血性肾病及对侧肾脏高血压肾硬化症，从而出现肾功能损害。肾血管性高血压常有如下特点。①由肾动脉粥样硬化引起者常发生于老年人及绝经期后妇女，并常伴心、脑及外周动脉粥样硬化表现。②血压常很高，不用血管紧张素转化酶抑制剂（ACEI）或血管紧张素 AT_1 受体拮抗剂（ARB）常难控制，而 ACEI 或 ARB 用量稍大又易造成血压剧降，出现急性肾损害。③出现缺血性肾脏损害时，其表现与高血压肾硬化症相似，尿改变轻微，肾小管功能损害早于肾小球损害，进展较缓慢。④由于两侧肾动脉病变常轻重不一，因此影像学检查可见双肾的大小常不一致，核素检查可见双肾的肾功能常不一致。⑤上腹部和（或）腰背部有时可闻及血管杂音。高度疑诊时可行选择性肾动脉造影来确诊。

3.其他继发性高血压

其他继发性高血压包括各种内分泌疾病导致的高血压,如皮质醇增多症、嗜铬细胞瘤及原发性醛固酮增多症。它们都有各自的内分泌疾病表现,而无肾脏损害,鉴别并不困难。

另外,也需鉴别肾实质性高血压与主动脉缩窄。主动脉缩窄或为先天性,或由多发性大动脉炎引起,较少见。临床表现为上肢血压高而下肢血压不高或降低;腹主动脉、股动脉和其他下肢动脉搏动减弱或不能触及;肩胛间区、胸骨旁、腋部可有侧支循环的动脉搏动、杂音和震颤。主动脉血管造影可以确诊。

三、治疗

积极治疗肾实质性高血压对于减少心脑血管并发症、延缓肾功能进展及降低死亡率都具有重要意义。一体化的治疗不仅包括生活方式的干预,还注重降压药物的选择、联用,以使血压达到降压目标值。

(一)降压目标值:变迁及思考

1.CKD 高血压的降压目标值

对肾实质性高血压的降压目的在于降低尿蛋白排泄量、延缓肾功能进展及预防心血管事件发生,最终降低全因死亡率。不同指南对 CKD 高血压患者降压目标值的推荐并不一样,而且在不断调整。最初的降压目标值来自 1997 年美国"肾病膳食改良研究"(MDRD 研究)获得的结果,该研究显示:尿蛋白水平>1 g/d 的 CKD 患者,宜将血压控制在 16.6/10.0 kPa(125/75 mmHg)以下;而尿蛋白水平<1 g/d 的患者,宜将血压控制在 17.3/10.6 kPa(130/80 mmHg)以下。这一目标值已被写入世界卫生组织及国际高血压学会(WHO/ISH)1999 年制定的高血压指南。

但是,2003 年美国高血压国家联合委员会公布的第 7 次报道(JNC7)并没有根据患者尿蛋白量进行分层,而将高血压的降压目标统一定 17.3/10.7 kPa(130/80 mmHg)以下;2004 年美国肾脏基金会(NKF)所属"肾病预后质量倡议"组织(K/DOQI)发布的 CKD 高血压指南,也推荐糖尿病及非糖尿病的 CKD 高血压患者应将血压降到 17.3/10.7 kPa(130/80 mmHg)以下;2007 年 ESH/ESC 高血压指南也推荐,伴有脑卒中、心肌梗死、糖尿病、肾功能不全或蛋白尿的高危/极高危高血压患者应将血压降至 17.3/10.7 kPa(130/80 mmHg)以下。2010 年中国高血压防治指南同样建议,合并 CKD 的高血压患者可将血压控制至 17.3/10.7 kPa(130/80 mmHg)以下。这些指南都没有再推荐把血压降至 16.6/10.0 kPa(125/75 mmHg)以下。

2012 年国际改善全球肾病预后组织(KDIGO)制定的 CKD 高血压指南建议,对于糖尿病及非糖尿病的 CKD 患者,尿清蛋白排泄率<30 mg/d 时,降压目标值为 18.7/12.0 kPa(140/90 mmHg)以下;而尿清蛋白排泄率>30 mg/d 时,降压目标值为 17.3/10.7 kPa(130/80 mmHg)以下。2013 年的 ESH/ESC 新版高血压指南推荐,CKD、糖尿病、心脑血管疾病患者的降压目标值均为 18.7/12.0 kPa(140/90 mmHg)以下,不过当 CKD 患者出现明显蛋白尿时仍宜将收缩压降至17.3 kPa(130 mmHg)以下。2014 年,美国的 JNC8 认为没有证据显示,将 CKD 患者的血压降至17.3 kPa(130 mmHg)以下会比降到 18.7/12.0 kPa(140/90 mmHg)以下更加获益,因此该指南就只推荐将 CKD 患者的血压降至 18.7/12.0 kPa(140/90 mmHg)以下。所以,最新的欧美国家的高血压指南,又有调高降压目标值的趋势。

上述指南的建议都可供临床实践参考,但是 2012 年 KDIGO 在 CKD 高血压指南中提出的降压目标值可能对我国的参考意义更大。

2.老年 CKD 高血压患者的降压目标值

针对老年高血压患者的血压波动大,"晨峰"现象多,易出现直立性低血压,并常伴发冠心病、心力衰竭和脑血管疾病等特点,指南均强调,老年人的降压目标值不能与年轻人的相同。但是目前并没有针对老年 CKD 高血压患者降压目标值的循证研究,所以只能从一般老年高血压患者降压目标值的研究中获得启示。

2008 年,日本进行的一项关于老年患者血压控制靶目标值的随机对照试验(JATOS 研究)发现:降压目标值控制在 18.1～18.2 kPa(136～137 mmHg)的患者与控制于 18.9～19.3 kPa(142～145 mmHg)的患者比较并无更多收益。2009 年 ESH/ESC 指南再评价指出,将老年高血压患者的降压目标值定为收缩压降至 18.6 kPa(140 mmHg)以下,并没有循证医学依据,不支持这种推荐。2008 年,国际多中心完成的 HYVET 研究显示,80 岁以上的老年高血压患者将血压控制在 20.0/10.7 kPa(150/80 mmHg)水平就能获益。2010 年中国高血压指南建议,65 岁以上的老年患者宜将收缩压控制至 20.0 kPa(150 mmHg)以下,若能耐受还可以进一步降低,低于 18.6 kPa(140 mmHg),但是 80 岁以上的患者将血压降至 18.6 kPa(140 mmHg)以下能否更多获益尚不清楚。2013 年的 ESH/ESC 高血压指南与我国指南十分相似,前者推荐应治疗收缩压超过 21.3 kPa(160 mmHg)的老年患者。将收缩压降到 18.6～20.0 kPa(140～150 mmHg)水平,而年龄小于 80 岁且能很好地耐受的患者还可考虑将血压降至 18.6 kPa(140 mmHg)以下。对于老年高血压患者,所有指南都强调个体化制订治疗方案及降压目标非常重要,降压不宜过快,一定要避免将血压降得过低或诱发直立性低血压,以免诱发严重心、脑血管事件。

从上面介绍的各家指南来看,2010 年我国高血压指南及 2013 年 ESH/ESC 高血压指南建议的降压目标值可能更有参考价值。

3.过度降压与 J 形曲线现象

1987 年,Cruickshank 等提出高血压患者在降压治疗中可能出现 J 形曲线现象,即随着高血压病患者下降,心血管疾病患者的死亡率也下降,但是血压降到一定程度后若继续降低,则心血管疾病患者的死亡率反而上升。J 形曲线的观点在理论上能成立,但是多年来在积极倡导和鼓励降压治疗的背景下并未被充分重视。

ESH/ESC 指南对 J 形曲线的阐述最多,但是在他们不同时期的指南,表明的观点仍有所差异。2007 年的 ESH/ESC 指南写道,某些事后分析已怀疑血压下降程度与患者死亡率之间存在 J 形曲线。该 J 形曲线现象仅发生在血压下降至远低于目标值时。2009 年,ESH/ESC 发表的指南再评述对此做了更清楚的阐述。该指南再评述讲到,基于某些临床试验及事后分析,近年来过度热情的积极降压似乎已有收敛,目前尽管证据尚弱,但已有试验提示当血压降到 16.6/10.0 kPa(125/75 mmHg)以下时,已很难进一步获得器官保护效益,却可能诱发 J 形曲线现象。可是 2013 年的 ESH/ESC 公布的新指南在阐述 J 形曲线现象上的观点似乎没有 1999 年那么明朗。该指南讲到,从病理生理角度可以看出现 J 形曲线现象的存在是可能的,但是欲用临床试验去提供证据相当困难、迄今的临床试验有的支持、有的否定 J 形曲线现象,而且各试验获得的曲线"低谷值"(血压低于该值危险性即增加)更是差别甚大。因此,指南提出在出现 J 形曲线现象上,减少患者的基础危险因素比过度降压更重要,今后需要设计更为合理的试验去进行进一步研究。

不同的高危患者对降压的耐受性确实可能不同。已有临床试验显示,若冠心病患者将血压降至 8.0 kPa(60 mmHg)以下有可能增加心肌梗死及全因死亡的风险；而并无证据显示慢性脑卒中患者将收缩压降至 16.0 kPa(120 mmHg)以下能更多地获益。在临床治疗 CKD 合并心、脑血管病变的高血压患者时，上述资料可供参考。

（二）降压药物的合理应用

1.第一线降压药物

1999 年以前的高血压治疗指南均推荐将 ACEI、ARB、钙通道阻滞剂(CCB)、β 受体阻滞剂、α 受体阻滞剂及利尿剂作为降压治疗的第一线用药；2003 年后，ESH/ESC 高血压治疗指南及美国 JNC7 只推荐将 ACEI、ARB、CCB、β 受体阻滞剂及利尿剂作为第一线用药；而 2006 年英国国家卫生与临床优化研究院(NICE)制定的高血压指南及 2014 年美国的 JNC8 却只推荐将 ACEI、ARB、CCB 及利尿剂作为第一线用药。

据美国 JNC8 的介绍，不再推荐 α 受体阻滞剂作为第一线降压药物的主要原因是，ALHHAT 研究显示，与利尿剂相比，α 受体阻滞剂治疗组患者发生脑卒中及复合心血管疾病的风险显著增加；不再推荐 β 受体阻滞剂作为第一线降压药物的主要原因是，LIFE 研究显示与 ARB 相比，β 受体阻滞剂治疗组患者达到心血管病死亡、脑卒中及心肌梗死原发复合终点的比例显著增大。

但是，要强调的是未被推荐作为第一线降压药的药物临床上可用，在第一线药物联合治疗效果不佳时，仍可配合第一线降压药应用。

2.降压药物的联合应用

对肾实质性高血压降压达标比较困难，因此联合用药相较于单一用药显然更受推崇。Corrao 等的一项调查表明，与单一用药相比，联合用药血压控制得好，心血管事件发生率低，不良反应少，并且患者的失随访率也显著下降。Wald 等纳入了 42 项临床研究的荟萃分析显示，两药联用与增加单一用药的药物剂量相比具有更为优异的降压效果。因此，2007 年的 ESH/ESC 高血压指南推荐，对于较重(≥2 级)的高血压患者或合并心脑血管疾病、肾病或糖尿病的高危和极高危高血压患者，从治疗开始即采用药物联合治疗。2014 年，美国的 JNC8 虽然没有推荐在治疗之初即联合用药，但是强调药物联合治疗的重要性。

那么应该如何进行药物联合治疗呢？两药或多药联用时，作用机制应具有互补性，降压效应能叠加，而且不良反应能抵消或减轻。近年来的国内、国外高血压指南在治疗 CKD 高血压时，都一致推荐 ACEI 或 ARB 作为联合用药的基石药物，这与它们有显著的器官保护效应相关。指南还推荐 ACEI 或 ARB 应首先与利尿剂和(或)CCB 联合治疗，疗效不佳时再加用其他降压药物。ACEI 或 ARB 与噻嗪类利尿剂联用时，后者激活 RAAS 的不良效应能被 ACEI 或 ARB 抵消，而利尿剂排钠又能增强 ACEI 或 ARB 降血压的疗效；ACEI 或 ARB 与二氢吡啶类 CCB 联用时，前者通过拮抗血管紧张素Ⅱ作用扩张血管，后者通过阻滞血管平滑肌细胞的钙离子流入使血管扩张，两药协同能显著增强降压效果。

但是，利尿剂与 β 受体阻滞剂联合应用有新发糖尿病的可能，必须警惕。另外，2013 年 ESH/ESC 高血压指南及 2014 年的美国 JNC8 都已明确提出不主张 ACEI 与 ARB 联合应用，如此联用虽可能增强降低尿蛋白效果，但却会增加急性肾衰竭等严重不良反应。

3.肾功能不全对降压药的药代动力学的影响

对于经肾排泄的降压药物，需参考肾的功能状态调整用药，包括减少每次剂量或延长给药时间。具体应用时可以查阅药物学或肾病学的相关书籍或手册，这里拟对这 4 种第一线降压药的用药调整做出简述。①ACEI 类：仅福辛普利是经肝、肾通道排泄，而且肾功能损害时，肝脏排泄会代偿性增多，所以只有 GFR＜10 mL/min 时才需适当减量，而其他所有 ACEI 都是以肾脏排泄为主，它们都需要在肾功能损害的较早时期减量。②ARB 类：都是经肝、肾通道排泄，且以肝脏排泄为主，故肾功能损害时无须调节用药。③CCB 类：均以肾外清除为主，肾功能损害时无须调节用药。④利尿剂：当血清肌酐(Scr)水平＞159 μmmL/L(1.8 mg/dL)时，噻嗪类利尿剂即失去利尿作用，不应再使用；而氯噻酮是以肾脏排泄为主，肾损害早期即应延长给药时间，GFR＜50 mL/min 时即应停用。不能应用上述利尿剂时可改用小剂量袢利尿剂。

4.血液净化对于降压药的药代动力学的影响

肾病进行血液净化治疗时许多药物的药代动力学也会发生改变，因此用药需要调整，尤其是能被血液净化清除的药物，需要在血液净化结束后补充，否则会显著降低药物疗效。

一般而言，药物能否被血液净化清除取决于如下因素。①药物蛋白结合率：药物的分子量较小(一般小于 500 Da，很少大于 1 500 Da)，故游离状态很容易被血液净化清除，但是当它们与分子量较大的血浆蛋白结合后，则很难被清除，因此药物的蛋白结合率是决定其能否被血液净化清除的最重要因素。②药物的表观分布容积(Vd)：代表药物在体内组织分布的广泛程度。不同个体间 Vd 存在差异，Vd≤1 L/kg 时药物易被清除，而 Vd≥2 L/kg 时则清除困难。蛋白结合率原本就较低的高 Vd 药物，若蛋白结合率更低，仍能被血液透析清除，使透析后血药浓度明显下降，但是在两次透析的间期，组织中的高浓度药物又会迅速进入血液，致使血药浓度迅速回升。③血液净化治疗方式：高通量膜及延长透析时间会增强药物清除，连续性肾脏替代治疗(CRRT)对高 Vd 药物的清除效力远较一般透析高。

这里拟对血液净化清除几种常用降压药的情况作出简述。①ACEI 类：仅贝那普利及福辛普利的蛋白结合率高(均达 95％)，不被血液透析清除，无须透析后追加给药，而其他 ACEI 类药物均能被透析清除，需要透析后追加给药。②ARB 类：蛋白结合率均高(厄贝沙坦 90％，缬沙坦 94％～97％，氯沙坦、替米沙坦、奥美沙坦及坎地沙坦均高达 99％)，不能被血液透析清除，无须透析后追加给药。③CCB 类：蛋白结合率也很高(氨氯地平 95％，硝苯地平 97％，非洛地平 99％)，不能被血液透析清除，无须透析后追加给药。

(三)维持性血液透析患者的降压治疗：问题与思考

高血压在维持性透析患者中的发生率达 80％～90％，而且是脑血管疾病、冠心病及充血性心力衰竭的重要危险因素，与疾病不良结局密切相关，因此需要治疗。但是，近年来一些大样本的临床研究结果却显示，不是血压较高，而是血压较低，与血液透析患者的不良结局相关，为此已有学者提出血透高血压患者进行降压治疗到底是有利还是有害的质疑，这说明血液透析患者的高血压治疗，与非透析患者不同，有其特殊性，需要深入研究。

目前至少有如下问题值得考虑。①血透患者的血压判断应以 OBP 还是应以 ABPM 为准，血透患者透析前、后的血压波动常较大，若测量 OBP，那又应以透析前还是透析后血压为准。到目前为止，仅某些临床研究用 ABPM 来观察透析患者的血压变化，而临床上仍在用 OBP 测量血压，既然透析前、后血压波动较大，那么对透析前、后的血压都应关注。②有临床观察显示，血透患者透析前低收缩压及透析后高舒张压能显著增加死亡率，如果正确，那么血透患者透析前应避免过度降压(部分患者需在透析前暂停降压药)，而透析后应努力避免高舒张压发生(掌握好脱水程度，透后追加降压药物等)。③血透患者透析前、后的血压应控制到什么程度，这很重要，过高或过低都对靶器官不利，这目标值尚待确定。目前某些研究推荐透析前血压宜降至低于

18.7/12.0 kPa（140/90 mmHg），透析后血压宜降至低于 17.3/10.7 kPa（130/80 mmHg），可供参考。④控制透析患者的高血压同样需要综合治疗，包括改变生活方式、实施透析及服用降压药等。但是需要强调的是，透析干体重达标是有效降压的基础，超滤脱水达到干体重能使 85%～90%的患者的高血压得到控制。不过某些透析患者的降压效果会延迟出现，在脱水至干体重后不能及时见效，需要数周至数月高血压才能被有效控制。⑤应十分注意透析对降压药物的清除（详见前文），对能被清除的降压药一定要在透析后追加给药，否则也可导致透析后血压升高。

2012 年 KDIGO 发布的 CKD 高血压最新指南，仍没有对血液透析患者的高血压治疗提出建议。指南解释这是因为许多问题尚未明确，例如，血透患者的血压应如何测量，血压高低与不良结局到底存在什么联系，相互牵连的影响血压的各种复杂因素又在如何起作用，所以 KDIGO 工作组认为对血透患者的高血压治疗提出指南性意见尚为时过早。由此看来，对维持性血透患者进行合理的降压治疗，还有许多问题需探索。

（四）肾脏去神经支配术：现状与前景

经导管肾脏去神经支配术可作为顽固性高血压治疗的一种备选策略，适用于在生活方式调整和药物治疗后未达到降压目标的耐药顽固性高血压患者。2013 年欧洲心血管学会（ESC）制定的经导管去肾神经支配术专家共识认为满足以下标准的患者适宜接受此治疗。①诊室血压≥21.3 kPa（160 mmHg），糖尿病患者的诊室血压标准为≥20.0 kPa（150 mmHg）。②调整生活方式及足量使用 3 种或更多抗高血压药物（包括利尿剂）治疗无效。③已排除继发性高血压。④通过动态血压检测已排除假性顽固性高血压。⑤GFR≥45 mL/(min·1.73 m²)。⑥无肾极动脉（指不经肾门而入肾实质的动脉，又称副动脉），无肾动脉狭窄，无肾动脉重建史。肾脏去神经支配术可能通过降低外周阻力、减少肾素释放及改善水钠潴留而达到降压目的，在治疗顽固性高血压方面有良好的应用前景。

CKD 可引起交感神经活化，而交感神经活化又在 CKD 进展中具有重要作用，因此肾脏去神经支配术对 CKD 高血压的治疗可能具有一定益处。尽管目前已有应用此治疗的初步报道，但是其确切疗效及安全性均仍需包含更大样本的临床试验验证。而且，2013 年 ESC 专家共识将继发性高血压作为这一疗法的排除指征，故目前此疗法尚难在治疗 CKD 高血压中推广应用。

（兰坚孝）

第二节　肾血管性高血压和缺血性肾病

肾血管性高血压（renovascular hypertension，RVH）是各种病因引起肾动脉狭窄或闭塞而发生的继发性高血压，病变可累及肾动脉入口、主干或其主要分支。

缺血性肾病（ischemic nephropathy，IN）是由慢性肾动脉狭窄或闭塞导致肾脏缺血，引起肾小球缺血性硬化及继发肾间质纤维化、肾功能缓慢减退的一种疾病。RVH 与 IN 可以并存或独立存在，虽然前者更强调高血压，后者更强调肾功能异常，但它们共同的病理生理学基础是肾动脉狭窄或闭塞导致的肾脏缺血、缺氧。近年来，随着社会老龄化和人均寿命延长，RVH 及 IN 的病因已发生了很大变化，肾动脉粥样硬化性肾动脉狭窄（atherosclerotic renal artery stenosis，ARAS）已成为最常见的病因。正确诊断和治疗肾动脉狭窄是处理 RVH 及 IN 的焦点。诊断

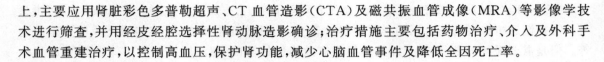

上，主要应用肾脏彩色多普勒超声、CT血管造影（CTA）及磁共振血管成像（MRA）等影像学技术进行筛查，并用经皮经腔选择性肾动脉造影确诊；治疗措施主要包括药物治疗、介入及外科手术血管重建治疗，以控制高血压，保护肾功能，减少心脑血管事件及降低全因死亡率。

一、流行病学现状及病因变迁

RVH是继发性高血压的第二位常见原因，RVH患者占全部高血压患者的5%～10%。各种病因引起的一侧或双侧肾动脉及其分支狭窄，引起肾血流量减少及肾缺血，继而激活肾素-血管紧张素-醛固酮系统，导致血压升高、肾功能受损及心、脑血管事件。

（一）RVH及IN的流行病学

近年来，关于RVH及IN流行病学的研究不断增加，揭示了不同地域人群RVH及IN的流行病学现状和变化。然而，由于对RVH及IN的检查手段有特殊性，普通人群的流行病学资料难以获得。初步研究显示，在老年人群中血流动力学提示肾动脉明显狭窄（大于60%的管腔）者所占比例不小，在65岁以上人群中，男性患者高达5.5%，女性患者为1.9%。美国一项研究纳入了超过100万人，结果显示，65岁以上人群ARAS的患病率为0.5%，年发病率为0.39%。

更多的流行病学证据来源于冠状动脉疾病、外周动脉粥样硬化性疾病及脑卒中患者的血管造影资料及尸检资料。根据不同人群的特点，RVH的患病率从1%～50%不等。尸检报道显示，不同年龄段ARAS的患病率波动在4%～50%，64岁以下和65～74岁人群ARAS的检出率分别是5%和18%，而75岁以上人群中ARAS的检出率高达42%。国外研究资料显示，具有冠状动脉疾病的患者ARAS的发生风险为55%，而冠状动脉正常的人群这一风险不足10%。在行外周血管造影的患者中，11%～42%合并有ARAS。我国的资料显示冠心病、缺血性脑血管病、下肢血管血栓栓塞性疾病患者ARAS的患病率分别为27.9%、30.0%和40.0%。患有2种或3种动脉粥样硬化性疾病的患者合并ARAS的比例进一步升高。在高血压进行动脉造影的患者中，47%的患者合并不同程度的ARAS，其中19.2%的患者狭窄程度＞50%，7%的患者狭窄程度＞70%和3.7%的患者同时双侧狭窄。

ARAS是老年慢性肾病（CKD）患者导致终末期肾病（ESRD）的常见原因之一。有研究显示，具有双侧ARAS的患者的肾小球滤过率（GFR）平均每年下降8 mL/min。来自美国的一个报道显示，在1991－1997年由ARAS导致的ESRD的发生率从2.9/100万上升至6.1/100万，每年增长12.4%，高于糖尿病增长率的8.4%，成为ESRD中增长最快的病因。45岁或以上开始透析的ESRD患者中41%合并ARAS，其中16%的患者双侧狭窄。50岁以上的ESRD患者中有5%～14%来自ARAS。ARAS不仅引起肾功能受损，也是心脑血管疾病的重要危险因素。67%的ARAS患者可能合并冠状动脉疾病，而合并外周血管疾病和脑血管疾病的比例分别为56%和37%，其风险为正常人群的2～4倍。研究显示65岁以上RVH患者发生冠状动脉事件的危险性升高。冠状动脉疾病伴有ARAS的患者死亡率是单纯冠状动脉疾病患者的2倍；其存活率与肾动脉的狭窄程度呈负相关。死于中风患者的尸检结果显示，15%具有ARAS。另外，46%的ARAS患者具有颈动脉粥样硬化疾病，然而，非ARAS人群中这一比例仅为12%。

（二）RVH及IN的病因变迁

RVH及IN的常见病因包括动脉粥样硬化、纤维肌性发育不良和大动脉炎。在西方国家，ARAS一直是导致RVH及IN的首要病因（尤其在老年患者中，占85%～90%），其次是肾动脉纤维肌性发育不良，而大动脉炎罕见。在我国，早期流行病学资料显示导致RVH及IN的首位病因是大动脉炎,占 40%～50%,纤维肌性发育不良约为 20%。随着人口老龄化加重和人类寿命延长,我国 ARAS 的发病率也在不断攀升。近期国内有研究资料显示我国 RVH 的病因和欧美国家类似,动脉粥样硬化已成为第一位病因(文献报道,20 世纪 90 年代前其仅占 28.9%,90 年代后其增至 71.1%)。此外,RVH 的病因还包括肾移植术后动脉吻合口狭窄、肾动脉损伤、肾动脉瘤、肾梗死、肾动静脉瘘等,但是这些疾病都很少见。

1.动脉粥样硬化症

该病多见于 50 岁以上人群,常累及肾动脉的起始部及近 1/3 段。约 2/3 的患者形成偏心性斑块,其余则为环状斑块,造成管腔狭窄。约有 50% 的患者为双侧肾动脉病变。大多数(占 80%～85%)患者的肾动脉粥样硬化是全身动脉广泛粥样硬化的一部分,仅 15%～20% 的患者粥样硬化局限在肾动脉。正如前文所述,现在在西方国家及我国动脉粥样硬化都是导致 RVH 及 IN 的第一位病因。

2.纤维肌性发育不良

该病于 1938 年由 Ledbetter 等报道首例,直至 1965 年 Hunt 等提出了"纤维肌性发育不良"这一术语,该病才逐渐被广泛认识。纤维肌性发育不良主要影响中小动脉,肾动脉受累时病变常发生在中 1/3 和远 1/3 段,并可累及分支,导致动脉狭窄和动脉瘤。单侧者以右侧多见。偶尔身体其他部位动脉(如颈动脉)也可出现纤维肌性发育不良病变。该病病理可以分为如下 4 型。①内膜纤维增生,血管造影显示肾动脉灶性狭窄。②纤维肌性增生,血管造影显示肾动脉或其分支光滑狭窄。③中层纤维增生,血管造影显示肾动脉呈"串珠状"(动脉壁形成一串环状狭窄,而狭窄环之间的动脉呈瘤样扩张,故形似"串珠")。④外膜纤维增生,血管造影显示不规则性狭窄,侧支循环丰富。纤维肌性发育不良一般仅导致 RVH,唯严重的内膜纤维增生才可能诱发 IN。

纤维肌性发育不良常见于青年患者,女性患者多于男性患者。该病主要影响 15～50 岁女性。女性患病比例是男性的 4 倍。在欧美等国家的肾动脉狭窄患者中,纤维肌性发育不良占 25% 以上,是年轻患者最主要的病因。国内资料的初步统计,在 20 世纪 80 年代末期,纤维肌性发育不良占 RVH 的 30%～40%,而目前仅占约 10%,依此计算,有症状的纤维肌性发育不良的患病率约为 0.4%。

3.大动脉炎

大动脉炎是一种原因不明的自身免疫疾病,主要见于亚洲人种的育龄期妇女,也可见于男性及其他年龄段人群。主要累及主动脉及其主要分支,肺动脉也可受累。此种病变的炎性改变累及动脉壁全层,中层受累最为严重。动脉壁呈弥漫性不规则增厚及纤维化改变。血管造影以多发性狭窄为主,少数可伴节段性扩张或动脉瘤,亦能有血栓形成。临床上大动脉炎既可导致 RVH,又能导致 IN。

据统计,全球大动脉炎的年平均发病率约为 3.3/100 万,流行病学资料显示:北美和欧洲成年人群大动脉炎的年发病率分别为 2.6/100 万和 1/100 万,而在瑞典、英国和科威特,大动脉炎的年发病率分别为 1.2/100 万、0.8/100 万和 2.2/100 万。大动脉炎的流行病学具有显著的地域差异,东亚、南亚及拉丁美洲的发病率要高于其他地区,日本大动脉炎的患病率高达 40/100 万人口。在我国,该病多见于北方寒冷的农村地区,曾一度是年轻患者肾动脉狭窄的首要病因。但目前尚缺乏确切的流行病学资料。

二、诊断技术的发展与展望

(一)RVH 及 IN 诊断技术的发展及现状

RVH 及 IN 的形态学基础是肾动脉管腔狭窄,病理生理学基础是血流动力学改变及肾实质缺血、缺氧,血管成形术治疗能否有效降低 RVH,在一定程度上与患侧肾脏释放的肾素水平相关;而能否改善 IN 预后,主要取决于缺血导致的肾脏纤维化程度。因此想明确 RVH 及 IN 诊断并指导临床治疗,单独依靠肾动脉形态学检查并不够,还必须配合进行多种相关检查。目前临床上应用的各项诊断技术详见表 9-4。

表 9-4 目前临床应用于肾动脉狭窄、RVH 及 IN 诊断的有关检查技术

肾动脉形态学检查	肾功能评估	肾脏纤维化评估	肾静脉肾素水平
多普勒超声检查	肾小球功能检验	超声检查肾脏大小	两侧肾静脉肾素活性
CT 血管成像	肾小管功能检验	超声检查血流阻力指数	
磁共振血管成像	核素肾动脉显像		
经皮经腔肾动脉造影			

在上述检查的基础上,近年来又发展出一些新技术,它们正在临床上逐步推广。那么对目前的这些检查技术应该如何评价呢?诊断肾动脉狭窄的技术现在已经十分成熟,但是预测血管成形术疗效(包括 RVH 的降压疗效及 IN 的延缓肾损害进展疗效)的检查技术还十分不够,尤其是对 IN 远期疗效的预测。需要今后继续努力。

(二)RVH 及 IN 诊断技术的优势与弊端

1.多普勒超声检查

多普勒超声检查能够显示肾动脉血流情况、肾动脉内径及肾脏形态,从而协助诊断肾动脉狭窄。该项检查的优势:安全、快捷、价廉、非侵入性,并且可动态监测病变进展,因此多普勒超声检查已普遍应用于肾动脉狭窄的一线筛选。其弊端如下。①传统多普勒超声对管腔内径及狭窄部位显示较差,它主要通过血流信号来间接反映肾动脉狭窄。②血流信号指标缺乏统一诊断标准,一般学者认为以下指标的诊断价值较大:肾动脉主干峰流速(PSV)$\geqslant$180 cm/s;肾动脉/主动脉峰流速比(RAR)$\geqslant$3.5;叶间动脉收缩期血流加速时间(AT)$\geqslant$0.07 s。③屏气困难、肥胖、肠胀气等因素都会影响检查。④检查准确度十分依赖于操作者的水平及认真程度,其检查准确度为60%~95%。

近年来此项检查的进展。①超声微泡造影剂的应用增加了显示的清晰度,能更清楚地显示肾动脉形态及肾脏血流状态。②应用多普勒微探头插入肾动脉及其分支做血管内超声检查,能更清楚地显示狭窄病变。③多普勒能量图技术的应用能更好地显示肾脏血流状态,提高诊断的准确性。

2.CT 血管成像

CTA 是经外周静脉注射碘造影剂,然后连续快速扫描得到腹主动脉、肾动脉主干及分支、副肾动脉等血管的影像,对超过 50% 的狭窄程度的肾动脉狭窄有较高的敏感性(88%~98%)和特异性(96%~100%)。此项检查的优势:非侵入性,可清晰地显示腹主动脉、肾动脉及其分支、副肾动脉及肾实质等影像。弊端:①使用碘造影剂的剂量比经皮经腔肾动脉造影多,有导致碘过敏及造影剂肾病的风险,故碘过敏患者或血清肌酐(Scr)水平>265 μmol/L(3.0 mg/dL)的患者不

宜进行此项检查。②与经皮经腔选择性肾动脉造影的"金指标"相比,对狭窄程度有高估现象。

近年此项检查的进展。①电子束CT(EBCT)血管成像检查能加快扫描速度,更清晰地显像,因此对肾动脉等血管病变的诊断更具有优势。②通过检测两侧肾盂的尿CT衰减率(分别测量两肾的尿CT衰减值,求其比率),可以敏感地发现具有功能意义的单侧肾动脉狭窄。

3.磁共振血管成像

钆增强MRA能显示腹主动脉、肾动脉主干及分支、副肾动脉等血管影像,清晰度可与CTA媲美,对超过50%的狭窄亦有较高的敏感性和特异性。该项检查的优势:非侵入性,可清晰地显示肾动脉、特别是肾动脉主干影像,因此适用于ARAS检查。弊端:①钆造影剂在肾功能中重度损伤患者有导致肾源性系统纤维化的风险,严重者可以致残、致死。国外文献报道,透析患者应用钆造影剂后1%～6%发生此并发症,因此不推荐给GFR<30 mL/min的患者使用钆造影剂,而GFR<60 mL/min时要慎用,而且要尽可能地减少钆造影剂的剂量。②不适用于体内检查部位附近有金属物质的患者。③对远端肾动脉及其分支狭窄的检查效果较差。④与经皮腔内肾动脉造影相比,对狭窄程度高估。

近年此项检查的进展包括:①非造影剂增强肾动脉MRA检查,适用于肾功能较差的ARAS患者。对肾动脉主干近端肾动脉狭窄的诊断可以与钆造影剂增强MRA媲美,但是总体上其检查效果仍比使用钆造影剂者差,其敏感性为53%～100%,特异性为47%～97%。②肾功能不全不能应用钆造影剂时,改用其他金属离子做MRA造影剂,目前已有使用超顺磁性超微粒氧化铁造影剂ferumoxytol及ferumoxtran-10的报道。③血氧合水平依赖MRI(blood oxygenation level-dependent MRI,BOLD-MRI)的应用,该项检查能很好地判断肾实质的缺血、缺氧状态,对预测血管成形术能否改善IN患者的肾功能可能会很有帮助。

4.经皮经腔肾动脉造影

经皮经腔插入导管,先在主动脉的肾动脉开口处注射碘造影剂进行主动脉-肾动脉造影(对防止肾动脉开口处狭窄漏诊很重要),然后分别插入两侧肾动脉进行选择性肾动脉造影,此检查能清晰地显示肾动脉狭窄部位、范围、程度及侧支循环的建立等情况。此项检查的优势:敏感性和特异性高,被认为是诊断肾动脉狭窄的"金标准"。弊端:①需要使用碘造影剂,所以不能应用于碘过敏者,并且也有导致造影剂肾病风险。②该项检查是有创检查,存在肾动脉穿刺并发症及发生胆固醇结晶栓塞的风险。

近年该项检查的进展包括:①利用导管对狭窄部位前、后的动脉压力进行检测,此压力差对评估狭窄程度及判断是否需要进行血管成形术治疗有所帮助。②对于不能应用碘造影剂者,可改用二氧化碳做造影剂行血管造影,但是造影清晰度较差,尚未在临床推广应用。

5.其他

(1)核素肾动态显像:可用于评估肾动脉狭窄患者的分肾肾功能。曾经用卡托普利增强肾闪烁显像检查来诊断肾动脉狭窄,但由于敏感性及特异性皆低,目前已基本废弃。

(2)肾静脉肾素活性测定:测定肾静脉肾素活性,对预估介入血管成形术的降压效果具有一定价值。

(三)RVH及IN诊断技术的临床实践指南解读与思考

肾动脉狭窄的诊断与治疗涉及肾内科、超声科、放射科、介入治疗科、血管外科及其他相关学科,因此肾动脉狭窄的诊断和治疗需要规范化。为了提高对肾动脉狭窄诊断和治疗的水平,近年来国际上相继发布了多个指南。例如,美国介入放射学会(SIR)于2002年发布的《成人肾动狭窄诊断和治疗中血管造影术、血管成形术和支架置入术质量提高指南》。该指南分为方法学、定义、适应证、成功率、RVH、心脏紊乱综合征和并发症七个部分，重点是患者筛选、完成手术操作和患者监测。虽然该指南是由美国介入放射学学会组织制定的，但对所有相关领域医师的临床实践与科学研究具有普遍的指导意义。美国心脏病学会基金会（ACCF）和美国心脏协会（AHA）分别于 2005 年和 2011 年制定的《外周动脉疾病治疗指南》及《成人外周动脉疾病的执行措施》涵盖下肢外周动脉疾病、肾动脉疾病、肠系膜动脉疾病、腹主动脉及其分支动脉瘤等方面，并在新的《2013 年 ACCF/AHA 外周动脉疾病患者管理指南》中对 2011 年指南建议的部分内容进行了变更。2011 年欧洲心脏病学会（ESC）公布了《外周动脉疾病诊断和治疗指南》，该指南对肾动脉疾病做了系统阐述，为该病的诊断和治疗进一步指明了方向。其他相关指南，如跨大西洋国家多个学会共同制定的《2007 年外周动脉疾病管理共识（第 2 版）》（即 TASC Ⅱ）和《2011 年德国周围动脉疾病诊断和治疗指南》等也可供参考。

目前国际上发布的有关肾动脉狭窄诊断及治疗的主要指南见表 9-5。

表 9-5　国际上已发布的肾动脉狭窄诊断及治疗的相关指南

制定指南的学术组织	指南名称	年份
美国介入放射学会（SIR）	成人肾动脉狭窄诊断和治疗中血管造影术、血管成形术和支架植入术质量提高指南	2002
美国心脏病学会基金会（ACCF）和美国心脏协会（AHA）	外周动脉疾病治疗指南	2005
美国心脏病学会基金会（ACCF）和美国心脏协会（AHA）等	成人外周动脉疾病的执行措施	2011
欧洲心脏病学会（ESC）	外周动脉疾病诊断和治疗指南	2011
美国心脏病学会基金会（ACCF）和美国心脏协会（AHA）	外周动脉疾病患者管理指南	2013

下面再就上述指南所述肾动脉狭窄诊断的几个问题做出强调。

1.检查技术的选择

2011 年 ESC 指南及 2013 年 ACCF/AHA 指南的推荐一致，即推荐把多普勒超声检查、CTA、MRA 作为肾动脉狭窄诊断的筛选检查，推荐地应用经皮经腔肾动脉造影作为确诊检查，而不推荐把核素卡托普利肾扫描、选择性肾静脉肾素测定、血浆肾素测定和卡托普利试验作为肾动脉狭窄诊断的筛选试验。

相对于 2013 年 ACCF/AHA 指南，2011 年 ESC 指南以 GFR 为标准，对 MRA 及 CTA 的选择做出了推荐：不推荐把 CTA 用于 GFR＜60 mL/min 的患者，不推荐把 MRA 用于 GFR＜30 mL/min 的患者。指南未涉及 BOLD-MRI 等有希望的新技术，表明这些技术还处于临床探讨阶段，尚未大规模临床使用。

肾动脉狭窄的诊断技术应能为临床治疗措施的选择提供足够的信息，但是目前没有哪一种诊断技术可独自提供这些信息，因此，多种检查联合应用成为必要的选择。

2.提示疾病的线索

各个指南都十分强调临床线索提示肾动脉狭窄的重要性。这些线索包括：①30 岁之前或 55 岁之后出现的高血压。②近期突然持续恶化的高血压。③联合应用 3 种以上降压药物仍然控制不佳的顽固性高血压。④恶性高血压或伴有重度视网膜病变的高血压。⑤反复发作肺水肿的高血压。⑥应用血管紧张素转化酶抑制剂（ACEI）或血管紧张素 AT_1 受体阻滞剂（ARB）后血压明显下降、肾功能迅速恶化的高血压。⑦存在难以解释的肾萎缩或双侧肾脏大小不等。⑧伴有腹部或腰部血管杂音的高血压。⑨老年人不明原因的肾功能进行性下降。

三、防治对策的进展和预后

(一)药物治疗的现状和问题

1.降血压控制目标的思考

CKD 和高血压互为因果,CKD 参与了高血压的形成与发展,而高血压又可导致肾损害进一步恶化,加速 ESRD 的进程,并诱发心血管事件。因此,高血压的治疗已成为 CKD 治疗中最重要的一个环节。关于 RVH 的降压目标值并无指南给出明确意见,可参考 CKD 高血压的目标值来进行治疗。简而言之,无清蛋白尿(尿蛋白<30 mg/24 h)的 CKD 非透析患者的血压宜降至不超过 18.7/12.0 kPa(140/90 mmHg),而呈清蛋白尿(尿蛋白≥30 mg/24 h)的 CKD 非透析患者血压宜降至不超过 17.3/10.7 kPa(130/80 mmHg)。对于老年患者,要强调个体化地制定降压目标,一定要避免将血压降得过低,以免诱发严重心、脑血管事件。一般而言,老年患者宜将收缩压降到 18.6～20.0 kPa(140～150 mmHg)水平,而年龄<80 岁的老年患者若能很好地耐受,还可考虑将血压降至 18.6 kPa(140 mmHg)以下。

2.降血压药物的应用

治疗 RVH 的降压药物与治疗肾实质性高血压的药物相同,但是在用药原则上两者有较大差别,在此做简要讨论。

(1)肾素-血管紧张素阻滞剂应用:肾素-血管紧张素阻滞剂包括 ACEI 和 ARB,在治疗肾实质性高血压上它们是基石药物,但是用于 RVH 治疗时需谨慎。一般学者认为,单侧肾动脉狭窄导致的 RVH 为肾素依赖性高血压,故应用 ACEI 或 ARB 降压效果好,但是一定要从小剂量开始用药,逐渐加量,否则很容易造成血压过度下降及急性肾损害(Scr 异常升高,超过用药前基线的 30%);而双侧肾动脉狭窄或孤立肾肾动脉狭窄导致的 RVH 多为容量依赖型高血压,故应用 ACEI 或 ARB 疗效常不好,而在肾缺血情况下再扩张出球小动脉,也有诱发急性肾损害可能,故不主张使用。

(2)其他降压药物的应用:钙通道阻滞剂(CCB)被广泛应用于 RVH 的治疗,当 ACEI 及 ARB 禁忌使用时,CCB 仍可使用。β 受体阻滞剂能通过阻断 β 肾上腺素能受体而抑制肾素释放,故能在一定程度上降低血浆肾素活性,从而应用于单侧肾动脉狭窄的 RVH 治疗。利尿剂用于双侧肾动脉狭窄或孤立肾肾动脉狭窄治疗,能通过减少血容量而降低血压,但是应用于单侧肾动脉狭窄治疗,需注意勿因血容量减少而激活肾素-血管紧张素,加重高血压。β 受体阻滞剂及利尿剂在治疗 RVH 时的降压疗效常有限,故多与其他降压药物联合应用。

(二)血管重建术的选择和并发症防治

1.介入血管重建治疗

自 1978 年 Gruntzig 开创性地将经皮经腔肾血管成形术(PTRA)成功应用于临床以来,介入血管成形已成为治疗早期 IN 及难治性 RVH 的主要治疗手段。目前临床应用的介入血管成形术主要为 PTRA 及经皮经腔肾血管成形加支架植入术(PTRAS)。与 PTRA 相比,PTRAS 能显著减少术后再狭窄的发生率(尤其是对肾动脉入口处狭窄,而此处狭窄约占 ARAS 的 80%以上),改善远期预后。在一项入选 1 322 例患者的研究分析中,支架植入与单纯 PTRA 相比,技术的成功率更高(分别为 98%和 77%),再狭窄率更低(分别为 17%和 26%),因此现阶段对 ARAS 的治疗,均倾向于用 PTRAS 代替 PTRA。介入血管重建术后尚需长期服用抗血小板药物(如氯吡格雷及阿司匹林),若肾血流明显减少,还需应用低分子量肝素数天。

介入血管重建术适应证包括:①单侧肾动脉狭窄≥75%。若狭窄程度较轻,可暂时给予药物治疗并观察。②制止或延缓 IN 肾损害进展。要符合下述指标介入血管重建才可能对延缓 IN 进展有益:Scr<265 μmol/L,核素检查患肾 GFR>10 mL/min;患肾长轴>8.0 cm;患肾叶间动脉阻力指数<0.8。③有难治性 RVH。当用多种降压药联合治疗无效,或反复出现肺水肿时可考虑介入血管重建。总之,一定要严格掌握好介入血管重建治疗的适应证。如果肾动脉狭窄的程度较轻,或者 RVH 能够被降压药物有效控制,都可暂时不做该治疗;而 IN 病期过晚,估计血管重建已不能改善肾功能,则更不应做此治疗。

禁忌证包括:①严重的腹主动脉瘤累及肾动脉。②大动脉炎致肾动脉闭塞。③肾动脉分支狭窄。④合并出血倾向或其他严重疾病不适于做介入治疗。

并发症包括肾动脉内膜撕裂、肾动脉夹层、血栓形成、穿破血管导致出血及形成假性动脉瘤、胆固醇结晶栓塞、碘造影剂肾损害等。文献报道这些并发症的发生率为 3%～10%。正规、合理的操作能减少上述多数并发症,而使用远端滤网保护装置能避免或减少胆固醇结晶发生。

介入术后再狭窄的问题:PTRA 术后再狭窄的发生率达 20%～30%,由新生内膜增殖、扩张后的动脉弹性回缩及动脉粥样硬化再发等因素造成。ARAS 所致肾动脉入口处狭窄患者的术后再狭窄的发生率尤其高,因此,目前对 ARAS 的治疗已基本用 PTRAS 取代了 PTRA,而且应用药物洗脱支架、放射性支架还可能进一步降低再狭窄的发生率。Zohringer 等一项多中心非随机的研究共入选 105 例患者,随访 6 个月,发现西罗莫司涂层组与裸支架组比较再狭窄率有所降低,分别为 6.7% 和 14.3%,但其有效性仍有待更大规模的临床研究证实。因此,在介入血管成形术后,应给患者定期进行肾脏多普勒超声检查,观察有无再狭窄发生。

介入血管重建治疗效果的争论:既往多项较小规模研究显示,介入治疗后患者的高血压得到有效控制,肾功能有了进一步改善。但是近期几项较大规模的循证医学研究(STAR 研究及 ASTRAL研究等)比较了介入联合药物治疗与单纯药物治疗的效果,结果在降低死亡率、减少心血管事件及延缓肾损害进展上二者并无显著性差别。因此,合理掌握适应证及选择最佳治疗时机对于治疗肾动脉狭窄至关重要。其中肾脏残存功能的状况是影响介入治疗疗效和预后的关键,只有在缺血肾脏尚存一定功能的情况下进行介入治疗对延缓肾损害进展才有意义。正如前文所述,新技术 BOLD-MRI 可以较好地判断肾实质的缺血、缺氧状态,应用该技术可能对预估血管成形术能否改善 IN 肾功能有所帮助。

2.手术血管重建术治疗

我国 2009 年制定的"老年粥样硬化性肾动脉狭窄诊治的中国专家共识"认为遇到以下情况,应考虑进行外科血管重建手术。①肾动脉重度狭窄(管径小于 4 mm)或闭塞,或肾动脉解剖学特征不适合行 PTRA 治疗,如肾动脉粥样硬化伴有严重钙化、近肾动脉处有溃疡性及脆性粥样硬化斑块。②多发肾动脉病变。③肾动脉狭窄病变位于血管分支处或伴发腹主动脉或髂动脉病变。④经 PTRA 介入治疗失败或产生严重并发症时。上述指征可供参考。

可根据情况选择以下方式进行手术。①主动脉-肾动脉旁路重建术:直接对肾动脉同腹主动脉进行旁路手术,具有吻合路途短、不改变正常解剖位置和关系的特点。可以选用自体血管(如大隐静脉)或人工血管(如涤纶血管或膨体聚四氟乙烯人工血管)进行旁路移植。②非解剖位动脉重建手术:主要应用于腹主动脉壁有严重的动脉粥样硬化病变而不适于进行主动脉-肾动脉旁路重建术者。此时可以采用一些特殊的非解剖动脉重建,例如,对右侧肾动脉可以利用肝动脉、胃十二指肠动脉进行重建,而对左侧可以利用脾动脉进行重建。③肾动脉内膜剥脱术:主要用于治疗肾动脉近端动脉粥样硬化病变,如果病变位于血管远端或分叉处,需进行补片成型,防止血管狭窄。④肾动脉狭窄段切除术:适用于肾动脉局限性狭窄,狭窄长度为1～2 cm的患者。⑤肾动脉再植术:适用于肾动脉开口处或肾动脉开口水平的腹主动脉内有斑块病变时,切断肾动脉后将远端再植于附近的腹主动脉。⑥自体肾移植术:适用于肾动脉近端和腹主动脉有明显病变的病例,将肾脏切除,冷却灌注后移植于髂窝内,以髂内动脉作为供血动脉。

手术血管重建术是一种有效的治疗手段,手术成功率高,再狭窄率低,但是其改善肾功能和预后的报道差异较大。Steinbach等报道222例手术血管重建术的患者,术后随访7.4年,肾功能改善者占35%,稳定者占37%,恶化者占28%。而另有多项研究表明,手术血管重建术后高血压治愈或易于控制者达50%～72%,肾功能明显好转或长期保持稳定者达72%～93%,继续恶化者仅有7%～28%。这可能与介入血管重建术疗效的影响因素一样,如果治疗得过晚,肾组织已经广泛纤维化,即使血管重建成功也无法改善肾功能。

血管重建术的缺点是创伤大、风险较大,特别是ARAS伴严重心、脑血管疾病者,手术风险明显增加,因此选择进行手术血管重建术治疗时,应该严格掌握适应证。

此外,当病侧肾脏已无功能或几乎无功能,但其所致高血压却难以控制时,还可以考虑做肾切除手术。肾切除的前提条件是对侧肾功能基本正常,或者可以在成功重建后维持功能。肾切除手术可以在腹腔镜下进行,如此可明显减少创伤、并发症。

(三)疾病预后

在自然病程方面,近年来学者发现只有1.3%～11.1%的肾动脉狭窄进展为重度狭窄或闭塞,这表明对于多数肾动脉狭窄患者在动态监测病变进展的情况下,控制症状比盲目血管重建治疗更重要,尤其是对患ARAS甚至合并心、脑血管疾病的老年患者,进行血管重建治疗更需仔细权衡利弊。

2002年美国SIR指南及2011年ESC指南都强调肾动脉狭窄患者的肾功能与死亡风险相关。2011年的ESC指南显示,Scr水平<106.1 μmol/L(1.2 mg/dL)、Scr水平为106.1～221.0 μmol/L(1.2～2.5 mg/dL)和Scr水平≥221 μmol/L(2.5 mg/dL)的患者的3年死亡率分别为5%、11%和70%。当然除Scr水平外,合并的心、脑血管病变对预后也有重要影响。

(兰坚孝)

第三节　肾动脉硬化

高血压肾病是导致患者终末期肾病(end-stage renal disease,ESRD)进行透析最常见的原发病之一。无论高血压是原发的还是继发的,肾循环持续暴露于血管腔内高压使得肾动脉出现损伤(玻璃样动脉硬化),从而导致肾动脉硬化。高血压小动脉肾硬化可以分为2种:良性和恶性(或称为加速性)。

一、诊断要点

(一)肾动脉硬化(高血压肾硬化)的诊断线索

(1)存在长期原发性高血压病史,远早于肾病发病(出现蛋白尿)。

(2)肾硬化同时存在全身性高血压导致心肌肥厚,可能合并充血性心力衰竭和脑血管并发症的相关症状,视网膜血管改变(动脉狭窄及火焰状出血)。

(3)患者夜尿增多,容易出现高尿酸血症。

(4)疾病晚期肾功能不全时出现尿毒症相关症状。

(二)肾动脉硬化(高血压肾硬化)的实验室检查

(1)尿检发现镜下血尿和轻度蛋白尿、微量白蛋白尿、β_2-微球蛋白和 N-乙酰-D-葡萄糖氨基酶(NAG)排出增加;轻度或中度血清肌酐水平升高,容易出现高尿酸血症。

(2)可以发现输液后尿钠排泄增加。除非肾血流量降低,良性肾硬化的患者可以维持接近正常的 GFR。

(三)恶性高血压的诊断线索

(1)大部分发生于以往有高血压的患者,中年男性最多。

(2)首先出现的往往是神经系统症状,表现为头晕、头痛、视物模糊、意识状态改变。此后表现为心源性呼吸困难和肾衰竭。

(四)恶性高血压的实验室检查

(1)表现为血清肌酐水平快速升高,血尿、蛋白尿增多,以及尿沉渣中有红细胞、白细胞、管型。肾病综合征可能存在。

(2)早期由于低钾性代谢性碱中毒引起血浆醛固酮水平升高。

(五)形态学检查

肾脏活检可以明确诊断。

二、治疗原则

针对高血压肾损害的病理生理机制,干预治疗应从以下三方面着手。①降低血压。②降低传导到肾小血管的压力。③降低局部致组织损伤率,阻断纤维化的细胞/分子途径。

三、治疗策略

(一)控制血压和(或)控制蛋白尿,防治 CVD 并发症

1.ACEI

(1)贝那普利:10～20 mg,口服,每天 1 次。

(2)福辛普利:10～20 mg,口服,每天 1 次。

(3)赖诺普利:10～20 mg,口服,每天 1 次。

(4)培多普利:4～8 mg,口服,每天 1 次。

(5)雷米普利:5 mg,口服,每天 1 次。

(6)卡托普利:12.5～25 mg,口服,每天 3 次。

2.ARB

(1)氯沙坦钾:50～100 mg,口服,每天 1 次。

（2）缬沙坦胶囊：80～160 mg，口服，每天 1 次。

（3）厄贝沙坦：150～300 mg，口服，每天 1 次。

（4）替米沙坦：80 mg，口服，每天 1 次。

（5）氯沙坦钾/氢氯噻嗪：50 mg/12.5 mg，口服，每天 1 次。

3.CCB

（1）氨氯地平：5 mg，口服，每天 1 次。

（2）非洛地平缓释片：5 mg，口服，每天 1 次。

（3）硝苯地平控释片：30 mg，口服，每天 1 次。

（4）贝尼地平：4 mg，口服，每天 1 次。

4.β 受体阻滞剂

（1）美托洛尔：25～50 mg，口服，每天 2 次。

（2）阿罗洛尔：5～10 mg，口服，每天 2 次。

（3）卡维地洛：12.5 mg，口服，每天 2 次。

5.利尿剂

（1）氢氯噻嗪：12.5～25 mg，口服，每天 1 次或每天 3 次。

（2）呋塞米：20～40 mg，口服，每天 1 次或每天 3 次。

（3）螺内酯：20～40 mg，口服，每天 1 次或每天 3 次。

6.其他降压药物

盐酸可乐定：75 μg，口服，每天 3 次。

（二）动脉粥样硬化治疗

应同时采用调节血脂治疗和抗血小板治疗。

四、诊治说明

（1）无论是良性还是恶性病变，控制高血压是首要的治疗目标。开始治疗的时间、治疗的有效性以及患者的并发症是影响良性肾硬化病程的关键因素，大多数未治疗的患者出现高血压的肾外并发症。恶性高血压是一种急症，几乎所有死亡原因都是尿毒症。应该进行更多的监测以控制急性肾衰竭导致的神经系统、心脏和其他器官的并发症。但是最根本的治疗是积极、努力、迅速地控制血压，如果成功，则可能逆转大多数患者的所有并发症。

（2）JNC7 的血压控制目标为普通人群的血压小于 18.7/12.0 kPa（140/90 mmHg），可以减少心血管并发症，而对于合并糖尿病、肾病的患者而言，血压应该小于 17.3/10.7 kPa（130/80 mmHg）。2007 年欧洲高血压治疗指南则在此基础上提出，如果尿蛋白水平大于1 g/d，可以将血压降得更低。K/DOQI 针对慢性肾病患者高血压的控制也提出了治疗目标，除了降低血压、延缓肾病进展外，保护心血管也是很重要的一个方面。通常的治疗方法包括生活方式改变、药物治疗等。

（3）健康的生活方式包括低盐饮食（每天钠的摄入量≤2.4 g）、有氧锻炼（每天至少30 min）、减肥和控制饮酒，除了直接降低血压外，也可以增加降血压药物的敏感性，是控制高血压、减少并发症最基本的方法。改变生活方式后血压不能控制时应考虑加用药物。目前关于控制高血压的治疗指南均更强调降低血压本身的作用。JNC7 推荐对于普通人群各类药物的降低血压的作用相似。但从效益-费用比来看，虽然利尿剂氢氯噻嗪激活肾脏的肾素-血管紧张素-醛固酮系统，仍推荐将其作为药物治疗的首选药物，也是多种药物联合治疗高血压的基础药物。但对于肾病患者来说,JNC7推荐肾素-血管紧张素-醛固酮系统阻断剂(包括 ACEI 和 ARB)应该作为首选药物使用。ADA 指南和 K/DOQI 指南也明确提出,对于糖尿病肾病患者,ACEI 或 ARB 是首选药物。对于非糖尿病肾病的患者,如果尿蛋白水平/肌酐水平大于 200 mg/g,ACEI 和 ARB 也应该是首选药物。

(4)ACEI 为基础的降压治疗药,该药物可以降低患者进展到终末期肾病的概率和降低死亡率约 22%。ACEI 或 ARB 治疗的另一个优点在于可以更好地控制蛋白尿,ACEI 或 ARB 降低蛋白尿的效果一般是剂量依赖性的,因此当血压和蛋白尿控制不佳时,可以增加 ACEI 或 ARB 至最大剂量。但当 ACEI 或 ARB 剂量改变时,仍应密切监测其在肾功能和血钾方面的不良反应。通常,血清肌酐水平较基础值增加大于 30%时应该减量甚至停药。

(5)对于合并肾病的高血压患者来说,降血压药物的剂量通常较普通人群大。中到大剂量的高血压药物或者联合使用降血压药物非常常见。同样,由于慢性肾病患者的肾脏清除药物的能力可能减退,药物的不良反应可能也比较明显。肾动脉硬化的患者如果使用最大剂量的 ACEI 或 ARB 仍未能控制血压,则应该考虑加用其他降血压药物。通常首先考虑加用利尿剂,普通人群可以选择噻嗪类或袢利尿剂,而慢性肾脏疾病 3~5 期患者则首选袢利尿剂。如联合使用 ACEI 或 ARB 和利尿剂仍不能控制血压,下一步可以根据情况加用 β 受体阻滞药或 CCB,必要时也可以使用 α 受体阻滞药或中枢性降压药物。特别是对于已存在心血管疾病的患者,卡维地洛(α、β 受体双通道阻断剂)有比较好的保护心血管的作用,可以更早期地使用。无论是选择何种降血压治疗方案,将血压控制于目标范围是最终的目标之一。

(6)对于恶性高血压患者来说,应积极控制血压,但过快地降低血压可能超过肾脏或脑的自身调节范围而产生严重的并发症。因此,在疾病的急性期必须使用静脉降血压药物,应在 12~36 h 逐步降低舒张压至 12.0 kPa(90 mmHg),病情稳定后加用口服降压药。由于此类患者水钠负荷并没有显著增加,血压升高主要由血管收缩导致,因此以扩血管药物为主。可同时使用 β 受体阻滞剂防止扩血管后心率加快。对于一些药物引起的水钠潴留,可以加用利尿剂。

(兰坚孝)

第四节　肾动脉狭窄

肾动脉狭窄是 ESRD 的病因之一,占 5%~8%。其定义是肾动脉主干或其分支狭窄。成人肾动脉狭窄主要由动脉粥样硬化引起,少部分患者由于肾动脉肌纤维发育不良,儿童肾动脉狭窄是由肌纤维发育不良导致的。显著的肾动脉狭窄解剖学定义为肾动脉腔狭窄大于 50%。如果狭窄大于 75%,血流动力学受到明显的影响,从而进一步导致肾血管性高血压或缺血性肾病。

一、诊断要点

(一)肾动脉狭窄的诊断线索

(1)年龄大于 55 岁或小于 30 岁,以前没有高血压史的患者出现高血压,或者原先控制良好的高血压患者的高血压加重,均应该考虑肾动脉狭窄的可能。

(2)其他提示存在肾动脉狭窄的表现,包括在没有使用利尿剂治疗时出现低钾血症和代谢性碱中毒。

（3）有外周血管病的症状和体征,伴有无法解释的进行性肾功能不全。

（4）反复发生肺水肿。双侧肾脏大小不等,体检时发现腹部杂音。

(二)实验室检查

（1）尿液分析可以发现少量蛋白尿。

（2）肾功能检查尿素氮和肌酐水平出现变化。

（3）肾静脉肾素测定和卡托普利肾图彩色多普勒超声检查可以用于检测继发于肾动脉狭窄的肾脏功能异常。

（4）血脂、血管检查了解存在动脉粥样硬化的血管损伤,风湿病检查了解血管炎的可能性,都有助于明确诊断。

(三)影像学检查

（1）传统的血管造影通常是确诊的方法。

（2）螺旋 CT 血管成像、磁共振血管成像等非创伤的方法日益得到重视。

(四)其他并发症的表现

1.高血压

长期升高的血压可以导致神经系统、心血管系统等的各种临床症状,如高血压脑病、心力衰竭(通常表现为急性左心衰竭)的临床症状。

2.动脉粥样硬化性血管病变

动脉粥样硬化性血管病变包括外周血管病变(如动脉栓塞),也可以表现为冠状动脉粥样硬化的表现(如心绞痛甚至心肌梗死),颈或脑动脉损伤可能是脑缺血或者缺血性卒中的主要原因之一。这些疾病相应的临床表现都可能发生。

二、治疗原则

肾动脉狭窄的治疗目标是通过恢复肾脏血流灌注以控制血压和稳定肾功能。关于对于肾动脉狭窄的患者怎样才是最好的治疗存在极大的争论,治疗方案往往需要由肾科医师、血管外科医师以及介入治疗医师共同讨论制定。治疗方案包括经皮腔内肾血管成形术(PTRA)、经皮腔内肾动脉支架安置术(PTRAS)、外科血管成形术和保守药物治疗。

三、治疗策略

(一)药物治疗

1.抗动脉粥样硬化的治疗

（1）调节脂代谢紊乱。

降低胆固醇——他汀类药物(HMG-CoA 还原酶抑制剂):①普伐他汀,20 mg,口服,每晚1 次。②阿托伐他汀,10~40 mg,口服,每晚 1 次。③氟伐他汀,20~40 mg,口服,每晚 1 次。④辛伐他汀,20~40 mg,口服,每晚 1 次。

降低甘油三酯——贝特类药物:①非诺贝特,0.05~0.1 g,口服,每天 3 次。②吉非贝特,0.3~0.6 g,口服(餐前 30 min),每天 2 次。

降低甘油三酯——烟酸类药物。阿昔莫司:250 mg,口服(餐后),每天 2 次。

其他类型药物:①ω-脂肪酸,0.9~1.8 g,口服,每天 3 次。②泛硫乙胺,0.2 g,口服,每天

3 次。③血脂康,0.6 g,口服,每天 1 次。

(2)抗血小板药物:①拜阿司匹林肠溶片,100 mg,口服,每晚 1 次。②氯吡格雷,75 mg,口服,每晚 1 次。③双嘧达莫,25～50 mg,口服,每天 3 次(饭前服用)。④噻氯匹定,250 mg,口服,每天 2 次。

2.抗高血压药物

(1)CCB:①氨氯地平,5 mg,口服,每天 1 次。②非洛地平缓释片,5 mg,口服,每天 1 次。③硝苯地平控释片,30 mg,口服,每天 1 次。④贝尼地平,4 mg,口服,每天 1 次。

(2)β 受体阻滞剂:①美托洛尔,12.5～25 mg,口服,每天 2 次。②阿罗洛尔,5～10 mg,口服,每天 2 次。③卡维地洛,12.5 mg,口服,每天 2 次。

(3)利尿剂:①氢氯噻嗪,12.5～25 mg,口服,每天 1 次或每天 3 次。②呋塞米,20～40 mg,口服,每天 1 次或每天 3 次。③螺内酯,20～40 mg,口服,每天 1 次或每天 3 次。

(4)ACEI:将此类药物和 ARB 应用于存在肾动脉狭窄的患者应非常谨慎,密切观察肾功能的变化。如果短期内血清肌酐水平较基础值升高大于 30%,应停药。①贝那普利(洛汀新),10～20 mg,口服,每天 1 次。②福辛普利,10～20 mg,口服,每天 1 次。③赖诺普利,10～20 mg,口服,每天 1 次。④培多普利,4～8 mg,口服,每天 1 次。⑤雷米普利,5 mg,口服,每天 1 次。⑥卡托普利,12.5～25 mg,口服,每天 3 次。

(5)ARB:①氯沙坦钾,50～100 mg,口服,每天 1 次。②缬沙坦胶囊,80～160 mg,口服,每天 1 次。③厄贝沙坦,150～300 mg,口服,每天 1 次。④替米沙坦,80 mg,口服,每天 1 次。⑤氯沙坦钾/氢氯噻嗪,50 mg/12.5 mg,口服,每天 1 次。

(二)非药物治疗

非药物治疗包括 PTRA、PTRAS、外科血管成形术或自体肾移植;如果血压难以控制,也可以考虑行单侧肾切除术。针对肌纤维发育不良导致的肾动脉狭窄,通常药物治疗效果不好,进行非药物治疗有比较强烈的指征。

1.血管成形术和支架术后需要进行抗凝治疗

(1)应用抗血小板药物。

(2)低相对分子质量肝素:①达肝素钠,5 000 U,皮下注射,每天 1 次,用 7～10 d。②依诺肝素钠,4 000 U,皮下注射,每天 1 次,用 7～10 d。③那屈肝素钙,4 100 U,皮下注射,每天 1 次,用 7～10 d。

(3)应用华法林。2.5 mg,口服,每天 1 次(根据 INR 调整用药剂量)。

2.自体肾移植后常用药物

(1)糖皮质激素:①泼尼松,5～60 mg,口服,每天 1 次。②甲泼尼松,4～48 mg,口服,每天 1 次。

(2)钙调蛋白抑制剂:①环孢素,25～100 mg,口服,每天 2 次。②他克莫司,2～5 mg,口服,每天 2 次。

(3)吗替麦考酚酯:250～1 000 mg,口服,每天 2 次。

(4)硫唑嘌呤:50 mg,口服,每天 1～3 次。

四、诊治说明

(1)目前诊断肾动脉狭窄的"金标准"还是肾动脉造影,而缺血性肾病的诊断目前还没有统一的标准。诊断缺血性肾病和肾血管性高血压有很多相似之处,但值得重视的是二者有根本的差异。肾血管性高血压患者往往至少有一个功能正常的肾脏,而缺血性肾病患者的双肾功能都有显著的异常。双侧和单侧肾动脉狭窄引起高血压的发病机制不尽相同,缺血性肾病的发病机制也不清楚,因此影响内科治疗时方案的选择。

(2)大多数肾动脉狭窄是由动脉粥样硬化造成的,单纯的血管扩张术和裸支架置入术后有极高的再狭窄发生率,因此不推荐在动脉粥样硬化导致的肾动脉狭窄患者进行这两种手术。但如果明确存在动脉肌纤维发育不良,那么血管扩张术是非常理想的选择。

(3)对于动脉粥样硬化导致的肾动脉狭窄,调节血脂、使用抗血小板药物阻止斑块发展可能是目前能采取的唯一措施。

(4)关于肾动脉狭窄导致的高血压的治疗,一般医师认为 ACEI 或 ARB 比其他降压药更能有效地控制肾血管性高血压,并且改善了这些患者(包括存在严重动脉粥样硬化的患者)的生存率。但是 ACEI 或 ARB 治疗肾血管性高血压患者往往引起肾小球滤过压降低,导致急性肾功能不全。原先存在肾功能不全、充血性心力衰竭,长期使用利尿剂、血管扩张药和非甾体抗炎药治疗是 ACEI 导致肾功能不全的危险因素。约有 1/3 使用 ACEI 或 ARB 治疗的高危患者(双侧肾动脉狭窄或单侧肾动脉狭窄的患者)出现血清肌酐水平升高,一般于停药后 7 d 肌酐水平恢复到基础水平。只有很少的报道提示 ACEI 导致的肾功能不全是不可逆的,大多数医师认为这种治疗导致的肾功能不全可能不是 ACEI 所致,任何降压治疗都可能引起肾脏低灌注,导致肾衰竭。

(5)对于缺血性肾病几乎没有有效的药物,即使是成功地进行了血管成形术,但进行性肾衰竭仍会发生。关于哪些患者应该进行血管成形术,应该使用何种血管成形术,也没有形成共识。很多临床医师不鼓励进行血管成形术,除非患者的双侧肾动脉狭窄且肌酐水平升高。但基础肾功能与患者的死亡率相关。基础血清肌酐水平每升高 88 μmol/L,围手术期、晚期死亡和肾衰竭的危险升高。基础肌酐水平高于 133 μmol/L 是最强烈的独立的预测晚期死亡的因子(RR=5.0)。对于已经存在严重肾衰竭的患者,下列因素提示肾血管成形术可能改善或恢复肾功能:①侧支循环对远端肾动脉床充盈。②血管造影术中可以看见肾盂分泌显影。③肾活检中肾小球和肾间质没有纤维化。④肾的长度大于 9 cm。⑤近期血清肌酐水平升高,血清肌酐水平小于 354 μmol/L。⑥肾内血管阻力指数小于 0.8。⑦使用 ACEI 或 ARB 治疗时 GFR 下降。但这些条件并非绝对。

(6)治疗肾动脉狭窄的患者必须个体化,依据患者的临床特点(如年龄、已有的疾病状态、治疗肾动脉狭窄后改善血压和肾功能的可能性以及侵袭性干预可能带来的危险)进行调整。最根本的治疗目标是保护肾功能。

(王 雷)

第五节 肾动脉血栓形成和肾动脉栓塞

肾动脉血栓形成和肾动脉栓塞是指肾动脉或其分支内形成血栓以及管腔被血栓栓子或血液中的凝固物所堵塞,导致肾组织缺血,发生缺血性损害(缺血性肾病),出现高血压、肾功能减退或急性肾衰竭等一系列临床表现。

一、病史特点

(1)导致动脉血栓形成的相关疾病:①大血管炎性病变。②代谢性异常。③外伤。④肾病综合征。

(2)栓子形成的原因:①心脏及其瓣膜疾病。②肿瘤栓子。③脂肪栓子。④原因不明。

(3)起病较急,突然发生病侧肾区剧烈疼痛或腹痛、背部剧痛,伴发热、头痛、恶心和呕吐。

(4)双侧肾动脉栓塞或急性单侧肾动脉栓塞、对侧肾动脉发生痉挛时,常迅速发生少尿性急性肾衰竭。

二、体检要点

肾区(或脊肋角压痛)叩击痛以及血压突然升高是其特征。

三、实验室检查

(1)血中性粒细胞增多。

(2)谷草转氨酶在肾梗死后立即升高,经3~4 d可降至正常。

(3)乳酸脱氢酶在肾梗死后1~2 d开始升高,1周后恢复正常。

(4)碱性磷酸酶在肾梗死后3~5 d达最高水平,4周后恢复正常。

(5)肾功能检查:一侧肾梗死时血肌酐、尿素氮水平一过性升高,也可正常;两侧肾梗死或孤立肾梗死时肾功能进行性恶化,血肌酐、尿素氮水平明显升高,尿量减少。

(6)尿常规化验可见镜下血尿、轻微蛋白尿,伴或不伴白细胞尿,肉眼血尿少见。

(7)彩色多普勒:急性肾动脉栓塞早期肾内还未发生结构性改变,此时主要观察两侧肾动脉血流情况,如见到腹主动脉血流不能灌注到肾动脉或肾内动脉分支无灌注。

(8)放射性核素肾扫描:在腹主动脉显影后,肾脏不显影或部分显影或延迟显影提示肾动脉阻塞。

(9)静脉尿路造影:肾动脉栓塞时造影剂不能进入肾动脉,肾盂不能显影,提示受累肾脏完全无功能。如为肾动脉的分支栓塞,被阻塞的相应部位不显影。

(10)肾动脉造影:为直接诊断肾动脉栓塞的可靠方法。肾动脉造影可分为导管法肾动脉造影和选择性肾动脉造影。后者使用的造影剂少,图像清楚。

(11)数字减影血管造影包括:①静脉数字减影血管造影,此法由静脉注入造影剂,方法简便,但为非选择性,需多次注射造影剂;②动脉数字减影血管造影,此法将动脉导管尖端放到主动脉内肾动脉开口上方再注射造影剂,图像清晰,对比度及分辨率高,造影剂的用量较少,适用于肾衰竭患者。此法为目前动脉造影的首选方法。

(12)螺旋CT及磁共振检查:此两者对肾动脉栓塞的诊断均有一定的辅助价值,可见到肾血管结构和血流状况,故对肾动脉栓塞或狭窄及其相应的肾实质状况的诊断有一定意义,磁共振显像效果更佳。

四、肾病理

肾动脉血栓形成和栓塞导致肾缺血或缺血性坏死,坏死的严重程度、坏死范围与受累肾动脉的部位有关,如一侧肾动脉主干阻塞,则产生一侧肾脏广泛性坏死;肾动脉分支阻塞则该分支相应部位发生缺血性坏死,坏死区呈楔状。肾小球毛细血管瘀血并扩张和出血;肾小管上皮坏死,最后栓塞,坏死区纤维化形成凹陷性瘢痕。肾动脉壁有针样裂缝为粥样硬化栓子所致,在裂缝处可见到针状胆固醇结晶。

五、诊断

(一)诊断依据

(1)患者突然出现剧烈持续性腰痛、腹痛伴恶心、呕吐、发热、血压升高,既往有慢性心脏病尤其是风湿性心脏病、冠心病、心房颤动史,或近期有腰腹部钝挫伤、做过动脉造影、有介入治疗史等,应高度怀疑该病。

(2)多普勒超声应作为筛选检查。检查肾动脉的血流、频谱,有无栓子,若有,检查栓子的大小、范围。

(3)多层螺旋 CT 和磁共振血管成像也可作为筛查手段。

(4)选择性动脉造影是确诊的最佳检查方法。

(二)鉴别诊断

1.急性胰腺炎

(1)突发性上腹或左上腹持续性剧痛或刀割样疼痛,常在饱餐或饮酒后发生,伴有阵发加剧,疼痛可因进食而增强,可波及脐周或全腹。疼痛部位通常在中上腹部,伴恶心、呕吐。

(2)血、尿淀粉酶水平异常升高。

2.急性胆石症

(1)上腹或右上腹剧烈绞痛,可放射至右肩背部,多为进食油腻食物诱发。

(2)常伴有发热、恶心、呕吐、腹胀和食欲下降等,可出现不同程度的黄疸。

(3)B超可以明确诊断。

3.输尿管结石

(1)患侧肾绞痛和有镜下血尿。疼痛可向大腿内侧、睾丸或阴唇放射。

(2)B超和腹平片可明确结石部位。

4.急性肾盂肾炎

(1)腰痛伴发热、寒战,可伴排尿不畅或尿路刺激症状。

(2)血、尿白细胞计数升高。

(3)中段尿培养可见致病菌。

六、治疗

(一)止痛治疗

可选择布桂嗪 50～100 mg、吗啡 5～10 mg 或哌替啶 25～100 mg,肌内或皮下注射。

(二)内科治疗

(1)动脉溶栓疗法:目前医师多主张在发病后 4～6 h 进行。因新血栓较松、含水量多,溶栓剂易渗入血栓中,促使血栓溶解,血管再通,效果较好。操作方法是在股动脉插管,导管进入病侧肾动脉,从导管中灌注尿激酶(150 万 U)或链激酶(150 万 U)。

(2)静脉溶栓疗法:由静脉注入尿激酶或链激酶,效果不如动脉溶栓。

(3)抗凝疗法:在溶栓疗法后可用低分子肝素和(或)华法林,在溶栓或抗凝治疗过程中应密切观察出血情况。

（4）选用 ACEI、血管紧张素Ⅱ受体阻断药、钙通道阻滞剂或 β 受体阻滞剂治疗持续严重高血压。

（5）并发急性肾衰竭时应行血液透析治疗。

（三）外科治疗

（1）采用直接切开动脉取栓术。

（2）采用球囊导管取栓术。

（3）采用金属支架血管成形术。

七、诊疗中注意问题

（1）对于发病已超过 6 h 的患者仍不应轻易放弃溶栓治疗。

（2）急性肾动脉栓塞可出现高血压危象。

（王　雷）

第六节　肾静脉血栓形成

肾静脉血栓形成是肾静脉主干和（或）分支内血栓形成，可为单侧或双侧，左、右侧无明显差别。当双侧肾静脉血栓形成时，常同时有下腔静脉血栓形成。其发病率不等，为 2%～62%。肾移植后肾静脉血栓形成的发病率为 0.3%～3%，婴幼儿的发病率为 0.05%～0.5%。该病起病可急可缓，常与肾病综合征同时存在。

一、病理特点

（一）发病常与以下因素有关

1.高凝状态

（1）出现肾病综合征。

（2）发生结节性多动脉炎。

（3）患者为严重脱水的婴幼儿。

（4）患者为妊娠妇女。

（5）口服避孕药。

2.肾静脉受压

（1）出现胡桃夹现象。

（2）肿瘤压迫。

（3）外伤后血肿。

3.肾静脉血管壁受损

（1）外伤。

（2）肿瘤侵犯。

（二）临床常见表现

1.急性型

（1）全身表现：如寒战、发热，部分患者可出现高血压、恶心、呕吐等。

（2）局部表现：如一过性腰、胁部剧痛或腹痛，肾区叩痛，可伴有肉眼血尿。

（3）肾静脉完全阻塞时出现患侧肾脏肿大，双侧肾脏受累临床可出现少尿型急性肾衰竭。

2.慢性型

（1）常为肾静脉不完全阻塞，多伴有侧支循环的建立。

（2）一般无明显症状，但蛋白尿持续不缓解或加重，肾功能减退。

3.其他部位血栓

可先后或同时发生，如下肢深静脉、肝静脉、门静脉、视网膜静脉血栓，出现相应的临床表现。

4.血栓脱落

血栓脱落常引起肺栓塞，患者出现胸痛、呼吸困难、咯血等症状。

二、体检要点

病肾增大，可有触痛、叩痛。

三、实验室检查

（一）尿液检查

常有镜下血尿、蛋白尿。尿红细胞＋～＋＋＋、尿蛋白＋～＋＋＋，24 h 尿蛋白定量常增加，24 h 尿蛋白定量达 2 g/24 h 以上者占 70％。

（二）肾功能检查

急性肾静脉血栓形成常伴血尿素氮及血清肌酐水平升高，二者分别高于 8.6 mmol/L 和 115 μmol/L，肌酐清除率下降。双侧急性肾静脉血栓形成时甚至出现少尿或急性肾衰竭。

（三）肾小管功能检查

慢性肾静脉血栓形成可出现肾小管功能障碍，表现为肾性糖尿和肾小管酸中毒，尿 pH＞7，甚至引起 Fanconi 综合征、低血钾、低血磷、低血钙和高氯性代谢性酸中毒等，但比较少见。一般肾小管功能检查不作为常规检查。

（四）血常规

肾静脉血栓形成时 9％～17％ 的患者发热，血白细胞计数升高；血小板计数增加且活性增强，血小板计数常超过 300×10^9/L；红细胞亦增多。

（五）血小板黏附试验

肾静脉血栓形成时，血小板黏附试验值增大，大于 0.79。

（六）凝血筛选试验

凝血时间、凝血酶时间、凝血酶原时间和活性部分凝血酶原时间均缩短，分别少于 4 min、16 s、11 s 和 25 s。

（七）促凝血及辅助因子

肾静脉血栓形成时凝血因子Ⅷ、Ⅶ、Ⅴ、Ⅱ、Ⅰ的活性升高，凝血因子Ⅷ活性升高超过正常参考值的 2 倍。

(八)纤维蛋白原

纤维蛋白原持续升高,常超过 4 g/L,有高达 10 g/L 者。

(九)抗心磷脂抗体

抗心磷脂抗体是一种自身免疫性抗体,广泛存在于 SLE 等结缔组织疾病中。其存在有导致血栓形成的倾向。有学者对肾病综合征患者抗心磷脂抗体的阳性率及其与肾静脉血栓形成的关系进行了观察,发现抗心磷脂抗体与肾病综合征的高凝状态和肾静脉血栓形成密切相关。

(十)血浆 D-二聚体

有研究结果提示,血浆 D-二聚体浓度增大与肾病综合征合并肾静脉血栓形成有密切关系。检测这项指标有助于肾静脉血栓形成的诊断,在排除其他部位血栓的情况下,应考虑肾静脉血栓形成。

(十一)B 超及彩色多普勒超声检查

肾静脉血栓形成时(急性期),B 超显示病侧肾脏体积增大,肾实质回声相对减低,皮质、髓质的界限不清,内部形态改变及肾窦同声移位等,并可直接显示肾静脉,发现存在于下腔静脉或肾静脉内的实性血栓回声,还可见阻塞处近端肾静脉扩张。

肾主动脉血栓形成,彩色多普勒超声检查显示肾主动脉远端管腔扩张,栓塞的静脉内血流充盈缺损、紊乱或消失。

肾内小静脉栓塞表现为肾脏增大,肾内血流彩色束变细、减少,测不到静脉血流信号;与之伴行的小动脉收缩期血流流速升高,舒张期血流流速下降甚至缺失。平卧位横切二联声像图有时可显示肾静脉内血栓所在。

(十二)计算机 X 线体层扫描

肾静脉血栓形成时(急性期),大多数病例不需注射造影剂,借助于腹膜后和肾周围脂肪的对比,可显示肾静脉。

注射造影剂后这些血管可显示得更清楚。肾静脉血栓形成时可见增大的肾脏延迟或持续显影,或不能显示肾盂、肾盏,并可见肾静脉内低密度血栓影,肾静脉直径增大。

在肾静脉血栓形成的慢性阶段,受累肾静脉由于血块退缩而变细,这种血块沿近段和中段输尿管平行或围绕肾脏血管而存在。单侧肾静脉血栓形成时,同侧肾脏增大、肾窦和肾周围血肿,可出现肾放射状粗条纹减少,肾实质和肾盂增强,软组织影变弱,有时可发现肾静脉血栓的赘生物。螺旋 CT 使扫描时间缩短,可进行三维图像重建。肾静脉在 CT 图像上为轴向断面图像,呈长条状,注射造影剂后这些血管可显示得更清楚。肾静脉血栓形成时对照增强 CT 可显示伴或不伴扩张的厚壁肾静脉中血栓进入下腔静脉。

(十三)磁共振

磁共振在反映血管方面磁共振优于 CT。肾静脉血栓形成时可见肾脏肿大、皮髓界限不清,并能极好地显示肾静脉,能发现肾静脉及下腔静脉内血栓。

(十四)放射性核素扫描

肾静脉血栓形成时可表现为肾影增大,但灌注和吸收功能减弱,乙二烯三胺五乙酸在肾皮质内的滞留时间延长。肾静脉主干血栓形成时,可有近乎无灌注无功能的表现。

以上检查方法简单、无创伤,可作为常规筛选方法,但对发现肾静脉血栓欠特异,仅对显示肾静脉主干大血栓有帮助,对肾静脉分支血栓显示不满意。

(十五)肾静脉造影

肾静脉造影是诊断肾静脉血栓形成的最准确的方法,特异性高,特别是数字减影肾静脉血管造影。

肾静脉有血栓时可见肾静脉管腔内充盈、缺损或管腔截断。血栓在肾静脉主干内未造成管腔完全阻塞时,不规则充盈缺损位于管腔一侧;血栓在各分支内常造成完全性阻断,呈典型杯口状缺损,凸面常指向下腔静脉;远端小分支不显影。

急性肾静脉血栓形成时除病变支外,其余各支因瘀血而增粗,肾外形增大,无侧支循环形成;慢性肾静脉血栓形成时,除病变支特点外,肾外形增大不太明显,常可见到侧支循环形成,表现为精索静脉或卵巢静脉异常增粗。

如果肾静脉栓塞发生突然且完全,静脉肾盂造影可发现肾脏肿大和不显影。有侧支循环代偿、尚未完全栓塞者常表现为肾盂、肾盏被牵拉、扭曲、模糊和由侧支循环的扩张静脉压迫引起输尿管压迹等。

四、肾病理

(1)肾脏外观肿大,颜色为深红。

(2)肾静脉主干及分支可发现血栓,镜下可见肾间质高度水肿,肾小球毛细血管伴瘀血扩张,可有微血栓形成,有时可见中性粒细胞节段性浸润于毛细血管壁。

(3)长期迁延不愈者可出现肾小管萎缩和肾间质纤维化。

五、诊断要点

(1)有引起该病的病因,如肾病综合征。

(2)突发剧烈腰痛,血尿、蛋白尿突然增多,肾功能突然下降。

(3)有肾外栓塞的症状和体征。

(4)下腔静脉造影和选择性肾静脉造影帮助确诊,或 CT、MRI、多普勒超声检查辅助诊断。

六、治疗

(一)抗凝治疗

(1)需抗凝 3～6 个月。

(2)普通肝素:一般将 25 mg 肝素加生理盐水或 5% 的葡萄糖盐水溶液中静脉滴注或皮下注射,4～6 h 1 次,用药期间监测活化部分凝血活酶时间,使其保持在正常值的 2 倍左右。

(3)低分子肝素:80～120 U/(kg·d),皮下注射或静脉滴注,连用 4 周。该药有效、安全。

(4)口服抗凝剂:一般成人华法林的首剂量为 15～20 mg,次日剂量为 5～10 mg,3 d 后改为维持量,每天 2.5～5 mg。用药期间需监测 INR 值,使之维持在 2 左右。

(二)溶栓治疗

(1)尿激酶:一般把 3 万～5 万 U 加入 100 mL 5% 的葡萄糖溶液,静脉滴注,每天 1 次,2 周为 1 个疗程。有活动性出血或 2 个月内发生过脑出血的患者禁用。

(2)重组组织型纤溶酶原激活剂:100 mg,一次性静脉滴注 2 h。

(三)抗血小板药物

该类药可防止血栓形成和发展。常用药物有双嘧达莫、阿司匹林。

(四)手术摘除血栓

(1)摘除血栓仅适用于急性肾静脉大血栓保守治疗无效者。

(2)如3～6个月该肾无功能并发生高血压,则应行患侧肾切除。

七、诊疗中注意问题

(1)绝大多数慢性型患者无任何临床表现,应提高警惕。

(2)对出现不对称性下肢水肿、不明原因的血尿、蛋白尿加重或肾功能急剧减退、反复发生肺栓塞的肾病综合征,应高度怀疑该病,及时行影像学检查,以免延误病情。

(3)肾静脉造影为一种比较安全、方便的确诊肾静脉血栓形成的方法,但它是一种有创性检查,费用高,不适合对无症状的高危人群做常规筛查,而对有临床表现,提示可能为急性肾静脉血栓形成、不能解释的快速肾功能恶化或有急性血栓栓塞症状的患者,可进行选择性肾静脉造影。还应注意可能造成的某些严重并发症,如肾静脉血栓脱落引起肺栓塞、脑梗死,造影剂对肾脏造成损害,甚至可致少尿、无尿、肾小管坏死和肾衰竭。因此,必须严格掌握适应证。

(4)造影前后要大量饮水和输液,操作者的动作要轻柔,造影后应常规给予抗凝治疗,并尽可能使用数字减影肾静脉造影,减少肾损害。

(5)溶栓治疗注意事项:①对急性肾静脉血栓予以溶栓,以肾动脉插管局部给药的效果最好,也可以静脉滴注。应用静脉插管给药,很难在血栓处保持高浓度。②早用药:一般是在血栓形成后3～4 d给药,溶栓可能成功。③首次用药一般用负荷剂量,以中和体内可能存在的抗体和部分抗纤溶物质。④本疗法为短期突击治疗,急性期一般用药1～3 d,多至1周。⑤治疗结束后应给予抗血小板药物及抗凝药。⑥治疗过程中监测纤维蛋白原、D-二聚体、活化部分凝血活酶时间等。⑦对高龄、有肝病或原有脑出血、缺血性脑部疾病者应注意用药剂量不宜过多,对无合并症者总的原则是年纪轻者的剂量偏大,年纪大者的剂量偏小。

(6)如能早期诊断且溶栓治疗有效,预后尚可。若合并肾外栓塞(尤其是肺栓塞)及肾功能受损,则预后较差。

(王 雷)

第七节　肾静脉受压综合征

左肾静脉受压综合征又称为胡桃夹现象(nut cracker phenomenon,NCP),是指左肾静脉(left renal vein,LRV)在经过腹主动脉与肠系膜上动脉之间的夹角时受到挤压,导致回流受阻,引起左肾静脉高压,以非肾小球源性的血尿和(或)蛋白尿、腰肋部疼痛不适等为主要表现的临床综合征。

一、病因和发病机制

解剖上,肠系膜上动脉从腹主动脉发出且与其形成45°～60°的夹角,其间填充着肠系膜脂肪、淋巴结及腹膜等组织,左肾静脉需穿过此夹角,跨越腹主动脉的前方才能注入下腔静脉。

正常情况下,左肾静脉与下腔静脉间的压差<0.1 kPa(1 mmHg),任何原因导致的夹角变

小,肾静脉受压、回流受阻,引起肾静脉高压[一般比压力>0.4 kPa(3 mmHg)],则可导致左肾静脉与尿液收集系统之间发生异常交通,出现血尿、蛋白尿等左肾静脉受压的表现。

NCP据初始病因的不同分为前NCP、后NCP及混合性NCP。前NCP是由先天性的肠系膜上动脉起源于腹主动脉时夹角过小,且急剧下降导致左肾静脉高压所致。后NCP则由于腹主动脉向后移位,导致LRV走行于向后移位的腹主动脉与脊柱之间,从而受到挤压,引起LRV高压。混合性NCP时则是LRV前支受压于腹主动脉与肠系膜上动脉(superior mesenteric artery,SMA)之间,而后支则被腹主动脉和脊柱挤压。

NCP的发生主要与SMA及LRV异常有关。前者可能与起源异常(如起源位置低或始于腹主动脉侧部)、畸形或有异常分支有关;后者亦有起源和分支异常两种情况。

此外,左肾下垂导致LRV受牵拉,SMA起源处有过多的纤维组织增生包绕也与NCP的发生有关。

二、临床表现

国内报道,该病好发于男性,男、女患者之比为25:4。该病在青春期好发,与身体发育迅速、体型变化较快有关。在国外该病多见于女性,发病高峰年龄在30~40岁,尤其是在身高超过平均值且身体虚弱的人群中更易发生。

主要临床表现为非肾小球源性的血尿和(或)蛋白尿、左侧腰肋部疼痛不适等,多在运动、感冒及傍晚时加重。

部分患者可出现盆腔挤压综合征的表现,如痛经、性交不适及性交后疼痛、下腹痛、排尿困难、阴部及下肢血管静脉曲张及情绪异常。

儿童及青春期的患者因直立调节障碍可能出现全身症状,表现为晨起或直立后头晕、头痛、腹部隐痛、胸闷、心慌等,也可出现慢性疲劳综合征的表现。

三、辅助检查

辅助检查包括尿沉渣红细胞形态学检查、静脉尿路造影、膀胱内镜检查、选择性尿细胞学检查、彩色多普勒超声检查、CT或磁共振血管成像检查、肾静脉压和下腔静脉压的测定以及肾活检等。

对于检查方法的选择,应据临床表现来定,当患者有典型的腰腹痛及单侧血尿时,则需直接确定血尿的原因;当患者无血尿或泌尿系统表现时,则需要进一步检查以明确有无血管畸形。

(1)彩色多普勒超声是疑有左肾静脉受压综合征患者的首选检查。需在肾门水平和左肾静脉穿越腹主动脉与肠系膜上动脉这两个水平面分别测定LRV横径及其血流速度。国外文献报道,当两处所测的LRV横径超过原来的5倍时则应疑诊NCP,其敏感性为78%,特异性可达100%。

(2)CT或磁共振血管成像(CTA或MRA)也是诊断NCP的常用检查技术,两者可具体描述LRV及SMA和下腔静脉在解剖学上的结构。相比较而言,前者为无创性检查,但具有放射性;后者无放射性且可在不同层面进行扫描,可更加清晰地显示血管的走行及结构。

(3)逆行肾静脉造影联合肾静脉与下腔静脉间压差测定被认为是诊断NCP的"金标准"。静脉造影可清晰的显示LRV狭窄处,LRV和下腔静脉间压差正常值为0~0.1 kPa(0~1 mmHg),当其压差>0.4 kPa(3 mmHg)时,则利于确诊NCP。

四、诊断

对于反复发作的肉眼血尿或无症状性镜下血尿,伴左侧腰部及腹部疼痛,均应考虑到该病的可能性。可根据具体情况选择相应辅助检查以明确诊断。

NCP 的诊断标准主要有以下几个方面：①膀胱镜检查确诊血尿来源于左侧输尿管开口；②尿中红细胞形态正常（均一型红细胞的比例＞80%）；③尿 Ca^{2+} 排泄量正常，尿 Ca^{2+} 与 Cr 浓度之比＜0.2；④彩色多普勒超声或 CT 等检查显示 LRV 扩张，平卧位时 LRV 扩张段（a）与狭窄段（b）之比＞2，脊柱后伸 20 min 后，a/b＞3；⑤LRV 与下腔静脉间的压差＞0.5 kPa（3.7 mmHg）；⑥排除高钙血症、肿瘤、结石、感染、畸形等其他原因导致的非肾小球性血尿；⑦必要时行肾穿刺检查，显示肾组织正常或轻微病变。多数学者认为符合前 4 条即可诊断 NCP。

需要指出的是对以血尿和蛋白尿并存的患者，即使影像学检查符合 NCP 的诊断标准，在做出诊断前也应慎重考虑。因血尿与蛋白尿并存的患者常伴有器质性肾小球疾病，故应慎重排除，同时要注意长期随访，密切监测病情的变化。

五、治疗

(一)观察密切

对该病目前尚无特异性的治疗方法。对于单纯性镜下血尿或间断性肉眼血尿的患者，若无明显疼痛且血红蛋白水平正常，可不治疗，密切观察即可。大多数的青春期患者随着年龄的增长，侧支循环建立及 SMA 起始部周围脂肪组织的增加，阻遏程度得以缓解，症状可自行消失。

(二)手术或介入治疗

对于血尿症状严重甚至有贫血倾向，或因血凝块而引起腹痛的患者，可采用手术或介入治疗，解除 LRV 受压，缓解临床症状。

1.手术治疗

手术治疗主要包括 LRV 及 SMA 移位术。前者是在 LRV 注入下腔静脉处切开，修复下腔静脉同时在远离 SMA 处重新将 LRV 吻合于下腔静脉；后者的手术原则与前者相同，也是将 SMA 起源于腹主动脉处切开后吻合于其下方，使之远离 LRV。

血管移位手术可以成功解除 LRV 受压，但可导致出血、血栓及肠麻痹等并发症，临床应注意积极处理。

2.介入治疗

介入治疗即血管内支架置入术，是在局部麻醉条件下，经数字减影血管造影引导，将金属支架置入 LRV 狭窄处，同时将其边缘固定在下腔静脉，从而解除血管狭窄，缓解临床症状。因血管内支架置入可以引起纤维肌细胞增生，而纤维肌细胞增生可能导致血管阻塞，故其长期临床疗效尚待进一步评估，且行支架介入治疗的患者应长期进行抗血小板治疗。

(三)中医治疗

中医学历史悠久，有其独特的辨证治疗体系，认为 NCP 导致的血尿属于血证范畴，辨证多为血瘀，血瘀日久化热、灼伤血络导致出血；或瘀血阻络，致使血不循经、溢出脉外，故治疗多以清热凉血、活血止血为原则，多以小蓟饮子和(或)四物汤加减治疗。

总之，左肾静脉受压综合征是青春期患者常见的血尿原因，临床上多呈良性经过，随着年龄增长，可以自行缓解。部分严重病例需行手术或介入治疗，但大多预后良好。

（王　雷）

第八节 溶血性尿毒综合征

一、发病机制

溶血性尿毒综合征（hemolytic uremic syndrome，HUS）属于经典的血栓性微血管病（thrombotic microangiopathy，TMA）之一，最早于1955年由Gasser等人报道，临床上主要表现为微血管病性溶血性贫血、血小板减少及急性肾损伤三联征。病因涉及基因异常、病原体侵袭及药物损害等。目前对其发病机制的研究主要涉及以下几个方面。

（一）细菌感染

1.大肠埃希菌（产志贺毒素菌株）

腹泻相关HUS由产志贺毒素（Shiga toxin，Stx）的细菌引起，主要是大肠埃希菌O157∶H7（60%）或其他产Stx的细菌（40%）。志贺毒素分为两种，即志贺毒素1（Stx1）（以O157∶H7为主）和志贺毒素2（Stx2）（如2011年在欧洲引起流行性HUS的O104∶H4）。上述细菌通过粪口途径引起肠道感染，临床表现为腹泻。细菌黏附在肠道黏膜表面，分泌Stx。Stx一旦通过损伤肠黏膜进入血液循环，可以迅速与血液循环中的中性粒细胞结合，到达损伤的靶器官，由于肾小球内皮细胞能高表达Stx受体，故肾脏受累常较突出。

Stx引起血管内皮细胞损伤是D+HUS发病的中心环节。其具体机制如下：Stx由1个亚单位A以及5个亚单位B组成。亚单位A与细菌的细胞毒作用相关，其解离后从高尔基体转移到内质网并进一步剪切为亚单位A1和A2。亚单位A1通过与60 s的核糖体亚单位结合而抑制蛋白质合成从而发挥其细胞毒效应。亚单位B可以与细胞膜上特异的神经酰胺三己糖（globotriaosylceramide，Gb3）糖脂受体相结合。该毒素与细胞膜受体结合后可以进入细胞内，使细胞表达各种炎性因子，如白介素-1（IL-1）和肿瘤坏死因子-α（TNF-α）。这些因子可以上调内皮细胞的糖鞘脂Gb3受体，从而使内皮细胞更易与Stx结合。随后发生的不同靶器官的微血管损伤则引起不同的临床表现：与肠道黏膜血管网内皮细胞结合则引起出血性结肠炎，与血管内皮细胞结合则引起溶血及血小板减少，与肾脏微血管内皮细胞结合则引起急性肾损伤等。内皮细胞损伤后，内皮下基质暴露，凝血系统及补体系统被激活，进一步造成炎症反应、血小板黏附聚集及纤维素沉积。红细胞通过受损的毛细血管时易发生机械损伤，进而发生溶解。受损的内皮细胞由于失去正常的抗凝功能，最终导致微血栓形成。

2.侵袭性肺炎链球菌

侵袭性肺炎链球菌相关的HUS的主要发病机制为Thomsen-Friedenreich抗原（TF抗原）暴露。在生理状态下，TF抗原存在于人体红细胞、血小板及肾小球内皮细胞的表面，并被N-乙酰神经氨酸覆盖。如患者感染了产神经氨酸酶的肺炎链球菌，细菌分泌的神经氨酸酶可以分解细胞表面的N-乙酰神经氨酸，使TF抗原暴露。TF抗原暴露后，机体会产生针对TF抗原的自身抗体，引发免疫反应，造成红细胞、血小板及肾小球内皮细胞的损伤，最终导致HUS的发生。

（二）补体调节分子异常

补体系统是人类天然免疫系统的重要组成成分，补体活化后可识别并清除外源微生物、机体凋亡组织及免疫复合物。机体还存在抑制补体活化的调节蛋白,从而避免了补体过度激活而导致对机体自身的损伤。如果补体调节蛋白的功能出现异常,则会导致相关疾病。

在生理情况下,血管内皮细胞可以通过多种补体调节蛋白来避免补体介导的损伤,如 H 因子(CFH)、I 因子(CFI)、膜辅助蛋白(MCP)。当上述因子出现异常(如基因突变或机体产生针对补体调节蛋白的自身抗体)或补体活化分子基因突变后功能增强(即不再受补体调节蛋白的调节作用)时,均可引起补体在内皮细胞表面过度激活,从而引起内皮细胞损伤,导致 HUS。由于肾脏对补体活化异常敏感,故此类患者的肾脏受累突出。下面就常见补体调节蛋白或相关因子功能异常所致 HUS 的机制做出详述。

1.H 因子

CFH 是血清中浓度高的补体调节蛋白之一,由 20 个独立的能折叠的结构域组成,这些结构域称为单一致重复片段。CFH 基因位于 1q32,是 1 213 个氨基酸残基组成的 150 kDa 的糖蛋白,主要由肝脏合成,肾脏的系膜细胞、足细胞、血小板、外周血单个核细胞、视网膜色素上皮细胞、神经胶质细胞、成纤维细胞、内皮细胞等也有部分表达。CFH 能够与多个配体相互作用,这些配体如 C_{3b}、肝素、C 反应蛋白(C-reactive protein,CRP)。目前已知 CFH 有 3 个与 C_{3b} 结合的位点,分别位于 SCR1-4、11-14 和 19~20;3 个与肝素结合的位点,分别位于 SCR7、13 和 20;3 个与 CRP 结合的位点,分别位于 7~8、11~13 和 16~20。CFH 在补体旁路途径活化的早期起着重要的调节作用,一方面可以作为 CFI 的辅助因子降解 C_{3b},转化成 iC_{3b};另一方面可以通过与 B 因子的裂解产物 Bb 竞争性结合 C_{3b} 使 C_3 转化酶生成减少,同时加速已形成的 C_3 转化酶的降解。

有 30%~50%的非典型溶血性尿毒综合征(atypical hemolytic uremic syndrome,aHUS)患者存在 CFH 水平降低或 CFH 缺如,目前学者认为主要原因包括 CFH 基因纯合/杂合缺陷或存在抗 CFH 的自身抗体。纯合突变时血清 CFH 缺乏,通常在正常水平的 10%以下,患者可表现为散发 aHUS 或有家族史,通常在婴幼儿期发病。杂合缺陷的患者的血清补体水平正常或接近正常,CFH 水平为正常水平的 50%左右。CFH 的基因突变主要发生于 SCR19-20,多为单个氨基酸的突变,使 CFH 与相应配体及内皮细胞的结合能力下降,从而引起临床病变。另外,6%~10%的 aHUS 患者中存在抗 CFH 的自身抗体。目前学者认为抗 CFH 自身抗体的主要结合位点也在 SCR 19~20,研究提示其可能是通过降低 CFH 与 C_{3b}、肝素及与细胞结合的能力而致病。

2.I 因子

CFI 是另一种由肝脏合成的补体调节因子,由重链与轻链组成,主要在循环(液相)中发挥作用。其生物学功能是通过降解 C_{3b} 及 C_{4b} 而抑制 C_3 转化酶的形成,从而抑制补体的激活。CFI 生物学功能的发挥依赖于与其他辅助因子如 CFH、C_4 结合蛋白(C_4BP)及 MCP 的相互作用。

CFI 的基因编码位于 4 号染色体长臂 2 区 5 带。CFI 基因缺陷外显率较低,故大多为散发病例而非家族遗传。CFI 基因缺陷时,补体活化不受控制,其结果类似于 CFH 基因缺陷,最终会导致 TMA 的发生。

3.膜辅助蛋白

MCP 又称 CD46,是一类广泛表达于细胞表面的跨膜补体调节因子。除红细胞外,MCP 几乎表达于体内的所有细胞。其生物学功能为辅助 CFI 降解沉积于细胞表面的 C_{3b} 和 C_{4b}。其编码基因毗邻 CFH 编码基因,基本结构单位也为 SCR 结构域。

与 CFH 基因突变相似,MCP 基因缺陷可导致其表达量减少、与 C_{3b} 的结合能力降低及 CFI

辅助活性降低,引起补体在细胞表面的过度激活从而致病。MCP 基因缺陷能以常染色体显性遗传或常染色体隐性遗传方式遗传。但单纯 MCP 基因缺陷并不一定致病,携带 MCP 缺陷基因者的病情也较轻,这可能与其他因素的参与有关。

4.B 因子

B 因子(CFB)是补体旁路激活途径的固有成分之一,具有旁路途径转化酶的酶切位点。aHUS 患者中 B 因子基因突变的报道较少。有研究认为,CFB 突变可增加 $C_{3b}B$ 的合成或使 $C_{3b}Bb$ 不易被促衰变因子或 CFH 降解,故可使酶的活性增强,使更多补体成分沉积于肾小球内皮细胞而致病。

5.其他补体相关因子

有报道称血栓调节蛋白(thrombomodulin,TM)的基因缺陷可引发 aHUS。TM 是一种普遍存在于内皮细胞表面的糖蛋白,具有抗凝、抗炎和细胞保护等多重作用。其可在补体辅助因子(CFH 和 C_4BP)存在的条件下辅助 CFI 降解 C_{3b},还可激活羧肽酶原 B,加速过敏毒素 C_{3a} 和 C_{5a} 的降解。TM 还可以激活蛋白 C,从而发挥其抗凝及促纤溶的作用。TM 基因缺陷可影响其与配体的结合,从而影响其对补体的调节功能而导致血栓形成。

二、分类

根据病因学及临床特征等的不同,可将 HUS 分为两大类:一类是典型 HUS,也称腹泻相关型 HUS;另一类为无腹泻的 HUS,也称 aHUS。

近年来也有学者提出应根据不同的发病机制对 HUS 进行分类。例如:病因明确者可分为细菌感染、补体系统异常等;疾病相关者可分为肿瘤、移植、妊娠、自身免疫疾病所致等,可能更有助于临床的诊治。

三、表现

(一)临床表现

HUS 主要表现为微血管病性溶血、血小板减少和急性肾损伤,肾受累常较为严重,而不同类型的 HUS 又各具特点。

1.腹泻相关型 HUS

腹泻相关型 HUS 多见于儿童,常先有前驱腹泻症状,后发生急性肾损伤。有文献报道,其总体发病率为每年 2.1/10 万人,小于 5 岁的儿童发病率最高达每年 6.1/10 万,而 50～59 岁成人发病率最低为每年 0.5/10 万人。

(1)前驱症状:近 90% 的患者有前驱症状,大多为胃肠炎表现,如腹痛、腹泻、呕吐及食欲缺乏,伴中度发热。腹泻严重者可有脓血便,类似溃疡性结肠炎,少数病例以呼吸道感染为前驱症状。前驱期可持续数天至数周,其后常有一段无症状间歇期。

(2)贫血及血小板减少:常在前驱期后 5～10 d(也有长至数周)突然发病,以微血管病溶血所致贫血及血小板减少所致出血为突出表现。患者常表现为面色苍白、黄疸(占 15%～30%)、皮肤黏膜出血(皮肤出血点、瘀斑甚至血肿)、呕血、便血及血尿,部分重症患者还可出现贫血相关性心力衰竭。患者的肝、脾常增大。

(3)急性肾衰竭:与贫血几乎同时发生。患者的肾功能急剧恶化,出现水、电解质平衡紊乱和酸中毒,严重时进展至少尿或无尿。常伴发高血压。

此外,部分患者还可以出现中枢神经系统症状,如头痛、嗜睡、性格异常、抽搐、昏迷及共济失调。

2.aHUS

与腹泻相关型 HUS 相比,aHUS 患者更好发于成人。虽无腹泻症状,但也常伴其他胃肠道表现。患者迅速出现少尿或无尿性急性肾衰竭及恶性高血压,其中,约 50% 的患者可进展至终末期肾病。儿童中最为常见的 aHUS 为产神经氨酸酶肺炎链球菌感染相关的 HUS,临床可表现为肺炎和脑脊髓膜炎,严重者发生呼吸窘迫综合征和败血症。应注意的是该组患者的临床表现常可因血浆疗法而加重,需要警惕。

值得一提的是,随着现代遗传学及免疫学技术的发展,近年在 aHUS 中又分出一个亚类,名为 DEAP-HUS。该类患者存在 CFH 相关蛋白 1 和 3 基因的缺失并存在血清抗 CFH 的自身抗体。该类型好发于年轻人,男、女性患者的比例相近。患者可有较为突出的非腹泻的胃肠道症状。

(二)实验室检查

微血管溶血性贫血和血小板减少是 HUS 实验室检查的标志性特点,特别是血小板数即使在正常范围,若呈进行性下降趋势,临床意义也很大。HUS 患者的贫血一般较为严重,为微血管病性溶血,外周血涂片可见到多于 2% 的破碎红细胞。而发生微血管病性溶血时,血管内溶血的指标呈阳性,如血清乳酸脱氢酶(LDH)水平上升,血和尿游离血红蛋白水平升高及血清结合珠蛋白水平降低。血管内、外溶血共有的表现呈阳性,如血清总胆红素及间接胆红素水平升高,外周血网织红细胞水平升高。抗人球蛋白试验(Coomb's test)为阴性,但在系统性红斑狼疮和侵袭性肺炎链球菌感染引起的 HUS 中可能为阳性。需要特别指出的有以下两点。①外周血涂片寻找破碎红细胞的比例非常重要,正常值小于 0.5%。若比例为 0.5%~2.0%,则要高度怀疑微血管溶血;若比例≥2%,则基本可以确诊。但由于该检查的准确性较大程度依赖于实验室技术人员的检测水平,故各个实验室的可靠性差异较大。为此,国际血液病破碎红细胞标准化工作组(ICSH)于 2012 年制定了最新的关于判断外周血破碎红细胞的标准诊断流程,可供参考。②LDH 水平升高对发现 HUS 最敏感,但特异性不强,其升高并不只见于 HUS,在一些其他疾病(如心肌梗死、横纹肌溶解综合征、肿瘤)中也可以见到,故需要结合患者的实际状态进行判断。

腹泻相关型 HUS 患者常有外周血白细胞数升高伴核左移,但 aHUS 患者的白细胞数多正常。多数患者的凝血酶原时间,部分凝血活酶时间,Ⅴ因子、Ⅷ因子和纤维蛋白原的浓度都在正常范围。部分患者存在纤维蛋白降解产物升高和凝血酶时间延长。

HUS 患者肾脏受累的临床表现与其肾病理受损的部位有关。若累及肾小球时,则突出表现为血尿、蛋白尿,严重时出现大量蛋白尿及血肌酐水平升高;若以肾血管受累为主,则尿中的有形成分不明显,临床上多表现为恶性高血压及血肌酐水平升高等。严重的血小板减少可导致非变形红细胞血尿。

其他实验室检查包括大便培养(大肠埃希菌或志贺痢疾杆菌)、Stx 检测或通过聚合酶链式反应(PCR)检测 Stx 的基因、痰培养、血浆补体成分及调节蛋白水平的测定(包括 C_3、C_4、CFB、CFH、CFI、外周血单核细胞表面 MCP 的表达)、补体基因筛查等。但部分检查较为复杂,价格昂贵,尚不能广泛应用于临床。

(三)肾病理表现

肾活检病理在明确 TMA 诊断、协助提示病因、与其他疾病鉴别、指导治疗及判断患者长期预后方面有很大帮助。

导致 TMA 的中心环节是血管内皮细胞损伤,其后出现了一系列病变。

1.肾小球

光镜检查急性期肾小球的病理表现:依据肾小动脉的损伤程度,可见程度不等、发病各异的毛细血管袢缺血性皱缩;肾小球毛细血管内皮细胞增生、肿胀;节段性毛细腔内微血栓形成;因基底膜内疏松层增宽而出现基底膜不规则增厚,并可出现假双轨征;因节段性系膜溶解,可出现毛细血管瘤样扩张;在病变慢性期可出现系膜基质增生导致系膜增宽,系膜细胞可不同程度地插入,毛细血管内皮细胞和系膜细胞产生的基底膜样物质导致肾小球毛细血管袢真双轨征样改变。在 HUS 的终末期,肾小球硬化和缺血性硬化,部分呈现膜增殖性肾炎样改变。

免疫荧光检查对 HUS 病变无决定性诊断价值,有时在肾小球内出现非特异性 IgM 弱阳性,纤维蛋白强弱不等的阳性,有微血栓形成时更明显。

电镜检查对 HUS 病变的诊断,有一定意义。急性期最常见的病变是肾小球毛细血管基底膜内疏松层增宽,内皮细胞肿胀,有时可见血栓形成。

2.肾脏小动脉

光镜检查显示急性期小动脉的病变在无腹泻的 HUS 患者中更常见。在疾病早期,肾脏小动脉表现为内皮细胞肿胀,内膜水肿,进而黏液变性,节段性血栓形成。在慢性期随着疾病进展,受累小动脉内膜进一步增厚,纤维和胶原纤维增生,以血管腔为中心呈同心圆状排列,或称葱皮状增生。原来的血栓逐渐机化。

免疫荧光检查对小动脉病变无决定意义,特别是在慢性期。

电镜下可见急性期小动脉内皮细胞的病变和肾小球内皮细胞病变类似,急性期血管基底膜内疏松层增宽。慢性期可见内膜胶原纤维增生。

3.肾小管和肾间质

HUS 的肾小管和肾间质均为肾血管和肾小球病变的继发性病变。肾小管上皮细胞多少不等的刷状缘脱落、萎缩,肾间质水肿及轻重不等的淋巴和单核细胞浸润及纤维化。

四、治疗及预后

经典大肠埃希菌感染引起的腹泻相关型 HUS 的治疗通常遵循急性肾损伤的治疗原则,即以支持治疗为主,最大限度地降低急性期的死亡率,针对容量负荷重、电解质紊乱及氮质血症等及时进行肾脏替代治疗。其他支持治疗主要包括输注悬浮红细胞、血小板(血红蛋白水平小于60 g/L 是输注悬浮红细胞的指征;在有活动性出血或拟进行有创检查时可输注血小板)。近期研究表明应用促红细胞生成素治疗可能会减少悬浮红细胞的输注量。对于应用抗生素目前尚存在争议,而止泻药物可能会增加中毒性巨结肠的可能,应慎用。目前研究中的新型治疗药物包括针对细菌黏附素、Stx 和其他蛋白抗原的活疫苗、高亲和力的口服毒素受体类似物、表达受体的益生菌、中和毒素的单克隆抗体及针对 Stx 介导的内皮损伤和组织损伤下游效应的小分子生物制剂等。该类疾病患者多数预后较好,肾功能可以完全恢复,仅少数发展至 ESRD。

补体调节蛋白基因突变引起的 aHUS 治疗首选血浆置换(但对 MCP 基因突变者无效)及定期输注血浆治疗;如对因抗补体调节蛋白抗体引起的 aHUS 可选择血浆置换、糖皮质激素和免疫抑制剂治疗,如上述治疗效果差,可考虑使用抗 CD20 单克隆抗体(利妥昔单抗)及抗 C_5 单克隆抗体(依库珠单抗)。血浆疗法虽会暂时维持血液学检测指标的正常水平,但无法治疗潜在的病因,故近年来生物制剂,特别是抗 C_5 单抗的使用逐渐受到关注。抗 C_5 单抗自 2007 年成功在全球 40 多个国家被批准用于治疗阵发性睡眠性血红蛋白尿后,现已被美国和欧盟地区批准用于 aHUS 的治疗,特别适用于儿童、血浆置换无效或依赖、肾移植后预防或治疗复发、预后较差的 aHUS 患者。Legendre 博士等人开展了两项前瞻性 2 期试验,纳入年龄不小于 12 岁的 aHUS 患者,受试者接受了为期 26 周的、抗 C_5 单抗的治疗,并于扩展期接受了长期治疗。试验一纳入了血小板计数减少伴肾损伤的患者,而存在肾损伤、但在血浆置换或输注期间至少 8 周内的血小板计数下降不超过 25% 的患者则进入试验二。试验一中主要终点事件为血小板计数变化,试验二中的主要终点事件则为维持无 TMA 事件发生的状态(血小板计数下降不超过 25%,未给予血浆置换或输注,未开始透析)。研究结果显示,总共有 37 例患者(其中试验一有 17 例,试验二有20例)接受了抗 C_5 单抗的治疗,治疗中位时间分别为 64 周和 62 周。抗 C_5 单抗治疗后,患者的血小板计数增加,在试验一中,血小板计数从基线至 26 周时平均增加量为 $73 \times 10^9/L$($P < 0.001$)。在试验二中,有 80% 的患者维持在无 TMA 事件的状态。抗 C_5 单抗与所有次要终点的显著改善相关,肾小球滤过率表现为持续性、时间依赖性的增加。

在试验一中,5 例患者中有 4 例摆脱透析。对于肾小球滤过率的预估值而言,较早进行抗 C_5 单抗干预可带来更显著的改善。抗 C_5 单抗还与健康相关生活质量改善相关。在整个扩展治疗期内,均未见治疗的累积毒性或严重的感染相关不良事件(包括脑膜炎球菌感染)发生。因此该研究得出结论:抗 C_5 单抗可抑制补体介导的 TMA,并且可使得 aHUS 患者出现时间依赖性的、显著的肾功能改善。aHUS 患者预后多较差,3 年内约有 53% 的患者死亡或发展至 ESRD。其中 CFH、C_3 和 CFB 基因突变者预后最差,肾移植后复发率很高;MCP 基因突变者预后最好,可自发缓解,理论上肾移植后无复发;CFI 基因突变者预后居中。

(兰坚孝)

第九节　先兆子痫肾损害

一、先兆子痫的概念及流行病学状况

(一)概念

先兆子痫的临床特征是既往无高血压和蛋白尿的孕妇在妊娠 20 周后,新发高血压(血压≥18.62/11.97 kPa)、蛋白尿(尿蛋白水平>0.3 g/d)和水肿。但是先兆子痫患者也可能出现多系统损害,严重时出现子痫(抽搐及神志丧失)及 HELLP 综合征(转氨酶水平升高、溶血、血小板计数减少)。该病的病理学特征是血管内皮损伤及功能异常,故该病已归于血栓性微血管病范畴。

本节将着重讨论先兆子痫的肾损害。

(二)发病率和危险因素

先兆子痫的发病率为 5%~10%。先兆子痫的危险因素有以下几种。①初产妇:70% 的先兆子痫患者为初产妇,20 岁以下的初产妇的风险尤大;如果更换新的性伴侣,经产妇再次妊娠先兆子痫的发病率也明显增加。②高龄孕妇:35 岁以上高龄孕妇先兆子痫的风险明显增加。Saftlas 等研究发现 34 岁以上女性,年龄每增加 1 岁,发生先兆子痫的风险即增加 30%。Duckitt

等研究发现 40 岁以上高龄孕妇发生先兆子痫的风险是 35 岁以下孕妇的两倍。③双（多）胎妊娠：有报道双胎妊娠发生先兆子痫的风险与三胎妊娠相似，约为 14%；但也有报道三胎妊娠发生先兆子痫的风险是双胎妊娠的 3 倍。④先兆子痫家族史：具有阳性家族史的孕妇发生先兆子痫的风险为无阳性家族史孕妇的 4 倍。孕妇本人有先兆子痫病史，再次妊娠时发生先兆子痫的风险也显著增大。⑤高血压、慢性肾病孕妇：她们发生先兆子痫的风险是正常孕妇的 5 倍。⑥其他：患肥胖、糖尿病（包括妊娠糖尿病）、结缔组织病、抗心磷脂抗体综合征等病的孕妇及葡萄胎孕妇发生先兆子痫的风险也增大。另外，文献报道黑种人容易发生先兆子痫。

二、先兆子痫的临床病理表现、诊断及鉴别诊断

（一）临床表现

1.高血压

妊娠 20 周后，收缩压≥18.6 kPa（140 mmHg）和（或）舒张压≥12.0 kPa（90 mmHg），即能诊断高血压。学者曾认为妊娠 20 周后，收缩压较基线升高超过 4.0 kPa（30 mmHg）和（或）舒张压升高超过 2.0 kPa（15 mmHg）也能诊断高血压，但是后来流行病学资料显示，只要不超过 18.6/12.0 kPa（140/90 mmHg），血压如何波动，疾病的结局都一样，为此已不再用此诊断标准。

诊断先兆子痫需要连续监测血压，间隔时间不得超过 1 周。极少数患者尤其是葡萄胎孕妇，在妊娠 20 周前即可能出现高血压，更需警惕。如果血压持续升高，收缩压持续≥21.3 kPa（160 mmHg）和（或）舒张压持续≥14.6 kPa（110 mmHg），提示病情较重，需要积极降压治疗，以防脑血管意外。

2.蛋白尿

蛋白尿常在血压升高之后出现，诊断标准为尿蛋白定量＞0.3 g/d，严重时患者可以出现大量蛋白尿（尿蛋白定量≥3.5 g/d）。另外，也可留取任意一次尿标本（最好为晨尿）进行检测，若尿蛋白与肌酐水平的比值＞0.3，也能诊断蛋白尿。

蛋白尿是疾病严重程度的指标，是反映孕妇和胎儿预后的独立危险因素。近年来研究发现，部分先兆子痫孕妇产后尿清蛋白的排泄率可持续升高数年，随后她们的心血管疾病的发生率也明显高于阴性对照。不过，微量白蛋白尿在先兆子痫的诊断方面及影响预后方面的确切意义尚需继续研究。

3.水肿

正常妊娠可以出现水肿，休息后消退，休息后不缓解者常为病理性水肿。最初表现为体重明显增加，继之出现面部及双下肢水肿，为可凹性水肿。水肿的严重程度与预后关系不大，有的文献已不再把水肿作为先兆子痫的诊断标准。

4.肾功能不全

与正常孕妇的肾脏有效肾血浆流量和 GFR 升高不同，先兆子痫孕妇的这两项指标常下降，GFR 下降达 30%～40%，不过非妊娠妇女的血清肌酐值多在正常范围内。个别患者在出现胎盘早剥等并发症时，可发生急性肾小管坏死，呈现急性肾损伤。

5.高尿酸血症

先兆子痫患者血清尿酸水平常升高，且升高程度与蛋白尿、肾病理改变及孕妇和胎儿死亡密切相关。先兆子痫患者的高尿酸血症主要与肾小球滤过率下降、尿酸清除率减少有关。高尿酸血症可以导致血管损伤和加重高血压。

6.中枢神经系统受累

患者可有头痛、头晕、呕吐、一过性黑蒙、视力模糊等症状。严重者发生抽搐、昏迷,进展成子痫。过去子痫的发生率为0.05%左右,目前由于产前监护的改进及广泛使用硫酸镁静脉滴注防治,子痫的发生率已明显下降。子痫的发生主要与脑水肿有关,其部位在脑后枕叶,磁共振图像类似于可逆性脑后白质综合征表现,严重者可出现颅内出血。

7.HELLP综合征

先兆子痫患者出现转氨酶水平升高、溶血及血小板计数减少,称为HELLP综合征。严重先兆子痫患者HELLP综合征的发生率为10%～20%。HELLP综合征常合并胎盘早剥、肝包膜下出血、肾衰竭、早产甚至胎儿及孕妇死亡。

(二)肾病理表现

1.光镜检查

先兆子痫肾损害的特征性病理改变为肾小球内皮细胞增生、肿胀及空泡变性,故此肾小球病变被称为内皮细胞病。每个肾小球毛细血管襻的内皮细胞增生、肿胀程度不同,轻者腔内内皮细胞成双,重者毛细血管腔被增生的内皮细胞堵塞。非特征性肾脏损害还包括不同程度的系膜增生,重者增生的系膜插入基底膜及内皮细胞间,形成类似于I型膜增生性肾炎的双轨征病变。也有不少患者伴随出现局灶节段性肾小球硬化。肾小管间质损害一般较轻,但是,正如前文所述,偶尔出现急性肾小管坏死。血管病变主要表现为内皮细胞肿胀及内膜增厚。肾脏的特征性病理改变常在产后3个月内消退,但是部分患者在终止妊娠6个月后,仍残留肾小球内皮细胞增生肿胀。

有研究总结了19例先兆子痫肾损害患者临床及病理,发现先兆子痫肾损害患者的肾活检病理主要表现为肾小球内皮细胞增生、肿胀(94.7%),系膜细胞增多、系膜基质增加(89.5%),脏层上皮细胞增生、肿胀(68.4%),周边襻弥漫或节段双轨(78.9%),亦有部分患者表现为肾小球局灶节段硬化(31.6%)。肾小管间质损害一般较轻(但有FSGS样损害者较重),血管病变主要表现为小动脉透明变性(36.84%)、内皮肿胀(26.32%)、内膜增厚(26.32%)、弹力层增厚分层(26.32%),严重者的血管壁呈纤维素样坏死(5.26%)(图9-1)。

先兆子痫肾损害患者FSGS的形成机制尚未明了。有学者认为二者间有直接因果关系,FSGS是先兆子痫肾损害的一种特殊表现。Nochy等研究表明先兆子痫患者的FSGS病变与肾小球肥大和系统性高血压密切相关,肾小球肥大与系统性高血压导致肾小球内高压、高灌注及高滤过,促进FSGS发生。除上述机制外,FSGS的形成还可能与先兆子痫患者体内一些血管活性物质释放增多相关,如血管紧张素Ⅱ、内皮素-1(ET-1)、血小板源生长因子(PDGF)、转化生长因子-β(TGF-β1)及血栓素A(TXA),它们能直接或间接地引起系膜细胞增生及系膜基质增加。此外,脂质过氧化也能激活系膜细胞,加速肾小球硬化的发生和发展。所以,FSGS的形成过程既有血流动力学因素,也有非血流动力学因素参与。

2.免疫疾病理检查

无免疫球蛋白成分沉积。近年来学者发现有补体片段C4可沿肾小球毛细血管壁沉积,C4能与内皮细胞结合,导致后者增生及损伤。另外,还可能见到Ⅷ相关抗原和纤维素在肾小球毛细血管壁沉积(图9-2)。

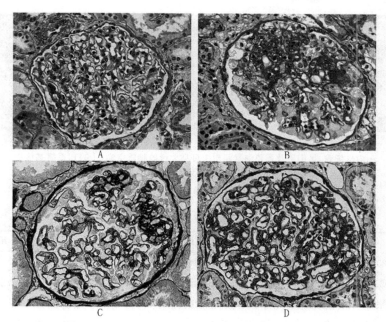

A.肾小球内皮细胞肿胀;B.肾小球节段性肾小球硬化样病变;C.肾小球节段性肾小球硬化样病变伴双轨;D.肾小球弥漫双轨形成

图 9-1 先兆子痫肾损害的光学显微镜下表现

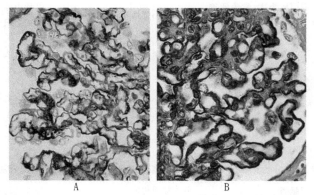

A.Ⅷ因子相关抗原在肾小球毛细血管壁沉积;B.纤维素在肾小球毛细血管壁沉积

图 9-2 先兆子痫肾损害的肾脏免疫疾病理表现

3.电镜检查

毛细血管内皮细胞增生,明显肿胀,空泡形成(图 9-3A);足突基本正常;系膜细胞增生、基质增多,并可插入内皮细胞与基底膜之间,重时压迫毛细血管腔(图 9-3B)。肾小球基底膜与内皮细胞间可见透明物质沉积,导致内皮细胞与基底膜分离(图 9-3C)。

(三)诊断及鉴别诊断

先兆子痫的诊断多依赖于临床表现。根据孕妇妊娠前无高血压及慢性肾病史,孕 20 周后出现高血压、蛋白尿、水肿以及血尿酸升高等表现,诊断一般不难。

需鉴别先兆子痫与原发性高血压及妊娠合并慢性肾炎(表 9-6)。

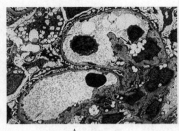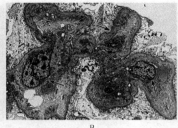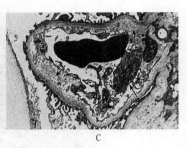

A.内皮细胞、足细胞及系膜细胞质中可见大量的脂质空泡(↑);B.系膜基质插入,毛细血管袢受压(↑);C.内皮细胞从基底膜分离,伴纤维状物质沉积(↑)

图 9-3　先兆子痫肾损害的电子显微镜改变

表 9-6　先兆子痫的鉴别诊断

项目	先兆子痫	原发性高血压	妊娠合并慢性肾炎
发病时间	孕 20 周后	孕 20 周前	孕早期
家族史	有或无先兆子痫家族史	常有高血压家族史	无先兆子痫或高血压家族史
原有疾病	无高血压及肾损害	有高血压	有慢性肾炎
年龄、胎次	多为高龄/初产妇	不定	多在 30 岁以下
临床表现	高血压、蛋白尿、水肿	高血压,可伴轻度蛋白尿,无水肿	有血尿、蛋白尿、水肿、高血压、夜尿增多等
蛋白尿性质	以肾小球性蛋白尿为主,常为非选择性蛋白尿	多为肾小管性蛋白尿	以肾小球性蛋白尿为主,常为非选择性蛋白尿
肾功能	正常或轻度减退,偶可出现急性肾损伤	正常或减退	常减退
血尿酸水平	常升高,肾功能不全时较血 Scr、BUN 水平升高更明显	与血 Scr、BUN 水平升高平行	与血 Scr、BUN 水平升高平行
肝功能	可异常	正常	正常
凝血功能	可异常	正常	正常
眼底	小动脉痉挛,较少出血及渗出	小动脉痉挛,可伴动脉硬化	正常,肾功能不全时可见出血及渗出
肾活检	肾小球内皮细胞病	小动脉硬化症	各种病理类型肾炎
预后	多在产后 3 个月内恢复,但微量白蛋白尿可存在较久	血压持续升高	尿检异常持续存在

　　此外,尚需注意妊娠前即有原发性高血压或慢性肾病的孕妇比妊娠前健康者更容易罹患先兆子痫。文献报道原发性高血压孕妇先兆子痫的发生率约为 25%,而慢性肾病孕妇先兆子痫的发生率为 20%~40%,此时先兆子痫往往危害大,容易发生脑出血及产后大出血,围产期孕妇病死率显著增加。

三、先兆子痫发病机制的研究现状及思索

　　多数文献认为胎盘滋养层细胞浸润母体血管异常是先兆子痫发病的主要机制。近年来随着分子生物学的进展,对先兆子痫发病机制的研究取得了长足的进展。

（一）异常胎盘形成和胎盘缺血

在正常胎盘形成过程中，胎盘滋养层细胞浸润至母体的螺旋动脉，而后细胞发生表型转换，从表达滋养层细胞黏附分子（如整合素 α3/β6、αω/β5 及 E-钙黏素）转变成表达内皮细胞黏附分子（如整合素 α1/β1、αω/β3，血小板源性内皮细胞黏附分子和血管内皮-钙黏素），逐渐取代原有血管内细胞，完成螺旋动脉重铸，使血管从高阻力低容量血管变成了低阻力高容量血管，增加胎盘血容量，从而确保母胎之间物质（营养物质、氧气及代谢废物）交换及胎儿正常发育。

先兆子痫孕妇的胎盘滋养层细胞浸润到母体的螺旋动脉位置较浅，数量少，密度低，故螺旋动脉重铸不全，导致胎盘灌注不足及功能障碍，这一病理现象称为"胎盘浅着床"。到妊娠中晚期此胎盘浅着床所致胎盘缺血、缺氧的危害逐渐显现，刺激胎盘分泌大量活性物质，诱发母亲发生高血压。

（二）循环中促血管生成因子与抗血管生成因子

血管生成是胎盘形成的基本过程之一，在母胎之间建立适当的血管网确保母胎间物质交换十分重要。而血管生成过程将受到促血管生成因子及抗血管生成因子的调节。

主要的促血管生成因子有 VEGF 及 PLGF，后者也是 VEGF 的家族成员，主要由胎盘生成。VEGF 及 PLGF 都能促血管内皮细胞有丝分裂，在血管生成上发挥重要作用。

主要的抗血管生成因子有可溶性 Fms-样酪氨酸激酶 1（soluble Fim-like tyrosine kinase 1，sFlt1）及可溶性内皮糖蛋白（soluble endoglin，sEng）。sFlt1 是 PDGF 的可溶性受体（它缺乏胞质区和跨膜区，仅保留配体结合区），能与循环中 VEGF 及 PLGF 结合，从而阻止它们与细胞膜上受体结合，阻断他们的生物学效应；内皮糖蛋白 endoglin 是 TGF-β 的共受体，sEng 能通过拮抗 TGF-β 信号通路而发挥抗血管生成效应。sFlt1 和 sEng 都能由血管内皮细胞及胎盘滋养层细胞分泌，两者在抑制血管生成上具有协同作用。

已发现先兆子痫患者在发病前，循环中 VEGF 及 PLGF 水平即显著下降，而 sFlt1 及 sEng 水平显著升高。如此可导致胎盘血管生成不足，从而诱发先兆子痫。

（三）肾素-血管紧张素系统

胎盘具有完整的 RAS，妊娠时循环 RAS 及胎盘局部 RAS 均会发挥生理效应。已有研究发现，先兆子痫时胎盘组织的肾素、血管紧张素原、血管紧张素转化酶、血管紧张素 II 与 AT1 受体表达均增强，从而导致胎盘血管收缩，影响母胎间物质交换，加重先兆子痫。另外，有研究发现，先兆子痫时 Ang-(1-7)水平明显下降且绒毛膜中 Mas 受体表达下调，提示它们在平衡血管紧张素 II-AT1 受体上的作用受损，从而加重胎盘血管收缩。

先兆子痫孕妇循环中存在一种血管紧张素 AT1 受体自身抗体（AT1-AA），它也能参与先兆子痫致病。已知 AT1-AA 能与 AT1 受体结合并激活 AT1 受体，从而激活受体下游的钙调磷酸酶/核因子活性 T 细胞（NFAT）信号，诱导 sFlt1 产生，拮抗胎盘血管生成。另外，AT1-AA 还能刺激滋养层细胞或血管平滑肌细胞产生纤溶酶原激活物抑制剂-1（PAI-1），降低滋养层细胞的侵袭力；激活烟酰胺腺嘌呤二核苷酸磷酸（NADPH）氧化酶，产生活性氧簇（ROS）；刺激组织因子（TF）生成，启动外源性凝血途径促进凝血。上述作用均能促使先兆子痫发生。

（四）内皮细胞舒张因子及其抑制剂

既往学者认为 TXA 和前列腺素（PG）平衡发生改变，TXA 增加和 PG（特别是前列环素 PGI$_2$）减少在先兆子痫发病中起重要作用。近年来研究认为，内皮素（ET）和血管舒张因子一氧化氮（NO）间平衡发生改变，ET 增加和 NO 减少，在先兆子痫发病过程中起主要作用。它们都与血管内皮损害和(或)功能异常密切相关。

内源性内皮细胞 NO 合成酶抑制剂非对称型二甲基精氨酸(ADMA)的血清浓度与血管舒张关系极为密切。Savvidou 等发现孕妇血清中 ADMA 浓度升高,能直接影响 NO 合成,引起内皮细胞功能不全,导致先兆子痫发生。

(五)松弛素

松弛素主要由卵巢黄体产生,妊娠期胎盘产生的人绒毛膜促性腺激素是促进松弛素分泌的主要细胞因子,松弛素能通过内皮素 β 受体-NO 途径发挥强有力的扩血管作用。松弛素是最早发现的生殖激素,但其受体一直未被确定,近年来研究发现它有两个受体,即 LGR7(RXFP1)和 LGR8(RXFP2),二者都为含亮氨酸重复序列的 G 蛋白偶联受体。

有学者对 42 例先兆子痫孕妇及 30 例正常孕妇的血清松弛素浓度进行了检测,发现先兆子痫患者的血浓度显著较正常孕妇低,提示松弛素分泌不足可能参与先兆子痫发病。

先兆子痫的发病机制十分复杂,前面只讨论了部分内容。现在学者认为其发病还有遗传因素,甚至还有免疫因素及炎症因素参与。

四、先兆子痫肾损害的治疗、预防与预后

(一)治疗原则与具体措施

治疗原则为降压、扩容和(或)利尿、镇静、解痉,必要时抗凝,并适时终止妊娠,以防严重并发症发生。

1.控制高血压

先兆子痫孕妇血压升高达到诊断标准[血压≥18.7/12.0 kPa(140/90 mmHg)]后即可给予药物干预,当收缩压≥21.3 kPa(160 mmHg)或舒张压≥12.0 kPa(90 mmHg)时则必须给予药物,进行降血压治疗。抗高血压常用的一线药物为甲基多巴、拉贝洛尔及氧烯洛尔;一线药物控制血压不理想时,可加用二线药物,如硝苯地平、尼卡地平、肼屈嗪、阿替洛尔、哌唑嗪、可乐定。当血压≥22.6/14.6 kPa(170/110 mmHg)时,需紧急药物治疗以防止孕妇发生卒中或抽搐,常常静脉推注肼屈嗪或拉贝洛尔快速降压,也可以口服或舌下含服硝苯地平来控制血压。但是,先兆子痫孕妇的高血压不宜降得过低,不应降至 17.3/10.7 kPa(130/80 mmHg)以下,否则将会减少胎盘血流,对胎儿不利。

在治疗先兆子痫高血压时,禁用 ACEI 及 ARB。若在妊娠中或末 3 个月服用 ACEI 或 ARB,常可产生严重的胎儿毒性反应,导致胎儿低血压及肾血流减少,从而致使胎儿宫内发育迟缓,肢体挛缩,颅面畸形,肺发育不全及死亡,并可导致早产、新生儿低血压、新生儿无尿和死亡;另外需慎用利尿剂,利尿可能加剧先兆子痫患者的低血容量状态。

2.子痫的防治

可给予 4 g 硫酸镁,静脉缓慢推注(>20 min),然后以 1.5 g/h 的速度持续静脉滴注,共 6～12 h,可以防治抽搐。抽搐发作时还可以静脉注射 10～20 mg 地西泮,或肌内注射 1 g 苯妥英钠,以镇静解痉。

硫酸镁在预防及治疗子痫抽搐发作上的疗效十分肯定,但是应在何时用此药预防抽搐争议很大,部分学者认为应该早期使用,部分学者认为出现神经系统症状时才用,还有学者认为先兆子痫发生抽搐的可能性很小,不需要药物预防,以避免药物不良反应。

3.扩容治疗

先兆子痫患者经常出现循环容量不足、血管收缩及外周阻力增加,为此有学者认为可给这些患者静脉输注胶体液(血浆制品或血浆代用品)进行扩容,认为适当的扩容能减少外周血管阻力,帮助降压,并改善肾脏及胎盘循环。

但是不少临床试验结果显示,扩容治疗虽能改善孕妇的血流动力学指标,却并不能改善孕妇及胎儿的不良结局,而且扩容不当有引起肺水肿及脑水肿的风险,为此是否应对先兆子痫患者进行扩容治疗仍存在不小争议。中华医学会妇产科学会制定的《妊娠期高血压疾病诊治指南》认为,无严重的液体丢失(如呕吐、腹泻、分娩出血)或高凝状态,则不宜进行扩容治疗。

此外,下列情况下进行合理的扩容治疗不应该存在异议:先兆子痫并发急性高血压时,在静脉滴注抗高血压药前需先补足循环容量;对有肾前性氮质血症、尿量减少的患者,在给襻利尿剂前也要先补足循环容量。如果进行扩容,输液量一定不能过大,并需密切监测中心静脉压变化,以免输液过度诱发急性肺水肿或脑水肿。

4.支持治疗

当血小板计数低于 $20 \times 10^9/L$ 时,或血小板计数为$(20 \sim 40) \times 10^9/L$,但高血压难以控制,有脑出血风险时,均应输注血小板悬液。如果先兆子痫患者并发溶血尿毒综合征或并发肝损害导致凝血功能障碍,也应输注新鲜冰冻血浆。若患者出现急性肾损伤,还应及时给予血液净化治疗。

5.终止妊娠

对先兆子痫最有效的治疗方法是终止妊娠。经上述措施积极治疗,母胎状况无明显改善,病情持续进展时,即应及时终止妊娠。具体指征为:①孕妇器官功能不全加剧、肝和肾功能恶化、血小板进一步减少以及出现神经系统症状;②有难以控制的高血压;③宫内胎儿生长受限,胎儿发育不全。

6.生物治疗的试验研究及展望

大量研究证实,血清 sFlt1 及 sEng 水平升高与先兆子痫发病密切相关,因此拮抗这些细胞因子已成为未来治疗的方向。Li 等用 VEGF121 治疗 sFlt1 诱导的大鼠先兆子痫模型,发现应用 VEGF121 后,蛋白尿和高血压明显减轻且对胎鼠不造成损害,说明 VEGF121 有希望用于先兆子痫治疗。

近年来还有学者试用抗 VEGF 的贝伐单抗、酪氨酸激酶抑制剂舒尼替尼及索拉非尼治疗先兆子痫,结果令人失望,使用上述药物后先兆子痫患者的蛋白尿反而增多。

重组人血红素加氧酶 1 具有调节胎盘血管再生和降低氧化应激的作用,因而有可能用于先兆子痫治疗,但目前尚需进一步研究以明确其疗效及不良反应。

(二)预测与预防

1.预测指标

预测对实施预防很重要。正如前面所述,现在已知先兆子痫的许多危险因素,但是迄今为止,尚无任何临床及实验室指标能够准确地预测先兆子痫发生。近年来一些研究显示,血清 sFlt1 及 sEng 水平升高,PLGF 及 VEGF 水平下降,特别是血清 sFlt1/PLGF 比值上升对先兆子痫发生具有一定的预测作用,但尚需进一步研究。

2.预防措施

至于应用药物预防先兆子痫发生,已有如下初步研究。

(1)阿司匹林:对于具有先兆子痫病史的高危孕妇,有学者推荐在妊娠16周前预防性使用小剂量阿司匹林,认为它可能通过影响胎盘重塑而预防先兆子痫发生。Duley等对包含32 000例孕妇的42个随机试验进行了荟萃分析,结果显示阿司匹林确能减少15%的先兆子痫风险。不过,目前对应用阿司匹林预防先兆子痫仍然存在争议。

(2)钙剂:低钙摄入量能引起血管收缩及高血压,而钙摄入量高的孕妇较少发生先兆子痫,这刺激了补钙预防先兆子痫的研究。Atallah等对包含6 864例孕妇的10个临床试验进行了荟萃分析,发现给钙摄入量低的孕妇补充钙剂能减少先兆子痫发生,但是对钙摄入量正常的孕妇却无此预防效果。世界卫生组织(WHO)曾对8 325例孕妇的补钙情况进行了观察,结果显示钙剂未能预防先兆子痫发生,但能降低先兆子痫并发症的发生率和孕妇病死率。所以补充钙剂的确切效果仍然需要进一步验证。

(3)其他药物:已有学者应用鱼油或抗氧化剂(维生素C、维生素E和别嘌醇)预防先兆子痫发生,均未显示出预防效果。

(三)疾病预后

传统观点认为,分娩后先兆子痫患者的高血压会迅速下降,蛋白尿会在3个月内消失,肾病理改变也会逐渐恢复,不留长期后遗症。但是,近年来通过对先兆子痫患者随访,发现约有58%的先兆子痫患者产后2~4个月及42%的先兆子痫患者产后3~5年仍有微量白蛋白尿,先兆子痫患者的尿清蛋白排泄率比正常对照组高。微量白蛋白尿是血管内皮受损的表现,所以它可能反映了血管内皮病变的持续存在。Ray等通过长期随访发现先兆子痫患者将来发生心血管事件的概率是正常对照组的2倍。此外,Williams等发现,先兆子痫患者将来发生缺血性心脏病、脑血管意外、外周血管病及静脉血栓栓塞的概率为正常对照组的2倍,并认为这与先兆子痫后慢性高血压的发生率高相关。

(宋登华)

第十章

囊肿性肾脏病

肾囊肿是从肾小球囊至乳头管任何一段的局部膨出,当膨出直径达数毫米时,就与原来的肾小管脱离,形成独立、充满尿样液体或半固体物质的封闭囊腔。

肾囊肿形成、进行性长大需要 4 个基本条件。①上皮细胞增殖:肾囊肿实际上是一种良性肿瘤,来自肾小管或集合管的单个上皮细胞持续异常增殖,伴分化不良,形成了囊肿衬里上皮细胞。这种细胞增殖指数比正常肾小管细胞高 10～100 倍。②液体积聚:囊肿衬里上皮细胞腔膜面存在一种分泌 Cl-转运子,称为囊性纤维化跨膜调节子(cystic fibrosis transmembrane regulator, CFTR)。在 cAMP 刺激下,CFTR 分泌 Cl-增加,通过电荷作用,Na＋经细胞间紧密连接进入囊腔。在渗透压作用下,水从上皮细胞进入囊腔。在研究囊肿上皮细胞分泌液体机制基础上,发现正常肾小管上皮细胞也存在着 CFTR,因而肾小管上皮细胞既能重吸收,也能分泌水和电解质,但重吸收大于分泌。肾囊肿衬里上皮细胞在 cAMP 作用下,分泌水电解质大于重吸收,引起液体在囊腔内积聚,囊肿进行性长大。③细胞外基质异常:免疫组化研究发现肾囊肿组织中纤维蛋白,Ⅰ、Ⅳ型胶原蛋白和层粘连蛋白增多,硫酸肝素糖苷缺乏,引起细胞外基质重塑,肾小管基底膜顺应性降低,利于囊肿进行性长大。④内分泌激素及生长因子:在决定囊肿生长快慢,进展至肾衰竭的速度方面起着重要作用。

囊肿性肾病是指肾脏出现单个或多个囊肿的一大组疾病,其中单纯性肾囊肿最常见,其次是多囊肾病(polycystic kidney disease,PKD)。后者病变广泛,部分病例发展为终末期肾衰竭,故临床意义大。

囊肿性肾脏病根据遗传与否,分为遗传性和非遗传性两大类(表 10-1)。前者再根据遗传特点,分为常染色体显性、隐性和 X-连锁遗传 3 种;后者根据先天发育异常与否,分为先天发育异常和获得性肾囊肿。

表 10-1 囊肿性肾脏病分类

遗传性	非遗传性
常染色体显性遗传	先天性发育异常
常染色体显性遗传多囊肾病	髓质海绵肾
von Hipple-Lindau 病	囊肿性肾发育不良
结节硬化症	多囊性肾发育不良

遗传性	非遗传性
成人型肾髓质囊性病	囊性发育不良伴下尿路梗阻
常染色体隐性遗传	广泛囊性发育不良
常染色体隐性遗传多囊肾病	获得性
少年型肾消耗病	单纯性肾囊肿
其他伴肾囊肿的罕见综合征	低钾性肾囊肿病
X-连锁显性遗传	获得性肾囊肿病
I 型口-面-指综合征	

第一节　常染色体显性遗传多囊肾病

常染色体显性遗传多囊肾病(autosomal dominant polycystic kidney disease,ADPKD)是最常见的遗传性肾脏病,全世界发病率为 1/1 000～1/400,主要病理特征是双肾广泛形成囊肿,囊肿进行性长大,最终破坏肾脏的结构和功能。60 岁患者中,50％以上进入终末期肾衰竭,占终末期肾衰竭病因的 10％左右。ADPKD 除累及肾脏外,还可引起肝、胰囊肿、心瓣膜病和脑动脉瘤等脏器病变,因此,ADPKD 实际上是一种系统性疾病。

一、病因和发病机制

(一)分子遗传学

ADPKD 主要病因是上代将致病基因遗传给下代,约占 60％,其余 40％无家族遗传史,是患者自身基因突变所致。

目前已知引起多囊肾病的突变基因主要有两个,按照发现先后分别命名为 *PKD1* 和 *PKD2*。第三个基因(*PKD3*)可能存在,但尚未在染色体上定位和克隆。

(二)发病机制

1."二次打击"学说

病理显微解剖结果表明,ADPKD 时只有低于 1％的肾小管发生囊肿。每个肾囊肿衬里上皮细胞由单个细胞增殖而成,均为单克隆性,而且存在体细胞突变。如果 ADPKD 患者所有肾组织都遗传了相同的突变基因,为什么只在局部形成囊肿呢? Qian 等提出了体细胞等位基因突变学说,即"二次打击"(two-hit)学说。该学说认为多囊肾病小管上皮细胞遗传了父代的 PKD 基因突变(生殖突变),基因型为杂合子,此时并不引起多囊肾病,只有在感染、中毒等后天因素作用下,杂合子的正常等位基因也发生了突变(体细胞突变),即"二次打击",丢失了正常单倍体,个体才发生多囊肾病。转基因小鼠模型为"二次打击"学说提供了直接证据。定向突变 *PKD1* 或 *PKD2* 等位基因的小鼠在子宫内就出现了肾囊肿,而杂合子转基因小鼠在出生后数月才出现肾囊肿。

根据"二次打击"学说,第二次基因突变发生的时间和部位决定肾囊肿发生的时间和部位。

PKD1 基因被认为较 *PKD2* 更易于发生突变,因此 *PKD1* 基因突变导致的多囊肾病发病率高、起病早。除了单一的 *PKD1* 或 *PKD2* 基因二次突变外,也有可能 *PKD1* 和 *PKD2* 基因同时突变,这一现象称为"交叉杂合性",即在生殖细胞 *PKD1* 基因突变基础上发生了体细胞 *PKD2* 基因的突变或单一个体同时发生 *PKD1* 和 *PKD2* 基因的突变。这种交叉杂合性突变较单一基因突变的病情更重。

2.PC1 与 PC2 相互作用模式及信号转导通路

虽然 *PKD2* 引起的多囊肾病较 *PKD1* 所致的起病晚、进展慢,发生终末期肾衰竭迟,但二者导致的病理改变是相似的,因此有学者提出多囊肾病共同发病机制,即螺旋区-螺旋区相互作用假说。PC1 分布于细胞膜表面,胞外区有一见于海胆精子的卵子胶受体区域,该区激活后发生顶体反应,调节离子通道转运活性。PC2 分布于内质网,二者通过 C 端的螺旋区,发生螺旋区-螺旋区相互作用,作为受体共同感知胞外配体的刺激,以阳离子作为第二信使将信号通过共同途径传至细胞核,调节细胞的增殖、分化和迁移,保证正常肾小管形态的生成和维持。因此,两种 PC 中的任何一种发生突变,都会导致信号产生及转导通路的异常,在人类和鼠类引起病理改变相同的多囊肾病。

3.纤毛在多囊肾病发病中的作用

纤毛是存在于大多数细胞表面的一种细长的管状结构,按其结构和功能分为初级纤毛以及运动纤毛两种,具有运动及感知外界信号的功能。Pazour 等报道 *Tg737* 突变的小鼠除了初级纤毛显著短于正常外,还出现类似于多囊肾病的肾囊肿表型。*Tg737* 基因完全缺失的小鼠出生后不久即死于多囊肾病。此后的研究证实多囊蛋白-1、多囊蛋白-2、*Tg737* 编码的 IFT88 蛋白均表达于肾小管上皮细胞的初级纤毛。初级纤毛在维持肾脏形态和功能中起着关键作用,初级纤毛的异常将导致多囊肾病。可能的发病机制是:多囊蛋白-1 的胞外段充当感受器,感知小管内尿液流动造成的纤毛弯曲,通过与其紧密相连的多囊蛋白-2 钙离子通道,将机械信号转化为化学信号,激活局部钙离子内流。以钙离子为第二信号调节细胞各种功能,包括基因表达、生长发育、分化和凋亡等。当基因突变造成多囊蛋白结构功能异常,多囊蛋白-1 不能感知细胞外尿流的变化和(或)多囊蛋白-2 不能将机械信号转化为化学信号,小管细胞的生长发育、分化和凋亡发生异常,出现肾小管上皮细胞异常增生、囊腔内液体异常积聚及细胞外基质异常重建,从而导致小管膨胀和囊肿的形成。

囊肿基因在毒素、感染等环境因素作用下,发生"二次打击",使多囊蛋白功能丧失,引起细胞周期调控和细胞内代谢异常,上皮细胞增殖,形成微小息肉,阻塞肾小管腔,液体积聚。基底膜成分异常,顺应性差,易扩张形成囊肿。细胞极性改变,使 Na^+-K^+-ATP 酶异位于小管细胞腔面膜,不断向囊腔内分泌液体。囊液中含有囊肿衬里上皮细胞分泌的促分裂因子,与肾小管腔膜面错位的受体结合,形成自分泌、旁分泌环,刺激囊肿持续增大。

二、病理

双侧肾脏增大可不对称,一侧肾脏较对侧肾脏明显增大,但仍保留肾脏外形。从皮质到髓质充满大小不等球形囊肿,小至肉眼几乎看不到,大至直径数厘米。最大的双肾可重达 4 kg 以上,但一般每侧肾脏为 0.5～1.0 kg。肾脏体积大小与肾脏功能及并发症显著相关,每侧肾脏超过 500 g 可有临床症状,超过 1 000 g 出现肾功能不全。肾脏长径＞15 cm,易发生血尿、高血压。肾盏、肾盂发育正常,但受囊肿压迫,可扩张或变形。

免疫组织化学等分析证实肾脏囊肿起源于肾单位或集合管的任一节段,其中约 2/3 囊肿所含囊液成分与近端小管液相似,提示囊肿可能起源于近端小管,称为非梯度性囊肿。其余 1/3 囊肿所含囊液与血浆相比,Na^+、Cl^- 浓度较低,而 K^+、H^+、肌酐和尿素浓度高于血浆,这与远端小管液相似,称为梯度性囊肿。囊肿每天分泌囊液速度为 0.1~1 mL。

显微镜下,囊与囊之间有多少不等的正常肾组织,据此可与囊性肾发育不良进行鉴别。受囊肿的挤压,可以观察到肾小球硬化、小管萎缩、间质纤维化和上皮增生。无论是肾功能正常还是早期肾衰竭患者,硬化累及入球小动脉和叶间动脉,间质有炎性细胞浸润,主要是巨噬细胞和淋巴细胞。靠近髓质的囊肿壁通常较薄,而皮质部分的囊肿壁较厚,常被纤维化的结缔组织包绕。囊肿衬里上皮细胞增生,包括非息肉样增生、息肉样增生和微腺瘤。尽管增生病变和微腺瘤常见,但肾细胞癌发病率不增加。随着上皮细胞增殖,细胞凋亡率也见增加。

电镜下观察囊肿壁由单层上皮细胞构成,其下的基底膜厚薄不均,偶见分层。只有极少部分的囊肿衬里上皮细胞具有类似正常小管上皮细胞的形态,绝大多数衬里上皮细胞表现出分化不良的原始细胞形态。囊肿衬里上皮细胞分两种类型,一种位于前述的非梯度囊肿,表面光滑,细胞边缘不清,呈扁平或低柱状,腔膜面微绒毛稀疏,线粒体和溶酶体数量较少;另一类主要位于梯度囊肿,表面呈卵石样,边界清晰,高柱状,微绒毛、线粒体和溶酶体都较丰富。

肝脏囊肿呈球形,通常为单房结构,与胆管不相通,直径可达数厘米。囊肿壁由单层立方上皮构成,形态类似胆管上皮细胞。囊液成分与血浆相似。2/3 患者门脉区结缔组织增多,其中 1/2 胆管数量也有所增加,但肝内胆管不受影响。无论囊肿或纤维化程度如何,极少损害肝脏功能。肝脏囊肿在患者接受肾移植后出现钙化。肝囊肿可能出现感染,偶见胆管细胞癌。

三、临床表现

ADPKD 是一种累及多个脏器的全身性疾病,其临床表现包括肾脏表现、肾外表现及并发症。还有许多患者可能终生无明显的临床症状,最后通过尸检而诊断。

(一)肾脏表现

ADPKD 的肾脏表现包括结构和功能异常。

1.肾脏结构异常

肾脏的主要结构改变即囊肿的形成。肾脏皮质、髓质存在多发性液性囊肿,直径从数毫米至数厘米不等,囊肿的大小、数目随病程进展而逐渐增加。囊液黄色澄清,创伤或合并感染时可为巧克力色。随着囊肿的不断增多、增大,肾脏的体积也逐渐增大,双侧肾脏大小可不对称。研究发现肾脏的大小与肾功能成反比关系,且男性患者肾功能受损程度较肾脏同样增大的女性患者更为严重。

2.腹部肿块

当肾脏增大到一定程度,即可在腹部扪及。双侧可触及者为 50%~80%,单侧可触及为 15%~30%。触诊肾脏质地较坚实,表面可呈结节状,随呼吸而移动,合并感染时可伴压痛。

3.疼痛

背部或胁腹部疼痛是 ADPKD 常见的早期症状之一,见于 60% 的患者,发生频率随年龄及囊肿增大而增加,女性更为常见。性质可为钝痛、胀痛、刀割样或针刺样,可向上腹部、耻骨上放射。急性疼痛或疼痛突然加剧常提示囊肿破裂出血,结石或血块引起的尿路梗阻(伴明显绞痛)或合并感染(常伴发热)。慢性疼痛为增大的肾脏或囊肿牵拉肾包膜、肾蒂,压迫邻近器官或间质炎症引起。巨大肝囊肿也可引起右肋下疼痛。

4.出血

30%～50%的患者有肉眼血尿或镜下血尿。多为自发性,也可发生于剧烈运动或创伤后。引起血尿的原因有囊肿壁血管破裂、结石、感染或癌变等。研究发现,血尿的发生频率随高血压程度加重、囊肿的增大而增加,且与肾功能恶化速度成正比,一般血尿均有自限性。外伤性囊肿破裂引起的肾周出血较为少见,CT 有助于诊断。

5.感染

泌尿道和囊肿感染是多囊肾病患者发热的首要病因,女性较男性多见,主要表现为膀胱炎、肾盂肾炎、囊肿感染和肾周脓肿。致病菌多为大肠埃希菌、克雷伯菌、金黄色葡萄球菌和其他肠球菌,逆行感染为主要途径。

6.结石

20%的 ADPKD 患者合并肾结石,其中大多数结石成分是尿酸和(或)草酸钙。尿 pH、枸橼酸盐浓度降低可诱发结石。

7.蛋白尿

见于 14%～34%的非尿毒症患者,在合并肾衰竭患者中达 80%,男性多于女性。一般为持续性,定量多低于 1 g/24 h。极少数 ADPKD 患者可见肾病范围的蛋白尿,经肾穿刺活检证实合并原发性肾小球病变,依发生频率高低依次为:局灶节段肾小球硬化、微小病变型肾病及膜性肾病。大量蛋白尿患者较无蛋白尿或轻度蛋白尿患者平均动脉压更高、肾脏体积更大、肌酐清除率更低、病程进展更快。因此蛋白尿被认为是促进肾功能恶化的一个重要的危险因素,应予积极有效的治疗。

8.其他尿液检查

尿中常见白细胞,但尿培养多为阴性。60%的患者尿中可见脂质体。

9.贫血

未发展至终末期肾病 ESRD 的 ADPKD 患者通常无贫血。有持续性血尿的患者可有轻度贫血。另有 5%患者因缺血刺激肾间质细胞产生促红细胞生成素增加而引起红细胞增多症。当病程进展至 ESRD 阶段,ADPKD 患者较其他病因的肾衰竭患者贫血出现晚且程度轻。

10.高血压

高血压是 ADPKD 常见的早期表现之一,见于 30%儿童患者、60%合并肾功能不全的患者,在 ESRD 患者中高达 80%。血压的高低与肾脏大小、囊肿多少成正比关系,且随年龄增大不断上升。高血压是促进肾功能恶化的危险因素之一。据报道,合并高血压的 ADPKD 患者肾功能失代偿的平均年龄为 47 岁,而血压正常的患者为 66 岁。因此,早期监测、治疗高血压,对 ADPKD 患者保护肾功能、改善预后至关重要。

高血压的发病机制包括以下几种。①Na^+潴留:ADPKD 患者肾小管水、钠重吸收增加,造成细胞外液和血浆容量扩张。②肾血管张力增加:ADPKD 早期就存在肾血管张力增加,且对各种血管扩张剂无反应。但血管张力增加是原发性,还是继发于囊肿存在,尚不明确。③肾素-血管紧张素-醛固酮系统活性增加:ADPKD 患者体内的血浆肾素活性(plasma renin activity, PRA)明显升高。肾素的合成增加可能与囊肿的扩张有关:扩张的囊肿不仅直接压迫球旁器,还改变肾内小动脉压力,导致肾小球灌注减少,从而通过压力感受器介导肾素释放。Torres 等认为囊液中高活性肾素是由囊肿上皮细胞合成、分泌。④心房利尿钠肽(atrial natriuretic peptide,

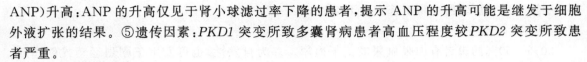

ANP)升高:ANP 的升高仅见于肾小球滤过率下降的患者,提示 ANP 的升高可能是继发于细胞外液扩张的结果。⑤遗传因素:*PKD1* 突变所致多囊肾病患者高血压程度较 *PKD2* 突变所致患者严重。

11.慢性肾衰竭

为 ADPKD 的主要死亡原因。其发病年龄为 2～80 岁,60 岁以上的 ADPKD 患者 50% 进入 ESRD 阶段。一旦肾小球滤过率<50 mL/min,其下降速度每年为 5.0～6.4 mL/min,从肾功能受损发展到 ESRD 的时间约为 10 年,其中存在较大的个体差异。ADPKD 肾功能恶化的速度明显快于其他肾病引起的肾功能损害,在 ESRD 病因中占第三位。

早期的肾功能损害表现为肾脏浓缩功能下降。肾功能正常的成年 ADPKD 患者最大尿渗透压较其正常家庭成员最大尿渗透压降低 16%,并随年龄增长逐渐下降。浓缩功能下降被认为与肾脏结构受损有关,加之肾髓质尿素浓度梯度下降,提示 ADPKD 患者肾脏分泌尿素功能下降。肾功能不全后期尿酸排泌下降,出现高尿酸血症。

研究证实肾内血管和肾小球进行性硬化,间质纤维化与肾功能恶化直接相关。在 ADPKD 合并 ESRD 的患者中存在广泛的全球性肾小球硬化,提示肾组织缺血。有学者认为,囊肿压迫、取代残余的正常肾实质是肾功能恶化的主要原因,但行外科手术去除囊肿后,肾功能仍不能恢复。也有学者认为高灌注、高滤过是肾功能受损的主要因素,但行单肾切除的 ADPKD 患者进展至 ESRD 并未加速,故肾小球硬化机制仍未明。

决定肾衰竭进展速度的因素包括遗传性和非遗传性。①基因型:*PKD1* 基因突变引起的 ADPKD 患者发生 ESRD 较 *PKD2* 基因突变引起的 ADPKD 患者早 10～20 年。②遗传方式:由母亲遗传致病基因的男性患者进入 ESRD 较早。③种族:黑种人发生 ESRD 较白种人早 10 年。④性别:女性患者肾衰竭发病比男性患者晚 5 年,但合并多囊肝时发病提前。⑤高血压:合并高血压的患者肾功能恶化较血压正常者早 19 年,可能与高血压促进肾血管硬化及肾间质纤维化有关。⑥血尿:Gabow 等证实有一次或一次以上发作性肉眼血尿史,甚至镜下血尿病史的患者肾功能受损较重。⑦囊肿大小、数目:Gabow 等观察肾囊肿大的患者较囊肿小的患者肾功能差。⑧尿路感染:男性尿路感染与肾功能不全有关,而女性患者无此关联。⑨妊娠:目前尚无资料证实妊娠会加速 ADPKD 病程,但妊娠 4 次以上合并高血压的妇女通常预后不良,25% 的 ADPKD 女性在妊娠过程中新发高血压或原有高血压加重,故控制妊娠次数能改善女性患者预后。⑩性激素:睾酮具有促进液体分泌、离子转运的功能,因而能促进囊肿增大,与肾功能恶化有关。⑪发病时间:发病早的患者预后不良。

对于以上影响肾功能的因素给予积极有效的预防、处理,将有助于减轻症状、减少并发症,从而改善患者的预后,提高患者的生活质量。

(二)肾外表现

ADPKD 除影响肾脏外,还累及消化系统、心血管系统、中枢神经系统以及生殖系统的多个器官,因此 ADPKD 实际是一种全身性疾病。ADPKD 的肾外病变可分为囊性和非囊性两种。囊肿可累及肝脏、胰腺、脾脏、卵巢、蛛网膜及松果体等器官,其中以肝囊肿发生率最高。肝囊肿随年龄增大而逐渐增多,20～29 岁 ADPKD 患者中仅 10% 有肝脏囊肿,而 60 岁患者肝囊肿发生率可达 75%。肝囊肿的发生可能与雌激素有关,所以女性患者肝脏囊肿通常多于男性患者,而且随妊娠次数的增加而加重。肝囊肿极少影响肝脏功能,也没有明显症状,但囊肿体积过大可能引起疼痛,囊肿感染和肿瘤较少见。

非囊性病变包括心脏瓣膜异常、结肠憩室、颅内动脉瘤等。二尖瓣脱垂见于26%的ADPKD患者，可出现心悸和胸痛。主动脉瓣和二尖瓣出现黏液瘤性变，说明存在基质代谢紊乱。合并结肠憩室的患者结肠穿孔的发生率明显高于其他ADPKD患者。在ADPKD肾外表现中颅内动脉瘤危害最大，是导致患者早期死亡的主要病因之一。颅内动脉瘤家族史阴性者发生率5%，家族史阳性患者发生率高达22%，平均发生率8%。多数患者无症状，少数患者出现血管痉挛性头痛，随着动脉瘤增大、动脉瘤破裂危险增加。

（三）ADPKD临床表型的异质性

由*PKD1*基因和*PKD2*基因突变引起的ADPKD在临床表现上有较大差异，前者更为严重。据调查：*PKD1*突变所致ADPKD患者死亡或发生ESRD的平均年龄约为53岁，*PKD2*突变所致ADPKD患者为69.1岁，非ADPKD对照组为78岁；*PKD2*突变所致ADPKD女性患者生存期平均为71岁，男性为67.3岁，而*PKD1*突变所致患者中没有这种性别差异；*PKD1*突变所致ADPKD患者进入肾衰竭的平均年龄比*PKD2*突变患者早10岁。此外，*PKD1*突变患者高血压、尿路感染及血尿的发生率明显高于*PKD2*突变患者。而少数同时发生*PKD1*和*PKD2*基因突变的患者，较单一基因突变的患者病情更重。ADPKD临床表型的异质性可能是由于同一基因的不同突变，或不同基因的突变，或由多种环境因素及作用在主要致病位点上的遗传因素相互作用所致。

四、诊断和鉴别诊断

过去，ADPKD诊断主要依靠临床症状，大多数患者在30岁以后出现明显的临床症状而就诊，才诊断为ADPKD。近年来，随着影像学技术发展和ADPKD分子遗传学研究进步，对ADPKD的诊断已达到症状前和产前诊断水平。诊断方法进步使早诊断、早治疗，改善疾病预后成为可能。

症状前诊断目的是为了在患者直系亲属（高危人群）尚无临床表现时，确定其是否为ADPKD患者。诊断时首选B超，B超灵敏度高，无创、价廉。在诊断*PKD2*突变所致ADPKD时，14岁以下儿童不推荐B超作为常规检查，而在30岁以上成人，应首选B超。若小于30岁可疑患者，可选用CT、MRI；若结果仍不明确，可采用分子诊断。

产前诊断是在婴儿出生前依靠分子诊断方法确定其是否患有ADPKD，从而决定其是否出生。过去产前诊断在妊娠10～12周，通过羊膜穿刺术取得胚胎绒毛膜细胞或取胎儿脐静脉血细胞进行诊断。目前产前诊断已经可以提前至胚胎植入前诊断（preimplantation genetic diagnosis，PGD），即直接取出母亲的卵子与父亲的精子进行体外受精，从发育的胚胎中取出细胞进行基因分析，正常胚胎植入母体子宫继续妊娠，患病胚胎就终止妊娠。产前诊断对优生优育，提高人口素质均有重大意义。

（一）诊断标准

ADPKD诊断标准分为主要诊断标准和次要诊断标准，见表10-2。只要符合主要诊断标准和任意一项次要诊断标准就可诊断ADPKD。

表 10-2　临床诊断标准

诊断标准	症状
主要诊断标准	肾皮、髓质布满多个液性囊肿
	明确的 ADPKD 家族史
次要诊断标准	多囊肝
	肾功能不全
	腹部疝
	心脏瓣膜异常
	胰腺囊肿
	颅内动脉瘤
	精囊囊肿

(二)诊断方法

1.询问家族史、症状和体检

60％患者可问出明确的家族史,40％患者无 ADPKD 家族遗传史,确诊需做影像学检查和分子诊断。

2.影像学检查

(1)超声检查:超声检查具有敏感度高,无放射性、无创性,经济、简便等优点,是 ADPKD 首选诊断方法。用高敏感度超声可发现直径为 1.5～2.0 mm 的微小囊肿,因此,也常作为产前诊断和对 ADPKD 患者直系亲属的检查方法。据报道在患者无症状一级亲属中 5 岁、15 岁、25 岁超声诊断准确性分别为 22.2％、65.7％和 85.5％,特异性达 80％。

肾体积明显增大,肾内无数个大小不等的囊肿和肾实质回声增强是 ADPKD 的 3 个主要表现。中等以下囊肿往往表现为零乱、边界不齐的液性区。囊肿内出血时声像图变化较多,囊肿低回声或回声不均匀,形态多变,后方回声增强不明显;囊肿钙化声像图:前方囊肿回声增强、增宽,后方囊壁及其回声不增强,甚或减弱,囊内无回声。Ravine 等提出了以下 B 超诊断标准:30 岁以下患者单侧或双侧有两个囊肿;30～59 岁患者双侧肾脏囊肿至少各 2 个;60 岁以上患者双侧肾脏囊肿至少各 4 个;如果同时具有其他 ADPKD 表现,如肝囊肿等,肾脏诊断标准可适当放宽。

彩色多普勒超声显示 ADPKD 在各囊壁间有花色血流,分布杂乱。肾动脉血流下降与肾实质血供减少。多普勒血流频谱检测出阻力指数增高。近年来采用彩色多普勒检测 ADPKD 患者肾脏血流情况。峰值血流速度、血管阻力指数和血流量等血流动力学参数较血压和肾小球滤过率更为敏感地反映肾脏病变,为临床监测疾病进展、预测疾病转归提供了一种新的手段。

(2)腹部平片:双侧肾脏增大,外缘呈分叶状、波浪状,腰大肌轮廓消失。增大的肾脏从轻度至填满整个腹腔,肾脏增大明显时可推移积气的肠道。有时可见囊壁钙化、肾内结石。

(3)静脉尿路造影(intravenous urography,IVU):可发现双侧肾盏移位不规律、增大、延长、分开和奇异状变形。肾盂形态和轮廓改变可能不明显。位于肾盏间的囊肿常使相邻的肾盏分开,肾盏颈部变细长,呈"蜘蛛样"形状。

(4)逆行尿路造影(retrograde urogram,RU):一般应用较少。当肾功能损害严重时 IVU 显影不佳,需做 RU。由于囊肿一般与肾盂、肾盏不相连,所以囊肿不能直接显示。偶尔囊肿破入肾盏,造影时可见囊肿显影。

(5)肾动脉造影:随着有功能肾实质丧失,肾动脉主干可变细。肾内动脉受囊肿压迫推移,发生变形。囊肿在肾实质显影背景上呈现许多大小不等的圆形或卵圆形透光区,呈"蜂窝状",多为双侧肾脏受累,但程度可有明显差别。

(6)CT:两侧肾脏增大,整个肾实质充满大小不等之囊肿,CT 值为 8~20 Hu 之间。多囊肾边缘清楚,囊肿间隔厚薄不一,互不相通,肾盂受压变形。同时可见伴发的肝胰等部位多发囊肿,增强后囊肿间隔强化明显。如囊肿内容不均一,囊壁不规则增厚则提示囊肿伴发感染。

(7)MRI:表现为双侧肾脏体积增大呈分叶状。囊肿信号可能不一致,多呈长 T1 和长 T2 信号,也有短 T1、T2 信号,可能系囊内出血或含有较多蛋白所致。CT 和 MRI 可检出 0.3~0.5 cm 的囊肿,胎儿和幼儿禁忌。

近期一项大型 ADPKD 多中心对照研究表明肾脏体积大小与血尿、高血压和肾衰竭发生密切相关,而 GFR 和血清肌酐在 ADPKD 晚期才有改变,因此肾脏大小能直接反映疾病的病程进展。长期临床研究证实 MRI 检查肾脏体积,计算囊肿与正常肾组织截面积比值能敏感地反映 ADPKD 进展,可以作为观察药物疗效的指标。

3.分子诊断

目前分子诊断已被越来越广泛地应用于症状前诊断和产前诊断,主要包括以下方法。

(1)基因连锁分析:根据存在于 PKD 基因内部和侧翼的遗传标记,使用限制性片段长度多态性分析(restriction fragment length polymorphism,RFLP)、微卫星 DNA 或单核苷酸多态性(single nucleotide polymorphisms,SNPS)间接检测基因的突变。基因连锁分析方法简便易行,但需要患者家族中至少两名患者的 DNA 样本,且父母必须是杂合子。

(2)直接突变基因检测:根据 *PKD1* 和 *PKD2* 外显子核苷酸序列,PCR 扩增后进行单链构象多态性分析(single-stranded conformational polymorphism,SSCP)检出异常条带或采用变性高效液相色谱(denaturing high performance liquid chromatography,DHPLC)检测异常峰,再经测序检出突变基因。其中 DHPLC 方法灵敏度高、检出率达 95% 以上,特异性强、成本较低,是近年来较为成熟、应用最普遍的 ADPKD 分子诊断方法。

(三)鉴别诊断

1.非遗传性肾囊肿性疾病

(1)多囊性肾发育不良:多囊性肾发育不良是婴儿最常见的肾囊肿性疾病。双侧病变的婴儿不能存活,存活者多为单侧病变。与 ADPKD 的鉴别通常较易,发育不良的一侧肾脏布满囊肿,无泌尿功能,对侧肾脏无囊肿,常代偿性肥大或因输尿管梗阻而出现肾盂积水。

(2)多房性囊肿:多房性囊肿是一种罕见的单侧受累的疾病,在正常肾组织中存在孤立的、被分隔为多房的囊肿,有恶变可能。其特征为囊肿被分割为多个超声可透过的房隔。

(3)髓质海绵肾:髓质集合管扩张形成囊肿,静脉尿路造影的典型表现为肾盏前有刷状条纹或小囊肿,可与 ADPKD 鉴别。

(4)单纯性肾囊肿:单纯性肾囊肿的发病率随年龄上升。与 ADPKD 的鉴别要点包括:无家族史,肾脏体积正常,典型肾囊肿为单腔,位于皮质,囊肿周围通常无小囊肿分布,无肝囊肿等肾外表现。一般无症状,呈良性经过,通常不需要治疗。

(5)获得性肾囊肿:获得性肾囊肿见于肾衰竭长期血透患者,透析时间 10 年以上者 90% 并发肾囊肿,无家族史,一般患者无临床症状。需警惕获得性肾囊肿并发恶性肿瘤。

2.遗传性肾囊肿性疾病

(1)常染色体隐性遗传多囊肾病(autosomal recessive polycystic kidney disease,ARPKD)：一般发病较早,多在婴幼儿期发病,合并先天性肝纤维化,导致门脉高压、胆道发育不全等。发生于成人时,临床上与 ADPKD 很难鉴别,可行肝脏超声、肝活检鉴别,突变基因检测可确定诊断。

(2)肾髓质囊性病(medullary cystic kidney disease,MCKD)：致病基因为 MCKD 基因,常染色体显性遗传,发病率较低。多于成年起病,肾脏囊肿仅限于髓质,肾脏体积缩小。B 超、CT 检查有助于诊断。

(3)结节性硬化症(tuberous sclerosis complex,TSC)：为常染色体显性遗传性疾病,致病基因有 *TSC1* 和 *TSC2* 两个。除双肾和肝脏囊肿外,还出现皮肤及中枢神经系统的损害,如血管平滑肌脂肪瘤、恶性上皮样血管平滑肌脂肪瘤、面部血管纤维瘤和色素减退斑等。临床主要表现为惊厥,反应迟钝,可与 ADPKD 鉴别。

(4)von Hippel-Lindau 病(VHL 病)：常染色体显性遗传病,双肾多发囊肿。VHL 病常伴肾脏实体瘤(如肾细胞癌、嗜铬细胞瘤)、视神经和中枢神经肿瘤,可与 ADPKD 鉴别。不伴实体瘤的 VHL 病与 ADPKD 相似,需要检测突变基因进行鉴别。

(5)Ⅰ型口-面-指综合征：这是常见的 X-连锁显性疾病。男性不能存活,女性患者肾脏表现与 ADPKD 很难区分,但肾外表现可供鉴别。Ⅰ型口-面-指综合征患者有口腔异常：舌带增宽、舌裂、腭裂、唇裂、牙齿排列紊乱,面部异常如鼻根增宽、鼻窦、颧骨发育不良以及手指异常。

五、治疗

作为基因突变导致的遗传性疾病,治疗 ADPKD 的理想方法是采用正常基因替换突变基因,纠正蛋白功能异常,但目前尚无法实现。至今 ADPKD 仍无有效干预措施和治疗药物,治疗重点在于治疗并发症,缓解症状,保护肾功能。

(一)一般治疗

不吃巧克力,不喝咖啡、浓茶等含咖啡因的饮料,体内外实验表明咖啡因可刺激肾囊肿长大;低蛋白饮食无延缓肾功能恶化作用,但病程晚期仍推荐低蛋白饮食;避免应用非甾体抗炎药和肾毒性药物。注意休息,大多数早期患者无须改变生活方式或限制体力活动。当囊肿较大时,应避免剧烈体力活动和腹部受创,以免囊肿破裂出血。有巨大囊肿时,可用布兜托起,妇女应控制妊娠次数。定期去医院检查。

(二)对症治疗

1.疼痛

分为急性和慢性两种,急性疼痛病因有囊肿出血、感染或结石;慢性疼痛病因多为肾脏体积增大所致的结构扭曲。急性疼痛首先针对病因进行治疗,剧烈疼痛需用麻醉止痛剂,局部麻醉药与类固醇联合阻断内脏神经,可延长疼痛缓解时间。慢性疼痛一般采取保守治疗,一些患者疼痛为一过性,故可先观察。疼痛持续或较重时首选非阿片类止痛药,避免长期使用止痛药和非甾体抗炎药,以防肾损害。如果疼痛严重,止痛剂不能缓解且影响患者生活的,可考虑囊肿穿刺硬化治疗、囊肿去顶减压术甚至肾脏切除术。

囊肿穿刺硬化治疗是在 B 超引导下,对直径大于 5 cm 囊肿行穿刺抽液术,并注入无水酒精或四环素等硬化剂。囊肿小于 5 cm 或囊肿位于肾盂旁不宜行囊肿穿刺术。囊肿去顶减压术能去除囊肿生长的内源性因素,缓解囊肿对肾组织的压迫,改善肾缺血且对肾功能无明显损害。开放手术中应尽量不用电刀,以免局部高温对残存肾组织有损害作用。年龄大、高血压难以控制、并发心、脑等重要脏器损害或肾功能完全失代偿经积极治疗仍难以恢复者,不宜手术。近年来多采用腹腔镜进行多囊肾去顶减压术,减少了手术创伤,扩大了手术适应人群。

2.囊肿出血和血尿

出血囊肿不与集合系统相通时,仅出现季肋部疼痛,而无肉眼血尿。出血囊肿与集合系统相通,出现肉眼血尿。ADPKD 患者囊肿出血或肉眼血尿多为自限性,故一般卧床休息,止痛,适当饮水防止血凝块阻塞输尿管等保守治疗效果较好。极少数情况下,囊肿出血破入后腹膜,引起大量出血需住院治疗,给予输血。Zwettler 等报道用醋酸去氨加压素和抑肽酶能有效控制严重出血。保守治疗无效的患者经 CT 检查或血管造影后,行选择性肾动脉栓塞治疗或肾脏切除。血透患者出现反复发作性血尿,应选用小分子肝素或无肝素透析,并考虑经导管选择性肾动脉栓塞术,但肾内感染时禁用。

3.高血压

高血压是 ADPKD 常见并发症之一,也是促进肾功能恶化因素之一,严格控制血压可延缓肾功能减退,降低死亡率。ADPKD 患者降压目标值为 17.3/10.7 kPa(130/80 mmHg)。高血压早期应限盐,保持适当体重,适量运动。当以上措施无效时,药物治疗首选 ACEI、ARB 和 CCB。ACEI、ARB 类药物针对 ADPKD 时过度活跃的肾素-血管紧张素-醛固酮系统,并能降低肾小球毛细血管内压,疗效在病程早期尤其明显。其他降压药包括 β-受体阻滞剂、中枢降压药和利尿剂等。对于药物不能控制的高血压,可考虑肾囊肿去顶减压术或肾脏切除术。

4.泌尿道和囊肿感染

泌尿道和囊肿感染是 ADPKD 常见并发症,及时治疗膀胱炎和无症状性菌尿,能防止病菌进一步逆行感染、导致肾盂肾炎或囊肿感染。当怀疑囊肿感染时,应行 CT 或 MRI 检查,也可行 111 铟标记白细胞同位素扫描,以发现感染的囊肿。对发热、季肋部疼痛,影像学检查提示囊肿感染的患者,应在 B 超或 CT 引导下行囊肿穿刺术,抽出囊液做细菌培养和药敏试验,根据药敏试验结果选择抗生素。既往抗菌治疗往往难以控制囊肿感染,治疗失败率较高。近年来研究证实脂溶性抗生素可经紧密连接进入梯度性囊肿,而水溶性抗生素通过弥散途径进入非梯度囊肿。甲氧苄啶、磺胺甲噁唑和氟喹诺酮属于亲脂药物,对梯度性和非梯度性囊肿均有较强的穿透力,应作为首选。氯霉素对顽固性囊肿感染治疗有效。抗生素治疗 1～2 周,仍有发热,应行感染囊肿引流术;如感染反复发作,应检查有无梗阻、肾周脓肿或结石等并发症存在;如果排除并发症的存在,应延长治疗时间,有时需要治疗数月来彻底根除感染。

5.结石

静脉尿路造影和 CT 检查可确定诊断。治疗与非 ADPKD 患者相同,鼓励患者多饮水,结石如有症状可采取体外震波碎石或经皮肾切开取石术,成功率分别为 82% 和 80%,无明显并发症。

6.多囊肝病

肝囊肿起源于胆小管,多数情况下肝囊肿无症状,无须治疗。囊肿导致肝脏体积过大时,可引起呼吸困难、端坐呼吸、胃食管反流、子宫脱垂,甚至肋骨骨折。治疗主要针对减少囊肿和肝体积,包括非侵入性措施和侵入性治疗。非侵入性措施包括戒酒,避免肝毒性药物。H2 受体阻滞剂、生长抑素降低胰泌素和囊肿衬里上皮细胞分泌,可适量使用。雌激素促进囊肿生长,故女性患者禁用口服避孕药,停经后禁用雌激素替代治疗。非侵入性治疗无效时,可行经皮肝囊肿穿刺硬化治疗、腹腔镜下去顶减压术或开放手术去顶减压术甚至肝部分切除。肝囊肿可并发出血、感染,极少数可发生囊肿破裂。当怀疑肝囊肿感染时,可在 B 超引导下行囊肿穿刺抽液,同时给予抗生素,首选甲氧苄啶＋磺胺甲噁唑或氟喹诺酮。

7.颅内动脉瘤

采集 ADPKD 病史,要注意询问有无动脉瘤破裂和蛛网膜下腔出血家族史,如怀疑其存在,磁共振血管造影可明确诊断。多数患者无症状,瘤体大压迫脑神经者,可引起晕厥。随着动脉瘤增大,动脉瘤破裂危险增加,小于 5 mm 的动脉瘤破裂发生率为 0.5%,而直径大于 10 mm 者,破裂发生率为 4%。对于 18～35 岁有动脉瘤家族史的 ADPKD 患者,应进行 MRI 或血管造影。若无阳性发现,则 5 年后复查。如有阳性结果,应通过血管造影确定动脉瘤大小。小于 5 mm、无症状的动脉瘤可暂缓处理,每年随访一次;动脉瘤直径为 6～9 mm,要否手术处理有争议;直径大于 10 mm 的动脉瘤需要手术治疗。如发现有高度手术风险或手术治疗困难者,用附着性铂螺栓血管内介入治疗。

(三)肾脏替代治疗

60 岁 ADPKD 患者约占 50%进入终末期肾衰竭,男性肾衰竭进展较女性快,开始肾脏替代治疗较女性早。延缓 ADPKD 肾衰竭进展的措施包括控制高血压,治疗高脂血症,低蛋白饮食,纠正酸中毒,预防高磷血症。

当肾衰竭进展至终末阶段需采取替代治疗。因 ADPKD 肾衰竭患者贫血程度较其他病因所致者轻,因此 ADPKD 肾衰竭患者更适合血液透析治疗。有些患者囊肿过大,压迫下腔静脉,血透时应预防低血压发生;腹膜透析也可选用,但增大的肾脏使有效腹膜透析面积下降,可能影响腹透的效果;肾移植是 ADPKD 肾衰竭又一治疗选择,尸体肾移植一年存活率在 87%,5 年为 68%,移植后并发症发生率与其他肾移植人群相似。肾移植前切除囊肿肾的指征是囊肿感染、反复囊肿出血、严重高血压及巨大肾突入盆腔。最常见尿路感染是 ADPKD 患者肾移植后主要并发症之一。因此,移植后应对感染,尤其是尿路感染进行仔细监测和早期治疗。

六、预后

影响 ADPKD 预后的因素包括前述的基因型、性别、年龄、发病时间、高血压、血尿、蛋白尿、尿路感染、肾脏及囊肿大小、妊娠、激素等。对于其中的可变因素我们应积极预防、治疗,同时辅以饮食、支持治疗,预防、治疗各种并发症,从而延缓病程发展,改善患者预后。

(宋登华)

第二节　常染色体隐性遗传多囊肾病

常染色体隐性遗传多囊肾病(autosomal recessive polycystic kidney disease,ARPKD)是一种罕见的疾病,每 20 000 个新生儿中有一个患儿。父母为致病基因携带者,四分之一子代患病,男、女性发病率相同,不同种族间无明显差异。ARPKD 主要特征是肾脏集合管纺锤形扩张和先天性肝纤维化。50%患儿在出生后数小时至数天内死于呼吸衰竭或肾衰竭,能度过新生儿期患者,50%～80%在 15 岁前能保持正常肾功能。

一、病因和发病机制

近年来 ARPKD 研究领域取得的最重大成果是发现了 ARPKD 的致病基因 *PKHD1*。*PKHD1* 基因具有多种剪切方式,最长开放阅读框编码的蛋白质产物称为 fibrocystin,polyductin 或 tigmin。该蛋白含 4074 个氨基酸残基,是一种跨膜蛋白,大部分位于细胞外,只有一个跨膜区和很小的胞浆尾。fibrocystin 结构类似肝细胞生长因子受体,目前确切功能不明。

免疫细胞化学和免疫组织化学方法证实 fibrocystin 在胚胎发育期广泛分布在上皮起源组织,包括神经管、内脏、肺支气管和肝细胞,在成人组织中肾脏分布最多,肝脏和胰腺有少量分布。fibrocystin 与多囊蛋白 1、多囊蛋白 2 共同分布在肾脏集合管及胆管上皮细胞初级纤毛的基体,而 ARPKD 组织中 fibrocystin 表达下调,甚至缺如。推测 fibrocystin 可能作为受体在肾脏集合管和胆管发育和维持正常管腔结构中起着关键作用,蛋白的纤毛定位提示与 ADPKD 相似,纤毛异常与 ARPKD 的发病有关联。

二、病理

肾脏病变的严重程度常与肝脏病理改变成反比,即肾脏病变重者肝脏病变轻,反之亦然,多数患者以肾脏病变为主。双侧肾脏同时受累,对称性增大,呈海绵样。肾皮质表面分布着无数 1～2 mm 或更小的囊肿,剖面上从髓质向皮质布满放射状、直径为 1～8 mm 的梭形或柱状扩张,严重病例管腔直径可超过正常值 10 倍以上。显微镜下这些管道主要由集合管的立方上皮构成,少数远端小管和髓袢升支也出现扩张。肾小球数量和形态基本正常。肾脏皮髓质分界不清,肾锥体增大,形态异常。肾盏、肾盂和输尿管正常或轻度扭曲。通常发病晚的病例较发病早的患者肾脏病变程度轻,10％～25％的集合管受累,囊肿更趋于球形,体积更大,直径超过 2 cm。偶见肾小球荒废、小管萎缩及间质纤维化。

肝脏损害是弥漫性的,但仅限于门静脉系统,肝功能基本正常。肝脏门静脉系统和小叶间胆管纤维化,年龄大的患者门静脉纤维化程度通常较重。门管区中央胆管数量减少甚至缺如,门静脉发育不良。外周胆管数量增加、形态异常。肝脏病理改变类似于错构瘤,是肝内胆管发育停滞的表现。

三、临床表现

ARPKD 发病时间不定,症状可以出现在围产期、新生儿期、婴儿期、青少年甚至成年。发病年龄与同一突变基因的不同表达形式相关,也受修饰基因和环境因素影响,与疾病轻重程度相关。

ARPKD 临床表现多样,即使是同一家族的患者病情轻重也不尽相同。出生前表现为母体羊水过少,胎儿膀胱空虚,肾脏体积增大、回声增强,患儿常因肾脏体积巨大而难产;新生儿期除肾脏增大外,患儿常伴有肾衰竭和肺发育不良导致的呼吸衰竭,伴有纵隔积气和气胸,也可合并肺炎。30％～50％的患儿出生后不久死于呼吸衰竭,这是导致患儿围产期死亡的主要原因;婴儿和儿童期高血压常见,尤其是在出生后数月较为严重,常伴有心肌肥大、充血性心力衰竭,需要药物治疗;其他能度过婴儿期的患儿预后相对较好。患儿肾脏体积在 1～2 岁时最大,随年龄增长逐渐缩小,4～5 岁时达到稳定。肾脏浓缩功能受损,表现为尿频、尿量增多、低钠血症。30％～43％的患者合并尿路感染。ARPKD 肾衰竭进展较慢,15 岁之前,20％～45％的患儿进展至终末期肾衰竭,25 岁以前 70% 的患者进入终末期肾衰竭。肾衰竭常导致儿童生长迟缓、贫血和肾性骨病;也有相当比例成年患者保持正常肾功能,随着年龄增大,肝脏症状和体征日趋明显,包括门脉纤维化,肝内胆管扩张等。门脉纤维化常导致门脉高压,表现为胃肠道出血、门静脉血栓和脾肿大,但肝内胆管扩张较少引起胆管炎,肝脏功能受累罕见。少数 ARPKD 患者合并 Caroli 病,可能进展至胆管炎或胆管癌。有报道 ARPKD 患者偶见胰腺纤维化和由视神经缺血导致的急性失明。

四、诊断和鉴别诊断

(一)诊断

ARPKD 的诊断标准包括双肾体积增大,先天性肝纤维化等典型的临床表现,隔代家族遗传史,ARPKD 患儿父母肾脏超声表现正常。不典型 ARPKD 有时必须依靠肝活检确诊。由于 PKHD1 基因的定位克隆,直接检测基因突变使 ARPKD 的诊断更为准确。

超声检查是最常用的初筛和产前诊断方法。严重病例孕 12 周就出现羊水减少、膀胱空虚;大部分患者在婴儿期或儿童期出现特征性表现:肾脏体积增大,皮、髓质回声增强,肾脏集合系统显示不清,肾脏与周围组织分界模糊;成年患者肾脏超声表现有所改变:肾脏体积可能正常,但可见小于 1.5 cm 的多发囊肿。皮髓质分界模糊,扩张的集合管壁反射超声而使皮质回声增强。肝脏超声检查也具有诊断价值。静脉肾脏造影显示肾髓质条纹状扩张的集合管。CT 和磁共振也是常用的检查手段,磁共振胆管造影能发现超声漏检的病变,但不适于 3 岁以下患儿。

(二)鉴别诊断

ARPKD 主要需要与 ADPKD 相鉴别。典型病例鉴别诊断不难,常染色体隐性遗传方式、临床表现有肝门脉纤维化症状及肾脏超声检查就可排除 ADPKD。但有时很难鉴别不典型病例,少数自发突变的 ADPKD 患者也没有阳性家族史,极少数 ADPKD 也可能合并先天性肝脏纤维化,因此不能完全排除 ADPKD。此时需要基因诊断方法才能做出正确诊断。

其他需要与 ARPKD 鉴别的疾病及鉴别要点见表 10-3。

表 10-3　几种需与 ARPKD 鉴别的疾病及其鉴别要点

鉴别要点	ARPKD	TSC	VHL	MCKD	髓质海绵肾	获得性肾囊肿	单纯性肾囊肿
遗传方式	常染色体隐性遗传	常染色体显性遗传,约 66% 新发突变	常染色体显性遗传,小于 10% 新发突变	常染色体显性遗传	无	无	无
染色体定位	6	9,16	3	2			
发病率	1/20 000	1/10 000	1/36 000	罕见	常见	>90% 长期透析者	11.5% 50～70 岁成人
起病年龄	儿童/成人	成人/儿童	罕见	儿童/成人	成人常见	成人	成人
诊断方法	超声,偶需肝肾活检	超声、脑 CT 或 MRI、基因连锁	超声、脑 CT 或 MRI、基因连锁	未知	IVP	CT、超声	超声

鉴别要点	ARPKD	TSC	VHL	MCKD	髓质海绵肾	获得性肾囊肿	单纯性肾囊肿
症状	腹部肿块,高血压,ESRD,门脉高压	肾出血,心律失常,皮损,脑力迟钝	视网膜、脑或肾肿瘤,嗜铬细胞瘤	多尿,贫血,ESRD	肾石,感染	血尿,疼痛,恶变	偶尔B超发现
高血压	常见	偶发	嗜铬细胞瘤者	病程晚期	无	决定于其他疾病	无
肉眼血尿	偶发	偶发	肾肿瘤患者	罕见	常见	偶发	罕见
肾结石					常见		
肾脏体积	增大	正常或增大	合并肿瘤时增大	缩小	正常	正常或增大或缩小	缩小
肾外表现	先天性肝硬化	常见皮肤、脑、视网膜损害	常见视网膜、脑损害、嗜铬细胞瘤				
肾癌	无报道	偶见	常见	罕见	无	常见	罕见

五、治疗

目前 ARPKD 的治疗以对症处理为主,没有根治疾病的有效措施或药物。

(一)新生儿期的治疗

新生儿期发病的患者病情较为严重,如果能积极有效治疗,度过新生儿期的患儿一般预后较好。新生儿期的治疗重点在于纠正患儿呼吸衰竭,近年来机械通气和支持治疗的应用大大提高了患儿的存活率。其他并发症如纵隔积气、气胸、心力衰竭等应给予相应治疗。一般新生儿期患儿的肾衰竭较少引起死亡,随着呼吸状况的好转肾功能也将得到改善。

(二)婴儿期及青少年期的治疗

1.高血压

大部分患者都有高血压症状,其中只有极少数能自行消失,一般需要药物治疗,有效控制血压能明显改善预后。ARPKD 患者通常对治疗反应较好,首选限盐和 ACEI 或 ARB 类降压药物。降压药物的选择与一般高血压患者相同,降压目标值是相同年龄正常儿童血压高限值的 75%。

2.水肿

水肿机制至今不明,可能与肝肾功能受损有关。限制食盐摄入,应用利尿剂能减轻水肿,但通常需要使用利尿作用较强的袢利尿剂。

3.肾衰竭

度过新生儿期的患者随着年龄的增加,肾衰竭的发生率逐渐升高。治疗慢性肾衰竭的 ARPKD 患儿与其他疾病导致的肾衰竭患者原则相同,可根据具体情况选用透析治疗或肾移植。但考虑到患者同时合并肝脏纤维化,易感染且伤口恢复较差,应作为高风险患者处理。

4.肝胆系统症状

ARPKD 患者肝细胞功能极少受累,胆红素或酶学指标升高少见。5～10 岁患者门静脉高压较常见,当发生食管-胃底静脉曲张破裂出血可能危及生命,需要及时、有效的治疗。另外脾肿大常伴有脾功能亢进,导致贫血、白细胞和血小板减少。此时治疗原则与其他病因导致的门静脉高压相同,门腔分流、脾肾分流能有效降低门脉压力,但手术风险明显高于一般患者。脾切除能纠正血液系统异常,但降低了患者的免疫功能,易并发感染。

5.尿路感染

与其他患有肾脏囊肿疾病的患者相比,ARPKD 患者尿路感染率非常高,因此应尽量避免不必要的尿路器械检查。ARPKD 尿路感染的治疗原则与 ADPKD 患者相同。

6.其他并发症

针对 ARPKD 患儿出现的生长迟缓,除提供足量的能量和营养供应外,应用重组人生长激素治疗,疗效好且对肾功能无不良影响。重组人促红细胞生成素可治疗患儿的肾性贫血。

六、预后

近年来大量研究证实 ARPKD 的预后比预想的好。ARPKD 发病时间与疾病预后直接相关,新生儿期起病的病情相对较重,婴儿期 ARPKD 患儿死亡率较高。能度过婴儿期的患者一般预后较好,50%～80% 的患者存活期超过 15 年。随着年龄增长,肾功能逐渐受损,肝脏系统症状加重。目前尚缺乏长期存活的统计资料,及时、有效的对症治疗能大大改善 ARPKD 患者的远期预后。

(宋登华)

第三节　其他囊肿性肾脏病

其他囊肿性肾脏病包括单纯性肾囊肿、髓质海绵肾、囊肿性肾发育不良、获得性肾囊肿病等。图 10-1 形象地比较了不同状态下肾脏的影像学异同。几种囊肿性肾脏病的鉴别诊断见表 10-4。

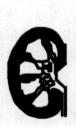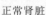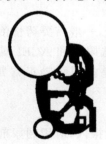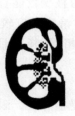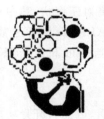

正常肾脏　　　单纯肾囊肿　　　髓质海绵肾　　　囊肿性肾脏发育不良　　获得性肾囊肿病

图 10-1　正常肾脏、单纯肾囊肿、髓质海绵肾、囊肿性肾脏发育不良和获得性肾囊肿病影像学示意图

表 10-4　几种囊肿性肾脏病的鉴别诊断

类别	单纯性肾囊肿	髓质海绵肾	囊肿性肾脏发育不良	获得性肾囊肿病	髓质囊肿病	常染色体显性遗传多囊肾病
遗传方式	后天	先天	先天	后天获得	常隐/常显	常显
起病年龄	老年	青年	儿童	透析患者	儿童/成人	青年
肾脏大小	正常	稍大或正常	小	萎缩	正常或稍小	大
囊肿部位	肾实质	肾髓质	肾实质	肾实质	肾皮髓质	肾实质
囊肿大小	大小不等	影像学难发现	大小不等	大小不等	大小不等	较大
合并结石	否	是	可	可	少见	可
合并肾外囊肿	否	否	否	否	否	是

一、单纯性肾囊肿

(一)发病情况

囊肿是成年人肾脏最常见的一种结构异常。我们通常见到的肾脏囊肿中,大多数是单纯肾囊肿,而遗传性肾脏囊肿性疾病所占比例相对较小。据报道,小于 20 岁者几乎没有单纯性肾囊肿,换句话说,如果是在小于 20 岁的个体发现肾囊肿,要高度怀疑肾脏先天发育问题或遗传性肾脏囊肿性疾病。随着年龄的增长,肾囊肿的发生率越来越高,根据一组对 572 位做过肾脏 CT 检查的图像分析,30～40 岁间单纯肾囊肿的发生率为 10％左右,至 80 岁时,单纯肾囊肿的发生率达到 50％以上。单纯肾囊肿多发于男性。

(二)发病机制

单纯肾囊肿不是先天性或遗传性肾脏病,而是后天形成的。一般认为,单纯肾囊肿来源于肾小管憩室。随着年龄的增长,肾小管憩室越来越多,到 90 岁时,每条集合管憩室数可达 3 个,因此,可以解释单纯肾囊肿发病率随年龄增长的趋势。囊肿可以为单侧或双侧,可以为一个或多个,一般位于皮质深层或髓质,直径一般为 2 cm 左右,也有直径达 10 cm 的囊肿。显微镜下囊壁被单层扁平上皮覆盖,周围肾组织受压。囊肿内容物与血浆滤出液类似,囊液更新率可达每天 20 次。

(三)临床表现

单纯肾囊肿一般没有症状,但是当囊肿压迫引起血管闭塞或尿路梗阻时可出现相应表现。本病常常因其他疾病做尿路影像学检查时发现,近年来越来越多的健康体检包括了腹部 B 超检查,单纯肾囊肿的检出率增高。

原来一直认为单纯肾囊肿并不影响肾功能。最近对一组肾脏 CT 检查的图像分析显示,经年龄、性别、原发肾脏病等校正后,有肾囊肿的患者比无肾囊肿的患者有较高的血肌酐水平,而且囊肿数量越多,血肌酐水平越高。这一结果提示,单纯肾囊肿可能会对肾功能产生影响。

(四)影像学检查

单纯肾囊肿的诊断主要依靠影像学检查,如 B 超检查或 CT 检查。肾脏实质发现囊肿需要和以下疾病鉴别:①肾脏实体肿瘤坏死液化;②在肾囊肿基础上发生癌变,这种情况极其罕见;③常染色体显性遗传多囊肾病。

(五)治疗

由于单纯性肾囊肿多无症状,对肾脏功能和周围组织影响不大,因此不需治疗,只要每半年到 1 年随诊。如果囊肿直径较大,超过 5 cm 或产生周围组织压迫症状、引起尿路梗阻,则需要行囊液抽吸术并囊内注射硬化剂。如果囊肿巨大、直径超过 10 cm,则可能需要手术治疗。

二、髓质海绵肾

(一)发病情况

髓质海绵肾(medullary spongy kidney,MSK)简称海绵肾。本病病因至今未明,多认为属先天性疾病。MSK 可致肾小管酸中毒等许多并发症甚至肾功能不全。

(二)发病机制

虽然已有人报告 MSK 在某些家族呈常染色体显性遗传,但是多数 MSK 均属散发,无家族史。在 MSK 患者肾脏组织偶可见残存的胚胎组织,并且 MSK 常伴发其他先天性疾病,因此多数学者认为 MSK 为先天性发育异常。随着对 MSK 认识的深入,发现其临床并不罕见。近年 Ellis 指出在未加选择的 IVP 中,MSK 检出率为 0.5%~1%,男、女性比例相似。而 MSK 占肾结石患者的 12%~21%。由于 MSK 常无症状,故其确切发病率难以估计。

MSK 肾脏一般大小正常,约 30% 轻度增大。肾脏包膜光滑。单肾受累 20%,双肾受累 80%,常累及一个肾脏或两个肾脏的单个或多个肾乳头。仅限于一个肾脏、一个肾锥体者非常少见。集合管扩张形成囊肿,直径可为 1~7.5 mm,多数为 1~3 mm,小囊肿内含不透 X 线的黏稠物质,约 80% 为含钙的小结石,可呈沙粒状,常大小不等,形态不一。肾脏切面上,肾锥体部分呈多孔的海绵状。

(三)临床表现

MSK 出生时即有,小儿和成人均可发病,但小儿罕见。Ellis 总结 MSK 在 20~30 岁发病,较以往报道的 40~60 岁明显提前,可能与对本病的认识提高有关。男、女性比例为 2.35:1。MSK 在无并发症时常无症状。最常见的早期症状为间歇性或持续性多尿、血尿、腰痛、尿路感染等,随病情发展出现低钾麻痹、肾小管酸中毒、肾性骨病、慢性肾功能不全等。高血压和蛋白尿在 MSK 患者中少见。

1.血尿

MSK 多有间断的镜下血尿,10%~20% 患者发生无痛性肉眼血尿。血尿的原因不仅与结石和感染相关,而且可继发于 MSK 时常有的高钙尿症和扩张的小管脆性增加。血尿一般无须特殊处理,但血尿偶尔会严重,甚至造成梗阻而需手术或肾切除。

2.腰(腹)痛

MSK 早期症状可表现为腹痛、侧腰痛,常反复发作。在有症状的 MSK 患者中 50% 以上主诉腰(腹)痛。引起的原因与扩张的小管尿液潴留、内压增高,以及结石增大、排出有关。而病变局限者如节段性 MSK 改变,腰痛与增大的局部累及肾包膜有关。

3.尿路感染

尿路感染可为 MSK 的首发症状。尿液在小囊肿内潴留和结石成为尿路感染反复的原因。在有经常性尿路感染和肾小管酸中毒的患者,易被误诊为继发于慢性肾盂肾炎的肾小管酸中毒。MSK 患者由于髓质单核淋巴细胞浸润,有时可发生无菌性白细胞尿,应当与尿路感染引起的白细胞尿鉴别。

4.肾钙质沉着和肾结石

Sneller 等指出约 50％的 MSK 患者有肾实质钙化,50％～65％的 MSK 患者有肾结石。临床表现为腰痛、血尿、急腹症、尿路梗阻等。结石不透 X 线,成分常为单纯磷酸钙或与草酸钙混合,数目可为几个乃至数不清。促发结石形成的因素有:①尿液在囊内积聚。②细胞碎片和囊内的玻璃样物质,提供了结石形成的基质。③尿酸化功能的下降,使钙盐容易沉积。④代谢因素,如高钙尿症、高尿酸尿症、高草酸尿症、低枸橼酸尿症等。但代谢紊乱存在于 93％无 MSK 的结石患者中,而在 MSK 约占 60％,提示 MSK 本身可能是造成肾结石的原因之一。存在乳头管内的结石称单纯海绵肾结石,如果穿透囊壁或经扩大的头管进入肾盂,即成为游离结石,可排出体外或滞留而成为肾盂、输尿管结石,并因此引起相应症状。肾钙质沉着和结石形成有时根据X线影像学难以鉴别。病理检查有时可发现肾小管及间质钙质沉着。体外冲击波碎石术成功率与非 MSK 患者相似,可使 MSK 患者肾绞痛、尿路感染发生率明显下降。但对乳头管内结石疗效欠佳。

5.肾小管酸化功能障碍

远端小管在尿酸化功能上起重要作用。已有许多关于 MSK 患者尿酸化功能改变的报道,提示相当比例(约 50％)MSK 患者存在部分或完全性远端肾小管酸中毒,近 80％的 MSK 患者有尿酸化功能下降。肾小管酸化功能改变,可能与囊性变的远端小管泌氢障碍相关。如果病变范围局限或程度较轻,则可维持正常的血 pH 和尿酸化功能,故在 MSK 患者,即使无症状,亦可能有酸化功能的亚临床损害。RTA 在 MSK 患者如此常见,提示对 RTA 患者应注意常规排除 MSK。

6.高尿钙症

生理情况下,远端肾小管虽只负责 5％～10％滤过钙的重吸收,但却是控制尿钙量的最重要部分。40％～50％的 MSK 患者有高尿钙。国内叶氏统计 3/12 有高尿钙症。其发生原因可能与肾性和吸收性高尿钙均相关。Osther 等认为 MSK 肾小管酸化能力下降也参与了高尿钙症和低枸橼酸尿的发生。高尿钙促发了肾钙质沉着和结石形成。实际上,在肾结石患者,无论 MSK 或非 MSK 高尿钙发生率并无明显差别。

7.肾小管功能受损的其他表现

MSK 尿浓缩功能障碍亦常见,发生率约为 60％。表现为口渴、多饮、多尿、夜尿增多等。既往研究认为,MSK 患者近端肾小管功能正常。但有研究发现,GFR 正常的 MSK 患者,有近端小管功能受损,提示临床应注意监测。

8.其他

因 MSK 为先天性疾病,故它常伴发其他先天性疾病。有报道 25％的 MSK 患者伴发偏身肥大,而偏身肥大中 10％伴 MSK;其他如先天性幽门狭窄、Marfan 综合征、Ehlers-Danlors 综合征、ADPKD、Caroli 氏病、马蹄肾、Beckwith-Wiedemann 综合征。

(四)影像学检查

髓质海绵肾往往因低钾血症引起的软瘫无力、心律失常或酸中毒以及钙质丢失引起的骨质疏松和骨折首诊,只要想到该病,并进行相应影响学检查,不难确诊。

1.静脉肾盂造影(IVP)

IVP 可确切诊断 MSK。常在 IVP 时见肾锥体显影和扩张的肾小管早期充盈,表现为肾小盏外侧的异常阴影:①充盈造影剂的肾小管呈多发条状呈扇形或放射状排列于杯口外侧;②充盈的囊腔所呈葡萄串样;③充盈的肾小管憩室可呈花朵样;④上述3种影像通常互相交错;⑤所见微小结石位于肾收集小管或小囊肿中。病变严重时,可见肾小盏的扭曲变形。依典型的IVP图像可确诊MSK,有研究表示只要在一个肾乳头有3个条索状或囊状显影即可诊断。应注意的是单靠乳头片状阴影(乳头潮红)或散在线样影时不能诊断MSK。前者正常人亦可出现,后者可出现于10%～15%应用低渗对比剂者。另外,若MSK只累及1～2个肾乳头或造影质量不佳,将增加MSK诊断的难度,需与肾结核、肾盂源性囊肿、肾小管逆流、肾钙质沉着症及肾乳头坏死、肾盏憩室等鉴别。

2.腹部X线检查

若无结石,常无阳性发现。两肾广泛受累时,肾脏增大,肾表面光滑。部分受累时,局部肾实质可增厚。合并结石者,可见成簇小结石位于锥体部,有时聚集成葡萄串样。若为结石横断面,皆表现为点状,若为纵断面,则表现为两端圆钝的小杵状、梭状或雪茄烟状。腹部平片不作为MSK诊断标准,但可提供MSK诊断线索,便于观察MSK患者肾钙化及结石的发生发展。

3.CT、B超

由于MSK一般囊肿小,B超难以显示清楚,价值不大。CT诊断MSK的敏感性明显低于IVP,但较IVP易于发现乳头钙化。在与肾乳头坏死、多囊肾等的鉴别诊断上,CT、B超可能有用。

对于影像学不能确定是否MSK或需鉴别诊断时,在熟练经皮肾活检技术基础上,可考虑病理检查。显微镜下,肾脏皮质部分肾小球和小管间质正常,可见特异性髓质改变,髓质乳头管和集合管呈圆形或不规则形扩张,可与肾盏或集合管相通。小的囊状小管覆以普通柱状上皮和高立方上皮,大的囊状小管覆以移行柱状上皮,偶有复层鳞状上皮。有时可见上皮细胞消失,小管减少。间质可有局灶性纤维化、间质水肿以及炎症细胞浸润,有时浸润于间质的单核淋巴细胞可进入肾小管形成白细胞尿。

(五)治疗

髓质海绵肾本身不能根治。治疗主要是针对并发症。

(六)预后

本病进展到尿毒症缓慢,但如果合并慢性肾盂肾炎、梗阻性肾病等,则可加速肾功能下降速度,导致终末肾衰竭。

三、囊肿性肾发育不良

肾脏的胚胎发育由输尿管芽和后肾胚基两部分完成,前者发育成肾盂、肾盏和集合管,后者逐步发育成肾小管和肾小球,最后肾小管和集合管对接,构成正常的肾单位。如果两部分不能按照发育程序顺利对接,则形成肾脏发育不良。

囊肿性肾脏发育不良并不少见。本病多为单侧病变(占所有病例的80%左右),病侧肾脏失去正常形态,被大小不一的不规则囊肿代替,失去功能;而对侧肾脏则往往代偿性增生肥大。

本病没有家族史,是一种先天性疾病,也是儿童腹部包块的鉴别诊断之一。

由于病肾没有功能且囊液引流不畅容易并发感染等并发症,因此,如果单侧发生病变,应当切除病肾。

四、获得性囊肿性肾脏病

（一）发病情况

获得性囊肿性肾脏病发生在终末肾衰竭,长期透析患者更容易发生。最近有学者对肾移植术前的透析患者的肾囊肿进行评估,发现获得性肾囊肿的发病率为33%,透析时间越长囊肿的发生机会越高。进入透析后1～2年,20%左右的患者出现肾囊肿,3年时60%左右出现肾囊肿,透析5年以上的患者的囊肿发生率高达90%以上。

（二）发病机制

最近有学者对腹部CT检查偶然发现的获得性肾囊肿进行了分析,用年龄、性别和原发肾脏病校正后,囊肿发生率和血清肌酐水平呈显著正相关,提示肾单位丢失可能和囊肿的发生有关,依据是:①给5/6肾切除小鼠高蛋白饮食,可诱发和制备肾囊肿动物模型。②在慢性肾功能不全的肾穿刺标本可见到代偿增生扩大的肾小管。③尿毒症肾脏中残存肾单位肾小管上皮细胞以及囊肿内皮细胞中的肝细胞生长因子mRNA及其受体表达增加,而且囊肿内皮细胞增生旺盛部位上述因子和受体的表达更强,提示其可刺激肾小管上皮代偿性增生,可能是产生囊肿的原因。

（三）影像学检查

诊断主要靠影像学检查,总体表现是在固缩肾基础上出现囊肿,但也有囊肿多而大,酷似成人型多囊肾,后者往往有家族史并合并其他脏器囊肿不难鉴别。由于肾脏纤维化,B超检查对囊肿的敏感性下降;而CT检查可以发现较小的囊肿。囊肿位于皮质或髓质,直径一般为0.5～2 cm,内衬单层或多层上皮,可以和小管相通,囊液清亮或血性。

（四）治疗

获得性肾囊肿一般没有症状,不需要处理,但囊肿可以合并严重的并发症,如肾脏破裂和恶变。血小板低下、过量使用抗凝剂等是肾破裂的危险因素,但很多患者并没有明显的危险因素或诱因。肾破裂出血可以自尿道排出体外形成肉眼血尿,出血也可进入腹膜后间隙并不出现肉眼血尿。透析患者发生急腹症者要想到肾破裂的鉴别诊断,及早诊断和处理可避免患者死亡,否则患者有生命危险。

根据一组对肾移植前自体肾脏的检查,14%者存在腺瘤,4.2%者存在肾细胞癌,大多数和囊肿有关。男性、高龄和透析时间长者更容易发生癌变。一组资料对获得性肾囊肿随访20年,发现肾脏逐渐增大到进入透析前的3倍以上,而肾移植受者的自体肾脏并不增大。肾脏增大的主要原因是囊肿增多,虽然有肾细胞癌的发生,但经及时肾脏切除术,没有一例患者死于肾细胞癌或其并发症。

（张文玺）

第十一章

遗传性肾脏病

第一节　Alport 综合征

一、概述

Alport 综合征(Alportsyndrome,AS)是以进行性血尿、肾功能不全为主,伴有耳聋和(或)眼病变的一种遗传性疾病。其临床特征是进行性肾衰竭、神经性耳聋及眼病变。

AS 发病率为 1:(5 000~10 000),在肾小球疾病中约占 2%,在小儿慢性肾衰竭病例中约占 3%,在肾移植病例中约占 2.3%,在终末期肾衰竭患者中约占 5%,在成人肾活检中占0.3%,而在儿童肾活检中占 1.7%~2.5%。

电镜对该病具有诊断意义。

二、病史特点

(1)本病为遗传性疾病,有 3 种遗传方式:性连锁显性遗传、常染色体隐性遗传及常染色体显性遗传。

(2)最常见者为性连锁显性遗传,位于 X 染色体长臂中部(Xq21.31-q24)的Ⅳ型胶原 α_5 链基因结构异常所致。男性患者较女性患者症状重,慢性肾衰竭发展快。男性患者Ⅳ型胶原 α_5 链完全缺如,而在女性患者仅局灶性损害。

(3)其余大多数为常染色体隐性遗传。基因变异导致Ⅳ型胶原纤维网结构异常,进而影响肾小球基膜的结构和功能,在此基础上发生进行性肾小球硬化。

(4)多在 10 岁前发病,最早发病者于出生后即呈现血尿。

(5)肾病变:①突出表现为血尿,可为肉眼血尿或镜下血尿,常为首发症状,间断或持续出现,多在非特异性上呼吸道感染、劳累或妊娠后加重。②慢性、进行性肾损害在男性尤为突出,常在20~30 岁进入终末肾衰竭。③女性患者症状轻,较晚或不发生肾衰竭。但在常染色体显性遗传家系中,男、女性患者病情进展差别较小。

(6)耳病变:①耳病变以高频性神经性耳聋为特征,30%~50%患者受累。②耳聋多为双侧,也可为单侧。③男性多见,多与肾炎并存,但也有单独存在者。

(7)眼部病变:①10%~20%患者受累。②包括斜视、近视、眼球震颤、圆锥形角膜、角膜色素沉着、球形晶体、白内障及眼底病变。③球形晶体及黄斑周边微粒为本病特异表现。④男性较女性多见。

(8)其他器官病变:①大脑功能障碍,多神经病变,进行性神经性腓骨肌萎缩,红斑性肢痛病等。②食管肌肥厚,食管、气管支气管及生殖器平滑肌瘤。③抗甲状腺抗体阳性,甲状旁腺功能减退、氨基酸代谢障碍症。

三、体检要点

肾功能代偿时无特殊体征。

四、实验室检查

(1)尿常规:持续红细胞增多(＋～＋＋＋),可伴有蛋白增多。
(2)血生化:血肌酐、尿素氮升高。

五、肾脏病理

(一)光镜
(1)早期无明显病变。
(2)肾小球可从局灶节段系膜增生渐发展至肾小球硬化。
(3)肾间质可从炎症细胞浸润发展至纤维化,并伴肾小管萎缩。
(4)本病常见肾间质泡沫细胞,多出现在肾脏皮髓交界处。
(5)无免疫球蛋白及补体沉积。

(二)电镜
(1)肾小球基膜不规则增厚、扭曲、密度不均匀并撕裂。
(2)部分患者基膜节段性菲薄。

六、诊断思路

(一)诊断标准
1.1988 年 Flinter 提出 AS 四条诊断标准
(1)血尿和(或)慢性肾衰竭家族史阳性。
(2)电镜下 GBM 典型表现。
(3)典型的眼部病变:前锥形晶体,黄斑微粒。
(4)高频感音神经性耳聋。
以上 4 条中符合 3 条即可以诊断。

2.1996 年 Gregory 等人提出的 AS 诊断标准
(1)肾炎家族史,或先证者的一级亲属或女方的男性亲属中有不明原因的血尿。
(2)持续性血尿,无其他遗传性肾脏病的证据,如薄基膜肾病、多囊肾或 IgA 肾病。
(3)双侧 2 000～8 000 Hz 的感音神经性耳聋,耳聋呈进行性;婴儿早期没有,但多于 30 岁前出现。
(4)COL4An(n＝3、4 或 5)基因突变。
(5)免疫荧光学检查显示肾小球和(或)皮肤基膜完全或部分不表达 Alport 抗原决定簇。

（6）肾小球基膜的超微结构显示广泛异常，尤其是增厚、变薄和分裂。

（7）眼部病变，包括前圆锥形晶状体、后囊下白内障和视网膜斑点等。

（8）先证者或至少 2 名家系成员逐渐发展至 ESRD。

（9）巨血小板减少症或白细胞包涵体。

（10）食管和（或）女性生殖道的弥漫性平滑肌瘤。

Gregory 等人在综合前人研究的基础上提出的诊断 AS 标准：若诊断 AS 家系，直系家庭成员需符合 4 条标准（并非同一人必须具备所有 4 条标准），当考虑旁系亲属或仅表现为不明原因血尿、ESRD 或听力障碍的极个别个体时应十分慎重；当判断 AS 家系中家庭成员是否受累时，如果该个体符合相应遗传型，且符合标准（2）～（10）条中的 1 条，可作拟诊，符合 2 条便可诊断；对于无家族史的患者的诊断，至少应符合上文中的 4 条指标。

（二）鉴别诊断

1.良性家族性血尿

（1）为常染色体显性或隐性遗传病。

（2）临床表现为无症状血尿。

（3）肾功能始终正常，不伴耳、眼病变。

（4）电镜下肾小球基膜弥漫变薄并无增厚，可资鉴别。

2.指甲-髌骨综合征

（1）为常染色体显性遗传病。

（2）有指甲发育不良及骨关节发育不良等临床表现。

（3）无耳聋及眼疾。

（4）肾脏病变主要表现为肾病理电镜下肾小球基膜增厚呈花斑或虫蚀状，有膜内纤维丝。

七、治疗

（一）药物治疗

药物干预目前对于 AS 尚无特异治疗，药物干预的目的在于控制尿蛋白，延缓病程的进展，尽可能延长患者的生存期。

（1）血管紧张素转换酶抑制剂，如依那普利 10～20 mg/d。

（2）环孢素 A，5 mg/(kg·d)。

（二）其他治疗

包括基因治疗和肾移植等。

八、诊疗中注意问题

（1）本病为一缓慢进展性疾病，多数患者将发展至终末期肾衰竭。

（2）男性、大量蛋白尿、耳聋严重、眼部病变及肾小球基膜广泛增厚、分层者预后较差。

（张文玺）

第二节 薄 基 膜 病

薄基膜病也称为家族性良性血尿。20 世纪 60 年代中期，McConville 报道了一组持续性血尿患儿，经泌尿系统详尽检查均无异常发现。这组患者均有明确的家族史，随访数月至 12 年均无肾功能损害产生，故称为良性家族性血尿。70 年代初期 Rogers 等证实其唯一的病理改变是在电子显微镜下观察到弥漫、显著的肾小球基底膜（glomerular basement membrane，GBM）变薄。近年来的一些报道指出仅部分薄基膜肾病患者有血尿家族史，并有少数患者以单纯性蛋白尿为临床表现，故而许多肾脏病学者主张用超微结构病理特征替代"良性家族性血尿"的命名，称为薄基膜病。

一、病因和发病机制

本病属常染色体显性遗传。以往报道薄基膜肾病有阳性血尿家族史者为 80%～100%。薄基膜肾病为单纯性血尿的常见病因。可为家族遗传性或散发性，前者呈常染色体显性遗传，系编码 IV 型胶原 α_4 链的基因突变所致，后者的病因不明。近年来一些包括大数量薄基膜肾病患者的报道指出，可证实有阳性家族史的薄基膜肾病患者仅为 40%，尚难肯定是属研究者未详尽调查患者的家族史或其他原因所致。最近的研究也指出，仅小部分薄基膜肾病患者有可证实的阳性血尿家族史。无论如何，该病患者阳性家族史的高发生率表明遗传因素可能为重要因素。

该病的发病机制尚未澄清，某些学者认为 GBM 的发育不完全成熟可能是致病的直接原因。研究证实 GBM 变薄主要为上皮侧 GBM 的缺如或减少所致。用免疫荧光方法证实抗 GBM 抗体可与薄基膜肾病的 GBM 相结合，而不与 Alport 综合征的 GBM 结合，说明此二病间有某些本质的区别。最近用抗 Goodpasture 综合征抗原决定簇（M_2）抗体，也证实了薄基膜肾病患者 GBM 内仍保留 Goodpasture 综合征的抗原决定簇。Rogers 在电镜下观察到数例患者 GBM 有穿孔，并否认为人工假象，由此学者提示 GBM 的破损是血尿产生的原因。这一观察应待更多的观察验证。

二、病理

光镜检查没有明确的、具有诊断意义的病理指标。以往文献多报道肾小球、肾小管间质常呈正常，一些研究指出，薄基膜肾病常有某些非特异性病理变化。所有患者的肾小球系膜呈轻度至中度增生，相对而言，系膜基质增多重于系膜细胞增生，部分患者肾小球动脉有某种程度的透明样变或内膜有斑片样增厚，极个别患者有单个新月体形成，或出现类似系膜毛细血管性肾炎的呈局灶、节段分布的双轨征。一般无局灶性节段性肾小球硬化。同样，肾小管间质可完全正常，也可呈小灶状肾小管萎缩和间质纤维化，但程度一般较轻。间质中通常无明显炎症细胞浸润，也无泡沫细胞存在。免疫荧光通常为阴性，偶尔可见 IgM 和（或）C_3 在系膜区或肾小球毛细血管壁呈节段性分布，但强度很弱。电镜检查对于该病的诊断起关键作用。弥漫性 GBM 变薄是该病唯一的或最重要的病理特征。根据 GBM 变薄程度将其可分中、重度变薄和轻度变薄两种类型。部分病例可观察到非特异性的节段性上皮细胞足突融合等变化。所有研究均一致认为薄基膜肾病肾小球内(系膜区、毛细血管袢)无电子致密物沉积。

三、实验室检查

尿检查发现血尿和轻度蛋白尿。实验室检查如血补体、血浆蛋白电泳、抗核抗体、血小板计数、出血和凝血时间、尿素氮、肌酐清除率、尿浓缩功能及尿细菌培养(包括结核菌)均无异常发现,泌尿系检查(如膀胱镜、静脉肾盂造影等)也均正常。

四、临床表现

(1)可发生于任何年龄,男、女性比例为 1∶(2~3)。

(2)反复发作性肉眼血尿,多数患者为持续性镜下血尿。

(3)上呼吸道感染期间或感染后,偶尔在剧烈运动后部分患者可呈现肉眼血尿。

(4)约 1/3 患者有红细胞管型,儿童以无症状单纯性血尿为多见,成人患者中 45%~60% 合并有轻度蛋白尿,少数患者(女性为主)有腰痛。部分成人患者可有轻度高血压。绝大多数患者尿红细胞位相显微镜检查为大小不一、多种形态的肾小球源性红细胞。最近也有学者报道少数薄基膜肾病的患者以轻度蛋白尿为唯一临床表现。

(5)肾脏疾病常用血生化检查一般正常,肾功能可长期维持在正常范围。

五、诊断及鉴别诊断

(一)诊断

该病的诊断依赖于肾脏超微结构的观察。本病诊断的主要依据如下。①单纯性血尿或合并有轻度蛋白尿,无肾功能不全表现。②家族中有发作性血尿史。③肾活检免疫荧光阴性,光镜检查正常或轻度异常,电镜下可见到弥漫性 GBM 变薄而无电子致密物沉积。

(二)鉴别诊断

本病应与下列疾病鉴别。

1.Alport 综合征

Alport 综合征一般仅见于青少年,肾功能进行性减退,男性病情重,常合并有神经性耳聋和眼异常,有阳性家族史,肾活检光镜下可有多种不同的表现,肾间质,特别是皮髓质交界处易见泡沫细胞有助于该病诊断。电镜下 GBM 增厚并呈多层结构可形成网状,其内包含有致密颗粒。部分 Alport 综合征 GBM 厚度不均一,粗细镶嵌。这些临床症状和病理改变有助于与薄基膜肾病相鉴别。

2.系膜 IgA 肾病

系膜 IgA 肾病若临床上以血尿为主要表现者应与薄基膜病鉴别。前者肾活检免疫荧光以 IgA 为主的免疫球蛋白在系膜区沉积,电镜下系膜区可见大块电子致密物沉积,这些特点使系膜 IgA 肾病与薄基膜肾病鉴别并不困难。

3.其他疾病

薄基膜必须与外科性血尿(如结石、肿瘤等)、泌尿系统感染,某些以血尿为主要表现的原发性肾小球疾病(如系膜增殖性肾炎、局灶性肾炎、急性链球菌感染后肾炎等)及其继发性肾小球疾病(如紫癜肾、狼疮肾等)相鉴别,可依据上述各病的临床特点、实验室检查和病理改变加以排除。

六、治疗及预后

薄基膜肾病是一种良性疾病,无须特殊治疗。但应避免感冒和过度疲劳,加强对少数有高血压患者的血压控制,避免不必要的治疗。ACEI 治疗有助于保护肾功能。绝大部分该病患者预后良好,肾功能可长期保持于正常范围。

(宋登华)

第十二章

感染性肾脏病

第一节　急性肾盂肾炎

急性肾盂肾炎是由各种常见的革兰氏阴性杆菌或革兰氏阳性球菌引起的炎症性疾病,是内科疾病中常见的感染性疾病之一。

一、病因和发病机制

(一)病因

1.尿路梗阻性疾病引发

如结石、肿瘤、、前列腺肥大、尿道狭窄、术后输尿管狭窄、神经源性膀胱等引发的排尿不畅,细菌不易被冲洗清除,细菌在梗阻部位大量繁殖生长而引起感染。

2.泌尿系统解剖异常

如膀胱,输尿管反流证,输尿管,肾脏,肾盂畸形结构异常,尿液排泄不畅而致感染。

3.妇女易感因素

如妊娠期、月经期、产褥期等,由于妊娠早期孕酮分泌增加,使肾盂、肾盏、输尿管张力减退,妊娠后期扩大的子宫压迫输尿管,有利于细菌的繁殖。另外,分娩时膀胱受伤更易诱致上行性感染。

4.医源性作用引发

在疾病的诊治过程中,尿路手术器械的应用,膀胱镜检查逆行肾盂造影,妇科检查,留置导尿等易引起感染。

5.代谢疾病引发

最常见的是糖尿病患者引起的感染。因糖尿病糖代谢紊乱导致血糖浓度升高,白细胞功能缺陷,易于细菌生长繁殖,常易引起感染、肾乳头坏死、肾脓肿、肾盂肾炎。

6.其他因素

尿路感染是老年人的常见病,发病率仅次于呼吸道感染。其原因是老年人的免疫功能低下,抗感染能力下降,特别是伴有全身疾病者,如高血压、糖尿病、长期卧床、营养不良等。更年期女性雌激素分泌降低;老年男性前列腺液分泌减少,因前列腺液有抗菌作用;老年性肾血管硬化;肾及膀胱黏膜相对处于缺血状态,骨盆肌肉松弛,局部黏膜血循环不良,使尿路黏膜抗病功能下降;老年人生理性口渴感下降,饮水量减少,尿路冲洗作用减弱;老年痴呆者,大小便失常,污染会阴等。

(二)发病机制

1.上行性感染

绝大部尿路感染是由上行性感染引发的。在正常人中,膀胱以上尿路是无菌的,后尿道也基本上是无菌的,而前尿道是有菌的。尿道黏膜有抵抗细菌侵袭的功能,且有尿液经常冲洗,故在正常情况下一般不会引起感染。当机体抵抗力下降,或外阴不洁,有粪便等感染,致病菌由前尿道通过后尿道、膀胱、输尿管、肾盂、只至肾髓质而引起急性肾盂肾炎。

2.血行感染

细菌从感染灶,如扁桃体炎,牙龈炎,皮肤等感染性疾病,侵入血液循环到肾脏,先在肾皮质引起多发性小脓肿,沿肾小管向下扩展,引起肾盂肾炎。但炎症也可从肾乳头部向上、向下扩散。

3.淋巴道感染

下腹部和盆腔的器官与肾,特别是升结肠与右肾的淋巴管是沟通的。当盆腔器官、阑尾和结肠发生感染时,细菌也可通过淋巴道进入肾脏而引发,但临床少见。

4.直接感染

如果邻近肾脏的器官、组织、外伤、或有感染时,细菌直接进入肾脏引发感染。

(三)致病菌

1.细菌性病原体

任何细菌侵入尿路均可引起感染,最常见的致病菌是革兰氏阴性菌。大肠埃希菌是最常见的致病菌,约占90%以上;也可见于克雷伯杆菌、产气杆菌等;其次是革兰氏阳性菌引起,主要是葡萄球菌和链球菌,占5%～10%;腐生性葡萄球菌的尿路感染,常发生于性生活活跃的女性。妊娠期菌尿的菌种,以大肠埃希菌多见,占80%以上。

2.真菌性病原体

近年来真菌性尿路感染呈增多趋势,最常见的真菌感染由念珠菌引起。主要与长期应用糖皮质激素及细胞毒类药物和抗生素有关。糖尿病患者和长期留置导尿者也常见。

3.其他病原体

支原体、衣原体感染,多见于青年女性,一般同时伴有阴道炎。淋菌感染尿道致病也常见。另外,各种病毒也可能损害尿道感染。免疫缺陷患者,除上述病原菌外,尚可能有巨细胞病毒,或疱疹病毒感染。已有证明腺苷病毒是引发学龄期儿童出血性膀胱炎的原因,但对成年人损害较少。

二、症状和体征

(一)症状

(1)寒战高热:体温多在38 ℃～39 ℃,也可高达40 ℃,热型不一,一般为弛张热型,也可为间歇热或稽留热,伴有头痛,全身酸痛,热退时有大汗等。

(2)腰(腹)痛:腰痛为酸胀刺痛,腹痛常表现为绞痛,或隐痛不一,多为输尿管炎症刺激向腹股沟反射而致。

(3)尿频、尿急、尿痛症状。

(二)体征

肾区叩击痛,肋脊角压痛等。严重者会出现烦躁不安、意识不清、血压下降、休克等表现。

三、辅助检查

(一)尿常规检测

肉眼观察尿色不清,浑浊,少数患者呈现肉眼血尿,并有腐败气味。40%～60%的患者有镜下血尿。多数患者红细胞2～10个,少数患者镜下大量红细胞,常见白细胞或脓细胞,离心沉渣镜下超过5个。急性期常呈白细胞满视野,若见到白细胞管型则为肾盂肾炎,诊断提供重要依据。尿蛋白可见24 h蛋白定量小于1.0 g。

(二)尿细菌培养

尿培养是确定尿路感染的重要指标。在有条件的情况下均应作尿细菌定量培养和药敏试验,中段尿培养,菌落数≥10^2/mL即可诊断为尿路感染。

(三)血常规检查

急性肾盂肾炎白细胞可轻或中度升高,中性粒细胞可增多,并有核左移,红细胞沉降率可增快。急性膀胱炎时,常无上述表现。

(四)肾功能测定

急性肾盂肾炎时,偶有一过性尿浓缩功能障碍,治疗后可恢复。在严重感染时,少数患者可见血肌酐升高,尿素氮升高,应引起重视。尿N-乙酰葡萄糖苷酶和半乳糖苷酶多升高,尿β2-微球蛋白多升高,而下尿路感染多正常。

(五)影像学检查

B超检查,当急性肾盂肾炎多表现为不同程度增大或正常,回声粗乱,如有结石、肿瘤、脓肿、畸形、肾盂积脓等均可发现。静脉肾盂造影、CT、等检查均可发现尿路梗阻或其他肾脏疾病。

四、诊断和鉴别诊断

(一)诊断

急性肾盂肾炎各年龄段男、女性均可发生,但常见于育龄女性。临床表现有两组症状群:一是尿路局部表现,如尿频、尿急、尿痛等尿路刺激症状,多伴有腰痛,肾区压痛或叩击痛,或有各输尿管点压痛。如出现严重的腹痛,并向下腹部或腹股沟放射者,常提示有尿路梗阻伴感染。二是全身感染表现,起病多急剧,寒战高热,全身酸痛不适,乏力,热退时大汗,约有10%的患者可表现为食欲减退、恶心、呕吐、腹痛或腹泻等消化道症状。如高热持续不退者,常提示有肾脓肿和败血症和中毒性休克可能。常伴有白细胞计数升高和红细胞沉降率增快,一般无高血压表现,少数患者可有肾功能损害而肌酐升高。尿液外观浑浊,可见脓尿和血尿。但需注意部分患者临床表现与急性膀胱炎非常相似,有条件者应作定位确诊。另外,尿路感染也是小儿时期常见病。儿童急性感染多以全身症状为主,尿路刺激征随年龄增长逐渐明显。如反复感染者,多伴有泌尿系统解剖结构异常,应认真查找原因。

在经过对症及抗菌治疗后未见好转的患者,应注意做血尿细菌培养。如患者存在真菌的易感因素,尿中白细胞增多,而尿细菌培养阴性或(和)镜检有真菌者,应确诊真菌感染存在。导尿标本培养菌落计数在1 000/mL以上有诊断价值。如导尿标本不离心,每高倍视野找到1～3个真菌,菌落计数多在$1.5×10^3$/mL以上,其正确性可达到80%。血培养阳性有重要的诊断价值。血清抗念珠菌抗体的测定有助于诊断。

（二）鉴别诊断

有典型的临床表现及尿细菌学检查阳性者诊断不难。但在不典型的患者易误认为其他系统感染，应与以下疾病相鉴别。

1.其他发热性疾病

急性肾盂肾炎以发热等全身症状较突出者，但尿路的刺激症状不明显，常易与其他感染性疾病相混淆而被误诊，如流行性感冒、疟疾、败血症、伤寒等，如能详细询问病史，注意尿路感染的局部症状及肾区叩击痛，并作尿沉渣和细菌学检查，不难鉴别。

2.腹部器官炎症

部分患者急性肾盂肾炎表现为腹痛、恶心、呕吐、白细胞增高等消化道症状，而无尿路感染的局部症状，常易被误诊为急性胃肠炎、急性胆囊炎、阑尾炎、附件炎，但注意询问病史及尿沉渣镜检尿细菌培养不难鉴别。

3.肾结核

以血尿为主而伴有白细胞尿及尿路刺激征，易被误诊为肾结核，应予以排除。肾结核的主要表现，尿路刺激征更为明显，晨尿结核菌培养可阳性，而普通细菌培养阴性；尿沉渣可找到抗酸杆菌；尿结核杆菌 DNA 可阳性，部分患者可有肺、附睾等肾外和低热等表现。但需注意肾结核常与普通菌感染并存，如普通感染经抗生素治疗后，仍残留有尿路感染症状和尿沉渣异常者，应高度注意肾结核的可能性。

4.非细菌性尿道综合征

尿路刺激症状明显，但反复多次尿检及清洁中段尿培养均为阴性，多数患者不发热，体温正常。尿道刺激综合征的病因尚不明确。

5.慢性肾盂肾炎

尿路感染病史在 1 年以上，经抗菌治疗效果不佳，多次尿细菌定量培养均阳性或频频发作者，多为慢性肾盂肾炎。经治疗症状消失后，仍有肾小管功能（尿浓缩功能）减退，能排除其他原因所致的慢性肾盂肾炎。X 线造影证实有肾盂肾盏变形，肾影不规则，甚至缩小者，或 B 超检查肾、肾盏回声粗糙不均，或肾略有缩小者为慢性肾盂肾炎的表现。

五、治疗

因急性肾盂肾炎未能得到彻底痊愈时或反复发作时，可终致慢性炎症，致肾衰竭日趋严重。为此，对于初发的急性肾盂肾炎或慢性尿路感染急性发作表现为急性肾盂肾炎患者，尽其找出基础原因，如结石、肿瘤、畸形等梗阻病因及感染致病菌，力求彻底治疗。

（一）一般治疗

1.感染急性期

临床症状明显时，以卧床休息为主，尤其是在急性肾盂肾炎发热时，更需卧床休息。

2.祛除病因

如结石、输尿管狭窄、前列腺肥大、尿反流、畸形等。

3.补充水分

摄入充分的水分，给予易消化又富含维生素的食品。

4.排空尿液

定时排空尿液，减轻膀胱内压力及减少残余尿，减轻膀胱输尿管反流。

5.讲卫生

注意会阴部清洁卫生,定期清洁坐浴,避免上行性感染。

(二)抗生素的应用

由于新的更为有效的抗生素不断问世,治疗尿路感染的效果不断提高。在临床中应合理选择使用以达到疗效最好,不良反应较小的目的,需注意以下原则。

仅治疗有症状的细菌尿,使用抗生素最好行清洁中段尿培养,根据药敏结果选用抗生素。若发病严重,在来不及做尿培养时应选用对革兰氏阴性杆菌有效的抗菌药物,氨苄西林加氨基苷类加他唑巴坦。轻者可用复方磺胺甲噁唑、喹诺酮类、氨曲南等。在治疗 72 h 无效者,应按药敏结果用药。由于第一代头孢类如氨苄西林耐药菌球明显增加,故不宜作为治疗尿路感染的一线药物。复方磺胺甲噁唑和喹诺酮类对大多数尿感细菌敏感,可作为首选药物治疗。第三代头孢类如亚胺培南和氨基苷类抗生素可作为复杂性尿感的经验用药。氨基苷类抗生素有肾、耳毒性,一般采取单剂注射后,改为其他抗生素口服,可达到保持其疗效而减少不良反应。

联合用药:在病情较轻时,可选用一种药物。因病情危重,或治疗无明显好转,(通常 24~36 h 可好转),若 48 h 无效,病情难于控制,或有渐进加重时,采用药物或应用两种以上药物联合治疗。在联合用药时应严密检测观察肾功能的变化,年龄、体质和药物的相互作用,严重者取静脉给药和肌内注射为主,轻症者多采用内服给药。抗菌药物的应用通常为 2~3 周。若尿菌仍为阳性,应行 4~6 周疗程。若积极的治疗后仍持续发热者,应注意肾盂积脓或肾脏肾周脓肿的可能。

（王　雷）

第二节　慢性肾盂肾炎

慢性肾盂肾炎是指肾脏肾盂由细菌感染而引发的肾脏损害和由此产生的疾病。病程常为 6~12 个月,具有独特的肾脏、肾盂病理改变。表现复杂,症状多端。若尿路感染持续反复发作半年以上,呈持续性或间断性菌尿,同时伴有肾小管间质持续性功能和结构的改变,即可诊断为慢性肾盂肾炎。慢性肾盂肾炎如不彻底祛除病因和积极治疗,可进一步发展而损伤肾实质,出现肾小球、肾小管间质功能障碍,而致肾衰竭。其所致的肾衰竭占慢性肾衰竭病例总数的 2%。

一、病因和病理

(一)病因

尿路具有抵抗微生物感染的能力,其中最重要的作用是尿液冲刷的作用。如果这种作用受到影响而减弱,而容易引发细菌感染,难于控制而迁延不愈,反复发作。最终导致肾脏永久性损害。影响减弱尿路抵抗力的因素多为复杂因素。而在尿路无复杂情况下则极少发生慢性肾盂肾炎。

慢性肾盂肾炎多发生于尿路解剖结构异常,和异物长期阻塞。功能发生改变情况下,微生物尿路感染者,其细菌性尿感是在尿路解剖异常、异物长期阻塞、功能改变基础上发生的。引发慢性肾盂肾炎的因素有 3 种:一是伴有慢性反流性肾盂肾炎(即反流性肾病);二是伴有尿路梗阻的慢性肾盂肾炎(慢性梗阻性肾盂肾炎,如结石、肿瘤、前列腺肥大、膀胱源性、输尿管狭窄、尿道狭窄等);三是为数极少的特发性慢性肾盂肾炎(即发病原因不明确者)。

(二)病理

慢性肾盂肾炎的病理改变除慢性间质性肾炎改变外,同时还有肾盏肾盂的炎症纤维化及变形。主要有肾盏肾盂的炎症表现,肾盂扩大,畸形,肾皮质及乳头部有瘢痕形成,肾脏较正常缩小;双侧肾的病变常不对称,肾髓质变形,肾盂肾盏黏膜及输尿管增厚,严重者肾实质广泛萎缩;光镜下肾小管萎缩及瘢痕形成,间质可有淋巴、单核细胞浸润,急性发作时可有中性粒细胞浸润;肾小球可正常或轻度小球周围纤维化,如有长期高血压,则可见肾小球毛细血管硬化,肾小囊内胶原沉着;其中肾盂、肾盏扩张或变形是慢性肾盂肾炎的特征性表现。

二、临床表现

慢性肾盂肾炎临床表现多隐匿,病程较长,缠绵不愈,反复发作。根据临床表现可分为两种类型。

(一)尿路感染表现

多数感染的症状不太明显,但有轻度尿频,排尿不适,腰部轻度隐痛或困重,下腹隐痛不适感,但更为常见的为间歇性、无症状性细菌尿和(或)间歇性低热。

(二)慢性间质性肾炎损害的表现较突出

如尿浓缩功能减弱出现多尿,夜尿增多,尿比重或渗透压下降,脱水等。由于肾小管重吸收钠的能力下降而致低钠,并发生肾小管酸中毒和高钾血症;并可有肾性糖尿(血糖不高)和氨基酸尿;当炎症渐进侵犯肾实质时,可出现高血压、水肿、肾功能障碍。各种肾脏疾病的晚期,均可有上述表现。但在慢性肾盂肾炎或反流性肾脏病时,这些表现出现的早,通常在血肌酐 $200\sim300\ \mu mol/L$ 时已出现。

三、实验室检查

(一)尿检验

与一般间质性肾炎相同,但可间歇出现真性细菌尿;白细胞尿或偶见白细胞管型;这是与一般间质性肾炎相鉴别所在。尿细菌培养可能阴性;在急性发作时,与急性肾盂肾炎表现相同,但尿培养多有真性细菌尿。慢性肾盂肾炎尿 $\beta 2$-微球蛋白常增高;尿蛋白通常不超过 $1.0\ g/24\ h$,少数患者尿蛋白量 24 h 超过 3.0 g 以上者,常提示预后不佳,或提示非本病的可能。

(二)血生化检查

通常肾小管尿浓缩功能减低,可有尿钠、尿钾排出增多,代谢性酸中毒。尿少时血钾常增高,晚期出现肾小球功能障碍,血尿素氮、肌酐增高,肾小球滤过率下降,并导致尿毒症。

(三)影像学检查

1.X 线检查和 CT 检查

两项检查,同时做肾盂静脉造影,诊断价值颇高。可以发现显示局灶的粗糙的皮质瘢痕,伴有邻近的肾盏变钝,或呈鼓槌状变形;肾盂扩大,积水等变形现象;发现瘢痕具有特征性意义。双肾病理变化多不对称。

2.B 超

有一定的诊断价值,无创伤而操作简便,表现肾皮质变薄,回声粗乱,肾盂肾盏扩张,积水等。

彩超检查多表现血流不畅,肾内血管粗细不等,双侧肾大小不等,表面不平。

四、诊断和鉴别诊断

本病常隐匿发病。少数有急性肾盂肾炎既往史,尿路感染的反复发作史,多在 1 年以上。一般多在泌尿系统解剖异常或功能异常基础上发病。各种原因的尿路梗阻,或膀胱输尿管反流。如结石、肿瘤、输尿管狭窄、前列腺肥大增生;或放疗等因素引发的尿道狭窄。也可仅有尿路感染的病史,而无细菌学检查的证据。持续性肾小管功能损害,对诊断有参考价值。而影像学的改变是诊断的关键,如肾盂静脉造影、B超检查,显示局灶粗糙的肾皮质瘢痕,伴有相关肾乳头收缩,肾盏扩张变短。瘢痕常见于上下极,当久治不愈时,可出现夜尿增多、水肿、贫血、高血压及肾功能不全,主要体征有肋脊角压痛或双肾叩击痛等。

(一)诊断

1.反复发作型

为典型的慢性肾盂肾炎,患者经常反复发生尿路刺激症状,伴有菌尿,白细胞尿,常有间歇性低热和中等热,肾区钝痛,诊断多不困难。

2.长期低热型

患者无尿路刺激症状,仅有较长时间低热,头晕,疲乏无力,体重减轻,食欲减退等一般症状,易误诊为神经性低热、结核病或其他慢性感染性疾病。

3.血尿型

少数患者以反复发作性血尿为特征,尿色略红而浑浊,多伴有腰脊酸痛,有轻度的尿路刺激症状,血尿可自行缓解。

4.无症状性菌尿(也称隐匿型菌尿)

患者既无全身症状,又无尿路刺激症状,而尿中常有多量的细菌,少量白细胞,偶见白细胞管型,此型多见于妊娠妇女及女孩。

5.高血压型

患者既往可有尿路刺激感染的病史。但临床表现是以头昏、头痛及疲乏为特征的高血压症状;或偶尔检查发现有高血压;而无尿路刺激症状,可间歇性菌尿。因此极易误诊为特发性高血压病。

本病是急进型高血压的基础病之一,当遇有青壮年妇女患高血压者,应考虑到慢性肾盂肾炎的可能,患者可伴有蛋白尿和贫血,肾小球滤过率降低。

(二)鉴别诊断

有典型的临床表现及尿细菌学检查阳性者,诊断不难。但在不典型的病例中,易误诊为其他疾病。诊断和漏诊的原因主要是对本病的临床表现多样化认识不够,对本病的流行病学及易感因素注意不够。以及未及时的做影像学检查及实验室检查有关。主要应与以下疾病相鉴别。

1.非细菌性尿道综合征

患者有尿频、尿急、尿痛等排尿困难的症状,少数伴有下腹隐痛不适,但尿常规检验多无明显变化。尿培养多阳性,或菌落计数多 $<10^4/mL$,又称尿频-排尿困难综合征;也称症状性无菌尿;急性尿道综合征。

2.肾结核

如尿道刺激症状逐渐加重时,伴有低热、盗汗,应考虑肾结核。同时肾结核多伴有生殖器结核,如附睾和睾丸,或有其他系统结核病史者。而且血尿多与尿路刺激同时出现。而膀胱炎时,血尿为"终末血尿"。尿结核菌阳性,影像学检查多有帮助。

3.慢性肾小球肾炎

本病无尿路刺激症状,无白细胞管型,或白细胞、尿菌阴性,尿蛋白含量多,常大于 1.0 g/24 h,肾小球功能损害较明显。

4.慢性肾盂肾炎的急性发作与急性肾盂肾炎

慢性肾盂肾炎急性发作,常有慢性肾盂肾炎的病史。而急性肾盂肾炎无慢性病史,而急骤发作,不难鉴别。

五、治疗

对本病的治疗目的是纠正尿路异常或反流,并控制感染,防止肾功能进一步恶化。选择对细菌敏感、毒性较小的抗生素,疗程要长,避免使用具有肾毒性药物。

(一)一般治疗

注意个人卫生,保持会阴清洁;摄入充足的水分,避免便秘;定期排空膀胱尿液,睡前排空膀胱以减轻膀胱内压及减少残余尿。注意休息,防过度疲劳;适当参加劳作和运动。

(二)祛除诱因

因本病迁延不愈,是有复杂因素的,因此要注意复杂因素的存在,如结石、输尿管反流、输尿管狭窄,尿道狭窄,前列腺增大和耐药细菌的存在等。此类因素应寻求外科治疗,只有祛除了复杂因素,尿路感染才易控制痊愈。

(三)抗生素治疗

选择抗生素时,最好清洁中段尿细菌培养后做药敏试验,选择对细菌敏感的抗生素。如果需在培养结果前应用抗生素,需选择广谱抗生素和耐敏的抗生素,如氨苄西林、氨基苷类、他唑巴坦、复方磺胺甲噁唑等,疗程为 4～6 周,以免复发。

(四)控制高血压

应引起重视的是慢性肾盂肾炎患者常引起高血压。而高血压又可进一步加重肾损害,因此,应严密控制高血压,尽量把血压控制在 17.3/10.7 kPa(130/80 mmHg),可有效保护靶器官。

(五)对症治疗

控制清除体内感染病灶,如前列腺炎、慢性妇科炎症,对肾功能不全者,按肾功能不全治疗。注意维持体内水电解质和酸碱平衡。

(王　雷)

第三节　肾　结　核

肾结核是结核杆菌引起的慢性、进行性、破坏性的肾脏感染性病变。肾结核是全身结核的一部分,绝大多数继发于肺结核。原发病灶多在肺部,其次为肠、骨关节和淋巴结,其感染传播途径主要是体内结核病灶中结核菌播散至肾脏,属继发性结核。肾结核往往在肺结核发生或恢复多年后,才出现肾结核临床症状。肾结核占肺外结核的 8%～20%。

一、病因和发病机制

(一)感染途径

肾结核的病原体是结核分枝杆菌,感染途径包括血源性感染,淋巴管播散和直接蔓延,尿液上行性达到肾脏。其中血行感染是公认的最主要的途径。原发病灶几乎都在肾脏,其次为附睾、女性生殖器附件、淋巴、骨关节等,偶见继发于腹膜和全身粟粒性结核。

(二)发病机制

原发性的病灶结核杆菌经过血行等途径进入肾脏,主要在肾小球的毛细血管丛中形成多发性结核病灶,几乎都在肾皮质。常无症状,不易发觉,多数可自愈,此属肾皮质病理性结核。如果机体免疫力较强时,双侧肾皮质结核可完全自愈,不会发展为临床结核。

当机体免疫功能下降时,病灶不愈合,随之结核杆菌经肾血管侵犯肾髓质,则多为单侧发生。如病变未得到控制而进行性发展,可致肾乳头溃破、坏死,病变蔓延至肾盏,形成空洞性溃疡。病变可随尿液直接向下蔓延,可直接引发输尿管、膀胱结核。随淋巴管或肾盂播散,可累及全肾,有时病灶可发生纤维化,钙化,可引起肾小盏颈部瘢痕狭窄,使肾盏形成闭合性脓腔,使病变加速发展,成为无功能脓肾。病变直接扩展至肾同时,可发生肾周围寒性脓肿。肾结核灶的钙化多呈散在性结核灶,也可使全肾成为弥漫性钙化肾。

当输尿管狭窄时,可引起尿流梗阻,而发生肾盂积水或积脓。膀胱结核可引起黏膜小溃疡和结节,肌层纤维化可引起膀胱容量减少,如膀胱三角区病变严重时,可使输尿管口狭窄或闭锁。尿道也可因结核发生狭窄,排尿困难。

二、临床表现

肾结核常发生于 20～40 岁的青壮年,男性较女性多见。儿童和老人发病较少,儿童发病多在 10 岁以上,婴幼儿罕见。约 90% 为单侧。

肾结核的临床表现取决于肾病变范围以及输尿管膀胱继发结核的严重程度。肾结核早期常无明显症状及影像学改变,只是尿检查有少量红细胞、白细胞及蛋白,呈酸性,尿中可能发现结核杆菌。随着病情发展,可出现以下典型的临床表现。

(一)尿频、尿急和尿痛

尿频、尿急和尿痛是肾结核的典型症状之一。尿频往往最早出现,常是患者就诊的主诉。排尿次数从正常每天 4～5 次增加到 7～8 次或 10 余次。尿频开始是由于含有脓液和结核杆菌的酸性尿对膀胱刺激所引起,但不久膀胱亦继发结核病变,形成结核性溃疡,这时尿频更加重,并同时有尿痛和尿急。晚期膀胱发生挛缩,容量显著减少,尿频更加严重,每天排尿达数十次,甚至出现尿失禁现象。儿童可因排尿剧痛,不敢排尿而导致尿潴留。

(二)血尿

血尿是肾结核的重要症状,常为终末血尿。主因是结核性膀胱炎、结核溃疡在排尿终末膀胱收缩时出血引发。少数肾结核因病变侵及血管,也可出现全程肉眼血尿;出血严重时,血块通过输尿管偶可引起肾绞痛。肾结核血尿多数在尿频、尿急、尿痛等膀胱刺激症状发生以后出现,但也有以血尿为起始症状者。

(三)脓尿

脓尿是肾结核常见的症状,肾结核患者均有不同程度的脓尿,严重者尿如淘米水,内含有干酪样碎屑或絮状物,显微镜下可见大量脓细胞,也可出现脓血尿或脓尿中混有血丝。

(四)腰痛和肿块

虽然肾结核主要病变在肾,但一般无明显腰痛。仅少数肾结核病变破坏严重和梗阻,发生结核性脓肾或继发肾周感染,或输尿管被血块、干酪样物质堵塞时,可引起腰部钝痛或绞痛。较大肾积脓或对侧巨大肾积水时,腰部可触及肿块。

(五)男性生殖系统结核

肾结核男性患者中50%~70%合并生殖系统结核。虽然病变主要是从前列腺、精囊开始,但临床上表现最为明显的是附睾结核,附睾可触及不规则硬块。输精管结核病变时,变得粗硬并呈"串珠"样改变。

(六)全身症状

肾结核患者的全身症状常不明显。晚期肾结核或合并其他器官活动结核时,可以有发热、盗汗、消瘦、贫血、虚弱,食欲缺乏和红细胞沉降率快等典型结核症状。严重双肾结核或肾结核对侧肾积水时,可出现贫血、水肿、恶心、呕吐、少尿等慢性肾功能不全的症状,甚至突然发生无尿。

三、辅助检查

(一)尿液检查

1.尿液常规检查

新鲜尿液呈酸性,是肾结核尿液的特点。含有少量蛋白,大多数患者可有镜下血尿和脓尿,但是在发生混合性感染时,尿液可呈碱性反应。镜下可见大量白细胞。

2.尿沉渣抗酸杆菌检查

留清晨第一次尿或留24 h尿做直接涂片,抗酸染色后做抗酸杆菌检查,阳性率可达50%~70%。但应注意由于肾结核杆菌常呈间断少量从尿中排出,为此应多次反复检查。其次约有12%的假阳性,主要因包皮垢杆菌、非典型分枝杆菌污染尿液而导致假阳性,故不能依靠一次阳性结果确立诊断。故阳性结果仅有参考意义,不能作为确诊依据。

3.尿结核杆菌培养

对肾结核的诊断有决定性作用,其阳性率可达90%以上。由于肾脏排菌是间断性的,所以应连续培养3次以上;再则尿结核杆菌培养,应在抗菌治疗前进行培养,时间又过长,需1~2个月才能得到结果,操作较难,时间过长,不太适应。

4.尿结核菌动物接种检查

进行豚鼠接种,其结果诊断价值极高,可作为诊断依据,其阳性率高达90%以上,需2个月得出结果,时间长。

(二)血液检查

1.红细胞沉降率

因肾结核是一种慢性消耗疾病,红细胞沉降率常增快,无特异性,是检查有无结核的一种常用筛选方法,有参考价值,即使红细胞沉降率正常也不能排除结核存在。

2.肾功能检查

血尿素氮,肌酐,尿酸测定。在单侧肾脏患有结核时,而另一侧肾正常,肾功能可代偿,检查肾功能正常。当累及双肾病变较严重时,上述项目常增高。肾功能检查虽说不是肾结核的直接诊断依据,但对治疗和预后和严重程度有非常重要价值,故需做常规检查。

3.血结核菌抗体测定

阳性者表示有过结核菌感染。

4.分枝杆菌抗体测试

在结核活动期,结核病患者呈阳性。

(三)影像学检查

1.X 线检查

(1)胸部 X 线检查可发现肺有结核陈旧性病灶。

(2)腹部 X 线检查可见肾外形增大,或呈分叶状,晚期可缩小,钙化。4.5%～31%可显示肾结核特征性改变,片状、云絮状或斑块状钙化灶,分布不规则,不定型,常表现局限于一侧肾脏。若钙化遍及结核肾全部时,甚至输尿管时,即形成所谓的"自截肾"。早期诊断价值不大,约 40%无异常 X 线表现。

2.B 超检查

由于肾脏病理改变结构不同,所以轻、中、重度损害者图像表现各异。

(1)囊肿型:肾包膜很不规则,肾实质和肾窦区有一个或多个大小不等的无回声区,边缘不规则,内有云雾状光点回声,囊壁厚薄不均,甚至呈锯齿状,囊内壁有不均的斑片状强回声。

(2)积水型:肾包膜不规则,肾盂肾盏扩张,其内为无回声区,如同肾积水。但积水型肾结核内壁多呈粗糙不整,边缘回声增强。可见输尿管受累,增粗,僵硬,管腔狭窄,管壁增厚,粗糙,回声增强。

(3)积脓型:肾轮廓明显增大,包膜欠光滑,局部凹凸不平,皮质肿胀,回声低,肾盂肾盏明显扩张,边界模糊,其内弥漫分布云雾状细光点,或粗大斑片状回声。

(4)炎症萎缩型:肾脏明显缩小,包膜不规则,皮髓质分界不清,回声粗糙混乱,多为单侧肾脏病变,如为双侧病理表现大小变形,回声多有异差。可与慢性肾衰竭的肾形变化相鉴别。

(5)钙化型:肾包膜不规则,皮质区可见多个大小不等形态不规则的团块,与斑片状强回声。

(6)混合型:肾脏大小不等表示不光滑,肾实质内回声粗乱,可见多个无回声区及斑片状强回声,肾盂肾盏分离可伴输尿管扩张。

3.膀胱镜检查

此项检查是诊断泌尿系结核重要诊断方法。在膀胱镜的直观下,可以发现膀胱内典型结核,黏膜被破坏的改变而确立诊断。同时又可取病理组织进行病理检查和细菌培养。再则,又可通过膀胱镜两侧输尿管插管做逆行造影,以确诊双侧输尿管肾盂的病理改变情况和严重程度。在行膀胱镜检查时,有严重的膀胱刺激征时和膀胱过于缩小,容量过于少时不宜做此项检查。

4.静脉肾盂造影

通过此项检查,可以发现肾脏的病理改变和肾功能情况。在肾实质有明显病理改变时,IVP可在 63%～90%的病例中发现异常改变。最先出现肾盏变钝,肾乳头和肾小盏的病变为杯口模糊,毛糙不整,如虫蚀样变,瘢痕形成,使肾小盏变形、缩小或消失。肾乳头空洞,干酪样病灶,可有散在钙化影。肾集合系统狭窄,皮质瘢痕和充盈缺损等。晚期可见整个肾钙化(自截肾),多个肾盏不显影或大空洞。如果全肾被破坏形成脓肾,肾功能丧失时,造影检查患肾不可显影。如输尿管被结核破坏时,可呈管壁不规则,管腔粗细不匀,狭窄而失去正常的弯曲度和弹性而呈现串珠样特征性改变。当 IVP 发现空洞形成和尿路狭窄时,是诊断肾结核强有力的证据,可与肾结石、肾瘤、单纯性肾积水、反流性肾病相鉴别。

5.CT 检查

肾脏 CT 检查,诊断肾结核是一项重要的手段。简便易行,又无创伤,并可与其他肾脏病相鉴别。CT 诊断肾结核可以清晰地观察到扩大的肾盏、肾盂、空洞、钙化、纤维化、管壁增厚的肾盂及输尿管,并可观察到肾的大小和肾实质的厚度和结核的破坏程度,了解肾周围组织结构变化,有助于肿瘤、结石、畸形等疾病的鉴别诊断。

四、诊断和鉴别诊断

(一)诊断

肾结核发病多隐匿,常易被医患忽视,除详细追访病史、接触史、家族史及临床理学检查外,应做进一步检验室及光学检查,一般确诊并不难。

(二)鉴别诊断

需与肾肿瘤、尿路结石、尿路畸形等合并感染相鉴别。

五、西医治疗

对于肾结核的治疗,需重视对患者的全身整体综合调治,和局部病变情况相结合的全面考虑,以选择最合理的治疗方案,持续长疗程彻底治疗。

(一)一般治疗

以休息为主,适当地运动锻炼,加强营养食品的摄入,保持心情舒畅乐观态度。

(二)抗结核化学药物治疗(简称化疗)

药物治疗的原则,早期联合用药适量、规律、疗程要长,或在全疗程中使用药敏感的药物,彻底治疗。因最常见的治疗失败的原因是,未有按规律用药而治疗不充分而致。

1.抗结核药物治疗指征

(1)临床前期肾结核。

(2)局限在一组大肾盏以内的单侧或双侧肾结核。

(3)孤立肾肾结核。

(4)伴有其他部位的活动性结核。

(5)双侧肾结核不宜手术者。

(6)肾结核伴有其部位严重疾病不宜手术者。

(7)手术前后的治疗。

2.抗结核药的选择

首选第一线、第二线药物。而三线药物只有在一、二线药物无效或产生耐药时才考虑应用。目前认为异烟肼、利福平、吡嗪酰胺、链霉素是抗结核要点第一线药物。常用抗结核药物介绍如下。

(1)异烟肼:抑制结核菌 DNA 的合成,杀菌力强,不良反应小,吸收快,70％从肾脏排出,常用剂量为每天 300 mg,一次口服。偶见周围神经炎,可加服维生素 B6,无周围神经反应时不必用,因其可减低异烟肼的疗效。一般疗程为 6～12 个月。

(2)利福平:是利福霉素半合成衍生物,为广谱抗生素,作用机制为抑制菌体 RNA 聚合酶,常与异烟肼联合应用,每天用量为 450～600 mg,一次口服。偶有消化道反应,短暂性肝功能损害,血小板减少和间质性肾炎。

（3）吡嗪酰胺：能杀灭巨噬细胞内酸性环境中的结核杆菌，每天剂量 1.5 g，分 3 次口服。不良反应可见肝损害而出现黄疸和转氨酶升高，偶见高尿酸血症、关节痛、胃肠不适反应。

（4）链霉素：为广谱氨基苷类抗生素，有杀灭结核杆菌作用。能干扰结核菌酶活性，阻碍其蛋白合成。在尿 pH 为 7～7.8 时作用最强，低于 5.5～6.0 时作用明显减弱。如同时服用碳酸氢钠碱化尿液，可增强其疗效。每天肌内注射 1.0 g，如肾功能减退者，或 50 岁以上患者，可每天 0.5～0.75 g。不良反应有口麻，使用中可渐渐消失。主要的不良反应可致听神经损伤而出现耳鸣、耳聋，肾功能严重损害者忌用。其他氨基苷类抗生素如卡那霉素、卷曲霉素等虽有抗结核作用，但效果不如链霉素。

（5）乙胺丁醇：对结核杆菌有抑菌作用，与其他抗结核药联用时，可减少其他药物的耐菌作用。该药吸收及组织渗透性较好，每天剂量 25 mg/kg，一次口服，8 周后改为 15 mg/kg，不良反应小，剂量过大时可引起球后视神经炎，视力减退，视野缩小，中心盲点等，停药后可恢复。

（6）对氨基水杨酸钠：为抑菌药，能加强链霉素、异烟肼抗结核菌作用。用量为每天 8～12 g，分 3～4 次口服。不良反应为胃肠道不适，恶心，呕吐，腹泻等，餐后服用可减少反应，也可每天 12 g 加入 5％葡萄糖 500 mL 静脉滴注。

（张　冉）

第四节　乙型肝炎病毒相关性肾炎

一、概述

乙型肝炎病毒相关性肾炎（hepatitis B virus associated glomerulo-nephritis，HBV-GN）是慢性乙型肝炎病毒（hepatitis B virus，HBV）感染导致的免疫复合物性肾小球疾病，主要表现为蛋白尿，可伴有镜下血尿，部分患者可发展至肾功能不全和尿毒症，还常常伴有肝外感染及其并发症，包括肾病、胆道感染、胰腺炎、溶血性贫血、结节性多动脉炎等。HBV-GN 是我国儿童常见的继发性肾小球疾病之一，也是儿童膜性肾病的主要病因，随着免疫功能的发育和健全，部分患者可自发缓解。成人也可发病，但很少自发缓解，预后较儿童为差。

二、病因和发病机制

目前病因和发病机制尚不明确，一般认为与 HBV 感染导致的循环免疫复合物介导的炎症反应及机体细胞免疫功能失衡等因素有关。

（一）循环免疫复合物介导的炎症反应

乙型肝炎 3 个主要的抗原（HBsAg、HBcAg、HBeAg）在肾小球毛细血管壁或系膜区均有沉积。免疫复合物沉积在肾组织、激活补体及一系列细胞因子导致免疫性肾脏损害，这是 HBV-GN 主要的发病机制。

（二）机体细胞免疫功能失衡

研究表明感染 HBV 患者存在 T 细胞亚群失衡，T 细胞的减少会使特异性抗体产生不足，难以清除游离的 HBV 及其抗原成分，造成 HBV 在体内持续存在，不断地感染细胞。还有研究表明患者可能存在某种细胞免疫缺陷,不能有效清除病毒。

三、病理改变

(一)光镜

乙型肝炎病毒相关性肾炎在肾组织病理改变方面除了表现为肾小球膜性病变、膜性增殖性肾炎等典型类型外,还可见系膜增生性病变、局灶节段性肾小球硬化、新月体形成等多种病变。乙型肝炎相关性肾炎膜性肾病属继发性膜性肾病,在病理特征上与特发性膜性肾病有所不同,部分病例出现系膜、内皮细胞增生,系膜区增宽,少数尚见新月体等增殖性病变,沉积物除主要分布于基底膜上皮侧,有时可见少量系膜区和内皮下沉积物。

(二)免疫荧光

由于 HBsAg 可以以 IgG 结合型大分子存在,故肾组织多存在 IgG 及补体成分的沉积,"满堂红"现象较为多见,提示免疫复合物性肾炎的本质。其免疫荧光特点与狼疮肾炎免疫荧光特征有所类似。肾组织中可见乙型肝炎抗原抗体复合物的沉积。HBeAg 分子量较小,能穿过基底膜到达上皮侧,故 HBeAg 抗原-抗体复合物的沉积更有诊断意义。

(三)电镜

符合免疫复合物沉积性肾炎表现。膜性肾病者可见上皮侧电子致密物沉积,随病变进展,基底膜内亦可见被基膜样物质(钉突)分隔或包绕的电子致密物,基底膜明显增厚。足细胞可以有明显病变,足突广泛融合,有时可呈板片状,足突内见细胞骨架微丝斑在肾小球基底膜侧浓积,裂孔数目减少,裂孔膜消失。膜增生性肾小球肾炎的超微结构改变为系膜区增宽,基膜样物质增多,基底膜分层,内见系膜插入,内皮下、基底膜内有时见电子致密物沉积。肾小球受累节段呈团块状沉积。电镜下可见肾小球上皮细胞足突广泛融合。

四、临床表现

患者多为 2~12 岁的儿童,平均年龄为 6 岁,男童显著多于女童,可高达 90%。临床大多表现为肾病综合征(73%),有一些表现为非肾病范围蛋白尿和镜下血尿。肉眼血尿、高血压和肾功能不全较少。大多无肝病症状,有近半数患儿谷丙转氨酶。

约半数患者 C3 降低,下降程度较轻,部分患者可出现补体 C4 的降低,可能与活动性肝炎时肝脏合成补体不足有关。HBV 在肝细胞内复制,可能改变自身抗原成分,随着肝细胞的破坏释放入血,导致自身免疫。HBV 感染后体内可检测出多种抗体,包括抗 DNA 抗体、细胞骨架成分抗体、抗肝细胞膜脂蛋白抗体,都证实了自身免疫的存在。相应的部分 HBV-GN 患者血清中抗核抗体(ANA)、SSA、SSB、心磷脂抗体、冷球蛋白等自身免疫指标可呈阳性,有时易误诊为狼疮肾炎。

血清学检查约 3/4 患儿为 HBsAg、HBeAg、核心抗体(HBcAb)阳性(俗称大三阳),其余为HBsAg、HBeAb 和 HBcAb 阳性(俗称小三阳),个别为 HBsAg 或 HBsAg 伴 HBeAg 阳性,但HBV-DNA 几乎均为阳性。有个别报道血清 3 种抗原均阴性而肾脏仍可发现 HBV 抗原沉积的病例。

五、诊断和鉴别诊断

(一)诊断

该病的诊断仍依赖肾活检,诊断依据如下。

1.血清乙肝病毒标志物阳性

大多数为 HBsAg、HBeAg 和 HBcAb 同时阳性(俗称大三阳),少数为 HBsAg、HBeAb 和 HBcAb 同时阳性(俗称小三阳),个别血清 HBsAg 阴性但 HBV-DNA 阳性。

2.患肾病或肾炎并除外其他肾小球疾病

大多数表现为肾病综合征,少数表现为蛋白尿和血尿。

3.肾小球中有 1 种或多种 HBV 抗原沉积

大多有 HBsAg、HBcAg 或 HBeAg 在肾小球沉积。

4.肾脏病理改变

绝大多数为膜性肾炎,少数为膜增生性肾炎和系膜增生性肾炎。

确诊标准为:①同时具备上述第1、第2和第3条依据;②同时具备上述第1、2条依据,并且第4条依据中为膜性肾病;③个别患者具备上述第2和3条依据,血清乙肝病毒标志物阴性也可确诊。

乙肝感染患者可出现补体 C3、C4 的降低,也可检出多种抗体如抗核抗体(ANA)、SSA、SSB、心磷脂抗体、冷球蛋白等,免疫荧光检查都可以出现"满堂红"现象,有时易误诊为狼疮肾炎。表现为膜性病变者单纯从光镜下有时难以与狼疮肾炎相区分。

乙肝患者出现肾脏损害多为两种疾病合并存在,HBV-GN 毕竟是少数情况。那么,如果乙肝患者肾活检为膜性肾病,首先还要看患者血液 HBV-DNA 是否为阳性,如果未抗病毒情况下 HBV-DNA 阴性,则 HBV-GN 可能性极小。其次要看 e 抗原,HBV-GN 大三阳者占绝对多数,如为大三阳则支持 HBV-GN 的诊断,但小三阳也不排除 HBV-GN。另外,看乙肝抗原尤其是 e 抗原、c 抗原肾组织沉积是否典型。最后,新近发现磷脂酶 A2 受体抗体是特发性膜性肾病患者的特异性抗体,70%特发性膜性肾病患者体内可检测出此抗体,而 HBV-GN 患者缺乏此抗体,可供鉴别。

(二)鉴别诊断

该病病理表现为膜增生肾炎者,需与浆细胞病、冷球蛋白血症肾损害、丙肝相关肾损害等相鉴别。

六、治疗

(一)治疗原则

(1)降低尿蛋白。

(2)防治再发及又出现严重蛋白尿。

(3)保护肾功能及延缓肾脏病进展。

(二)抗病毒治疗

抗乙型肝炎病毒主要药物有干扰素(interferon,IFN)和核苷类药物。IFN 包括聚乙二醇 IFN 和普通 IFN;主要的核苷类药物有拉米夫定、阿德福韦酯、恩替卡韦和替诺福韦。具体的药物选择应根据患者的病情和意愿来决定。但目前来看,恩替卡韦由于其疗效强、病毒耐药率低同时不良反应小,有希望成为首选的治疗方案。

(二)其他一般治疗

避免疲劳、感染,给予低盐、优质蛋白饮食,严重肾功能不全者控制蛋白摄入并给予保肾治疗。ACEI 和 ARB 可改善蛋白尿并保护肾功能,如无低血压者建议加用。

七、预防

预防远重于治疗。全面的乙型肝炎疫苗接种是根本的预防方法。自全面接种乙型肝炎疫苗后,HBV 相关肾炎几乎已经完全消失。一项研究也证实:自全国实施乙型肝炎病毒疫苗计划免疫后,儿童 HBV 相关肾炎的患病率正逐年减少。

(张　冉)

第五节　丙型肝炎病毒相关性肾炎

一、概述

丙型肝炎病毒相关性肾炎(HCV associated glomerulonephritis,HCV-GN),简称丙肝病毒相关性肾炎,是指丙型肝炎病毒感染人体后,通过免疫反应形成免疫复合物损伤肾小球,常伴冷球蛋白血症,于 1993 年首次被发现。丙型肝炎病毒(hepatitis C virus,HCV)属黄病毒科的单股正链 RNA 病毒,它有一个直径为 30~80 nm 的外壳,HCV 在肝细胞内复制。丙型肝炎病毒感染后易转为慢性,最终约有 85% 的患者发展为慢性肝炎,疾病进展比较缓慢,20~30 年后有 1/3 的患者进展至肝硬化。

二、病因和发病机制

丙型肝炎病毒相关性肾炎发病机制尚不明确。目前认为该病是由免疫复合物所介导,包括非混合性冷球蛋白介导和混合性冷球蛋白介导。

(一)非混合性冷球蛋白介导

感染 HCV 可诱发特异性的体液免疫应答反应,感染后机体产生抗 HCV 中和抗体,进而形成循环免疫复合物(circulating immune complex,CIC),主要为 IgG 型 CIC,可在肾小球沉积并激活补体,导致肾小球肾炎。此外,也可出现肾小球原位免疫复合物沉积。免疫复合物主要沉积在肾小球毛细血管袢内皮下和系膜区,形成 I 型膜增生性肾小球肾炎,少数可沉积于上皮侧,形成膜性病变或 III 型膜增生性肾小球肾炎。沉积的部位和多少与免疫复合物分子大小、亲和性以及机体对免疫复合物的清除能力有关。

(二)混合性冷球蛋白介导

冷球蛋白是一组在低温下发生可逆性沉淀的免疫球蛋白或抗原-抗体复合物。根据其免疫化学组成分为 3 型:I 型为单克隆冷球蛋白,多见于多发性骨髓瘤、巨球蛋白血症等淋巴增生性疾病;II 型为单克隆或多克隆的混合冷球蛋白,由两种不同的免疫球蛋白组成,其中一类是单克隆,以 IgG-IgM 最多见;III 型为混合多克隆冷球蛋白,多见于自身免疫病和感染性疾病。混合型冷球蛋白常与补体结合,故混合性冷球蛋白血症可伴有低补体血症。

HCV 感染是混合性冷球蛋白血症常见原因,70%～90%膜增生性肾小球肾炎合并Ⅱ型混合性冷球蛋白血症者存在 HCV 感染。HCV 感染产生的混合性冷球蛋白主要成分是 IgMk,具有类风湿因子(rheumatoid factor,RF)活性。发病机制尚不清楚,目前认为 B 细胞与肝细胞均表达 CD81 受体,为 HCV 感染的靶细胞。HCV 感染后,B 细胞活化阈值降低,外周血 B 细胞克隆增生,血液循环中出现大量具有 RF 活性的 IgM-k,是 HCV 感染致混合性冷球蛋白的主要发病机制。研究显示,HCV-E2 包膜蛋白与 B 细胞膜 CD81 分子结合,致使 CD81 与膜上相关的 CD19、CR2、主要组织相容性复合体(major histocompatibility complex,MHC)Ⅱ类分子等形成复合物,B 细胞反应性增多,产生 IgM-k 的优势 B 细胞克隆形成,导致混合性冷球蛋白。

冷球蛋白可以导致全身系统性损害(包括肾小球肾炎)。其主要致病机制包括:①冷球蛋白在小血管沉积形成血栓,引起远端缺血症状(雷诺现象);②冷球蛋白作为免疫复合物沉积于小血管,激活补体级联反应,引起系统性免疫复合物性血管炎(皮肤紫癜、黏膜溃疡、中枢神经系统损害等);③IgM-k 与肾小球系膜基质具有很强的亲和力,致使冷球蛋白沉积于肾小球,损伤内皮细胞,介导局部白细胞渗出,引起肾小球肾炎(冷球蛋白介导肾小球肾炎)。

三、病理改变

绝大多数(约占 80%)HCV-GN 患者肾活检组织学改变符合膜增生性肾小球肾炎Ⅰ型,其次为膜增生性肾小球肾炎Ⅲ型。此外还可见膜性病变、IgA N、急性弥漫增生性肾小球肾炎、肾小球系膜增生性肾炎、局灶节段性肾小球硬化、冷球蛋白血症、血栓性微血管病、原纤维和免疫管状肾病等。

寻找细枝末节的继发性病变线索是诊断的关键。肾小球膜增生样 HCV-GN,除具膜增生性肾小球肾炎Ⅰ型的组织学特点,如肾小球分叶状、弥漫系膜细胞及内皮细胞增生、肾小球毛细血管袢内皮下嗜复红物沉积及肾小球外周袢"双轨"(PASM-Masson 染色)外,肾小球毛细血管袢内大量单个核细胞浸润、核碎裂、袢内血栓、节段袢坏死及新月体等病变均较特发性膜增生性肾小球肾炎Ⅰ型常见。膜增生性肾小球肾炎Ⅲ型病变与膜增生性肾小球肾炎Ⅰ型相似,但肾小球增生性病变较 HCV-GN 的膜增生性肾小球肾炎Ⅲ型轻,PASM-Masson 染色除肾小球毛细血管袢内皮下嗜复红物沉积外,肾小球基膜上亦见嗜复红物沉积。HCV-GN 的膜增生性肾小球肾炎Ⅰ型病变患者,肾组织免疫荧光染色见 IgG、IgM、C3 呈颗粒状或块状沿肾小球毛细血管袢分布,IgA 和 C4 也可为阳性;分布在肾小球外周袢内皮下的免疫球蛋白和补体有时也可呈"白金耳"样改变,偶见袢内血栓。与 HCV-GN 的膜增生性肾小球肾炎Ⅰ型相比,免疫荧光染色膜增生性肾小球肾炎Ⅲ型病变除肾小球外周袢内皮下免疫球蛋白和补体沉积外,可见沿肾小球毛细血管袢分布的颗粒状的阳性荧光(光镜下 PASM-Masson 染色时肾小球基膜膜外嗜复红物)。

HCV-GN 的膜增生性肾小球肾炎Ⅰ型病变患者,肾组织电镜观察电子致密物沉积广泛,除肾小球系膜区电子致密物沉积外,肾小球毛细血管袢内皮下、基膜内亦见大量电子致密物沉积,高倍镜下有的电子致密物内见直径为 25～40 nm 的微管状结构,50%的患者肾小球内皮细胞、上皮细胞胞质内及基膜膜内可见直径为 55～62 nm 的病毒样颗粒。绝大多数患者存在毛细血管内增生(浸润细胞以单核细胞为多),见肾小球毛细血管袢内血栓;肾小球系膜区不同程度地增宽,见系膜基质插入至内皮下及新形成的基膜(光镜下的双轨)。足细胞病变包括突融合、微绒毛化等。当电镜观察电子致密物呈特殊结构,如微管样结构、指纹样改变等时,则诊断为原纤维性肾小球肾炎或免疫管状肾病。

HCV-GN 的膜性病变、IgA 肾病、急性弥漫增生渗出性肾炎、肾小球系膜增生性肾炎、局灶节段性肾小球硬化、血栓性微血管病等的肾组织形态、免疫荧光和超微结构特点与这些类型的特发性疾病相似,但存在一些继发性病变的依据,如 HCV-GN 的膜性病变患者可以存在肾小球系膜病变,除系膜区增宽、系膜细胞增生外,系膜区有较多嗜复红物沉积,肾小球毛细血管袢内浸润细胞多,可见核碎裂、血栓及新月体等;其他类型的 HCV-GN 的肾脏病理,也可以找到一些继发性因素的线索。总之,需对患者行进一步检查。

四、临床表现

HCV-GN 患者肝脏受损的临床表现通常较 HBV-GN 患者轻,一些患者转氨酶始终正常,且无急性肝炎病史;多数患者无黄疸或黄疸持续时间较短,仅见单项谷丙转氨酶升高或长期持续不降或反复波动;少见病情较重者,HCV 感染较 HBV 感染更易导致肝脏病变慢性化发展。因此,40%～50% 的 HCV-GN 患者存在慢性肝炎,25% 的患者则合并肝硬化。肾脏受损的临床表现轻重不一,从血尿(多为镜下)、孤立性蛋白尿、蛋白尿到肾病范围的蛋白尿(约占 25%);临床综合征包括肾病综合征、肾炎综合征;常见高血压及程度不等的慢性肾功能不全,有的患者最终发展为终末期肾衰竭。存在冷球蛋白血症的 HCV-GN 患者,在首次发生冷球蛋白血症症状后,平均 4 年出现肾损害的临床症状,但也有少数患者肾脏和其他系统损害的症状同时出现;此外,HCV 感染除了肝炎表现外,肝外表现较多见,包括关节痛、眼干燥症、扁平苔藓、灶性淋巴细胞性涎腺炎、原发性混合性冷球蛋白血症、自身免疫性甲状腺炎、肾小球肾炎、紫癜、周围神经病变和低补体血症等,目前已发现了至少 36 种与 HCV 感染相关的多种肝外病变表现。

五、诊断和鉴别诊断

目前国内外均无 HCV-GN 的诊断标准,如同乙型肝炎病毒相关性肾炎一样,HCV-GN 的诊断首先应排除原发性肾小球肾炎,并与系统性红斑狼疮肾炎、紫癜肾炎等鉴别。这些疾病在临床与病理上均有相似性。其次应符合:①有 HCV 感染证据,如输血史、肝脏病史等;②血清 HCV 抗体或 HCV-RNA 高复制;③存在冷球蛋白血症或冷沉淀物中检出 HCV 抗体或 HCV-RNA 阳性;④有肝、肾损害的临床表现及其他系统受损证据,如病程中有肝酶变化,体检发现肝脾大等;或存在冷球蛋白血症的临床特点,如皮肤网状青斑等;⑤实验室检查存在肝酶异常,冷球蛋白阳性,血清补体降低等;⑥肾组织切片中找到 HCV 抗原。尽管 HCV-GN 的诊断强调肾组织切片中找到 HCV 抗原,但其阳性率不高,仅少数文献提及 HCV-GN 患者肾组织免疫组化染色可见 HCV-RNA 免疫复合物沉积于肾小球、肾小管(占 66.7%),此时要结合临床表现、实验室检查、肾活检组织学特点和超微结构改变结果,因为约 50% 的病例电镜观察可见病毒样颗粒。

六、治疗

针对 HCV 相关肾小球肾炎,尚无特异性治疗。除主要措施抗病毒治疗以外,延缓肾小球硬化治疗以及免疫调节也很重要。

(一)一般治疗

除了休息、饮食控制以外,依据不同临床表现进行对症治疗,保护肾脏,稳定血压,降低血脂,抑制血小板聚集,应用 ACEI 或 ARB 减少尿蛋白。若已经出现肾功能不全,则需要应用红细胞生成素、肾必氨注射液等慢性肾功能不全的治疗原则治疗。

(二)抗病毒治疗

抗病毒治疗是 HCV 相关肾小球肾炎治疗的主要手段。抗 HCV 常用药物为 α 干扰素与利巴韦林,胸腺素 α1 常用作辅助免疫调节治疗。

(三)糖皮质激素、免疫抑制药与血浆置换

糖皮质激素、免疫抑制药虽可改善肾脏病变,但不能阻止肾小球肾炎与肾外症状复发,尤其可降低 T 细胞功能,促进 HCV 复制,可能加重肝脏病变,故应用时要权衡利弊,严格选择适应证,不宜长期使用。对于重症冷球蛋白血症,尤其是肾衰竭的快速进展期,系统性血管炎症状严重者,需要联合应用激素、免疫抑制药物与血浆置换。

(四)利妥昔单抗

利妥昔单抗是一种单克隆抗体,能够选择性直接作用于 B 细胞,对 B 细胞非霍奇金淋巴瘤的患者有效,且有很好的耐受性。目前还需要进一步随机对照研究来明确利妥昔单抗的确切指征、剂量以及对丙型病毒性肝炎的长期疗效。

(五)其他

脾是重要的免疫器官,是 B 细胞与 T 细胞发育及发生免疫应答的重要场所。有报道称,HCV 相关肾小球肾炎患者脾切除后,症状明显改善,肾功能恢复。

(马士刚)

第十三章

自身免疫性疾病导致的肾损害

第一节　狼疮性肾炎

系统性红斑狼疮(SLE)是一种累及多系统多脏器的自身免疫性疾病,育龄期女性较易受累。SLE 所致肾损害称为狼疮性肾炎(lupus nephritis,LN)。LN 是我国常见的继发性肾小球疾病,其临床表现多样。轻者仅表现为无症状蛋白尿或血尿;部分患者表现为肾病综合征,伴有水肿、高血压或肾功能减退;少数患者起病急骤,肾功能短期内恶化甚至发生急性肾衰竭。如活动性病变未得到有效控制,病情迁延不愈,部分患者可逐渐进展至慢性肾衰竭。存在肾小管间质损伤者,表现为低比重尿、低分子蛋白尿,可伴随 1 型肾小管酸中毒。

一、发病机制

LN 的发病机制尚不完全明确,可能涉及遗传(基因变异、HLA Ⅱ类分子多态性、补体遗传缺陷、非组织相容性复合物基因)、环境(药物、部分工业/农业化学衍生物、烟草、染发剂、紫外线)、内分泌紊乱(雌激素、催乳素升高)、免疫系统异常等方面。上述致病因素的相互作用可导致:①T 辅助细胞活化,B 细胞增殖,从而产生损伤性自身抗体。动物实验显示应用抗核抗体 PL2-3 可诱导肾脏局部产生 B 细胞刺激因子,导致小鼠自身抗体水平显著升高,并进展为狼疮性肾炎。②免疫应答调节紊乱导致抗体与免疫复合物大量产生而不能下调,从而损伤组织器官。近期在狼疮性肾炎患者 MHC 基因区域发现了 5 个与狼疮性肾炎相关的独立危险突变,引起 MHC Ⅰ类和 Ⅱ类分子抗原呈递异常,参与了狼疮性肾炎的发病机制。③循环或原位免疫复合物沉积于肾脏不同部位,导致不同的肾脏病理类型。

SLE 的组织损害主要与自身抗体的作用有关,体内存在多种高滴度的自身抗体,其中以抗核抗体的阳性率最高(可达 95%),主要包括抗 DNA 抗体、抗组蛋白抗体、抗 RNA 结合的非组蛋白抗体、抗核糖核蛋白抗体(主要是 Smith 抗原,简写为 Sm 抗原),其中抗双链 DNA 和抗 Sm 抗体的检测对 SLE 的诊断具有相对特异性,其阳性率分别为 60% 和 30%。免疫复合物介导大多数内脏的损伤病变(表现为Ⅲ型超敏反应)。肾及其他器官的小血管中可检出 DNA-抗 DNA 复合物的存在;低水平的血浆补体浓度和肾小球等小血管中补体和免疫球蛋白的沉积,则进一步说明免疫复合物为本病发生的重要原因。

二、病理

(一)病理改变

1.光镜

狼疮性肾炎的病理改变复杂多样,主要为肾小球病变。肾小球细胞增生是 LN 的病理特点,细胞增生可发生在不同的部位,如系膜区、毛细血管内或毛细血管外。系膜细胞增生分为轻度增生定义为 3 μm 厚切片中非血管极系膜区有系膜细胞 4～5 个、中度有 6～7 个和重度有 8 个及以上,并伴有基质增多。常伴随系膜区免疫复合物的沉积。毛细血管内增生定义为血管腔内细胞数增多,包括内皮细胞及血液白细胞[中性粒细胞、单核细胞和(或)淋巴细胞]浸润,导致毛细血管腔狭窄或阻塞。毛细血管外增生,即新月体形成,壁层上皮细胞多层增生占据 10% 以上的鲍曼囊腔。肾小球在病变范围上可分为弥漫性和局灶性。若病变分布广泛,超过肾穿刺组织全部肾小球数目的 50%,则为弥漫性病变;若小于全部肾小球数目的 50%,称为局灶性病变。

结合临床症状,LN 病理改变又分为活动性病变,或非活动性和慢性病变。活动性病变的组织学特征可表现为中、重度毛细血管内增生,纤维素样坏死,肾小球基底膜断裂,浸润白细胞坏死产生核固缩或核碎裂。光镜下可看到免疫复合物主要沉积于内皮下和系膜区,在 Masson 染色中表现为系膜区嗜复红物沉积,或较大的内皮下沉积物沿毛细血管壁节段性沉积,形成血管壁明显增厚,呈强嗜伊红性均质环状结构,称为铁丝圈样或"白金耳"样改变,电镜下显示为毛细血管基膜内皮下大量电子致密物沿管壁沉积所致。在部分区域,由于内皮下新生的基底膜可产生双轨,常常伴有系膜插入。大块内皮下沉积物可突出进入毛细血管腔形成腔内免疫复合物聚集体,形成透明血栓样结构,为假血栓样改变。在一些活动性增生性病变中,肾小球毛细血管腔内的纤维蛋白也可同时积聚,形成均质样真正的微血栓。

苏木素小体是 LN 罕见但是独有的特征,在 HE 染色中表现为模糊、淡紫色结构(裸核),其在细胞死亡后被挤压出来,通常小于正常的细胞核。抗核抗体与这些裸核结合,导致粗染色质凝集,嗜碱性增加,从而产生苏木素小体。苏木素小体可见于活动性毛细血管内增生性肾炎(Ⅲ型或Ⅳ型),但是在活检组织中较少见到(约占 2%),具有诊断意义。

小管间质和血管病变包括肾小管萎缩、间质炎症、间质纤维化、动脉粥样硬化、血管免疫复合物沉积、血栓形成和动脉炎等。这些病变应根据组织累及的程度给予半定量分级(无、轻、中、重)。由于 LN 的分型主要基于小球病变,这些伴随的小管间质病变和血管病变需在肾穿刺诊断报告中单独列出,加以描述。

2.免疫荧光

由于 LN 是由多种自身抗体形成的免疫复合物引起发病,因此免疫荧光检查中多数指标包括免疫球蛋白:IgG、IgA、IgM,均可不同程度阳性,同时补体 C_3、C_{1q} 也可不同程度阳性,称为"满堂亮",其为 LN 特异性表现。IgG 染色在免疫复合物中较强,IgG 的各亚型 IgG_1、IgG_2、IgG_3、IgG_4 都可阳性,以 IgG_3 阳性最多见。轻链 κ 和 λ 均为阳性。抗磷脂酶 A2 受体抗体一般为阴性。另外,免疫复合物也可沉积于小管、间质和血管。罕见情况下仅见免疫复合物在球外沉积。对患者的皮肤(特别是红斑处的皮肤)做 IgG 免疫荧光检查时,可见表皮与真皮交界处有连续线状阳性,称为狼疮带,有辅助诊断意义。

IgG 免疫荧光染色有时显示肾小管上皮细胞核阳性,呈斑点状分布,提示部分与小管上皮细胞核结合的抗核抗体在冰冻切片的过程中被暴露,称为"组织抗核抗体",但这种现象并不和 LN

疾病的活动程度相关。这种"组织抗核抗体"也可以出现在其他一些有血清抗核抗体升高的自身免疫性疾病中,可能会与免疫复合物沉积相混淆,这时需仔细观察鉴别,以及需要与电镜相结合予以确认。

3.电镜

在电镜中可看到不连续的电子致密物沉积,与免疫荧光相对应。几乎所有的 LN 均存在多少不等的系膜区免疫复合物沉积,伴有上皮下、膜内及内皮下多部位的沉积。轻型 LN(Ⅰ型和Ⅱ型)主要有少量电子致密物在系膜区沉积,而Ⅲ型和Ⅳ型 LN,常在系膜区有大量高密度电子致密物呈团块状沉积,并伴有内皮下和(或)上皮下沉积,特别在内皮下大量电子致密物呈弯月状沉积,是光镜中白金耳形态的电镜下结构。Ⅴ型 LN 则以上皮下颗粒状电子致密物沉积为主。此外 LN 的沉积物中也可形成亚结构,如指纹样、晶格状、微管或纤维丝样排列。指纹样亚结构是平行排列的微管状结构,直径为 10～15 nm,这些排列通常是弯曲的,类似人类的指纹,但也可以是直线或者是管状的。注意有时这些亚结构的存在可能同时合并了Ⅲ型混合型冷球蛋白血症,需要细心鉴别。其他 LN 的常见超微结构包括细胞内管网状内容物,通常位于内皮细胞,罕见情况下可见于肾小球上皮细胞和系膜细胞。此结构也可见于干扰素治疗及 HIV 或其他反转录病毒感染。足突融合反映外周毛细血管壁损伤和免疫复合物沉积的程度,大致和蛋白尿的严重程度相关(图 13-1)。

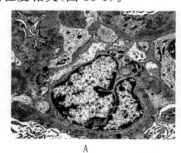 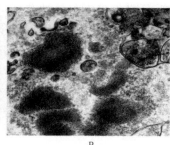 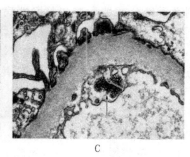

A

B

C

图 13-1　狼疮性肾炎电镜下表现

A.肾小球系膜区大量致密物沉积,基底膜内、上皮下少量沉积,基膜不规则增厚(EM×3 000);

B.细胞内指纹样亚结构(EM×60 000);C.内皮细胞质内有细胞内管网状内容物(EM×13 500)

(二)病理分型

1.病理分型的发展

(1)自 20 世纪 50 年代初肾活检病理检查应用于临床后,研究者发现 LN 的病理组织学表现不一。1974 年世界卫生组织正式公布了 LN 的病理学分类。1982 年国际儿童肾脏疾病研究病理学顾问委员会对上述分类进行了完善。1995 年 Churg、Bernstein 和 Classock 等在原分类基础上进行了改进。国际肾脏病学会和肾脏病理学会工作组根据近年的工作经验,提出了一个更为全面的修订方案。国际肾脏病学会/肾脏病理学会工作组狼疮性肾炎的病理分型如下。

Ⅰ型(轻度系膜病变):光镜下肾小球正常免疫荧光下系膜区可见免疫复合物沉积。

Ⅱ型(系膜增生性病变):光镜下见单纯系膜细胞增生或系膜区增宽,免疫荧光或电镜下可见系膜区免疫复合物,可能伴有少量上皮下或内皮下复合物沉积。

Ⅲ型(局灶性病变):活动或非活动性的局灶节段(或球性)毛细血管内或毛细血管外肾小球肾炎,累及少于 50% 的肾小球。一般可见局灶内皮下免疫复合物沉积伴或不伴系膜区改变。

①Ⅲ（A）。活动性病变：局灶增生性 LN。②Ⅲ（A/C）。活动性和慢性病变：局灶增生和硬化性 LN。③Ⅲ（C）。慢性非活动性病变伴肾小球硬化：局灶硬化性 LN。

Ⅳ型（弥漫性病变）：活动或非活动性的弥漫节段（或球性）毛细血管内或毛细血管外肾小球肾炎，累及超过 50％肾小球。一般可见弥漫内皮下免疫复合物沉积伴或不伴系膜区改变。此型被分为 2 种：弥漫节段性（Ⅳ-S）LN，即 50％以上受累小球为节段性病变；弥漫球性（Ⅳ-G）LN，即 50％以上受累小球为球性病变。节段性定义为少于 50％血管祥受累的一种肾小球病变。此型包括弥漫性白金耳沉积，但很少或无肾小球增生的病例。①Ⅳ-S（A）。活动性病变：弥漫节段增生性 LN。②Ⅳ-G（A）。活动性病变：弥漫球性增生性 LN。③Ⅳ-S（A/C）。活动性和慢性病变：弥漫节段增生和硬化性 LN。④Ⅳ-G（A/C）。活动性和慢性病变：弥漫球性增生和硬化性 LN。⑤Ⅳ-S（C）。慢性非活动性病变伴肾小球硬化：弥漫节段硬化性 LN。⑥Ⅳ-G（C）。慢性非活动性病变伴肾小球硬化：弥漫球性硬化性 LN。

Ⅴ型（膜型病变）：光镜、免疫荧光和电镜下可见球性或节段性上皮下免疫复合物沉积伴或不伴系膜区改变。Ⅴ型 LN 可能与Ⅱ型或Ⅳ型同时出现，在这种情况下，两种类型都需诊断。

Ⅵ型（晚期硬化型病变）：超过 90％的肾小球球性硬化，且残余肾小球无活动性病变。

（2）ISN/RPS 分型历经十余年检验，被认为较以往分型更清楚和准确地描述了病变的特征，诊断重复性较高，是目前主要采用的诊断依据。但在实际应用中仍存在一些问题，主要在分类中每例都要区分球性病变与节段性病变，活动性病变与慢性非活动病变，但这些界限并不明确，常有不同阶段的病变混合，实际操作困难。该分类也有一定的局限性，其侧重于肾小球损害，而对肾小管、间质和血管的病变重视不够。近年来，对 LN 分型中的一些细节进行了重新定义，取消了分类中区分 S/G，A/C 等要求，并做出一些补充和相关推荐。修改后狼疮性肾炎的病理分型如下。

Ⅰ型（轻微系膜病变性 LN）：光镜下肾小球基本正常，免疫荧光和（或）电镜下系膜区可见少量免疫复合物沉积。

Ⅱ型（系膜增生性 LN）：光镜下见肾小球系膜细胞增生及基质增多，系膜区增宽，荧光或电镜可见系膜区免疫复合物，可以伴有少量上皮下或内皮下沉积。

Ⅲ型（局灶性 LN）：肾小球出现局灶节段（或球性）毛细血管内皮细胞数增加，或伴少量新月体形成，病变累及少于 50％的肾小球。荧光和电镜显示系膜区及内皮下为主免疫复合物沉积，可伴有上皮下内皮下多处少量沉积。同时有肾小管灶性萎缩，间质灶性炎症细胞浸润及纤维组织增生。

Ⅳ型（弥漫增生性 LN）：肾小球出现弥漫节段（或球性）毛细血管内皮细胞数增加（系膜细胞、内皮细胞增生或循环白细胞），或新月体肾炎。病变累及超过 50％肾小球。可出现膜增生病变、白金耳、微血栓等多样病变。如出现弥漫性白金耳，但肾小球轻度或无细胞增生，仍属于Ⅳ-LN。荧光和电镜显示系膜区、内皮下、上皮下或膜内多部位较多量或大量免疫复合物沉积。

Ⅴ型（膜性 LN）：光镜下肾小球基膜弥漫增厚，可伴有节段性系膜细胞增生和基质增多。免疫荧光和电镜下可见广泛或节段性上皮下为主的免疫复合物沉积，伴或不伴系膜区沉积。如同时有大量内皮下沉积，则说明Ⅴ型 LN 同时合并有Ⅱ型或Ⅳ型病变。在这种情况下，两种类型都需诊断，即Ⅲ型＋Ⅴ型或Ⅳ型＋Ⅴ型。

Ⅵ型（进展硬化性 LN）：超过 90％的肾小球球性硬化，且残余肾小球无活动性病变。肾小管大量萎缩，间质广泛纤维化。

2.病理与临床特点

最新 LN 共分为六型,各病理分型之间可以相互转换或合并。

(1)Ⅰ型,轻微病变性 LN(图 13-2):光镜下肾小球基本正常,免疫荧光在系膜区可见免疫复合物沉积,同时电镜观察到系膜区存在电子致密物。如果光镜、免疫荧光和电镜均未发现异常,则不能诊断为Ⅰ型 LN。

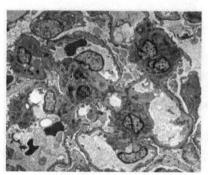

图 13-2　Ⅰ型 LN

临床上通常无血尿或蛋白尿,肾功能正常,但可有系统性红斑狼疮的全身表现或血清学检测阳性。

(2)Ⅱ型,系膜增生性 LN(图 13-3):光镜下,肾小球节段性或较广泛的系膜细胞增生伴系膜基质增多。免疫荧光和电镜检查可显示系膜区为主免疫复合物沉积。

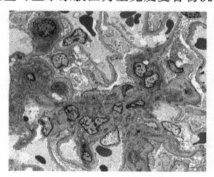

图 13-3　Ⅱ型 LN

系膜区有电子致密物沉积,伴系膜细胞轻度增生(EM×4 500)

临床上大部分患者无或仅有轻度肾脏异常的表现,小于 50％的患者表现为轻度血尿或蛋白尿(<1 g/d),肾功能检测正常,<15％的患者出现肾小球滤过率轻度下降。如有大量蛋白尿需注意排除足细胞病。尽管肾小球病变相对较轻且呈非活动性表现,但在不超过 25％的患者血清中可检测到抗体强阳性。

(3)Ⅲ型,局灶性 LN(图 13-4):病变累及小于 50％的肾小球。受累肾小球常表现为节段性或球性毛细血管内皮细胞数增加,增生节段可与球囊壁粘连或节段性硬化,或伴毛细血管壁纤维素样坏死和新月体,有时可见透明血栓和苏木素小体。Ⅲ型 LN 中许多病变都是活动性病变,在描述中需要加以注明。免疫荧光及电镜检查显示Ⅲ型 LN 也是系膜区为主电子致密物沉积,但多有内皮下沉积及少量上皮下沉积。

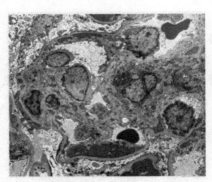

图 13-4　Ⅲ型 LN

系膜区和内皮下电子致密物沉积（EM×7 500）

　　Ⅲ型 LN 临床表现各异，超过 50％的患者血清学数据提示疾病活动，表现为高滴度抗核抗体、ds-DNA 和低补体血症，但是这些血清学数据并不总是和组织学异常的严重程度相关。约 50％的患者存在血尿，25％～50％的患者出现蛋白尿，约 1/3 的患者存在肾病综合征，但是肾功能不全并不常见，仅影响 10％～25％的患者。1/3 的患者出现高血压。节段性硬化较多、非活动性肾小球病变者更常见高血压和肾功能减退。

　　（4）Ⅳ型，弥漫增生性 LN（图 13-5）：累及大于/等于 50％的肾小球。受累小球中病变可以是节段性或球性。弥漫增生性 LN 主要显示肾小球毛细血管内皮细胞数增加伴系膜基质增多，可伴血管袢纤维素样坏死，或血管壁高度嗜伊红性增厚，即白金耳样改变等病变，以及白细胞浸润、透明血栓、苏木素小体和新月体形成等各种活动性病变不同程度的组合。肾小球增生性改变可类似膜增生性、毛细血管内增生性或新月体肾炎改变。膜增生改变常形成分叶状，伴随系膜插入和基底膜双轨改变。毛细血管内病变除了内皮细胞增生外，常有单核细胞及中性粒细胞浸润。个别病例增生不明显，而白金耳样结构非常弥漫时，也应列入Ⅳ型 LN。肾小球增生性病变可逐渐进展至节段性或球性肾小球硬化。免疫荧光常表现为"满堂亮"现象，主要沉积在系膜区和血管袢。电镜下则可见系膜区、膜内、上皮下及内皮下多部位电子致密物沉积。有白金耳样改变时则见内皮下弯月状大量电子致密物沉积。和Ⅲ型一样，散在的上皮下沉积并不少见，但如果上皮下颗粒样沉积累及至少 50％肾小球，且在受累的肾小球中累及的毛细血管袢比例超过 50％，需考虑同时合并Ⅴ型（图 13-6）。

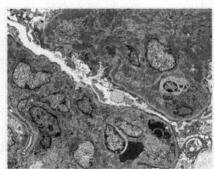

图 13-5　Ⅳ型 LN

肾小球系膜区和内皮下大量电子致密物沉积（EM×5 000）

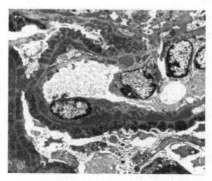

图 13-6　Ⅳ+Ⅴ型 LN

毛细血管基膜上皮下和内皮下均可见大量电子致密物沉积,基膜显著增厚(EM×7 500)

Ⅳ型 LN 临床上常伴随较为严重的肾脏表现,患者常存在活动性血清学标志,包括抗 ds-DNA升高和低补体血症。近75%的患者存在活动性尿沉渣。高血压和蛋白尿较为常见,约50%患者存在肾病范围蛋白尿。采用肾小球滤过率评估肾功能,约有50%的患者可能存在肾功能不全。

(5)Ⅴ型,膜性 LN(图 13-7):定义为弥漫性上皮下颗粒样免疫复合物沉积光镜或免疫荧光显示>50%肾小球受累,且在受累的小球中累及的毛细血管袢比例超过50%,常伴随系膜区免疫复合物沉积,可有不同程度的节段性系膜细胞增多。在早期阶段,光镜下肾小球基底膜增厚可不明显,随着疾病进展,由于基质沉积增多,钉突形成可导致基底膜增厚。

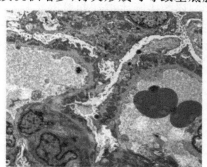

图 13-7　Ⅴ型 LN

上皮下和系膜区大量电子致密物沉积(EM×7 500)

免疫荧光 IgG 以肾小球毛细血管袢为主沉积。电镜下除大量上皮下沉积,还可看到散在的内皮下免疫复合物沉积。但如果光镜下看到内皮下也出现较多量免疫复合物,根据累及面积需考虑合并Ⅲ型或Ⅳ型。由于Ⅴ型 LN 也可以引起慢性化病变,导致节段硬化或球性硬化,因此对于这些硬化性病变需仔细鉴别是否既往存在增生、坏死或新月体等,在诊断上决定是否合并Ⅲ型或Ⅳ型。

Ⅴ型 LN 需和原发性膜性肾病和其他原因导致的继发性膜性肾病相鉴别,包括药物、感染(HBV 和 HCV 等)和肿瘤。病理上,LN 可表现为系膜细胞增多、系膜区域内皮下免疫复合物沉积、免疫荧光满堂亮,C_{1q}染色阳性、球外免疫复合物沉积、组织抗核抗体和内皮细胞管网状内容物等。抗磷脂酶 A2 受体抗体常为阴性,而在大部分特发性膜性肾病患者中抗磷脂酶 A2 受体抗体为阳性。

临床上,Ⅴ型 LN 常表现为较多的蛋白尿和肾病综合征,然而,仍有不超过 40% 的患者存在非肾病范围蛋白尿(<3 g/d),其中约 20% 的患者在肾活检时蛋白尿<1 g/d。血尿可存在于半数患者中。活动性血清学证据、高血压和肾功能不全较Ⅲ或Ⅳ型 LN 少见。近 50% 的患者存在低补体血症。患者可能缺乏肾外表现,肾脏疾病的起始可能早于 SLE 的诊断数月或数年,部分患者发病时抗核抗体阴性。Ⅴ型 LN 患者发生肾静脉血栓形成和肺栓塞的风险较高。

(6)Ⅵ型,硬化型 LN:大于或等于 90% 的肾小球发生球性硬化,且有临床或病理证据显示这些硬化小球由 LN 所致。无活动性病变的证据,大部分小球呈球性硬化,也可能存在一些节段性硬化,残余肾小球可有系膜细胞增多,基底膜增厚或陈旧的纤维性新月体伴鲍曼囊的断裂。此型通常伴随严重的小管萎缩、间质纤维化和动脉硬化。免疫荧光和电镜显示在硬化小球内、小管间质,以及血管壁残存免疫复合物沉积。Ⅵ型可由Ⅲ型、Ⅳ型或Ⅴ型 LN 逐步进展而来,如果没有连续肾活检的资料,很难判断硬化小球是由哪一型转化而来。

该型需和任何原因导致的终末期肾病相鉴别。病理学特征表现为残余免疫复合物沉积,组织抗核抗体阳性和内皮细胞内管网状内容物支持Ⅵ型 LN 的诊断。如果缺乏这些特征性病变,临床 SLE 病史和既往肾活检显示活动性 LN 也支持该诊断。

临床上,肾功能不全和高血压常见。多数患者不存在活动性血清学证据,但是可能持续存在镜下血尿和少量蛋白尿。

(三)狼疮性肾炎的活动性和慢性指数

狼疮性肾炎的肾活检除了要根据上述病理特点进行病理分型外,还要求对肾组织病变的活动性和慢性损伤进行半定量评分,以利于临床治疗和监测疾病进展提供有效的依据。这些评分应包含在肾活检报告中。目前主要沿用美国国立卫生研究院评分系统(表 13-1)。

表 13-1　美国国立卫生研究院狼疮性肾炎活动性和慢性指数

分类	项目	评分
活动性指数(0~24)	毛细血管内皮细胞增多	(0~3)
	中性粒细胞浸润/核碎裂	(0~3)
	内皮下透明样物质沉积	(0~3)
	纤维素样坏死	(0~3)×2
	细胞/纤维细胞性新月体	(0~3)×2
	间质炎症细胞浸润	(0~3)
慢性指数(0~12)	肾小球节段和(或)球性硬化	(0~3)
	纤维性新月体	(0~3)
	小管萎缩	(0~3)
	间质纤维化	(0~3)

0,无;1+,<25%;2+,25%~50%;3+,>50%。因考虑和不良预后显著相关,新月体和纤维素样坏死需双倍积分。活动性指数 0~24 分,慢性指数 0~12 分。尽管尚有争议,但一般认为活动性指数>7 分和慢性指数>3 分与较差的预后相关。

三、临床表现

(一)LN 相关其他肾小球病变

除了典型的肾小球病变分型以外,还需关注其他肾小球损害,应列入诊断中。这些病变包括狼疮足细胞病和抗中性粒细胞胞浆抗体相关性肾炎。

1.狼疮足细胞病

临床常表现为肾病综合征,电镜下可见足突广泛融合,多数患者系膜区可见免疫复合物,但外周毛细血管壁没有沉积物(图13-8)。目前发病机制尚不清楚,可能由于T细胞激活所介导,也可能与使用非甾体抗炎药相关,或者偶然合并原发性微小病变/FSGS。激素治疗较为敏感。

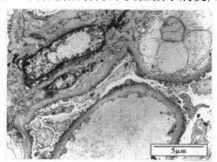

图13-8　狼疮足细胞病
电镜下示肾小球系膜区少量电子致密物沉积,毛细血管袢足细胞足突广泛融合

SLE患者中偶尔也可发生塌陷型肾小球病变,临床上常表现为大量蛋白尿,肾功能快速进展至终末期,其是否归于特发性塌陷型肾小球病变或属于狼疮足细胞病仍有争议。

2.抗中性粒细胞胞浆抗体相关性肾炎

在部分LN患者中,活检表现为显著的肾小球血管袢纤维素样坏死、新月体形成,但却缺乏明确的毛细血管内增生或内皮下沉积物,需考虑存在抗中性粒细胞胞浆抗体相关性肾炎。寡免疫复合物性坏死性新月体性肾炎与LN不同,不伴有肾小球免疫复合物沉积。部分典型免疫复合物介导的LN患者可能也存在抗中性粒细胞胞浆抗体血清学阳性,提示可能两种自身免疫性疾病的共存。此时治疗需在免疫抑制剂的基础上增加血浆置换等治疗。

(二)LN相关性血管病变

LN相关性血管病变包括血管免疫复合物沉积、狼疮血管病、血栓性微血管病、坏死性血管炎、动脉粥样硬化等。后四者均与肾脏生存率降低相关。

1.血管免疫复合物沉积

免疫荧光显示免疫复合物沉积于血管壁,IgG伴或不伴IgM、IgA、C_3、C_{1q}颗粒样沉积于小动脉的内膜或中层,但并无任何光镜改变,在电镜中也可见颗粒样免疫复合物沉积,发生于10%的LN患者中,一般不影响预后。

2.狼疮血管病

光镜下发现细小动脉管壁纤维素样坏死,管壁嗜伊红物沉积,管腔狭窄或闭塞,称为狼疮血管病。这些沉积物IgG、补体和纤维蛋白阳性,提示同时存在免疫复合物沉积和血管内凝血。此病变常见于严重的Ⅳ型LN患者中,提示预后较差。值得注意的是,这些病变并无血管周围间质炎症的证据,因此病变本质不是血管炎。

3.血栓性微血管病

血栓性微血管病常发生于抗磷脂抗体综合征的患者中,在LN的活检中占10%～32%。病理上,多发性毛细血管腔内和小动脉内纤维素样血栓形成。另外,肾小球基底膜分层,内皮下疏松层增宽和系膜溶解,血管壁可出现黏液样水肿、红细胞碎片滞留和纤维素样坏死。临床上,呈快速进展性肾衰竭,与成人 HUS 相类似。有研究显示,纤溶障碍可能是部分 SLE 患者易于形成肾脏微血栓的原因之一。另外,ADAMST13 抗体可能导致类似 TTP 样综合征。其他肾小球内的栓子可能和抗磷脂抗体综合征相关。血清中存在狼疮抗凝物的患者易于产生肾小球内栓子。在这些患者中,即使没有伴随的免疫反应的参与,肾小球内的栓子可能是主要的致病事件,从而导致肾脏疾病的进展。血栓性微血管病可与各型 LN 同时存在,也可能是肾活检中独立的表现。

4.坏死性动脉炎

相对比较罕见,其特征为小动脉和细动脉的纤维素样坏死,伴随血管壁的炎细胞浸润。在 LN 患者中提示预后较差。

5.动脉粥样硬化

动脉血管内膜纤维性增厚和细动脉血管壁的透明变性也可在 LN 患者中发现,尤其存在于高血压和高龄的患者中。这些病变不仅可促进肾脏疾病进展,同时对患者的生存有不利影响。

(三)狼疮性肾炎小管间质病变

间质炎症、纤维化,小管上皮细胞改变常发生于 LN 患者中,严重活动性小管间质性肾炎常见于Ⅲ型或Ⅳ型。在肾病范围蛋白尿的患者中,近端肾小管胞浆内可出现脂质空泡和蛋白吸收滴。近端肾小管损伤常表现为刷状缘丢失、核增大、核仁显著、有丝分裂特征等。在活动性增生性肾小球肾炎中,可见到红细胞管型。严重的增殖性 LN 可出现间质水肿和炎细胞浸润,多数情况下浸润细胞是淋巴细胞和浆细胞,但中性粒细胞也不少见,反映疾病活动性更强。免疫荧光有时显示 IgG 和补体呈颗粒样沿小管基底膜沉积。IgG 在小管壁呈线样沉积较罕见,提示抗肾小管基底膜抗体的存在。颗粒样小管基底膜沉积在电镜下可见电子致密物,而线样沉积者电镜下不能观察到电子致密物。在一些患者中,小管间质疾病可独立于肾小球疾病,甚至在少见的情况下只有小管间质病变,而无肾小球累及。目前研究显示,浸润的 T 细胞和单核细胞通过介导间质损伤和纤维化在 LN 的慢性损伤中起决定性作用。

(四)狼疮性肾炎的病理类型转化

LN 表现为多样的临床特点和免疫学特征,上述的分类或亚型也仅代表疾病连续发展的不同阶段。受到临床治疗和患者机体内在因素等的影响,LN 可以从一种类型转化为其他类型,可以自发转化,也可以是治疗的结果。如从Ⅲ型病变可转化为Ⅳ型。治疗不当的患者中,Ⅱ型或Ⅴ型也可转化为Ⅳ型。

(五)其他

1.非狼疮性肾炎

在 SLE 患者中虽存在临床肾脏损伤的证据,但肾活检也可出现非免疫复合物介导的病理损害,包括微小病变、局灶节段肾小球硬化、IgM 肾病、薄基底膜肾病、高血压肾硬化、淀粉样变和急性过敏性间质性肾炎等。

2.静息型 LN

在 SLE 患者中存在肾脏病理学改变,但无临床肾脏损伤的证据。患者尿沉渣、肌酐清除率正常,蛋白尿<300 mg/d,但可存在活动性血清学证据。在静息型弥漫增生性 LN 中,活检可显示活动性Ⅳ型 LN 的特征,但无明显的临床表现。

3.药物诱导的 LN

其诊断标准:①使用相关药物前无狼疮的证据;②使用药物后出现抗核抗体阳性和至少一项 SLE 的其他临床特征;③终止药物后血清学和临床改善。有超过 80 种药物可引起 SLE,包括肼屈嗪、普鲁卡因胺、异烟肼、甲基多巴、奎尼丁、米诺环素、氯丙嗪等。与特发性 SLE 患者相比,药物诱导的 SLE 患者通常年龄较大,男、女性比例相等,抗核抗体阳性(99%),抗组蛋白抗体阳性(95%),关节痛、肌痛、胸膜炎和发热较多见。抗 ds-DNA 和抗 Sm 抗体常阴性,血补体大多正常。面部皮疹和中枢神经系统疾病罕见。起病隐匿,可在起始药物治疗 1 个月到数年间起病,肾脏累及较少见(<5%),任何类型的 LN 均可见,局灶增生和新月体形成发生率较高。

四、实验室检查

(一)血液测定

部分患者出现白细胞计数减少,血小板降低,贫血;红细胞沉降率增快,C 反应蛋白增高。

(二)尿液测定

1.血尿

镜下血尿 80%,肉眼血尿 1%~2%,红细胞管型 10%。

2.蛋白尿

几乎所有 LN 患者有蛋白尿,40%~65% 有肾病范围的蛋白尿。

(三)肾功能检查

40%~80% 的患者肾功能异常,血尿素氮、肌酐和胱抑素 C 升高;10%~20% 呈急进性肾炎表现,1%~2% 出现急性肾损伤。

(四)血电解质测定

高钾血症发生率为 15%。

(五)免疫学试验

1.抗核抗体

狼疮性肾炎患者阳性率为 90% 以上,但无特异性。

2.抗 dsDNA

抗 dsDNA 见于 75% 未治疗狼疮性肾炎患者,比抗核抗体特异,但不如抗核抗体敏感;高滴度抗 dsDNA 提示存在 SLE,可作为随访的标志物。

3.抗单链 DNA 抗体

许多风湿性疾病阳性,与 LN 病程不相关。

4.Sm 抗体

Sm 抗体诊断 SLE 和 LN 特异性高,但只有 25%~30% 的患者阳性。

5.抗 C_{1q} 抗体

抗 C_{1q} 抗体反映 LN 活动性比抗 dsDNA 更相关,有预后作用。

6.抗磷脂抗体

抗磷脂抗体包括狼疮抗凝物阳性,密螺旋体实验假阳性,抗心磷脂抗体阳性。

7.补体

在未治疗 LN 患者,C_3 和 C_4 降低,C_4 降低反映补体经典途径激活。部分 LN 患者,C_4 降低但 C_3 正常,说明有遗传性 C_4 缺乏或存在冷球蛋白。

(六)影像学检查

LN 早期,影像学检查肾脏体积大小正常;但在 LN 晚期,肾脏体积缩小。

五、诊断

LN 虽以肾脏为主要受累器官,但常常伴有其他脏器的损害,包括不明原因的发热、关节炎及皮肤黏膜损害,可有心血管、中枢神经系统、造血系统、消化系统受累及多发性浆膜炎等。

SLE 的诊断主要根据美国风湿病学会和狼疮国际临床合作组修订的诊断标准如下。

(一)临床诊断标准

临床诊断标准包括:①急性或亚急性皮肤狼疮;②慢性皮肤狼疮;③非瘢痕性脱发;④口腔/鼻溃疡;⑤累及≥2 个关节的滑膜炎;⑥浆膜炎(胸膜炎或心包炎);⑦肾脏损害(蛋白尿>500 mg/d,红细胞管型);⑧神经系统损害;⑨溶血性贫血;⑩白细胞计数减少;⑪血小板计数减少。

(二)免疫学诊断标准

免疫学诊断标准包括:①ANA 阳性;②抗 ds-DNA 阳性;③抗 Sm 抗体阳性;④抗磷脂抗体阳性;⑤低补体;⑥直接抗人球蛋白试验阳性。

诊断标准是累积的,无须同时符合:患者必须满足至少四项诊断标准,其中包括至少一项临床诊断标准和至少一项免疫学诊断标准,或患者经肾活检证实为 LN 伴抗核抗体或 ds-DNA 抗体阳性。

美国风湿病协会发布的 LN 临床指南中,LN 的诊断标准为,在确诊 SLE 的基础上,出现肾脏损害的表现,如持续性蛋白尿(≥0.5 g/d 或≥+++)或管型(可为红细胞、血红蛋白、颗粒等)。同时肾活检证实肾小球抗核抗体或抗双链 DNA 抗体阳性,并经肾活检明确病理分型。综合以上即可诊断狼疮性肾炎。

六、治疗

LN 的治疗包括诱导期和维持期治疗,诱导治疗应尽可能达到完全缓解,至少应达到部分缓解,缓解后的维持治疗时间应至少 3 年。高危患者需要长期治疗。治疗过程中需要定期随访,以调整药物剂量或治疗方案、评估治疗反应和并发症。提高患者和肾脏长期存活率,提高生活质量是治疗 LN 的最终目标。

影响 LN 患者预后的高危因素如下。①患者特征:非洲或西班牙裔男性;儿童起病;频繁复发;不完全缓解;神经精神性狼疮;诊断时蛋白尿>4 g/d。②血清学特征:抗磷脂抗体或抗磷脂综合征;持续性低补体血症;dsDNA 抗体滴度;C_{1q} 抗体高滴度。③组织学特征:新月体性肾炎;血栓性微血管病;弥漫性间质小管损伤。

(一)非特异性治疗

1.羟氯喹

羟氯喹可降低 LN 的发病率及复发率,并能延缓终末期肾病的进展,减少血管栓塞及具有调脂作用,可作为 LN 的基础治疗。

2.ACEI/ARB

控制血压、降低蛋白尿。

3.其他

他汀类药物调节血脂;碳酸氢钠纠正代谢异常(如酸中毒);抗凝、抗血小板聚集(尤其是在肾病综合征患者中);控制盐和蛋白质的摄入;肥胖者减轻体重等。

（二）免疫抑制治疗

肾脏病理类型及病变活动性是选择 LN 治疗方案的基础，不同病理类型优先选择的诱导和维持治疗方案见表 13-2。除病理类型和 AI、CI 评分外，治疗方案和药物剂量还应根据患者的年龄、营养状态、肝功能、感染风险、肾脏损伤指标（如尿蛋白定量、尿沉渣红细胞计数和 SCr 水平）、肾外脏器损伤、生育意愿和既往免疫抑制剂的治疗反应等情况进行个体化选择。

表 13-2　狼疮性肾炎病理类型与治疗方案

病理类型	诱导方案	维持方案
Ⅰ型	激素，或激素＋免疫抑制剂控制肾外狼疮活动	
Ⅱ型	激素	吗替麦考酚酯或硫唑嘌呤
Ⅲ型和Ⅳ型	激素＋吗替麦考酚酯或＋环磷酰胺，或多靶点	吗替麦考酚酯或多靶点，贝利尤单抗
Ⅲ＋Ⅴ型和Ⅳ＋Ⅴ型	激素＋多靶点，钙调磷酸酶抑制剂或吗替麦考酚酯	多靶点或吗替麦考酚酯，贝利尤单抗
Ⅴ型	激素＋多靶点，或钙调磷酸酶抑制剂	吗替麦考酚酯或硫唑嘌呤，贝利尤单抗
Ⅵ型	激素控制肾外活动	激素
狼疮足细胞病	激素，或激素＋吗替麦考酚酯或钙调磷酸酶抑制剂	吗替麦考酚酯或钙调磷酸酶抑制剂
狼疮血栓性微血管病＋/－LN	如肾功能损伤严重，需激素、免疫抑制剂联合血浆置换	吗替麦考酚酯、多靶点或硫唑嘌呤

（三）顽固性 LN 的治疗

顽固性 LN 的定义国际上缺乏统一标准，通常认为活动性 LN 接受初始免疫抑制治疗任何时间内出现肾损伤加重（Scr 升高，蛋白尿增加），或诱导治疗 6 个月无反应（未获得部分缓解标准）属于顽固性 LN。顽固性 LN 的治疗措施：①确认患者依从性（服用吗替麦考酚酯者检测血霉酚酸水平，使用环磷酰胺治疗者，检查其注射记录）；②如怀疑转为慢性病变或合并血栓性微血管病等其他疾病，应进行重复肾活检，根据病理改变、血清学和临床指标调整免疫抑制治疗方案；③切换吗替麦考酚酯为环磷酰胺，或环磷酰胺切换为吗替麦考酚酯；④联合吗替麦考酚酯/钙调磷酸酶抑制剂采用多靶点治疗方案或加利妥昔单抗或考虑延长环磷酰胺静脉冲击疗程；⑤静脉注射免疫球蛋白或血浆置换（特别是伴血栓性微血管病或难治性 APS）。还可采用自体干细胞移植或蛋白酶体抑制剂等。

（四）LN 女性患者的妊娠处理

生育期女性 LN 患者如有生育欲望，前提是 LN 完全缓解至少 3 年再怀孕。在计划妊娠期间，应停用 RAS 抑制剂；免疫抑制治疗强度不应降低；怀孕前至少 3 个月停用吗替麦考酚酯或环磷酰胺，至少 4 个月避免使用生物制剂，换用硫唑嘌呤；如不能耐受硫唑嘌呤，可选用钙调磷酸酶抑制剂治疗妊娠期 LN；如 LN 活动，可加大激素剂量。

七、预后

LN 的患者 5 年和 10 年存活率已分别上升为 83%～92% 和 74%～84%，其预后与病理类型及其程度、临床症状、治疗疗效、性别和种族等因素相关。

（李　辉）

第二节 过敏性紫癜性肾炎

过敏性紫癜（Henoch-Schönlein purpura，HSP）是一种急性小血管炎，其临床特征为非血小板减少性紫癜皮疹、非变形性关节炎、胃肠道损害、肾小球肾炎。过敏性紫癜性肾炎（Henoch-Schönlein purpura nephritis，HSPN）是 HSP 的肾损害，是一种常见的继发性肾小球肾炎。HSPN 常表现为血尿、蛋白尿，部分患者可伴高血压和肾功能不全。HSPN 患者可因致敏原性质不同、个体反应性差异及血管炎累及的器官和病变程度不同，在临床和肾脏病理上呈现不同的改变，对治疗的反应和预后也有较大差异。部分儿童患者可自愈。

一、发病机制

HSP 的发病与细菌、病毒等病原体感染，以及食物（异种蛋白）、药物和其他因素（寒冷刺激、尘螨、昆虫叮咬、植物花粉、动物羽毛吸入和疫苗接种等）的变态反应有关。黏膜免疫的异常导致机体产生糖基化异常的 IgA1 增多，继而导致机体抗糖基化异常 IgA1 的抗体增多，抗原抗体形成复合物，沉积在肾脏，激活补体，导致炎症及肾脏固有细胞损伤、增殖，甚至新月体形成。

二、病理

（一）光镜

HSPN 病理改变类似于 IgA 肾病的病理改变。HSPN 典型的光镜检查特点为系膜增生性肾炎，系膜病变包括系膜细胞增多和系膜基质增宽，可为局灶性或弥漫性。有些病例的病理表现类似于膜增生性肾炎，肾小球基底膜出现"双轨征"。可伴不同程度新月体形成，新月体可"小"可"大"、可"新"可"旧"。新月体可为节段性或环性，可为细胞性，也可为细胞纤维性或纤维性。严重情况下，肾小球内出现中性粒细胞和单个核细胞浸润，甚至出现节段性袢坏死。肾小管萎缩和肾间质纤维化程度与肾小球损伤程度一致。

（二）免疫荧光

免疫荧光检查可见以 IgA 为主的免疫球蛋白在肾小球内沉积，IgG、IgM 和 C_3 常伴随沉积。主要沉积部位是系膜区，也可见于内皮下。

（三）电镜

电镜检查可见肾小球系膜区有电子致密物沉积（图 13-9），伴系膜细胞增殖和系膜基质增多。电子致密物也可见于内皮下。免疫电镜证实电子致密物主要是 IgA 伴 C_3 和 IgG 沉积。严重新月体形成时出现肾小球毛细血管壁断裂。

（四）病理分型

HSPN 按国际儿童肾病研究标准分为六级。

Ⅰ级：轻微病变。

Ⅱ级：单纯性系膜增生。

Ⅲ级：系膜增生伴 50% 以下肾小球新月体形成和（或）节段损害。

Ⅳ级：系膜增生伴 50%～75% 肾小球有新月体形成和（或）节段损伤。

Ⅴ级：系膜增生伴 75% 以上肾小球有新月体和（或）节段损伤。

Ⅵ级："假性"膜增生性肾炎。

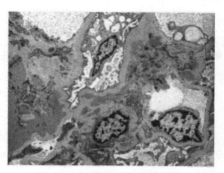

图 13-9 过敏性紫癜性肾炎

电镜检查可见肾小球系膜区有电子致密物沉积(EM×5 000)

最近有学者将 HSPN 肾脏病理改变给予半定量评分,内容包括肾小球的分叶状、系膜增殖、新月体、粘连、纤维素性血栓、球性硬化、节段硬化,肾小管基底膜增厚、萎缩和扩张,肾间质纤维化、炎症,动脉硬化和动脉壁炎症。分别将这些指标定义为活动性或慢性,并根据严重程度给予 0～3 分,最后计算总分、活动性指数积分和慢性化指数积分。对 53 例患者经过平均 7.3 年的随访,发现这一半定量评分系统对预后的预测价值比国际儿童肾病研究的分级标准更敏感。

三、临床表现

(一)全身表现

HSP 通常累及皮肤、胃肠道、关节和肾脏,但临床上并不是所有患者均有上述全部器官受累的表现。全身症状包括发热、乏力和虚弱。皮肤病变通常发生在四肢,也可发生于其他部位,表现为出血性皮疹,压之不褪色,皮疹分界清晰,或融合成片。皮肤活检可见 IgA 免疫复合物沉积。25％～90％的患者出现胃肠道表现,如腹部绞痛、恶心、呕吐和血便。关节病变最常累及的部位是踝关节和膝关节,表现为关节痛或关节肿胀。

(二)肾脏表现

HSP 肾脏受累情况报道不一,尿常规检查发现有 40％～60％的 HSP 患者发生 HSPN。一般情况下,全身症状和体征出现数天或数周后发生活动性肾脏病变,表现为镜下血尿和蛋白尿。儿童患者即使无肾脏病临床表现,尿检仍能发现红细胞超出正常范围。一些患者临床表现为肾病综合征,少数患者出现肾功能不全表现。肾外临床表现与肾脏病变严重程度无明显相关性。部分患者可以肾脏损害表现作为 HSP 的首发表现。

四、诊断与鉴别诊断

(一)诊断

HSPN 的诊断必须符合:①有过敏性紫癜的皮肤紫癜等肾外表现;②有肾损害的临床表现,如血尿、蛋白尿、高血压、肾功能不全等;③肾活检表现为系膜增殖、IgA 在系膜区沉积。

(二)鉴别诊断

就诊时没有紫癜的 HSPN,需与原发性 IgA 肾病、血管炎肾损害、狼疮性肾炎、急性肾小球肾炎等肾脏疾病鉴别,追问病史,包括回顾皮疹的形态和分布、关节和胃肠道症状有助于 HSPN 诊断。紫癜合并肾损害的患者,需与特发性血小板减少性紫癜、血栓性血小板减少性紫癜鉴别,血小板数量和功能的检查有助于鉴别诊断。

五、治疗

本病有一定的自限性,特别是儿童病例。对一过性尿检异常者不需特殊治疗,但应注意观察尿常规变化。对于其肾炎的治疗,以及糖皮质激素和免疫抑制剂的使用,与 IgA 肾病类似,可参照 IgA 肾病的治疗。

(一)一般治疗

急性期应注意休息、保暖、停用可疑过敏药物及食物,避免接触可疑变应原。腹痛明显和便血者可应用 H_2 受体拮抗剂、肌内注射维生素 K_1、阿托品等。酌情采用抗过敏、抗感染、降压和利尿治疗。

(二)糖皮质激素治疗

临床表现为肾病综合征,或尿蛋白定量>1 g/d,病理表现为活动增殖性病变的患者,可用糖皮质激素治疗。激素可减轻蛋白尿,缓解胃肠道症状、关节肿痛及皮肤紫癜。泼尼松初始剂量 $0.6\sim1.0$ mg/(kg·d),服用 8 周后逐渐减量,每 $2\sim4$ 周减 10%,逐渐减量至隔天顿服,维持量为隔天 $5\sim10$ mg,总疗程 6 个月以上。对于有细胞性或细胞纤维性新月体形成、毛细血管襻坏死的患者,首选甲泼尼龙冲击治疗,剂量为 $0.5\sim1.0$ g/d,静脉滴注,连用 3 d,根据病情需要可追加 1 个疗程,间歇期及疗程结束后,改为泼尼松口服 $0.6\sim1.0$ mg/(kg·d),减量方案同上。

(三)免疫抑制剂治疗

对于明显新月体形成、单用激素效果不佳的患者,可联合使用其他免疫抑制剂,如环磷酰胺、吗替麦考酚酯、环孢素 A、来氟米特、咪唑立宾、雷公藤总甙等。

1.环磷酰胺

静脉或口服用药。静脉用环磷酰胺剂量为 $0.75/m^2$ 体表面积,每月 1 次,连用 6 个月改为每 3 个月静脉滴注 1 次,总剂量<12 g。肾功能不全者环磷酰胺剂量减半;环磷酰胺冲击后如出现血白细胞减少,下次剂量减半或停药。应用环磷酰胺时要注意性腺抑制、出血性膀胱炎、骨髓抑制等不良反应。用药时应充分水化、定时排尿、处理胃肠道症状,如果发生感染则暂缓用药。

2.吗替麦考酚酯

起始治疗剂量成人(1.0~1.5)g/d×6 个月,然后逐渐减量,总疗程为 9~12 个月。吗替麦考酚酯剂量调整方案:①治疗初期有严重消化道症状者剂量可减半,待症状减轻后逐渐增加至治疗剂量;②治疗过程中如出现血白细胞减少,剂量减半或停药;③如果并发感染,吗替麦考酚酯减至 0.5 g/d或暂停,激素同时减量,待感染完全控制后加至原剂量。

(四)RAS 抑制剂治疗

RAS 抑制剂可使用 ACEI/ARB 治疗,这两类药物除降压作用外,还具有减少蛋白尿、减轻肾脏炎症和纤维化的作用。用药期间注意防止出现低血压、咳嗽、高钾血症等不良反应。

(五)抗凝治疗

有新月体形成、明显纤维蛋白沉积或肾病综合征患者,可给予低分子量肝素、双嘧达莫、硫酸氯吡格雷、舒洛地特等抗凝、抗血小板治疗。

(唐　敏)

第三节 IgG~4~ 相关性肾病

IgG_4 相关性疾病(IgG_4-related disease，IgG_4-RD)是一组可能累及多个脏器的系统性炎症纤维化疾病，常伴血清 IgG_4 水平升高。病理特点是 IgG_4 阳性浆细胞浸润及席纹状纤维化。IgG_4-RD 可累及肾脏，分为两大类。①肾脏直接受累的 IgG_4 相关性肾病（IgG_4-related kidney disease，IgG_4-RKD）：包括 IgG_4 相关性肾小管间质性肾炎、继发于 IgG_4 相关性疾病的膜性肾病；②以肾后性梗阻为主要表现的 IgG_4-RKD：包括腹膜后纤维化或输尿管炎性假瘤压迫等，本节旨在介绍 IgG_4-RD 直接累及肾脏的病变。

一、发病机制

IgG_4-RD 病因未明。目前 IgG_4-RD 研究多集中于自身免疫性胰腺炎，认为发病可能与遗传因素有关，环境、感染、肿瘤等因素促使机体免疫系统紊乱，最终导致 IgG_4-RD 发生。针对 IgG_4-RD 发病机制的研究多集中天然免疫和获得性免疫两个方面。研究推测，IgG_4 在变应原的耐受性和某些感染因子的应答中起作用，但其生理作用知之甚少，尚未确定 IgG_4 抗原靶位，也不清楚 IgG_4 抗体的致病性。血清和组织中 IgG_4 浓度的升高并不是 IgG_4-RD 特有，很多疾病都可能出现，推测 IgG_4 抗体本身并不致病，只是代表对于疾病某一过程的反应性调节。IgG_4-RKD 是否存在相似的发病机制、IgG_4 抗体是否直接造成免疫复合物沉积，诱发肾脏损害，目前尚无针对性研究。

有学者发现活化的 Toll 样受体和核苷酸结合寡聚化结构域蛋白样受体，包括核苷酸结合寡聚化结构域蛋白-2，可以识别致病性微生物成分，诱导外周血 B 细胞产生大量 IgG_4。B 细胞中活化的核苷酸结合寡聚化结构域蛋白-2 甚至可以通过不依赖 T 细胞的方式诱导 IgG_4 的产生。研究推测，活化的 Toll 样受体和核苷酸结合寡聚化结构域蛋白样受体通过调节 B 细胞活化因子和肿瘤坏死因子家族及其增殖诱导配体从而影响 B 细胞的存活、成熟、抗体生成和转化，诱导不依赖 T 细胞的免疫反应，调节 IgG_4 的分泌水平。

在获得性免疫方面，目前认为该病存在变态反应背景并有免疫介导。30%～50%患者有过敏史、嗜酸性粒细胞增多和 IgE 升高。

此外，因 IgG_4-RD 常合并自身免疫性疾病，有 30%～70%的 IgG_4-RD 患者血清学检查可出现低补体血症及抗核抗体等多种抗体阳性且对激素治疗敏感，因此有学者认为其发病可能与自身免疫功能异常相关。IgG_4-RKD 的纤维化过程及机制研究尚在探索阶段。

二、病理

（一）光镜

1.IgG_4 相关性肾小管间质性肾炎

病变呈局灶节段或弥漫分布，皮髓质均可受累，通常与邻近正常组织分界清楚。典型特点为肾间质大量淋巴细胞、浆细胞浸润，同时还可见嗜酸性粒细胞浸润，但少见中性粒细胞浸润。肌成纤维细胞活化，导致细胞外基质过度堆积，间质显著增宽，残存肾小管间距增宽。肾小管区域多为轻度灶性单核细胞性小管炎。炎症细胞浸润区域肾小管萎缩，有的肾小管毁损，仅残留基膜结构，部分肾小管因免疫复合物沉积致肾小管基底膜增厚。PASM 染色可见浸润细胞周围特征性的"席纹状"纤维化。席纹状纤维化，类似于车轮的轮辐，呈螺旋环状，由梭形细胞自中心发出环绕形成，又称"鸟眼"征。Raissian 等将 IgG_4 相关性肾小管间质性肾炎肾脏病理分 3 种类型：①急性间质性肾炎，伴少量纤维化；②部分间质纤维化，伴炎症细胞浸润；③寡细胞性重度纤维化。

2.IgG_4 相关性疾病的膜性肾病

肾小球大致正常或毛细血管袢增厚，基底膜弥漫增厚、钉突形成，PASM 及 Masson 染色上皮下及钉突之间颗粒状嗜复红蛋白沉积。

3.血管病变

血管也可受累，可见 IgG_4 浆细胞动脉炎，小动脉壁 IgG_4^+ 浆细胞浸润，没有纤维素样坏死。闭塞性静脉炎少见。

(二)免疫荧光

1.IgG_4 相关性肾小管间质性肾炎

80% 以上的 IgG_4 相关性肾小管间质性肾炎患者存在肾小管基底膜的免疫复合物颗粒状沉积，以 IgG 为主，多伴有补体 C_3，κ 和 λ 轻链的沉积。部分患者可观察到 C_{1q} 的沉积。

2.IgG_4 相关性疾病的膜性肾病

免疫球蛋白和补体沿毛细血管壁或系膜区呈颗粒状沉积，其中 IgG 和 C_3 沉积最常见。对肾组织中 IgG 沉积的亚型进行检测，发现以 IgG_4 亚型为主，其他三型变异较大。特发性膜性肾病系膜区也以免疫复合物 IgG_4 沉积为主，故两者要加以鉴别。

(三)免疫组化

1.IgG_4 相关性肾小管间质性肾炎

IgG_4^+ 浆细胞的数量增加(高倍镜视野>10 个)、IgG_4^+/IgG^+ 浆细胞的比率大于 40%。

2.IgG_4 相关性疾病的膜性肾病

炎症细胞密集区 IgG_4^+ 浆细胞>10 个/HP 或 IgG_4^+/IgG^+ 浆细胞>40%，抗磷脂酶 A2 受体抗体阴性。

(四)电镜

IgG_4 相关性肾小管间质性肾炎：肾小管基底膜上有电子致密物沉积；IgG_4 相关性疾病的膜性肾病：肾小球上皮下电子致密物沉积。

三、临床表现

IgG_4-RD 临床表现多样，累及多个器官，如自身免疫性胰腺炎、硬化性胆管炎、库特纳肿瘤、米库利兹病、眼眶炎性假瘤、腹膜后纤维化、自身免疫性垂体炎、桥本甲状腺炎、里德尔甲状腺炎、间质性肺炎、主动脉夹层或动脉瘤等。常伴血 IgG_4 升高(>135 mg/dL)，但是部分患者血 IgG_4 可正常。

(一)肾脏损害及血清学检查

IgG_4-RKD 常与肾外损害同时或相继出现。IgG_4-RKD 累及唾液腺和淋巴结最常见，发病时平均受累脏器数为 3.4 个。近半数 IgG_4-RKD 患者出现少至中等量蛋白尿，部分患者可出现血尿，但程度不严重，通常不出现红细胞管型，未累及肾小球的患者罕见出现肾病综合征范围内的蛋白尿。可表现为急/慢性肾衰竭。血清 IgG、IgE 水平升高,伴低补体血症。

(二)影像学改变

增强 CT 可见肾皮质为主多发强化低密度影;弥漫性肾脏肿大和不强化。可见单发性肾占位病变,类似肾癌。可累及肾盂、输尿管,出现轻度肾盂/输尿管积水,管壁增厚是全周性的,不向周围组织浸润,通常内膜上皮正常,即使管腔狭窄,内腔面也保持平滑。评价肾实质病变方面,增强 CT 最常用,但是对于血肌酐升高的患者,可能诱发对比剂肾病,可改用 MRI 进行评价。

四、诊断与鉴别诊断

(一)诊断

关于 IgG$_4$-RKD 的诊断标准目前有 2 个,分别为日本肾脏病学会 IgG$_4$-RKD 的诊断标准和梅奥医学中心 IgG$_4$ 相关性肾小管间质性肾炎的诊断标准。

(二)鉴别诊断

1.本病与 Castleman 病相鉴别

Castleman 病常伴有全身症状,如发热、体重减轻、盗汗、厌食;患者有肝脾大,常见腹水、胸腔积液和心包积液;组织学特点为淋巴结结构保留,淋巴滤泡明显增多,很多表现为扩张、血管增多或退行性改变,滤泡间区浆细胞明显增生,淋巴窦常扩张伴深染的淋巴液。多中心 Castleman 病属于高白细胞介素-6(IL-6)综合征,有时可见高 IgG$_4$ 血症和组织中 IgG$_4$ 阳性细胞增多,但是没有席纹状纤维化和 TBM 免疫复合物沉积,其治疗反应和预后与 IgG$_4$-RD 不同,即使能满足 IgG$_4$-RD 标准,也不属于 IgG$_4$-RD。

2.本病与抗中性粒细胞胞浆抗体相关性小血管炎相鉴别

抗中性粒细胞胞浆抗体相关性小血管炎主要是肉芽肿性血管炎和嗜酸性肉芽肿血管炎,影像学可出现占位病变,25% 抗中性粒细胞胞浆抗体相关小血管炎在肾间质可出现大量 IgG$_4$ 阳性的浆细胞,可伴有大量嗜酸性粒细胞浸润,但是血清抗中性粒细胞胞浆抗体阳性,肾间质有时可见典型的肉芽肿样炎症和坏死,TBM 无免疫复合物沉积,肾小球呈坏死性/新月体性肾炎。而 IgG$_4$-RKD 没有纤维素样坏死,抗中性粒细胞胞浆抗体阴性,TBM 有免疫复合物沉积,可供鉴别。

3.本病与狼疮性肾炎相鉴别

年轻女性多见,多种自身抗体阳性。需要注意以小管间质损伤为主要表现的狼疮性肾炎。狼疮性肾炎除了 TBM 免疫复合物沉积外,可见肾小球的多种免疫复合物沉积,呈现“满堂亮”表现。IgG$_4$-RKD 可出现低滴度抗核抗体阳性,需要鉴别。

4.本病与药物相关 TIN 相鉴别

肾活检可见弥漫性间质水肿,炎症细胞浸润明显,以淋巴细胞、浆细胞和嗜酸性粒细胞为主,其特征性小管表现是小管外单层小、中淋巴细胞浸润。可见肾间质上皮细胞肉芽肿形成。部分病例可见 IgG 线样沉积,但 IgG$_4$$^+$ 浆细胞数比例不高,没有席纹状纤维化。

5.本病与干燥综合征肾损伤相鉴别

原发性干燥综合征最常见的肾损害是小管间质性肾炎。其病理特点以浆细胞和淋巴细胞为主在间质浸润并伴肾小管萎缩及纤维化,TBM 无免疫复合物沉积,免疫组化无 IgG$_4$$^+$ 浆细胞浸润。

6.IgG$_4$ 相关性疾病的膜性肾病与原发性肾小球疾病相鉴别

IgG$_4$-RKD 主要累及肾小管间质,但是也可出现小球损害包括膜性肾病。IgG$_4$ 是原发性膜性肾病沉积的主要 IgG 亚型。原发性膜性肾病通常 M 型抗磷脂酶 A2 受体抗体阳性,IgG$_4$ 相关性疾病的膜性肾病检测抗磷脂酶 A2 受体抗体阴性。

五、治疗

根据 IgG$_4$-RD 治疗的国际专家共识,在治疗前必须排除肿瘤和其他类似表现的疾病,如 Castleman 病等。有症状的 IgG$_4$-RKD 主张积极治疗,糖皮质激素是一线治疗。

(一)糖皮质激素

除非存在反指征,否则糖皮质激素是 IgG$_4$-RKD 的一线治疗药物。起始剂量为 0.6 mg/(kg·d)或 30～40 mg/d,初始剂量维持 2～4 周,后逐步减量,每 1～2 周减量 5 mg/d,维持剂量为 5～10 mg/d,鉴于 IgG$_4$-RKD 激素治疗后复发较为常见,因此多数学者推荐小剂量激素维持至少 2 年。

(二)免疫抑制剂

对于糖皮质激素抵抗和存在糖皮质激素使用反指征的患者,使用激素联合免疫抑制剂或单独使用免疫抑制剂治疗 IgG$_4$-RKD,如甲氨蝶呤、硫唑嘌呤及环磷酰胺等。新近研究显示,单用利妥昔单抗清除 B 细胞治疗在 IgG$_4$-RKD 的治疗中有效。

(三)肾移植

肾移植治疗效果目前缺少依据。

六、预后

IgG$_4$-RD 是近年来新认识的一种累及多器官或组织的系统性疾病,其长期预后仍不清楚。通常 IgG$_4$-RKD 进展较为缓慢,预后优于其他肾小球疾病和非 IgG$_4$ 相关的 TIN,早期(发病后 2 年内)治疗更有助于保护器官功能。多数患者对激素治疗有效,但在激素维持治疗过程中和停药后,部分患者可能复发。

未治疗患者中严重并发症和死亡的原因包括肝硬化和门静脉高压症、腹膜后纤维化、主动脉瘤并发症(包括夹层)、胆管阻塞、糖尿病和其他疾病。有研究表明 IgG$_4$-RD 提高恶性肿瘤风险,IgG$_4$-RD 也可能是一种副癌综合征。在诊断该病时,需要排除和筛查肿瘤。

(唐　敏)

第四节　类风湿关节炎相关性肾病

类风湿关节炎(rheumatoid arthritis,RA)是一种慢性炎症性系统性自身免疫性疾病。基因易感和环境因素的相互作用是导致类风湿关节炎发病的主要病因。该病发病高峰为 40～60 岁,女性发病风险为男性的 2～3 倍。临床表现多样,以关节滑膜炎病变为主,可导致关节畸形,也可引起肾脏、心血管等多脏器损害。RA 患者较正常人更易发生慢性肾脏病及肾小球肾炎。RA 患者可发生多种肾脏损害,既可以与疾病本身相关,也可为治疗药物的不良反应所致。

一、发病机制

RA 相关性肾病病理类型多样,总体以系膜增生性肾小球肾炎和膜性肾病最常见,其中系膜增生性肾小球肾炎占 1/3～2/3。根据病因 RA 相关性肾病主要分为以下三大类。

(一)RA 继发的肾小球肾炎

RA 继发的肾小球肾炎包括系膜增生性肾炎、膜性肾病、局灶节段坏死性肾炎和血管炎。系膜增生性肾小球肾炎可能与类风湿关节炎本身有关,因为与无肾病的 RA 患者相比,肾病患者常伴有更高的类风湿因子(rheumatoid factor,RF)。RF 是类风湿关节炎中经典的自身抗体,IgM 和 IgA 型 RF 是针对 IgG Fc 片段的致病因子。

(二)抗风湿药物相关的肾损伤

抗风湿药物相关的肾损伤包括:①非甾体抗炎药可引起急慢性肾小管间质性肾炎;②缓解病情抗风湿药如金制剂(发生率为 1%～3%)、青霉胺(7%)、布西拉明和抗肿瘤坏死因子 α 生物制剂可引起膜性肾病。

(三)继发性淀粉样变

主要与慢性炎症引起血清相关蛋白 A 升高有关,可导致继发性淀粉样变。

二、病理

(一)系膜细胞增生和系膜基质增多

系膜增生性肾小球肾炎最常见的病理学改变是系膜细胞增生和系膜基质增多,伴或不伴 IgA 沉积。但其中不伴 IgA 沉积者比例高于伴 IgA 沉积者。其次为膜性肾病,少数为局灶节段坏死性肾炎、膜增生性肾炎。免疫荧光:系膜增生性肾小球肾炎多见 IgM、IgA 和 C_3 沉积。系膜区 IgA 沉积与类风湿关节炎的持续时间和血清 IgA 水平升高正相关,系膜区 IgM 沉积则与 IgM 类 RF 的血清水平正相关。系膜增生性肾小球肾炎伴 IgA 沉积者常伴补体 C_4、C_{1q} 沉积。系膜增生性肾小球肾炎不伴 IgA 沉积者则以 IgM 和 C_3 沉积为主。

(二)RA 合并膜性肾病

RA 合并膜性肾病病因存在显著差异,我国 RA 合并膜性肾病患者大多无药物使用史,与 RA 本身相关;国外报道则相反,药物引起的膜性肾病占绝大多数。推测原因可能是与国外金制剂、青霉胺、生物制剂等药物使用较多有关,如依那西普和阿达木单抗引起的膜性肾病,除肾小球毛细血管袢基膜增厚,其系膜区常有免疫复合物沉积,又称为不典型膜性肾病。免疫荧光:膜性肾病患者单纯 IgG 和 C_3 沉积只占 20%,其余 80% 的患者多伴 IgG、IgA 或 IgM,均同时伴 C_3、C_4、C_{1q} 沉积。电镜下主要在肾小球毛细血管袢上皮下颗粒状电子致密物沉积,常伴有系膜区少量沉积。

(三)局灶节段坏死性肾炎

少数 RA 可发生局灶节段坏死性肾炎。近年来 RA 相关局灶节段坏死性肾炎报道日渐增多。病理改变主要为肾小球局灶节段性改变,节段性系膜细胞程度不一的增生及基质增多,多伴有新月体,或伴有节段性纤维素样坏死,并有部分肾小球硬化,局灶节段坏死性肾炎患者球性硬化和伴新月体的比例显著高于系膜增生性肾小球肾炎和膜性肾病患者。免疫荧光多见 IgM 和 C_3 沉积。

(四)肾 AA 型淀粉样变性

肾 AA 型淀粉样变性也是 RA 相关性肾病的一种。RA 是风湿类疾病中最易发生 AA 型淀粉样变性的疾病,约占 83%,常发生在伴有长期活动性、畸形的关节炎患者中。肾小球系膜区大量浅伊红均质物沉积。

(五)血管炎性肾损害

约 24% RA 患者可伴血管炎性肾损害。肾脏病理可表现为寡免疫沉积型新月体肾炎或局灶节段坏死性肾炎,可见抗中性粒细胞胞浆抗体阳性。核周型抗中性粒细胞胞浆抗体阳性率差异较大,为 1.7%~68.0%。

(六)肾小管间质及血管病变

40% 以上的 RA 患者伴有慢性肾小管间质损伤,包括小管萎缩、间质纤维化和间质单核细胞浸润。以系膜增生性肾小球肾炎伴 IgA 沉积和局灶节段坏死性肾炎患者发生率较高,且小管间质损伤程度明显,而膜性肾病患者小管间质病变则较轻。63% 以上的患者存在间质血管病变,主要表现为小动脉管壁增厚,弹力层分层及细动脉壁玻璃样变性。在系膜增生性肾小球肾炎伴 IgA 沉积和局灶节段坏死性肾炎患者中多见动脉纤维素样坏死和栓塞,小动脉炎细胞浸润。

三、临床表现

RA 肾损害临床表现多样,多表现为单纯蛋白尿和(或)血尿,甚至出现肾病综合征、肾功能不全。其中蛋白尿发生率为 60%,肾病综合征发生率为 43%,血尿发生率为 45%~58%。

(1)RA 患者系膜增生性肾小球肾炎伴与不伴 IgA 沉积的患者临床表现有所差异。日本研究发现,两组人群在尿检异常和肾功能上无明显差别。国内研究发现,系膜增生性肾小球肾炎伴 IgA 沉积者血尿发生率显著高于不伴 IgA 沉积者,肾功能损害更严重,但尿蛋白水平及大量蛋白尿的发生率低于后者。

(2)RA 合并膜性肾病临床上常表现为肾病综合征,但也可以是非肾病范围蛋白尿或血尿,肾功能不全少见。蛋白尿多在治疗第 1 年出现,停药后可好转,一般需要 9~12 个月缓解。而非甾体消炎药引起的膜性肾病发病快,缓解需 3~10 个月,复发概率小。

(3)RA 伴局灶节段坏死性肾炎患者临床表现较重,多见蛋白尿和血尿,常伴有肾功能下降。有学者总共纳入 10 例伴局灶节段坏死性肾炎的类风湿关节炎患者,均存在血尿和蛋白尿,9 例患者出现肾功能明显下降。激素联合环磷酰胺治疗可使蛋白尿和血尿减轻,RF 和抗中性粒细胞胞浆抗体滴度下降。

(4)近年来,由于更有效控制疾病活动性,RA 伴肾脏 AA 型淀粉样变性发病率有所下降。淀粉样蛋白在肾组织中沉积与肾功能显著负相关,肾小球中无淀粉样蛋白沉积患者肾功能可保持稳定。随着对 RA 的有效治疗,淀粉样物质可以消退,蛋白尿也可缓解。

(5)RA 伴血管炎临床可表现为皮肤溃疡(88%)、神经病变(42%)、脾大、皮下结节、指趾梗死、RF 滴度升高和低补体血症。

四、诊断

RA 临床诊断目前参考美国风湿病学会联合欧洲抗风湿联盟修订的诊断标准。RA 患者若伴有血尿、蛋白尿或肾功能异常者,应行肾穿刺活检以明确病理类型。虽然肾脏受累的确切诊断来自肾活检病理,但患者的临床症状和实验室检查也有助于鉴别诊断。例如,RA 患者发生肾功能不全多见于肾脏淀粉样变性及止痛剂肾病,少见于膜性肾病和系膜增生性肾小球肾炎。血尿多见于系膜增生性肾小球肾炎。无应用金制剂、青霉胺和非甾体抗炎药的病史,膜性肾病的可能性较小。继发性淀粉样变性主要见于长期慢性,活动性 RA 患者。

五、治疗

若肾脏病变为抗风湿药物(如金制剂、青霉胺、环孢素、止痛剂等)的不良反应所致,需立即停用;若肾脏病变由 RA 继发,则以治疗类风湿关节炎为主。以甲氨蝶呤、柳氮磺胺吡啶,来氟米特为代表的缓解病情抗风湿药可以有效减少滑膜炎,降低全身炎症活动。羟氯喹和氯喹可作为辅助用药。缓解病情抗风湿药亦可联合使用,如甲氨蝶呤、柳氮磺胺吡啶和羟氯喹的三联用药已在临床使用。环孢素和金制剂由于药物毒性,当主要药物无效时可使用。近年来以肿瘤坏死因子抑制剂依那西普为代表的生物制剂应用逐步增多,还包括阿巴西普、利妥昔单抗、托珠单抗等。有学者发现,生物制剂治疗类风湿关节炎患者可以有效减缓患者进入 G3 期的风险和肾功能下降的速率。

肾病快速进展者需加用激素和(或)免疫抑制剂如环磷酰胺治疗。在伴肾脏淀粉样变的 RA 患者中,依那西普可显著减少蛋白尿及血清淀粉样蛋白 A 水平,并可降低患者血清肌酐水平。

(唐 敏)

第五节 自身免疫性甲状腺疾病相关性肾病

甲状腺作为人体最大的内分泌腺体,分泌的甲状腺激素作用于全身多种器官和组织,在调节机体生长发育、组织分化、新陈代谢等方面起着重要作用。对于肾脏,甲状腺激素不仅促进肾脏的生长发育,而且对维持正常肾脏功能也具有重要作用。甲状腺功能的异常可以导致肾脏发生多种病理生理改变。一方面,甲状腺激素异常可引起血流动力学改变和水电解质(钾、钠、钙、磷等)紊乱,导致肾脏的排泄功能受到影响;另一方面,某些甲状腺疾病(如自身免疫性甲状腺疾病)本身是由免疫机制异常所致,机体的免疫异常同时也可以导致肾脏损伤,导致继发性肾脏疾病的发生和发展。

自身免疫性甲状腺疾病(autoimmune thyroid disease,AITD)是由遗传因素、环境因素和内源性因素共同作用引起的一组自身免疫性疾病,包括弥漫性毒性甲状腺肿(Graves 病)、慢性淋巴细胞性甲状腺炎(又称桥本甲状腺炎)、特发性甲状腺功能减退、产后甲状腺炎等,患者可有甲状腺功能亢进、甲状腺机能减退或甲状腺机能正常等多种临床表现。与此同时,部分患者常发现有肾脏病变累及,出现自身免疫性甲状腺疾病相关肾病,临床表现蛋白尿、肾病综合征或肾小管功能紊乱,以及肾功能减退。

一、发病机制

AITD 相关肾病的确切发病机制至今未明,目前认为与自身免疫紊乱、甲状腺激素异常、抗甲状腺药物,以及脂代谢紊乱、动脉粥样硬化等因素有关。近年研究发现,许多 AITD 是 IgG4 相关疾病的一部分。

　　AITD 为自身免疫性疾病,患者体内可见多种抗甲状腺成分的自身抗体,如甲状腺球蛋白抗体、甲状腺微粒体抗体、甲状腺胶质抗体和甲状腺细胞表面抗体等。目前,免疫病理已证实了多种甲状腺抗原或相应抗体(如甲状腺球蛋白、甲状腺微粒体抗原、Fucosyl-GM1 抗体等)可沉积在肾小球基底膜或系膜区。此外,甲状腺和肾脏存在共同抗原,如 megalin(gp330)等,AITD 产生的针对甲状腺成分的自身抗体也会同样针对肾脏,导致原位免疫复合物和(或)循环免疫复合物形成,参与致病。动物实验证实给家兔注射甲状腺球蛋白,使其抗体产生过剩,可产生上皮免疫复合物沉积,引起膜性肾病。部分 AITD 相关肾病患者采用免疫抑制治疗后蛋白尿明显减少,也支持免疫因素参与疾病发病。

　　肾脏是甲状腺激素重要的靶器官之一,甲状腺激素水平过高或过低都会造成肾脏结构和功能的改变(表 13-3)。如甲状腺功能亢进(简称甲亢)时由于甲状腺激素产生过多,心排血量增加、周围血管阻力减小等血流动力学的改变可导致肾脏血流量增加,肾小球滤过率、肾小管重吸收率及排泄增加;甲状腺功能亢进时代谢率增加,肾单位需超负荷工作以排泄增加的代谢废物。长期肾脏负担增加势必损伤肾小球滤过膜,通透性增加,致轻度蛋白尿,少数出现大量蛋白尿。肾小管也会受多种因素作用,引起功能失调或上皮细胞损伤。

表 13-3　甲状腺功能异常时肾脏变化

项目	甲状腺功能亢进	甲状腺功能减退
心排血量	增加	下降
外周血管阻力	下降	增加
RAS 活性	增加	下降
肾血流	增加	下降
肾小球血管收缩	下降	增加
肾小球滤过面积	增加	下降
球-管反馈	增加	增加
肾小球滤过压	增加	下降
GFR	增加	下降
蛋白尿	增加	增加
肾小管离子转运活性	增加	下降
肾小管质量	增加	下降
浓缩能力	下降	下降

　　AITD 相关肾病分为两类:一类主要是由于体内多种自身抗体的调节紊乱,形成免疫复合物在肾脏沉积,引起膜性肾病等改变;另一类可能与治疗抗甲状腺药物对肾脏的损伤有关,其中硫脲类抗甲状腺药物丙硫氧嘧啶是最常见的肾损害药物。20 世纪 90 年代 Dolman 等首先发现丙硫氧嘧啶可引起抗中性粒细胞胞浆抗体阳性的小血管炎。其可能机制如下:①丙硫氧嘧啶的代谢产物与三磷酸胸腺嘧啶竞争,因而抑制了外周淋巴细胞 DNA 的合成,进而导致免疫调节异常;②丙硫氧嘧啶的代谢产物作为半抗原可与中性粒细胞胞浆中的多种胞质抗原和胞核抗原等大分子结合,形成具有免疫原性的复合物,被 T 细胞识别,进而活化 B 细胞产生自身抗体;③感染状态下,中性粒细胞被完全激活可以发生脱颗粒反应,释放髓过氧化物酶,使丙硫氧嘧啶转化为反应氧族,造成血管内皮损伤;丙硫氧嘧啶与髓过氧化物酶结合,改变了酶的亚铁血红素结构,

之后改变了结构的酶就成为半抗原,可诱导抗中性粒细胞胞浆抗体的产生,介导血管损伤。血管炎影响全身多个系统,以肾损伤最为常见。除了引起新月体肾炎外,抗甲状腺药物还引起 IgA 肾病、微小病变肾病及膜性肾病等其他病理类型的肾病。文献还报道丙硫氧嘧啶可引起药物性狼疮、急慢性间质性肾炎等。

此外,甲状腺功能减退患者常出现代谢紊乱,如高尿酸血症、高脂血症等,均可引起肾脏损伤。甲状腺功能减退患者的血脂异常表现为总胆固醇、甘油三酯增高,尤其是低密度脂蛋白升高为主。血脂异常刺激肾脏固有细胞增殖,导致足细胞足突融合,滤过屏障受损,蛋白尿进一步刺激足细胞转化为纤维样细胞,参与肾小球硬化。同时,高脂血症激活促炎症因子及促生长因子,刺激细胞外基质大量合成,导致肾脏结构与功能的损伤;其次甲状腺功能减退患者常合并动脉粥样硬化,而后者是肾损伤的重要危险因素之一。动脉粥样硬化的形成与血脂异常直接相关。而甲状腺功能减退时舒张外周小动脉平滑肌的 T_3 下降导致的血压升高,以及内皮细胞功能障碍均促进动脉粥样硬化的发生和发展。同时,TSH 可通过减低一氧化氮合酶、前列腺素,升高内皮素-1 影响内皮细胞功能等独立于血脂的途径造成动脉粥样硬化。动脉粥样硬化不仅导致临床上约 90% 肾血管疾病,还作用于肾实质和肾内血管,引起肾脏滤过功能下降及肾组织缺血缺氧,肾脏长期缺血缺氧可引起肾脏不可逆性损伤。

二、病理

(一)光镜

肾穿刺活检显示 AITD 相关肾病的病理类型多种多样,其中最常见病理类型是膜性肾病,其他依次为 FSGS、系膜增生性肾小球肾炎、IgA 肾病、微小病变型肾病。如与抗甲状腺药物有关,则多表现为抗中性粒细胞胞浆抗体相关性血管炎。有报道 AITD 时肾脏病理表现为混合型,如系膜增生并膜性肾病或毛细血管内增生并膜性肾病。个别病例可伴有严重的肾小管间质性肾炎。

(二)免疫荧光及免疫组织化学

根据病理类型的不同、呈不同的免疫荧光表现,大多数患者肾小球基膜和(或)系膜区可见颗粒状 IgG、IgM 及 C_3 沉积。药物相关的抗中性粒细胞胞浆抗体相关性血管炎与原发性抗中性粒细胞胞浆抗体相关性血管炎的寡免疫复合物特点不同,荧光检查常提示为免疫复合物型。

经免疫组织化学检查,肾小球毛细血管基底膜上皮侧和(或)系膜区可见颗粒状沉积的甲状腺球蛋白等甲状腺相关抗原,但部分患者未检出甲状腺相关抗原或抗体沉积。

(三)电镜

膜性肾病患者肾小球基膜上皮侧和系膜区可见电子致密物沉积。

三、临床表现

本病多见于中年女性,在患甲状腺疾病后不久或数年后发病,也有部分患者肾病表现先于甲状腺疾病症状。AITD 相关肾病临床可表现为肾炎综合征或肾病综合征。多数患者早期表现为轻度蛋白尿,少数患者可表现为肾病综合征,镜下血尿偶见。大多数患者不伴有高血压及肾功能损害,少数可有高血压及肾功能损害。患者肾小管间质损害一般较轻,少数甲状腺功能亢进患者可合并肾小管酸中毒。而药物诱导的抗中性粒细胞胞浆抗体相关性血管炎影响全身多个系统,其中肾脏为最常受累脏器。临床症状多表现为血尿、蛋白尿及水肿等肾炎综合征,严重者甚至发生急性肾损伤。AITD 相关肾病未及时控制的情况下,随着病程延长可发展为尿毒症。

尿素氮、肌酐及尿酸的增高是可逆的,甲状腺激素治疗可逆转和部分恢复患者的肾脏功能。但是,随着甲状腺功能减退时间的延长,许多患者甲状腺功能由暂时性甲状腺功能减退发展成永久性甲状腺功能减退,而永久性甲状腺功能减退促使肾脏损害,甚至发展到不可逆转的肾功能不全,即氮质血症及尿毒症。

AITD 相关肾病临床表现的轻重与肾脏病理类型相关。膜性肾病 I ~ II 期患者多无血尿、高血压及肾功能损害,局灶节段硬化性病变患者可有血尿、高血压及肾功能损害,系膜增生性肾炎(IgA 肾病)患者则有血尿、蛋白尿。另外有报道,在 AITD 相关肾病过程中,可发生如乙型肝炎、糖尿病、红斑狼疮等新的疾病,并造成机体病情迁延加重,促进病情发展。

四、诊断与鉴别诊断

(一)诊断

目前 AITD 相关肾病的诊断尚无共识,具备以下几点应考虑诊断:①AITD 病史;②血清甲状腺球蛋白抗体、MCA 升高;③蛋白尿;④肾活检:免疫荧光检查发现肾小球基底膜免疫沉积物中有甲状腺球蛋白等多种抗体成分;⑤根据病史、体检及化验检查除外糖尿病、肝病、系统性红斑狼疮、多发性骨髓瘤等导致肾病综合征的其他主要疾病。其中肾活检病理改变在诊断上起着十分重要的作用,不仅为诊断提供较充分依据,还可以确定病理类型,指导制定治疗方案,并提示预后。

尽管该病患者常有前驱的甲状腺疾病史,但可能数月或数年后才发生蛋白尿或肾病综合征,故极易被忽视。因此,对水肿、蛋白尿的甲状腺疾病患者要动态观察尿蛋白变化,争取做肾脏免疫病理学检查;对肾病综合征患者亦应常规行有关的甲状腺功能检查,对可疑患者还应检测甲状腺球蛋白抗体和甲状腺微粒体抗体,以及免疫学指标的变化,以协助诊断。

(二)鉴别诊断

肾脏疾病与甲状腺疾病常常同时发生,二者之间存在一定联系。因此,ATID 相关性肾病与原发性肾脏疾病继发甲状腺功能减退的鉴别难度较大,由于肾脏免疫病理的甲状腺相关抗体阳性率低,因此不能以肾组织中是否存在甲状腺球蛋白作为鉴别依据。

肾病综合征时,包括甲状腺结合球蛋白在内的大量蛋白自尿中丢失,可导致继发性甲状腺功能减退。但一般肾病综合征血 TSH 降低、FT_3、FT_4 正常或略偏高,而原发性甲状腺功能减退患者血 TSH 升高,FT_3、FT_4 减少。

肾衰竭也常常影响到甲状腺分泌、代谢功能,引起 FT_3、FT_4 降低。但这种情况下不会引起甲状腺球蛋白抗体、甲状腺微粒体抗体及免疫学指标的变化。

五、治疗

AITD 相关肾病的治疗目前尚缺乏共识。病因治疗即积极治疗自身免疫性甲状腺疾病具有重要作用。早期发现、早期诊断加上及时有效地治疗 AITD 甚至可以逆转肾脏损害。对于原发性甲状腺功能亢进患者应用丙硫氧嘧啶或甲巯咪唑等药物,甲状腺功能减退或桥本甲状腺炎患者给予甲状腺激素替代治疗。而甲状腺功能亢进药物引起的抗中性粒细胞胞浆抗体相关性小血管炎,首先应立即停用抗甲状腺功能亢进药物,然后根据临床表现、脏器受累程度及抗体滴度决定是否应用糖皮质激素或免疫抑制剂,必要时血液净化治疗。

针对肾脏病变,文献报道甲状腺激素替代治疗、RAS 抑制剂、糖皮质激素、免疫抑制剂和甲状腺切除术均可能有效。当 AITD 伴少量蛋白尿时单纯甲状腺素替代治疗可能有效;给予 ACEI/ARB 可通过多种机制减少蛋白尿,保护肾功能;根据尿蛋白量和病理类型可加用糖皮质激素,必要时加用环磷酰胺或其他免疫抑制剂;一旦患者出现肾病综合征表现时,单纯肾上腺皮质激素和免疫抑制剂治疗亦不能使蛋白尿减少,更应强调对 AITD 本身的充分治疗。少数文献报道对甲状腺球蛋白抗体、MCA 高滴度阳性患者还可考虑手术切除部分甲状腺,以减少抗原来源,但尚需要更多的临床资料证实。

同时应重视 AITD 相关肾病的并发症治疗及长期随访。长期甲状腺功能减退时可形成高脂血症、高尿酸血症均会加大肾小球动脉硬化及间质损害的概率,辅以降脂、降尿酸治疗可延缓肾脏病变的发展。另外,临床上在肾病综合征时大量蛋白尿可造成甲状腺结合球蛋白的丢失,常可加重甲状腺功能减退,故此类患者的甲状腺替代治疗剂量通常需增加。对仅有血中 TSH 升高者,要注意经常动态监测并检测其他指标,观察有无变化,利于早期发现、早期治疗,且减少并发症的发生。

六、预后

AITD 相关肾病的转归与治疗时机、肾脏病变类型相关。AITD 相关肾病如果早期发现、早期治疗、有效控制原发甲状腺疾病,同时肾脏病理改变较轻(如微小病变、轻度系膜增生、膜性肾病 I～II 期等)的患者,则预后良好;而治疗延误,甚至出现并发症,则治疗困难,预后不良。需要指出的是,AITD 相关肾病与原发性肾小球疾病相比更易复发,尤其是 AITD 病变活动可导致肾脏损害的进一步加重,并较前更难以治疗。

(宋登华)

第十四章

代谢性疾病导致的肾损害

第一节 糖尿病肾病

临床实践发现,2型糖尿病患者的肾损害具有很大的异质性,其病理表现部分符合典型糖尿病肾小球病,部分符合非糖尿病肾病(non diabetic renal diseases,NDRD),还有部分肾脏病理表现不典型。

一、糖尿病性肾血管病变

糖尿病性肾血管病变是指狭义的糖尿病性肾脏疾病,是糖尿病最常见最严重微血管并发症之一,其患病率随着糖尿病患病人数的增加逐年增加。调查显示,我国1型糖尿病患者的糖尿病性肾脏疾病累积患病率为30%～40%,2型糖尿病为15%～20%。由于2型糖尿病的患病人数多,其所致的糖尿病肾脏病变的人数明显多于1型糖尿病。糖尿病肾病引起的终末期肾病已经成为威胁糖尿病患者生命的主要原因。在我国糖尿病肾病导致的终末期肾衰竭占总的终末期肾衰竭的8%左右,部分经济发达地区已增至15%。糖尿病性肾血管病变导致的死亡在1型糖尿病患者中居首位,在2型糖尿病患者中仅次于大血管并发症。

(一)糖尿病性肾血管病变的发病机制

糖尿病性肾血管病变有肾小球硬化,也有肾小管间质的硬化。肾小球硬化在糖尿病肾病早期及中、晚期均存在,肾小管病变与肾病的进展密切相关。目前人们认识到2型糖尿病肾损害的临床及病理过程与1型糖尿病相似,只不过2型糖尿病患者肾损害的进展比1型快(每3～4年进展一期),这可能由于2型糖尿病多发生于中、老年人,肾脏已有退行性变且多有胰岛素抵抗,常合并高血压、高脂血症及高尿酸血症,这些因素也同时损伤肾脏。

近年来有关糖尿病肾病的发生机制研究的进展主要表现在以下4个方面:①鉴定出一些1型糖尿病和2型糖尿病并肾病的遗传易感基因和因素;②肾小球硬化症与肾血流动力学有关,即与肾入球动脉扩张使肾小球压力升高有密切关系;③清蛋白排泄量既是判断糖尿病肾病病情的良好指标,又是糖尿病肾病的病因之一;④认识到葡萄糖对组织的毒性作用,并将葡萄糖毒性作用的研究深入到了分子水平。1型糖尿病和2型糖尿病其糖尿病肾脏病变的发病时间可能不一致,但最终的病理生理学机制相似,都与高血糖有关。除此之外,2型糖尿病可能还存在其他损害肾脏的因素,如高血压、高血脂、高尿酸、肥胖等代谢异常。可以肯定的一点是,糖尿病肾脏疾病的病因和发病机制是多因素的,各因素之间具有协同或交互作用。

1.遗传因素

并不是所有的糖尿病患者均发生糖尿病肾病。有些患者尽管血糖控制不佳,但并不发生肾损害;而有些患者尽管血糖控制良好,却发生了肾损害,因此提示糖尿病肾脏病变的发生与遗传因素有关。糖尿病肾脏病变种族发病的差异性也提示其与遗传有关。遗传易患性的机制可能包括家族性高血压、胰岛素抵抗、红细胞膜上钠-锂反转移活性升高,以及 N-脱乙酰酶、血管紧张素转化酶基因、Na^+/K^+-ATP 酶基因和醛糖还原酶基因的多态性或亚型差异等。在 2 型糖尿病肾脏病变中,基因改变有:血管紧张素转化酶(DCPI)、血管紧张素原(AGT)、转脂蛋白 E、肝细胞核因子(HNF1)、IL 受体 1 拮抗物(IL-1RN)及激肽释放酶 3(KLK3)、基质金属蛋白酶 9 等。在 1 型糖尿病肾脏病变中,应用多态性方法筛出的相关基因主要有:Ⅳ 型胶原(COL4A1)、心房钠尿肽(ANPHpa11)、醛糖还原酶(ALDR1)、G 蛋白亚单位(GNB3)、转化生长因子(TGF)β_1、血管紧张素 Ⅱ 受体、转脂蛋白 E、内皮素 A 受体及 β_2-肾上腺素能受体等。以上基因多态性的发现对于了解糖尿病肾脏病变的发病机制有帮助,但仍存在问题,如大多数的检查是在发生糖尿病肾脏病变以后做的,很难确定基因改变是疾病本身的原因还是疾病导致的后果,并且糖尿病肾脏病变常合并其他许多疾病(如高血压、脂质代谢紊乱、心血管病变等),很难确定糖尿病就是导致肾脏病变的唯一因素。另外,糖尿病肾脏病变的发生不一定是单基因异常所致,同时环境因素也是促成糖尿病肾脏病变发生的另一个重要因素。

2.血流动力学异常

肾脏血流动力学异常是糖尿病肾脏病变早期的重要特点,表现为高灌注(肾血浆流量过高)状态。导致高灌注的原因主要有:①扩张入球小动脉的活性物质(包括前列腺素、一氧化氮、心房钠尿肽等)过多或作用过强;②肾小管-肾小球反馈(TGF)失常;③肾髓质间质压力过低。常常导致蛋白尿生成,肾小球毛细血管切应力改变,局部肾素-血管紧张素兴奋,以及蛋白激酶 C(PKC)、血管内皮生长因子(VEGF)等基因进一步激活。近年来认为,近端肾小管中钠、葡萄糖协同转运过强使钠盐在该处过度重吸收是发病的关键。由于这种过度重吸收使鲍曼囊压力降低,肾小球滤过被迫增多;与此同时又使到达致密斑的氯化钠减少,肾小球反馈的抑制作用减弱;同样的机制又使髓质间质的压力改变,反馈性地使入球小动脉过度扩张。导致近端肾小管对钠离子重吸收过强的原因不明,可能与血管紧张素 Ⅱ 在该处的作用过强有关。不少学者在糖尿病肾脏病变(主要在 1 型)动物模型或患者中发现,与健康对照相反,其肾小球滤过率(GFR)和肾血浆流量在低盐时不仅不下降,反而更上升,即摄盐与肾血浆流量改变呈矛盾现象。因此推测:摄盐减少,导致 RAS 更兴奋,近端肾小管摄盐更多,启动增加肾血浆流量的机制更明显。肾血流量增加和肾高灌注状态可使肾系膜细胞增生。血流动力学改变和一些细胞因子(如 TGF-β 等)的交互作用在糖尿病肾病的发生中起重要作用。血流动力学的异常可通过自分泌或旁分泌使细胞因子和生长因子释放增加,导致细胞外基质蛋白的产生增加。

3.糖代谢异常

(1)高血糖:高血糖对肾脏的影响有以下几方面。①引起肾脏肥大及基膜增厚,增加内皮细胞对清蛋白的渗透性及系膜蛋白质的合成;②导致肾小球内皮细胞、上皮细胞、系膜细胞和肾小管细胞释放转化生长因子(TGF),使细胞增生肥大;③慢性高血糖(尤其是波动性高血糖)增加多元醇通路的活性,在不需要胰岛素的情况下,增加糖的摄取和山梨醇在组织的积累。如在肾组织,山梨醇积聚增多,可引起细胞肿胀,使细胞外液的肌醇进入细胞受限,细胞内肌醇减少,进而影响磷酸化过程,从而使 Na^+,K^+-ATP 酶活性降低及细胞生理功能发生障碍。

(2)糖基化终产物:血糖增高时,葡萄糖分子中的羧基可与蛋白质中的氨基结合形成醛亚胺,醛亚胺再发生一个分子结构的重排反应,形成性质较为稳定的酮胺化合物。在糖化蛋白与未糖化蛋白分子之间及糖化蛋白分子之间互相结合,酮胺化合物分子逐渐增大、堆积,互相交联形成更为复杂的晚期糖基化终产物(advanced glycation end product,AGE),这一过程进行得非常缓慢且不可逆,不需要酶催化,因而多发生在机体内代谢周期长的蛋白质分子,如胶原蛋白、晶体蛋白等。AGE 可能是一种致尿毒症性毒性物质,与糖尿病肾脏病变的发生发展相关。AGE 通过与 AGE 受体(RAGE)结合后发挥作用,RAGE 在各种肾细胞广泛存在,是 AGE 的信号转导受体。受体刺激后通过激活 NF-κB 使前炎症细胞因子表达增加,RAGE 也可作为一种内皮细胞黏附受体使白细胞聚集从而产生炎症作用。AGE 主要在肾小球滤过,近端肾小管重吸收。RAGE 激活导致内皮细胞转变成肌纤维细胞使肾小管萎缩和间质纤维化。在糖尿病,RAGE 自身表达上调。

AGE 损伤肾小球的机制可能是:①刺激肾小球系膜细胞产生和释放细胞外基质(ECM)成分,引起肾小球肥大、肾小球硬化;②基膜上的 AGE 可"捕捉"循环血液中的蛋白到基膜上,引起尿蛋白排出增多;③引起单核-巨噬细胞向细胞外基质迁移;④于局部形成免疫复合物;⑤与血管内皮细胞结合,引起血管通透性增加,促进释放细胞因子和细胞生长因子,引起肾小球增殖性病变。

透析患者可发生"透析相关性肾淀粉样变性",其主要原因是 AGE 与 $β_2$-微球蛋白结合引起淀粉样变性。这些透析患者的血糖可升高,亦可正常,说明蛋白质的糖化和由 AGE 形成的组织损害并非糖尿病所特有。AGE 的溶解度低,对酶抵抗,任何原因所致的晚期肾衰竭都不能用透析来清除 AGE。

AGE 也加速动脉硬化的进展速度。AGE 与血管中的蛋白质交联后,改变血管基质成分的结构和功能,使血小板互相聚集,最终形成动脉硬化,使血管弹性下降,脆性增加,但这些改变并无特异性。老年人、肾功能不全者、老年痴呆、皮肤病和白内障患者,也可出现这些病理过程,这可能与这些疾病的病因和病情进展有关。非糖尿病性肾衰竭时,由于尿毒症的氧化作用和羧化作用(氧化应激),使 AGE 的生成增多并堆积于肾实质内,造成肾脏的各种损害。只是糖尿病患者的蛋白质糖化和 AGE 生成比其他疾病所致的肾病病变更明显,胰岛移植使血糖正常后,或用药物治疗控制糖尿病后,可防止蛋白质的进一步糖基化,AGE 的生成亦相应减少。

4.细胞因子和生长因子

(1)生长因子:肾脏多种实质细胞,尤其是系膜细胞合成分泌 TGF-β,并拥有其特异性受体。TGF-β 在糖尿病肾病的发生发展中起着重要的作用,可引起细胞内糖摄入增加。TGF-β 启动分子中有一个被称为"葡萄糖反应元素"的核苷序列,可刺激系膜外基质蛋白的产生,包括纤维连接素以及Ⅰ型、Ⅱ型和Ⅳ型胶原的产生,促进基膜增厚;刺激足突细胞分泌内皮细胞生长因子,从而诱发基膜剥脱与肾小球硬化。高糖、阿马都利及 AGE 都增加肾小管、系膜细胞 TGF-βmRNA 和蛋白的表达,通过抑制基质金属蛋白酶从而抑制细胞外基质的降解。结缔组织生长因子(CTGF)是一个富含半胱氨酸的肽(相对分子质量 36 000~38 000),目前认为它是在 TGF-β 下游发挥作用,CTGF 可促进肾脏成纤维细胞增殖、细胞外基质合成和化学趋化作用。血管上皮生长因子(VEGF)是一种具有很强微血管渗透性的血管源性因子,可以增加滤过屏障对蛋白的通透性,促进肾小球基膜增厚。VEGF 目前发现至少存在 5 种异构体,在足突细胞、远端小管和集合管均有表达。在足突细胞,细胞外基质蛋白调节 VEGF 的转录。在糖尿病肾病早期 VEGF mRNA 和蛋白的表达是增加的,AGE 可使 VEGF 表达增加,用抗 VEGF 的单克隆抗体处理糖尿病大鼠,能降低高滤过、清蛋白尿和肾脏肥大。

肾脏是合成胰岛素样生长因子(insulin-like growth factor,IGF)的重要部位,系膜细胞上拥有 IGF-1 的受体,并可持续合成和分泌 IGF-1,明显增加 GFR 和肾血流量(RPF),刺激系膜细胞合成胶原Ⅲ。IGF-1 参与糖尿病肾脏病变早期肾小球高滤过和肾小球肥大的发生。PDGF 是一种主要来源于血小板,并对多种细胞具有生长促进作用的肽类细胞活性因子。PDGF 可直接作用于系膜细胞,增加细胞外基质。在代偿性肾肥大及糖尿病肾脏病变的发生机制中,PDGF 及其受体表达增强,使系膜细胞增生,促进肾小球肥大。还有其他的如肝细胞生长因子(HGF)、成纤维细胞生长因子(FGF)等在糖尿病肾脏病变的发病机制中都有一定作用。如 HGF 可导致细胞外基质蛋白在肾小球间质中积聚,导致慢性进行性肾衰竭。FGF 可促进肾小球通透性增加、系膜细胞增殖和活化及新生血管形成等。

(2)肾脏的 RAAS 系统:肾脏能生成肾素、血管紧张素和醛固酮。已经证实 ACEI 和 ARB 能减轻糖尿病肾脏病变,其不仅改善了血流动力学异常,而且具有抗炎症和抗纤维化的作用。ATⅡ本身在肾细胞能诱导许多前炎症因子、前纤维蛋白生成因子、生长因子、细胞因子、趋化因子的生成。高糖能刺激肾系膜细胞和肾小管细胞肾素和血管紧张素原的产生,继而使局部ATⅡ浓度增加,然后通过自分泌或旁分泌机制使细胞因子和生长因子分泌增加。局部 ATⅡ 的增加可抑制足突细胞 nephrin,nephrin 分子为肾小球滤过屏障,位于上皮细胞足突之间的裂孔隔膜上,它参与肾脏滤过屏障的正常发育并维持其正常功能的表达,使足突细胞对尿蛋白呈超滤过状态,蛋白超滤过又可加重足突细胞的损害。ATⅡ受体通过激活 NF-κB 诱导前炎症因子产生。近期研究发现醛固酮在糖尿病肾脏病变的发生中存在不依赖 ATⅡ 的作用,醛固酮拮抗剂-螺内酯能抑制链佐星诱导的糖尿病大鼠肾脏胶原纤维的沉积和 TGF-β₁ 表达的增加。新的醛固酮拮抗剂——依普利酮能减少 2 型糖尿病患者的微量白蛋白尿。

(3)炎症因子与氧化应激:糖尿病患者的肾组织活检和糖尿病动物模型可发现,在肾小球和小管间质中存在炎症状态和单核细胞浸润。单核细胞趋化因子-1(MCP-1)是巨噬细胞/单核细胞的重要趋化因子。在系膜细胞,高糖可导致 MCP-1 增加。蛋白尿能与高血糖和 AGE 相互作用,在足突细胞、肾小管细胞促进趋化因子的表达,浸润的单核细胞释放蛋白酶和纤维蛋白生成细胞因子,包括 TGF-β,这些前炎症因子使肾单元破坏。用抗炎症药物如吗替麦考酚酯可防止糖尿病肾脏病变的发展。人 TNF-α 是由 233 个氨基酸组成,相对分子质量为 26 000 的蛋白质,TNF-α 能使过氧化脂质代谢产物增多,在培养的人肾小球系膜细胞中,可诱导前列腺素(PG)等炎性介质的合成。TNF-α 也能刺激胶原的产生和成纤维细胞的增殖。C 反应蛋白(CRP)是一种由肝脏合成非糖基化的聚合蛋白,受遗传因素、激活的单核细胞、成纤维细胞及某些细胞因子如 IL-1,TNF-α,IL-6 等的调节。CRP 也能直接诱导内皮细胞产生血浆 PAI-1 mRNA 和 PAI-1 蛋白的表达,同时抑制一氧化氮(NO)酶,使内皮功能受损。PAI-1 是调节纤溶活性的关键因子。通过基因转染技术使 PAI-1 基因在肾脏中定位表达,结果显示,随 PAI-1 表达水平增加,局部出现细胞外基质过度积聚,在肾小球纤维化区域也可检测出 PAI-1 表达增高。白细胞介素-6(IL-6)作为急性时相反应的调节因子,能刺激肾小球系膜的增殖和细胞外基质的产生,促进糖尿病肾病的发生发展。

氧化应激与糖尿病肾脏病变的发生发展密切相关。有研究发现,从 2 型糖尿病的启动到临床发病的多年时间中,当轻度高血糖导致氧化应激后,蛋白氧化损伤就已经发生。而且在糖尿病肾脏病变患者中,氧化应激可促进单核巨噬细胞活化,介导炎症因子释放,导致蛋白氧化损伤。糖尿病肾脏病变患者的血清蛋白氧化较无糖尿病肾脏病变患者增强,并且与糖尿病肾脏病变氧化应激状态和慢性炎症状态有关。在肾系膜细胞有葡萄糖转运蛋白4和1(GLUT4、GLUT1)。GLUT1在系膜细胞过度表达刺激细胞外基质蛋白的产生。葡萄糖进入细胞后由于糖酵解和三羧酸循环增加,使电子供体还原型辅酶Ⅰ(NADH)和烟酰胺腺嘌呤二核苷酸磷酸(NADPH)产生增加,其结果使超氧化物增加、解偶联蛋白-1(UCP-1)过度表达、蛋白激酶C(PKC)激活,这些均可使线粒体活性氧(ROS)产生增加。在足突细胞,高糖可使花生四烯酸代谢通路激活,这是不依赖线粒体产生ROS的另一条途径。另外,山梨醇旁路激活也可使氧化应激增加。高血糖使甘油二酯(DAG)形成增加,DAG增加使PKC激活,PKC激活进一步使促分裂原活化的蛋白质激酶MAPK通路激活,MAPK也可能通过ROS激活,这些通路之间可能存在交互作用。

5.其他因素

(1)高血压:高血压作为一个危险因素,与糖尿病肾脏病变的发生发展有密切联系。糖尿病肾脏病变与高血压可同时存在,互为因果,形成恶性循环。体循环血压增高,使肾脏呈高灌注和肾血流动力学异常。肾小球内异常的血流动力学通过增加物理的和机械的张力改变肾小球、系膜和上皮细胞的生长和功能,结果导致系膜基质的形成和基膜增厚。异常的肾小球血流动力学也影响某些调节血管舒缩的生长因子肽类的表达,如内皮依赖的松弛因子、内皮素-1和纤溶酶原激活物等。

(2)脂代谢紊乱:研究发现对糖尿病患者进行强化治疗,包括控制血压、血糖、脂质紊乱,不仅能降低大血管事件,而且可以减少微血管并发症如糖尿病肾脏病变(危险率比$HR=0.39$)、视网膜病变(危险率比$HR=0.42$)和自主神经病变($HR=0.37$)。脂代谢紊乱促进肾小球硬化的机制包括:①升高肾小球毛细血管内压;②改变肾小球血液流变学等;③经氧化和糖化的低密度脂蛋白(LDL)清除降解减少,促进单核-巨噬细胞释放多种细胞因子和生长因子如PDGF-B等,进一步促进肾小球硬化;④胆固醇合成过程中代谢产物可直接激活NF-κB、PKC等,诱导内皮素(ET-1)、转化生长因子-β_1(TGF-β_1)等表达。

(3)围产期危险因素:新生儿糖尿病多为先天性或1型糖尿病,其发生糖尿病肾脏病变及糖尿病肾脏病变的严重性概率与围产期的一些因素有关。Rudberg调查瑞士全国糖尿病肾脏病变患者的围产期指标发现,出生时低体重儿与成年后的心血管病变、高血压和胰岛素抵抗有关;孕妇吸烟、文化程度较低也增加子女日后发生糖尿病肾脏病变的可能性。这些因素与遗传因素一起或独立起作用,而持续性高血糖是上述危险因素致糖尿病肾脏病变的前提。

(4)蛋白尿:硫酸乙酰肝素(HS)是硫酸乙酰肝素蛋白多糖(HSPG)的阴离子蛋白多糖侧链。HSPG存在于基膜的细胞基质中和细胞膜表面。近年来发现,HSPG的主要结构形式——集聚蛋白存在于肾小球基膜上。实验证明,用肝素酶水解HS,或用HS抗体中和HS,肾小球基膜的通透性增加,这说明基膜的选择性通透功能主要是由HS决定的。但不同疾病引起蛋白尿的发病机制并不相同。例如,由链佐星诱发的糖尿病肾脏病变动物及由含高糖培养液培养的肾小球细胞,高糖通过降调节使HS合成减少,HS的硫化程度降低,出现蛋白尿。

蛋白尿不仅仅是糖尿病肾脏病变的一种表现,而且是肾功能损害的独立预测因素,蛋白尿本身可加重肾小球硬化和肾小管间质损伤,蛋白的滤过和重吸收引起炎症和血管活性物质的释放,导致纤维增殖、间质炎症和系膜细胞损伤。

(5)羰基化应激:在氧化应激过程中,也产生羟甲赖氨酸和戊糖素,并可与丙醛赖氨酸、4-羟化弹性蛋白物、丙烯醛蛋白等一起沉积于糖尿病肾脏病变病灶内。以上五种化合物都是蛋白质的氨基和羟基在氧化应激催化下进行羰基胺缩合的产物。前者是由糖类、脂质和氨基酸衍化而来。糖、脂类和氨基酸的毒性产物使蛋白质的羰基化化学修饰过程称为羰基化应激。这类应激可导致糖尿病性肾小球损害。

(6)离子型放射造影剂:离子型放射造影剂为肾毒性物质,糖尿病肾脏病变患者须慎重使用,在有脱水、肾功能严重减退和心力衰竭时须禁用。造影剂对肾小管上皮细胞可能有直接损伤作用,能导致急性肾小管坏死,要尽可能减少低渗、等渗造影剂的用量。

(7)低氧:研究发现轻微贫血能增加2型糖尿病伴肾病进展的危险。目前贫血与糖尿病肾脏病变进展的精确机制尚未完全明了。研究认为贫血可能引起肾脏低氧,低氧可诱导 VEGF 和 TGF-β 的生成。细胞因子和生长因子由缺氧诱导因子(HIF-1)调节。

(二)病理改变

糖尿病肾脏病变是一种全肾的病变。肉眼观察可见肾脏体积增大,早期肾脏表面光滑,终末期可呈颗粒状肾萎缩表现。组织学基本病变是基膜样物质增多,并累及系膜细胞,同时有毛细血管基膜增厚和系膜细胞轻度增生。电镜检查示系膜细胞中细胞器增多。免疫荧光检查可见有 IgG、IgM、补体 C_3 和纤维蛋白原呈颗粒样沉着基膜,最终导致肾脏出现典型的肾小球硬化,肾脏体积可增大、缩小或正常。早期病理改变是系膜区扩张,主要是由于细胞外基质沉积和系膜细胞增生所致,肾小球基膜增厚也在早期可见,主要是由于细胞外基质合成增加,排出减少。肾小球上皮细胞(足突细胞)通过 $\alpha_3\beta_1$ 和 $\alpha_2\beta_1$ 整合素黏附在基膜,高糖可使整合素表达调节紊乱,足突细胞减少伴功能障碍。

肾小球的病理改变有 3 种类型,包括结节性肾小球硬化、弥漫性肾小球硬化、渗出性病变,其中以结节性肾小球硬化最具特征性,又称毛细血管间肾小球硬化或 Kimnel-Steil-Wilson 结节(K-W 结节)。

1.弥漫性病变

肾小球系膜基质为嗜酸性的 PAS 染色阳性物质,局限于小叶的中央部分或广泛地播散于毛细血管间,与结节相似。肾小球毛细血管基膜有不同程度的增厚,轻者仅少数毛细血管累及,病理表现如系膜增生型肾炎;如果毛细血管较多,基膜增厚较著,则与基膜增生型肾炎相似。在一个患者中可同时存在结节性病变和弥漫性病变。1 型糖尿病患者在糖尿病起病 4 年后即可出现,而在 2 型糖尿病患者则无法预估。

2.结节性病变

完全形成的结节呈近乎圆形或锥形,直径为 20～200 μm,是由糖蛋白、糖和脂质组成的一种透明样沉积物,结节随年龄或病程而增大。增大的结节中心呈分叶状,外周可见同心圆形排列的系膜细胞核。肾小管及间质也可发生病理改变,远端肾小管细胞普遍肿胀,上皮细胞空泡变性,基膜增厚,间质病变主要表现为间质纤维化,晚期可见肾小管萎缩、基膜增厚和管腔扩张。

一般认为,K-W 结节为糖尿病肾脏病变的特异性损害,常呈局灶性分布。需与特发性结节性肾小球硬化症鉴别。后者的肾脏病理特征是肾小球硬化呈结节状,伴入球和出球小动脉硬化,肾小球基膜增厚,并见局灶性肾小球系膜溶解和毛细血管微血管瘤形成。在这些病例中,实际上多数仍存在糖代谢紊乱或糖尿病,真正的特发性结节性肾小球硬化罕见,病因未明,可能是肾小球动脉狭窄致肾小球缺血所致。此外,糖尿病性结节性肾小球硬化还应与继发性局灶性肾小球硬化鉴别。

3.渗出性病变

渗出性病变主要表现为包曼囊内的滴状物"肾小囊滴"或肾小球毛细血管周围半月形纤维素帽"纤维素冠"或小动脉玻璃样变。性质似纤维素,有时含脂类物质,病变无特征性。

(三)糖尿病肾病的分期

1987 年 Mogensen 建议将糖尿病所致肾损害分为 5 期,该分期法现已被临床广泛使用。具体分期如下。

1 期

肾小球高滤过期。该期主要表现为患者 GFR 增加,可增加 20%～40%,同时肾脏体积增大。如果及时纠正患者高血糖,上述变化仍可逆转。此期病理检查除可见肾小球肥大外,无其他器质性病变。

2 期

无临床表现的肾损害期。该期可出现间断微量白蛋白尿,患者休息时尿清蛋白排泄率(UAE)正常(<20 μg/min 或 UAE<30 mg/d),应激时(如运动等)即增多超过正常值。在此期内,患者 GFR 仍可较高或已恢复正常,血压多正常。此期病理检查(常需电镜检查确定)已可发现肾小球早期病变,即系膜基质轻度增宽及基底膜轻度增厚。

3 期

早期糖尿病肾病期。出现持续性微量白蛋白尿为此期标志,即使患者未活动,UAE 亦达 20～30 μg/min 或 30～300 mg/d 水平,但是做尿常规化验蛋白定性仍阴性,该期患者 GFR 大致正常,血压常已开始升高。病理检查肾小球系膜基质增宽及肾小球基膜(GBM)增厚已更明显,小动脉壁出现玻璃样变。由于糖尿病肾病(糖尿病肾脏病变)病理改变并非增殖性病变,故血尿并不突出。一般认为,从此期起肾脏病变已不可逆转。

4 期

临床糖尿病肾病期。从尿常规化验蛋白阳性开始糖尿病肾损害已进入此期,而且,常在此后 2～3 年内病情迅速进展至大量蛋白尿(UAE>3.5 g/d)及肾病综合征。严重肾病综合征病例常出现大量腹水及双侧胸腔积液,利尿治疗相当困难。该期患者 GFR 常进行性减低,血压明显升高。病理检查肾小球病变更重,部分肾小球已硬化,且伴随出现灶状肾小管萎缩及间质纤维化。

5 期

肾衰竭期。从出现大量蛋白尿开始,患者肾功能即迅速坏转,常在 3～4 年发展至肾衰竭,伴随出现肾性贫血。糖尿病肾脏病变患者常与多数原发性肾小球疾病患者不一样,虽已进入慢性肾衰竭,但是尿蛋白量却不减,仍然呈现肾病综合征。这一特点将会增加晚期糖尿病肾脏病变患者肾脏替代治疗的困难,因为更难维持患者营养,更易出现多种并发症。此时若做病理检查,将只能见到肾脏晚期病变,即多数肾小球硬化、荒废及多灶性肾小管萎缩及间质纤维化。

(四)实验室检查

1.尿蛋白

清蛋白分子直径小于肾小球基膜滤孔孔径,其电荷极性为负,正常时被肾小球基膜负电荷屏障阻挡而不能通过,当肾小球基膜上的电荷屏障被破坏时,均可使血浆蛋白经肾小球滤出增加、肾小管重吸收减少及组织蛋白释放增加,使尿液中蛋白质含量增加,形成蛋白尿。根据尿清蛋白排出量可将糖尿病肾脏病变分为早期肾病期和临床肾病期。早期肾病期又称微量白蛋白尿期,指 24 h 或白天短时收集的尿清蛋白排泄率为 30～300 mg/24 h(20～200 μg/min)。由于尿蛋白受尿液稀释程度及蛋白饮食等诸多影响,因此目前国际上用尿清蛋白/肌酐的比值(mg/g 肌酐)表示,当比值为 30～300 mg/g,肌酐可诊断微量白蛋白尿阳性,但必须 2 次以上阳性,临床上才有意义。夜间尿则其数值下降 25%。如果是半年内连续 2 次尿清蛋白排泄率(UAE)均在 30～300 mg/d,并排除其他可能引起 UAE 增加的原因,如酮症酸中毒、泌尿系统感染、运动、原发性高血压和心力衰竭等,即可诊断早期糖尿病肾脏病变。微量白蛋白尿检测是当前国内、外公认的糖尿病肾脏病变的早期诊断指标。微量白蛋白尿的测定不仅用于糖尿病肾脏病变的早期诊断,还可用于肾功能(GFR)下降的预测。

如常规方法测定尿蛋白持续阳性,尿蛋白定量>0.5 g/d,尿中清蛋白排出量>300 mg/d,或清蛋白的排泄率>200 μg/min,或尿清蛋白/肌酐的比值>300 mg/g肌酐,排除其他可能的肾脏疾病后,可确定为临床糖尿病肾脏病变。在 1 型糖尿病伴明显蛋白尿患者,肾小球滤过功能每年大约下降 12 mL/min,10 年大约 50% 发生 ESRD,20 年大约 75% 发生 ESRD。在 2 型糖尿病中,因为糖尿病症状的不典型,糖尿病起病时间不确定,尿蛋白和肾小球滤过功能的关系变化较大。

2.糖尿病肾病早期诊断的其他生化指标

(1)尿胱蛋白酶抑制剂 C:尿胱蛋白酶抑制剂 C 由肾小球滤过,不被肾小管重吸收和分泌,在近端肾小管上皮细胞被分解代谢。而且不受性别、肌肉量、饮食、炎症、胆红素、溶血等因素的影响。Mojiminiyi 等报道在 DN 早期,尿胱蛋白酶抑制剂 C 反映肾小球滤过功能较 β_2-MG、肌酐等更敏感。

(2)IV 型胶原:高血糖刺激肾小球系膜基质中 IV 型胶原合成和沉积增加。已发现 IV 型胶原在糖尿病患者无尿清蛋白时就高于正常对照者,随着糖尿病肾脏病变进展其增高更明显。在合并其他微血管病变(视网膜病变、神经病变)时,IV 型胶原也都升高,并与尿清蛋白排泄量相关。

(3)硫酸乙酰肝素蛋白多糖(HSPG):在正常情况下,HSPG 维持肾小球毛细血管负电荷屏障。在糖尿病时,肾小球上含量减少,而尿中排出增多。

(4)纤维连接蛋白(Fn):Fn 是肾小球细胞外基质中的固有成分。血浆中 Fn 由肝细胞、血管内皮细胞和血小板产生,与凝血、维持血小板功能、组织修复、红细胞与内皮细胞黏附等有关,与糖尿病微血管病变发生有关。尿中含有 Fn 降解产物,其排泄量也与尿清蛋白呈正相关,与肌酐清除率呈负相关。

(5)转铁蛋白(TRF):TRF 是一种铁结合单体 β_1 球蛋白,属铁结合蛋白家族成员之一。成熟的蛋白分子是由一个氨基酸残基组成的单链糖蛋白,相对分子质量为 8 万左右,TRF 的等电点比清蛋白高。一般来说,具有较高等电点的蛋白质更易滤入肾小球囊,因为后者表面负电荷层对其排斥降低。所以当肾小球发生损害时,TRF 要比清蛋白更早从尿中排出。用 L-精氨酸抑制肾小管重吸收 TRF,发现尿清蛋白排泄量不变而 UTRF 排泄量增加,提示尿 TRF 升高可能是由于肾小管重吸收功能障碍,因而认为尿 TRF 既反映肾小球滤过功能,也反映肾小管吸收功能的损害,可能是较尿清蛋白更早地反映肾损害的标志物。

(6)免疫球蛋白:IgG 是血液中主要免疫球蛋白,多数以单体形式存在,主要由脾和淋巴结合成,不经肾小球滤过,故正常人尿液中含量极低。IgG 为基本不带电荷的大分子蛋白,若尿中增多,表示肾小球病变已达到滤孔屏障损伤阶段。

(7)唾液酸(SA):SA 是构成肾小球基膜的非胶原酸性蛋白成分,构成负电荷屏障。基膜损伤时,尿中 SA 排出增多,特别是尿中与糖蛋白结合的 SA 与总 SA 的排泄率比值与尿清蛋白排泄率呈正相关关系。

(8)转化生长因子β(TGF-β):TGF-β是调节肾小球细胞间质沉积物合成和分解的主要生长因子之一。测定尿和血中 TGF-β 的含量可反映肾小球系膜细胞 TGF-β 的生成量,能间接了解肾小球病变的情况,与肾间质纤维化有关。

3.反映肾小管功能障碍的标志物

尿中尚有另一类相对分子质量<7 000 000、可自由滤过肾小球的低分子蛋白质。当肾小管功能正常时,它们可在肾小管全部被重吸收。一旦尿中出现这些蛋白,则表示肾小管重吸收功能障碍。

(1)β_2-MG:β_2-MG 是一种低分子蛋白质,其相对分子质量为 11 800,是由 100 个氨基酸残基组成的一条多肽链,易被肾小球滤过。β_2-MG 从肾小球滤过后,其中 99.9% 部分由近曲小管以胞饮方式摄取,转运到溶解体降解为氨基酸,所以滤过的 β_2-MG 并不回到血液循环中。正常人血中 β_2-MG 含量极微,且合成和分泌非常稳定。血中 β_2-MG 反映肾脏的滤过功能,是判断肾脏早期受损敏感而特异的指标。β_2-MG 是检查肾功能的一种方法,估计 GFR 较血肌酐敏感,可以早期判断肾脏受损。长期糖尿病引起肾小球动脉硬化,使肾小球滤过功能下降,从而导致血 β_2-MG 增高;当肾小管受损时,β_2-MG 重吸收下降,β_2-MG 清除率降低,从而尿中 β_2-MG 明显增高。总之,血 β_2-MG 和尿清蛋白的检测都是糖尿病肾脏病变早期极敏感的检查指标,对尿常规检测蛋白阴性的糖尿病患者,经常联合检测血 β_2-MG 和尿清蛋白,对及早发现肾小球和肾小管的病变,及时控制糖尿病肾脏病变并发症的发生具有重要意义。

(2)α_2-MG:有报道在尿清蛋白排出正常时,尿中 α_2-MG 已显著升高,并与尿转铁蛋白(UTr)、尿清蛋白排出量正相关,它可能比尿清蛋白更早预示糖尿病肾脏病变。

(3)视黄醇结合蛋白质(RBP):游离的 RBP 可自由滤过肾小球,在近曲肾小管有 99.97% 被重吸收,并在血液循环中降解。与 β_2-MG 相比,无论在酸性尿,还是不同温度中均很稳定。当尿 pH>6 时,尿 β_2-MG 与 RBP 高度相关。故测量尿 RBP 能更可信地反映近曲小管的功能。

(4)尿蛋白-1(UP1):又叫 Clara 细胞蛋白,由终末支气管内 Clara 细胞分泌,青春期男性尿道也分泌 UP1。在 2 型糖尿病患者中,已发现 UP1 比 α_2-MG 更敏感地反映肾小管功能。

4.尿酶检测

检测尿 N-乙酰-D 氨基葡萄糖苷酶、碱性磷酸酶、γ-谷氨酰转肽酶、β-半乳糖苷酶(GAL)、溶菌酶、氨肽酶和胸腺核糖核酸酶(RNase)等。常用的有 NAG,其相对分子质量为 130 000,广泛存在于近曲小管上皮细胞溶菌酶体内的一种糖分解酶,主要来源于肾组织。研究发现,在糖尿病肾脏病变早期,NAG 已开始升高,并与肾小球损坏程度呈正相关。有些病程不足 2.5 年,尚无肾脏组织学改变时,NAG 就已显著升高,故可作为早期较敏感的诊断指标。

5.其他蛋白

(1)Tamm-Horsfall 蛋白(T-H 蛋白):相对分子质量为 9 500,位于 Henle 袢升支上皮细胞内。当远曲小管受损时,尿 T-H 蛋白增加,随着肾单位减少其排量也减少,可作为 Henle 袢上升支转运功能的标志物。

(2)α_2 糖蛋白 1(apolipoprotein H,又称载脂蛋白 H):有人比较尿清蛋白阴性的糖尿病患者,尿 α_2 糖蛋白 1 比尿 RBP 升高更明显,可能要比尿 RBP 更敏感地反映肾损害。

糖尿病肾脏病变并不仅是肾小球的病变,肾小管损害可能早于肾小球的损害,因为在尚无尿微量清蛋白时,尿中已有多种肾小管蛋白存在。由于对尿清蛋白的基础与临床研究进行得最早、最多,从目前众多的糖尿病肾脏病变生化标志中看,仍以尿清蛋白预测糖尿病肾脏病变最可信,特别是在肾小球病变时。而在其他的标志中,以 UTr、尿 RBP、N-乙酰基葡聚糖胺(NAG)的测定较为敏感、可靠。由于糖尿病肾脏病变是包括肾小球和肾小管损害在内的发展过程,多种指标的测定能更准确地反映糖尿病肾脏病变的真实面貌。

6.肾活检病理学诊断

肾活检病理学诊断具有早期诊断意义,即使在尿检正常的糖尿病肾脏病变患者,其肾脏也可能已存在着组织学改变。光镜下,可见具特征的 K-W 结节样病变;电镜下,系膜细胞增殖,毛细血管基膜增厚。但由于肾活检是一种创伤性检查,不易被患者所接受。以下情况应作肾活检以排除其他肾病:①有管型尿;②有非糖尿病肾病史;③1 周内尿蛋白迅速增加,蛋白尿超过 5 g/24 h;④有蛋白尿而无视网膜病变者;⑤肾功能下降无蛋白尿者;⑥肾功能快速下降而无明显可解释的原因。

7.肾小球滤过率和肾脏体积测量

肾小球滤过率和肾脏体积测量对糖尿病肾脏病变的早期诊断也有一定的价值。早期肾体积增大,GFR 升高,后期 GFR 下降。糖尿病肾脏病变患者的肾脏体积与慢性肾小球肾炎者不一样,无明显缩小。放射性核素测定肾血浆流量和 GFR,可以反映早期的肾小球高滤过状态。肌酐清除率、血肌酐和血尿素氮浓度测定可反映肾功能,但血尿素氮和血肌酐不是肾功能检测的敏感指标。

(五)临床转归与并发症

糖尿病肾脏病变一旦形成,其病变的发展是很难逆转的,因而糖尿病肾脏病变治疗困难。糖尿病肾脏病变将依其自然发展规律,由早期进展为中期,再进入终末期。经过积极的干预治疗后,其自然病程会明显延长,病情减轻,预后改善。即使发生了终末期糖尿病肾脏病变,积极的治疗也可改善肾功能。而肾移植可使肾功能恢复正常,但因为糖尿病的存在,单独的肾移植效果较差,移植肾仍可迅速发展为糖尿病肾脏病变。胰-肾联合移植或胰岛-肾联合移植将成为治疗终末期糖尿病肾脏病变的最有效途径。

(六)防治

1.一般建议

为了降低肾脏病变风险或延缓肾脏病变进展速度,应当把血糖控制在最佳水平(A 级证据)。

2.筛查

(1)病程≥5 年的 1 型糖尿病患者和所有 2 型糖尿病患者从明确诊断起应当每年检测 1 次尿清蛋白排泄率(E 级证据)。

(2)所有成年糖尿病患者,不管尿清蛋白排泄率如何,都应当每年至少检测 1 次血清肌酐。如果有慢性肾脏疾病(CKD),血清肌酐用来估计肾小球滤过率(GFR)和 CKD 分期(E 级证据)。

由于尿蛋白排泄率存在变异性,因此,3～6 个月内检测结果有 2/3 异常才考虑患者尿蛋白排泄率异常。运动(24 h 内)、感染、发热、CHF、明显高血糖及明显高血压可使尿蛋白排泄率升高。

3.预防

糖尿病肾病预防可分为 3 级:①一级预防是指阻止早期糖尿病肾脏病变的发生;②二级预防是指阻止早期糖尿病肾脏病变向临床糖尿病肾脏病变发展;③三级预防是指阻止已确定为临床糖尿病肾脏病变的患者向 ESRD 发展。

预防的具体措施：①持久而良好的将血糖控制在理想范围内。这是防治糖尿病肾脏病变发生发展的关键，糖尿病防治和并发症试验（DCCT）已肯定了理想的血糖控制能有效地预防糖尿病肾脏病变的发生发展。②持续良好地控制血压。这是保护肾脏并阻止糖尿病肾脏病变进展的重要因素；血压最好控制在正常范围或接近 17.3/11.3 kPa(130/85 mmHg)。③定期检测、及时发现微量白蛋白尿。微量白蛋白尿是早期诊断和逆转糖尿病肾脏病变的重要标志。2 型糖尿病一经诊断就应检查是否有糖尿病肾脏病变，因在 2 型糖尿病诊断时，就有 7% 的患者存在微量白蛋白尿；1 型糖尿病在诊断后 5 年要进行糖尿病肾脏病变的评估。如果糖尿病患者开始无微量白蛋白尿，以后每年要对其进行肾病情况评估，尤其是对代谢控制不好者。④系统教育、系统监测和系统治疗糖尿病。这是科学、规范地防治糖尿病肾脏病变的可靠途径。⑤发生糖尿病肾脏病变后，要尽量避免使用对肾有损害和疗效不确切的药物。⑥适时透析及肾或胰肾联合移植可延长患者的生命，减少糖尿病肾脏病变患者的早逝。

（七）治疗

糖尿病肾病的治疗应是综合性的，除了内科的一般治疗和对症治疗外，特殊而较有效的治疗方法主要有 3 种：①血液透析；②门诊患者连续腹膜透析（CAPD）；③肾移植或胰-肾移植。但对糖尿病肾病患者来说，单独的肾移植效果较差，最理想的是胰-肾联合移植或胰岛-肾联合移植。

常规治疗措施主要包括饮食治疗、控制血糖、控制血压、纠正脂代谢紊乱等。

1.一般治疗

(1)戒烟、减轻体质量：吸烟可加重蛋白尿、加速各种原因所致 CKD 的病情进展。体质量指数的增加是 CKD 进展的独立危险因素。肥胖使肾小球内压增加，导致肾脏血流动力学改变，使肾损害发生的危险性增加。体质量减轻可改善血流动力学、减少尿蛋白的排泄。

(2)避免高蛋白饮食：限制蛋白饮食可减少尿蛋白，对于蛋白尿基线水平较高者尤其明显。高蛋白饮食可减弱肾素-血管紧张素系统（RAS）受体阻滞剂的降尿蛋白作用。ACEI 治疗结合低蛋白饮食可获得比单一治疗更好的效果，ACEI 使肾小球后血管扩张，而低蛋白饮食使肾小球前血管收缩，两者均降低了肾小球内压，改善了滤过膜通透性。对于肾功能正常的临床糖尿病肾病患者，蛋白质宜控制在 0.8 g/(kg·d)，而对于肾小球滤过率已下降者，蛋白质摄入量应减少至 0.6 g/(kg·d)，有条件的可每天补充复方 α-酮酸制剂 0.12 g/kg。肾功能不全时，最好选择动物蛋白，尽量以鱼、鸡肉等白色肉代替猪、牛肉等红色肉，一般认为，要少用或不用植物蛋白。但近年来的研究认为，干制豆类食物的营养素和纤维素丰富，为高质量蛋白质类，除提供营养成分外，对机体还有某些保护作用，如豆类食品可降低血清胆固醇，改善糖尿病病情，有助于减轻体重。此外，大豆中含有的异黄酮等具有许多生物作用，除降低胆固醇、改善血管功能和维持骨矿密度外，还可减轻女性行经期的不适，对保护肾脏也有益。对肾功能正常的糖尿病肾脏病变患者来说，只要不超过蛋白质的允许摄入量，豆类蛋白质至少不亚于其他来源的蛋白质。透析后按透析要求增加蛋白量，可能对某些患者更有利。总热量基本与非糖尿病肾病患者相似，除非是肥胖患者，一般患者应保证每天 125.5～146.4 kJ/kg 热量，防止营养不良。

(3)限制盐摄入：高盐饮食与蛋白尿加重相关，控制饮食中盐摄入量，可改善蛋白尿。低盐饮食降低蛋白尿与血压降低及肾脏血流动力学改善有关。对于服用 ACEI、ARB 等药物的患者，低盐饮食可增加这些药物的降尿蛋白作用，还具有独立于降压作用以外的降蛋白作用。盐应少于 6 g/d，出现肾功能不全时应降至 2 g/d。

2.控制血糖

英国糖尿病前瞻性研究(UKPDS)、DCCT 等研究均证实,严格的血糖控制可以明显减少糖尿病肾病的发生。但是否有助于延缓糖尿病肾病的发展还缺乏足够的证据。目前多数指南均将糖化血红蛋白 A1c 目标值定为 6.5% 以下,但 2008 年 2 个大型循证医学研究糖尿病和心血管病行动(ADVANCE)、控制糖尿病患者心血管疾病风险性行动(ACCORD)的结果提示,将糖化血红蛋白 A1c 控制在 6.5% 以下,虽然可以减少糖尿病肾病的发生,却不能减少心血管事件,反而可能增加患者的病死率。因此,2008 年美国肾脏病协会指出,无论是否并发糖尿病肾脏病,糖尿病患者的糖化血红蛋白 A1c 应控制在 7.0% 左右,不宜过低。另外,我们在应用糖化血红蛋白 A1c 作为血糖监测指标时,需要注意某些疾病状态对其检测值的影响,如贫血或其他可致红细胞寿命缩短的疾病可导致糖化血红蛋白 A1c 检测值偏低,而尿毒症(由于酸中毒及氨甲酰化的影响)能使检测值偏高。

因此,临床上应积极采取饮食、运动、药物和血糖监测等多种手段,尽可能使患者的糖化血红蛋白 A1c<6.5%,空腹血糖<6.0 mmol/L,餐后 2 h 血糖<7.8 mmol/L。由于糖尿病肾脏病变时肾脏对药物的排泄能力下降,有肾功能不全时更明显,使用经肾排泄的药物需相应减少剂量,以避免低血糖的发生,而且在降糖药物的选择上,以不加重肾损害的药物为主。有部分研究提出噻唑烷二酮类可减少蛋白尿,但目前循证医学证据不足。CKD 3～5 期的糖尿病患者由于胰岛素和口服降糖药物的肾脏清除率下降,且肾脏糖异生功能受损,患者发生低血糖风险增加。应该加强血糖监测,调整药物剂量,并避免使用完全依赖肾脏排泄的口服降糖药物如第一代磺胺类、双胍类药物等。在糖尿病肾脏病变的早期和肾功能正常或轻度受损时,1 型糖尿病患者选用胰岛素治疗,可适当加用 α-葡萄糖苷酶抑制剂,2 型糖尿病可选用格列喹酮、非磺酰脲类胰岛素促泌剂、胰岛素增敏剂和 α-葡萄糖苷酶抑制剂。二甲双胍以原型由尿排出,肾功能不全时,可导致其在体内大量聚集而可能引起乳酸性酸中毒,因此,糖尿病肾脏病变患者仅有轻度的肾功能不全时,即应严格禁止使用。由于肾功能受损,胰岛素的降解和排泄均减少,易产生蓄积作用,发生低血糖,因此胰岛素应从小剂量开始,最好选用半衰期短的短效或超短效制剂。

3.降压治疗

高血压可导致糖尿病肾脏病变的发生和发展,并促使肾功能损害加重。研究显示长期有效地控制血压可减慢 GFR 的下降速度和改善生存率,无论是对早期还是后期的糖尿病肾脏病变,都有良好的作用。在微量白蛋白尿阶段,控制血压可完全阻止部分患者糖尿病肾脏病变的进展。降压药物首选 ACEI 和 ARB。常与利尿剂或钙通道阻滞剂(CCB)合用。此外,β 受体阻滞剂等也可选用。理想的抗高血压药物应减慢或阻止肾病进展的作用,而且不增加胰岛素抵抗,对糖、脂肪代谢无不良影响。

(1)RAS 抑制剂。

ACEI:有高血压的糖尿病患者和 CKD 1～4 期的患者应使用 ACEI 或 ARB 治疗,同时联合利尿剂可增强其疗效。ACEI 和 ARB 类药物可通过减少尿蛋白排泄,延缓肾脏病进程。协助研究组卡托普利试验证实,ACEI 用于 1 型糖尿病大量清蛋白尿患者可有效降低清蛋白尿,减慢 GFR 下降速度和肾衰竭的发生。

近年来的大量研究证实,ACEI 不仅具有良好的治疗高血压的作用,而且还有许多特殊的肾脏保护作用。例如:①ACEI 通过拮抗 AT Ⅱ 相对优势地扩张出球小动脉,改善肾小球内高压、高灌注和高滤过状态;②缩小肾小球滤过膜孔径,改善肾小球滤过膜选择通透性,减少血浆大分子物质滤出,可使蛋白尿减少30%,降低蛋白尿的危害,防止毛细血管基膜增厚;③阻止系膜细胞对一些大分子颗粒的吞噬作用,可减轻因蛋白尿导致的系膜增生;④减慢细胞外基质形成,促进细胞外基质的降解,使已损伤的肾脏组织得到某种程度的恢复;⑤改善肾小管间质的病变。即使是"正常血压"者,ACEI仍有减少尿蛋白、延缓糖尿病肾脏病变肾损害进程的治疗作用。而在临床蛋白尿阶段,抗高血压治疗对减慢糖尿病肾脏病变恶化的疗效相对较差。因此,有人提倡,糖尿病肾脏病变一旦确诊,就应给予一定量的ACEI保护肾脏。ACEI减少了尿蛋白排出量,降低了GFR,其降低尿蛋白排泄量的作用往往比其降压更明显,这是ACEI成为目前控制糖尿病肾脏病变患者高血压中应用最广泛的首选药物的主要原因。但ACEI对1型糖尿病和2型糖尿病并发肾脏病变的疗效有一定差异。在2型糖尿病患者中,ACEI的疗效有差异,有些患者可表现出肾脏保护作用,而另一些患者则没有,甚至其降压作用也很差。其原因未明,可能与个体的疾病特征有关(如ACE基因多态性),也可能与一些肾脏因素改变了机体对ACEI的反应性有关。所谓肾脏因素主要是指GFR与尿蛋白排泄率的"偶联",包括肾血管、肾小球、肾小管、肾小管间质及年龄等因素。

糖尿病肾脏病变合并高血压的目标血压:尿蛋白<1 g/d时,血压应降低至17.3/10.7 kPa (130/80 mmHg)[平均动脉压为12.7 kPa(95 mmHg)];尿蛋白>1 g/d时,血压应降至16.7/10.0 kPa(125/75 mmHg)[平均动脉压为12.3 kPa(92 mmHg)]。但对存在肾动脉硬化的老年人,应从小剂量开始,以免降血压过度。若非血压极高需迅速降压,一般宜首选长效ACEI。ACEI较为常见的不良反应为持续干咳,停药可消失,偶可出现高血钾、粒细胞减少、皮肤红斑、味觉异常和直立性低血压等。当肾衰竭进入终末期时,ACEI易于在体内蓄积,使血钾和血肌酐增加不超过30%,如升高十分明显,往往提示有血容量不足、肾灌注减少或肾动脉狭窄等器质性病变存在,应考虑减量或停药。使用ACEI应注意的是:①血肌酐<265 μmol/L,可用ACEI,首选双通道排泄药物;②血肌酐>265 μmol/L,有争议,若使用需高度警惕高血钾(监测血肌酐及血钾变化,用药后两个月,宜每1~2周检测1次);③双侧肾动脉狭窄患者禁用;④脱水患者禁用;⑤孕妇禁用;⑥血液透析患者,需注意所用ACEI药物的蛋白结合率,结合率低者易被透析清除,需透析后服药;⑦ACEI与促红细胞生成素合用,可影响其疗效;⑧与非甾体抗炎药合用时,可能影响ACEI的降压疗效,并致血肌酐异常升高。

ARB:ARB是近十年来新出现的一类抗高血压药物,疗效与ACEI相似,但作用位点不同。ARB选择性阻滞ATⅡ的1型受体,因此血浆中的ATⅡ增加,ATⅡ又作用于其Ⅱ型受体,使之兴奋,其结果是受ATⅡ的Ⅱ型受体调节的组织出现继发性血管扩张和抗增生作用,从而达到治疗糖尿病肾脏病变的目的。ARB除用于糖尿病肾脏病变的治疗外,对充血性心力衰竭有特别疗效。但对糖尿病肾脏病变的疗效是否比ACEI更佳,尚待进一步观察。RENAAL等试验对2型糖尿病大量清蛋白尿患者的研究证实,ARB可减慢GFR下降速度和肾衰竭的发生。目前的资料显示,与ACEI比较,ARB对心血管的血流动力学影响小于ACEI,达到与ACEI相同降压效应所引起的不良反应比ACEI少。

现用的制剂有缬沙坦和厄贝沙坦。缬沙坦每天用量80 mg,如果血压降低不理想,可将剂量增加至160 mg,或与其他抗高血压药合用。可与食物同服,亦可空腹时服用。突然停用不会出现血压反跳或其他临床不良反应。已知对该产品各种成分过敏者以及孕妇、哺乳期妇女禁用。厄贝沙坦成人通常起始和维持剂量为每次150 mg,每天1次,可与或不与食物同时服用,治疗3周后达到最大抗高血压效应。在部分患者中,每天剂量可增加到300 mg。血容量不足的患者

（如应用大量利尿剂）起始剂量应为每次 75 mg，每天 1 次。老年人或有肾功能损害的患者，包括透析的患者不必调整起始剂量。ARB 同样有可能引起高血钾，因此要注意监测，特别是在肾功能不全时，但其高血钾的发生率和程度均较 ACEI 低。

（2）钙通道阻滞剂：CCB 通过阻断钙依赖的受体后信号传导抑制细胞膜上钙通道，降低细胞内钙浓度，导致血管舒张，降低肾小球毛细血管压力，从而起到保护肾功能的作用。CCB 是美国糖尿病协会推荐的用于糖尿病肾脏病变的二线降压药，不宜单独用于治疗糖尿病肾脏病变高血压，常和 ACEI 或 ARB 合用，有更明显的降压效果和减少蛋白尿的作用，特别适合于收缩期血压增高者。常用药物有尼群地平、氨氯地平、硝苯地平等。尽管理论上 CCB 抑制钙离子通过细胞膜进入胰岛素 B 细胞而影响胰岛素的分泌，但实际应用中，该药小剂量即能起降压作用，而不影响胰岛素分泌和糖代谢。INSIGHT（硝苯地平控释片的国际研究：治疗高血压的一线用药）试验还证实硝苯地平控释片可减少新的糖尿病的发生。

（3）β 受体阻滞剂：一般认为，β 受体阻滞剂可能影响血脂代谢、加重外周血管病变、降低胰岛素的敏感性和掩盖低血糖反应，还可能增加糖尿病的发生率，因此不太适合糖尿病患者的降压治疗。但在英国糖尿病前瞻性研究中，用选择性 β_1 受体阻滞剂阿替洛尔和卡托普利治疗 2 型糖尿病患者可同样有效地降低微量白蛋白尿和清蛋白尿的发生率。另一项对 1 型糖尿病合并高血压及蛋白尿的患者进行的短期研究发现，阿替洛尔和依那普利均可以显著降低清蛋白尿，但前者不能抑制 GFR 的下降。因此，美国糖尿病协会推荐其作为治疗糖尿病肾脏病变的二线降压药物。

（4）利尿剂：包括噻嗪类利尿剂和襻利尿剂，其降压机制与减少总体钠量有关。利尿剂尤其是噻嗪类利尿剂可使血糖升高，产生高尿酸血症等，不应作为糖尿病肾脏病变降压治疗的一线药物。一些国际大型研究中提示利尿剂可增强 ACEI 或 ARB 的降压作用，有助于患者的血压达标。

（5）α 受体阻滞剂：哌唑嗪、酚妥拉明对糖和脂类代谢无不利影响，可用于治疗重症高血压，但此类药有反射性心动过速及直立性低血压等不良反应，而糖尿病肾脏病变患者常合并自主神经病变，易出现直立性低血压，因此应用该类药物时应注意。

4.调脂治疗

血脂紊乱［高密度脂蛋白胆固醇（HDL-C）降低、甘油三酯和低密度脂蛋白胆固醇（LDL-C）升高］在糖尿病并发慢性肾脏病患者中十分常见，它增加了患者的心血管疾病风险。

（1）糖尿病并发 CKD 1～4 期患者 LDL-C 目标值应该低于 1 000 mg/L，治疗目标是使其降到 700 mg/L 以下。

（2）CKD 1～4 期患者在 LDL-C＞1 000 mg/L 时应该开始他汀类药物治疗。研究证实他汀类药物可有效降低 LDL-C 水平，从而降低糖尿病并发 CKD 1～3 期患者的心血管风险。

（3）无心血管疾病的 2 型糖尿病血液透析患者不推荐常规使用他汀类药物治疗。CKD 5 期患者需要区别对待，有大型临床对照试验证实阿托伐他汀不能改善 2 型糖尿病持续性血液透析患者的心血管疾病预后，因此对于无心血管疾病的 2 型糖尿病血透患者不推荐常规使用他汀类药物治疗。

5.降低尿蛋白

蛋白尿不仅是糖尿病肾病的主要临床特征之一，而且也是糖尿病肾病发生、发展的独立危险因素。虽然我们强调控制血糖、血压、血脂，但其控制目标都有一个下限，唯独对于尿蛋白的控制则是越低越好。然而目前还缺乏疗效确切的降蛋白药物，ACEI 和 ARB 类药物仍然是目前公认的降蛋白药物,但其降蛋白效果往往需要应用较大剂量。其他常用的降蛋白药物包括胰激肽原酶、己酮可可碱、前列地尔、舒洛地特及中药等,但对于大量蛋白尿疗效均不肯定。目前,有学者开始尝试应用免疫抑制剂治疗大量蛋白尿,取得了一定疗效,但尚处在临床摸索阶段。

6.科学规律运动

糖尿病肾病早期,可以选择以快走为主的有氧运动,每天饭后半小时左右,避免长时间强度非常大的能持续升高血压的运动。若出现临床蛋白尿就不宜进行较大强度的运动。

7.其他治疗

(1)吡多胺:吡多胺能抑制麦拉德反应,使 AGE 和羧甲基赖氨酸显著下降,并显著抑制糖尿病大鼠蛋白尿、血肌酐的升高,表明吡多胺能改善氧化还原失衡,抑制糖尿病肾脏病变的进展。

(2)氨基胍(AG):AG 是 AGE 的抑制剂,能够阻止结缔组织生长因子的表达,降低 AGE 在组织中的水平,抑制系膜细胞的肥大。目前在美国此类药物已经进入临床研究阶段。一些胍类复合物(氨基胍)比蛋白质中赖氨酸的 ε-氨基更活跃,可与早期糖基化蛋白质形成一种不活泼的物质,代替了 AGE 的形成,阻止 AGE 在血管壁上的积累,同时可抑制醛糖还原酶及一氧化氮(NO)合酶的作用。NO 是一种很强的扩血管物质,能直接升高组织血液流量并介导其他内皮细胞依赖的扩血管物质如组胺、缓激肽与 5-羟色胺的扩血管和增加血管通透性的作用。一些动物实验提示糖尿病早期组织器官血流量增加如血管通透性的改变部分由 NO 合成增加所致。目前尚无氨基胍对糖尿病患者慢性并发症防治的临床报道,其药物动力学及临床长期应用的不良反应有待评价。

(3)阿利吉仑:可结合到肾素分子的活性位点上,阻断肾素裂解血管紧张素原,同时抑制血管紧张素 II 和醛固酮的产生,伴有器官损害的动物模型发现肾素抑制剂具有远大的前景,临床试验正在进行中。

(4)血管紧张素转化酶-2(ACE2):ACE2 与 ACE 分布基本相同,也存在于肾组织中,能催化 AT I 生成 AT129,并催化 AT II(128)生成 AT127,通过与其受体结合发挥扩血管等效应,也能通过拮抗 AT II 而发挥上述效应。2002 年已有用血管肽酶抑制剂奥马曲拉治疗自发性高血压大鼠的试验,发现它能增加 ACE2 活性,刺激 AT127 生成,降低高血压,但由于其不良反应明显而未应用于人类。目前,这类新药还在继续研究中。

(5)葡萄糖耐受因子(GTF):能够通过增加血糖在肝细胞、脂肪细胞和心肌细胞中的转运而减少脂质过氧化产物的产生,从而逆转糖尿病大鼠糖耐量异常导致的损害。试验表明,与未接受GTF 治疗的大鼠相比,治疗组能明显降低含氮氧化物的免疫活性,推测 GTF 可能在细胞水平表达胰岛素样作用并减少氧化应激物质的产生而达到治疗作用。

(6)螺内酯:炎症在糖尿病肾脏病变的发病机制中起重要作用,醛固酮通过前炎性介质和致纤维化细胞因子诱导心肌纤维化和血管炎症,还通过 NF-κB 转录途经的激活诱导 MCP-1 的过量表达。实验证明在培养的系膜细胞和近端肾小管细胞,醛固酮的阻断剂-螺内酯能抑制 NF-κB 转录途径的激活和减少MCP-1的产生,减慢肾脏炎症进展,对肾脏有保护作用,但对 2 型糖尿病大鼠的血糖和血压并没有影响。

(7)吗替麦考酚酯:是一种新型、高效的免疫抑制剂,主要通过非竞争性、可逆性抑制嘌呤从头合成途径的限速酶——次黄嘌呤单核苷酸脱氢酶,强烈抑制 T、B 细胞增殖而发挥免疫抑制作用。吗替麦考酚酯联合胰岛素治疗糖尿病大鼠在高血压、蛋白尿、肾小球高滤过、巨噬细胞浸润和广泛的肾小球硬化方面比单用胰岛素效果明显,但对血糖影响不明显。

(8)线粒体内膜转移酶 44(TIM44)：氧化应激反应中产生的活性氧主要由线粒体产生,在糖尿病微血管病变中起重要作用。TIM44 的功能是将线粒体热休克蛋白 70 结合到 TIM23 复合物上的锚着点,并将线粒体中的一些前蛋白转运到线粒体基质。将 TIM44 质粒通过转基因技术每周注射到单侧肾切除链佐星(STZ)糖尿病大鼠的尾静脉中,8 周后发现该治疗能缓解蛋白尿和肾脏的肥大,抑制超氧化物的产生和肾脏细胞的分裂、凋亡。体外实验证明,TIM44 的转基因治疗逆转了高糖诱导的代谢和细胞异常。这些实验表明 TIM44 可作为糖尿病肾脏病变干预治疗的一个新手段。

(9)蛋白激酶 C(PKC)抑制剂：PKCβ 抑制剂芦布妥林在动物实验中能降低尿清蛋白,使 GFR 正常,减轻肾小球损伤。大剂量的维生素 B_1 的应用可减轻尿清蛋白,可能是阻断了 PKC 所致。

(10)ALT-711：一种 AGE 的交联断裂剂。在动物实验中,能明显降低血压、尿蛋白排出和肾损害。

(11)醛糖还原酶抑制剂：可减少细胞内山梨醇积聚,能降低糖尿病肾脏病变早期的蛋白尿和 GFR。

(12)弹性蛋白酶：用弹性蛋白酶治疗 2 型糖尿病患者。结果显示：大量蛋白尿组治疗 6 个月及 12 个月后尿蛋白排出无明显差异；微量白蛋白尿组治疗 6 个月及 12 个月后尿蛋白排出均明显下降。弹性蛋白酶为一种胰蛋白酶,能通过水解弹性蛋白调节动脉和结缔组织的弹性蛋白质代谢。在动物实验中,发现弹性蛋白酶可抑制肾小球基膜增厚,对 2 型糖尿病肾病患者也有治疗作用。

8.肾功能不全的治疗

其治疗方案与其他原因所致的慢性肾功能不全相似,包括结肠透析药物的使用(包醛氧淀粉,商品名析清)、透析(以维持性血液透析和持续的不卧床腹膜透析)、肾移植或胰-肾联合移植及支持对症治疗。对于终末期糖尿病肾脏病变患者,只能接受透析治疗,以延长生命。透析时机的选择：无论是血液透析还是腹膜透析,终末期糖尿病肾脏病变的透析时机应稍早于非糖尿病的慢性肾衰竭。当肌酐清除率在 20 mol/min 时,应考虑透析治疗或肾移植。血液透析治疗 3 年存活率为 50%,5 年存活率为 30%,9 年存活率仅为 10%左右。肾移植 5 年存活率可高达 65%,10 年存活率可达 45%左右。因此肾移植是较有效的治疗方法,但单纯肾移植的缺点是不能防止糖尿病肾脏病变的再发生,也不能使其糖尿病并发症和合并症改善。移植后使用免疫抑制剂对糖尿病患者有种种不利影响。因此,胰-肾联合移植为目前最理想的方法。多数糖尿病肾脏病变患者接受的是胰-肾联合移植术,少数患者先行肾移植继行胰腺(胰岛)移植或仅作胰腺(胰岛)移植。不同的移植方式、移植种类及移植程序对疗效有较大影响。有资料表明,肾移植是 1 型糖尿病患者伴肾脏病变的有效治疗途径。由于目前尚有移植技术的众多问题没有解决,故必须在手术风险、免疫抑制剂不良反应和生命质量(QOL)之间权衡利弊。对于那些非终末期肾衰竭的糖尿病肾脏病变患者来说,并无充足的理由接受胰(胰岛)-肾移植,除非其糖尿病肾脏病变本身危及生命的风险程度已经超过了移植手术的风险。除同种移植外,近 10 年内已开始在人体内用异种胰岛移植。

总之,对糖尿病肾脏病变目前尚无特效治疗,其治疗应是综合性的,但各期的治疗效果有所不同。治疗应重在预防,定期检测,早期发现,早期治疗,控制血糖及血压在理想水平。对终末期糖尿病肾脏病变患者,胰-肾联合移植为其最理想的治疗选择。

二、糖尿病肾感染病变

糖尿病患者免疫功能低下，易发生感染，其发生率为 35%～90%，而且患者多病情较重，感染不易控制，同时感染加剧了糖尿病的糖、脂肪、蛋白质的代谢紊乱，容易诱发高血糖危象。病程的长短和并发症的存在亦与糖尿病肾感染的发生频率密切相关。

(一)常见的主要病因

(1)皮肤的完整性是机体抵御细菌的第一道防线，糖尿病的血管及周围神经病变常使皮肤容易破损，导致细菌的入侵。

(2)高浓度血糖利于细菌的生长繁殖，且抑制白细胞的趋化性、移动性、黏附力、吞噬能力及杀菌力，同时糖尿病易存在高黏血症及大中血管病变，导致血流缓慢，妨碍细胞的动员和移动。

(3)糖尿病伴营养不良及低蛋白血症，免疫球蛋白、抗体、补体生产减少。

(4)糖尿病常伴有失水，有利于细菌的生长繁殖。

(5)血管硬化，血流减少，组织缺血缺氧，有利于厌氧菌的生长。

(二)糖尿病常见的肾感染

糖尿病常见的肾感染是急性肾盂肾炎和急性局灶性细菌性肾炎，比较严重的感染是肾皮质化脓性感染，急性肾乳头坏死。

1.急性肾盂肾炎(APN)

APN 是由各种病原微生物感染直接引起的肾小管、肾间质和肾实质的炎症。

(1)临床表现：急性肾脏感染主要表现为严重菌尿伴有寒战、高热、腰痛和肋脊角叩痛的一组综合征，查体可以发现肾区叩痛及肋脊角压痛等体征。如尿检提示大量白细胞、大量脓尿或严重菌尿，则可作出急性肾盂肾炎的临床诊断。APN 是肾实质的感染性炎症，病变不仅限于肾盂，在一部分 APN 患者的肾组织内可有瘢痕形成，CT 描述为"急性小叶状肾单位"。这种表现尤见于有糖尿病和有膀胱输尿管反流的 APN 患者。

糖尿病患者存在易于发生泌尿系统感染的背景因素，包括自主神经病变使膀胱排空延迟、发生糖尿病肾病导致机体整体防御功能下降等，导致糖尿病患者的急性肾盂肾炎逐渐增多，且多数反复发作，尤以女性居多。

(2)实验室检查：尿液分析和尿细菌培养有助于确诊急性肾盂肾炎。美国传染病学会对肾盂肾炎的定义是：尿液细菌培养中菌落≥10 000 集落单位/mm³，并有相应的临床症状；菌落计数为 1 000～9 999 集落单位/mm³ 时，对男性和妊娠妇女的确诊有帮助。尿标本通常为无菌技术采集的中段尿。几乎所有急性肾盂肾炎患者均有脓尿，脓尿可经白细胞酯酶试验和氮试验确定。尽管在其他疾病状况下也可见到白细胞集落，但同时出现尿路感染的症状时，则特别提示急性肾盂肾炎。糖尿病患者肾盂肾炎主要的病原菌是大肠埃希菌，其次是 β 链球菌，并且容易发生真菌性感染。

尿液的革兰氏染色分析和抗体包被细菌检测可帮助选择最初治疗的抗生素，并帮助确定亚临床性尿路上部感染病例的具体患病位置。90% 的急性肾盂肾炎患者的尿液细菌培养呈阳性，尿培养样本的采集应在首次应用抗生素治疗前。并对住院患者进行血液培养，其中约占 20% 的患者可呈阳性结果。但是血培养的结果并不能改变急性肾盂肾炎患者的治疗措施，而且阳性结果并不意味着急性肾盂肾炎的病程复杂。因此，血培养在临床不能确诊时有意义。

APN 主要声像图表现为肾盂壁充血、水肿、黏膜糜烂、溃疡形成，肾盂壁厚度≥1.2 mm，呈

"双线征",其内侧的强回声带为肾盂黏膜表面与肾盂腔内液体所形成的界面反射,中间低回声带为黏膜、肌层回声,外层的强回声带为外膜回声,此为肾盂肾炎的直接征象;同时由于肾盂黏膜表面脓性纤维性渗出物及由于累及肾间质破坏肾小管的重吸收和浓缩能力,毛细血管流体静水压增高,肾盂静脉通透性增高,常引起肾盂轻度扩张,内可见液性暗区,此征可作为肾盂肾炎的间接征象。

（3）治疗。急性肾盂肾炎治疗的目的主要为:①清除进入泌尿道的致病菌;②预防和控制败血症;③防止复发。许多因素可使糖尿病患者易于发生泌尿系统感染,但是血糖控制的不良,并不会直接增加泌尿系统感染的发生。大肠埃希菌仍是主要的病原菌,其次是β链球菌。与正常人相比,糖尿病患者更容易发生真菌感染。抗生素的选择与其他非糖尿病患者一样,但建议用足14 d的疗程,最好静脉用48 h的头孢菌素。如果复发,疗程应延长至6周,并做影像学检查,如果为真菌感染,治疗应更加积极用抗真菌药冲洗肾盂,口服或肠外使用抗真菌药物。在治疗前还应该进行尿培养及药敏试验。如果用药48~72 h仍未见效,应根据药敏试验选用有效药物治疗,在治疗后追踪复查。如连续治疗5 d后仍有菌尿,则需复查尿细菌培养及药敏试验,并据此改用更有效的药物,静脉用药治疗的时间可以延长至2周,此后改为口服抗生素治疗。如果患者近1年中已有多次症状性尿路感染发作,则应在抗感染治疗的同时进行背景疾病筛查。对于有高热、剧烈腰痛、血白细胞计数显著升高或出现严重的全身中毒症状的中、重度急性肾盂肾炎患者,宜采用联合使用多种抗生素治疗。

2.急性局灶性细菌性肾炎（AFBN）

AFBN是指局限于一个或多个部位的肾实质的无液化细菌感染性炎症。目前认为本病为逆行感染所致,感染范围是由反流到肾脏的叶或多个叶所决定,故也称为急性叶性肾炎。其病因及病理与急性肾盂肾炎相同。

本病多发生于青壮年,急性起病,以患侧腰痛和发热为主要表现,可伴有寒战、恶心呕吐、间断肉眼血尿、尿频尿急、腹痛等非特异性症状。患者血白细胞计数均有不同程度升高,符合急性细菌性炎症的一般表现。绝大多数患者肾功能无明显异常,体检多出现患侧肾区叩击痛,部分患者可触及肿大的肾脏。

影像学检查的典型表现:B超多见患肾体积增大,肿物局部回声减低,皮髓质分界消失。脾脏增大是该病炎症性改变的一个特征。静脉肾盂造影见肾盏穹隆变细,受压移位。CT检查平扫患肾轮廓增大,肿物呈等或低密度改变,边界不清,增强扫描不均匀强化,边界趋于清楚但不规则。CT重建显示楔形改变是AFBN特有征象。

本病属非特异性炎症,及时合理的抗感染治疗后,病灶可以消退,否则可发展为肾脓肿、肾周脓肿。血或尿培养为合理应用抗生素提供了准确依据,在培养未果或阴性时,则按经验用药。如进展为肾脓肿或肾周脓肿,应尽早采用手术引流或B超引导下经皮穿刺抽脓。

3.肾皮质化脓性感染

肾皮质化脓性感染是一种比较少见的肾实质感染性疾病,临床表现与普通的肾盂肾炎极为相似,但其危害性和严重程度要远远超过普通的肾盂肾炎。若治疗不及时,可能导致病情恶化甚至死亡。

肾皮质化脓性感染的发病机制较为复杂,局部和全身抵抗力下降,如患有糖尿病,使用免疫抑制剂等易感染此病。主要发病原因是身体其他部位的化脓性感染病灶经血液到达肾皮质并引起感染。脓肿未形成前多称为急性局灶性细菌性肾炎或急性细菌性叶间肾炎、急性多灶性细菌性肾炎,脓肿形成后称肾皮质脓肿、肾皮髓质脓肿和肾多发性脓肿。

肾皮质化脓性感染的诊断和分型主要依靠 B 超和 CT 检查。目前的 CT 平扫加增强被认为是最敏感和有特殊意义的检查方法。它不仅能确定诊断,还能明确病变范围和评估肾感染程度及是否存在其他的潜在疾病(如肾结石等)。MRI 检查主要用于碘过敏试验阳性或不适合做 CT 检查的患者,静脉肾盂造影检查可帮助除外肾结核等疾病,但其表现为间接征象,且需要做肠道准备。

对于肾皮质脓肿,应在积极抗感染的同时,采用手术切开引流或 B 超引导下穿刺引流治疗。一般认为,当脓肿直径＜3 cm 时可保守治疗,直径＞5 cm、中心部液化坏死且明显突向肾外,或破入肾周围的脓肿应及时手术切开引流,如肾皮质破坏严重,而对侧肾功能正常时,可考虑行患肾切除。术前要积极加强对潜在疾病和原发病的控制,对较短时间内改善患者的病理生理紊乱至关重要。对于糖尿病患者,只有有效控制感染,才能使患者血糖降低,病情稳定。

4.肾乳头坏死

肾乳头坏死又名坏死性肾乳头炎、肾髓质坏死、坏死性肾盂肾炎等。本病多伴发于严重肾盂肾炎、糖尿病、尿路梗阻及止痛剂肾病等,是一种严重的肾间质疾病。本病的发生与肾缺血、髓质乳头血管病变及感染有关。

肾脏血流量的 85%～90%分布在皮质,髓质仅占 10%～13%,越近肾乳头血供越差,其血源几乎皆由近髓肾单位的出球小动脉经直小血管而来,且受髓质中浓度梯度的影响,黏稠度逐渐增高,血流缓慢,故为肾乳头缺血性坏死的常见部位。

(1)临床表现:肾乳头坏死按起病急缓可分为急性和慢性两型;按病理部位可分为肾髓质型及肾乳头型。患者年龄多在 40 岁以上,女性多于男性。急性肾乳头坏死常在糖尿病基础上突然起病,寒战高热,肉眼血尿及脓尿,多伴有尿路刺激征和腰痛等急性肾盂肾炎的表现,如肾乳头坏死组织脱落或血块堵塞输尿管则引起绞痛及少尿、甚至无尿,严重双侧广泛性肾乳头坏死者可出现急性肾衰竭。病情进展迅速,如未及时治疗,预后极差,患者多死于败血症或急性肾衰竭的并发症。慢性肾乳头坏死多在慢性间质性肾炎基础上发生,起病隐袭,临床表现类似慢性间质性肾炎或反复发作性慢性肾盂肾炎,患者可出现肾小管功能障碍,如多尿、夜尿、尿浓缩功能及酚红排泌率降低,尿酸化功能障碍而引起肾小管性酸中毒等,并有持续镜下血尿和脓尿以及进行性肾功能减退,最后出现慢性肾衰竭、尿毒症。

(2)肾乳头坏死的诊断:主要依据如下。①尿液中找到脱落的肾乳头坏死组织,病理检查证实;②静脉肾盂造影见肾乳头部有弓形或环形阴影,乳头坏死脱落或被吸收可见杵状或斑点状阴影及充盈缺损,慢性者尚可见肾髓质及乳头部钙化阴影,肾影缩小,轮廓不规则。如肾功能不全静脉肾盂造影可能不满意,可做逆行肾盂造影明确诊断。临床上如有糖尿病患者出现明显血尿、严重尿路感染、肾绞痛及对治疗反应差,肾功能日趋恶化,应高度拟诊肾乳头坏死,并积极进行有关检查。

(3)肾乳头坏死的治疗:主要是控制病因,积极治疗原发病,防治感染,根据感染细菌种类及药敏结果,早期选用足量有效抗菌药物;加强支持和对症处理。早期局部可予肾区透热或肾囊周围封闭;大量出血应予以止血及输血等;如坏死组织或血块致梗阻时,可插入输尿管导管用链激酶冲洗肾盂或置管引流,并可由此注入抗生素;对单侧急性肾乳头坏死,如呈暴发性感染,或乳头坏死大量血尿不止,或引起严重梗阻者应作病肾切除;双侧广泛肾乳头坏死,出现急性肾衰竭时则按急性肾衰竭处理。

(李　辉)

第二节 高尿酸血症肾病

随着经济水平的提高及生活水平的改善,居民饮食结构发生了巨大的变化,高蛋白质和高嘌呤食物的不断摄入,使得高尿酸血症的发生率不断增加。高尿酸血症逐渐变成一种常见病,在西方国家的发病率平均为15%左右,我国发病率约为10%,且近年发病率有增高趋势。高尿酸血症常伴随肾脏疾病和心血管疾病,因此目前对其的研究已成为热点。国外研究发现,高尿酸血症是肾脏疾病发生和发展的独立危险因素,其危险指数高于蛋白尿。为了真正认识高尿酸血症对肾脏的影响,国外已成功建立了高尿酸血症的试验动物模型,这为今后的研究打下了基础,有力地推进了该方面研究的进展。

一、定义及病因

(一)定义

血尿酸水平男性>416 μmol/L、女性>386 μmol/L,则诊断为高尿酸血症。

(二)病因

尿酸是嘌呤代谢的终产物,人体内尿酸总量的4/5由细胞内核酸分解代谢产生,其余的1/5是由人体摄入的含有丰富嘌呤的食物产生。尿酸生成过程中有谷酰胺磷酸核糖焦磷酸转移酶、次黄嘌呤核苷磷酸脱氢酶、腺嘌呤琥珀酸合成酶、次黄嘌呤鸟嘌呤磷酸核糖基转移酶和黄嘌呤氧化酶5种酶的参与。人体每天生成并排泄的尿酸有600~700 mg,其中1/3通过肠道排泄,另外2/3通过肾脏排泄。尿酸的排泄分为4步:首先100%通过肾小球滤过,然后98%~100%被近曲肾小管重吸收,随后50%左右的尿酸被肾小管重分泌,分泌后的约40%再次被肾小管重吸收。最终从尿中排出的尿酸是重吸收后的剩余部分,大约有10%。

二、发病机制

人类缺少尿酸分解酶,而其他大多数动物体内均存在尿酸分解酶,能使尿酸进一步分解成尿囊素,尿囊素为无毒物质,水溶性好,容易随尿排出,很少在体内蓄积,不产生结晶,也不会沉积在组织内形成痛风结石,因此高尿酸血症和痛风是人类特有的疾病,尿酸升高机制可分为产生过多和(或)尿酸经肾脏清除过少2种。

(一)尿酸升高机制

1.尿酸生成过多

(1)外源性的嘌呤摄入过多:血清尿酸含量与食物内嘌呤含量成正比,严格控制嘌呤摄入量可使血清尿酸含量降至60 μmol/L,尿中尿酸分泌降至1.2 mmol/L,正常人尿中尿酸排出量随血尿酸浓度增加而增加。正常成人进食低嘌呤饮食,每天尿中尿酸排出量可低于400 mg;如进食高嘌呤饮食,每天尿酸排出量可>1 g;在正常饮食情况下,每天尿酸平均排出量为700 mg。可见,严格控制饮食中的嘌呤含量对降低血尿酸是非常重要的。

(2)内源性嘌呤产生过多:内源性嘌呤代谢紊乱较外源性因素更重要。嘌呤合成过程中酶的异常如磷酸核糖焦磷酸酸合成酶活性增加,次黄嘌呤鸟嘌呤磷酸核糖基转移酶缺乏,葡萄糖-6-

磷酸酶缺乏,谷酰胺磷酸核糖焦磷酸转移酶和黄嘌呤氧化酶的活性增加,均可导致内源性嘌呤含量的增加。

(3)嘌呤的代谢增加:某些情况如横纹肌溶解,肿瘤的放、化疗,过度运动等都可加速肌肉ATP的降解,产生过量的嘌呤。

2.肾脏对尿酸的清除减少

尿酸通过肾脏代谢的途径主要经过肾小球的滤过、近端肾小管对原尿中尿酸的重吸收、分泌和分泌后重吸收。肾功能减退使肾小球滤过率降低,或近端肾小管对尿酸的重吸收增加和(或)分泌功能减退时,均可导致血尿酸升高而致病。

(二)尿酸引起肾脏损伤机制

1.高尿酸血症引起肾脏内皮细胞的损伤

有研究发现,尿酸可通过抑制 NO 产生和刺激内皮细胞增殖而导致内皮细胞损伤。

2.高尿酸血症诱导高血压和肾小球肥大

有动物试验显示:高尿酸血症的大鼠解剖后发现肾小球肥大、纤维化甚至硬化。

3.高尿酸血症诱导产生肾小球血管病变

高尿酸血症大鼠模型肾脏病理显示:高尿酸血症导致肾脏损伤主要表现为入球小动脉增厚,肾皮质血管收缩,肾小球内高压,轻度小管间质纤维化和肾小球肥大,最终出现肾小球硬化。此外,尿酸可通过激活 P38MAPK 和 AP-1 途径,增加 MCP-1 的表达从而刺激炎症反应,引起血管平滑肌的损伤。

三、临床表现

(一)尿酸肾病

尿酸肾病又称痛风性肾病,该病起病隐匿,多见于中老年患者,85％的患者在 30 岁后发病,男性多见,女性多在绝经后出现。早期表现为轻微的腰痛及轻度的蛋白尿,尿蛋白以小分子蛋白尿为主。由于尿酸结晶沉积于肾小管-肾间质,导致肾小管损伤,所以尿浓缩和稀释功能障碍为肾脏受累的最早指征。晚期,肾病变累及肾小球,使肌酐清除率逐渐下降。

(二)尿酸结石

原发性高尿酸血症发生尿酸结石的危险性高,是正常人的 1 000 倍,尿酸生成增多且从肾脏排泄量增大,可促进高尿酸患者形成尿酸结石。结石大者可引起肾绞痛及肉眼血尿。大的结石可引起尿路梗阻致使尿流不畅,引起继发性尿路感染,在临床上表现为肾盂肾炎。

(三)急性尿酸肾病

起病急骤,由短时间内大量尿酸结晶堆积于肾脏集合管、肾盂和输尿管所致少尿型急性肾衰竭。

四、诊断及鉴别诊断

具备以下条件提示尿酸肾病的诊断:①男性患者有小至中等量的蛋白尿伴镜下血尿或肉眼血尿、高血压、水肿、低比重尿伴发关节炎症状;②血尿酸升高($>390\ \mu mol/L$),尿尿酸排出量增多($>4.17\ mmol/L$),尿呈酸性($pH<6.0$);③肾脏病和关节炎并存或肾脏病前后出现关节炎者。肾活检为肾间质-肾小管病变,在肾小管内找到尿酸盐结晶可确诊。

鉴别要点如下。①尿酸肾病:血尿酸和血肌酐升高常不成比例,血尿酸/血肌酐>2.5,而其他原因引起的慢性肾衰竭血尿酸/血肌酐<2.5,并且高尿酸血症出现于氮质血症之前。②高尿酸血症:多为间质性肾损害,并常有尿酸性尿路结石。③排除肿瘤及化疗和利尿剂所导致的继发性高尿酸血症。

五、治疗

控制高尿酸血症是防治高尿酸血症肾病的重要措施。

(一)饮食控制

避免进食嘌呤含量丰富的食物如动物内脏、沙丁鱼等。避免过多的肉食,肉类含嘌呤多且使尿呈酸性。控制蛋白摄入量,不超过 1.0 g/(kg・d),多食新鲜蔬菜及水果和富含维生素的饮食。避免饮酒,乙醇可使血乳酸量增高,乳酸对肾小管排泄尿酸有竞争性抑制作用。

(二)多饮水

每天饮水 2 000~4 000 mL,维持每天尿量 2 000 mL 以上,有利于排除尿酸,防止尿酸盐结晶形成及沉积。

(三)碱化尿液

有利于防止尿酸在肾间质沉积,将尿 pH 维持在 6.5~6.8 范围最为适宜。碱化尿可使尿酸结石溶解。但过分碱化有形成磷酸盐及碳酸盐结石的危险。常用的碱性药物为碳酸氢钠 1.0~2.0 g,每天 3 次,口服;或枸橼酸合剂 20~30 mL,每天 3 次,口服。

(四)促进尿酸排泄的药物

此类药物适用于血尿酸高但肾功能正常的患者。此类药物能阻止近端肾小管对尿酸的主动重吸收,增加尿酸的排泄从而降低血尿酸。常用的药物有丙磺舒,开始用量为 0.25 g,每天 2 次,如果没有食欲下降,恶心,呕吐等不良反应,可将剂量增至 1 g,每天 3 次,口服;当血尿酸水平降至 360 μmol/L 时改为维持剂量,0.5 g/d。苯溴马隆适用于长期治疗高尿酸血症与痛风。

(五)抑制尿酸合成的药物

此类药物通过竞争性抑制尿酸合成过程中的酶来减少尿酸的生成。此类药物不增加尿酸的排泄,对肾脏无损害,适用于大多数血尿酸高的患者。主要有别嘌醇,起始剂量为 100~200 mg,每天 2 次,口服;必要时增至 300mg,每天 2 次,口服;血尿酸水平降至 360 μmol/L 时改为维持量100~200 mg/d。肾功能不全者,可酌情减量。常见的不良反应是肝功能损害。

(六)分期用药

另外,高尿酸血症的患者特别是关节炎急性发作时,应避免应用水杨酸、噻嗪类利尿剂、呋塞米、依他尼酸等抑制尿酸排泄的药物。急性期控制关节炎疼痛的药物以秋水仙碱效果最好,起始剂量为 0.5 mg,每小时 1 次或者 1 mg,每天 2 次,直至有胃肠道反应如腹部不适、稀便即停药。

新近的一些研究提示高尿酸血症是肾脏病进展的一个独立危险因素。因此严格控制血尿酸是减少肾损害及降低心血管系统疾病发生率的重要措施。

（刘志庆）

第三节 高钙性肾病

人体内血钙升高,特别是血离子钙升高,可引起肾脏功能性或器质性的改变,被称为高钙肾病或高钙肾损伤。

一、病因

任何可引起高血钙的原因均可导致高钙性肾损伤（病因参考钙的代谢与平衡章节）。

二、病理

常规免疫荧光染色通常为阴性。

光镜下：肾小球无明显病变，晚期可见到肾小球硬化。主要病变在肾小管及肾间质，早期损伤发生在髓质的肾小管，可逐渐累及皮质肾小管及肾间质。可见到肾小管上皮细胞变性，坏死，脱落，萎缩，肾间质可有水肿，淋巴及单核细胞浸润，灶状或弥漫纤维化。肾小管上皮细胞及肾间质内可见到钙颗粒沉积，Von Kossa染色可证实沉积物为钙。

三、高血钙的肾损伤机制

（一）高血钙对肾脏损伤的机制是多方面的

血钙升高后，肾脏会通过一系列的机制降低血钙。高血钙可增加肾脏的钙滤过，抑制皮质髓袢升支厚段对钙、镁、钠、氯的重吸收；使尿液中的钙明显增加，纠正升高的血钙，同时肾小管腔内的钙浓度升高，可抑制抗利尿激素在肾乳头集合管的作用，引起等渗性多尿。因此，多尿和尿钙升高是机体对高血钙的生理调节，短暂和轻度的血钙升高会被纠正，肾脏不会有器质性损害。

但是持续的血钙升高，引起持续的尿钙增加可引起钙在肾小管上皮细胞沉积，也可沉积在肾小管基底膜周围沉积，引起炎症细胞浸润，肾小管坏死及肾间质纤维化。

目前发现，肾乳头集合管上皮细胞的管腔侧，及皮质髓袢升支厚段上皮细胞基底侧存在钙敏感受体。血钙及尿钙升高后对肾小管功能的影响可能是通过钙敏感受体。

血离子钙升高可引起血管收缩，使肾血流量下降，导致肾小球缺血，肾小球滤过分数的下降。

（二）高血钙可引起肾钙化

但是肾钙化并不都是由高血钙引起的，而与高尿钙有关。肾钙化的常见原因是原发性甲状旁腺功能亢进症、远端肾小管酸中毒、髓质海绵肾、特发性高尿钙症等。其中远端肾小管酸中毒并无高血钙症，但是由于酸中毒的存在，骨吸收增加，使尿钙增加，同时枸橼酸盐排出减少，易形成高的结石和肾钙化。

四、临床表现

高血钙的临床表现十分复杂，主要分为两方面。①高血钙原发病的表现。②高血钙的临床表现。高血钙引起的临床表现是全身性的，肾脏只是其中一部分。肾脏在高血钙时的反应是正常的生理调节，但是当高血钙持续存在或突然严重升高，这种调节本身可能加重钙的肾脏损害。高血钙肾损害的表现包括以下几个方面。

（一）多尿

高血钙时患者表现为多尿，甚至表现为尿崩症，即使患者处在脱水状态，尿量也无明显减少，严重的脱水可加重患者的肾缺血。

（二）肾小管功能下降

钙对肾小管损伤，可引起尿浓缩功能障碍和尿酸化功能异常，近端肾小管功能受损不明显，通常没有肾性糖尿。

（三）肾衰竭

肾衰竭可表现为慢性肾衰竭和急性肾衰竭。急性肾衰竭是综合因素造成，包括肾小动脉收缩引起肾缺血，肾小管损伤甚至坏死或钙在肾小管内形成结晶，引起肾小管内梗阻等。尽快纠正高血钙，肾功能可恢复。如不能及时纠正，会逐渐发展为慢性肾衰竭。

（四）血尿

血尿可有镜下血尿，是儿童镜下血尿最常见的原因，可能与肾小管内的钙结晶形成有关。

（五）蛋白尿

蛋白尿可有轻度蛋白尿，如果合并大量蛋白尿，多提示合并肾小球病。

（六）肾结石

因为尿中钙增加，易形成结石，特别是肾小管损伤引起远端肾小管酸中毒时更容易形成肾结石。

五、诊断和鉴别诊断

（一）诊断

（1）高钙血症。

（2）有多尿、多饮等肾功能损害现象。

（二）鉴别诊断

1.神经性尿崩症

神经性尿崩症主要表现为烦渴，多饮，多尿为低比重尿。主要由于精神因素引起的以上症状，可以随情绪而波动。并伴有其他神经官能症的症状，血钙不高，注射抗利尿激素后尿量明显减少。

2.溶质性利尿

糖尿病患者可有皮肤瘙痒，血糖升高。因渗透性利尿作用而引起多尿、口渴和多饮。但其虽然血糖升高，尿糖阳性，血钙是正常的。

3.肾性尿崩症

此病是一种遗传性疾病。肾小管对抗利尿激素反应不敏感，出现多尿、低比重尿、口渴等临床症状。往往出生后即出现症状，多为男孩。注射抗利尿激素后尿量不减少，比重也不增加，血钙为正常。

4.慢性肾小管功能不全

近端肾小管功能不全可表现为氨基酸尿及肾性糖尿。远端肾小管功能不全表现为浓缩功能下降。肾小管酸中毒时，远端肾小管分泌氢离子及形成氨根离子功能受损，近端肾小管对碳酸氢根离子重吸收能力下降，其特点是血清钠、钾、钙均减少，有酸中毒，但尿偏碱。

5.慢性肾盂肾炎或肾小球肾炎晚期

肾小管浓缩功能障碍，但除浓缩功能受损外，其他肾功能也明显减退，尿常规常有蛋白尿增加，多为非选择性蛋白尿，伴有多种管型，血钙往往低于正常。

6.急性肾小管坏死的多尿期

急性肾小管坏死的多尿期往往是由于急性大出血、休克、中毒、溶血等原因引起，经过1～2周的少尿期后，尿量较前明显增多，但无高血钙。

7.低钾性肾病

低钾性肾病比较少见。主要尿浓缩功能减退，肾小管酸化功能障碍。主要见于长期严重失钾的患者。

五、治疗

该病的治疗原则是积极治疗原发性疾病及迅速控制高血钙。

(一)积极治疗原发性疾病

如手术切除甲状旁腺瘤等。

(二)补充液体,恢复血容量

静脉用等张盐水补充血容量,增加尿量,使尿钙排出增多,同时注意补钾、补镁。

(三)药物治疗

积极降低血钙,使之恢复正常水平。

(1)利尿剂:补充血容量后,应积极利尿,减少钙的重吸收。禁用噻嗪类利尿(因可使利钠、利钙相脱节,使血钙进一步升高)。多用呋塞米静脉推注。

(2)糖皮质激素:此类药物对肿瘤性疾病、结节病、维生素 D 中毒引起的高血钙有效,对甲状旁腺功能亢进引起的高血钙无效。如泼尼松每次 15～20 mg,每天 3 次,可减少胃肠道钙的吸收、减少骨溶解,但长期应用不良反应大,还可致骨质疏松。

(3)普卡霉素:可抑制骨溶解。适用于恶性肿瘤引起的高血钙,用量 10～25 μg/kg 体重,静脉滴注,每周 1～2 次。因对肝、肾及骨髓有不良反应,故不可多用。

(4)磷酸盐:可减少骨溶解,增加骨钙沉积。磷在胃肠道与钙结合可减少钙吸收,促进钙从大便排出。血磷低于 0.97 mmol/L 时应用此类药物,使血磷保持在 1.62～1.92 mmol/L,以防高血磷后发生转移性钙化。

(5)其他药物:包括依地酸静脉注射,口服降钙素、吲哚美辛等。如有肾衰竭,可采用低钙透析液血液透析或无钙透析液腹膜透析。

(四)透析

透析适用于急重症高钙血症,如高血钙危象,尤其血钙＞4.5 mmol/L 和(或)伴肾衰竭者。血透时可采用无钙或低钙透析液,以达到迅速降低血钙的目的。

(刘志庆)

第四节　低钾性肾病

低钾性肾病是指机体缺钾后引起的肾损害。实际上长期低血钾引起肾损害是十分罕见的。

一、病因

(一)钾摄入不足

钾摄入不足主要是由于各种原因导致钾离子补充不足,常可见于偏食、神经性厌食、昏迷、消化道梗阻、手术后长期禁食的患者。

（二）胃肠道失钾

呕吐、腹泻、胃肠引流或造瘘、输尿管乙状结肠吻合术后、结肠肿瘤及长期应用泻剂等均可引起肠道钾丢失增加。

（三）肾脏失钾

利尿剂可抑制髓袢升支及远端小管起始部对钠的重吸收，使远端小管内钠量增加，钠钾离子交换增加，从而尿钾增加。乙酰唑胺可抑制近端小管碳酸苷酶的活性，使肾小管细胞分泌氢离子减少，从而增加钠钾离子交换，使尿钾增多；羧苄西林、庆大霉素、两性霉素 B 均可损害肾小管而丢失钾；长期应用糖皮质激素、促肾上腺皮质激素等也可引起尿钾增多；肾小管性酸中毒时，由于远端小管分泌氢离子、形成氨的功能障碍或近端小管重吸收障碍，可致尿钾增多。其次，慢性肾脏病如慢性肾盂肾炎、多囊肾等也可使尿钾增多。急性肾小管损伤恢复期，比如尿路梗阻解除后、急性肾衰多尿期、肾移植成功后，利尿期均可出现低血钾。醛固酮分泌过多可引起尿钾增多，如原发性醛固酮增多症、继发性醛固酮增多、肾素分泌过多的球旁细胞瘤等产生过多的肾素及血管紧张素Ⅰ，兴奋肾上腺皮质球状带引起醛固酮分泌增多导致肾小管分泌钾增多。

二、病理

目前认为低钾肾损害的特征性改变是近曲小管内大的空泡变性，空泡内的具体成分不清。同时低钾肾病会合并各种类型的肾小管间质肾病。

缺钾动物模型可以看到肾脏组织明显的变化，但是主要的病变在髓质集合管和乳头的上皮细胞，可见到细胞的增生肿胀，反复严重的低血钾可使增生明显，阻塞肾小管，引起近端扩张，呈囊泡样改变，同时有肾小管萎缩，肾间质炎症细胞浸润及纤维化。

三、肾损伤机制

缺钾为何会引起肾小管间质肾病，机制并不十分清楚。缺钾大鼠的动物模型提示，低血钾引起细胞外碱中毒，细胞内酸中毒，使氨产生增加，激活补体，使炎症细胞浸润到肾间质，引起间质肾炎。

四、临床表现

（一）全身表现

主要是低钾血症所致的肌无力、麻痹、软瘫、心律失常。

（二）肾脏病表现

（1）多尿、烦渴、多饮、夜尿增多，甚至出现肾性尿崩症，对血管升压素反应不佳。

（2）早期失钾可引起代谢性碱中毒。

（3）肾间质受损后，可伴其他小管功能异常（如酸化功能等），因肾小管酸化功能障碍而出现代谢性酸中毒。

（4）若伴发肾盂肾炎和（或）肾功能不全时，则有相应疾病的临床表现。

五、实验室检查

（1）尿相对密度降低、尿中可出现蛋白尿，红、白细胞甚至有管型尿，并发感染时，可见较多的白细胞。

（2）肾小管浓缩功能减退。

（3）血尿素氮及丝氨酸正常，随疾病进展发生促肾上腺皮质激素释放因子时，可有血尿素氮、丝氨酸增高。

六、治疗

（一）病因治疗

去除引起失钾的病因是治疗低钾性肾病的关键。如肾上腺皮质肿瘤引起原发性醛固酮增多症而致的低钾性肾病应采取手术切除肿瘤方法进行病因治疗。

（二）补充钾盐

症状的出现，提示机体缺钾 3 000～10 000 mmol。轻型患者，口服补钾 10～20 mL，每天 3 次或进食含钾丰富的饮食。严重缺钾者应静脉补钾，但浓度不宜超过 60 mmol，每小时进入血管内钾量应不超过 20 mmol，每天总量为 100～150 mmol。补钾过程中需密切观察血钾变化，谨防高钾血症发生。补钾过程中应同时补镁，促进钾进入细胞内，还应注意适当补钙，以纠正低钾时合并的低钙血症。

（刘志庆）

第五节　肥胖相关性肾小球病

1997 年世界卫生组织明确宣布肥胖是一种疾病。近 20 年其发病率明显升高，已成为当今世界一个非传染病性流行病。2004 年 10 月国家卫计委会公布我国成人超重和肥胖人数已分别为 2 亿和 6 000 多万，大城市成人超重率与肥胖率分别高达 30.0% 和 12.3%。而且青少年的肥胖率也在逐年升高，2010 年教育部公布的全国学生体质与健康调研结果显示，7～22 岁中城市男、女生及农村男、女生的肥胖检出率分别为 13.33%、5.64%，和 7.83%、3.78%；超重检出率分别为 14.81%、9.92% 和 10.79%、8.03%。现已明确肥胖是许多疾病的起源，它不仅能诱发代谢综合征、糖尿病、高血压及动脉粥样硬化，而且它还能导致及加重肾脏病。

肥胖引起的肾脏病被称为"肥胖相关性肾小球病"（obesity-related glomerulopathy，ORG），包括"肥胖相关性肾小球肥大症"（obesity-associated glomerulomegaly，OB-GM）及"肥胖相关性局灶节段性肾小球硬化"（obesity-associated focal and segmental glomerulosclerosis，OB-FSGS）。该病最早由 Weisinger 等于 1974 年报道。近年来随着肥胖患者日益增多，ORG 发病率也在迅速增加。

一、ORG 的临床病理表现、诊断及应思考的问题

（一）临床表现

患者肥胖（尤其是呈腹型肥胖），肾脏病起病隐袭。OB-GM 病初仅出现微量蛋白尿，而后逐渐增多，直至出现大量蛋白尿（尿蛋白＞3.5 g/d），肾小球滤过率（GFR）增高（提示出现肾小球高滤过）或正常；OB-FSGS 常呈现中、大量蛋白尿，GFR 逐渐下降，而后血清肌酐增高，直至进入终末肾衰竭，但是与原发性局灶节段性肾小球硬化（FSGS）相比，其肾功能坏转速度较慢。ORG 镜

下血尿发生率低(约 1/5 患者),不出现肉眼血尿;呈现大量蛋白尿时,很少发生低蛋白血症及肾病综合征;伴随出现的脂代谢紊乱常为高甘油三酯血症,胆固醇增高不显著。这些特点均可在临床上与其他肾小球疾病鉴别。

在目前绝大多数有关 ORG 的报道中,肥胖都只用体质指数(body mass index,BMI)来判断,并认为要达到肥胖标准才可能发生 ORG。西方国家常用美国国立卫生研究院(NIH)1998 年制订的标准,即成人 BMI 25～29.9 为超重,30～34.9 为Ⅰ度肥胖,35～39.9 为Ⅱ度肥胖,超过 40 为Ⅲ度肥胖。我国常用中国肥胖问题工作组 2002 年制订的标准,即 BMI 24～27.9 为超重,超过 28 为肥胖。但是,应用 BMI 此指标来判断肥胖存在如下问题:①BMI 是测量整个身体质量,其结果能受肌肉、骨骼等因素影响,而出现"假性"降低或升高,此时即不可能准确反映肥胖。②即使 BMI 增高是由肥胖引起,它也不能区分此肥胖是内脏脂肪或皮下脂肪增多引起,不能反映脂肪分布。

近代研究显示,身体脂肪的分布与肥胖相关性疾病(代谢综合征、糖尿病、高血压、高脂血症、心血管疾病及肾脏病等)的发生密切相关。现已了解内脏脂肪组织与皮下脂肪组织在结构及功能方面存在极大差异,只有腹型肥胖(又称内脏性肥胖或中心性肥胖)才易诱发胰岛素抵抗,引发各种肥胖相关性疾病,包括 ORG。因此,在临床上已涌现出不少能反映腹型肥胖的检测指标,它们包括腰围(waist circumference,WC)、腰围臀围比率(waist-tohip ratio,WHR)、腰围身高比率(waist-to-height ratio,WHtR)等人体测量指标,以及腹腔计算机断层扫描(于腰椎 4-5 平面做 CT 扫描测量其皮下及腹腔脂肪组织面积)和空气置换体积描记(用全身光密度测定法去检测身体成分)等器械检查。用器械检查判断腹型肥胖的敏感性及特异性均较高,但是需要相应设备,检查费用较贵,无法应用于流行病学调查;人体测量指标无须特殊设备,操作容易,在流行病学调查中已广泛应用,但是这些检查较易出现误差,而且具体应用它们预测肥胖相关性疾病风险时,不同人体检测指标的敏感性及特异性仍有不同,需要注意。

我们自己的临床资料显示,有的患者 BMI 并未达到肥胖标准,只在超重水平,但是具有腹型肥胖,且临床呈现 GFR 增高和(或)微量蛋白尿,此时做肾穿刺病理检查证实已罹患 ORG。所以对 ORG 患者肥胖的判断,腹型肥胖似乎更重要。

(二)病理表现

光学显微镜检查是确诊 ORG 的关键检查,并能清楚地区分 OB-GM(仅呈现肾小球肥大,有时可伴轻度系膜细胞增生及基质增加)与 OB-FSGS(在肾小球肥大基础上出现局灶节段性肾小球硬化病变,有时可伴少数球性硬化)。此 FSGS 绝大多数为门周型 FSGS(旧称经典型 FSGS),其形成可能与肾小球高滤过相关,但是有时也能见到其他类型的 FSGS,如非特殊型 FSGS 等。免疫荧光检查 OB-GM 为阴性,而OB-FSGS 与原发性 FSGS 相似,有时在病变肾小球的受累节段上见到 IgM 和 C_3 沉积。电子显微镜检查于呈现大量蛋白尿的患者可见不同程度的肾小球足突融合。

通过光学显微镜检查,确定肾小球肥大是诊断 ORG 的病理基础,因此如何判断肾小球肥大就极为重要。这会涉及以下 3 个问题。

1.来测量肾小球大小的方法

文献报道的测量方法有:Cavalieri 测量法、Weibel-Gomez 测量法、数密度测量法、肾小球两平行剖面测量法及肾小球最大剖面测量法等。一般认为 Cavalieri 测量法获得的结果最可靠,可以作为测量肾小球容积的金标准,但是此方法需要做肾组织连续切片,较耗费肾组织,难以应用于组织块较小的肾穿刺标本检查。目前应用得最多的是肾小球最大剖面测量法,该方法简单易行,而且其检测获得的肾小球容积结果与 Cavalieri 法所获结果具有很强的相关性。Kambham 等改良了肾小球最大剖面测量法,他们不再计算肾小球容积,而以此剖面上的肾小球毛细血管袢直径来反映肾小球大小,更为简单实用。我们在光学显微镜下用计算机图像分析系统测量肾小球直径,包括直接测量法检测(直接测量毛细血管袢最大剖面上相互垂直的两条最长直径,求平均值),及间接测量法检测(从毛细血管袢的边缘勾画出肾小球最大剖面,测其面积然后计算直径,取平均值),都同样获得了良好结果。

2.成人肾小球大小的正常值

不同种族人群的肾小球大小常不同。早在 20 世纪 90 年代,Moore 等即发现,澳大利亚土著人 Aborigine 的肾小球容积显著大于非土著人;同样,Lane 等发现,美国亚利桑那州的比马人(印第安人的一个部落)肾小球容积显著大于白种人,而黑种人及非比马部落印第安人的肾小球大小在上述二者之间。所以,检查获得我国自己的肾小球大小正常值范围十分重要。欲 Kambham 等以孤立性血尿或轻度蛋白尿的患者来替代正常人进行测量,测获肾小球直径的正常值范围为 168 $\mu m \pm 12 \mu m$,所以 $>192 \mu m$(均数加 2 倍标准差)为肾小球肥大;我们选择临床为无症状性血尿和(或)轻度蛋白尿、病理诊断为肾小球轻微病变或薄基底膜肾小球病、血糖及体重正常的患者替代正常人进行检测,肾小球直径的正常值范围直接测量法为 147.1 $\mu m \pm 19.4 \mu m$,间接测量法为 146.6 $\mu m \pm 19.5 \mu m$,无论用哪种测量法若肾小球直径 $>186 \mu m$ 即为肾小球肥大。所以,不考虑人种区别,盲目挪用国外的生理正常值于我国是不可取的。

3.诊断 ORG 需要检测肾小球数量

至今没有明确规定诊断 ORG 需要检测肾小球数量。但是正如肾穿刺标本中的肾小球数一样,肾小球越多,代表性越大,诊断越可靠。为了获得更多的具有最大剖面的肾小球[指具有血管极和(或)尿极的肾小球,及大于上述最小含极肾小球的无极肾小球],可以多切切片,但是这会耗费宝贵的肾穿刺标本。无法这样做时,至少要仔细看完各种染色的全部病理片,来找寻最多的最大剖面肾小球。

(三)诊断及鉴别诊断

1.诊断

ORG 目前尚无统一的诊断标准,可以参考如下标准进行诊断:①肥胖(尤其是腹型肥胖)。②临床以蛋白尿为主,从呈现微量蛋白尿直至大量蛋白尿,但是大量蛋白尿患者很少出现肾病综合征;OBGM 患者早期 GFR 可增高,而 OB-FSGS 患者晚期可出现肾功能损害。③病理检查呈现肾小球肥大,不伴或伴局灶节段性硬化(前者为 OB-GM,后者为 OB-FSGS)。④能排除其他肾脏疾病。

在上述诊断标准中,应该用什么指标来判断肥胖,这需要明确。目前不少研究都仅用 BMI 来判断,正如前述,这有很大局限性。我认为可以参考代谢综合征诊断标准中判断肥胖的指标,将其应用到 ORG 诊断中来。代谢综合征判断肥胖的指标有一衍变过程。1998 年世界卫生组织(WHO)最早制定的代谢综合征诊断标准中,肥胖用了 BMI、WC 及 WHR 3 个指标判断;2001 年美国胆固醇教育计划成人治疗组第3次报告(NCEP-ATPⅢ)制定的标准,已将其改为 WC 一个指标;而 2005 年国际糖尿病联盟(IDF)制定的新标准,不仅仍然沿用 WC 一个指标,而且强调 WC 增高是诊断代谢综合征的必备条件。为什么会有这样的衍变呢?这与对腹型肥胖在肥胖相关性疾病发病中的重要作用认识越来越深入相关。ORG 的发病机制在某些方面与代谢综合征十分相似,为此,在 ORG 诊断标准中突出腹型肥胖的地位十分必要。

2.鉴别诊断

最需要与 ORG 鉴别的肾脏病是早期糖尿病肾损害,二者都能由腹型肥胖引起,而且临床-病理表现有重叠。糖尿病肾损害第 1 期呈现 GFR 增高,第 2 期间断(常在应激时)出现微量蛋白尿,此时做肾穿刺病理检查,主要见肾小球肥大,出现微量蛋白尿后还可能见到轻度肾小球基底膜增厚及系膜基质增宽(常需电镜检查才能发现)。除基底膜轻度增厚外,OB-GM 完全可以呈现上述全部表现。鉴别要点是看临床有没有糖尿病存在,如果有糖尿病,特别是电镜检查见到肾小球基底膜明显增厚时,应该诊断早期糖尿病肾损害,否则诊断 OB-GM。

另外还需要注意,其他非 ORG 的肾小球疾病导致较多肾小球硬化时,残存肾小球也会代偿性肥大,此时不要误认为 ORG,应结合临床资料全面分析。

二、ORG 发病机制的研究现状及思索

(一)ORG 是肾小球足细胞病

肾小球疾病似有这样一个规律,临床以肾炎综合征(血尿,轻、中度蛋白尿,水肿,高血压,乃至肾功能损害)为主要表现者,病理常呈现为肾小球系膜细胞或系膜及内皮细胞病变(细胞增生等);而临床上以大量蛋白尿或肾病综合征为主要表现者,病理常表现为足细胞病变(足突融合等)。

ORG 以蛋白尿为主要临床表现,早期出现微量蛋白尿,后期呈现大量蛋白尿。电镜检查可以见到各种足细胞损伤表现,包括足细胞肿胀、肥大,胞浆空泡变性;足突宽度增加,轻度足突融合;足细胞密度及数量减少;足细胞从基底膜上剥脱等。而且这些足细胞损伤(如足细胞密度及数量减少和足突形态改变)与临床上的蛋白尿及肾功能损害密切相关。因此,ORG 是一个足细胞病,现在已成共识。

绝大多数的足细胞病在呈现大量蛋白尿后,即很快出现肾病综合征,但是 ORG 与它们不同,呈现大量蛋白尿却很少发生肾病综合征,这是为什么呢? 有学者认为这种与肾小球足细胞损伤程度、蛋白尿严重度和选择性相关;与肾小管上皮细胞重吸收及降解滤过蛋白的能力相关;与本病尿蛋白增加缓慢,机体足以动员代偿机制抗衡蛋白尿的后果相关,并认为这现象在肾小球高滤过性肾病中普遍存在。上述机制的解释已被一些文献转载,但是,它们都具有足够说服力吗? 第一个解释似乎认为 ORG 患者足细胞病变轻所以不出现肾病综合征,但是从上述电镜检查所见及患者蛋白尿程度看,这一解释似不能成立;第二个解释推测与近端肾小管上皮细胞处置滤过蛋白的能力增强相关,支持此推测的实验证据足够吗? 肾小管又为什么会出现这一代偿反应? 仍有待说明;第三个解释可能最合理,但是 ORG 时机体产生了哪些代偿机制去抗衡蛋白尿后果? 学者并未详述,上述第二种解释是否正是这个代偿机制之一,都非常值得今后深入研究。

(二)脂肪细胞因子在 ORG 发病中的作用

肥胖时常见脂肪细胞数量增多和(或)体积肥大。既往认为脂肪细胞仅是一个能量储存场所,而近代研究发现,它更是一个非常活跃的内分泌器官。脂肪细胞能分泌许多被称为脂肪细胞因子的活性物质,它们包括一些主要由脂肪细胞分泌的因子,如瘦素、脂联素、抵抗素、内脏脂肪素、网膜素、降脂素、酰化刺激蛋白(ASP)、禁食诱导脂肪因子、adiponutrin、apelin 等;同时也包括一些已在其他细胞发现的因子,如肾素、血管紧张素Ⅱ(ATⅡ)、纤溶酶原激活物抑制物(PAI-1)、转化生长因子-β1(TGF-β1)、肿瘤坏死因子-α(TNF-α)、白介素-1β(IL-1β)、白介素-6

（IL-6）、白介素-8（IL-8）、白介素-10（IL-10）等。

关于脂肪细胞因子在 ORG（包括 OB-GM 及 OBFSGS）的发病中发挥什么作用，现在已有一些认识。

1.脂肪细胞因子与足细胞损伤

足细胞损伤能够表现为形态和（或）功能异常，并由此引起蛋白尿。脂肪细胞因子失调是足细胞损伤的一个重要原因。现有资料已有如下发现。

脂联素基因敲除小鼠能出现肾小球足突融合及蛋白尿，而给予脂联素后上述病变能够逆转，提示脂联素在维持足细胞正常功能上具有重要作用。进一步研究显示，脂联素的足细胞保护效应是通过活化 AMPK 及抑制活性氧而获得。

AT Ⅱ能增加足细胞胞浆游离钙，进而活化氯离子通道，使足细胞去极化；AT Ⅱ还能使足细胞过度表达瞬时受体电位阳离子通道蛋白 6（TRPC6，它定位于足细胞裂孔隔膜，参与足细胞信号传导），导致足细胞肌动蛋白细胞骨架重组，足细胞受损，发生蛋白尿。

另外，现已知 AT Ⅱ抑制剂及过氧化酶体增殖体激活受体 γ（PPARγ）激动剂的肾脏保护效应，部分系通过抑制 PAI-1 而发挥，由此提示 PAI-1 对足细胞也可能有害。

2.脂肪细胞因子与肾小球节段性硬化

OB-FSGS 是 ORG 的一个重要病理类型，肾小球节段性硬化的发生也与脂肪细胞因子密切相关。现有研究资料有如下发现。

瘦素能促进肾小球内皮细胞增殖，上调其 TGF-β1 和 TGF-β Ⅱ型受体表达，增加Ⅰ型胶原和Ⅳ型胶原合成；并能刺激肾小球系膜细胞肥大，上调其 TGF-β Ⅱ型受体表达和Ⅰ型胶原合成。肾小球细胞外基质蓄积是 OB-FSGS 发生的基础。动物实验显示，给大鼠输注瘦素可诱发肾小球硬化；瘦素转基因小鼠的肾组织Ⅳ型胶原及纤连蛋白 mRNA 的表达显著上调。进一步证实了瘦素的致病作用。

AT Ⅱ能致高血压，系统高血压传入肾小球即能诱发球内高压、高灌注及高滤过（所谓"三高"）；AT Ⅱ能收缩肾小球入、出球小动脉，对出球小动脉作用更强，也能使球内"三高"发生。肾小球内"三高"对 OB-FSGS 发病具有重要作用。AT Ⅱ还能与胰岛素协同，显著上调系膜细胞 TGF-β1 及细胞外基质表达，参与 OB-FSGS 致病。

新近发现肾素可以不依赖 AT Ⅱ，而通过与前肾素/肾素受体结合，刺激系膜细胞合成 TGF-β1、PAI-1、Ⅰ型胶原及纤连蛋白，因此肾素也能直接对 OB-FSGS 发病发挥作用。

TGF-β1 可促进细胞外基质合成，PAI-1 可抑制细胞外基质降解，均促进 OB-FSGS 发病，这已为共识不再详述。

（三）内分泌素在 ORG 发病中的作用

肥胖患者常出现胰岛素抵抗等内分泌功能紊乱，它们也参与 ORG 致病。

1.胰岛素的致病作用

脂肪细胞因子能通过"脂肪胰岛素轴"对胰岛素发挥重要调控作用，其中瘦素、抵抗素、ASP、PAI-1、TNF-α 及 IL-6 能促进胰岛素抵抗，而脂联素、内脏脂肪素和网膜素则能拮抗胰岛素抵抗，如果它们的调控作用发生紊乱，即会出现胰岛素抵抗及高胰岛素血症。

胰岛素能刺激胰岛素样生长因子（IGF）产生。胰岛素和 IGF-1 可通过磷脂酰肌醇激酶/蛋白激酶（PI3K/Akt）信号转导途径，活化内皮细胞一氧化氮合成酶，导致一氧化氮合成增加；同时，还能减少血管平滑肌细胞内钙离子（Ca^{2+}）浓度及 Ca^{2+}-肌球蛋白轻链敏感性，而导致血管舒张。肾小球前小动脉的扩张，即能导致肾小球内"三高"。持续的肾小球内"三高"将促进OB-FSGS发生。

此外，胰岛素还能直接上调系膜细胞的 TGF-β1 及细胞外基质（Ⅰ型胶原、Ⅳ型胶原、纤连蛋白及层连蛋白）表达，致 OB-FSGS。

2.醛固酮的致病作用

脂肪细胞能够分泌醛固酮释放因子（ARF），ARF 能刺激肾上腺皮质合成醛固酮，因此肥胖患者常出现高醛固酮血症。而肾小球足细胞表面具有盐皮质激素受体，醛固酮能通过此受体作用及损伤足细胞。SHR/cp 代谢综合征大鼠常出现足细胞损伤及蛋白尿，醛固酮是其致病因素；高盐饮食能加重肾脏病变，与其能活化醛固酮受体相关。现已知醛固酮是通过诱导效应激酶Sgk1（即血清和糖皮质激素诱导蛋白激酶 1）、活化 NADPH 氧化酶及产生活性氧等机制而导致足细胞损伤。

（四）对 ORG 发病机制研究的一些思考

1.内分泌与自分泌及旁分泌

脂肪细胞因子的上述各种效应都是通过内分泌途径而发挥（脂肪细胞分泌这些因子入血，然后通过循环作用于远隔脏器而发挥效应）。可是，近年来发现某些所谓脂肪细胞"特异"的细胞因子如脂联素，也可能被一些非脂肪细胞合成，我们即发现肾小球内皮细胞可以合成及分泌脂联素，而 Cammisotto 等发现肾小球内皮细胞、系膜细胞及足细胞都有脂联素受体。这就提示我们肾小球内皮细胞分泌的脂联素，能否在肾小球局部以自分泌及旁分泌形式对 ORG 发病发挥调节作用（包括拮抗 ORG 发生）呢？这非常值得研究。

同样，前文已论及，脂肪细胞能分泌 ARF，ARF 能通过血循环到达肾上腺皮质，刺激醛固酮分泌。而近年发现足细胞也具有合成及分泌醛固酮的功能，那么 ARF 是否也能通过血循环到达足细胞，促其合成醛固酮，然后以自分泌形式在肾小球局部发挥致病作用呢？同样值得研究。

2.致病因子与保护因子

在临床工作中我们存在着一个困惑，即同等肥胖（包括腹型肥胖）的患者为什么有的发生ORG，有的不发生 ORG？甚至有时极度肥胖的患者不发生 ORG，而超重水平的患者却发生了ORG？也就是说，肥胖患者在 ORG 发病上可能存在易感性差异，那么，是什么因素在决定这个易感性呢？应该说机体同万物一样，永远处在矛盾的对立与统一中，肥胖时前述的许多因子在促进 ORG 发病，但是机体又一定有保护因子，能与之斗争而拮抗 ORG 发病。只有致病因子与保护因子失衡，前者占优势时 ORG 才发生。因此，在研究 ORG 的发病机制时，大力寻找可能的保护因子十分重要。现在比较肯定的是脂联素是重要的保护因子之一，我们最近的研究发现α-klotho 也可能是另一个保护因子。若对保护因子有了充分了解，即有可能寻获新的干预治疗途径。

三、肥胖相关性肾小球病的治疗对策及防治展望

从前认为 ORG 是一个良性疾病，但是其后观察发现，部分 OB-FSGS 患者确能逐渐进展至终末肾衰竭。所以，对 ORG 应积极治疗，以尽力延缓或阻止肾脏病进展。ORG 需要综合治疗，下列措施可考虑应用。

（一）减轻体重治疗

ORG 是由肥胖导致，因此减肥是最有效的治疗方法。动物实验及临床观察均证实，减轻体

重可显著减少尿蛋白,延缓肾损害进展。甚至体重仅仅中度下降,数周后尿蛋白即能显著减少。Morales 等对慢性肾脏病(CKD)肥胖患者进行研究发现,患者体重从 87.5 kg±11.1 kg 减至 83.9 kg±10.9 kg,仅减少 4.1%±3%($P<0.05$),5 个月后尿蛋白即从 2.8 g/d±1.4 g/d 减至 1.9 g/d±1.4 g/d,减少 31.2%±37%($P<0.05$)。

1.改变饮食及生活习惯

欲减轻体重首先应改变不良生活习惯,减少饮食热量摄入,增加体力活动。但是,要做到这一点并不容易。这必须与营养师配合,由营养师亲自指导患者膳食;并应加强宣教,将疾病知识教给患者,使他们充分认识减肥重要性,自觉坚持治疗。

2.减肥药物

上述治疗无效时才考虑应用药物,而且药物治疗也需与控制饮食及增加体力活动配合,才能获得良好效果。减肥药物曾经有如下 3 种:神经末梢单胺类物质(5-羟色胺和去甲肾上腺素)再摄取抑制剂,盐酸西布曲明;胃肠道脂肪酶抑制剂,奥利司他;及选择性大麻素 CB1 受体阻滞剂,利莫那班。临床试验已证实这些药物在减肥上确有疗效,能减少患者体重的 8%～10%,其最大疗效常在持续服药 20～28 周时出现。

但是,这些药物的不良反应必须充分注意。盐酸西布曲明因能升高血压,增加心、脑血管事件,2010 年后已被欧盟、美国及我国药监部门禁用;奥利司他由于可能诱发肝功能损害,乃至肝功能衰竭,2010 年后也已被药监部门责令修改药物说明,加以警示。利莫那班也有引起患者情绪障碍的报道。

3.外科手术

对于那些极度肥胖(如 NIH 标准中 BMI>40 kg/m² 的Ⅲ度肥胖),及应用上述各种方法减肥无效的患者,还可考虑做胃肠改道手术。几位学者报道了手术减肥后 1～2 年的治疗疗效,术后 1 年与术前比较,体重(包括 BMI)显著下降,肾小球高滤过状态减轻,尿清蛋白排泄量减少,而且此疗效能巩固至术后 2 年。

(二)胰岛素增敏剂治疗

胰岛素抵抗在 ORG 发病中占有重要地位,故可考虑应用胰岛素增敏剂对 ORG 进行治疗,包括双胍类药物如二甲双胍及噻唑烷二酮类药物,包括曲格列酮、罗格列酮及吡格列酮。

二甲双胍能增加组织对葡萄糖的利用,抑制肝糖原异生及肝糖输出,并能减少肠壁对葡萄糖的摄取,从而降低血糖。该药不良反应较轻,主要为胃肠反应(腹胀、腹泻、恶心、呕吐及食欲减退)。但是,肾功能不全时要减量使用(CKD3a 期)或禁用(CKD3b～5 期),因为该药是从肾脏排泄,肾功能不全时药物体内蓄积,可能引起严重乳酸酸中毒。

噻唑烷二酮类药物是通过激活 PPARγ 而发挥治疗效果,动物实验及临床观察均显示,这类药物对肥胖 Zucker 大鼠及 2 型糖尿病肾病患者均具有确凿肾脏保护效应,能减少尿清蛋白排泄,并延缓肾损害进展。但是,这类药能增加肥胖(增大脂肪细胞体积),并能导致水钠潴留而加重心力衰竭。更重要的是,在广泛应用后还发现曲格列酮具有严重肝毒性,有诱发急性肝衰竭风险,罗格列酮能显著增加心血管事件(心肌梗死、脑卒中),增加死亡风险,所以这两个药已先后于 1999 年及 2010 年被许多国家(包括我国)责令禁用或慎用。此外,2011 年美国药监部门对吡格列酮也发出了警告,认为长期服用此药有增加膀胱癌风险,应加以注意。

(三)拮抗血管紧张素Ⅱ治疗

由于 ATⅡ也参与了 ORG 发病,所以可应用 ACEI 和(或)ARB 来进行干预治疗,同其他

CKD治疗一样,伴随或不伴高血压的ORG患者均可应用,以减少尿蛋白排泄及延缓肾损害进展。临床上至今仅有少数应用ACEI或ARB治疗ORG的零星观察,如2001年Kambham等报道,18例接受ACEI治疗的ORG患者,尿蛋白平均下降了1 g/d;同年Adelman等报道,3例美国非洲裔OB-FSGS少年接受了ACEI治疗,结果尿蛋白从2.9 g/d下降至0.7 g/d;同年Praga等也报道,12例接受ACEI治疗的OB-FSGS患者,治疗前半年尿蛋白从(4.6 ± 3.3)g/d下降到(2.4 ± 1.3)g/d,但是其后尿蛋白逐渐增加,至治疗1年时已回复至治疗前水平,不过其中多数患者体重也同时增加,有学者分析体重增加可能影响了ACEI疗效。今后很需要进行用ACEI或ARB治疗ORG的大样本临床试验,观察长期治疗后患者尿蛋白及肾功能的变化,以寻获更有说服力的证据。

(四)ORG合并症的治疗

ORG患者常合并代谢综合征,因为两者发病都与肥胖(尤其腹型肥胖)相关。在治疗ORG时,对代谢综合征的其他组分如高血压、糖代谢紊乱(包括糖尿病)、脂代谢失调(主要为高甘油三酯血症及低高密度脂蛋白胆固醇血症)及高尿酸血症等也要同时治疗,因为它们都能加重肾脏损伤,加速ORG进展。而且,治疗这些并发症时一定要达标(医师应熟悉它们的治疗目标值,此处不再赘述),治疗而不达标,对保护靶器官(包括肾脏)而言,与未行治疗无本质区别。

(五)对肥胖相关性肾小球病防治的展望

1.加强对ORG危险因素研究,对高危患者早期实施干预

正如前述,肥胖患者在ORG发病上存在着易感性差异,我们推论这与体内ORG致病因子与保护因子的体内状态相关,二者失衡且前者增多和(或)后者减弱时ORG即易发病。因此,对这两组矛盾因子及其平衡状态进行研究,并从中寻获预测ORG发病的临床实验室指标,对指导ORG防治十分重要。已有学者在这方面做了一些探索,发现WC增粗和(或)腰椎4-5平面计算机断层扫描腹腔脂肪面积增大、胰岛素抵抗(用HOMA-IR评估)、血清胰岛淀粉肽(又称淀粉素)水平增高及血清脂联素水平下降均可能影响ORG发病。我们最近发现血清α-klotho水平下降也与ORG发病相关。目前对ORG发病危险因素的了解还十分不够,研究还需要继续深入,而且单凭其中一个危险因素很难预测ORG发病,只有对多种危险因素进行综合分析,并做出危险分层,才可能得到良好预测效果。利用此危险分层从肥胖人群中筛选出ORG高危患者,早期实施干预,对ORG防治具有重要意义。

2.深入研究ORG发病机制,进一步寻获有效治疗措施

只有深入了解疾病发病机制,才能有针对性地寻找有效治疗措施。正如前述,对胰岛素抵抗在ORG发病中作用的了解,促使临床医师应用胰岛素增敏剂治疗ORG。又如,对ATⅡ(包括脂肪细胞产生的ATⅡ)在ORG发病中作用的认识,又促进临床应用拮抗ATⅡ药物对ORG进行治疗。有学者相信,随着醛固酮在ORG发病中致病作用研究的深入,应用醛固酮拮抗剂对某些ORG患者进行治疗也将成为可能。今后欲想获得更多的ORG有效治疗措施,深入研究ORG发病机制是前提及基础。

(魏丹丹)

第六节 代谢综合征肾损害

一、代谢综合征的定义

代谢综合征(metabolic syndrome,MS)是由遗传基因(胰岛素、胰岛素受体及受体后胰岛素信号传递途径中物质基因突变)和环境不利因素(如体力活动减少、营养过度等)综合作用导致机体出现胰岛素抵抗(IR)而诱发。多个国际学术机构都对 MS 做出诊断标准或定义,1999 年世界卫生组织对 MS 所作的定义是糖耐量减退或糖尿病,并伴有另外 2 项或 2 项以上的成分,如高血压、高甘油三酯血症和(或)低高密度脂蛋白(HDL)胆固醇血症、中心性肥胖或微量蛋白尿。2005 年 4 月 14 日,国际糖尿病联盟(IDF)又发布了 MS 的新定义:中心性肥胖(定义为欧洲人男性腰围≥94 cm,女性腰围≥80 cm,中国人、日本人及南亚人有其种族特有的腰围标准),并有以下诸项中的 2 项:①甘油三酯升高,至少 1.7 mmol/L(150 mg/dL);高密度脂蛋白-胆固醇降低[男性<0.9 mmol/L(40 mg/dL),女性<1.1 mmol/L(50 mg/dL)];②血压升高,高于 17.3/11.3 kPa(130/85 mmHg);③空腹高血糖,定义为血糖>5.6 mmol/L(100 mg/dL)或过去诊断过糖尿病或糖耐量受损。几项大型流行病学研究显示,MS 的各种成分之间并非互相独立,而是彼此相关的,它们均与高胰岛素血症存在一定的关系。IR 是 MS 的中心环节,是共同病因学基础,但血管内皮功能异常、微量蛋白尿、高瘦素血症、高尿酸血症、高凝状态等非传统因素亦参与其中。

二、代谢综合征肾损害的流行病学

代谢综合征发病率日益增加。由于 MS 患者具有高血压、高血糖、高血脂、肥胖等多种代谢紊乱,而这些因素单独或合并存在时均可引起肾脏损害,甚至肾衰竭,因此对代谢综合征与肾脏疾病的关系更加值得关注。微量蛋白尿(microalbuminuria,MA)是肾脏受损的早期标志物之一。来自第 3 次美国国家营养健康调查报告的多因素分析显示:代谢综合征能显著增加慢性肾脏病(CKD)和微量蛋白尿的危险性(经过调整的相对危险比分别为 2.6 和 1.9);并且随着代谢综合征组分数目的增加,CKD 和微量蛋白尿的危险性也相应增加(含有 3、4、5 个组分时,则 CKD 的多变量调整相对危险比分别为 3.38、4.23、5.85;微量蛋白尿的多变量调整相对危险比分别为 1.62、2.45、3.19)。最近一项 6 217 例的流行病学研究表明,代谢综合征患者发生 MA 和慢性肾脏疾病的危险性分别增加 5.85 倍和 3.1 倍。Rowley 等最新的研究表明,代谢综合征患者中 MA 的发生率为 22.2%(男性)、26.9%(女性),并且随着代谢综合征数的增加,MA 的发生率可增高至 36%。

三、代谢综合征对肾脏的损害作用

实验研究发现代谢综合征动物模型较正常动物肾小球滤过率(GFR)和肾血浆流量显著增加,血浆肾素和胰岛素浓度均高出 2~3 倍;早期肾脏病理改变为肾小球体积增大,鲍曼囊腔扩大,系膜细胞增生,肾小球转化生长因子 β 表达增加。代谢综合征可引起肾小球高灌注、高滤过状态进而使肾小球增生肥大,若不给予积极干预,则引起肾脏组织结构重塑,最终导致肾脏纤维化和肾功能的进行性丧失。

四、代谢综合征对肾脏损害的表现和可能机制

(一)代谢综合征的中心性肥胖导致的肾脏损害

肥胖是代谢综合征的核心组成成分,目前国外有研究显示肥胖可导致肾脏的损害,即肥胖相关性肾病(ORG)。Kambham 等分析 1986—2000 年间 6 818 例肾活检资料后发现:ORG 的发病率从 0.2%增加到 2%,ORG 临床起病隐匿,发病年龄较晚,与原发性局灶节段性肾小球硬化(FSGS)相比,较少出现大量蛋白尿和肾病综合征,血浆清蛋白较高,血浆胆固醇较低,水肿的发生较少。肥胖相关性肾病肾脏病理在光镜下表现为两种形态,单纯性肾小球肥大者称为"肥胖相关性肾小球肥大症"(OB-GM),肾小球肥大及局灶节段性肾小球硬化者称为"肥胖相关性局灶节段性肾小球硬化症"(OB-FSGS),还有一部分表现为类糖尿病样改变,如轻度、灶性系膜硬化或轻度系膜增生等。OB-GM 患者肾小球滤过率(GFR)常增高或正常,OB-FSGS 患者 GFR 常随肾脏病理改变加重而下降,但肾功能损害进展相对缓慢。以往认为 ORG 预后好,较少进展为终末期肾脏疾病(ESRD),但此后有研究显示 OB-FSGS 的 5 年肾存活率为 77%,10 年肾存活率为51%。肥胖相关性肾病的具体机制尚不明确,但有研究表明脂肪组织分泌的脂肪细胞因子可激活交感神经系统,并通过肾素血管紧张素和肾脏浓缩作用而减弱尿钠排泄,增强肾小管对钠的重吸收导致水钠潴留,引起继发性高血压,也可由于其引起的长时间的肾小球高滤过导致肾小球的损伤。而脂肪组织通过分泌瘦素、TNF-α 和 IL-6 会影响能量代谢,促进炎症反应,通过增加胰岛素抵抗、氧自由基的增多、减少抗氧化酶的表达等机制均可引起肾脏损伤。总的来说,肥胖可能通过肾脏血流动力学改变、系膜细胞增生和肥大、脂质的沉积及高瘦素血症等机制加重肾脏损害。

(二)代谢综合征的胰岛素抵抗引起的肾脏损害

目前认为胰岛素抵抗最常发生于代谢综合征患者,是发病的中心环节及致病基础。它不仅提示了新发糖尿病、心血管事件及全因死亡的高危险性,同样也是发生肾损害、导致肾衰竭的独立危险因素。并且有动物实验证实,肾脏的结构和功能改变在发生临床糖尿病前的高胰岛素血症阶段已出现。临床可表现为蛋白尿、高血压,也可是肾病综合征。病理改变是肾小球毛细血管基膜的增厚,系膜基质增多和肾小球的硬化,典型表现为结节性肾小球硬化和弥漫型肾小球硬化症。其损伤机制分析如下。①胰岛素抵抗对肾脏的直接影响:胰岛素主要作用于肾小管,胰岛素抵抗时出现的高胰岛素血症使血压的钠敏感性增加,肾小球内压力增高,从而导致微量蛋白尿。Vedovato 等研究证实肾小球内压力与微量蛋白尿及胰岛素抵抗程度呈正相关。②胰岛素抵抗通过生长因子加重肾损害,胰岛素抵抗及高胰岛素血症增强肾小球系膜细胞分泌胰岛素样生长因子(IGF-1),并促进细胞增生,抑制系膜细胞的凋亡,降低基质金属蛋白酶的活性,导致基质增多及肾脏的纤维化,IGF-1 还可以显著增加肾血流量和肾小球滤过率,加重肾脏损害。多元醇通路活性的增加引起肾脏细胞功能异常。③胰岛素抵抗通过一氧化氮加重肾损害:胰岛素可促进一氧化氮释放增加从而导致内皮依赖性的血管舒张,而 IR 可导致内皮功能障碍,引起微量蛋白尿。④另有研究显示,胰岛素抵抗的一个特征是游离脂肪酸(FFA)的增多,导致血管内皮功能受损,进而可能导致肾脏损害。胰岛素抵抗所致肾小球血流动力学改变引起肾脏高滤过、高灌注以及蛋白激酶 C(PKC)活性升高最终导致肾小球细胞外基质增多、积聚等。

(三)代谢综合征的高脂血症和肾脏损害

高脂血症可以引起肾脏损害在动物实验及临床研究中都得以确认,Moorrh 等首先提出"脂质肾毒性"的概念,动物研究结果表明血脂异常与局灶性肾小球硬化和肾功能损害有密切的关系。还有研究表明,MS 患者随血脂升高,血、尿 β_2-MG 升高,UAER 增加。脂质紊乱肾损害可表现为肾小球脂质的沉积、肾小球硬化和上皮细胞的损伤、系膜细胞增多和细胞外基质的聚集及肾脏间质的损伤。高血脂可刺激肾脏固有细胞增殖及细胞外基质大量合成,加速肾功能恶化。肾小球内脂质聚集,单核细胞吞噬脂质形成泡沫细胞。泡沫细胞可以释放多种炎症因子,促进系膜基质产生,从而参与肾小球硬化的发生。而且高脂血症对足突细胞有直接毒性作用。在诱导的肥胖及 2 型糖尿病动物模型中发现甘油三酯和胆固醇合成的重要转录因子 SREP-1/2 表达增多,LDL 增多,脂质沉积损伤内皮细胞,导致动脉粥样硬化而引起肾脏的损害。

(四)代谢综合征的高血压肾脏损害

在代谢综合征人群中高血压患病率极高。高血压是肾脏损害的重要独立危险因素,能增加肾脏疾病的发病率及肾衰竭的发生率和致死率。高血压肾损害病理改变主要表现为良性肾血管硬化。入球小动脉较出球小动脉更易受累,表现为动脉玻璃样变和动脉肌内膜增厚、管壁-管腔比值增加、顺应性下降、管腔狭窄,引起某些肾单位的缺血性皱缩至硬化、肾单位功能低下、肾小管萎缩及肾间质纤维化、肾小管功能受损。临床上病情进展缓慢,患者常首先出现夜尿多、尿比重低及尿渗透压低等远端肾小管浓缩功能障碍表现,尿改变轻微(轻度蛋白尿、少量镜下血尿及管型尿),而后才逐渐出现肾小球功能损害。其损伤机制是高血压引起的血流动力学改变和非血流动力学因素如活性氧簇的增加和代谢异常等导致肾脏血管及肾脏实质的损伤。2002 年 Fogo 等对 62 例高血压肾硬化症患者肾脏病理进行了半定量分析,发现血压水平与肾脏形态学变化并不平行,支持其他因素参与致病;目前认为脂肪组织本身也是一个"内分泌器官",它能够分泌包括 PAI-1、瘦素、抵抗素等能参与局灶节段肾小球硬化致病的物质。国际著名肾脏病学者 Kincaid-Smith 最近提出的新观点认为,高血压肾硬化症患者中肥胖和胰岛素抵抗比高血压本身发挥更大致病作用。

(五)代谢综合征与尿酸相关性肾脏损害

代谢综合征中肥胖、高脂血症、糖耐量异常可分别引起嘌呤代谢加速,抑制肾小管上皮细胞对尿酸的排泄以及促进 5 磷酸核糖合成途径,尿酸生成增多,尿酸盐析出结晶,沉积于肾小管及间质,引起高尿酸性肾病,表现为间质性肾炎、肾小管功能受损及肾脏尿酸结石。Toprak 等对 266 名高尿酸血症患者研究发现,肾病发生率为 15.1%,而血尿酸水平正常的人群,肾病发生率仅为 2.9%,提示高尿酸血症是肾脏功能损害的又一危险因素。Abate 等进一步研究发现,胰岛素对正常肾脏的尿液酸化功能具有调控作用,由于尿酸性肾结石患者对胰岛素抵抗而使肾脏 H^+ 排泄增加、尿 NH_3^+ 和枸橼酸等碱性物质排泄减少导致尿 pH 过低,提示尿 NH_3^+ 排泄减少和低尿 pH 可能是肾脏对胰岛素抵抗的表现之一,这些缺陷可导致尿酸沉淀增加而促进尿酸结石的形成。这可导致尿酸沉积的危险,进而引起或加重以肾小管间质损害为主的慢性痛风性肾病。研究证实肾损害与血尿酸升高的水平和持续时间长短呈正比。即使是轻度尿酸增高也会导致血管收缩、肾小球高压,引起肾脏损害。

(六)代谢综合征与慢性炎症反应所致肾脏损害

目前已经证实,炎症标志物升高与代谢危险因素及动脉粥样硬化性疾病进展加速有关,继而加重了 MS 患者肾脏损害的发生和发展。脂肪组织内大量脂肪细胞和巨噬细胞均可释放多种炎症因子,如 C 反应蛋白(CRP)、细胞因子白细胞介素-6(IL-6)、肿瘤坏死因子-α(TNF-α)、瘦素、转化生长因子-β(TGF-β)。上述因子促进并加重了肾小球肥大,激活肾素-血管紧张素系统,导致肾小球出现高灌注、高滤过、加重肾小球硬化。2 型糖尿病患者血液中的 CRP、IL-6、TNF-α 等炎症标志物和炎症因子较健康人群显著升高。而高血糖导致的氧化应激又可加剧炎症反应。所以系统性慢性炎症直接参与了糖尿病的发生与发展。炎症因子不仅可以通过调节炎症过程的关键激酶 IKK 等,导致外周组织 IR,而且也会诱发胰岛 β 细胞本身的 IR 而影响葡萄糖对胰岛素合成和分泌的调节作用。早在 2005 年 Sesso 及其同事就报道,在女性健康研究的参加者中,血清 CRP 水平增加与发生高血压的危险呈正相关。这种高的 CRP 水平可以增强炎症反应,而直接作用于动脉壁、内皮细胞或其他细胞,促进动脉炎症,升高血压,促进动脉粥样硬化形成,最终导致肾脏损害。

总的来说,代谢综合征由于其包含的多个因素,其导致的肾脏损害的机制可能是相互联系,表现多样性且肾脏损害的临床表现也是多种多样的。

五、代谢综合征引起肾脏损害的预防与治疗前景

虽然肾脏具有强大的代偿功能,代谢综合征引起的肾脏损害可能是隐匿性和慢性迁延的,但仍应给予足够重视。丹麦 Steno 糖尿病中心研究证实全面控制 MS 各组分,可使 2 型糖尿病患者肾脏损害风险下降 61%,危险比率为0.39(95%可信区间,0.17~0.87),所以防治 MS 肾损害必须对其各危险因素进行综合干预。在二级预防方面,应特别强调对代谢综合征的基本发病机制的治疗和调节,进而防止代谢综合征各危险因素对肾脏等器官的损害。

改变不良的生活方式,包括戒烟、改变饮食结构、适量增加运动以降低体重,可改善胰岛素抵抗,降低蛋白尿,最终达到预防及改善糖尿病和心血管疾病目标。合理的饮食(低胆固醇、减少单糖摄入量,增加蔬菜、水果、粗粮)能显著降低肾小球的高压力、高滤过状态以及减轻肾小球肥大等组织学改变,而且应该作为首选和基础治疗。有研究发现,通过减轻体重可以减缓高血压,减少 MA,减轻肾脏高灌注、高滤过状态。降低体重最适宜的目标为 1 年内降低体重的 7%~10%,持续体重减轻直至 BMI<25 kg/m²。研究显示,通过控制饮食能减少代谢综合征的流行程度,改善内皮细胞功能,改善血浆甘油三酯、血糖、血压水平。增加体力活动应以实用、规律、适度为原则,推荐标准方案为每周至少 5 d,每天至少 30 min 中等强度运动(如快走)。单纯吸脂术也能达到改善腹型肥胖的目的,但并不能改善胰岛素抵抗和心血管危险因素。通过改变生活方式逆转体内 IR 状态,积极控制血糖、血压、调节脂代谢紊乱,改善机体代谢紊乱对肾脏也具有积极的保护作用。

综合性治疗代谢综合征的各危险因素包括:①控制体重,如饮食和运动,必要时辅以减肥药物如奥利司他及盐酸西布曲明。②控制血脂,主要降低 TG 和 LDL-C 水平及升高 HDL-C 的水平,可选用他汀类或贝特类药物治疗,力争使各项血脂指标达到正常水平。研究表明积极的降脂治疗可以改善肾小球滤过、减少蛋白尿的排出,并可抑制慢性免疫炎症反应。③控制血压,首选 ACEI 和 ARB,必要时联合钙通道阻滞剂、β 受体阻滞剂等其他降压药治疗,目标血压应控制在 18.7/12.0 kPa(140/90 mmHg)以下。糖尿病患者目标血压降至 17.3/10.7 kPa(130/80 mmHg)。若出现临床糖尿病肾病,尿蛋白>1 g/d 时,则需降低至 16.7/10.0 kPa(125/75 mmHg)。ACEI 和 ARB 类药物尚有对肾脏直接的保护作用。Toblli 等证实,联合应用贝那普利和依贝沙坦降压治疗,可以明显减轻大鼠肾小球硬化。④降低胰岛素抵抗及调节糖代谢异常是代谢综合

征的治疗中心环节,目前改善胰岛素抵抗常用药物有 ACEI/ARB、PPARγ 激动剂、二甲双胍类降糖药等,特别是 ACEI/ARB 类药物能促进胰岛素信号传导,增加胰岛素的敏感性,增加葡萄糖转运子-4 的表达和活性,增加脂连蛋白的水平,降低 TNF-α、IL-6 等水平。某些 ARB 类药物如替米沙坦尚能选择性激活 PPARγ,增强胰岛素敏感性,降低 TG 和 LDL-C,减轻炎症及氧化应激的发生,降低血压,抑制血管平滑肌和内皮细胞的增生。研究发现 2-羟基雌二醇能抑制肥胖的发展,提高内皮功能,控制血压,降低血浆胆固醇水平。同时有研究证实 MS 患者给予抗炎及抗氧化应激治疗及上调 AMPK 和丙二酰 CoA 的表达也可能是有效的干预手段。

随着对 MS 肾损害发病机制的深入研究,全面控制和干预 IR、肥胖及 MS 各个组分,监测肾脏损害的早期指标,可以减轻和延缓与 MS 相关的肾脏病变的发生及发展。

（齐　惠）

第十五章

肾脏病的中西医结合诊疗

第一节　急性肾小球肾炎

急性肾小球肾炎简称"急性肾炎"，是一种常见的原发性肾小球疾病。本病大多呈急性起病，临床表现为血尿、蛋白尿、高血压、水肿、少尿及氮质血症。因其表现为一组临床综合征，为此又称为"急性肾炎综合征"。急性肾小球肾炎常见于多种致病微生物感染之后发病，尤其是链球菌感染，但也有部分患者由其他微生物感染所致，如葡萄球菌、肺炎链球菌、伤寒杆菌、梅毒、病毒、原虫及真菌等引起。通常临床所指急性肾小球肾炎即指链球菌感染后肾小球肾炎。本节也以此为重点阐述。

一、病因和发病机制

（一）发病因素机制

本病发病与抗原抗体介导的免疫损伤密切相关。当机体被链球菌感染后，其菌体内某些有关抗原与相应的特异抗体于循环中形成抗原-抗体复合物，随血流抵达肾脏，沉积于肾小球而致病。但也可能是链球菌抗原中某些带有阳电荷的成分通过与 GBM 上带有阴电荷的硫酸类肝素残基作用，先植于 GBM，然后通过原位复合物方式而致病。当补体被激活后，炎症细胞浸润，导致肾小球免疫病理损伤而致疾病。肾小球毛细血管的免疫性炎症使毛细血管腔变窄，甚至闭塞，并损害肾小球滤过膜。可出现血尿、蛋白尿及管型尿等，并使肾小球滤过率下降。因而对水钠各种溶质（包括含氮代谢产物，无机盐）的排泄减少，而发生水钠潴留，继而引起细胞外液容量增加。因此，临床上有水肿、尿少、全身循环充血状态、呼吸困难、肝大、静脉压增高等表现。本病引发的高血压目前认为是由于血容量增加所致，同时，也可能与 RAAS 活力增强有关。

（二）病理表现

本病急性期表现为弥漫性毛细血管内增生性肾小球肾炎、肾小球增大，并含有细胞成分，内皮细胞肿胀，系膜细胞浸润。电镜下可见上皮下沉淀物呈驼峰状。免疫荧光检查可见弥漫的呈颗粒状的毛细血管袢或系膜区的 IgG、C3 和备解素的免疫沉着，偶有少量 IgM 和 C4。

二、临床表现

急性肾小球肾炎可发生于各年龄组，但以儿童及青少年多见。本证起病较急，病情轻重不一,多数病例病前有链球菌感染史。感染灶以上呼吸道及皮肤为主,如扁桃体炎、咽炎、气管炎、鼻窦炎等。在上述前驱感染后,有 1～3 周无症状的间歇期而发病。间歇期后,即急性起病,首发症状多为水肿和血尿,是典型性急性肾炎综合征。重症者可发生急性肾衰竭。

(一)全身症状

发病时症状轻重不一,患者常有头痛、食欲减退、恶心、呕吐、腰困、疲乏无力,部分患者先驱感染没有控制,可有发热、咽喉疼痛、咳嗽、体温一般在 38 ℃上下,发热以儿童多见。

(二)尿少和水肿

尿少和水肿常为本病的首发症状,占患者的 80％～90％,在发生水肿之前,患者都有尿少和水肿。轻者仅晨起眼睑水肿,或伴有双下肢轻度可凹性水肿,面色较苍白。重者可延及全身,体重增加。水肿出现的部位主要取决于两个因素,即重力作用和局部组织张力。儿童皮肤及皮下组织较紧密,则水肿的凹陷性不十分明显。另外,水肿的程度还与钠盐的食入量有密切关系。钠盐入量多则水肿加重,严重者可有胸腔积液、腹水。

(三)血尿

大部分患者都会出现肾小球源性血尿,血尿是本病常见的初起症状。尿是浑浊棕红色,洗肉水样色。一般数天内消失,也可持续 1～2 周转为镜下血尿。经治疗后一般镜下血尿多在 6 个月内完全消失。也可因劳累、紧张、感染后反复出现镜下血尿,也有持续 1～2 年才完全消失。

(四)蛋白尿

多数患者有不同程度的蛋白尿。极少数患者表现为肾病综合征。蛋白尿持续存在提示病情迁延或有转为慢性肾炎的可能。

(五)高血压

大部分患者可出现一过性轻、中度高血压。收缩压舒张压均增高,往往与血尿、水肿同时存在。一般持续 2～3 周,多随水肿消退而降至正常。产生原因主要与水钠潴留、血容量扩张有关。经利尿消肿后血压随之下降,少数患者可出现重度高血压,并可并发高血压脑病,心力衰竭或视网膜病变,出现充血性心力衰竭,肺水肿等。

(六)肾功能异常

少数患者可出现少尿(＜400 mL/24 h),肾功能一过性受损,表现为轻度氮质血症。过 1～2 周尿量增加,肾功能于利尿后数天内可逐渐恢复,仅有极少数患者可表现为急性肾衰竭。

三、诊断和鉴别诊断

(一)诊断

1.尿常规及沉渣检查

(1)血尿:为急性肾炎重要表现,肉眼血尿或镜下血尿,尿中红细胞多为严重变形红细胞。此系红细胞通过病变毛细血管壁和流经肾小管过程中,因渗透压改变而变形。此外,还可见红细胞管型,表示肾小球有出血渗出性炎症,是急性肾炎重要特点。

(2)管型尿:尿沉渣中常见有肾小管上皮细胞、白细胞,偶有白细胞管型及大量透明和颗粒管型,一般无蜡样管型及宽大管型,如果出现此类管型,提示原肾炎急性加重,或全身系统性疾病,如红斑狼疮或血管炎。

(3)尿蛋白:通常为(＋～＋＋),24 h 蛋白总量小于 3.0 g,尿蛋白多属非选择性。

(4)尿少和水肿:本病急性发作期 24 h 尿量一般在 1 000 mL 以下,并伴有面部及下肢轻度水肿。

2.血常规检查

白细胞计数可正常或增加,此与原感染性是否仍继续存在有关。急性期红细胞沉降率常增快,一般在 30～60 mm/h,常见轻度贫血,此与血容量增大、血液稀释有关,于利尿消肿后即可恢复,但也有少数患者有微血管溶血性贫血。

3.肾功能及血生化检查

急性期肾小球滤过率(glomerular filtration rate,GFR)呈不同程度下降,但肾血浆流量常可正常。因此滤过分数常下降。与肾小球功能受累相比,肾小管功能相对良好,肾浓缩功能仍多保持正常。临床常见一过性氮质血症,血中尿素氮、肌酐轻度增高,尿钠和尿钙排出减少,不限进水的患者可有轻度稀释性低钠血症。此外,还可出现高血钾和代谢性酸中毒症。

4.有关链球菌感染的细胞学和血清学检查

链球菌感染后,机体对菌体成分及其产物相应的抗体,如抗链球菌溶血素 O 抗体(ASO),其阳性率可达 50%～80%,常借助检测此抗体以证实前期的链球菌感染。通常在链球菌感染后2～3 周出现,3～5 周滴度达高峰,半年内可恢复正常,75% 的患者一年内转阴。在判断所测结果时应注意,ASO 滴度升高仅表示近期内曾有链球菌感染,与急性肾炎发病之可能性及病情严重性不直接相关。经有效抗生素治疗其阳性率降低,皮肤感染灶患者阳性率也低。另外,部分患者起病早期循环免疫复合物及血清冷球蛋白可呈阳性,但应注意病毒所致急性肾炎者可能前驱期短,一般为 3～5 d,以血尿为主要表现,C3 不降低,ASO 不增高,预后好。

血浆补体测定除个别病例外,肾炎病程早期,血总补体及 C3 均明显下降,过 6～8 周可恢复正常,此规律性变化为急性肾炎的典型表现。血清补体下降程度与急性肾炎病情轻重无明显相关,但低补体血症持续 8 周以上者,应考虑有其他类型肾炎之可能,如膜增生性肾炎,冷球蛋白血症,或狼疮性肾炎等。

5.血浆蛋白和脂质测定

本证患者有少数血清白蛋白常轻度降低,是由于水钠潴留的血容量增加和血液稀释造成,并不是由尿蛋白丢失而致,经利尿消肿后可恢复正常。有少数患者,伴有 α2、β 脂蛋白增高。

6.其他检查

如少尿 1 周以上,或进行性尿量减少伴肾功能恶化者,病程超过 2 个月而无好转趋势者、急性肾炎综合征伴肾病综合征者,应考虑进行肾活检以明确诊断,指导治疗。

(二)鉴别诊断

常需与以下疾病相鉴别。

1.发热性尿蛋白

急性感染发热者,可出现蛋白尿、管型及镜下血尿,极易与不典型或轻度急性肾炎患者相混淆,但前者无潜伏期,无水肿和高血压,热退后尿常规迅速恢复正常。

2.急进性肾炎

起病初与急性肾炎很难鉴别,本病在数天或数周内出现进行性肾功能不全,少尿无尿,可帮助鉴别,必要时需采用肾穿刺病理检查,如表现为新月体肾炎可资鉴别诊断。

3.慢性肾炎急性发作

大多数慢性肾炎往往隐匿起病,急性发作常继发感染后,前驱期往往较短,1～2 d 即出现水肿,少尿,氮质血症等,严重者伴有贫血、高血压,肾功能持续损害,常常可伴有夜尿增多,尿比重常低。

4.IgA 肾病

主要以反复发作性血尿为主要表现,ASO、C3 往往正常,肾活检可以明确诊断。

5.膜性肾炎

常以急性肾炎样起病,但常常蛋白尿明显,血清补体持续下降大于 8 周,本病恢复不及急性肾炎明显,必要时于肾穿活检明确诊断。

6.急性肾盂肾炎或尿路感染

尿常规检查,常有白细胞和脓细胞、红细胞,患者并有明显的尿路刺激症状和畏寒发热,补体正常,中段尿培养可确诊。

7.继发性肾炎

如过敏性紫癜性肾炎、狼疮性肾炎、乙型肝炎病毒相关性肾炎等。本类肾炎原发病症状明显,不难诊断。

四、并发症

急性肾炎少数患者于急性期可有较严重的并发症,常见并发症有以下几种。

(一)循环充血状态

因水钠潴留,血容量扩大,循环负荷过重,乃至表现循环充血性心力衰竭甚至肺水肿,此与病情轻重和治疗情况相关,临床表现为气急,不能平卧,胸闷,咳嗽,肺底湿性啰音,肝大压痛,心率快,奔马律等左右心衰竭症状。系因血容量扩大所致,而与真正心肌泵衰竭不同,且强心剂效果不佳,而利尿剂的应用常助其缓解。

(二)高血压脑病

高血压脑病是指血压急剧增高时(尤其是舒张压)伴发的中枢神经系统症状而言,一般儿童较成年人多见。一般认为:此证是在高血压的基础上,脑部小血管痉挛,导致脑缺氧、脑水肿而致。但也有人认为当血压急剧升高时,脑血管原具备的自动舒缩功能失调或失控,脑血管高度充血脑水肿而致。此外,急性肾炎时,水钠潴留也在发病中起一定作用。此并发症多发生在急性肾炎起病后1~2 周内。起病较急,临床表现为剧烈头痛,频繁恶心呕吐,继之视力障碍,眼花,复视,暂时性黑矇,并有嗜睡或烦躁。如不及时治疗则发生惊厥、昏迷,少数暂时偏瘫失语,严重时发生脑疝。神经系统多无局限性体征,浅反射及腱反射可减弱或消失,眼底检查常见视网膜小动脉痉挛,有时可见视盘水肿,脑脊液清亮,压力和蛋白正常或略高。当高血压伴视力障碍、惊厥、昏迷之一项,即可诊断。

(三)急性肾衰竭

急性肾炎患者中,有相当一部分病例有程度不一的氮质血症,但真正进展为急性肾衰竭者仅为极少数。由于防治及时,前两类并发症已大为减少,但合并急性肾衰竭尚无有效防止措施,已成为急性肾炎死亡的主要原因。临床表现为少尿或无尿,血尿素氮、肌酐升高,高血钾,代谢性酸中毒等尿毒症改变。在此情况下应及时血液透析,肾替代疗法(按急性肾衰竭治疗)。如经治疗少尿或无尿3~5 d 或 1 周者,此后尿量逐渐增加,症状消失,肾功能可逐渐恢复。

五、西医诊断标准

(1)起病较急,病情轻重不一,青少年儿童发病多见。

（2）前驱有上呼吸道及皮肤等感染史，多在感染后 1～4 周发病。

（3）多见血尿（肉眼或镜下血尿），蛋白尿，管型（颗粒管型和细胞管型）。

（4）水肿，轻者晨起双眼睑水肿，重者可有双下肢及全身水肿。

（5）时有短暂氮质血症，轻中度高血压，B超双肾形态大小正常。

六、西医治疗

本病的治疗以休息及对症治疗为主，纠正水钠潴留，纠正血循环容量负荷重，抗高血压，防治急性期并发症，保护肾功能，如急性肾衰竭可行透析治疗。因本病属自限性疾病，一般不适宜应用糖皮质激素及细胞毒类药物。

（一）一般治疗

急性期应卧床休息 2～3 周，待肉眼血尿消失，水肿消退及血压恢复正常，然后逐渐增加室内活动量，3～6 个月间应避免较重的体力活动。如活动后尿改变加重者应再次卧床休息。急性期低钠饮食，每天摄入食盐 3 g 以下，保证充足热量。肾功能正常者不需限制蛋白质入量，适当补充优质蛋白质饮食，对有氮质血症者，应限制蛋白质入量，以减轻肾脏负担。水肿重尿少者，除限盐外还应限制水的入量。

（二）感染灶的治疗

对有咽部、牙周、鼻窦、气管、皮肤感染灶者应给予青霉素 1～2 周治疗。对青霉素过敏者可用大环内酯类抗生素。对于反复发作的慢性扁桃体炎，病证迁延 2～6 个月者，尿中仍有异常且考虑与扁桃体病灶有关时，待病情稳定后（尿蛋白少于＋），尿沉渣计数少于 10/HP 者，可考虑做扁桃体切除术，术前术后需用 2～3 周青霉素。

（三）抗凝治疗

根据发病机制，且有肾小球内凝血的主要病理改变，主要为纤维素沉积及血小板聚集，因此，在临床治疗时并用抗凝降纤疗法，有助于肾炎的缓解和恢复，具体方法如下。

1.肝素

按成人每天总量 5 000～10 000 U 加入 5％葡萄糖注射液 250 mL 静脉滴注，每天 1 次，10～14 d 为 1 个疗程，间隔 3～5 d，再行下 1 个疗程，共用 2～3 个疗程。

2.丹红注射液

成人用量 20～40 mL，加入 5％葡萄糖注射液中，用法疗程同肝素，小儿酌减。或选择其他活血化瘀中成药注射剂，如血塞通、舒血通、川芎、丹参注射剂等。

3.尿激酶

成人 5 万～10 万 U/d，加入 5％葡萄糖 250 mL 中，用法疗程如丹红注射液，小儿酌减。注意肝素与尿激酶不要同时应用。

4.双嘧达莫

成人 50～100 mg，每天 3 次口服，可连服 8～12 周，小儿酌情服用。

（四）利尿消肿

急性肾炎的主要生理病理变化为钠潴留，细胞外液量增加导致临床上水肿，高血压，循环负荷过重及致心肾功能不全等并发症。应用利尿剂不仅能达到消肿利尿作用，且有助于防治并发症。

1.轻度水肿

颜面部及双下肢轻度水肿(无胸腔积液、腹水者),常用噻嗪类利尿剂。如氢氯噻嗪,成人为25～50 mg,每天1～2次,口服,此类利尿剂作用于远端肾小管。当GFR为25 mL/min时,常不能产生利尿效果,此时可用袢利尿剂。

2.中度水肿

伴有肾功能损害及少量胸腔积液或腹水者,先用噻嗪类利尿剂,氢氯噻嗪25～50 mg,每天1～2次。但当GFR为25 mL/min时,可加用袢利尿剂,如呋塞米20～40 mg/次,每天1～3次,如口服效差,可肌内注射或静脉给药,30 min起效,但作用短暂,仅4～6 h,可重复应用。此二药在肾小球滤过功能严重受损,肌酐清除率5～10 mL/min时,仍有利尿作用,应注意大剂量时可致听力及肾脏严重损害。急性肾炎一般不用汞利尿剂、保钾利尿剂及渗透性利尿剂。

3.重度水肿

当每天尿量<400 mL时,并有大量胸腔积液,腹水,伴肾功能不全,甚至急性肾衰、高血压、心力衰竭并发症时,立即应用大剂量强利尿剂,如呋塞米60～120 mg,缓慢静脉推注,但剂量不能超过1 000 mg/d。因剂量过大,并不能增强利尿效果,反而使不良反应明显增加,导致不可逆性耳聋。若应用后利尿效果仍不理想,则应考虑血液净化疗法,如血液透析、腹膜透析等,而不应冒风险应用过大剂量的利尿剂。此外,还可应用血管解痉药,如多巴胺以达利尿目的。

注意:其他利尿剂不宜应用,如汞利尿剂对肾实质有损害,渗透性利尿剂如甘露醇可增加血容量,加重心脑血管负荷而发生意外。还有诱发急性肾衰竭的潜在危险。保钾利尿剂可致血钾升高,尿少时不宜使用。对高尿酸血症患者,应慎用利尿剂。

(五)降压治疗

血压不超过18.7/12.0 kPa(140/90 mmHg)者可暂缓治疗,严密观察。若经休息、限水盐、利尿治疗,血压仍高者,应给予降压药,可根据高血压的程度,起病缓急,首选一种品种和小剂量使用。

1.钙通道阻滞剂

如硝苯地平、尼群地平类。此类药品可通过阻断钙离子进入细胞内而干扰血管平滑肌的兴奋-收缩偶联,降低外阻血管阻力而使血压下降,并能较好地维持心、脑、肾血流量。口服或舌下含服均吸收良好,每次10 mg,每天2～3次,用药后20 min血压下降,1～2 h作用达高峰,持续4～6 h。控释片、缓释片按说明服用,与β受体阻滞剂合用可提高疗效,并可减轻硝苯地平引起的心率加快。

2.血管紧张素转化酶抑制剂

通过抑制血管紧张素转换酶的活性,而抑制血管紧张素扩张小动脉,适用于肾素-血管紧张素-醛固酮介导的高血压,也可应用于合并心力衰竭的患者,常用药物如卡托普利口服25 mg,15 min起效,服用盐酸贝那普利5～10 mg,每天1次服用,对肾素依赖性高血压效果更好。

3.a1受体阻滞剂

如哌唑嗪,具有血管扩张作用,能减轻心脏前后负荷,宜从小剂量开始逐渐加量,不良反应有直立性低血压、眩晕或乏力等。

4.硝普钠

用于严重高血压者,用量以1～3 μg/(kg·min)的速度持续静脉点滴,数秒内即起作用。常溶于200～500 mL的5%葡萄糖注射液中静脉点滴,先从小剂量开始,依血压调整滴数。此药物的优点是作用快,疗效高且毒性小。既作用于小动脉阻力血管,又作用于静脉的血容量血管,能降低外周阻力,而不引起静脉回流增加,故尤适应于心力衰竭患者。

(六)严重并发症的治疗

1.急性循环充血性状态和急性充血性心力衰竭的治疗

当急性肾炎出现胸闷,心悸,肺底啰音,心界扩大等症状时,心排出量并不降低,射血指数并不减少,与心力衰竭的病理生理基础不同,而是水钠潴留,血容量增加所致淤血状态。此时首先要绝对卧床休息,严格限制钠、水入量,同时应用强利尿剂。硝普钠或酚妥拉明药物多能使症状缓解,发生心力衰竭时,可适当应用地高辛或毒毛花苷 K。危重患者可采用轮流束缚上下肢或静脉放血,每次 150~300 mL,以减轻心脏负荷和肺淤血。当保守治疗无效时,可采用血透脱水治疗。

2.高血压脑病治疗

出现高血压脑病时,应首选硝普钠,剂量为 5 mg 加入 10%葡萄糖注射液 100 mL 中静脉滴注,从每分钟 4 滴开始。用药时应监测血压,每 5~10 min 测血压 1 次。根据血压变化情况调节滴数,最快每分钟 15 滴,为 1~2 $\mu g/(kg \cdot min)$,每天总剂量<100 $\mu g/kg$。如患者用药后高血压脑病缓解,神志好转,停止抽搐,则应改用其他降压药维持血压。因高血压脑病可致生命危险,故应快速降压,争分夺秒。硝普钠起效快,半衰期短,1~2 min 可显效,停药 1~10 min 作用可消失,无药物依赖性。但应注意硝普钠可产生硫氰酸盐代谢产物,故静脉用药浓度应低,滴速应慢,应用时间要短(<48 h),并应严密监测血压,如降压过度,可使有效循环血容量过低,而致肾血流量降低,灌注不足引起肾功能损害。应用硝普钠抢救急性肾炎高血压危象,疗效可靠安全,而且不良反应小。

当高血压伴有脑水肿时,宜采用强利尿剂及脱水药以降低颅脑压力。降颅压和脱水治疗可应用 20%甘露醇,每次 5 mL/kg,静脉注射或静脉快速滴注,视病情 4~8 h 1 次。呋塞米每次 1 mg/kg 静脉滴注,每 6~8 h 1 次。地塞米松 0.3~0.5 mg/kg。如有惊厥注意对症止痉。持续抽搐者,成人可用地西泮每次 0.3 mg/kg,总量不超过 10~15 mg 静脉给药,并可辅助吸氧等。

3.透析治疗

本病有以下两种情况时可采用透析治疗。

(1)少尿性急性肾衰竭,特别是有高血钾存在时。

(2)严重水钠潴留引起急性左心衰竭者,应及时给予透析治疗,以帮助患者度过急性期。由于本病具有自愈倾向,肾功能多可逐渐恢复,一般不需要长期维持透析。

临床应注意在治疗本病时,不宜应用糖皮质激素及非类固醇类消炎和山莨菪碱类药物治疗。本病大多预后良好,部分病例可在数月内自愈。老年患者有持续性高血压,大量蛋白尿,或肾功能损害者预后较差,肾组织增生病变重,伴有较多新月体形成者预后较差。

七、中医病因病机概述

急性肾炎的发病因素,常与两类因素密切相关:一是素体肾气亢盛,内生湿热之毒;二是外感风、寒、燥、火、湿邪。机体过亢肾气与邪毒相搏,由表及里,由上至下,侵入肾脏而致肾络瘀阻,肾气开阖升降失常,膀胱气化功能失调。临床症状见发热,头晕,面赤,血尿,尿浊,水肿为主要特征,多为实证。此病以肾为本,涉及脾、肺二脏。肾、肺、脾三脏相互关联,其机为肺失宣通,脾失转输,肾失开阖,膀胱气化无权,三焦水道失畅,水液因而停聚局部,泛溢肌肤而为水肿,正邪相搏而发热,伤及肾络而见血尿、尿浊。

(一)病因

1.禀赋失常

肾气过亢,过亢之气易生内热、湿、风之毒邪,直侵肾脏或由他脏下犯肾体而致病。

2.外邪侵袭

若风邪外袭,则内合于肺;若为风寒,则使肺气郁闭;若为风热,则致肺失清肃;若湿毒之邪蕴于局部,则化为疮疡疖肿;若不能及时消退,则疮毒之邪循经内侵肾体而患病。

3.用药不当

误用药物或用药不当,克伐肾气,肾之受损,开阖气化失司而致病。

(二)病机

1.病位

此病本在肾,常涉及肺、脾、肝、心、膀胱、三焦等脏腑组织。

2.病性

一般起病较急,初起病以正盛邪也盛,正邪双实为主。如久损不复,常由正实转化为正虚邪实的虚实夹杂证。发病多见青少年。本病发病主要以肾元亢盛为本,风、热、湿毒邪外侵为标,由表及里或从上而下,终而侵犯肾体而致病。

3.病机转化

急性肾小球肾炎的发生是以肾气亢盛的本实为基础,外淫之毒邪通过清窍或肌肤循经侵入肌体内而致肾脏发病,侵及肺、脾、三焦为多见,心和肝次之。肺、脾、肾功能失调,肺气郁闭而不宣,不能通调水道,脾气困阻而不能运化水湿,亢盛之气与邪气相搏而损及肾气而不能化气行水,故外而肌肤、四肢、水湿浊气横逆发为水肿。

若外感风热毒邪,常从口鼻清窍而入,首先犯肺,肺之宣降功能失常,故临床多见畏风发热,咳嗽咽痛,鼻塞,耳聋;不能通调水道,下输膀胱,故首发面部水肿,或下肢水肿表现。此均为阳邪,其性轻扬,故其水肿以面目为著。风热正气相搏,均伤肾络,血不循经,随尿而出而为血尿。

若风寒外袭,也是多从肌肤、清窍而入,可直中脏腑,症见畏风寒,咳嗽,流涕,咽痛,头痛,直中肺肾则卫气郁遏,不得宣降而水肿。寒凝肾络则气化不利,血行不畅而尿血或尿浊。

若湿毒、药毒致肌肤形成疮疡疖肿内侵脏腑或下侵肾体,肾气与邪毒相搏,损及肾络而致气化不利,或伤及脾脏,水湿运行失常,则肌肤水肿;血行不畅而尿血、尿浊。

若风热未尽,耗阴伤津而致阴虚。风阳上浮或阳热上越则见头目眩晕,面红目赤。如病程长,久治不愈,可致正气耗伤,正虚邪存而虚实夹杂,在短期内难于复原。肾病在发展过程中,必兼有痰湿、气滞、血瘀等证,当审病性缓急、轻重。

八、中医辨证诊断要点

(一)辨证要点

急性肾小球肾炎的中医诊断要点,应根据患者的发病时间、年龄大小、体质盛衰、邪正盛衰情况。本病发病初期:多表现为禀赋肾气亢盛与邪盛标实的正邪双实证为主。病体未复可逐渐发展为正虚邪实夹杂证。病变可及机体多个脏腑,但以脾、肺、肾三脏关系最为密切。临床常以正气亢盛,阳热上越,风水泛滥,湿毒浸淫,水湿浸渍,阴虚邪盛,夹有气滞、血瘀等,应根据发病阶段的证候表现,全面综合分析辨证。

本病临床症见发热,头晕,面目及双下肢水肿,尿赤,尿浊,小便不利,尿量减少为主,其他表现均为辅证。

(二)辨证分型

1.元气亢盛,风水泛滥证

主证:发病迅速,畏风发热,尿赤,面目水肿为主,或双下肢水肿,尿赤浑浊。

副证:流涕,咳嗽,气粗,咽痛或流黄涕,耳痛流脓,肌肤疖肿,脓疮等。

宾证:口干欲饮,舌质红赤,苔黄,脉浮数。偏于风寒者多见恶寒,肢节酸楚,困重,或头目眩晕,或焦躁易急,欲动不欲静。

辨证解析:本证青少年发病多见。因正着生长发育阶段,禀赋元气亢盛,内生风热或风寒淫邪经口鼻清窍而入或袭表。肺失宣降,不能通调水道,下输膀胱,故见恶风寒,发热,肢节酸痛困重,肌肤水肿;风热或风寒之邪下注肾体,肾气与邪毒相搏,损伤肾络,气化不利,则小便不利,尿赤。因热为阳邪,其性轻扬,上越头面,风水相搏,故头晕目眩,水肿起于面部,迅速遍及全身。若风热之邪蕴于局部而见咽喉红肿热痛,流涕,舌质红,脉浮数。若风寒之邪犯肺,寒束肌表,卫阳被遏,肺气不宣,故见恶风寒或发热,喘咳或咳痰,阳气被遏,则见沉脉或紧或数。

2.元气亢盛,湿毒浸淫证

主证:肌肤发生疖肿,脓疮,耳痛流脓,牙痛流脓,鼻流黄涕,或药后而致湿毒斑疹,发热,水肿,尿赤浑浊。

副证:时有畏风寒,小便不利,或头晕目眩。

宾证:舌质红,苔薄黄腻,脉浮数或滑数。精神亢奋、焦躁不安。

辨证解析:脾主肌肉,肺外合皮毛,肌肤乃脾肺二脏所主之域,湿热之邪蕴于肌肤,湿热久郁化毒,毒热腐肉伤血,发为疔疮脓疱。若毒热不能及时清解消散,则内浸脾肺,循经下焦而入肾体。肾气与湿毒相搏滞留,则损及肾络,或致气滞血瘀,血不循经而外出,膀胱气化不利而尿赤,肾气开阖失常则水液升降失调不能外泄,留于肌肤则水肿。中焦脾胃不能制水,水湿运化失常。肺不能通调水道,下输膀胱,则水湿停聚于体内,泛滥横溢,故见小便不利,水肿。初起多夹风邪,以肿起颜面,恶风或畏恶风寒,继而迅速遍及全身。正气与湿热相搏则发热,舌质红,苔薄黄,脉浮数或滑数。

3.肾气亢盛,水湿困脾证

主证:周身壅肿,按之没指,小便短少,尿赤或尿浊,面色无华。

副证:胸闷纳呆,呕恶,肢体困重,头晕目眩,乏力,气短。

宾证:便溏或便干,舌体胖嫩有齿痕,舌质淡,苔白厚腻,脉沉缓、弱。

辨证解析:此证多见于发病中、后期,是由发病初期未及时治疗防护、休息等因素迁延而致。肾为先天之本,脾为后天之本,肾脾相互资助,在运化水谷精微,气化水液代谢中起着协调作用,若因肾之蕴热或水湿之邪乘侮于脾而致脾病,运化失职,壅滞不行,加之水湿内停又瘀滞脾气而相互为应,水湿不得运化传输,聚积机体之内,泛溢肌肤,发为全身壅肿不退。水湿内聚三焦,决渎失司,膀胱气化失常而小便短赤。脾主四肢肌肉,脾被湿困,阳气不得宣展,运化无力,故见身体困重。胃失和降,故见胸闷,纳呆,泛恶等证。舌苔白腻,舌体胖嫩,脉象沉缓,皆为水湿内盛,脾胃湿困之象。湿毒泛浸肾体而致湿毒、血瘀凝滞肾络,或气不摄血而致尿血。肾开阖不利,水湿升降失常,与脾气转输水湿之失职,互为因果。乏力、脉弱皆为假象,实为正亢邪盛,湿邪滞阻躯体经络之双实证候。

4.肾阴虚损、湿热邪盛证

主证:尿血,尿浊,五心烦热或潮热,午后加甚。

副证:小便频数,或有灼热感,口干舌燥,舌红少苔,脉细数。

宾证:腰酸腿困,乏力软弱,或见水肿,或有头晕失眠,欲静不欲动。

辨证解析:因肾疾久治不复,风湿热毒邪未尽,或外邪反复内侵,或劳倦过度,久之损元耗阴而致肾本亏虚,功能失常,此证为本虚邪实之证候。阴精亏损,又致火旺,而遇水湿内聚,水火相合,煎熬成毒,合为湿热毒邪。灼伤脉络,故见血尿。湿热下注,故觉尿有灼热感。虚热耗损阴液,而元津亏损,精不化气,阳气无以化生,而致肾气亏损,气化不利。关门不利,水湿内聚,则见小便频数。水湿溢于肌肤而水肿。阴虚阳亢,热扰神明而失眠,头晕目眩。肾阴不足,腰府四肢失荣,故见腰膝酸软、乏力。

九、中医中药论治法则

(一)论治要点

中医中药论治急性肾小球肾炎,当依据病因、病机、证候表现和正邪盛衰情况,认真辨证分析。急性肾炎发病初期,多以正亢邪也盛的双实病机变化为主,即本实标也实证候。后期多见正虚邪实。在发病过程中常并气滞、血瘀、水湿、热毒内蕴,治当发汗散湿,利水消肿,活血化瘀,抑气清热解毒,以降气祛邪论治法则;后期以益肾健脾,调和气血、阴阳为主。活血化瘀,疏通经络,祛除血、湿凝滞贯穿全过程。以上论治方法,均应视患者证候表现、病情病机转化而随证立法,灵活选择治法。

1.元气亢盛,风水泛滥证

治法:抑气清热,散风宣肺,利水散湿。

方药与方解:抑气解表散加减;麻黄连翘赤小豆汤。

疗程与转归:1周为1个疗程,一般为1～2个疗程,表解、风去、热降、肿消即停,继而根据证候表现可改用其他方药治疗。

2.肾元亢盛,湿毒浸淫症

治法:抑制亢盛之气,清热解毒,利湿消肿。

方药与方解:抑气清热解毒汤;麻黄连翘赤小豆汤加减。

疗程与转归:1周为1个疗程,一般为2～5个疗程,热毒去,水肿消,根据转归变化,改用其他方药治疗。

3.肾元亢盛,水湿困脾证

治法:抑制气亢,健脾化湿,疏通肾络,利湿消肿。

方药与方解:抑气利湿通络散或五皮饮、五苓散加减。

疗程与转归:2周为1个疗程,一般为6～12个疗程,肿消、尿赤、浑浊复常即可停药,或改用他方巩固治疗。

4.阴虚邪盛证

治法:养阴清虚热,通络凉血,利湿消肿。

方药与方解:抑气凉血止血散、滋阴益肾利水消肿汤加减。

疗程与转归:2周为1个疗程,一般为6～12个疗程。证变,可在原方基础上化裁,巩固应用6～12个疗程。直至血尿、蛋白尿消失,肾功能正常,即可停止治疗。

(二)其他疗法

1.针刺疗法

取足三里、肾俞、脾俞、阴陵泉,手法以泻为主,留针 30 min,每天 1 次,2 周为 1 个疗程。

2.刮痧疗法

部位前胸后背,肘窝,腘窝处,每天 1 次,表解热退即停。

3.直肠滴点疗法

如小儿或患者不宜内服中药汤剂者,可施用直肠滴点保留,每天 2 次。

4.中成药应用

双黄连、清开灵、香丹注射液、血塞通、保肾康等药,静脉滴注或内服。

十、调护与转归

(一)室内空气流通

防止上呼吸道感染、扁桃体炎、鼻窦炎、咽炎、中耳炎、牙髓炎,注意皮肤清洁卫生,防治皮肤感染,一旦发现要早治疗,彻底清除病灶,如果有慢性扁桃体炎反复发作者,应在病情控制后及时摘除。

(二)动静结合,调整工休

发病初期应以静为主,卧床休息,随病情好转,逐步增加活动,当活动后以不觉疲劳为度。

(三)调情志

防急躁易怒和忧思、悲恐过度。保持心情舒畅。

(四)饮食调护

忌食辛辣之食品,每天食盐控制在 3 g 以下。切忌暴饮暴食,肥甘厚味。忌用致敏药物。忌烟酒嗜好。

(五)预后与转归

此病大多数预后良好,一般是在 6~12 个月间痊愈,愈后不易复发。治疗时需治疗 6 个月,然后巩固治疗 6 个月,注意定期复查。急性肾炎发生初应早治疗,避免发展为高血压脑病和心力衰竭,急性肾衰竭,或演变为慢性肾炎。对于有感染病灶者,如扁桃体炎、中耳炎、牙周牙龈病、慢性颌窦炎,要彻底治疗清除,以防反复发作。

十一、疗效评价标准

(一)痊愈标准

(1)水肿消失,血压正常,精神、食欲、睡眠尚好。

(2)尿常规、沉渣、肾功能、肾小球滤过率检验正常,维持在 1 年以上者。

(二)好转标准

(1)水肿消失,血压正常,精神、食欲、睡眠尚可。

(2)肾功能及肾小球滤过率检验正常。

(3)尿蛋白较发病时减少,24 h 蛋白定量不超过 1.0 g/L。

十一、中西医结合论治体会

西医对症治疗:在急性发作期有明显的感染病灶,水肿,高血压,可及时应用抗生素、利尿降压药对症治疗见效快。对有隐性病灶反复感染者,如扁桃体肿大等可手术切除。牙病反复发作者可摘除患牙。急性肾炎一般不需要应用皮质激素及其他免疫抑制剂。如病情迁延伴有大量蛋白尿,急性肾衰竭者,经肾活检根据病理类型可以应用。

中医治疗急性肾炎,可发挥中医整体辨证施治法则,可根据病程各个不同阶段表现证型的不同,采用内外治疗法则论治本病,如抑气亢盛、清热解毒、活血化瘀、宣肺散湿、健脾利水、益肾生津或益肾固涩等方药,特别是在急性肾炎中后期,血尿、蛋白尿持续不消时,可结合应用中医的针刺、足浴等外治法持续治疗,或巩固治疗,以调阴阳、和气血为主,使肾络通,气机畅,肾元复而病愈。中医中药治疗特点为利水消肿不伤正气,清热解毒不损脏腑功能,活血化瘀而不失血,所以中西医结合治疗急性肾炎,较单纯应用西医治疗疗效好,不良反应小,而且不易反复发作。中西医结合治疗急性肾炎是发展趋势,可以发挥各自优势,提高疗效,缩短疗程。

（王桂利）

第二节　急进性肾小球肾炎

急进行肾小球肾炎(rapidly progressive glomerulonephritis,RPGN)简称急进性肾炎,是指以少尿或无尿、蛋白尿、血尿,伴或不伴水肿及高血压等为基础临床表现,肾功能骤然恶化而致肾衰竭的一组临床综合征。本病的病理改变特征为肾小囊内细胞增生,纤维蛋白沉积,又名新月体性肾小球肾炎。

一、病因和发病机制

(一)病因

急进性肾炎可分两种类型。病因不明者称为原发性急进性肾小球肾炎;一般将有肾外表现明确原发病者,称为继发性急进性肾小球肾炎。继发于系统疾病:如狼疮性肾炎、冷球蛋白血症、过敏性紫癜、弥漫性血管炎,及其他原发性肾小球疾病。继发于感染性疾病:如败血症、细菌性心内膜炎、乙型肝炎等。药物如青霉胺、别嘌醇和利福平等。

(二)发病机制

急进性肾小球肾炎是一种免疫损伤性、弥漫增生性新月体性肾炎。新月体的形成对肾小球结构和功能都有重要的影响,是肾小球严重损伤的组织学标志。

新月体形成的触发机制是肾小球基底膜的断裂或形成孔隙,补体系统成分的激活,活化的巨噬细胞蛋白水解酶活性以及系膜细胞增生挤压等,均可使基底膜薄弱断裂。这样的基底膜裂隙破坏了肾小球毛细血管的完整性。循环细胞、炎症介质及血浆蛋白通过毛细血管壁而进入肾小囊。此后在凝血因子,尤其是纤维蛋白原的参与下,在多种增生的细胞包括巨噬细胞、肾小球上皮细胞,即间质成纤维细胞的作用下,逐渐形成新月体。

(三)肾脏的病理改变

主要是肾小囊壁层上皮细胞增生,单核、巨噬细胞浸润形成新月体或环状体为 RPGN 的特征性病理改变,受累肾小球达 50% 以上,甚至可达 100%。病变范围占肾小囊面积的 50% 以上,严重者可充填整个肾小囊。新月体和肾小球囊腔粘连,造成囊腔闭塞;压迫毛细血管丛,同时内皮、系膜及基质轻度增生,造成毛细血管袢萎缩、坏死、出血,结构严重破坏,整个肾小球纤维化,玻璃样变,功能丧失。肾小管及肾间质病变常与肾小球病变的严重程度相关。肾小管上皮细胞早期表现为变性、间质水肿、炎症细胞浸润,后期肾小管萎缩,间质纤维化。

本病属免疫性疾病,其免疫反应过程多样化,在发病机制中有多种不同形式,但可并存,其预后主要与病理变化相关。

二、临床表现

RPGN 患者可见任何年龄,但青年和中老年两个发病高峰,男、女性比例为 2:1。我国以Ⅱ型多见,Ⅰ型好发于青、中年,Ⅱ型及Ⅲ型常见于中、老年患者。疾病可呈急性起病,前驱期可有链球菌感染症状,但多数病例呈隐袭性发病。因病理类型不同,故临床表现也有差异。

(一)全身症状

发病时患者全身症状较重,如疲乏无力,精神萎靡,体重下降,可伴发热、肢痛。如病情进展急骤,可出现严重少尿、无尿、高血压、贫血(这一症状有别于其他原因所致的急性肾衰竭)。

(二)肾损害表现

大多数患者表现为急性肾炎综合征,起病较急,但也有隐性起病。

起病后即有尿量减少,甚至无尿。部分患者有肉眼血尿(多见于Ⅰ型和Ⅲ型),镜下血尿普遍存在,蛋白尿一般在 $1\sim2$ g/d,部分患者 >3.5 g/d,并出现肾病综合征(主要见于Ⅱ型)。

发病后或发病时,即有肾功能减退,肾小球滤过率下降,血清尿素氮及肌酐升高,呈进行性肾功能不全。短期内,即见血肌酐 >500 μmol/L。肾功能不全发展至尿毒症一般需数周至数月。在数小时至数天就见到急性肾小球坏死和功能减退,尿浓缩功能障碍。

随着肾功能的恶化,高血压及水肿程度不同,多数患者早期血压正常或仅轻、中度升高,后期随水钠潴留而加重。随着进一步发展,尿毒症症状日趋显著,尿量减少,可发展为少尿或无尿。

恶心、呃逆、呕吐,是胃肠道常见的症状。少数患者可发生上消化道出血。单纯利尿往往对治疗水钠潴留效果不佳。

严重者可发生肺水肿、心包炎、酸中毒、高血钾,甚至心律失常,脑水肿等严重并发症。此外,感染也是常见的并发症。

呼吸道表现:Ⅰ、Ⅲ型中的部分患者,可有咯血、咳嗽、呼吸困难、发热及胸痛,胸片可见两肺中下部炎症改变。

三、诊断和鉴别诊断

(一)诊断

1.尿液检查

尿蛋白通常呈阳性,但含量不一,可从微量到肾病综合征范围的蛋白尿,多为非选择性蛋白尿。红细胞和白细胞尿是尿沉渣中常见的有形成分,红细胞多是变性红细胞、尿蛋白管型及红细胞管型也常见。

2.肾功能的测定

发病数天或数周后,可发现 GFR 或肌酐清除率呈进行性下降,血肌酐、尿素氮相应升高,常伴代谢性酸中毒、水电解质平衡紊乱,大多数患者(78%~100%)出现贫血,上述异常的表现说明患者肾功能损害严重。

3.实验室免疫学检查

Ⅰ型急进性肾小球肾炎特异性表现是循环中存在抗肾小球基底膜抗体。抗肾小球基底膜抗体最常见的类型是 IgG 型,其中以 IgG1 亚型最常见,少部分可以是 IgG4 亚型(女性相对多见),极少数是 IgA 型。

Ⅱ型急进性肾小球肾炎的特点是肾内免疫复合物的形成。因此,病情活动期,循环中常可测得抗核抗体阳性,循环免疫复合物、血清冷球蛋白阳性和血清补体下降,并可有抗 DNA 抗体、IgA 纤维、连接蛋白、抗链球菌溶血素 O 升高等。随着治疗(如应用免疫抑制药,血浆置换,透析等)后病情的改善,上述指标可逐渐恢复正常。

Ⅲ型急进性肾小球肾炎中,80%～90%的患者循环 ANCA 阳性,并且 ANCA 的滴度还与病情活动相关,经积极治疗病情可改善,ANCA 滴度可以下降,甚至转阴。若 ANCA 滴度下降后又升高,说明病情复发。急性期 ESR 和 C 反应蛋白常升高,类风湿因子阳性,白细胞、血小板可升高,但补体水平一般正常。

4.急进性肾小球肾炎活检病理特点

Ⅰ型病理特点:光学显微镜检查病变主要是 GBM 断裂、突出,但毛细血管内增生不明显。免疫荧光显微镜检查可见肾小球毛细血管基底膜 IgG、C3,极少数为 IgA 连续线条状沉积,IgG 和 C3 以线样不规则或颗粒状沉积。电子显微镜检查因抗体直接与基底膜结合,故可发现基底膜密度不匀,而未发现沉积物。毛细血管的塌陷,基底膜处裂缝或局灶断裂,间质纤维细胞由这些裂隙移行入肾小囊壁。

Ⅱ型病理特点:光学显微镜检查,多表现为毛细血管内增生性病变,毛细血管祥细胞及系膜细胞增生明显。荧光显微镜检查,可见系膜和毛细血管散在 IgG 或 IgM,常伴 C3 沉积。电子显微镜检查的主要特征为系膜区有散在的内皮下不规则的电子致密物沉积。沉积物的位置、范围和程度,有助于不同类型 RPGN 的鉴别。

Ⅲ型病理特点:光学显微镜检查可见毛细血管祥节段性纤维素样缺血、坏死,甚至节段性硬化,系膜细胞增生不明显,多表现为毛细血管外增生性病变。荧光显微镜检查在疾病早期可能有免疫球蛋白沉积,而后被浸润的巨噬细胞和中性粒细胞所吞噬和消化,转变为阴性或微量。电子显微镜检查系膜及毛细血管壁均未见电子致密物沉积,但肾小球基底膜破坏明显。

(二)鉴别诊断

1.急性肾小管坏死

常有明确的病因,如中毒因素(药物、鱼胆中毒等)、休克、挤压伤、异型输血等,病变主要在肾小管,故见尿钠增加,尿少,低比重尿及低渗透压尿,尿中有特异性的大量肾小管上皮细胞,一般无急性肾炎综合征表现。

2.急性过敏性间质性肾炎

可以急性肾衰起病,但常伴发热、皮疹、嗜酸性粒细胞增高等过敏表现,常可查出药物过敏的原因。

3.双侧肾皮质坏死

高龄孕妇的妊娠后期,尤其合并胎盘早期剥离者或各种严重感染及脱水之后亦有发生。本病由于反射性小动脉(尤其肾皮质外层 2/3 小动脉)收缩所致。病史及肾活检有助鉴别。上述疾病尿中均无变形红细胞,无肾性蛋白尿,血中无抗 GBM 抗体,ANCA 阳性。

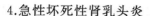

4.急性坏死性肾乳头炎

可引起急性肾衰竭,但该疾病多并发于糖尿病患者,常有较明显的肾区疼痛及尿路刺激征,尿中白细胞数增多,尿培养有致病菌等可资鉴别。

5.原发性肾小球疾病

有的病理改变并无新月体形成,但病变轻重或持续,临床上可呈现急进性肾炎综合征,如重症毛细血管内增生性肾小球肾炎或重症系膜毛细血管性肾小球肾炎症。临床上鉴别常较为困难,常需做肾活检协助诊断。

6.继发性急进性肾炎肺出血-肾炎综合征

肺出血-肾炎综合征、系统性红斑狼疮肾炎、过敏性紫癜性肾炎,均可引起新月体性肾小球肾炎,依据系膜受累的临床表现和实验室特异检查,鉴别诊断一般不难。

四、西医治疗

RPGN是一组病理发展快,预后差的疾病,但近年来该病治疗上进展较大,疗效明显提高,治疗上包括针对炎症性肾损害和针对肾小球疾病引起的病理生理改变两方面。在治疗本病时,关键取决于早期诊断,及时积极治疗,控制原发病的发展和并发症的治疗。首选使用肾上腺皮质激素冲击治疗,合用其他免疫抑制剂和血浆置换等。

(一)基础治疗

1.甲基泼尼松龙冲击治疗

对无禁忌患者采用甲基泼尼松龙,按 10~30 mg/kg 静脉滴注,最大剂量每天不超过 3.0 g。成人量以每天 1.0 g 为主,用后密切观察血压。每天或隔天,3~5 d 为 1 个疗程,可以重复 2~3 个疗程,冲击滴注时间绝对不应少于 15 min,应超过 30 min。在冲击间隔时和冲击治疗后,改为泼尼松龙口服 1~1.5 mg/(kg·d),每天或隔天晨服,3 个月后逐渐减量,减量时以每周减量 2.5 mg 为宜,维持时间长短根据原发病不同而宜,如抗 GBM 抗体型和多系统疾病,维持时间要长,维持用药以 10 mg/d 作维持量,服半年至 1 年,或更久 1~3 年。冲击疗法对Ⅱ型和Ⅲ型疗效较Ⅰ型为好,患者肾功能好转,尿蛋白减少,细胞性新月体数量也减少。

2.细胞毒类药物

在甲基泼尼松龙冲击治疗的同时,可给予环磷酰胺(cyclophosphamide,CTX)冲击治疗与前者合用相对不良反应小,可增加疗效,减少复发。成人可用 CTX 0.6~1.2 g 缓慢静脉滴注(100 mL稀释),每周或每 2 周 1 次,经 2~3 次改为每月 1 次,总量不能超过 12 g。

对不适宜冲击治疗的患者,可改用内服 CTX 2~3 mg/(kg·d),或硫唑嘌呤 1~2 mg/(kg·d),分 3 次口服。

由于突击使用超大剂量的肾上腺皮质激素,可使患者原有的水钠潴留加剧,血压升高,致高钾血症及感染倾向,促进溃疡活动,血糖升高,产生精神症状等。因此,对精神病、糖尿病、活动性溃疡、肺结核及其他活动性感染及 2 周内有手术史者禁用。对冲击前已有明显水钠潴留,甚至肺水肿等并发症,血钾明显升高者,不妨先行透析治疗。对轻度感染者也要给予积极的抗感染治疗。对于应用细胞毒类药物时,应严密监测血、尿常规和肝功能,注意药物的不良反应,必要时停用药物和对症治疗。

3.其他免疫抑制药

吗替麦考酚酯抑制免疫治疗疗效肯定,而不良反应较细胞毒药物轻,已被广泛应用于肾病的治疗,包括Ⅱ型及Ⅲ型 RPGN。在激素冲击治疗缓解后服用,成人起始量 1～2 g/d(常为 1.5 g/d),持续应用半年减至 0.75 g/d 再服半年,最后以 0.5 g/d 剂量维持 0.5～年。总疗程为 1.5～2 年。

4.抗凝药

在 RPGN 发病过程中,由纤维蛋白原裂解产生的纤维蛋白多肽,是一种单个核细胞的化学趋化剂,在新月体形成中起一定的介导作用。因此,抗凝治疗可减少纤维蛋白多肽的产生,阻止或减少新月体的形成,常用抗凝药有以下几种。

(1)肝素:5 000～20 000 U,加入 200～500 mL 5％葡萄糖注射液中滴入,每天 1 次,以凝血酶原时间延长 1 倍或尿 FDP 下降为调节药量指标,或用低分子量肝素 5 000 U 皮下注射,每天两次。

(2)尿激酶:静脉滴注后能迅速降低循环中纤维蛋白原水平和血液黏度,常用剂量 5 万～10 万U 加入 5％葡萄糖 300～500 mL 液体中缓慢滴入,每天 1 次,可连用 2～3 周,用药过程中应严密观察血浆纤维蛋白原浓度。

5.抗血小板聚集药

实验研究已证实血小板参与 RPGN 的发病过程,抗血小板聚集药可减轻部分肾损害。

(1)双嘧达莫:100～150 mg,每天 4 次。有报道成人最大剂量可用至 225～300 mg。

(2)阿司匹林:0.3～0.6 g,每天 1 次。

(3)华法林:2.5～5 mg,每天 1 次,达到治疗目的应逐渐减量,以免停药后引起血栓。

以上三种药应单独应用,使用上药时应严密观察凝血酶原时间。华法林应谨慎与肝素同时应用。

6.四联疗法

四联疗法是指肾上腺皮质激素(通常选用泼尼松)、细胞毒类药物(如环磷酰胺或硫唑嘌呤)、抗凝(如肝素和华法林)及抗血小板凝集药(通常使用双嘧达莫)。其中免疫抑制药物同前述,抗凝药物的使用要根据凝血酶原活动时间调整。应用肝素、尿激酶时,过 2～4 周改为口服抗凝药。服用华法林 1.25～5 mg/d,剂量因人而异,PT 时间延长维持在正常水平 1 倍左右,双嘧达莫每天剂量可用 200～400 mg,如有剧烈头痛者适当减量。抗血小板黏附药可较长期使用。

(二)强化治疗

RPGN 患者病情危重时,必须采用强化治疗,包括以下措施。

1.强化血浆置换

该法是用血浆滤器或离心式血浆细胞分离器,分离患者的血浆和血细胞,然后用正常人的血浆成分(如白蛋白)对其进行置换,每天或隔天置换一次,每次置换 2～4 L。此法清除致病抗体及循环免疫复合物疗效肯定,已被临床广泛应用。对疾病早期无尿或少尿,血肌酐介于 530～619 μmol/L 疗效较好,必须用至血中循环抗 GBM 抗体水平转阴为止。血浆置换疗法同时合用激素和免疫抑制剂,如 CTX 维持治疗 8 周以抑制抗体合成,防止疾病反跳。

2.免疫吸附治疗

该法为不弃去用膜血浆滤器分离出的患者血浆,而让血浆通过免疫层析吸附柱(如能吸附抗GBM 抗体的吸附柱,或能广泛吸附 IgG 及免疫复合物的蛋白 A 吸附柱),清除其中的致病成分,再自体回输。此法清除致病抗体和循环免疫复合物疗效肯定,但是价格较昂贵。

3.血液透析

若肾组织学检查新月体以纤维性为主,伴明显肾小球硬化和纤维化者而应尽早透析。对那些组织学检查虽为可逆性改变,但有严重肾衰竭的患者,也应进行透析治疗,以改善患者全身条件,并且有利于病变肾脏的休息和病情的改善,创造应用皮质激素和免疫抑制药的机会。

(三)一般治疗

绝对卧床休息,低盐低蛋白饮食,维持和调整水电解质平衡,纠正代谢性酸中毒,严格控制高血压,少尿早期或水肿,可考虑使用利水消肿药物。

五、中医病因病机

急进性肾炎发病原因多而复杂,但多由禀赋失调,肾肺之气亢盛而内生风、湿、热毒邪;外感六淫邪气及药毒;或七情失调等因素而发病。发病初期,多呈正气亢盛、邪毒盛实的双实证多见,发病急骤,常涉及多脏器组织,其病机复杂多变,尿赤、尿浊、尿少或无尿水肿,数天、数周或数月进入"关格"危重期。

(一)病因

1.禀赋失常

肾肺之气过亢,内生风、湿、热之毒邪。

2.外邪侵袭

风、寒、热、湿毒邪经口、鼻或肌肤内入。

3.用药不当

用药不当或常接触有害之毒物。

4.情志不调

因过怒、过虑、忧思、悲恐过度。

(二)病机

1.病位

主病在肾,常与肺、脾、肝、心、三焦、膀胱等脏腑组织密切相关。

2.病性

起病急骤,发病迅速,初起禀赋失调,肾、肺亢盛之气与内生之毒邪或与外感淫邪相结而致肾络凝滞,气化不利,表现为气亢邪实的双实证;后期多为正虚邪实,虚实夹杂证候。

3.病机转化

由于先天肾、肺之气过亢而致内生风、热、湿邪之毒,正邪相搏蕴结于肾络或因寒邪蕴结郁而化热;或由六淫、药毒经口鼻肌肤等孔窍而入,首先犯肺,循注下焦肾脏、膀胱。肺失宣通,水道不利,渗溢肌肤,则面目肌肤水肿。若毒邪炽盛,直注肾络,肾气与毒邪相搏,互结蕴留肾络,气机凝滞不利,开阖失常,升降失调,则尿少、尿闭、尿浊。损及肾络而致瘀血,血行脉外而尿血。水湿输布失常,水湿不去,上注犯肺,瘀滞肺气,二者相互传变,如亢气不降,邪毒不去,逗留三焦,进而损伤肾气及膀胱,使肾气开阖升降失司,进而发为"关格"。若湿热之邪不去,耗气伤阳,上凌心肺而心悸气短。热毒上犯脑窍,则肝风内动而头目眩晕,或四肢拘挛抽搐,双目吊悬。总之,此病病位在肾,肾损为主,多及肺、心、肝、脾和其他脏腑组织。病发初期,呈正亢邪实的双实证,后期多为虚实夹杂症,病势垂危,险象环生,如不及时治疗,预后不良,短期内可致肾气衰败致关格证。

六、中医辨证诊断要点

(一)辨证要点

本病发病急骤,病势凶险,病情多变,致病部位以肾为主,常及肝、脾、肺、心、脑、膀胱,三焦为次,临床证候表现常以尿少或无尿、水肿迅速发展为关格之重症,病初为肾肺之气亢盛,邪毒过盛的双实证,随即而致肾络瘀血,气机不畅,伤及心肺而气短,心悸,喘咳,伤及心肝则可风热内动,经治疗后晚期可见气阴虚损,并血瘀毒邪蕴结的虚实夹杂证。

(二)辨证分型

1.肾肺气亢,风水犯肺证

主证:发病急骤,尿少或无尿,尿赤,尿浊,面目水肿,或双下肢肿,呕恶纳呆,大便不畅。

副证:畏风发热,咽痛,咳嗽,咳痰或痰中带血。

宾证:头晕,口渴咽干,或烦躁不安,精神亢奋,舌质红,苔微黄,脉浮或数弦。

辨证解析:此证型多表现在发病初期,因禀赋失调,肺肾之气过亢,加之风热淫邪由肌肤及清窍侵入,首先犯肺,正邪相搏互结而致肺失宣降,水道通调失职,水湿内停,泛溢肌肤则面目、双下肢水肿。气、湿、热蕴结化毒,下注肾脏,损伤肾络,或血热妄行,或血瘀阻滞脉络,血不循经,血行脉外,下泄膀胱则尿血、尿浊。气滞血瘀,开阖失常而尿少或无尿,邪毒犯肺,肺失宣降,则咳嗽、咳痰、咽痛。风热郁阻肌表而畏风发热,风热上犯清窍则头晕目眩,烦躁不安,脉浮或数弦。耗阴伤津则口干舌质红、苔黄。

2.肾肺气亢,毒滞三焦

主证:尿赤、尿浊、尿少或无尿,全身水肿。

副证:胸腹满闷,呕恶,大便秘结,气急咳喘。

宾证:头晕目眩,腰及肢体困重,发热或四肢厥冷,精神亢奋不安。

辨证解析:此证多由元气过亢,邪气强盛,或发病初期,未能及时控制而致的正亢邪盛的双实证,致使毒邪上犯心肺,中浸脾胃,下损肝肾,直至大小肠、膀胱等腑,即上、中、下、三焦俱损。本证初期,因湿邪与热毒相搏相合,侵袭上焦,病变部位主要累及肌表肺卫和心包而致肺的宣发肃降功能失调而致卫阳郁遏,湿热阻滞,气机郁而不畅,水湿热毒不得宣化,湿邪弥漫郁于肌表,临证常见畏风寒,发热,身热不畅,头重如裹,面目肢体困重水肿,胸闷咳喘气短,口黏不渴,舌苔白腻,脉濡。若湿热传入中焦,内伤脾胃,纳运失健,则见脘腹胀闷,恶呕,气逆不得纳食,便干或大便不爽,肢体困重,水肿,苔黄腻,舌胖嫩,脉濡数等。若中上焦湿热之邪传至下焦,病位主在肾、肝、膀胱,大小肠,其病机反应主要症见,水液代谢不利和饮食、糟粕传导失常,以大小便排泄异常为其临床主要特征。如湿毒蕴结于肝肾,损及肾络,气机不畅而致腰困水肿,尿少,尿赤,尿浊,重甚则发展为关格。若湿热蕴结于膀胱,气化失司,水道不通而滴点不通,重则发展为癃闭。若湿热阻滞不畅,腑气不通,气机不畅,则少腹胀满,或便秘不通。湿热糟粕夹结,则大便溏臭不爽。伤及气血而致气血壅滞而尿血,便血。若湿热伤肝,则肌肤黄疸,腹满纳呆,呕恶,尿黄赤。三焦湿热之证,其毒邪途径可因湿热直中下焦,也可由上中焦湿热毒邪下传而致,同时下焦湿热毒邪也可上犯中上焦。

3.血瘀水阻,浊毒内蕴

主证:尿赤、尿浊、尿少或无尿,水肿,面色黧黑或晦暗,舌紫暗或有瘀点,苔薄白。

副证:眩晕,头昏,腰痛,胸闷,微咳气短。

宾证:烦躁,畏风寒,发热,脉涩。

辨证解析:此证候表现,在病发各阶段均可存在,只是证候表现程度不同,病本在肾,常及其他脏腑组织。多种因素致血液瘀阻,如气虚、气滞、血寒、血热、情志内伤等,但此证病因病机常为肺肾亢气与湿热毒邪相结,凝滞于肾络及其他脏腑组织,血行不畅而致气滞不行。腰为肾府,血瘀气滞肾府,气滞不行而腰痛、面色黧黑、晦暗、舌有瘀点。凝滞肾络,致肾气阖多开少而少尿无尿。血不循经而致尿血尿浊。肾、脾水液输布出入不利,泛溢肌肤则水肿。湿热上犯脑窍则眩晕、头昏。水热凌心则心悸气短、胸闷。风寒、热邪郁于肌表则畏风寒或发热,脉涩。

七、中医中药论治法则

(一)论治要点

中医论治急进性肾炎,应根据病情发展的不同阶段证候的表现进行辨证论治,此病早中期多表现为正亢邪盛的双实证,治疗当以抑气祛邪并重,以宣肺利气,抑气清热解毒,通腑泻浊,或化浊利湿,活血化瘀为要。后期则表现为正虚邪实并存,治当以扶正祛邪并用,通常以益肾健脾,解毒祛邪或降浊,活血化瘀,疏通肾络治疗。血瘀病理改变常贯穿于本病的全过程,故各期治疗应重视配合活血化瘀通肾络的方法。脉络通则气行畅,三焦决渎顺,病自悉除。

1.肺肾气亢,风水犯肺

治法:抑气清热,散风宣肺,行水散湿。

方药与解析:抑气解毒散,麻黄连翘赤小豆汤加减。

疗程与转归:每周为1个疗程,一般需1~3个疗程。热解风祛肿消,尿量在1 500 mL/d以上,谓病势好转稳定,根据证候表现更改论治方案。如果病情未控制而渐重时,应考虑湿、热、风毒下传中下焦,当速取中西医结合治疗,避免转入关格。

2.肾肺气亢,毒滞三焦

治法:抑制过亢之气,清热解毒,通腑泻浊,活血通络。

方药与解析:抑气清热解毒汤、抑气利湿通络汤、大承气汤加减。

疗程与转归:此证发病急骤,发展凶猛迅速,可在数天或数周内致脏气衰败,发展为关格。此期间应采取西医的抗炎、免疫抑制、抗凝、抗血小板聚集治疗,或血透、血浆置换治疗。中医应采取通腑泻浊,活血通络急治。

3.血瘀水阻,浊毒内蕴

治法:活血通络,除湿泻浊。

方药与解析:抑气活血化瘀散,抑气利湿通络散加减。

疗程与转归:此证多因急发期已过,肾络及他脏瘀血留滞而致气机不畅,水湿毒邪未去所表现肾气衰败证候。病本在肾,治当活血化瘀,疏通肾络,驱除浊毒,益肾复元,论治需较长时间,每4周为1个疗程或更长时间,如不持续治疗可转归为虚劳、关格。

(二)其他治疗方法

1.针刺法

针刺足三里,肾俞,脾俞,三阴交,关元,气海,内关等穴位,在病发初期以泻为主,每天1次,2周为1个疗程,可间隔3~5 d再行针刺治疗。

2.刮痧疗法

取前胸后背、肘窝、腘窝、足心部位,方法及注意事项请参考肾病外治章节。一般在发热畏寒无汗或躯体酸困、腰困重、头痛等证候时疗效甚佳。

3.药浴治疗

根据患者的辨证分型可以选择沐浴和足浴疗法。

4.直肠透析治疗

根据辨证组方,应用直肠透析治疗

5.直肠滴注

如不适宜口服的汤剂的患者,可保留直肠滴入。

6.中成药治疗

静脉滴注尿激酶、香丹、苦碟子、红花、血塞通、清开灵、双黄连等清热解毒或活血化瘀中成药。

八、调护与转归

(一)保持室内空气流通

预防上呼吸道感染,保持皮肤清洁卫生,一旦发现扁桃体炎、鼻窦炎、耳道感染、牙周炎、牙髓炎、皮肤感染等,要彻底治疗,避免反复发作。

(二)注意休息

发病初期要绝对卧床休息,病情好转稳定后,逐步增加活动,动时以不疲劳为度,休息时以不酸困为佳。

(三)饮食调和

给予优质低蛋白,高糖热量,富含维生素饮食为主,水肿少尿严重时,要控制食盐和水分的摄入。忌食辛辣温燥海鲜食物,少食油脂。停止接触汽油及化工用料和预防致敏药物,忌烟、酒。

(四)调情志

嘱患者心态平稳,防急躁、易怒及思虑过度。

(五)防治急性肾炎及其他免疫性疾病发展转变为急进性肾炎

(六)预后与转归

本病较少见,但起病急骤,发展迅速,预后较差,多数患者在 6 个月内可发展为以肾、脾为主的脏器衰败。其预后主要与病理类型变化关系密切,如果是链球菌感染后肾小球肾炎,或系统红斑狼疮和结节性多动脉炎,及时治疗后肾功能可望恢复。如果急进性肾小球肾炎是特发的或特殊的病理改变,则缓解恢复的可能性很小。如出现环形新月体的肾小球占 70% 以上者,广泛的小球纤维或硬化新月体,免疫沉积物成线形者较差。

九、疗效评价标准

(一)治愈标准

(1)水肿消失,血压正常。

(2)尿常规沉渣,检验正常,并维持在 1 年以上者。

(3)肾功能项目检验及肾小球滤过率正常。

(二)好转标准

(1)水肿消失,血压接近正常。

(2)尿蛋白 24 h 应不超过 1 g/L。

（3）血肌酐稳定在 150～200 μmol,尿素氮稳定在 8.2 mmol/L 以下,肾小球滤过率稳定在 30～59 mL/min 者。

十、中西医结合论治体会

中西医结合治疗急进性肾小球肾炎,可显著提高疗效,控制病势发展。在论治本病时,需将中西医的病因、病机、诊断、治疗、药理、康复等两套理论有机结合。如中医对现代机体生理的认识:血液中白细胞类,血小板、红细胞、细胞因子、抗体、补体、纤溶成分;内分泌系统分泌的各种激素,如肾上腺皮质激素、甲状腺素、性腺激素、丘脑垂体分泌的促甲状腺素、促皮质素等;交感神经、副交感神经调节因素等,均为中医所讲"精气"功能,即正气。当免疫功能亢进时,即可形成抗原抗体免疫复合物,在补体、白细胞、细胞因子及炎症介质和红细胞、血小板、纤溶系统参与下,作用于靶器官组织而产生炎症渗出、坏死,或凝血。中医认为此即"正气"过于亢盛。湿热邪毒内生,或与外邪相搏相结,蕴结滞塞于肾脏或其他脏腑组织,而致气行不畅,血瘀不通,水液糟粕输布升降失调,三焦决渎失常,邪毒留滞于机体内而又加重病情。西医的病理检查,肾小囊内新月体,血栓形成及肾小球硬化坏死,符合中医邪毒凝滞肾络和血瘀的理念。

对本病的诊断,中医应重视西医学的诊断技术,如检验、病理、功能测试、影像学检查等均优于中医的"四诊"诊断,并对疾病的治疗和预后情况均有较佳的精确分析。

在治疗本病时,特别是在发病初中期的重症表现时,应重点采用西医学免疫抑制、抗菌、抗凝、血液透析、血浆置换等治疗方法。配合中医中药的通腑泻浊、活血化瘀、抑气解毒、直肠透析,排出体内的毒邪和抑制毒邪内生,此可发挥中医中药在治疗方面的协同作用和消除西医西药的毒副反应。在发病稳定或恢复期,主要应用于中医中药的益肾脾,扶正气,活血化瘀,疏通肾络法则治疗。通过内服、直肠、点滴、针灸、足疗、饮食调护、调情志等方法整体综合调护,促使病体康复。

（王桂利）

第三节　隐匿性肾小球肾炎

隐匿性肾小球肾炎简称隐匿性肾炎。一般指在体检或偶然情况下,尿常规检查发现尿异常,其特点是平常没什么症状,不易被发现;患者无水肿、高血压、肾功损害等症状,而仅表现为无症状性蛋白尿或无症状性肾小球性血尿,或二者均有,但以一种表现更为突出的一组肾小球疾病。

一、病因和发病机制

本病有不同病因和不同的发病机制,由多种病理类型的原发性肾小球疾病所致,可能为链球菌,其他球菌,某些杆菌或病毒所引起的免疫反应而致肾脏损害。其病理改变多较轻微,轻微性的肾小球病变,轻度系膜增生性肾小球肾炎及局灶性节段性肾小球肾炎等病理类型。根据免疫病理表现,又可将系膜增生性肾小球肾炎分为 IgA 肾病和非 IgA 系膜增生性肾小球肾炎。

二、临床表现

(一)无症状性血尿

此型无症状性血尿以持续性肾小球源性镜下血尿和(或)反复发作的肉眼血尿为共同临床表现。发病多为青少年,无临床症状和体征。多在尿检验时发现镜下肾小球源性血尿,呈持续性和反复发作性。部分患者在剧烈活动、感染发热情况下,可出现一过性肉眼血尿,并于短时间内迅速消失。根据临床表现也通常称为"单纯性血尿症"、或"无症状血尿症",也有称为"隐匿性肾炎血尿症"。

患者临床无水肿,高血压、蛋白尿及肾功能损害表现;血常规、红细胞沉降率、凝血机制等无异常;尿细菌培养阴性。部分 IgA 肾病患者,血清 IgA 水平可增高,其他免疫球蛋白正常;影像学检查,肾、肾盂、输尿管、膀胱下尿路等均正常。

实验室检查:离心尿高倍镜检查≥3 个红细胞称镜下血尿。100 mL 尿液中有 0.5 mL 血或红细胞,多于 $5×10^9$/L 称为肉眼血尿。血尿在相差显微镜下观察红细胞形态表现为多种形态的异常红细胞,对肾小球疾病有重要的诊断价值,变形红细胞的多样性与肾小球病变严重性呈相关。镜检发现红细胞管型更能说明为肾小球源性血尿。

(二)无症状性蛋白尿

无症状性蛋白尿多见于青年男性,主要表现为持续性蛋白尿,24 h 尿蛋白定量一般在 2.0 g以下,以白蛋白为主,无水肿、高血压,且肾功能正常,血液生化及影像学检查均无异常表现,少数患者均有轻度腰酸困表现。

无症状性蛋白尿有不同类型的肾小球轻微病理改变而致,如膜性肾病、系膜增生性肾炎、微小病变型肾病、局灶性节段性肾小球硬化、IgA 肾病早期。无症状性蛋白尿常可持续多年,一般预后相对良好。

实验室检查:多次检查尿蛋白呈持续性阳性＋～＋＋＋不等,24 h 蛋白定量常在 2.0 g 以下,多是中小分子蛋白尿,以白蛋白为主要成分,则为肾小球疾病所致蛋白尿,如果蛋白尿中有IgG 成分则为非选择性蛋白尿,其他生化检查及影像学检查均正常。

(三)无症状性血尿和蛋白尿

为持续性血尿和蛋白尿同时存在,24 h 蛋白尿定量一般为 1.0～2.0 g,血尿常是镜下肾小球源性血尿,这类患者甚至是非静止的进展性肾小球疾病,通常较单纯性血尿和单纯性蛋白尿预后较重。其他临床症状和影像学检查、生化检查,在发病初中期同上两种类型表现。容易被忽视漏诊,发现后应引起重视,积极观察治疗。

三、诊断和鉴别诊断

因隐匿性肾小球肾炎临床症状和体征表现均不明显,为此常被漏诊和误诊。当发现患者有单纯性蛋白尿和单纯性血尿,或同时存在时,应排除其他类型的原发性和继发性肾病和其他原因引起的血尿、蛋白尿,或者尽量做病理检查以明确确诊,特别是单纯血尿患者,仍有少数的患者因肾组织正常难以得出正确结论。

(一)无症状性血尿的诊断和鉴别诊断

1.诊断

血尿的临床诊断需持续多次尿沉渣镜检确诊。隐血定性检查只能作为初步筛查参考,因单纯性隐血阳性者,因饮食、药物等因素情况下也可出现阳性(如过多食用猪肝、菠菜、铁制剂等)。

无症状血尿大多为青少年,男性多于女性,大多在体检时或偶然间发现,临床常无其他表现,而表现为单纯性血尿,以持续性镜下血尿为主,无管型,偶见反复肉眼血尿。

2.鉴别诊断

肾小球源性和非肾小球源性血尿鉴别诊断:肾小球源性血尿表现是红细胞形态及容积,分布曲线异常,异常红细胞多数常呈棘形、肿胀型、皱缩型、破碎红细胞,占60%以上。正常红细胞可占总数的20%以上。如果是非肾小球性,红细胞呈正常形态而无变异的红细胞。

应辨别是原发性肾小球疾病血尿,还是继发性肾小球血尿。最常见的引起原发性肾小球单纯性血尿有IgA肾病,其次为非IgA肾小球疾病,如系膜增生性肾小球肾炎、局灶性节段硬化性肾小球肾炎,继发性如过敏性紫癜性肾损、红斑狼疮肾损等症。

如非肾小球源性单纯性正常红细胞尿,应进一步诊断:青年呈剧烈运动后血尿为一过性,休息后消失;青年妇女服用含雌激素避孕药患者,可产生腰痛血尿综合征,停用药后血尿可消失。还应排除无症状性泌尿系结石、肿瘤等泌尿外科疾病。

(二)无症状性蛋白尿的诊断和鉴别诊断

无症状性蛋白尿多见于青年男性,呈持续性蛋白尿,通常24 h蛋白定量在2.0 g以下,以白蛋白为主,无水肿、高血压、肾功能损害等表现,血液生化检查无异常表现,一般可持续多年,预后相对良好。

病理变化可能是不同类型的肾小球疾病引起,如膜性肾病、系膜增生性肾炎、微小病变性肾炎、IgA肾病的早期,局灶性节段性肾小球硬化症等,以上各类型的肾小球疾病多表现为轻微病理改变。

如尿蛋白增加至24 h超过3.5 g,或出现血尿,应引起重视和积极治疗,有条件者进行肾病理检查。

单纯性血尿或蛋白尿有时在一定的诱因下如过度疲劳、情绪激动、发热、受风寒、咽炎、扁桃体炎等炎症影响下,经数小时或2~3 d可出现肉眼血尿或蛋白尿增多,经调治1周内,肉眼血尿可消失,尿蛋白量可下降,或到原来水平。

(三)无症状性血尿和蛋白尿的诊断及鉴别诊断

这类患者可发生于多种原发性肾小球疾病,如肾小球轻微病变,轻度系膜增生性肾炎,局灶性节段性肾小球肾炎,及IgA肾病,甚至某些膜性肾病早期。这类轻微病变性肾小球疾病可呈现长期持续性无症状性血尿和蛋白尿,也有可能是这类肾小球疾病的早期表现。如果疾病缓慢进展而出现水肿、高血压及生化检查异常,则不可诊断为隐匿性肾小球肾炎。也有可能在患者就诊时,已是某些肾小球疾病的恢复期,如急性肾炎等,有可能随着时间进程而自我缓解。

如果血尿和蛋白尿同时较长时间的存在,需排除是否有大量血尿造成的假性蛋白尿,应排除泌尿系肿瘤,无症状性结石,畸形肾血管等造成的某一局部出血。因大量红细胞伴血浆成分进入尿液,当泌尿道出血大于2 mL时,可出现尿蛋白阳性,为假性蛋白尿。另外,如泌尿道感染或结核时,由于炎症渗出导致血尿和蛋白尿,不过泌尿系感染引发的血尿、蛋白尿常伴有白细胞,或细菌培养阳性,同时有尿道刺激症状表现,并不难鉴别,而且经抗菌治疗在短期内可消失。

四、西医诊断标准

(1)无急、慢性肾炎或其他肾脏病病史,肾功能基本正常。

（2）无明显临床症状、体征，而表现为单纯性蛋白尿和（或）肾小球源性血尿。

（3）可排除非肾小球血尿或功能性血尿。

（4）以轻度蛋白尿为主者，持续尿蛋白定量低于 1.0 g/24 h，可称为单纯性蛋白尿。

（5）以持续性或间断性镜下血尿为主者无其他异常，相差显微镜检查，尿细胞以异形为主，亦称为单纯性血尿，只有确定肾小球性蛋白尿和（或）血尿且患者无水肿、高血压及肾功能减退时，才能考虑本病的诊断。必要时需肾活检确诊。

五、西医治疗

隐匿性肾小球肾炎目前西医尚无有效的药物治疗，但在患病过程中应注意监测随访，1 年以上无变化者，可暂时不给予治疗，继续观察。如果尿液改变，尿蛋白渐增至 2.0 g 以上者，或红细胞＞20/HP，可考虑进行治疗，方案如下。

（一）一般治疗

（1）患者以调养为主，勿感冒、劳累，勿用肾毒性药物。如有扁桃体炎应早期摘除，有鼻窦炎、牙周炎、牙髓炎等慢性感染灶时应彻底清除。

（2）起居、工作要规律。

（3）心情舒畅，防过度劳倦熬夜。

（4）忌辛辣刺激食物，戒烟酒等。

（5）避免剧烈运动。

（二）药物治疗

如单纯性蛋白尿＜1.0 g/24 h，或轻度血尿患者。

1.综合用药治疗

可应用雷公藤总苷，每天 60 mg，分 3 次口服；双嘧达莫 150 mg/d，分 3 次口服；维生素 C 每次 0.5 g，每天 3 次口服；依那普利 5～10 mg，每天 2 次口服。上述药物联合应用 6 个月，每月为 1 个疗程，如蛋白尿、血尿消失，再持续服用 6 个疗程以上，以巩固治疗，预防复发。

2.糖皮质激素治疗

泼尼松龙 1 mg/（kg·d），初始剂量服用 8 周后，每 2～3 周撤减原用量的 10%，减至最小有效剂量 20 mg 时，维持 8～12 周，然后渐以每周 2.5 mg 剂量撤减至结束。

3.环磷酰胺治疗

环磷酰胺与激素联合用可减少反复率，而对蛋白尿和血尿有疗效，剂量为 100 mg/d，或 2 mg/（kg·d），分 2～3 次口服，或 200 mg 隔天静脉滴注，累计量达 8 g 后停药。应用时注意骨髓抑制血球下降，中毒性肝炎，出血性膀胱炎，性腺抑制等不良反应。

4.血管紧张素转换酶抑制剂和血管紧张素Ⅱ受体拮抗剂应用

从小剂量开始适应后，渐渐增加用量。如应用依那普利、氯沙坦钾等。

隐匿性肾炎病理改变，实属于肾小球系膜轻中度弥漫性或局灶性增生病变，但总的来说经过重视调护，不论是持续性蛋白尿还是持续性血尿，病情都可在数年甚至 20～30 年内处于稳定状态，且保持较好的肾功能。但也有少数患者在较长的病程中，因感染、过度劳倦、精神刺激、寒冷刺激等影响，突然诱发病情加重，迁延不愈而进入肾功能不全期，水肿、高血压、大量蛋白尿或肉眼血尿等随之表现出来。其病理类型多见于肾小球基底膜，系膜增生或局灶性肾小球硬化，对此种情况应引起重视，进行积极治疗和调护。

目前,最新针对隐匿性肾炎的研究发现,并非过去大多数认为的"隐匿性肾炎不治疗也可以"。隐匿性肾炎已经有病理损伤且肾脏开始纤维化,如果隐匿肾炎得不到很好的控制和治疗,则在某些诱发因素的影响下,可发展为尿毒症,为此,应进行积极地调治。

六、中医病因病机

隐匿性肾小球肾炎,多由先天禀赋失调而致,但患者临床证候表现,肾肺气亢和肾元亏虚不著,外淫侵袭少见,邪正相搏不剧,故发病隐匿、轻浅,不易发现,常在体检或偶然间体检尿时发现,中医常辨证诊断为尿血、尿浊、腰痛病证。

(一)病因

(1)先天禀赋失调:以禀赋薄弱为主,或肾气过亢,内生风、湿之邪损及肾络。

(2)过度劳倦,内伤情志,或长期居住阴寒潮湿之处。

(3)过食辛甘厚味或暴饮暴食。

(4)外感六淫为诱发加重因素。

(二)病机

1.病位

病位在肾。

2.病性

发病隐匿,迁延,常不易发现,大多数预后良好,常轻度夹湿热、夹瘀血。

3.病机转化

古人很早就对"溺血""尿浊"有了初步认识。例如《素问·气厥论》说"胞移热于膀胱,则癃溺血";《素问·至真要大论》说"水液浑浊,皆属于热";《诸病源候论·小便血候》说"心主血,与小肠合,若心象热,结于小肠,故小便血也";《医学入门·血类·溺血》说"溺血,纯血,全不痛,暴热实热利之宜,虚损房劳兼日久,滋阴补肾更无疑"。均指出了尿血而精微下泄所致,也可因肾气过亢,气邪相搏而结,夹湿、夹瘀、夹热损伤肾络,精微下泄而呈现实证。

综上所述,隐匿性肾小球肾炎,中医病因病机可分虚实两方面,但以肾为本,加重时常及心、小肠、膀胱及肝等脏腑组织,其基本病机为气血失调,夹有湿毒、血瘀,临证须加严密辨析。

七、中医辨证诊断要点

(一)诊断要点

隐匿性肾小球肾炎,发病隐匿,常不易觉察,常无明显的证候表现,以青壮年多见,常因尿检偶然发现,主要为镜下血尿、蛋白尿,偶见肉眼血尿。本证多为正邪交争相当、轻微,虚实并存,应察舌、脉象及尿液,中医诊断辨证为:溺血,尿浊,腰痛病,一般预后良好。少数因外感六淫,劳倦,情志不舒等因素可突然加重而出现水肿、头晕目眩等证。

(二)辨证分型

1.心火内盛,灼伤脉络证

主证:尿赤热,或尿浑浊,色鲜红,腰困或隐刺痛。

副证:心烦,夜眠不安,精神尚可,无觉不适。

宾证:面红耳赤,或口舌生疮,舌尖红,苔微黄,脉数。

辨证解析:因先天心肾气亢,情志内伤,烦热过度,心火亢盛,耗伤心阴,移热于小肠,迫血妄行而致血尿,尿浊;热火扰神,则心烦不眠;火邪侵及肾脏,气机不畅则腰困腰痛;气机不畅则易瘀阻血脉,故时有刺痛;火热上犯则见面红耳赤,口舌生疮;耗伤津液则口干,脉细,苔微黄,皆为火热之象。

2.阴虚火旺证

主证:小便色赤带血,或尿浑浊不清,五心烦热或潮热。

副证:舌质红少苔,烦渴,脉细数。

宾证:时有耳鸣,头晕目眩,或腰酸困乏力。

辨证解析:因先天禀赋失调,劳倦过度,房室不节,忧思过度,而使阴津过耗,相火妄动而伤肾阴,阴虚则内热生;虚火灼伤肾络,虚火迫血妄行,血不循经,则血随尿出;精关不固,精微下泄,故尿浊;阴虚内热丛生,故五心烦热或潮热;阴虚不能濡养肾府,则腰酸困痛;阴虚浮阳上越,扰动清窍,则耳鸣、头晕目眩;阴虚津不上承,故口干,舌质红,少苔,脉细数,为阴虚之象。

3.湿热内蕴,凝阻肾络

主证:小便浑浊,或尿赤,口苦发黏。

副证:双下肢困重,或腰困。

宾证:舌苔黄腻,舌质红,脉濡数。

辨证解析:因久居潮湿阴暗之处;或过食生冷肥甘厚味,辛辣温燥之品,湿浊内生,郁久化热,凝阻肾脾,损及肾络,封藏固摄失司,血不循经,精微下泄,则尿浊尿血;脾被湿困,湿阻气机,湿热互结,黏滞缠绵,留连难解,故见双下肢或腰困重,口苦发黏,舌尖红,苔黄黏腻,属热湿之象。

4.脾肾气虚证

主证:小便浑浊或赤红,经久不愈,神疲纳呆。

副证:面色无华,腰膝酸软。

宾证:舌质淡,苔薄白,脉沉弱。

辨证解析:因思虑过度,耗伤心脾之气,或久病伤及肾体,脾气虚损,统摄无权,肾气不足虚损,下元虚弱,封藏失职,不能固摄,则水谷精微下泄而尿浊蛋白;血失统摄,血随尿出则尿血;气虚不能充养四肢肌肉、肾府,故见神疲乏力,腰酸膝软;气虚面部失荣,则面色无华,脉濡虚无力。舌质淡,面色无华,苔薄白,皆为肾脾虚损之象。

八、中医中药论治法则

(一)论治要点

因本病临床证候表现多不明显,病情变化常能在舌、脉上容易反应出来。阴虚者舌质红,少苔,或苔微黄,脉细数;湿热盛,则舌质红,舌苔黄厚黏腻,脉象滑数;脾肾气虚则舌淡,脉弱,在论治时需审辨以上微观变化。该证多见于标实为主,本虚为次,或正气亢盛,治当抑亢泻清或攻补适宜,补则以益肾健脾,益气养阴为法。攻邪治以清热利湿,清热泻火,活血化瘀,疏通肾络,两法兼用,以攻为主,此是中医治疗隐匿性肾炎的要点。

1.心火内盛,灼伤脉络证

治法:清心泻火,凉血止血。

方药与方解:抑气凉血止血散,小蓟饮子,导赤散,或用血尿散。

疗程与转归:此证中医中药治疗4周为1个疗程,一般需用6~12个疗程,疗效尚可,治疗中根据证候变化随证加减。

2.阴虚火旺证

治法：滋补肾阴，潜降虚火。

方药与方解：知柏地黄丸，抑气凉血止血散化裁。

疗程与转归：4 周为 1 个疗程，一般需用 4～6 个疗程，当证候变化随证改用它法。

3.湿热内蕴，凝阻肾络证

治法：清利湿热，疏通肾络。

方药与方解：抑气清热解毒散，益气利湿通络散化裁。

疗程与转归：4 周为 1 个疗程，一般需用 2～4 个疗程。如湿热祛，证候变，随证改变治疗法则。

4.脾肾气虚证

治法：益肾健脾。

方药与方解：选用补中益气散，五子衍宗丸化裁。

疗程与转归：4 周为 1 个疗程，一般需用 4～6 个疗程，可完全缓解，如证候有变化，可随证改用它法。

(二)外治法

1.足部手法治疗

反射区穴：腹腔神经丛，肾上腺，肾，输尿管，膀胱，大脑，脾，肝，小肠，上下淋巴结，子宫，前列腺，腹股沟等反射区穴。

手法操作：利用点、按、刮、推、扣等手法，在各反射区进行治疗，一般每足反射区 15～20 min，双足不超过 40 min，每天 1 次，10～14 次为 1 个疗程。

2.足浴疗法

组方：清热利湿，活血化瘀方：山苦参，海风藤，山黄芩，雷公藤，川芎，地龙，积雪草各 50 g。益肾补脾方：黄芪，土白术，云苓，党参，金雀根，杜仲，牛膝各 50 g。

用法：据证候选上方，先用凉水浸泡 2 h，然后煮 2 h，过滤倒入电热足浴盆中，加水至可淹没双小腿下 2/3 处，温度调至 38 ℃～39 ℃，每剂药可连用 3 d，然后更换，每天浸泡 1～2 次，每次 40～60 min，2 周为 1 个疗程，一般需用 4～6 个疗程。

3.足部刮痧疗法

取穴区：涌泉，肾上腺，肾，输尿管，膀胱等区穴。

操作：将足部洗净，选用专用刮痧板，选以上穴区治疗，反复刮拭至皮肤潮红，皮下出疹，隔 5 d 1 次，一般 5～8 次即可停止治疗。

九、调护与转归

(一)调护

(1)劳逸结合：患者可从事轻度劳作，避免过度疲劳，闲时常散步锻炼，增强体质和抗病能力。

(2)生活规律：冷暖适宜，根据气候变化随时增减衣被，房间居室通风，空气清新鲜，防止呼吸道感染，一经发现及时治疗。

(3)饮食调护：饮食清淡，少食膏粱厚味、辛辣温燥之品，进食高热量，优质蛋白，富含维生素食物为主，每天钠的进量 3～5 g 为佳。

(4)严禁应用肾毒性药物，忌烟酒。

（5）防治外感六淫：发现有隐性感染灶者彻底清除治疗，如扁桃体炎、牙髓炎、颌窦炎等。

（6）早发现、早治疗：即使单纯性血尿或蛋白尿者，病情稳定者，也应早期治疗，以免进展变化。

（7）严密追踪观察：定期进行尿检，定期检查血压、肾功能、血糖、肝功能等。

（二）预后与转归

通过对本病的治疗、追踪观察，认为多数患者是一种良性疾病，总的预后良好，如表现为单纯血尿，相差显微镜异形红细胞，总数在 30/HP 以下者；单纯尿蛋白 24 h 定量在 1.0 g 以下者，在发病 5 年后可有 50% 以上患者可自行缓解。

在无症状混合蛋白尿、血尿者，尿蛋白>1.0 g/24 h，高倍镜下红细胞总数在 50～100 个，甚至肉眼血尿者，应高度引起重视。从临床观察看，仍有极少数部分患者呈进展趋势，如果持续性无症状性蛋白尿定量增加或伴随出现高血压、尿红细胞时，和过度运动，体力劳动过强，反复感染，服用对肾有损害的药物可能有关。

肾穿刺病理改变明显者，如膜性肾病，或局灶性节段性肾小球硬化，或为弥漫增生性肾小球变化，病情则会渐渐进展。

十、疗效评价标准

（一）完全缓解
蛋白尿持续性阴性，尿红细胞持续性消失。

（二）显著缓解
蛋白尿持续缓解≥50%，尿红细胞持续减少≥50%。

（三）有效
尿蛋白持续减少≥25%，尿红细胞持续减少≥25%。

（四）无效
尿蛋白和尿红细胞均为明显变化。

十一、中西医结合论治体会

无症状性血尿和（或）无症状性蛋白尿是临床常见的肾小球疾病，多发病，大部分患者蛋白尿或血尿长期难消。目前西医尚缺乏有效的治疗手段，中医中药治疗具有广阔前景且取得了良好效果，但应用止血药一般疗效不佳。在论治时注意嘱患者以自我调养，因蛋白尿和血尿丢失不多，一般无须应用糖皮质激素及细胞毒类药物。

该病证中医病因病机主要为先天禀赋失调，内生痰湿，湿热之毒邪内蕴，血瘀阻滞肾络，致气化失常所致。治则应从调理气血，清利湿热，活血化瘀，疏通肾络为主要法则着手，内治与外治相结合。该证表现腰困腰痛，气血阴阳虚证则少见，当出现虚证应辨证定位而补益之。中医中药治疗收效甚佳。

临床观察表明，中医中药或中西医结合治疗隐匿性肾炎有良好前景，疗效显著高于单纯西医治疗。

（王桂利）

第四节　肾病综合征

肾病综合征(nephrotic syndrome,NS)简称肾综,是由多种病因引起的,以大量蛋白尿、低蛋白血症、高度水肿和高脂血症为特点的一组临床综合征。可分为原发性与继发性。这些表现都直接和间接地与肾小球滤过膜对血浆白蛋白通透性增加,伴肾小球滤过率降低等肾小球病变为主的一组综合征,大量蛋白尿是肾小球疾病的特征(>3.5 g/d)。诊断的标准应为大量蛋白尿和低蛋白血症为主。高脂血症和水肿都是大量蛋白尿的后果。但在严重低蛋白血症时,尿蛋白的排出量减少而达不到一定标准,并不能因此而排除肾病综合征的诊断,诊断肾综时需注意。

肾综的主要并发症有继发感染、血栓、营养不良、电解质紊乱、肾功能损害等。

一、病因

肾病综合征不是一个独立的疾病,而是在许多疾病过程中损伤了肾小球毛细血管滤过膜的通透性发生的一个症候群。根据不同病因和病理类型将本征分为原发性肾病综合征和继发性肾病综合征两类。

(一)原发性肾病综合征

按发病原因、病机、病理类型主要包括:微小病变性肾病(脂性肾病),膜性肾小球肾炎(膜性肾病),系膜毛细血管增生性肾炎(膜增生性肾炎)和局灶节段性肾小球硬化症。大部分肾病综合征为原发性,包括原发性肾小球肾病,急慢性肾小球肾炎和急进性肾炎等,都是在疾病发生过程中出现肾病综合征的表现。各类型的病因,发病机制,临床表现,自然病程,治疗及预后等方面也均有所不同。

(二)继发性肾病综合征

1.感染

(1)细菌感染:链球菌感染后肾小球肾炎,感染性心内膜炎,麻风,梅毒,支原体感染,分流性肾炎,慢性肾盂肾炎,伴反流性肾病等。

(2)病毒感染:乙型、丙型肝炎病毒,巨细胞病毒,EB病毒(传染性单核细胞增多症),带状疱疹,牛痘,人免疫缺陷病毒等。

(3)寄生虫感染:疟疾(特别是三日疟),弓形虫,蠕虫,血吸虫,丝虫病等。

2.药物

青霉胺,海洛因,布西拉明,丙磺舒,卡托普利,非甾体抗炎药,氯磺丙脲,利福平,三甲双酮,甲乙双酮,华法林,可乐定,驱虫剂,α干扰素,美芬妥英,造影剂等。

3.过敏原和免疫接种剂

蜂刺伤,蛇毒,花粉,毒常春藤,槲叶毒葛,血清病,白喉,百日咳,破伤风毒素,接种疫苗。

4.新生物

(1)实体瘤:肺、胃、结肠、乳腺、子宫颈、肾、甲状腺、前列腺、肾上腺、鼻、卵巢等部位肿瘤,黑色素瘤,嗜铬细胞瘤等。

(2)白血病及淋巴瘤,霍奇金淋巴瘤,慢性淋巴白血病,多发性骨髓瘤,淋巴瘤,巨球蛋白血症等。

5.系统性疾病

系统性红斑狼疮,混合性结缔组织病,皮肌炎,全身性坏死性血管炎,过敏性紫癜,肺出血-肾炎综合征,类淀粉样变,干燥综合征,类风湿关节炎,大动脉炎等。

6.家族遗传及代谢性疾病

糖尿病,甲状腺功能低下,甲状腺功能亢进,遗传性淀粉样变,镰状细胞贫血,指甲-髌骨综合征,脂肪营养不良,先天性肾病综合征,家族性肾病综合征等。

7.其他

妊娠高血压综合征,移植肾慢性排斥,恶性肾硬化症,肾动脉狭窄,单侧肾血管性高血压,肾静脉血栓形成,反流性肾病,肾乳头坏死,心力衰竭及缩窄性心包炎等。

二、发病机制

肾病综合征的发病机制尚未完全阐明,多数学者认为,本病与免疫介导过程参与有关。肾病综合征具有大量蛋白尿,低蛋白血症,水肿和高脂血症的特征。

(一)大量蛋白尿

正常成人每天尿蛋白排泄量不超过 150 mg。肾病综合征大量蛋白尿的产生是由于肾小球滤过膜损害所致。影响蛋白滤过的因素及机制的有如下几点。

1.蛋白质分子大小(机械屏障)

肾小球毛细血管对某一物质的清除与该物质的有效分子半径成反比,蛋白质分子量越大,滤过越少或完全不能滤过。一般情况下,血浆蛋白质(如白蛋白)滤过较少;脂蛋白等不能滤过;而分子量较小的血浆蛋白,如溶菌酶、$\beta2$ 微球蛋白和免疫球蛋白的轻链等,则可自由通过。这种滤过作用因蛋白质分子量不同而异的屏障作用,称为分子选择屏障(机械屏障)。

2.蛋白质的电荷屏障

肾小球基底膜的内层、外层、肾小球血管袢的内皮、上皮细胞表面及系膜基质含有丰富的氨基多糖成分(硫酸肝素)和涎酸,两者均使肾小球滤过膜带阴电荷,构成了静电屏障。通过同性电荷相斥原理,带阴电荷蛋白质清除率最低,而带阳电荷者清除率最高。当肾小球疾病时,肾小球涎酸成分明显减少,使带阴电荷的白蛋白滤过出现蛋白尿。在疾病情况下,滤过膜负电荷屏障受损,带负电荷的涎蛋白、硫酸肝素减少或消失,不能阻止含负电荷的血浆蛋白(如白蛋白)滤过,从而产生大量蛋白尿。

3.蛋白质的形态和可变性

由于上述肾小球机械屏障作用,使排列疏松呈线状形态的分子较排列紧密呈球形的分子更容易通过肾小球滤过膜。

4.血流动力学改变

肾小球滤过膜的通透性与肾小球内压和肾血流量有密切关系。入球小动脉血浆流量下降和膜两侧静水压代偿性增高,是肾小球损害时普遍的血流动力学调节机制。此时单个肾小球滤过分数增高,出球端的蛋白浓度高于正常,使血浆蛋白经肾小球毛细血管壁的弥散增加。肾内血管紧张素Ⅱ增加,使出球小动脉收缩,肾小球内毛细血管压力增加,也可增加蛋白漏出。

电荷屏障异常(如微小病变)主要导致白蛋白漏出,表现为选择性蛋白尿。机械屏障异常,如膜性肾炎,膜增生性肾炎,或伴 GBM 生理结构改变的肾小球疾病,如糖尿病肾病,遗传性肾病等

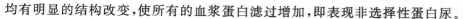

均有明显的结构改变,使所有的血浆蛋白滤过增加,即表现非选择性蛋白尿。

(二)低蛋白血症

低蛋白血症见于大部分肾病综合征患者,即血清白蛋白水平在 30 g/L 以下,血清白蛋白下降是尿中丢失白蛋白的结果,但二者并不完全平行,因为血浆白蛋白值是白蛋白合成与分解代谢平衡的结果,其主要受以下几种因素影响。

1.肝脏合成白蛋白增加

在低蛋白血症和白蛋白池体积减少时,白蛋白分解率的绝对值是正常的,甚至下降,肝脏代偿性合成白蛋白量增加。如果饮食中能给予足够的蛋白质及热卡,患者肝脏每天可合成白蛋白达 20 g 以上。体质健壮和摄入高蛋白饮食的患者可不出现低蛋白血症。血浆胶体渗透性在调节肝脏合成白蛋白方面可能有重要作用。

2.肾小管分解白蛋白能力增加

正常人肝脏合成的白蛋白 10% 在肾小管内代谢。在肾病综合征时,由于近端小管摄取和分解滤过蛋白明显增加,肾内可增加 16%～30%。

3.严重水肿

由于胃肠道黏膜水肿而致吸收能力下降,肾病综合征患者常呈负氮平衡状态。另外,年龄、病程、慢性肝病、营养不良患者均可影响血浆白蛋白水平。肾病综合征患者摄入高蛋白饮食也可导致尿蛋白的增加,而血浆白蛋白没有增加或虽有增加,但甚少。而在严重营养不良患者,如果同时服用血管紧张素转换酶抑制剂,减轻肾小球高滤过时,则高蛋白饮食可使血浆白蛋白浓度增加。如果限制蛋白食入,则尿蛋白会减少,而且血浆白蛋白水平多无改变,或虽有,则甚微。因此,对肾病综合征患者的饮食蛋白摄入的控制便有了新的概念。

由于低蛋白血症,药物与白蛋白的结合有所减少,因而血中游离的药物水平升高,即使常规剂量的药物也可产生毒副反应。低蛋白血症时,花生四烯酸和血浆白蛋白结合减少,从而促使血小板聚集和血栓素增加,后者可加重蛋白尿和肾损害。

(三)水肿

充盈不足与肾内钠游离是水肿产生的主要机制,容量调节激素也起一定的作用。同时水肿的出现及其严重程度与低蛋白血症的程度呈正相关,其调节机制主要有以下几个方面。

(1)当血浆白蛋白浓度下降,血浆胶体渗透压下降的同时,组织液从淋巴回流大大增加,从而带走组织液内的蛋白质,使组织液的胶体渗透压同时下降,两者的梯度差值仍保持正常范围。

(2)组织液水分增加,其静水压上升,可使毛细血管前的小血管收缩,从而使血流灌注下降,减少了毛细血管床的面积,使毛细血管内静水压下降,从而抑制体液从血管内向组织间溢出。

(3)水分溢出血管外,使组织液蛋白浓度下降,而血浆内蛋白浓度上升。鉴于淋巴管引流组织液蛋白质的能力有限,上述体液分布自身平衡能力有一定限度。当血浆胶体渗透压进一步下降时,组织液的胶体渗透压无法调节至相应的水平,两者间的梯度差值不能维持正常水平,因而产生了水肿。

(四)高脂血症

肾病综合征患者最常见的血脂异常,其特点为血浆中几乎各种脂蛋白成分均增加,血浆总胆固醇和低密度脂蛋白(low-density lipopro-tein,LDL)明显升高,甘油三酯和极低密度脂蛋白(very low-density lipoprotein,VLDL)升高,高密度脂蛋白(high-density lipoprotein,HDL)浓度可以升高,正常或降低。肾病综合征时脂质代谢异常的发生机制包括以下几个方面。

（1）肝脏合成胆固醇（cholesterol,Ch）、甘油三酯及脂蛋白增加。

（2）脂类调节酶活性改变及 LDL 受体活性或数目改变而导致脂质的清除障碍。

（3）尿中丢失 HDL 增加。肾病综合征患者的高脂血症对心血管疾病发生率的影响，主要取决于高脂血症出现时间的长短，LDL/HDL 的比例，高血压史及吸烟等因素的影响。长期的高脂血症，尤其是 LDL 上升而 HDL 下降，可加速动脉粥样硬化的发生，增加患者急性心肌梗死的危险性。

高脂血症对肾脏的影响应引起重视。脂质引起肾小球硬化、脂质代谢紊乱所致肾小球损伤的发生机制较为复杂，可能与肾小球内脂蛋白沉积，肾小管间质脂蛋白沉积，LDL 氧化，单核细胞浸润，脂蛋白导致的细胞毒性致内皮细胞损伤，脂类介质的作用和脂质增加基质合成等因素有关。

（四）血中其他蛋白浓度的改变

肾病综合征时多种血浆蛋白浓度可发生变化，如血清蛋白电泳中 α2 和 β 球蛋白升高；IgG 水平可显著降低，而 IgA、IgM 和 IgE 水平多正常或升高。但免疫球蛋白的变化同原发病有关。补体 B 因子的缺乏可损害机体对细菌的调理作用，为肾病综合征患者易感染的原因之一。纤维蛋白原、凝血因子 V、Ⅷ、X 可升高；血小板也可轻度升高，抗凝血酶Ⅲ可从尿中丢失而导致严重减少。C 蛋白和 S 蛋白浓度多正常或升高，但其活性降低。血小板凝集力增加和 B-血栓球蛋白的升高，可能是血栓形成的一个征象。

三、临床表现

肾病综合征的临床表现：大量蛋白尿（3.5 g/24 h 以上），低蛋白血症，水肿和高脂血症，"三高一低"征，以及合并其他代谢紊乱为特征的一组临床症候群。其中大量蛋白尿和低蛋白血症为必备的临床表现。可有轻、中度水肿或无明显水肿，有的患者可无明显的高脂血症。

（一）大量蛋白尿

大量蛋白尿是肾病综合征患者主要的临床表现之一，大量蛋白尿是指成人尿蛋白排出量≥3.5 g/d，儿童尿排出量≥50 mg/(kg·d)，尿中出现大量蛋白质，使尿液表面张力升高而产生很多泡沫，形成泡沫尿。

肾病综合征蛋白尿的程度有较大的个体差异，尿蛋白排出量的多少受到肾小球滤过率、血浆白蛋白浓度和蛋白摄入量的影响。血浆白蛋白严重降低时，尽管肾小球滤过膜程度没有改变，也可使尿蛋白排出量减少。反之，当静脉输注浓缩蛋白制剂时，尿蛋白排出量可一过性增加。一些药物可通过影响肾小球入球或出球小动脉阻力而对尿蛋白程度发生较大影响，其中以非甾体抗炎药、ACEI 和 ARB 最为显著，可使尿蛋白排泄减少 40%～60%。

（二）低蛋白血症

肾病综合征患者临床主要表现是低蛋白血症，血浆白蛋白量降至 30 g/L 以下。临床上有些患者大量尿蛋白表现并非很严重，但确有严重的低蛋白血症，此时，应排除肝脏疾病引起的代偿性合成功能下降，此时血浆胆固醇并不高。尿蛋白的主要成分是白蛋白，还包括激素转运蛋白（如维生素 D 结合蛋白）、转铁蛋白和凝血抑制因子等血浆蛋白。

肾病综合征时，激素结合蛋白在尿中明显丢失，导致一些内分泌和代谢的异常，如在肾小球滤过率正常的肾病综合征患者。少数可出现甲状腺功能低下，但随肾病综合征的缓解而得到纠正。在用激素治疗肾病综合征时可以降低促甲状腺激素（thyroid-stimulating hormone，TSH）水平,抑制 T4 转化为 T3。

（三）水肿

水肿是肾病综合征的基本特征之一。水钠潴留主要引起组织间液增加,组织间液倾向积聚于组织疏松部位,晨起眼眶周围、久卧以枕部或骶部水肿为明显,活动后以下肢水肿最显著,重症患者呈全身性广泛水肿,并常伴有浆液性漏出液形成,胸腔、腹腔、心包以及纵隔积液,甚至发生急性肺水肿。胸腔积液、腹水可呈乳白色含有乳化脂质,蛋白含量很少,为漏出液。肾病综合征水肿的发生和发展为一动态过程,应个体化分析和处理。

（四）高脂血症

肾病综合征时,血脂代谢异常的特点为血浆中几乎所有血脂和脂蛋白成分均增加。Ch 和低密度脂蛋白胆固醇(low-density lipoprotein cholesterol,LDL-C)明显增高。甘油三酯和极低密度脂蛋白胆固醇浓度可以升高。但也有少数有严重低蛋白血症患者没有高脂血症,比较常见于继发于系统性红斑狼疮、肾淀粉样变和合并肝脏疾病者。此外,高脂血症的严重程度与患者的年龄、吸烟史、营养状况、肥胖程度和是否合并糖尿病等因素有关。

高脂血症可以导致肾小球硬化,肾病综合征患者脂质代谢紊乱,可随肾病综合征的缓解而恢复正常,但少数患者还可持续存在。

（五）并发症

肾病综合征患者常可并发蛋白质营养不良,急性肾功衰竭,血栓及栓塞,感染,贫血,维生素 D 缺乏等。感染是肾病综合征较易被忽略的并发症。

(1)蛋白质营养不良症。

(2)急性肾衰竭:肾病综合征患者可出现急性肾衰竭,尤其是微小病变型肾病患者,可能与血容量不足,过度利尿,间质水肿,蛋白管型阻塞肾小管,肾小管缺血性损害,与非甾体抗炎药和 ACEI 等药物的使用有关。塌陷型局灶性节段性肾小球硬化症的肾小管损伤被认为可能是造成这类患者急性肾衰的原因,而新月体性肾小球肾炎叠加于膜性肾病是引起急性肾衰竭的原因。此时,尿液化验可出现较多红细胞和颗粒、细胞管型。

(3)血栓及栓塞:肾病综合征时常有凝血系统发生异常,动脉和静脉血栓及栓塞发病率上升,尤其是深静脉血栓(deep vein thrombosis,DVT)。RVT 可以是双侧或单侧,并可延伸至下腔静脉。RVT 常起病隐匿,并且没有与肾脏有关的症状,部分患者临床有腰部酸困隐痛。

(4)贫血

由于促红细胞生成素从尿中丢失,或合成受损,常可引发贫血。

(5)低钙血症

肾病综合征时由于维生素 D 结合蛋白随尿蛋白丢失,血清 $1,25(-OH)_2$ 维生素 D_3 浓度下降,致钙吸收不良而致低钙血症。

(6)感染

肾病综合征患者感染易感性增加,特别是在免疫抑制剂治疗时,感染是缓解期患者病情复发的主要原因之一。感染不仅加重病情,还可造成免疫抑制剂治疗效果不佳,甚至抵抗。

(7)其他

肾病综合征患者可出现近端肾小管功能障碍,往往是病情严重的表现,可引起葡萄糖尿,氨基酸尿,磷酸尿,肾小管酸中毒和维生素 D 缺乏。此外,低蛋白血症可引起锌的缺乏而出现阳痿,味觉障碍,伤口难愈合及细胞免疫受损等。

四、西医诊断

(一)肾病综合征的诊断标准

(1)大量蛋白尿:尿蛋白≥3.5 g/24 h。

(2)低蛋白血症:血浆白蛋白≤30 g/L。

(3)水肿:可轻可重,严重时常伴体腔积液。

(4)高脂血症:血清总胆固醇、甘油三酯、低密度脂蛋白均增高。

前两条为所必需。大量蛋白尿是导致肾病综合征各种表现的基础。准确测定尿蛋白总量是测定肾病综合征的前提。尿蛋白定性或尿蛋白半定量检查不能代替 24 h 尿蛋白定量检查。

(二)肾病综合征的分类诊断

肾病综合征分为原发性、继发性和先天性,诊断原发性肾病综合征时,应排除继发性和先天性肾病综合征。多数情况下,确诊需要肾活检,肾活检是诊断蛋白尿病因的主要手段。

1.遗传性肾病综合征诊断

引起肾病综合征的遗传肾脏病不多,主要见于婴幼儿期,为常染色体、隐性遗传和常染色体显性遗传,呈现肾病综合征及进行性肾损害。数年后即至终末期肾衰竭,根据临床表现(肾、耳、眼病变)病理特点及家族史,诊断本病并不困难。

2.继发性肾病综合征的诊断

(1)过敏性紫癜性肾炎,好发于少年儿童,有典型的皮疹,可伴关节疼痛,腹痛,及黑便。常在皮疹后 1～4 周出现血尿及蛋白尿,部分患者呈现肾病综合征。病理多为系膜增生性肾炎,系膜区有 IgA 及补体 C3 呈颗粒样沉积。

(2)狼疮性肾炎好发于青、中年女性,常有发热、皮疹(蝶形红斑及光过敏)、口腔黏膜溃疡、关节痛,多发性浆膜炎及多器官多系统(心、肾、血液及神经等)表现。化验血清补体 C3 下降。多种自身抗体阳性,肾脏受累时部分患者可表现肾病综合征,病理检查多属Ⅳ型(弥漫增生型)或Ⅴ型(膜型)。狼疮性肾炎必须依靠肾穿刺病理检查分型。

(3)糖尿病肾病好发于中老年。患糖尿病未经治疗或控制不满意数年后,才会出现肾损害,最初呈现白蛋白尿,以后逐渐进展成大量蛋白尿,此后病情进展更快,3～5 年即进入尿毒症。此种肾病不易误诊漏诊。

(4)骨髓瘤肾损害好发于中老年人群,男性多于女性,常有下列表现:骨痛、扁骨 X 片穿凿样空洞,血清单株球蛋白增高,蛋白电泳增高,蛋白电泳 M 带,尿凝溶蛋白阳性,骨髓瘤可致多种肾损害,临床往往出现肾病综合征。应做肾穿刺明确肾病性质。

3.原发性肾病综合征的诊断

当原发性肾病综合征诊断成立后,还必须明确导致其发生的基础肾小球疾病,因为不同的基础病治疗方案和预后不同,因此必须进行肾穿刺病理检查。导致原发性肾病综合征病理类型有 5 型。

(1)微小病变型肾病:好发于少年儿童,但老年又有一发病高峰,患者中男性多于女性。本病起病快,迅速出现大量蛋白尿,而后近乎 100％病例呈现肾病综合征。镜下血尿发生率低(约15％～20％),无肉眼血尿,也无持续性高血压及肾功能损害。严重水肿时可有一过性高血压及氮质血症,利尿消肿后即可恢复。

(2)系膜增生性肾小球肾炎:此型好发于青少年,男多于女,有前驱感染者占 5％。发病较急,可呈急性肾炎综合征。肾病综合征发生率非 IgA 肾病高于 IgA 肾病,前者约占 30％,后者约15％。而血尿发生率 IgA 肾病高于非 IgA 肾病,前者近乎 100％,后者约 70％;肉眼血尿发生率前者约 60％,后者约 30％。肾功能不全及高血压则随肾脏病变由轻而重逐渐增多。此型肾炎在我国发病率极高,约占原发性肾小球疾病的一半,其中 IgA 肾病及非 IgA 肾病又各约 1/2。我国原发性肾病综合征约 1/3 病例系由该型肾炎引起。

（3）系膜毛细血管性肾炎:又称为膜增生性肾炎,好发于青壮年,男性多于女性。有前驱感染者占 60％～70％,发病较急,可呈急性肾炎综合征,常呈肾病综合征,约占 60％,伴有明显的血尿,几乎 100％有血尿,肉眼血尿约占 20％。发病常持续进展,肾功能不全、高血压及贫血出现早。50％～70％血清补体 C3 持续下降,对本病诊断有提示意义。膜性肾病好发于中老年,男多于女,隐袭起病,肾病综合征发生率高,镜下血尿发生率可占 40％,但无肉眼血尿。疾病进展缓慢,一般在发病后 5～10 年才开始出现肾功能损害及高血压,但本病极易发生血栓栓塞并发症,文献报道肾静脉血栓发生率可高达 60％。

（4）局灶性节段性肾小球硬化症:本型好发于青少年,男性多于女性,隐袭起病,肾病综合征发生率可高达 75％,血尿发生率也很高,约占 75％,肉眼血尿约占 20％。本病确诊时常已有肾功能减退及高血压。此外,本病还常出现肾性糖尿等近端肾小管功能障碍。

（5）膜性肾病（membranous nephropathy,MN）:又称为膜性肾小球病和膜性肾小球肾炎。原发性 MN 是引起成人原发性肾病综合征最常见的组织学病理类型。儿童表现为肾病综合征者少见,约占 2％,约有 20％的患者表现为持续性非肾病综合征范围的蛋白尿。约 30％的患者有镜下血尿,且多见于儿童。肉眼血尿少见,低于 5％。13％～55％的患者可伴有高血压,但恶性高血压少见。临床上原发性 MN 患者临床症状往往比较隐匿,病情常迁延,进展缓慢,约有10％患者在就诊时就已出现肾功能损害。

综上所述,肾病综合征可发生于许多原发性和全身性疾病,应根据病史、临床表现、体检、实验室检查、病理检查和影像学检查,尽一切可能排除继发病因。

五、鉴别诊断

继发性肾病综合征鉴别诊断如下。

（一）糖尿病肾病

此病多发于病史较长（10～15 年）的糖尿病患者,患者有糖尿病视网膜病变,并往往和肾病损害相平行。糖尿病肾病几乎都会有眼底损害,即可诊断为糖尿病肾病。

（二）紫癜性肾炎

本病较多发病年龄是 7～17 岁青少年,发病与呼吸道感染有关,临床表现为过敏性紫癜的特征性皮疹,好发于四肢远端、臀部及下肢部,压之不褪色,为出血性斑点,稍高于皮肤表面,过 1～2 周逐渐消退,但有时表现及轻。血尿是过敏性紫癜肾脏受累最常见疾病,血尿多发生于上述症状 4 周以后,但有 10％～20％病例在紫癜出现后半年到 1 年才出现肾损害,但也有患者首先出现血尿和轻度蛋白尿,以后表现皮疹等症状。

（三）系统性红斑狼疮性肾病

本病常见于年轻女性,往往表现为多器官系统损害,如关节疼、发热、面部蝶形红斑,肝脏及心血管系统病变等,血中可找到红斑狼疮细胞,血浆球蛋白明显上升（以 IgG 为主）,血抗核抗体阳性,C3 值下降。

六、并发症

(一)感染

肾病综合征患者容易合并感染,是因为抵抗力下降所致。抵抗力下降原因有以下几个因素。

(1)尿中丢失大量 IgG。

(2)β 因子(补体的替代途径成分)的缺乏导致对细菌免疫调理作用缺陷。

(3)营养不良时,抗体非特异性免疫应答能力减弱,造成机体免疫功能受损。

(4)转铁蛋白和锌大量从尿中丢失,转铁蛋白为维持正常淋巴细胞功能所必需,锌离子浓度与胸腺素合成有关。

(5)局部因素、胸腔积液、腹水、皮肤高度水肿引起的皮肤破裂和严重水肿使局部体液因子稀释,防御功能减弱,均为肾病综合征患者的易感因素。在抗生素问世以前,细菌感染曾是肾病综合征患者的主要死因之一。

(6)长期应用免疫抑制剂而致免疫功能低下,严重的感染主要发生在小儿和老人,成人较少见。常见的感染有:原发性腹膜炎、呼吸道感染和泌尿道感染,一旦感染,立即予以治疗。

(二)高凝状态和静脉血栓形成

肾病综合征常存在血液高凝状态,主要是因为血中凝血因子的改变所致,包括 Ⅸ、Ⅺ 因子下降,Ⅴ、Ⅷ、Ⅹ 因子、纤维蛋白原、β-血栓球蛋白和血小板水平增加,血小板的黏附和凝集力增强,抗凝血酶Ⅲ和抗纤溶活力下降关系密切。因此,促凝集和促凝血因子的增高,抗凝集和抗凝血因子的下降及纤维蛋白溶解机制的损害是肾病综合征产生高凝状态的主要原因。抗生素、激素和利尿剂的应用是静脉血栓形成或加重因素。而利尿剂则使血液浓缩、血液黏滞度增高,均与血栓有很大关系。

肾病综合征时,当血浆白蛋白小于 20 g/L 时,肾静脉血栓形成的危险性增加,血栓先在小静脉内形成,外周深静脉血栓形成率约为 6%,常见于小腿深静脉,仅 12% 有临床症状,25% 可由彩超发现。肺栓塞的发生率约为 7%,仍有 12% 无临床症状。其他静脉累及罕见,动脉血栓形成更为少见。但在儿童中,尽管血栓形成的发生率相当低,但动脉累及与静脉累及一样常见。

(三)急性肾衰竭

急性肾衰为肾病综合征最严重的并发症,常需透析治疗。常见病因有以下几种。

(1)血流动力学的改变:肾病综合征常有低蛋白血症及血管病变,特别是老年患者多伴有肾小动脉硬化,对血容量及血压下降非常敏感,故当急性失血、呕吐、腹泻所致体液丢失;外科损伤、腹水、大量利尿剂和抗高血压药的使用后,都能使血压进一步下降,导致肾血流灌注骤然减少,进而使肾小球滤过率降低。并因缺血后小管上皮细胞肿胀、变性及坏死,导致急性肾衰。

(2)肾间质水肿:低蛋白血症可引起周围组织水肿,同样也会引起肾间质水肿。肾间质水肿压迫肾小管,使近端小管包曼囊静水压增高,GFR 下降。

(3)药物引起的急性间质性肾炎。

(4)双侧肾静脉血栓形成。

(5)血管收缩:部分肾病综合征患者在低蛋白血症时可见肾素浓度增高,肾素使肾小动脉收缩,GFR 下降,此种情况在老年人存在血管病变者多见。

(6)浓缩白蛋白管型堵塞远端肾小管,可能参与肾病综合征急性肾衰机制之一。

(7)肾病综合征时常伴有肾小球上皮足突广泛融合,裂隙孔消失,有效滤过面积减少。

(8)急进性肾小球肾炎。

(四)肾小管功能减退

肾病综合征的肾小管功能减退,以儿童多见,其机制认为是肾小管滤过蛋白的重吸收,使小管上皮细胞受到损害,常表现为糖尿、氨基酸尿、高磷酸盐尿、肾小管性失钾和高氯性酸中毒,凡出现多种肾小管功能缺陷者常提示预后不良。

(五)骨和钙代谢异常

肾病综合征时,血循环中的维生素 D 结合蛋白和维生素 D 复合物从尿中丢失,使血中 $1,25(OH)_2$ 维生素 D_3 水平下降,致使肠道对钙的吸收不良和骨质对甲状旁腺激素耐受。因此,肾病综合征常表现有低钙血症,有时发生骨质软化和甲状旁腺亢进所致的纤维囊性骨炎。在肾病综合征进展的肾衰所并发的骨营养不良,一般较非肾病综合征所致的尿毒症更为严重。

(六)内分泌及代谢异常

肾病综合征尿中丢失甲状腺素结合球蛋白和皮质类固醇结合球蛋白。临床上甲状腺功能可正常,但血清甲状腺素结合球蛋白和 T3 常下降,游离 T3 和 T4、TSH 水平正常。由于血中皮质类固醇结合球蛋白和 17-羟皮质醇都减低,游离和结合皮质醇比值可改变。

七、实验室检查和辅助检查

(一)实验室检查

1.尿常规检查

蛋白定性阳性(+++)以上,尿沉渣镜检可见红细胞、颗粒管型等。

2.蛋白定量

24 h 蛋白定量超过 3.5 g 是诊断的必备条件。

3.血浆白蛋白测定

血浆白蛋白低于 30 g/L 是诊断的必备条件。

4.血脂

肾病综合征者常有脂质代谢紊乱,胆固醇、甘油三酯、低密度脂蛋白升高。

5.肾功能

常做尿素氮、肌酐、肾小球滤过率,了解肾功能是否受损及其受损程度。

6.电解质及酸碱度

用来了解是否有电解质紊乱及酸碱平衡失调。

7.血流动力学检查

肾病综合征患者的血液经常处于高凝状态,血液黏稠度增加。

8.免疫成分检查

如血清免疫球蛋白、补体、选择性尿蛋白指数、尿 C3、尿纤维蛋白降解物、尿酶、血清抗肾抗体等。

(二)辅助检查

1.影像学检查

彩色 B 超:当患肾病综合征时,肾的实质可现回声粗乱,一般肾的形态大小正常。

2.肾穿刺组织检查

可鉴别肾小球病理的各种类型,对治疗及预后判断有重要的参考价值。

八、西医治疗

肾病综合征的治疗目的在于纠正肾病综合征,防治并发症和保护肾功能,而非单纯的利尿消肿和减少蛋白尿。保护肾功能,减缓肾功能的恶化进展是治疗的最终目的。

(一)一般治疗和注意事项

1.注意休息

起居规律有时,以休息为主,避免劳累。

2.蛋白质的摄入

肾病综合征时,大量血浆蛋白从尿中丢失,人体蛋白的降低而处于蛋白质的营养不良状态。低蛋白血症使血浆胶体渗透压下降致使水肿顽固难消,机体抵抗力也随之下降。因此在无肾衰竭时,其早期、极期应给予较高的高质量蛋白质饮食,如鱼和肉类,此有助于缓解低蛋白血症及随之引起的一些并发症。

但高蛋白饮食可使肾血流量及肾小球滤过率增高,使肾小球毛细血管处于高压状态,同时摄入大量蛋白质也使尿蛋白增加,可以加速肾小球硬化。因此,对于慢性非极期的肾病综合征患者应摄入少量高质量的蛋白质。在出现慢性肾衰竭时,应低蛋白饮食,同时加用 $10\sim20$ g/d 必需氨基酸。

另外,有报道高蛋白饮食可激活肾组织内的肾素-血管紧张素系统,可使血压升高,血脂升高,肾功能进一步恶化。

3.脂肪的摄入

肾病综合征患者尚有高脂血症,此时可引起动脉粥样硬化及肾小球损伤、硬化等,因此应限止动物内脏,肥肉,某些海产品等富含胆固醇及脂肪的食物摄入。

4.微量元素的补充

由于肾病综合征患者肾小球基底膜通透性增加,尿中丢失大量蛋白质外,同时还丢失了与白蛋白结合的某些微量元素及激素,致人体钙、镁、锌、铁等元素缺乏,应给予适当补充。一般可进食含维生素及微量元素丰富的蔬菜、水果、杂粮、海产品等予以补充,增加不饱和脂肪酸和单不饱和脂肪酸摄入量。

5.水的调节

严重水肿者应限制水量,进水量应是前 1 天尿量加 $500\sim800$ mL。

6.钠的调节

一般控制在 $3\sim5$ g/d,水肿明显者应根据血总蛋白量和血钠水平进行调整。

7.钾的调节

根据血钾水平及时补充钾剂和高钾食物。

8.增加膳食纤维

增加膳食纤维,可辅助降低氨,减轻酸中毒,增加富含维生素 C 和 B 族维生素类食物。

9.碳水化合物调节

碳水化合物的补充,应占总能量的 60%。

(二)对症治疗

1.水肿的治疗

除限制水钠的摄入外,同时还须应用药物利尿消肿,可按利尿消肿剂的作用不同部位又分为以下几类。

(1)袢利尿剂:主要作用机制是抑制髓袢升支对氯和钠的重吸收,如呋塞米和布美他尼为强有力的利尿剂,是肾病综合征患者利尿消肿的首选药物,但剂量应用个体差异较大,静脉用药效果较好,为排钾利尿剂,应注意引起低血钾症,常用量为 60～100 mg/d,加入 5% 葡萄糖 100 mL 中,1 h 滴注完。合并急性肾衰时,剂量可增至 500 mg/d 以上。口服用量是静脉用量 2 倍,并可肌内注射及口服,可根据病情和利尿、水肿情况增减剂量和应用。

(2)噻嗪类利尿剂:主要作用于髓袢升支厚壁段(皮质部)及远曲小管前段,通过抑制钠和氯的重吸收增加钾的排泄而达到利尿效果,有氢氯噻嗪,口服 75～100 mg/d 一次服或分服。

(3)排钠潴钾利尿剂:主要作用远端小管和集合管,为醛固酮拮抗剂,常用剂有螺内酯,用量为 60～120 mg/d,口服,单独使用此类药物效果较差,故常与排钠利尿剂合用。

(4)渗透性利尿剂:可经肾小球自由滤过而不被肾小管重吸收,从而增加肾小管的渗透浓度,阻止近端肾小管和远端肾小管对水钠的重吸收,以达到利尿效果。常用药物有低分子右旋糖酐、甘露醇。

(5)血液净化治疗:对于全身水肿伴有重度胸腔、腹腔和心包积液以至影响呼吸、循环功能,或出现急性肺水肿、脑水肿或左心衰竭的患者,实施单纯超滤治疗常起到良好疗效。对于反复使用白蛋白或低分子右旋糖酐进行利尿患者,可能出现"渗透性肾病",此时 GFR 下降,利尿效果不佳。如果一味继续加大渗透剂和利尿剂量,只会加重病情,而不能起到利尿效果,这时可以暂停利尿剂,可行短时间歇给予单纯超滤脱水,既可为肾损害恢复创造条件,又能达到脱水消肿目的,经过一段时间单纯超滤,患者常可恢复对利尿剂的敏感性。

2.高凝状态的治疗

肾病综合征患者由于凝血因子改变处于血液高凝状态,尤其当血浆白蛋白<25 g/L 时,即有静脉血栓形成的可能。抗凝溶栓治疗不仅可以最大限度地减少新血栓形成,还可以促使已形成的血栓消失,疏通血道。只要患者肾病综合征未完全缓解,就意味着高凝状态的存在和延续。因此,就应当继续抗凝和降纤治疗,防止血栓事件的发生。长期抗凝治疗的益处与人群中血栓形成事件的患病率密切相关,但目前并不推荐预防性抗凝治疗。然而高危患者,尤其是膜性肾病患者,血浆白蛋白浓度<20 g/L 应该严密观察和监测。常用抗凝药物有以下几种。

(1)肝素:主要通过激活抗凝血酶Ⅲ(ATⅢ)活性。有文献报道肝素可减少肾病综合征的蛋白尿和改善肾功能,但其作用机制不太清楚。目前,尚用小分子量肝素 5 000 U 加入 5% 葡萄糖 200 mL 中滴注或皮下注射,每天 1 次或 2 次。

(2)华法林:抑制肝细胞内维生素 K 依赖因子Ⅱ、Ⅶ、Ⅸ、Ⅹ的合成,常用剂量 2.5 mg/d 口服,监测凝血酶原时间,使其升高在正常人的 50%～70%。

(3)尿激酶:可直接激活纤溶酶原,达到纤溶。成人常用剂量 5 万～10 万 U/d,应用时可从小剂量开始,并可与肝素同时静脉滴注,尿激酶的主要不良反应为过敏和出血。

(4)双嘧达莫:为血小板拮抗剂,常用剂量为 100～200 mg/d。

(5)阿司匹林:50～100 mg 每天服用 1 次。

在应用以上抗凝药物时,每周为 1 个疗程,一般为 4 周以上,以至肾病综合征缓解,以防血栓再形成。当血栓在内科治疗不可消除时,可采用手术和介入治疗去除血栓。

3.高血脂的治疗

肾病综合征患者尤其是多次复发者,其高脂血症持续时间很长,即使肾病综合征缓解后,高脂血症仍持续存在,并且高脂血症对肾病综合征影响很大,而且在治疗肾病综合征的过程中有药物也可加重肾病综合征高脂血症,如肾上腺皮质激素及利尿剂。故目前多主张对肾病综合征使用降脂药物治疗,常用的降脂药物的有以下几种。

(1)贝特类药物:非诺贝特每天 3 次,每次 100 mg,口服。吉非贝齐,口服 600 mg,每天2 次。此类药物降甘油三酯作用优于降胆固醇,偶有胃肠道不适反应及血清转氨酶升高。

(2)他汀类药物:洛伐他汀 20 mg,每天 2 次口服。辛伐他汀 5 mg,每天 2 次口服。此类药物主要使细胞内 Ch 下降,降低血浆 LDL-C 浓度,减少肝细胞产生 VLDL 及 LDL。

(3)血管紧张素转换酶抑制剂:主要作用有降低血浆中 Ch 及 TG 浓度,使血浆中 HDL 升高,而且其主要的载脂蛋白 ApoA-Ⅰ和 ApoA-Ⅱ也升高,可以加速清除周围组织中的 Ch,减少 LDL 对动脉内浸润,保护动脉管壁。此外,ACEI 尚可有不同程度降低蛋白尿的作用。

4.大量蛋白尿的治疗

免疫抑制剂是治疗大量蛋白尿主要方法,但应严格掌握使用指征,并排除继发因素引起大量蛋白尿的可能,如糖尿病肾病和肿瘤等。另外,ACEI 和 ARB 可以达到控制大量蛋白尿的目的。ACEI 和 ARB 还可以增加利尿剂抵抗患者对利尿剂的反应。应用此类药物时在初期应监测血清肌酐和血钾,注意预防急性肾衰和高钾血症。在治疗蛋白尿时应注意有无合并感染、血压和血糖是否有效控制,有无合并静脉血栓形成等影响疗效的因素存在。总之,蛋白尿的治疗要以保护肾功能为目的,不能因追求蛋白尿的减少而损害肾功能。

5.低蛋白血症的治疗

低蛋白血症产生的原因是由于尿中大量蛋白质的丢失,因此,纠正低蛋白血症的关键是治疗蛋白尿。一是饮食适当补充精蛋白;二是主要应用中草药健脾胃,益肝肾,如补中益气汤、八珍汤、知柏地黄丸化裁,重用生黄芪、全当归、赤白芍等促进脾胃吸收和肝脏合成蛋白质,但最重要的仍为治疗基础病。一般不主张输注蛋白制品来纠正低蛋白血症,因为输注蛋白质后在循环中停留时间短(12~24 h),而且又加重了肾小球高滤过,不利于保护肾功能。

在严重低蛋白血症时(血浆白蛋白 20 g/L 以下患者),在应用利尿剂后,有效循环血容量不足时,在这种情况下输入白蛋白以配合呋塞米的使用可促进利尿和改善肾功能。一般用法是静脉滴注白蛋白 10~20 g 后,随即应用 5% 葡萄糖 100 mL 加呋塞米 60~180 mg 缓慢 1 h 内滴注完,常可使原先对呋塞米无效的病例获得良好的利尿效果。对于严重低蛋白血症不严重的患者不主张应用。

(三)抗感染治疗

肾病综合征患者常因大量蛋白尿引起的血浆免疫球蛋白 G(IgG)和补体水平下降,营养不良,而导致机体对致病微生物抵抗力下降。同时,应用免疫抑制剂治疗,抑制了机体免疫功能,均可使患者对感染的易感性增加。因此,肾病综合征患者的抗感染治疗不同于普通患者。抗生素的治疗应根据药敏试验,选用无肾毒性的药物。对高危易感者(老人及糖尿病等患者),需积极预防感染的发生,必要时注射血清免疫球蛋白。但是应用免疫抑制剂时不需要常规用抗生素(尤其是广谱抗生素)预防感染治疗,因为疗效差,且易导致耐药和真菌感染。

(四)急性肾衰竭治疗

肾病综合征患者可出现有效血容量不足,并且常是血清白蛋白浓度<15 g/L 的患者过度利尿的后果。未经治疗的患儿偶尔可有血容量不足的现象,这可能与严重低蛋白血症引起液体进入组织间有关。这种情况下,对于患者血容量不足状况认识不清而继续盲目利尿,合并腹泻呕

吐,使用 ACEI 和 ARB 药物,则易引起肾前性急性肾衰。如处理不当可导致急性肾小管坏死。在此情况下需停用利尿剂,并及时补液纠正血容量不足,尿量常可迅速增加,肾功能恢复。

另外,过度利尿治疗引起血容量减少的同时可加重高凝状态。由此可导致急性双侧肾静脉血栓形成,亦可引起急性肾衰,由 ACEI 或 ARB 诱发者应停用此药,及时抗凝溶栓治疗(低分子肝素、尿激酶等药物)。有时一些有大量蛋白尿肾病综合征患者并无血容量减少征象,也可发生急性肾衰竭,常发生于微小病变型肾病。微小病变型肾病患者发生急性肾衰竭患者与肾功能正常者相比,往往蛋白尿和低蛋白血症均较严重,而且血压较高,年龄较大。

对肾病综合征患者的急性肾衰的治疗,可针对诱因而对症支持治疗,必要时进行透析治疗。如叠加出现新月体肾炎,则需免疫抑制剂强化治疗。总之对于急性肾衰竭患者关键在于预防。

(五)引起肾病综合征的原发病治疗

对于有明确病因或诱因的肾病综合征患者,如感染、药物所致,祛除病因和停用有关药物可使病情缓解。若继发于肿瘤患者,则应针对原发病治疗。但在临床上大多数患者没有明确的病因或诱因,此时,应根据患者肾脏病病理类型制定不同的治疗方案。糖皮质激素是主要治疗药物,其他免疫抑制剂包括细胞毒药物(环磷酰胺、苯丁酸氮芥)、硫唑嘌呤、吗替麦考酚酯、环孢素A、他克莫司等。

1.糖皮质激素的治疗

肾病综合征激素治疗的原则应遵循"首剂量要足,减量要慢,维持时间要长"的原则。

(1)短效(半衰期 6～12 h):如氢化可的松,每片含 20 mg。

(2)中效(半衰期 12～36 h):如泼尼松(每片 5 mg)、泼尼松龙(5 mg)、甲泼尼龙(4 mg)、氟羟泼尼松龙(4 mg)。

(3)长效(半衰期 48～72 h):如地塞米松(0.75 mg)、倍他米松(0.6 mg)。

激素可经胃肠道迅速吸收,故片剂为最常用剂型。首始治疗足量,泼尼松 1 mg/(kg·d),儿童为 1.5～2 mg/(kg·d),足量治疗 8 周后,每 1～2 周减原剂量的 5%～10% 或 5～10 mg,以最小有效剂量 10～15 mg 维持 6～12 个月,甚至更长时间。总疗程为 1 年至 1 年半,甚至两年。通常用法是泼尼松 1 mg/(kg·d),治疗 8 周后,无论治疗是否有效,满 8 周后开始减量。为了患者方便,可每周减少泼尼松 1 片(5 mg),减量至 0.5 mg/(kg·d)时停止减量,继用此剂量 2～3 个月,以后再缓慢减量,通常是每 2 周减 5 mg 或更慢,减量至泼尼松 0.25 mg/(kg·d)时维持治疗 1～2 年。

激素的维持量和维持时间因病例不同而异,以不出现临床症状,而采用最小剂量为度。在维持阶段有体重变化、感染、手术和妊娠等情况时,应调整激素用量。经 8 周以上正规治疗无效的病例,需排除影响疗效的因素,如感染、水肿所致的体重增加和肾静脉血栓形成等,应尽可能及时诊断和处理。

对口服激素治疗反应不良,高度水肿影响胃肠道对激素的吸收,全身疾病如系统性红斑狼疮引起的肾病综合征,病理上有明显的肾间质病变,小球弥漫性增生,新月体形成和血管纤维素样坏死等改变的患者,可予以静脉激素冲击疗法。冲击治疗的剂量为甲泼尼龙 0.5～1 g/d,疗程为 3～5 d,1 周后改为口服剂量,这样既可减少因大剂量激素冲击而引起的感染等不良反应,疗效也不受影响。相应的地塞米松冲击剂量为 30～70 mg/d,或 1 mg/(kg·d),连用 3 d 改用口服泼尼松。在冲击治疗时应注意水钠潴留和高血压等不良反应。在激素治疗期间可产生很多不良反应,有时相当严重。激素导致的蛋白质高分解状态可加重氮质血症,促使血尿酸增高,诱发痛风和加剧肾功能减退。大剂量应用时有时可加剧高血压,促发心力衰竭。激素应用时的感染症状不明显,特别容易延误诊断,使感染扩散。长期应用激素时,可致类固醇性糖尿病、骨质疏松、股骨头无菌性缺血性坏死。

2.细胞毒性药物应用

在激素治疗无效或激素依赖型或反复发作型,或不能耐受激素的不良反应而难以继续用药的肾病综合征患者可应用细胞毒药物治疗。由于此类药物多有性腺毒性,可降低人体抵抗力,白细胞下降,肝损害,诱发肿瘤的危险,因此,在用药指征上应慎重掌握,权衡利弊。如局灶性节段性肾小球肾炎对细胞毒药物反应很差,故不宜选用。目前临床上常用的此类药物中,CTX 和苯丁酸氮芥,疗效最可靠。

(1)CTX 剂量为 2~3 mg/(kg·d),分 3 次口服,疗程 8 周,当累积总量达 300 mg/kg 则易发生性腺毒性。也可采用静脉滴注。对狼疮性肾炎、膜性肾病引起的肾病综合征,则主张选用CTX 冲击治疗,剂量为 12~20 mg/kg,静脉滴点,每周 1 次,连用 5~6 次,以后按患者的耐受情况延长用药间歇期,总用药剂量可达 9~12 g。冲击治疗目的为减少激素用量,降低感染并发症并提高疗效,但应根据肾小球滤过功能选择剂量或慎用。

(2)苯丁酸氮芥剂量为 0.1 mg/(kg·d),分 3 次口服,疗程 8 周,当累积总量达 7~8 mg/kg,则易发生毒副反应,可采用静脉缓慢滴注。因比 CTX 毒性小,因而多用于儿童患者,因其局部刺激性大,必须静脉给药。对用药后缓解又重新复发者,多不主张进行第 2 次用药,以免中毒。

3.环孢素 A 治疗

环孢素 A(cyclosporin A,CsA)是一种有效的细胞免疫抑制剂,近年来已应用于各种自身免疫性疾病的治疗,目前,临床上以微小病变、膜性肾病和膜增生性肾炎疗效较肯定,与激素和细胞毒药物相比,应用 CsA 最大优点是减少蛋白尿及改善低蛋白血症疗效可靠,不影响身体的发育和造血功能。此药物严重的不良反应为肾、肝毒性。其肾毒性发生率为 20%~40%,长期应用可导致肾间质纤维化,个别病例在停药后易复发,故不宜长期应用此药治疗肾病综合征,更不宜将此药作为首选药物。一般在用药后 2~8 周起效,但个体差异很大,见效后应逐渐减量。用药过程中出现肌酐升高应警惕有 CsA 中毒的可能,定期检测血药浓度。疗程一般为 3~6 个月,用量为 3~5 mg/(kg·d),复发者再用仍可有效。

4.吗替麦考酚酯

吗替麦考酚酯(mycophenolate mofetil,MMF)口服后迅速水解为具有活性的霉酚酸,是一种新型抗代谢免疫抑制剂。霉酚酸可通过抑制次黄嘌呤单核苷酸脱氢酶,来抑制鸟嘌呤核苷酸的合成,淋巴细胞比其他体细胞更依赖这条合成途径,故霉酚酸具有更强的抑制淋巴细胞增殖的能力,还可以诱导活化的淋巴细胞凋亡,减少炎症细胞的聚集,减轻炎症损伤。最初该药用于器官移植,20 世纪 90 年代后期该药用于治疗特殊类型的狼疮性肾炎、系统性血管炎及部分难治性肾病综合征而取得明显效果。

MMF 的用法:诱导剂量 1~2 g/d,每天分 2 次空腹口服,持续 3~6 个月减量至 0.5 g/d,维持治疗 6~12 个月,若维持时间过短(6 个月以下),则停药后易复发。MMF 一般需与激素合用,不可以与硫唑嘌呤合用。MMF 短期不良反应较 CTX 及 CsA 等均轻,主要不良反应为骨髓抑制,肝功能损害,感染,胃肠道症状。对于 MMF 的适应证、治疗时间及长期应用的安全性还需进一步研究观察。

九、中医病因病机

肾病综合征临床表现特点为重度水肿，尿浑浊，时有尿呈红色。中医学认为本病是多种病因综合作用的结果。本病主要在肾，通常也可见由其他脏腑组织患病转至于肾体，即原发性和继发性两类。

其病理机制为：病发初中期，肾肺"气亢"，内生痰湿毒邪，浸及肾脾而致损伤，阴阳失调，气血不和，并有水湿泛滥，溢于肌肤或胸、腹腔内，夹杂瘀血等。此病发生过程中还因劳伤过度，房室不节，外感淫邪，七情失调等因素诱发和（或）反复发作，或使病情加重，多呈正虚邪实证候。

（一）病因

（1）先天禀赋失调，肾元亢盛而致内生邪毒。

（2）外感六淫邪气，水湿内浸，或疮毒内侵。

（3）七情失常，劳倦过度，过度思虑和暴怒。

（4）饮食失节，暴饮暴食，饮酒过度，过食辛辣甘温。

（5）应用对脏腑可致毒性药物或过敏药物。

（二）病机

1.病位

原发病位主在肾脾二脏，继发性病位主在其他脏腑组织，继而转归为肾脾。

2.病性

起病缓急不一，有些病例发病凶险，发病初中期多为肾气过亢，内生湿痰毒邪为主的正邪双实证表现；病久或继发性多为正虚邪实为主；部分患者常因外感、过劳、情志失调等因素使其反复发作。

3.病机转化

本病临床证候以水肿为主，为此中医将此病诊断为"水肿"病。其发病原因是多方面的，其病因病机较为复杂，多数患者病势并不凶险。临床证候表现及病机也是多样的，基本病机有以下3类。

一是在原发性肾病综合征的初中期，多为肺肾之气亢盛，肝脾之气虚弱，水湿浊毒内蕴的血瘀阻络，肺肾之气亢盛，肝脾之气虚损，浊毒内停的既正亢又正虚，而邪实的复杂综合表现。

二是继发性肾病综合征，如狼疮性、过敏性紫癜等引发的肾病综合征在发病初中期，也呈现为正亢、正虚、邪毒盛的表现。

三是如糖尿病、肾淀粉样变、药物等引发的肾病综合征，发病初期即是正虚邪实病机表现。在各种肾病综合征经过治疗或未经治疗，病情迁延不愈，或反复发作，直至到后期均表现为正虚邪实。正虚为阴阳或气血虚损，重点表现在肾、脾脏腑；邪实表现为浊毒内停，血瘀阻络等错杂证候。

所谓正亢病因病机是因患者先天禀赋失调，七情失常而致肾肺的精气过亢，内生湿浊之邪毒；或由外感六淫，饮食不洁，正邪相搏而结聚下注肾体，蕴结于肾络而伤络败血；肾气开阖失职，精微下泄甚多，或气滞血瘀，脉道不畅而血行脉外而尿血。开阖不利致水湿内停，溢于肌肤而水肿。

正虚是指肝脾虚损，由于肾肺气亢，内生水湿浊邪而上犯肝脾而致水不涵木，子承母体，水浸脾土而致肝脾双虚。浮阳上升而头晕目眩。脾虚而不能输运水湿而致全身臃肿或腹胸水饮。上犯心肺而致肺气宣肃失常，肺脾气虚失常而少尿，尿浊。溢于肌肤则水肿，溢于腹则为水臌，溢于胸则为饮。加之三焦决渎失职而呈邪实证候。如经调治缓解或失治、误治病发后期,多表现为以正虚为主,邪实次之的虚实夹杂证。其因多由误治、失治或药物所致伤气耗阴的阴阳失调,气血耗损,脏腑衰败,水浊蕴滞,血脉瘀阻等证候表现。

十、中医辨证要点和分型

(一)辨证要点

肾病综合征患者多数发病隐匿缓慢,凶险者较少,易反复发作,发病可见各年龄段,但以青少年多见,临床症见水肿、尿少浑浊。甚则可有胸饮、水臌表现,尿血少见,病因病机复杂多变。病本在肾,常犯及脾、肺、肝、三焦等脏腑,也可由他脏、组织患病而循经下浸肾体而发病。病发初中期常以肾肺之气过亢,肝脾虚损,水湿内停,血瘀阻络,邪毒过盛,气亢、正虚、邪实的错杂证候,这在其他疾病中是少见的。后期多为衰败的正虚及浊毒凝滞邪实的证候。常有水湿毒邪化热化寒,肾络血瘀阻滞的表现常贯穿发病的全过程。

(二)辨证分型

1.肾肺气亢,风水泛滥证

主证:发病缓或急,尿少,浑浊或尿赤,面目水肿,双下肢水肿,畏风寒或发热。

副证:咽痛,咳嗽,流涕,或肌肤有疮疡疖肿,斑点痒疹,纳呆便溏,声音高昂,精神尚可。

宾证:腰酸腿困,头目眩晕,舌质淡,胖嫩,苔薄白或微黄,脉浮疾、滑、涩。

辨证解析:此证候可发生在各年龄段,但以青少儿为多见。多因素体强壮,先天禀赋失调,以肾肺之气亢盛为主,内生风、湿毒邪,凝滞于肾而损伤肾络,败血而血瘀。加之外淫侵袭,或过劳,七情失常,饮食不节而诱发,其病机为亢盛之精气与内生湿毒或外入淫毒相搏相结,上犯肺体而致肺气宣肃不利而致咽痛,咳嗽,流涕。水湿不能宣发肃降,故见面目水肿,舌体胖嫩,苔白腻。卫外不宣而畏风、畏寒或发热,脉浮疾,均为风水所致。风水之邪下传肾府致肾气凝滞而腰困。风阳上扰清窍则头目眩晕;浊毒瘀阻肾络,脉道瘀阻而致肾气化失常,升降、开阖、固摄失司,则精微下泄尿浑浊,尿少或有尿血;水湿犯浸脾胃,脾运化输布水湿失常而纳呆,不思饮食;水湿溢于肌肤,则发为水肿。

2.肾气过亢,脾气虚损,水湿泛滥证

主证:小便短少,尿浊,全身臃肿,胸饮,水臌,脘腹胀满,气短。

副证:腰酸,肢体困重,大便溏薄或不爽,声音高昂,精神尚可,头晕。

宾证:舌质淡,胖嫩,有牙痕,苔白腻或微黄,脉沉涩、数。

辨证解析:此证型多见于原发性肾病综合征。其病机主要为先天禀赋失常,肾气过亢,内生湿浊之毒邪,气湿相搏蕴结于肾络,损及肾络致血脉败损,凝瘀脉络,致肾的气化失常,开阖失利,升降失常,小便短赤而少;精微下泄过重,体内脉内精微短缺,精微短少不能敛摄阴水,水湿溢于上焦胸腔则成饮;溢于中焦则为水臌;溢于肌肤发为水肿;水湿凌心犯肺则胸闷气短,舌体胖嫩;犯于肝脾则肝气不舒,脾被湿困,纳呆,肢体酸困,大便溏薄,苔白腻,脉沉涩数,均为水湿内阻而为;时有舌紫斑暗,为血脉瘀阻。

综上所述,即呈现肾肺气亢、肝脾正虚、湿浊毒邪实的错杂证。

3.瘀水互结,水湿泛滥证

主证:小便短赤而少,浑浊,水肿,腰痛如刺,痛处不移。

副证:面色黧黑或萎黄,口唇紫暗,及肌肤有瘀斑、瘀点。

宾证:舌质暗红,或有瘀斑点,苔白薄腻,或皮肤甲错,脉弦细或沉涩。

辨证解析:此证常见于肾病综合征久治不愈,水浊或寒湿、湿热毒邪蕴结于肾、肝、脾脏,但病位重在肾体,而致各脏腑气化不利,气滞不行,血行不畅而致血脉瘀阻,而瘀血加重气滞,气滞血瘀互为因果。在湿浊损及正气的情况下,终成气滞血瘀之证。因面部及肌肤失去荣养,故见面色黧黑或萎黄,口唇及肌肤有瘀斑瘀点,粗糙而肌肤甲错。腰为肾府,瘀血阻滞肾络,不通则痛,故见腰痛如针刺,固定不移。瘀血阻滞肾络,血不循经,溢于脉外,故见尿血,舌质暗红,或有瘀斑瘀点。湿浊瘀久化热则苔黄厚,则肾络凝阻,气机不畅,升降开阖失常,小便短赤而少,瘀血化水,可致水湿停聚体内发为水肿。苔白腻为水湿内停之象。久病必虚,则脉浮细弱;脉沉涩,则为血瘀气滞而致。

4.脾肾阳虚,水湿泛滥证

主证:高度水肿,小便短少,浑浊,形寒肢冷,全身困重,乏力,精神欠佳。

副证:或有胸饮,水臌,纳呆便溏,面色㿠白或胸闷气短。

宾证:舌苔白腻滑,舌质淡。

辨证解析:本证多见肾病综合征误治失治,或过度疲劳,损气伤阳。肾为先天之本,内寄元阴元阳为人体阴阳之根本。因肾气虚损,气化开阖固摄失常,阴精下泄过甚,阳气本源不足而致阳气虚损,阴精尚微,不能敛水。脾为后天之本,为气血生化之源,肾阳虚损不能上承温煦脾阳而致脾阳虚损,脾虚土不制水,二脏相互乘侮,肾脏开阖失常,脾失健运,输布失司而致水湿泛滥,小便短少。水湿内停则水肿,甚则水溢胸腹,加之脾的运化摄纳精微不足,不能敛水,又加重了水湿内停。脾肾阳虚,机体失去了温煦,故见形寒肢冷,面色㿠白;水滞机体,气机不畅,则酸困乏力,精神欠佳;脾失健运则纳呆,便溏,舌体胖嫩,苔白腻滑,脉沉弱,皆为脾肾阳虚、水湿泛滥之象。

5.肝肾阴虚,湿热蕴结证

主证:面部及下肢轻度水肿,尿短赤浑浊,五心烦热,头晕耳鸣。

副证:咽干口燥,舌红少苔,干燥少津,心烦少眠。

宾证:腰膝酸软,大便秘结不畅,或舌红耳赤,脉沉细数或滑数。

辨证解析:此证多因患者久病或水湿内阻,并用皮质激素伤阴化热,或久病耗伤阴精,故致肝肾阴虚,湿热蕴结之证候。湿热蕴结于肝肾下焦,久则伤气耗津而致肾气化不利,肝经气机郁滞不舒。气机不畅,故见小便短赤,浑浊,水湿停聚肌肤则水肿。腰为肾府,肝肾阴虚,腰膝失养,故见腰膝酸软;肝肾阴虚不能敛阳,浮阳上扰清窍,故见头晕目眩,面红耳赤,心烦不眠;阴虚津少不能上承,则口舌干燥,舌红少津,或咽痛;津耗气虚而大便秘结。脉沉细数或滑数等皆为肝肾阴虚、湿热蕴结之象。

十一、中医中药论治法则

(一)论治要点

因肾病综合征的病因病机错综复杂,临床表现变化多端,原发性和部分继发性肾病综合征病发初中期多以气亢、正虚、邪实并存。继发性肾病综合征,如糖尿病肾病和各类肾病综合征的晚期,多呈正虚邪实的虚实夹杂证表现,为此对肾病综合征的论治,应根据病变的特点进行辨证论治。一般应施于抑制肾肺过亢之气;健脾平肝填补精微;宣散清利水湿;清热解毒以祛邪;活血化瘀,疏通肾络贯穿始终的论治法则;并兼治应用西药引发的毒副反应等整体调护。

1.肾肺气亢,风水泛滥证

治法:抑制肾肺亢盛之气,疏风解热,宣肺散湿。

方药与方解:抑气解表散,抑气清热解毒散化裁。

疗程与转归:此证治疗一般需 1～2 周,风祛、表解、热降,证变可根据证候表现改用它法论治。

2.肾肺气亢,脾气虚损,水湿泛滥证

治法:抑制亢盛之肾气,健脾填精,利水消肿,祛除湿毒。

方药与方解:抑气利湿通络散,益气利水消肿散化裁。

疗程与转归:本证型肾病综合征临床多见,易反复发作,恢复缓慢者,每月为 1 个疗程,需 8～12 个疗程。

3.瘀水互结,水湿泛滥证

治法:破结活血,祛瘀生新,疏通肾络,利水渗湿。

方药与方解:抑气活血化瘀汤,五苓散化裁。

疗程与转归:此证型少见,多因失治误治后,迁延不愈或肾功能不全患者,每月为 1 个疗程,需 6～12 个疗程。

4.肾脾阳虚,水湿泛滥证

治法:温阳化气,益肾健脾,利湿消肿。

方药与方解:温阳利水消肿汤,补中益气汤化裁。

疗程与转归:治疗此证型 2 周为 1 个疗程,一般 1～2 周即可阳气升,畏寒肢冷,纳运恢复正常,可随证变法,不可久用,易耗伤津液。

5.肝肾阴虚,湿热蕴结证

治法:滋补肝肾,清热利湿,疏通肾络。

方药与方解:知柏地黄丸,抑气利湿通络散化裁。

疗程与转归:2 周为 1 个疗程,2～4 周肝肾阴虚证可完全缓解,但需继用清热利湿,活血化瘀,疏通肾络治疗。如变为他证,随证立法组方治疗。

(二)其他疗法

1.中药足浴治疗

足疗法须辨证用方,有条件者可沐浴治疗。

2.直肠滴点治疗

如小儿或有呕恶不宜口服药的患者,将中药汤剂或中成药针剂直肠滴点,每天 1～2 次,每次 100～200 mL,保留时间尽量要长。

3.针刺

根据辨证可循经选穴针刺治疗,如肾俞、脾俞、三阴交、足三里、气海等穴位。

4.刮痧

有风热、寒邪外感之证候时,可刮痧治疗,隔 3 d 次。参考刮痧治疗章节,有水肿和皮肤疮疡者,不宜应用此法治疗。

十二、调护与转归

(一)饮食调护

清淡饮食,忌辛辣、烟酒,水肿严重时,每天摄入钠 3~5 g,减少油脂摄入,适量补充蛋白,控制水的入量,尿多肿消可增加入水量。

(二)动静结合

以静为主,在室内适量活动,如病情逐步缓解,可逐渐增加活动,避免下肢血栓形成。

(三)保持室内空气新鲜,湿度、温度恒定

根据气候变化,增减衣被,避免感冒等。

(四)调情志

既病则安,防急躁、恼怒及过度思忧,保持心情舒畅。

(五)禁用对肾有毒性的药物

(六)预后与转归

肾病综合征预后与转归与病理类型关系密切,无持续性高血压,无持久的肾功能不全,尿蛋白为高度选择性,经皮质激素治疗敏感的微小病变型肾病一般预后良好。局灶性节段性肾小球硬化 10 年内进展至肾功能不全者约为 10%。膜性肾病一般有 35% 的患者可完全缓解,30% 的患者尿蛋白可降至 1.0 g/d 以下,但肾功能正常者 35% 可进展为肾功能不全。膜增生性肾炎,多数在发病时,即有肾功能受损,其中约 5% 的患者在 10 年左右可发展至肾衰竭。系膜毛细血管性肾小球肾炎,常预后不佳,约 50% 的患者 10 年后可进展为终末期肾衰,2%~20% 的患者可自行缓解;并发高血压,肾功能损害,尿蛋白>3.5 g/d 者,肾小管间质损害预后较差。

十三、疗效评价标准

(一)治愈标准

水肿消失,尿常规及尿沉渣检验正常。

血浆白蛋白及血脂恢复正常范围。

肾功能(肾小球滤过率)正常。

停用药物后一年内无复发。

(二)好转标准

1.完全缓解

血压正常,水肿消失,连续检验尿蛋白<0.3 g/24 h,肾功能正常,血浆白蛋白在正常范围。

2.部分缓解

血压平稳,水肿消失,连续检验尿蛋白 0.3~2.0 g/24 h,肾功能正常,血浆白蛋白恢复在正常范围。

3.无效

水肿、血浆白蛋白,血脂改变不大,24 h 尿蛋白定量 2.5~3.5 g/24 h,肾功能不全无好转。

十四、中西医结合论治体会

虽然免疫抑制剂、糖皮质激素、细胞毒类药物应用治疗肾病综合征取得了长足的进步,但有效范围窄,不良反应较大,对肾功能的维护疗效不确切,所以中西医结合治疗乃是当前普遍治疗

本病的方法且疗效显著,毒副反应小。中西医结合治疗不但弥补单纯西药治疗的缺陷及毒副反应,更重要的是可极大限度恢复肾功能和延缓了肾衰竭进展的速率,减少了本病的复发率。中医中药治疗肾病综合征有以下特点。

（一）抑制肾肺气亢法治疗

通过中医中药抑制、调节过亢的肾脾之气治疗,可以抑制机体与抗原结合形成免疫复合物,阻止机体对靶器官组织的损害,抑制炎症细胞因子对靶器官和组织的破坏。

（二）清热解毒,祛风除湿通络法治疗

此法治疗肾综有两种作用:一是可抑制杀伤各种致病微生物,抑制炎症细胞因子的浸润,使其不易引发组织的炎症反应;二是可抑制机体内抗体抗原免疫复合物的形成和对靶器官组织的损害。中医学认为,免疫复合物即机体内自生的"湿毒"邪气,应用清热解毒药,祛风除湿通络药物,可清除机体内的免疫复合物,抑制渗出,减轻炎症反应。

（三）活血化瘀止血,豁痰破积法治疗

此法治疗可改变血管壁及血液成分,改善和调节凝血机制。其一,减低血管的通透性而止血,消除血管粥样硬化,扩张血管使血管壁粥样性恢复正常,此即祛瘀生新的作用;其二,对血液成分的改变有双向调节作用:一是抗凝、抗血小板聚集、红细胞聚集作用;有溶栓、化瘀纤溶,使血栓溶解作用;二是修复血管止血作用。通过调节可使凝血机制保持协调平衡状态。

（四）扶正补益,益肾肝,健脾胃,疏肝气治疗

扶正补益的方法,通过特异性和非特异性双向调节脏腑组织的生理功能活动,达到机体的阴阳、气血平衡运行而提高免疫力。即西医学所讲丘脑-垂体-肾上腺皮质轴、丘脑-垂体-甲状腺轴、丘脑-垂体-性腺轴的神经、内分泌、体液代谢出入恒定运行,免疫系协调平衡,改善内环境。另外,还可以通过中医药的调节,抵消肾病时应用激素引发的肾上腺皮质功能,胸腺功能,或甲亢、糖尿病的发生,骨病、骨坏死等不良反应;通过补益脾肾药物的治疗,可防治应用细胞毒类药物致血细胞、血小板下降;健脾胃治疗改善胃肠功能,增强对蛋白质的吸收,纠正低蛋白血症;升高血细胞和排便排尿消肿作用;通过疏肝补肝治疗,可以降低血压,促使肝脏对蛋白质的合成和防治细胞毒等药物对肝脏功能的损害,升高血浆蛋白质和补充各种微量元素,发挥调整情绪,振奋精神,解除疲劳等作用。

（五）利尿消肿药物治疗

中草药利尿消肿作用明显,并有促进食欲,增加食量的效果。在用药后 $12\sim24$ h 发挥作用,主要调节水液代谢,在水肿情况下作用虽比西药弱,但此类药物的最大特点是应用后不会造成丢钾、酸碱失衡等水液电解质紊乱等不良反应,安全可靠。

（六）中草药的外治作用

足浴或沐浴,解表、降温作用显著,而且安全可靠,简便易行。加入活血化瘀药可使机体内脏组织血液循环加速,增加尿量排泄消肿。加用补阳祛寒药可显著改善肾阳虚损寒盛患者畏寒肢冷,疲乏无力等证候表现,并能促进消化液的分泌增加食欲。中药汤剂灌肠或滴注能显著促进肠内毒素的排泄,从而降低血肌酐、尿素氮等有害物质,并能解决小儿或呕吐等不宜服药患者治疗。另外,还可以通过肠道对药物的直接吸收起到疾病治疗、提高疗效作用。

（七）针灸治疗

根据证候选择不同经穴,用补泻手法调治阴阳失衡,气血失和,改善治疗多种疾病和并发症,如恶心、呕吐、腹泻、头晕头痛、失眠、呃逆、发热等。

（八）刮痧治疗

如肾病发病初期，外感风、热、寒邪引发的畏风寒，发热，头晕头疼，恶心，呕吐的患者，经刮痧调治，可及时降温止痛，止呕等，并且操作简便无不良反应。

另外，离子导入、外敷，中药制作成药袋长期佩戴调治，对肾脏的康复均有显著作用。

中医中药治疗肾病时，由于证候变化多端复杂，应在治疗过程中严密观察证型的变化，随治随诊，随证立法拟方变法，不可拘泥一药一方一法治疗。成品中草药制剂不如中药汤剂，汤剂可根据患者的情况调用药物的用量和品种，并有吸收快，疗效佳的特点。另外，经过混合煎煮过后，还可祛除部分中药的毒副反应。

中医疗法的不足有：中药煎剂长期服用不易坚持，不能长期贮存，不易随身携带。小儿和有呕吐者不宜服用。中医对肾病的诊断、分型和预后状况等不如西医学确切。

西医西药治疗肾病综合征的特点，对肾病的病理检查、检验、影像学检查等诊断和鉴别诊断明确。应用皮质激素、细胞毒类药物等抑制剂及抗凝、利尿剂等配伍综合治疗对微小病变肾病综合征作用快，疗效显著，可使病情在4~8周完全缓解，但常引发皮质醇增多症，肝功能受损，白细胞下降，血钾低，或骨质疏松，骨坏死等不良反应。也常引起失眠、恶心、呕吐胃肠道反应，当停药后易反跳和激素抵抗。

中西医结合治疗可发挥各自的长处，并可减少不良反应。当肾病完全缓解停用西药时，可单纯应用中医中药进行巩固康复治疗，以免肾病反复发作。

在使用激素治疗的初中阶段，应用中医中药有两个目的：一是增强西药的免疫抑制效果，抗炎，抗渗出，抗感染和抗凝作用；二是减轻和拮抗激素、细胞毒类药的毒副反应，保证激素细胞毒类药物疗程的完成。对于在激素撤减或激素无效或激素依赖的患者，中医中药应转为主要治疗位置。不论应用中医中药哪种方法治疗，都需辨证诊断清晰准确，以调阴阳、和气血，纠正内环境失衡为总目的，以提高疗效。

（王桂利）

第五节　妊娠期肾病

妊娠期肾病是指妊娠期由于母体肾上腺皮质、抗利尿激素分泌量增加及胎儿生长的需要致血流量增加，水钠潴留，肾负荷加重，引起的肾功能变化。如果原有肾脏疾患，妊娠可使病情加重。妊娠并发的肾脏损害严重时，可以危及母亲和胎儿的生命。

由于妊娠而诱发的肾脏病变，如妊娠高血压综合征（简称妊高征）、肾盂肾炎、妊娠期急性肾衰竭、产后特发性急性肾衰竭等所致的肾脏改变，需引起产科重视。

一、病因和发病机制

（一）病因

1.免疫系统

近年来很多学者认为，妊娠高血压综合征是一种免疫性疾病。因胚胎是一半同种异物，妊娠成功有赖于胎儿与母体间的平衡，若这种平衡一旦失调，即可发生排斥反应，从而引起一系列的血管内皮细胞病变,从而发生妊高征。引起免疫失衡的因素有以下几点。

(1)妊高征与人类白细胞抗原(human leucocyte antigen,HLA)的相关性:有学者研究母胎间 HLA 抗原相容性越高,越容易发生妊高征。因此妊高征与 HLA 的相关性有待进一步研究。

(2)细胞免疫的变化:妊高征时 T 抑制细胞(TS)减少和 T 辅助细胞(TH)增加,TH/TS 比值上升及 TS 淋巴细胞功能降低,可能与胎儿-母体间免疫平衡失调,防护反应减弱,排斥反应有所增强有关。

(3)免疫复合物的影响:妊高征时,患者血清 IgM、IgG 及补体 C3、C4 等免疫复合物浓度明显高于正常孕妇,主要影响了肾脏和胎盘。免疫复合物沉积于肾小球内可致基底膜通透性增加,大量蛋白尿排出,如沉积于胎盘内而损伤血管,导致子宫胎盘缺血缺氧。当子宫胎盘缺血后,妊娠期子宫、肌层和绒膜合成大量肾素释入血循环,引起 RAAS 活性增加,致使小动脉痉挛和钠潴留。另外,子宫前列素的前身物质—花生四烯酸量减少,影响扩血管物质前列素的合成,子宫胎盘血流量减少,胎盘脂质过氧化作用增加,血管内皮细胞发生过氧化损伤而促发本病。

2.凝血与纤溶平衡失调因素

正常妊娠时,特别是在孕晚期即有生理性的高凝状态。抗凝血酶Ⅲ(ATⅢ)是血浆中重要凝血酶抑制物,纤溶结合蛋白(Fn)为网状内皮系统调理素,参与调节血液凝血物质的动态平衡。发生妊高征,特别是先兆子痫等重症患者,Fn 值明显升高而 ATⅢ 值却明显降低。妊高征患者的纤溶酶原激活物抑制物(plasminogen activator inhibitor,PAI)值的升高与病情严重程度呈正相关,产后即恢复正常。组织型纤溶酶原激活物(tissue-type plasminogen activator,tPA)与 PAI是调节纤溶系统生理功能的一对重要物质。妊高征时,tPA 活性降低,同时可有 PAI 活性增强,所以在重度妊高征患者多为高凝、低纤溶状态,从而可有弥散性血管内凝血的亚临床或临床表现。蛋白C(PC)是血液中的重要抗凝因子。PC 活性降低则可加重妊高征患者的高凝状态,从而导致微血栓形成。

3.钙平衡失调因素

缺钙可引起高血压,因为缺钙时可刺激 FTH 分泌。在甲状旁腺激素作用下,胞浆内游离钙增多,致血管收缩,子宫胎盘血流灌注减少,过氧化脂质增多。它又可影响到细胞膜的完整性,从而使腺苷三磷酸钙活性受抑,则更加重了血管反应性而出现一系列妊高征的表现。

4.遗传学说

目前多认为妊高征属单基因隐性遗传。单基因可能来自母亲、胎儿、也可能由两基因共同作用。但临床观察可知有妊高征家族史的孕妇,其妊高征的发生率明显高于无家族史的孕妇。

(二)妊娠期肾脏病的基本病理改变

1.妊娠高血压综合征肾脏病理改变

由于血管升压素Ⅱ和去甲肾上腺素分泌增加,前列腺素 E1 及 E2 分泌减少致使全身小动脉痉挛,引起血压升高、蛋白尿及水肿;肾血流量和肾小球滤过率下降;伴缺氧时肾小球毛细血管壁通透性增加。妊娠结束后,可好转而不留后遗症。若表现为严重缺血,可产生肾小球和肾小管损害,直至肾皮质坏死。

2.妊娠期肾盂肾炎,肾系病理改变

妊娠期由于输尿管平滑肌松弛或子宫的压迫可致尿引流不畅,易发生肾盂肾炎,伴有寒战高热者可诱发宫缩,引起流产或早产。产后尿引流畅通者本病可治愈,反而易反复发作。若原患慢性肾炎患者,妊娠前病情稳定,妊娠后病情不易恶化。若原有血压高,肾功能减退者,蛋白尿增多者,妊娠后病情可加重,不宜继续妊娠。

3.妊娠期急性肾衰竭的病理改变

妊娠早期合并严重感染,重度先兆子痫,胎盘早剥,妊娠急性脂肪肝,产后大出血休克,均可导致急性肾衰竭。有关资料报道,在产科的妊娠并发 ARF 中,有 10%～30%病例发生双肾皮质坏死,病情严重者难于恢复。

产后特发性肾衰竭,表现为产后突然血压急剧升高,溶血性贫血,出血,血小板减少,出血,蛋白尿及血尿,死亡率极高。

二、临床表现

典型的临床表现为妊娠 20 周后出现高血压,水肿,蛋白尿(呈非选择性蛋白尿),称为先兆子痫。若伴有抽搐,称为子痫。视网膜病变程度不同,约 1/3 病例表现为肾病综合征,轻者可无症状或有轻度头晕,血压轻度增高,伴水肿或轻微蛋白尿,严重者可出现头痛、眼花、恶心、呕吐,甚至抽搐、昏迷等先兆子痫和急性肾衰。

(一)高血压表现

一般舒张压升高最为明显,而收缩压通常低于 21.3 kPa(160 mmHg)。收缩压高于 26.7 kPa(200 mmHg),通常提示先兆子痫合并潜在的慢性高血压。眼底检查有节段性眼底 A 狭窄及视网膜水肿。

(二)水肿表现

妊高征的水肿为可凹性水肿,多由踝部开始,踝部及小腿有明显凹陷性水肿,经休息后不消退,为"+",向上延及大腿为"++",外阴及腹壁水肿为"+++",出现全身水肿或有腹水者为"++++"。同时应注意水肿不明显者,但孕妇体重每周增加超过 0.5 kg 表现者隐性水肿存在。

目前认为单纯性有下肢水肿者不能作为妊高征的诊断依据,而肿及大腿者,或经卧床休息6～8 h 而水肿未退者属病理情况。

(三)蛋白尿表现

尿蛋白的排泄量可以有少量即 500 mg/24 h 至肾病综合征水平,患者应每 1～2 周检查尿蛋白定性和 24 h 蛋白定量。

(四)辅助检查

1.血液检查

血浆黏度、全血黏度及血细胞比容测定以了解有无血液浓缩,重症患者常伴发电解质紊乱。对于重症患者需及时测定血小板,以了解有无降低。测定凝血酶原时间、纤维蛋白原及抗凝血酶Ⅲ等指标以助判断凝血和纤溶之间有无平衡失调。

2.肝肾功能测定

妊高征患者,特别是先兆子痫患者,可由于肝细胞缺氧,使肝细胞的线粒体释放出谷丙转氨酶升高,总胆红素及碱性磷酸酶升高。由于肝脏破坏尿酸及肾脏排泄尿酸的功能降低,所以血浆尿酸可有不同程度升高。尿素氮和肌酐的测定可了解肾功能情况,测定二氧化碳结合率可及早发现酸中毒。

3.尿液检查

重点检查尿蛋白,镜检中需注意有无红细胞、白细胞及管型尿。若 24 h 蛋白定量小于0.5 g,

则可认为正常;若大于 0.5 g 则应视为病理状态;若尿比重≥1.020,则提示尿液浓缩,此时应结合血液化验结果以决定处理;若有大量白细胞尿,则应视为泌尿系感染。

三、诊断和鉴别诊断

(一)诊断

根据病史、症状与检查结果,即可作出诊断,关键在于正确估计病情严重程度,器官损伤情况,有无并发症及凝血功能障碍。

(二)鉴别诊断

1.妊娠合并原发性高血压

在妊娠前或妊娠后 3 个月内发生的高血压,多数属于原发性高血压,而非妊娠高血压综合征。原发性高血压大部分发生于大龄产妇,产后血压维持在一个较高水平。高血压肾硬化所致蛋白尿小于 1 g/24 h。而先兆子痫患者在孕 24 周后才有血压升高,产后 2~6 周消失。尿蛋白的量随妊娠时间增长而增加,甚至可达肾病综合征的程度。血尿酸水平高于 327 μmol/L,这是由于肾缺血导致近曲小管钠及继发性尿酸重吸收钙增加所致。

妊娠性高血压偶尔可见妊娠第 8~9 个月,表现为一过性轻度高血压,不伴蛋白尿,对母体及胎儿影响不大,母体内皮细胞基本不受影响,并可在分娩后短时间内消失,一般为 1 周,而先兆子痫恢复较慢,需要 3 周左右。

2.妊娠合并慢性肾炎

妊娠前即有慢性肾炎病史,妊娠后继续存在,孕 24 周左右蛋白尿加重,高血压出现或加重,易出现肾功能不全,产后难于好转。

3.子痫与其他疾病的鉴别

子痫应与癫痫、脑出血、癔症、糖尿病酮症酸中毒,或高渗性昏迷、低血糖昏迷等相鉴别。

四、西医诊断标准

(一)轻度妊娠高血压综合征

血压＞17.3/10.7 kPa(130/90 mmHg),可伴有轻度的蛋白尿及水肿。

(二)中度妊娠高血压综合征

血压＜21.3/14.7 kPa(160/110 mmHg),尿蛋白(＋)~(＋＋),伴有双下肢或面部轻度水肿和轻度头晕。

(三)重度妊娠高血压综合征

重度子痫(包括先兆子痫和子痫)前期表现为血压≥21.3/14.7 kPa(160/110 mmHg)、尿蛋白(＋＋)~(＋＋＋)、头痛、眼花等。子痫是指在妊高征的基础上发生抽搐。

五、西医治疗

为防止子痫发生,减少母婴并发症,降低围产儿死亡率,本病只有分娩后才能治愈。如果未经治疗,则易发生先兆子痫与死产,新生儿死亡及严重的先兆子痫和子痫和孕妇脑出血。治疗目的主要以预防抽搐及其他的并发症,如脑出血、感染等,尽量使母婴安全。

（一）一般处理及调护

1.住院监护治疗

当疑似为本病时应立即住院监护治疗,这样可减少发生子痫的危险性,以及因判断失误而造成的不良后果。

2.左侧卧位休息

其优点可减轻妊娠子宫对主动脉及髂动脉的压迫,可维持正常的子宫动脉灌注量,从而改善胎盘的血流量,减轻下腔静脉受压,回心血量增加,从而使肾血流量增加,有利于脑血流量改善及脑水肿消退,可防止抽搐。钠排出量增加,尿量增多,可改善宫内胎盘缺氧状态,可使治疗取得更好效果。

3.钠的摄入

除先兆子痫或有子痫发生外一般不需低盐饮食。

（二）轻度妊高征的治疗

一般无须绝对卧床休息,应减少重体力劳动,适当增加休息时间。需密切注意观察病情进展情况,无须服用镇静药、利尿剂和降压药物,保持心情舒畅,预防过怒过急和心理压力,一般普通饮食即可。

（三）中重度妊高征的治疗

一经诊断确立,应立即住院观察。

1.解痉药硫酸镁的应用

硫酸镁注射剂仍为重度妊高征患者的首选药物,其药效机制可作用于周围神经肌肉交接处,拮抗钙的释放,并降低乙烯胆碱,从解除血管痉挛,降低脑细胞耗氧量,可改善脑细胞的缺氧状态,可以提高孕妇及胎儿血红蛋白对氧的亲和力,改善氧代谢,增加子宫胎盘血流量,改善胎盘—胎儿功能;可降低机体对血管紧张素Ⅱ的敏感性;可使血管内皮细胞合成前列环素增多,并使血浆内皮素降低,有利于降低血压。首次剂量 10 g 静脉滴注,同时 5 g 肌内注射,以后每 4～6 h 肌内注射 5 g,或以后每小时 1 g 速度静脉滴注,总剂量可达 30～40 g。中毒反应应表现为首先膝反射消失,继而全身肌张力减退,或呼吸抑制,甚者心脏停搏,应严密观察。

在治疗时,需备用钙剂作为解毒剂,当出现镁中毒时,应立即静脉注射 10％葡萄糖酸钙 10 mL,钙离子与镁离子争其神经细胞上的同一受体,阻止镁离子进一步结合,从而阻止中毒反应。

2.降压药物的应用

降压药物的应用,应兼顾母子双方。一般主张在妊娠后期 3 个月中,高血压降至或维持在轻中度水平为宜,这样既可避免孕妇因血压过高而颅内出血和心力衰竭,又不影响胎儿、胎盘血流灌注。

降压药物宜选择不减少胎盘的血流灌注药物,如甲基多巴、肼屈嗪、可乐定、硝苯地平等,对上述药物无效的严重高血压患者,可选用硝普钠,此药可引起子宫弛缓而致难产。

3.扩容治疗

低血容量是重度妊高征的主要病理生理变化之一。扩容治疗主要目的是纠正血液浓缩,提高有效循环血容量的重要措施。扩容治疗的指征为:当血细胞比容＞45％,全血黏度＞3.6,血浆黏度＞1.5,尿比重≥1.020 和中心静脉压低于正常时,可给予低分子右旋糖酐、等渗葡萄糖,或平衡盐溶液。如血浆白蛋白过低,贫血,则可输注白蛋白、血浆或全血。

（四）妊娠并发急性肾衰竭的治疗

妊娠并发急性肾衰竭（ARF）是危及母婴死亡的高危产科疾病之一。如治疗不当，病死率高达 33.8％。妊娠并发急性肾衰竭，呈双峰出现，多发生于妊娠初 3 个月和末 3 个月。

初期以 10～12 周为高峰，主要发生于感染败血症流产，少数继发于妊娠剧烈呕吐的水盐丢失；后期以 34～40 周，主要因妊娠高血压综合征的先兆子痫、子痫所致，其次为产科并发症，如胎盘早期剥离、羊水栓塞和大出血，极少为妊娠期急性脂肪肝所致。中期引产也可导致 ARF，应引起重视。妊娠合并 ARF 可由妊娠因素、非妊娠因素及 ARF 与妊娠并存。

妊娠期并发急性肾衰竭的治疗：首先要注意产科原发性疾病的治疗，同时做到早期预防性透析有助于降低 ARF 的死亡率。通过治疗约有 20％～40％的患者 1 年内肾功能可逐渐恢复，大部分患者的肾功能不能恢复，或仅有一过性的恢复而进入终末期肾衰。

（五）特发性产后急性肾衰竭的治疗

本病常发生于产后当天至产后 6 周内。其特点发生于健康产妇妊娠和分娩过程顺利正常。产后数天或数周内发生少尿或无尿性 ARF 伴微血管病性溶血性贫血。

此病病因不明，发病前可有病毒感染，尚不伴有发热，胎盘碎片滞留，应用麦角胺、催产素等血管收缩剂引起小动脉收缩痉挛，小血管壁损伤，产生微血栓；当红细胞高速通过时发生变形，破坏溶解。

肾脏病理改变有两种基本类型：一种变化在肾小球毛细血管内皮细胞肿胀有微血栓形成，阻塞管腔发生局限性坏死，与溶血性尿毒症综合征相同；另一种主要为小动脉损伤，与恶性肾小球硬化及硬皮病相似，为血栓性微血管病，免疫荧光无特殊所见。部分患者抗血清中存在抗 IgG 和 IgM 抗体，并有低补体血症。

患者发病前有恶心、呕吐、腹泻和流感样症状，继而出现高血压、水肿、微血管病性溶血性贫血，迅速发展至少尿或无尿。肾外表现中枢神经系统症状，如嗜睡、昏迷、癫痫发作、心脏扩大、充血性心力衰竭，以及血栓性血小板减少性紫癜，多预后不良。

本病的治疗为早期应用肝素、尿激酶、抗血小板制剂、输注 AT Ⅲ 及血浆置换，积极控制血压和早期透析治疗，可提高生存率。

（六）妊娠合并肾盂肾炎的治疗

妊娠期泌尿系感染在孕妇中常见，发生率为 4％～7％，比非孕妇泌尿系感染后果严重得多，所以必须及时作出诊断和治疗。孕妇患无症状性菌尿者为 2％～7％，无症状性菌尿引起有症状性肾盂肾炎的发病率为 20％～40％，所以无症状性菌尿是肾盂肾炎的前提条件。这是因为子宫形态及内分泌生理功能变化引起了尿路系统的改变而致感染的发生。孕期女性激素分泌增加，使泌尿道的肌组织增生肥厚。妊娠子宫增大对输尿管压迫，尤其是右侧造成输尿管迂曲扩张，蠕动减慢及尿流不畅。孕妇尿中含有营养物质，如葡萄糖、氨基酸等，均有利于细菌的繁殖生存。

孕期合并肾盂肾炎的治疗：首先应卧床休息，左右交替侧卧位，以减少妊娠子宫对单侧输尿管及膀胱的压迫；多饮水，稀释尿液，保持增加尿液的排泄；如有发热，对症降温治疗，及时控制高热；应用抗生素时，预防胎儿神经系统发育障碍。菌尿和尿路感染发生或即使无症状也有使母体及胎儿发病的潜在危险，故应给予治疗，但要遵守既要考虑对母体安全性，又要考虑使胎儿不受影响的原则。

（七）妊娠合并肾病综合征的治疗

妊娠期的肾病综合征，绝大多数是妊娠前已患有肾病综合征，极少数是在妊娠期出现的。妊娠期出现的肾病综合征是一类特殊型的妊娠高血压综合征（也称为妊高征Ⅲ型），是妊高征致死的并发症之一。

其发病机制因妊娠期长时间的生理代偿性肾小球高灌注和高滤过，可造成肾小球器质性损害。当妊高征时，胎盘上母体和胎儿连接处可发生异常变态反应。由于胎盘与肾脏有相同抗原而导致免疫复合物沉积于肾小球，从而引起一系列病理改变。妊娠期的肾病综合征常发生在妊高征的基础上。免疫反应的靶器官，可与肾小球毛细血管为主，故肾损害表现比一般妊高征明显。另外，妊娠期生理性高凝状态，是病变持续发展和肾功能进行性恶化的重要因素之一。

妊娠并发肾病综合征的治疗原则：应首先根据病情选择性地终止妊娠，当终止妊娠后病情即可逐渐缓解，其各项指标多能逐渐恢复。同时，在治疗妊高征时同时治疗肾病综合征。包括解痉、镇静、降压，适当输注白蛋白，降血脂治疗。尽量避免应用利尿剂，一般不主张预防性抗凝治疗。或经上述治疗后，血压仍持续超过 21.3/14.7 kPa(160/110 mmHg)或有高度水肿，大量蛋白尿，或伴有肾功能不全时，应及时终止妊娠。

六、中医病因病机

本病中医证属水肿、子淋、子痫、癃闭、关格等。临证可分两类情况：其一受孕后由胎气损及肾脏而致肾脏气化失常，开合不利；其二肾脏患疾而后继孕而加重肾病。其病主在肾体，常及肝、脾、膀胱等脏腑。常因肾虚水停，脾虚湿滞，肝虚风动，痰火扰神，临床常见水肿、眩晕、抽搐、尿短数涩痛，重则可现癃闭、关格证候。

（一）病因

1.先天禀赋失调

肾元亢盛，内生风湿毒邪。

2.胎气亢盛

内生风、湿、浊邪，损及肾体。

3.外感湿热

湿热从下窍上窜入侵。

4.情志不调

过怒、过悲、伤及肾气而致阴阳失衡，气血失和，水液代谢失常。

5.劳倦过度

房室不节；过度劳伤，耗损肾元。

（二）病机

1.病位

病本在肾、胞宫，常及肝脾。

2.病性

妊娠期肾脏病起病多缓慢，继而孕育胎气过亢。精气与胎气相合而内生毒浊邪气，常呈正气过盛，邪气也盛的正邪双实证。如误治失治，可耗伤气血，而呈本虚标实，时夹热邪，肝风内动继而头晕、抽搐、昏厥。

3.病机转化

因素体禀赋失调，精气过亢，继而孕育胎气过盛，精气与胎气相搏而内生湿浊毒、风邪，滞留机体或瘀血化热，湿热内生；壅塞三焦，气机失常，脾不升清，肾不降浊，肝失疏泄；或胎孕使气血阴液耗伤,肾气虚损过度;或邪热秽浊从下窍而入。上述病因或单独成病,或相并为患。因胞脉系于肾,胞宫与肾脾相关,均可致阴耗阳伤,阳失潜藏,脾肾不足,气化乏力,水湿内停,膀胱不能化气行水可致癃闭,肾气开阖失职可致关格。

七、中医辨证要点和分型

(一)辨证要点

本证辨证要点:起病多隐匿缓慢,主要因"胎孕"后引发的证候,其机主要为胎气过亢,先天禀赋失调而肾气过亢,胎气与精气相搏,而聚为毒邪留滞于三焦,气化不利,阴阳失调,气血不和,水液循行升降失常,而致子肿、子满、癃闭、关格等证。

(二)辨证分型

1.浊毒亢盛,气郁湿滞证

主证:孕育3~4个月后,精神状态佳,气色红润,双下肢轻度水肿,尿浊或短赤。

副证:胸闷胁胀,时有头晕,脑胀,腰困。

宾证:舌质红,苔淡白黏腻,脉弦数滑。

辨证解析:本证因胎孕气亢而内生毒浊之邪,与亢盛之精气相搏,互结为淫毒,凝滞于肾脾;肾元气化不利,脾运化失职,而水浊内停,故见水肿,尿浊或短赤。因正气未损,气血尚充,故精神佳,气色红润。浊毒留滞于肝经腰府,气血运行不畅,故胸闷、胁痛、腰困;舌质红,苔白黏腻,脉弦数,均为水湿浊毒内停之证。

2.肾脾双虚,水湿内停证

主证:孕育期7~8个月后,四肢水肿,遍及全身,尿短少,尿浊,倦怠乏力。

副证:腰酸腿困,双下肢沉重,肤色㿠白,纳呆,口淡无味。

宾证:便溏或便秘不爽,舌体胖嫩有牙痕,舌质淡,苔白厚腻,脉沉细滑。

辨证解析:因胎孕日久,浊毒内蕴而未去,久之损耗肾脾两脏之正气,气血双虚,致脾失健运,肾失开阖,加之水湿内停而溢于肌肤,则面目全身悉肿,尿短赤而少。气血亏虚,不能充养机体,故倦怠乏力,腰酸腿困,肤色㿠白。脾虚湿困,纳运失常,则口淡无味,纳呆,便秘不爽。舌胖嫩,苔白腻,脉沉细弱,皆为脾肾两虚,水湿内停所致。

3.肝肾阴虚,肝风内动证

主证:尿浊,尿短赤,五心烦热或潮热,头目眩晕,耳鸣,四肢抽动甚则昏不知人。

副证:胎孕后期,颜面潮红,心悸烦躁,口干舌燥。

宾证:舌质红,苔白或苔薄黄,脉弦滑数。

辨证解析:胎毒久蕴不去而耗损肝肾之阴精,肾肝阴虚,肝阳上越,虚火上扰,头目失于阴精濡养,故头目眩晕耳鸣;阴液不能上承而口干舌燥;虚火内生则五心烦热或潮热,颜面潮红;阴精耗虚,不能濡养肝脉,则风动抽搐,窍闭不省人事;肾精虚亏而不能濡养肾络,气滞血瘀,气化不利,开阖失司,而尿浊、短赤或少尿。舌质红,苔薄黄,脉弦滑数,皆为肝肾阴虚、肝风内动之为。

八、中医中药论治法则

(一)论治要点

对妊娠期肾病的治疗应严密掌握治病、安胎兼顾的原则。对具有损害胎元的西药和中医药物,以及现代药理研究可致胎儿畸形和流产的药物,均应列为妊娠应用的禁忌药,达到既治病又可保胎的目的。

论治本证时,可按慢性肾小球肾炎,和中医水肿、尿浊、子痫、癃闭的诊断,据临床证候表现,进行辨证归类论治,以达到固胎扶正、驱逐毒邪原则治疗。

1.浊毒亢盛,气郁湿滞证

治法:抑毒祛浊,理气行滞,健脾化湿。

方药与方解:抑气利湿通络散,抑气潜阳汤,逍遥散化裁。

疗程与转归:2周为1个疗程。一般应用2~3个疗程,证变可随证立法选方。

2.肾脾双虚,水湿内停证

治法:益肾健脾,利清水湿。

方药与方解:益气利水消肿汤,五苓散,补中益气汤化裁。

疗效与转归:2周为1个疗程,一般应用1~2个疗程。如证变据证立法拟方。

3.肝肾阴虚,肝风内动证

治法:滋补肝肾,镇肝息风。

方药与方解:抑气潜阳汤,天麻钩藤汤,羚角钩藤汤加减。

疗程与转归:2周为1个疗程,一般需2~3个疗程。证变据证立法选方。

(二)外治法

1.足部手法治疗

反射区穴:腹腔神经丛,肾上腺,肾,输尿管,膀胱,肺,脾,肝,上下身淋巴等。

应用手法:点法,按法,刮法,推法,扣法等手法。

操作治疗:操作者应用双手拇指、示指指腹,在各穴区按各种手法治疗3~5次,每足治疗30 min。双足同时治疗,每天1次,10~15次为1个疗程。

2.足浴疗法

方药组成:忍冬藤、山黄芩、山苦参、土白术、白茅根、玉米须、土茯苓、明天麻、钩藤、生白芍各50g。

用法:将上方剂凉水浸泡2~3 h,然后煎煮2 h,过滤后装入电控足浴盆中,加水可浸双小腿下2/3处,水温调至38 ℃~40 ℃,每天1次,每次浸泡40~60 min,10~15 d为1个疗程。每剂药不需更换,连用3 d,然后可更换一剂。

九、调护与转归

(一)饮食调护

多食富含糖类、蔬菜水果等食物。如果血清白蛋白正常时,蛋白质食物应适当控制,水肿较严重时,或肾功能不全,适量控制盐的食入。

(二)动静结合,以静为主

孕者早期患者,可轻微散步活动,避免重体力和剧烈运动。妊娠后期,病情日趋严重时,以卧床休息为主,起居休息要规律。

(三)调情志

避免过怒、恐惧、忧思,保持心情舒畅。

(四)转归

妊娠期出现肾脏病的患者,通过积极治疗和调护,或择时停止妊娠,一般预后较好。当妊娠出现以下证候时,应引发注意,及时治疗控制或终止妊娠。

妊娠期肾病综合征对孕产妇来讲,除了肾病综合征本身的影响外,还要注意常见的并发症,如感染、血栓、栓塞、高脂血症、营养不良、肾功能不全等潜在危险因素。更重要的是容易出现子痫、高血压脑病、胎盘早剥、产后出血等并发症。因此,对于该病患者要高度重视。

另外,妊娠期肾病综合征可造成围产儿不良影响,如孕妇大量蛋白尿所致血浆白蛋白低下,而致胎儿营养不良,易引发胎儿宫内发育迟缓。再则,由于胎盘血管病变,胎盘功能障碍,导致血流降低,致胎儿受损,也可造成早产、死胎、死产、新生儿死亡。孕妇肾病综合征,使用肾上腺皮质激素治疗该病,可对胎儿造成不良的影响。

十、中西医结合治疗体会

妊娠并发肾脏病治疗,有关资料总结报道及临床治疗观察,应用中医药结合西医治疗和预防本病取得了较好的临床效果。妊高征属于中医的子肿、子痫、子满、子晕或关格等病证范畴,以水肿、胀满为主证。子肿多以脾虚湿滞、肾虚水停为其病机,常以益肾、补脾、利湿,五苓散、六味地黄丸化裁治疗。以眩晕、抽搐为主证者,多为肝肾阴虚,肝风内动,痰火扰动为其病因病机,常以补肾滋阴,平肝潜阳的治疗法则,宜用天麻钩藤饮、建瓴汤、杞菊地黄丸加减治疗本证。根据中医辨证,加用外治法,均可使本病明显缓解。

西医治疗本病首先要严密控制血压,解痉镇静,扩容,适当应用利尿剂消肿治疗。对于难以控制的子痫,或急性肾衰竭的患者,适时终止妊娠,可使重症妊娠合并肾脏重症患者康复。

中医治疗本病其特点有:在祛邪的同时可并扶益正气,可保护母体及胎儿的安全,使病情缓慢恢复。应用西药可有效及时控制高血压,严重时及时终止妊娠。中西结合可发挥各自长处,弥补其不足,治疗本病相得益彰。再则,对妊娠期合并肾脏疾病,要加强孕期的保健,定期进行产前检查,做好膳食调整,心理疏导,保持心情舒畅,充分休息。近年来有资料报道,小剂量应用阿司匹林,每天 25～50 mg 能够减轻全身小动脉痉挛和血小板聚集,对先兆子痫有预防作用。适当补充钙剂对孕妇有利。

(王桂利)

第十六章

病 案 分 析

第一节　慢性肾小球肾炎

一、病例摘要

1.基本信息

患者,男,38 岁。

2.主诉

腰痛、发现蛋白尿 2 月。

3.现病史

患者于 2 月前无明显诱因出现腰痛,无尿急、尿频、尿痛,无水肿,无肉眼血尿,无恶心、呕吐,无多饮、多食,无脱发,无反复口腔溃疡,无口干,无眼干,无皮疹,无关节肿痛。检查泌尿系彩超:左肾积水,左肾结石,前列腺钙化灶。尿常规:尿蛋白＋＋,潜血＋/－,白细胞－。血生化:肌酐 60 μmol/L,白蛋白 50.7 g/L,未进一步诊治。2023 年 5 月 9 日患者复查尿常规:白细胞 34.3/μL,红细胞 1 976.3/μL,异常红细胞 127.5/μL,尿蛋白＋,潜血＋＋,白细胞＋;尿微量白蛋白/尿肌酐 455.67 mg/g。治疗上予"益肾化湿颗粒、百令胶囊、阿魏酸哌嗪片、氯沙坦钾"保肾、降尿蛋白治疗。今患者为进一步诊治入院。患者发病以来,神志清楚,精神一般,食欲正常,睡眠状况一般,大便正常,小便量正常,体重无明显变化。发现"高血压病"病史 1 月,最高血压达 22.7/16.0 kPa(170/120 mmHg),平素服用"氯沙坦钾片、美托洛尔缓释片",血压控制在 17.3/12.0 kPa(130/90 mmHg)左右。

4.既往史

平素健康状况良好,无冠心病病史,无糖尿病史,无结核病病史,无病毒性肝炎病史,无其他疾病史,无传染病接触史。无外伤史,有手术史,2023 年 4 月 20 日在我院泌尿外科行"经尿道输尿管镜肾玉激光碎石术、经尿道输尿管支架置入术(左侧)"。无输血史,无输注血液制品史,无食物过敏史,无药物过敏史。预防接种史不详。已注射新冠病毒疫苗,无不良反应。

5.个人史、月经婚育史及家族史

出生地在山东省枣庄市薛城区,无外地久居史,无其他疫区久居史,生活习惯良好。无吸烟史。无饮酒史。无吸毒史,无其他特殊药物嗜好,无工业毒物、粉尘、放射性物质接触史,无冶游史。已婚,结婚年龄 22 岁,配偶身体状况良好。有一子,体健。父亲体健,母亲体健,有一弟,体健。家族中无类似患者及遗传疾病可查。

6.体格检查

体温 36.5 ℃,脉搏 77 次/分钟,呼吸频率 20 次/分钟,血压 18.5/13.2 kPa(139/99 mmHg),患者发育正常,营养良好,神志清楚,精神良好,自主体位,查体合作。皮肤色泽正常,弹性良好,无皮疹,无皮下出血,无水肿,无浅表淋巴结肿大。头颅无畸形。双侧眼睑无下垂,双侧结膜正常,无巩膜黄染,瞳孔等圆、等大,双眼顺孔对光反射灵敏。双侧耳郭无畸形,外耳道无分泌物,乳突无压痛,听力正常。无鼻翼翕动,唇色红润,无咽部充血,双侧扁桃体无肿大,无声音嘶哑,颈软,气管居中,颈动脉搏动正常,颈静脉无充盈、无怒张,颈静脉回流征(一),甲状腺无肿大。胸廓对称,无畸形,无静脉曲张。双乳对称,无发红,无溃疡,无桔皮征,无乳头内陷。无分泌物,无压痛,未触及包块。呼吸运动对称:呼吸节律规整,肋间隙正常,语颤正常,无皮下捻发感,无胸膜摩擦音,胸部叩诊呈清音,双肺呼吸音清,双肺未闻及啰音。无心前区隆起,心尖冲动正常,无震颤,无心包摩擦感。心率 77 次/分钟,心律齐,心音有力,心脏各瓣膜听诊区未闻及病理性杂音,无心包摩擦音。腹部外形无异常,无腹壁静脉曲张,无胃肠蠕动波。腹壁柔软,全腹无压痛,无反跳痛,未触及,肝肋下未触及,脾肋下未触及,Murphy 征阴性,无肾区叩击痛,移动性浊音(一),肠鸣音正常,无血管杂音,无振水音。肛门外生殖器未查,直肠指检未查。脊柱正常,脊柱活动度正常,无脊柱压痛。四肢无畸形。无杵状指(趾),关节无红肿。腹壁反射(+)、肱二头肌反射(+)、膝腱反射(+)、巴宾斯基征(一),脑膜刺激征(一)。

7.辅助检查

2023 年 4 月 17 日腹部 CT:重度脂肪肝。左侧肾、左侧上段输尿管多发结石并肾盂扩张积水。前列腺钙化灶。

2023 年 5 月 9 日尿常规:白细胞 34.3/μL,红细胞 1 976.3/μL,异常红细胞 127.5/μL,尿蛋白+,潜血++,白细胞+。

2023 年 5 月 9 日尿微量白蛋白/尿肌酐 455.67 mg/g。

8.初步诊断

慢性肾小球肾炎,肾积水伴肾输尿管结石,高血压病 2 级(高危),脂肪肝。

9.诊疗经过

患者入院后完善辅助检查。血常规:血小板平均体积 8.7 L↓;补体 C3 1.58 g/L↑;甘油三酯 10.98 mol/L↑,高密度脂蛋白胆固醇 0.61 mmol/L↓,脂蛋白(a)39.2 mg/L↑,二氧化碳 21.5 mmol/L↓,阴离子间隙 16.5 mol/L↑,淀粉酶 34 U/L↓;尿常规:白细胞 45.3/μL↑,红细胞 1 358.9/μL↑,异常红细胞 15.4/μL↑;24 h 尿蛋白总量 533 mg/24 h。肺部 CT:双肺 CT 平扫未见异常,重度脂肪肝。彩超:左肾结石、左输尿管上段结石并肾盂积水,前列腺钙化灶。治疗上予保肾、降压、降脂、改善微循环及对症支持治疗。

10.出院诊断

慢性肾小球肾炎,肾积水伴肾输尿管结石,高血压病 2 级(高危),脂肪肝,前列腺钙化灶,输尿管支架置入术后,血脂异常。

11.随访

患者定期复查,最近一次复查为出院半年后,复查尿常规:尿红细胞 0 g/μL,尿蛋白一,尿潜血一,蛋白及隐血转为阴性,肾功能正常,目前全身无浮肿,无腰痛,血压控制在 17.3～18.0/10.0～10.7 kPa(130～135/75～85 mmHg)之间,治疗效果较好。

二、病例分析

慢性肾小球肾炎的治疗原则是以控制症状、保护肾功能为主。治疗方法包括药物治疗和非药物治疗。药物治疗主要包括控制血压、减少蛋白尿、保护肾功能等药物。非药物治疗包括调整饮食结构、控制体重、适量运动等。

本例慢性肾炎患者通过综合治疗措施,病情得到了有效控制。在治疗过程中,严格控制血压和蛋白尿是关键,但同时也要注意预防和处理可能的并发症。本例病例提醒我们,对于慢性肾炎患者,长期的病情管理和随访至关重要,以及时发现并处理病情变化,提高患者的生存质量并延长其寿命。

患者教育是慢性肾小球肾炎治疗中不可忽视的一环。需要对患者进行健康宣教,使其了解疾病的基本知识、治疗方法和注意事项。同时,加强随访工作,定期监测患者的病情变化,及时调整治疗方案,确保患者的治疗效果和生活质量。

(唐　敏)

第二节　抗肾小球基底膜抗体病

一、病历摘要

1.基本信息

吴某,男,27 岁。

2.主诉

反复发热、咯血 3 月余,憋喘 2 h。

3.现病史

患者于 3 月余前无明显诱因出现发热、咯血,无尿频、尿急、尿痛,无腰痛。无尿中无泡沫,无肉眼血尿,无发热,无恶心、呕吐,无多饮、多食,无脱发,无反复口腔溃疡,无口干、眼干,无皮疹,当地诊所先后予"头孢、青霉素、阿奇霉素、左氧氟沙星"治疗半月,效果欠佳,后就诊于我院呼吸内科,检查示肌酐 733 $\mu mol/L$,建议上级医院进一步就诊。患者于 2023 年 7 月 9 日就诊于济南某医院,测血压升高,检查抗肾小球基底膜抗体>500 AU/mL,血肌酐 1 017 $\mu mol/L$,胸部 CT 示双肺弥漫性病变,待排除蛋白沉积症,双侧胸腔少量积液;肝胆胰脾双肾未见明显异常,诊断为"Goodpastures 综合征",予以"股静脉穿刺置管术"行 CRRT 治疗、"甲泼尼龙 500 mg,每天 3 次"冲击治疗,7 月 17 日行"右颈内静脉半永久导管置入术",开始规律血液透析治疗,患者咯血减轻后出院。1 月前患者入住我科,诊断为"慢性肾衰竭尿毒症期、抗肾小球基底膜抗体病、肾性贫血、代谢性酸中毒、低钙高磷血症、低蛋白血症、血小板减少",予血液透析、血浆置换(共 3 次),甲泼尼龙抑制免疫,2023 年 8 月 18 日行环磷酰胺冲击治疗,患者病情好转后出院。2 h 前患者无明显诱因出现喘,不能平卧,伴咳嗽,无咳痰,无胸痛,无恶心、呕吐,急入住我院。患者发病以来,神志清楚,精神一般,食欲减退,睡眠状况一般,大便正常,24 h尿量约100 L,近半年体重无明显变化。

4.既往史

平素健康状况良好,无冠心病病史,无糖尿病病史,无结核病病史,无病毒性肝炎病史,无其他疾病史。无传染病接触史。无外伤史,有手术史,2023年7月9日于济南某医院行"股静脉穿刺置管术"、2023年7月17日行"右颈内静脉半永久导管置入术"。有输血史,血浆,无输注血液制品史。无食物过敏史。无药物过敏史。预防接种史不详。

5.个人史、月经婚育史及家族史

出生地:山东省枣庄市鲜城区,无外地久居史,无其他疫区久居史,生活习惯良好,无吸烟史,无饮酒史,无吸毒史,无其他特殊药物嗜好,无工业毒物、粉尘、放射性物质接触史,无冶游史。已婚,结婚年龄27岁,配偶身体状况良好,未育。父亲体健,母亲体健,弟1人,弟弟体健。家族中无类似患者及遗传疾病可查。

6.体格检查

体温36.9℃,脉搏107次/分钟,呼吸频率16次/分钟,血压21.2/15.2 kPa(159/114 mmHg),患者发育正常,营养中等,神志清楚,精神一般,自主体位,查体合作。皮肤色泽正常,弹性较差,无皮疹;无皮下出血,无水肿,无浅表淋巴结肿大,头颅无畸形,双侧眼睑无下垂,双侧结正常,无巩膜黄染,瞳孔等圆、等大,双眼瞳孔对光反射灵敏。双侧耳郭无畸形,双侧外耳道无分泌物,双侧乳突无压痛,双耳听力正常。无鼻翼翕动,唇色红润,无部充血,双侧扁桃体无肿大,无声音哑,颈软,气管居中,颈动脉抑动正常,颈静脉无充盈、无怒张,颈静脉回流征(一),甲状腺无肿大。胸廓对称,无畸形,无静脉曲张。双侧乳房对称,皮肤无发红,无溃疡,无桔皮征,无乳头内陷,无分泌物,无压痛,未触及包块。呼吸运动对称,呼吸节律规整,肋间隙正常,语颤正常,无皮下捻发感,无胸膜摩擦音,胸部叩诊呈清音,双肺呼吸音稍粗,双肺未闻及干湿啰音。无心前区隆起,心尖冲动正常,无震颤,无心包摩擦感。心律齐,心音有力,心脏各期膜听诊区未闻及病理性杂音,无心包摩擦音。腹部外形无异常,无腹壁静脉曲张,无胃肠蠕动波。腹壁柔软,全腹无压痛,无反跳痛,腹部未触及包块,肝肋下未触及,脾肋下未触及,Murphy征阴性,无肾区叩击痛,移动性浊音(一),肠鸣音正常,无血管杂音,无振水音。肛门外生殖器未查,直肠指检未查。脊柱正常,脊柱活动度正常,无脊柱压痛。四肢无畸形。四肢肌力5级,肌张力正常。无杵状指(趾),关节无压痛、红肿。双侧腹壁反射(+)、双侧肱二头肌反射(+)、双侧膝腱反射(+)、双侧巴宾斯基征(一),脑膜刺激征(一)。

7.初步诊断

慢性肾衰竭尿毒症期,抗肾小球基底膜抗体病,血液透析,心力衰竭,心功能Ⅲ级(NYHA分级),代谢性酸中毒,肾性贫血,电解质代谢紊乱(低钙高磷血症),低蛋白血症,肾性高血压,血小板减少。

8.诊疗经过

血常规:红细胞2.42×10^{12}/L,血红蛋白79 g/L↓,血小板82×10^9/L↓,血细胞比容0.241,中性粒细胞百分比78.8%,淋巴细胞百分比10.5%,单核细胞百分比10.5%↑,嗜酸性粒细胞百分比0.2%,淋巴细胞绝对值0.63×10^9/L↓,单核细胞绝对值0.63×10^9/L↑,嗜酸性粒细胞绝对值0.01×10^9/L↓,红细胞分布宽度51.9 fL↑,血小板压积0.1%↑,C反应蛋白28.52 mg/L↑。

凝血五项:纤维蛋白原4.78 g/L↑;D-二聚体2 480 ng/mL↑。

生化:二氧化碳21.8mmol/L↓,钙1.85 mmol/L↓,磷2.48 mmol/L↑,阴离子间隙18.2 mmol/L↑,

铁 4.5 μmol/L,尿素 23.71 mmol/L↑,肌酐 953 μmol/L↑,胱抑素 C 7.62 mg/L↑,总蛋白 49.1 g/L↑,白蛋白 30.5 g/L↑,胆碱酯酶 3 997 U/L↓,肌酸激酶 26 U/L,乳酸脱氢酶 411 U/L↑,同型半胱氨酸 33.4 μmol/L↑,补体 C1q 13.8 mg/dL↑,高密度脂蛋白胆固醇 0.9 mmol/L,甲状旁腺激素 171 pg/mL↑。

治疗上予排毒、保肾、降压、改善贫血、改善微循环、纠正钙磷代谢异常、保肾、治疗血小板减少、降低血尿酸、改善心功能等治疗,并行规律血液透析治疗。

9.出院诊断

慢性肾衰竭尿毒症期、抗肾小球基底膜抗体病、血液透析、心力衰竭、心功能Ⅲ级(NYHA 分级)、代谢性酸中毒、肾性贫血、电解质代谢紊乱(低钙高磷血症)、低蛋白血症、肾性高血压、血小板减少、继发性甲状旁腺功能亢进

10.随访

患者肾功能无法逆转,于我院规律血液透析并定期复查,出院半年后复查血红蛋白 104 g/L,肌酐 642 μmol/L,尿素 18.35 mmol/L。

二、病例分析

抗肾小球基底膜抗体病是一种罕见的自身免疫性疾病,其特征在于患者体内产生了针对肾小球基底膜(GBM)的特异性抗体,导致肾小球基底膜损伤,从而引发一系列肾脏病变。抗 GBM 病患者的临床表现多种多样,主要包括血尿、蛋白尿、高血压、水肿等肾炎常见症状。此外,患者还可能出现肾功能迅速恶化,表现为少尿、无尿、氮质血症等。部分患者可伴有发热、关节痛等全身症状。治疗主要包括免疫抑制治疗和血浆置换。免疫抑制治疗主要采用糖皮质激素和免疫抑制剂,以抑制免疫反应,减轻肾脏炎症。血浆置换可迅速清除血液中的抗 GBM 抗体,减轻肾脏负担,促进肾功能恢复。该病的预后因个体差异、治疗反应等因素而异。一般来说,若患者能早期诊断、及时治疗,肾功能有望得到一定程度的恢复。然而,本病易复发,且部分患者可能发展为终末期肾脏病,需要接受肾脏替代治疗,如透析或肾移植。目前尚无特异性预防措施可防止抗 GBM 病的发生。但保持良好的生活习惯,加强锻炼,提高免疫力,可能有助于降低发病风险。治疗及随访期间应密切监测肾功能,避免使用肾毒性药物,减少感染等诱发因素,以延缓肾功能恶化。

(唐 敏)

第三节 膜 性 肾 病

一、病例摘要

1.基本信息

徐某,男,49 岁。

2.主诉

尿检异常 1 月,右腰痛伴血尿 1 d。

3.现病史

患者1月余前因左腰痛伴左下腹痛于当地卫生院就诊,查尿常规:蛋白＋＋＋,隐血＋＋,白细胞阴性。血常规:白细胞 $13.14×10^9/L$,血红蛋白 160 g/L,中性粒细胞百分比 75.5％,淋巴细胞百分比 16.9％。肾功能:血肌酐 103 μmol/L,血白蛋白 31 g/L,胆固醇 9.0 mmol/L,甘油三酯 2.0 mmol/L,遂于我科住院,完善 CT:双肺少许慢性炎症、纤维条索灶;左侧肾盂、输尿管上段管腔扩张积水;左肾周渗出,考虑炎性改变,盆腔少量积液。尿常规:隐血＋,尿蛋白＋＋。血常规:白细胞 $10.9×10^9/L$,中性粒细胞比率 69％,降钙素原 0.094 ng/mL。肾功能:白蛋白 24.9 g/L,肌酐 88.0 μmol/L,二氧化碳结合率 21.2 mmol/L,C反应蛋白 5.24 mg/L,钙 1.92 mmol/L,24 h 尿蛋白定量 4.45 g,抗磷脂酶 A2 受体抗体 134.631 U/mL。考虑肾周感染、肾病综合征、膜性肾病,给予左氧氟沙星抗感染,培哚普利叔丁胺片控制血压、减少尿蛋白,利伐沙班片 10 mg 口服,每天 1 次,抗凝等治疗,患者好转出院。院外按时服药,复查肾功能:血白蛋白 29.1 g/L,肌酐 86.5 μmol/L,尿酸 421 μmol/L,24 h 尿蛋白定量 7.92 g。1 d 前患者右侧腰痛,伴纳差、恶心、呕吐 1 次,肉眼血尿,无发热、尿频、尿急、尿痛住院。

4.既往史

无高血压、糖尿病等病史。

5.个人史、月经婚育史及家族史

哥哥同期发现蛋白尿,诊断特发性膜性肾病。

6.体格检查

体温 36 ℃,脉搏 78 次/分钟,呼吸频率 17 次/分钟,血压 16.3/11.5 kPa(122/86 mmHg),身高 175 cm,体重 81 kg。眼睑无水肿、心肺听诊未闻及异常,右下腹部压痛、反跳痛,右肾区叩痛,双下肢轻度水肿。

7.辅助检查

双输尿管 CT:右肾轻度积水,右侧肾、输尿管周围渗出、积液,右肾窦区略高密度影,盆腔少许积液,腰骶部皮下水肿。

双肾及肾血管超声:左肾大小约 13.3×6.3 cm,皮质厚约 1.1 cm;右肾大小约 12.7×6.6 cm,皮质厚约 1.0 cm。双肾略大、双肾实质回声增强。

尿常规:亚硝酸盐＋,隐血＋＋,尿蛋白＋＋,白细胞 73.92,细菌 80.52 p/μL,红细胞 1 601.16 p/μL,尿蛋白定量 13.42 g/24 h。尿培养及鉴定:培养 48h,未见细菌生长。血常规:白细胞 $13.72×10^9/L$,中性粒细胞百分比 91.00％,淋巴细胞百分比 5.80％,嗜酸性粒细胞比 0％,中性粒细胞数 $12.47×10^9/L$。

生化:免疫球蛋白 G 4.22 g/L,葡萄糖 7.8 mmol/L,总胆固醇 6.97 mmol/L,甘油三酯 2.32 mmol/L,低密度脂蛋白 4.74 mmol/L,同型半胱氨酸 14.10 μmol/L;总蛋白 49.4 g/L;白蛋白 29.1 g/L,超氧化物歧化酶 109.6 U/mL,二氧化碳结合率 21.8 mmol/L,降钙素原 0.070 ng/mL。

8.初步诊断

肾病综合征(膜性肾病),肾静脉血栓,泌尿道感染。

9.诊疗经过

入院后监测血压多次高于 17.3/10.7 kPa(130/80 mmHg),给予沙库巴曲缬沙坦减少尿蛋白、阿托伐他汀降脂,哌拉西林他唑巴坦抗感染等对症治疗。患者腰痛伴肉眼血尿及血 D-二聚体高,临床考虑肾静脉血栓,建议肾静脉造影检查未同意,予以低分子肝素 5 000 u/12 h 皮下注射抗凝治疗。住院期间监测血糖谱,餐后血糖 8.9～1.2 mmol/L,予以糖尿病饮食控制。患者入院后多次尿蛋白定量 13.42 g/24 h;考虑患者膜性肾病高危人群,建议积极免疫抑制剂治疗,患者选择糖皮质激素＋环磷酰胺,予以甲泼尼龙 48 mg/d,口服并予以环磷酰胺 1 g 静脉滴注并水化治疗。

10.出院诊断

膜性肾病,慢性肾脏病 2 期,肾静脉血栓,泌尿道感染,糖耐量异常。

二、病例分析

膜性肾病是成人肾病综合征常见病理类型,原发性膜性肾病是一种自身免疫性疾病,发病主要与磷脂酶 A2 受体(抗磷脂酶 A2 受体抗体)等多种足细胞抗原诱发机体免疫活化有关。尽管肾活检病理仍是原发性膜性肾病确诊的关键手段,越来越多研究提示,血清抗磷脂酶 A2 受体抗体可作为生物标志物,在原发性膜性肾病诊断和临床疗效预测中发挥重要作用。原发性膜性肾病易发生血栓、栓塞等并发症,若不进行治疗,肾静脉血栓的发生率可高达 40%。临床研究,肾功能进展低风险的原发性膜性肾病患者自发缓解率可达 40% 以上,因此,为了准确而恰当的治疗,最大程度减少肾功能损害,根据临床和实验检查结果,将膜性肾病分为低危、中危、高险和极高危 4 个等级,等级越高,肾功能恶化的危险性越高。

该患者腰痛起病,检查发现大量蛋白尿伴低蛋白血症、高脂血症,完善抗磷脂酶 A2 受体抗体滴度高明显,故诊断膜性肾病明确,考虑患者腰痛存在感染及肾静脉血栓可能,予以抗感染及利伐沙班抗凝治疗好转,予以 ACEI 减少尿蛋白及抗凝/降脂,未启动免疫抑制剂治疗。此次住院血尿伴腰痛,CT 考虑右肾窦区略高密度影,血 D-二聚体升高,考虑合并肾静脉血栓,进一步确诊可行肾静脉 CTV 明确,但患者因经济原因未行进一步检查,予以低分子肝素抗凝治疗,出院后继续利伐沙班 10 mg,每天 2 次,抗凝治疗。患者肾静脉血栓伴尿蛋白定量显著高＞8.0 g,考虑高危人群,治疗上建议积极免疫抑制剂治疗,患者选择糖皮质激素＋环磷酰胺。治疗后复查血白蛋白逐渐升值正常,蛋白尿明显减少,监测血糖未出现类固醇糖尿病等并发症。

（魏丹丹）

第四节 特发性急性小管间质性肾炎

一、病历摘要

1.基本信息

患者,女,24 岁。

2.主诉

间断发热 1 月余,恶心、呕吐半月,加重 1 d。

3.现病史

患者 1 月前无明显诱因出现发热,最高体温达 37.8 ℃,偶有咳嗽、咳痰,为白色黏痰,无恶心、呕吐,无腹痛、腹胀,无腹泻、黑便,无畏寒、发热,无头痛、头晕,无皮疹及关节痛,无口干、眼干,无脱发及关节疼痛,无少尿及多尿,无肉眼血尿,口服"布洛芬"药物治疗体温可降至正常,易反复。遂至当地诊所输液治疗,具体用药不详,效果欠佳。半月前患者无明显诱因出现恶心、呕吐,乏力明显,未在意并未行特殊治疗。1 d 前患者症状加重,后就诊于枣庄市某医院,完善相关检查,尿素 14.71 mmol/L,肌酐 611 μmmol/L,总蛋白 79.1 g/L,白蛋白 39.6 g/L。为进一步明确诊断,就诊于我院门诊,门以"肾衰竭待查"收入我科。患者发病以来,神志清,精神一般,食欲减退,睡眠状况一般,大小便正常,体重未见明显变化。

4.既往史

平素健康状况良好,无冠心病病史,无糖尿病病史,无高血压病史。无结核病史,无病毒性肝炎病史,无其他疾病史。无传染病接触史。无外伤史,无手术史,无输血史,无输注血液制品史,无食物过傲史。有药物过敏史,"青霉素"过敏。预防接种史随当地计划免疫进行,新冠疫苗接种3针。

5.个人史、婚育史和家族史

出生地:山东省枣庄市台儿庄区,无外地久居史,无其他疫区久居史,生活习惯良好,无吸烟史。无饮酒史。无吸吸毒史,无其他特殊药物嗜好,无工业毒物、粉尘、放射性物质接触史,无冶游史。既往月经规律,无痛经,经量中等父亲体健,母亲体健,兄弟姐妹共 3 人,均体健,家族中无类似患者及遗传疾病可查。

6.体格检查

体温 37.3 ℃,脉搏 128 次/分钟,呼吸频率 22 次/分钟,血压 13.9/9.9 kPa(104/74 mmHg),患者发育正常,营养良好,神志清楚,精神一般,自主体位,查体合作。皮肤色泽正常,弹性良好,无皮疹,无皮下出血,无水肿,无浅表淋巴结肿大,头颅无畸形。双侧眼睑无下垂,双侧结膜充血,无巩膜黄染,瞳孔等圆、等大,双眼瞳孔对光反射灵敏。双侧耳郭无畸形,双侧外耳道无分泌物,双侧乳突无压痛,双耳听力正常。无鼻翼翕动,唇色红润,无咽部充血,双侧扁桃体无肿大,无声音嘶哑,颈软,气管居中,颈动脉搏动正常,颈静脉无充盈、无怒张,颈静脉回流征(一),甲状腺无肿大。胸廓对称,无畸形,无静脉曲张。双侧乳房对称,皮肤无发红,无溃疡,无橘皮征,无乳头内陷,无分泌物,无压痛,未触及包块。呼吸运动对称,呼吸节律规整,肋间隙正常,语颤正常,无皮下捻发感,无胸膜摩擦音,胸部叩诊呈清音,双肺未闻及干湿性啰音。心前区无隆起,心尖冲动正常,无震颤,无心包摩擦音,心律齐,心音有力。心脏各瓣膜听诊区未闻及病理性杂音,无心包摩擦音。腹部外形无异常,无腹壁静脉曲张,无胃肠蠕动波。腹壁柔软无压痛,无反跳痛,腹部未触及包块,肝肋下未触及,脾肋下未触及。Murphy 征阴性,无肾区叩击痛,移动性浊音(一),肠鸣音正常,无血管杂音,无振水音。肛门外生殖器未查,直肠指检未查。脊柱正常,脊柱活动度正常,无脊柱压痛。四肢无畸形。四肢肌力 5 级,肌张力正常。无杵状指(趾),关节无压痛、红肿。腹壁反射(++)、肱二头肌反射(++)、跟膝腱反射(++)、巴宾斯基征(一)、脑膜刺激征(一)。

7.辅助检查

2023 年 8 月 26 日尿素 14.43 mmol/L,肌酐 565 ummol/L。

2023 年 8 月 26 日尿常规:红细胞 2.7/μL,异常红细胞 0,白细胞 28.9/L,透明管型 0,病理管型 0,葡萄糖 28 mmol/L,尿蛋白 1.0 g/L,潜血+。

8.初步诊断

急性肾实质性肾损伤,呕吐。

9.诊疗经过

血常规:血红蛋白112 g/L↓,血细胞比容0.33↓,淋巴细胞百分比13.3%↓,单核细胞百分比10.1%↑,单核细胞绝对值$0.79×10^9$/L↑,嗜碱性粒细胞绝对值$0.08×10^9$/L↑,红细胞分布宽度36.3 fL↓,C反应蛋白18.45 mg/L↑,血清淀粉样蛋白A测定168.06 mg/L↑;降钙素原0.37 ng/mL↑。

尿常规:白细胞37.4/μL↑,病理管型2.4/μL↑,鳞状上皮细胞86.9/μL↑,尿蛋白1.0 g/L,潜血+,白细胞+。肾功能联检:尿微量白蛋白61.3 mg/L↑,尿al-微球蛋白171 mg/L↑,尿B2-微球蛋白103 mg/L↑,尿免疫球蛋白G 19.5 mg/L↑;尿蛋白总量1 206 mg/24 h↑。

生化:钾3.12 mmol/L↓,二氧化碳21 mmol/L↓,尿素14.92 mmol/L↑,肌酐395 μmol/L↑,白蛋白36.7 g/L↓,白球比0.99,EB病毒核糖核酸扩增定量<1.00e+003 copies/mL。

呼吸道病毒联检:抗流感病毒A抗体阳性(+),抗流感病毒B抗体阳性(+)。

CT:右肺上叶磨玻璃结节,建议随诊复查;肝胆胰脾双肾未见明显异常。

患者近半月来感眼睛不适,流泪伴有眼红,请眼科会诊,行眼底检查,诊断葡萄膜炎(双眼)。建议予典必殊眼水点,每天4次;复方托吡卡胺眼水,每天2次,并于治疗1周后复查。经科室疑难病例讨论分析,患者高度疑似为肾小管间质性肾炎葡萄膜炎综合征(tubulointerstitialnephritisanduveitissyndrome,TINU)。治疗上还予激素甲强龙40 mg静抑制炎症,抑制免疫,并予抑酸护胃、保肾、排毒降肌酐及中药等治疗。患者病情好转,患者眼部不适缓解,眼红改善。

10.出院诊断

肾小管间质性肾炎葡萄膜炎综合征,急性肾实质性肾损伤,低钾血症,肺诊断性影像异常,轻度贫血。

11.随访

患者激素规律减量,定期复查及随访,曾因感冒复发再次就诊我院治疗。目前复查血肌酐正常,伴轻度蛋白尿,双眼无视物模糊、无红肿及其他不适。

二、病例分析

TINU的临床表现多样,但主要集中在肾脏和眼部,诊断主要依赖于临床表现、实验室检查和肾脏病理活检。肾脏病理活检则能更直接地观察肾小管间质的炎症改变,是确诊TINU的重要手段。TINU的治疗主要采取免疫抑制治疗,包括糖皮质激素和免疫抑制剂的使用。这些药物可以帮助控制炎症,保护肾脏和眼部功能。同时,对于眼部症状,可能还需要使用局部抗炎药或散瞳药等。

TINU的预后因个体差异而异,但总体来说,若能早期诊断并及时治疗,预后通常较好。然而,由于该病可能反复发作且长期免疫抑制治疗可能带来一定风险,因此患者需要定期随访,及时调整治疗方案。目前尚无特异性预防措施可防止TINU综合征的发生。但保持良好的生活习惯,加强锻炼,提高免疫力,可能有助于降低发病风险。对于已确诊的患者,应避免使用可能诱发炎症的药物,注意眼部卫生,定期进行眼科和肾脏检查,及时发现并处理并发症。

(唐 敏)

第五节　肾病综合征

一、病历摘要

1.基本信息

患者,男,41 岁。

2.主诉

水肿 3 月余。

3.现病史

患者于 3 月余前无明显诱因出现双下肢水肿,为对称性凹陷性水肿,无头晕、头痛,无腰痛及肉眼血尿,无恶心、呕吐,无多饮、多食,无脱发,无反复口腔溃疡,无口干,无眼干,无皮疹,无关节肿痛,水肿进行性加重,为求进一步治疗来我院就诊。患者发病以来,神志清楚,精神一般,食欲正常,睡眠状况一般,大、小便正常,体重未见明显变化。

4.既往史

平素健康状况良好,无冠心病病史,无糖尿病病史,无高血压病史。近期无新冠肺炎患者或无症状感染者密切接触史,无结核病病史,无病毒性肝炎病史,有其他疾病史。有外伤史,2018 年因电动车碰伤致左侧肱骨骨折,行手术治疗,现恢复良好。无输血史,无输注血液制品史,无食物过敏史,无药物过敏史,预防接种史随当地计划免疫进行。已接种新冠肺炎疫苗 3 针,无不良反应。

5.个人史、婚育史及家族史

出生地为山东省枣庄市市中区,无外地久居史,无其他疫区久居史,生活习惯良好,无吸烟史。无饮酒史。无吸毒史,无其他特殊药物嗜好,无工业毒物、粉尘、放射性物质接触史,无冶游史。已婚,结婚年龄 24 岁,配偶身体状况良好。已育,育有一子,体健。父、母亲体健,一弟,体健,家族中无类似患者及遗传疾病可查。

6.体格检查

体温 36.7 ℃,脉搏 86 次/分钟,呼吸频率 18 次/分钟,血压 15.3/10.3 kPa(115/77 mmHg)。患者发育正常,营养良好,神志清楚,精神一般,自主体位,查体合作。皮肤色泽正常,弹性良好,无皮疹;无皮下出血,有水肿,双下肢对称性凹陷性水肿,无浅表淋巴结肿大。头颅无畸形。双侧眼睑无下垂,双侧结膜正常,无巩膜黄染,瞳孔等圆、等大,双眼瞳孔对光反射灵敏,双侧耳郭无畸形,双侧外耳道无分泌物,双侧乳突无压痛,双耳听力正常。无鼻翼翕动,唇色红润,无咽部充血,双侧扁桃体无肿大,无声音嘶哑,颈软,气管居中,颈动脉搏动正常,颈静脉无充盈、无怒张,颈静脉回流征(一),甲状腺无肿大。胸廓对称,无畸形,无静脉曲张。双乳对称,无发红,无溃疡,无桔皮征,无乳头内陷,无分泌物,无压痛,未触及包块。呼吸运动对称,呼吸节律规整,肋间隙正常,语颤正常,无皮下捻发感。无胸膜摩擦音,胸部叩诊呈清音,双肺呼吸音清未闻及湿啰音。无心前区隆起,心尖冲动正常,无震颤,无心包摩擦感。心率 86 次/分钟,心律齐,心音有力,心脏各瓣膜听诊区未闻及病理性杂音,无心包摩擦音。腹部外形无异常,无腹壁静脉曲张,无胃肠蠕动波。腹壁柔软,无压痛,无反跳痛,未触及皮下结节、包块,肝肋下未触及,脾肋下未触及,Murphy 征阴性,无肾区叩击痛,移动性浊音,肠鸣音正常,无血管杂音,无振水音。肛门外生殖器未查,直肠指检未查。脊柱正常,脊柱活动度正常,无脊柱压痛。四肢无畸形。无杵状指(趾),关节无压痛、红肿。腹壁反射(＋)、肱二头肌反射(＋＋)、膝腱反射(＋＋)、巴宾斯基征(－),脑膜刺激征(－)。

7.辅助检查

2023年5月18日检查结果如下。尿常规:尿蛋白3.0 g/L。2023年5月18日检查结果如下。血常规:白细胞14.04×10⁹/L↑,淋巴细胞绝对值5.14×10⁹/L↑,单核细胞绝对值0.92×10⁹/L↑,中性粒细胞绝对值7.81×10⁹/L↑,红细胞分布宽度(CV)15.7%↑,血小板平均体积8.9 fL↓,嗜碱性粒细胞绝对值0.11×10⁹/L↑,红细胞分布宽度(SD)53.6 fL↑。

2023年5月18日检查结果如下。血生化:总蛋白49.3 g/L,白蛋白26.8 g/L,白球比1.19↓。

2023年5月18日检查结果如下。尿蛋白总量4 936 mg/24 h↑。

8.初步诊断

肾病综合征,单纯性肾囊肿,前列腺增生,陈旧性肱骨骨折。

9.诊疗经过

患者入院后完善辅助检查。入院后予以预防感染、急性肾衰竭、血栓栓塞并发症、脂肪与蛋白质代谢紊乱等并发症,予调节钙磷代谢紊乱、降尿蛋白等治疗。

10.出院诊断

肾病综合征,单纯性肾囊肿,前列腺增生,陈旧性肱骨骨折,低钙血症。

11.随访

患者定期复查及随访,血白蛋白仍偏低,伴有大量蛋白尿,多次因感冒复发,后考虑对他克莫司效果不佳,更换免疫抑制为利妥昔单抗治疗。患者复查尿蛋白逐渐减少,血白蛋白上升,病情稳定。

二、病例分析

肾病综合征的典型症状包括大量蛋白尿、低蛋白血症、水肿和血脂异常。诊断主要依靠肾功能检查、尿液分析、血液生化检测以及肾活检等手段。肾活检可以提供更准确的病理类型诊断和预后评估。

肾病综合征的治疗原则是根据病理类型和病情严重程度制定个性化的治疗方案,目标是减少蛋白尿、控制症状、保护肾功能、减少并发症的发生,提高患者的生活质量和长期预后。药物治疗是肾病综合征的主要手段,包括糖皮质激素、免疫抑制剂、抗凝药物和降脂药物等。糖皮质激素是治疗肾病综合征的首选药物,可以抑制免疫反应、减少蛋白尿。免疫抑制剂适用于糖皮质激素效果不佳或不能耐受的患者。抗凝药物和降脂药物分别用于预防和治疗血栓形成和血脂异常。

近年来B细胞在膜性肾病发病机制中的作用日益受到关注。B细胞靶向治疗通过调节B细胞功能,减少异常免疫反应,为膜性肾病的治疗开辟了新的途径。目前,针对B细胞的特异性药物正在研究中,并显示出一定的疗效。利妥昔单抗(Rituximab,RTX)是一种针对B细胞的单克隆抗体,能够特异性地消除致病性B细胞。近年来,RTX在膜性肾病治疗中的研究也取得了显著进展。研究表明,RTX能够有效地减少蛋白尿、改善肾功能,并可能延缓疾病的进展。

(唐 敏)

第六节 尿 毒 症

一、病历摘要

1.基本信息

锤某,女,59岁。

2.主诉

发现肌酐升高6年,维持血液透析2年余。

3.现病史

患者6年余前因头晕、恶心至当地医院就诊,经检查发现肌酐升高,诊断慢性肾功能衰竭尿毒症期,予以药物(具体不详)治疗,效果不佳,后予腹膜透析治疗,2年前改为血液透析。今为求维持性血液透析治疗,就诊我院。

4.既往史

既往贫血病史16年,现口服健脾生血片,健脾养血;高血压病史6年余,口服硝苯地平控释片控制,血压控制可;发现双肾萎缩6年余,腹膜透析4年;甲状腺手术30余年,于2016年及2020年两次输血史,具体不详。否认肝炎、结核等传染病史,否认药物、食物过敏史,预防接种随当地。

5.体格检查

血压21.1/13.3 kPa(158/100 mmHg),神志清楚,语言流利,贫血貌,眼睑苍白,右胸前留置血液透析长期导管,少量分泌物,双肺呼吸音清,无干湿性啰音,心率为86次/分钟,律齐,心音正常,各瓣膜听诊区未闻及病理性杂音。腹软,有压痛,无反跳痛,肠鸣音正常,肝、脾肋下未及,双下肢无水肿。

6.辅助检查

血红蛋白104 g/L,尿素24.69 mmol/L,肌酐944.5 μmol/L,血清钾5.85 mmol/L,血清磷2.62 mmol/L,甲状旁腺激素>2 000 pg/mL。

7.初步诊断

慢性肾功能不全(尿毒症期),高血压病3级(很高危),肾性心脏病,肾性骨病,肾性贫血,高磷血症,继发性甲状旁腺亢进。

8.诊疗经过

实行血液透析、血液透析滤过和血液灌流联合治疗

9.随访

联合治疗6个月时间,血清钙、磷恢复正常,甲状旁腺激素维持性在200~400 pg/mL。

二、病例分析

针对尿毒症治疗工作而言,医护工作人员可以在了解患者疾病特殊症状的前提之下,采取比较保守的治疗形式,将血液透析、血液透析滤过和血液灌流这3种治疗模式联合应用。这种联合

治疗的方式可以取长补短,改善患者高血磷等尿毒症症状,提高透析患者的生活质量,延长患者的预期寿命。尿毒症治疗工作要在明确相关的问题解决机制和稳定患者各项生命指标的前提之下,维持血清钙的水平,避免患者血清中的钙与磷指标出现异常情况。

在现代临床医学研究技术不断发展的过程中,尿毒症血液灌流以及血液透析治疗设备发展速度也相对较快,工作人员在使用治疗设备的同时,需要及时获得患者的血液样本。对患者的血清样本进行综合检测之后,可以快速了解患者血清钙磷与甲状旁腺激素水平的变化情况,分析其中所包含的各类致病因子。经过临床医学研究人员多年的技术研究之后,逐步发现积极推进血液灌流与血液透析治疗形式,有助于改善患者血清钙离子的水平,稳定患者血清钙磷浓度,避免患者出现钙离子流失情况。

(兰坚孝)

第七节　急性肾衰竭

一、病历摘要

1.基本信息
患者,男,58岁。

2.主诉
四肢抽搐,恶心、呕吐1 d。

3.现病史
患者于4 d前开始于户外安装光伏作业,每天工作时间较长,3 d前自感尿量减少,具体尿量不详,小便呈浓茶样,1 d前患者出现四肢抽搐,频繁发作,每次抽搐时间约20 min,意识清醒,伴有恶心、呕吐、腹胀、反酸、烧心,无胸闷、咳嗽,无腹痛、腹泻、大便发黑,今就诊我院门诊,门诊查血生化:谷丙转氨酶14.90 U/L,谷丙转氨酶23.50 U/L,白蛋白50.50 g/L,钾4.02 mmol/L,钙2.46 mmol/L,磷2.60 mmol/L,二氧化碳结合力20.16 mmol/L,尿素24.99 mmol/L,肌酐399.70 μmol/L,尿酸820.80 μmol/L,总胆固醇8.28 mmol/L,甘油三酯1.65 mmol/L,低密度脂蛋白胆固醇5.76 mmol/L,葡萄糖6.44 mmol/L。血常规+CRP组合:白细胞16.00×10^9/L,血红蛋白163.00 g/L,血小板260.00×10^9/L,C反应性蛋白5.82 mg/L。心梗三项:肌酸激酶同工酶4.63 ng/mL,肌红蛋白>1 200 ng/mL,肌钙蛋白Ⅰ0.04 ng/mL。心肌酶谱:肌酸激酶982.90 U/L,乳酸脱氢酶180.00 U/L,a-羟丁酸脱氢酶123.00 U/L。肝胆胰脾双肾诊断:肝囊肿(多发)。心脏彩超+心功能彩超诊断:三尖瓣轻度返流左室舒张功能减退。现患者为进一步治疗来院,门诊以"急性肾衰竭"收住院。患者自此次发病以来,神志清,精神可,饮食差,睡眠可,尿量不详,大便正常,体重无明显增减。

4.既往史
否认高血压、糖尿病、心脏病等慢性病病史,否认肝炎、结核病史及密切接触史。否认外伤、手术史,否认输血史,否认药物及食物过敏史。预防接种史不详。

5.个人史、婚育史及家族史

出生于本地,无外地及疫区久居史。生活规律,个人卫生习惯良好,无重大精神创伤史,无毒物及放射线长期接触史。有吸烟、饮酒史。无冶游史。20岁结婚,育一子二女,配偶及子女均体健,家庭关系和睦。父母健在,有三妹一弟,均体健,否认家族性传染病史及遗传病病史。

6.体格检查

体温 36.2 ℃,脉搏 102 次/分钟,呼吸频率 23 次/分钟,血压 12.3/9.2 kPa(92/69 mmHg),中年男性,发育正常,营养良好,自主体位,慢性病面容,精神差,神志清,查体合作。皮肤黏膜无黄染、出血及蜘蛛痣,全身浅表淋巴结无肿大。头颅无畸形,眼睑无浮肿,结膜无苍白,巩膜无黄染,双侧瞳孔直径正常,对光反应灵敏。双耳无脓性分泌物。鼻翼无翕动,鼻中隔正中,鼻通气良好,无脓性分泌物。口腔呼气氨味,口唇黏膜无发绀,咽部无充血,扁桃体无肿大,伸舌居中。颈软,对称,无颈静脉怒张,气管居中,甲状腺无肿大。胸廓对称无畸形,胸式呼吸,双侧呼吸动度相等,叩诊双肺呈清音,听诊双肺呼吸音粗,未闻及干湿性啰音;心前区无隆起,心浊音界无扩大,心率 102 次/分钟,心律规整,心音正常,各瓣膜区未闻及病理性杂音。腹部平坦,未见胃肠型及蠕动波,腹壁静脉无曲张,腹壁柔软,全腹部无压痛,无反跳痛,肝脾未触及肿大,无移动性浊音,肝区无叩痛,双肾区无叩痛,肠鸣音正常,脐周未闻及血管杂音。肛门、外生殖器拒查;脊柱四肢无畸形,四肢肌力 5 级、肌张力正常,关节无红、肿、热、痛,运动自如。双下肢无凹陷性水肿,无静脉曲张。腹壁反射＋＋、肱二头肌＋＋、肱三头肌反射＋＋、膝反射＋＋、跟腱反射正常＋＋。病理反射未引出。

7.辅助检查

血生化:谷丙转氨酶 14.90 U/L,谷丙转氨酶 23.50 U/L,白蛋白 50.50 g/L,钾 4.02 mmol/L,钙 2.46 mmol/L,磷 2.60 mmol/L,二氧化碳结合力 20.16 mmol/L,尿素 24.99 mmol/L,肌酐 399.70 μmol/L,尿酸 820.80 μmol/L,总胆固醇 8.28 mmol/L,甘油三酯 1.65 mmol/L,低密度脂蛋白胆固醇 5.76 mmol/L,葡萄糖 6.44 mmol/L。

血常规＋CRP 组合白细胞:白细胞 16.00×10^9/L,血红蛋白 163.00 g/L,血小板 260.00×10^9/L,C 反应性蛋白 5.82 mg/L。

心梗三项:肌酸激酶同工酶 4.63 ng/mL,肌红蛋白＞1 200 ng/mL,肌钙蛋白 I 0.04 ng/mL。

心肌酶谱:肌酸激酶 982.90 U/L,乳酸脱氢酶 180.00 U/L,a-羟丁酸脱氢酶 123.00 U/L。

肝胆胰脾双肾诊断:肝囊肿(多发)。

心脏彩超＋心功能彩超诊断:三尖瓣轻度返流左室舒张功能减退。

8.入院诊断

急性肾衰竭,高脂血症,糖耐量异常,肝囊肿(多发)。

二、病例分析

患者为中老年男性,急性病程,在连续高强度工作后出现尿量减少,消化道不适感(恶心、呕吐、腹胀、反酸、胃灼热),并伴有多次抽搐发作,来院后进行生化检查提示肝肾功能受损,心肌酶升高,考虑横纹肌溶解,给予患者补充容量,改善肾灌注,并应用康肾颗粒保肾治疗,还原性谷胱甘肽保肝治疗,治疗 5 d 复查血生化,血肌酐降至 60 μmol/L,肌红蛋白 25 ng/mL,谷丙转氨酶和谷丙转氨酶正常。考虑患者肾前性因素,注意补充容量。

(王　雷)

第八节 慢性肾衰竭

一、病历摘要

1.基本信息

陈某,男,40岁。

2.主诉

确诊尿毒症14年,维持性血液透析12年。

3.现病史

患者于14年前因纳差、乏力不适,经相关检查诊断为"尿毒症",于千佛山医院行换肾替代治疗。12年前患者纳差、乏力不适再次发作,就诊于滨州某医院,诊为"尿毒症、移植肾失功",行血液透析治疗并给予内瘘术,患者纳差乏力好转后转入我院继续血液透析治疗,9年前患者感下肢骨痛不适,考虑肾性骨病,甲状旁腺激素大于2 000 pg/mL,于2017年2月7日转入济南某医院行甲状旁腺切除+部分腺体自体移植术,术后病理示甲状旁腺结节性增生。2020年5月11日患者心脏彩超示:左室射血分数55%,左心房增大,二尖瓣钙化,不除外狭窄。胸片未见明显特殊。

4.既往史

既往高血压病史14年。有左氧氟沙星过敏史。

5.体格检查

双肺呼吸音清,未闻及干湿性啰音,心律齐,各瓣膜听诊区未闻及病理性杂音。左前臂动静脉内瘘可触及震颤、闻及隆隆样杂音,双下肢无水肿。

6.辅助检查

甲状旁腺激素593 pg/mL,钙2.28 mmol/L,磷2.37 mmol/L,血红蛋白94 g/L。

7.入院诊断

慢性肾功能衰竭(5期),肾性贫血,高磷血症,继发性甲状旁腺功能亢进症,高血压病。

8.诊疗经过

给予降压、纠正贫血、营养心肌、调节钙磷代谢、纠正继发性甲状旁腺功能亢进、血液透析、血液灌流、血液透析滤过及对症治疗。

二、病例分析

根据患者病史症状体征及辅助检查,患者诊断明确,尿毒症维持性血液透析患者,血压需要控制水盐,血色素避免过高,透析充分,在患者达到干体重前提下,根据患者血压水平调整降压药物,60岁以上患者血压控制在透析前21.3/12.0 kPa(160/90 mmHg),60岁以下患者血压控制在透析前18.7/12.0 kPa(140/90 mmHg);肾性贫血控制在110~130 g/L依据患者的年龄、透析方式、生理需求及并发症情况进行药物剂量的个体化调整。该患者为中年男性,无心功能不全,但患者血压高,血红蛋白注意不要太高;患者血磷控制差,饮食控制差,无低蛋白血症,需要加强宣教,控制高磷食物摄入;甲状旁腺功能亢进需要在钙磷达标的同时,应用拟钙剂或活性维生素

D类药物,必要时行甲状旁腺手术治疗,血钙控制在 2.1～2.5 mmol/L,血磷控制在 1.37～1.58 mmo/L,甲状旁腺激素控制在 150～300 pg/mL,以防止血管及软组织钙化。

(刘志庆)

第九节　血液透析动静脉内瘘狭窄

一、病历摘要

1.基本信息

患者,男,35 岁。

2.现病史

患者于 10 年前无明显诱因出现全身乏力、关节酸疼不适,就诊于济南某医院,自诉诊断为"肾炎",血肌酐正常,给予保肾治疗,患者病情平稳后出院。期间规律服用药物,未定期复查。2015 年因全身水肿再次就诊于济南某医院,自诉复查血肌酐约为 300μmol/L,为求进一步治疗,就诊于北京某医院,给予保肾治疗后,自诉血肌酐降至 160 μmol/L,好转出院。期间水肿症状时轻时重,患者于 2016 年就诊于南京某医院,给予肾穿活检,自诉诊断为"狼疮性肾炎",给予口服药物治疗,乏力症状较前好转,水肿症状较前减轻,定期复查肾功能示血肌酐逐渐升高。2019 年 1 月 06 日门诊复查肾功示血清肌酐 1 416 μmol/L,血尿素氮 61.9 mmol/L,血常规示红细胞 $1.65×10^{12}$/L/L,血红蛋白 54 g/L,血细胞比容 16.7％,建议住院治疗,2019 年 1 月 7 日入住我科,入院后完善相关检查,于 2019 年 1 月 10 日在局麻下行左臂动静脉内瘘成形术,2019 年 1 月 22 日给予右股静脉临时管植入术,行规律血液透析,病情稳定出院。出院后于我院门诊行规律血液透析治疗(3 次/周),内瘘成熟后给予拔除右股静脉临时管,应用内瘘行血液透析治疗至今,期间病情稳定。患者于 1 周前透析时评估内瘘时发现动静脉内瘘震颤较前减弱,昨日透析过程中出现报警,提示动脉压升高,触之震颤减弱,下机后行 B 超显示吻合口处狭窄,最窄处 1 mm,近吻合口处头静脉 2 cm 狭窄,最窄处 0.8 mm,肱动脉流量 240 mL/min,今患者为进一步改善血管通路功能来诊,门诊以"动静脉内瘘狭窄、慢性肾脏病 5 期"收住院。患者自此次患病以来,神志清,精神可,饮食、睡眠尚可,大便正常,无尿,体重增减不详。

3.既往史

既往系统性红斑狼疮病史 10 余年,既往高血压病史 10 年余,收缩压最高达 25.3 kPa(190 mmHg),现未口服药物治疗,否认心脏病等慢性病病史,否认肝炎、结核病史及密切接触史。否认外伤史,否认输血史,否认药物及食物过敏史。预防接种史不详。

4.个人史、婚育史及家族史

出生于本地,无外地及疫区久居史。生活规律,个人卫生习惯良好,无重大精神创伤史,无毒物及放射线长期接触史。否认吸烟、饮酒史。无冶游史。27 岁结婚,配偶体健,有一女,体健,家庭关系和睦。父母体健,独生子,否认家族性传染病史及遗传病病史。

5.体格检查

体温 36.5 ℃,脉搏 89 次/分钟,呼吸频率 22 次/分钟,血压 13.9/9.1 kPa(104/68 mmHg)。青年男性,发育正常,营养良好,自主体位,慢性病面容,精神可,神志清,查体合作。皮肤黏膜无黄染、出血及蜘蛛痣,全身浅表淋巴结无肿大。头颅无畸形,眼睑无浮肿,结膜略苍白,巩膜无黄染,双侧瞳孔直径正常,对光反应灵敏。双耳无脓性分泌物。鼻中隔正中,鼻通气良好,无脓性分泌物。口腔呼气氨味,口唇黏膜无发绀,咽部无充血,扁桃体无肿大,伸舌居中。颈软,对称,无颈静脉怒张,气管居中,甲状腺无肿大。胸廓对称无畸形,胸式呼吸,双侧呼吸动度相等,叩诊双肺呈清音,听诊双肺呼吸音清,未闻及干湿性啰音。心前区无隆起,心浊音界无扩大,心率为 89 次/分钟,心律规整,心音正常,各瓣膜区未闻及病理性杂音。腹部平坦,未见胃肠型及蠕动波,腹壁静脉无曲张,腹壁柔软,全腹部无压痛,无反跳痛,肝脾未触及肿大,无移动性浊音,肝区无叩痛,双肾区无叩痛,肠鸣音正常,脐周未闻及血管杂音。肛门、外生殖器拒查;脊柱四肢无畸形,四肢肌力 5 级、肌张力正常,关节无红、肿、热、痛,运动自如。左前臂可见动静脉内瘘血管走行,吻合口血管搏动增强,血管震颤及血流杂音减弱,双下肢无水肿,无静脉曲张。腹壁反射＋＋、肱二头肌＋＋、肱三头肌反射＋＋、膝反射＋＋、跟腱反射正常＋＋。病理反射未引出。

6.入院诊断

动静脉内瘘狭窄,慢性肾脏病 5 期,系统性红斑狼疮,狼疮性肾炎,高血压病(3 级很高危)。

7.治疗经过

给予患者行球囊扩张成形术,术后狭窄解除,肱动脉流量 1 000 mL/min。

二、病例分析

患者动静脉内瘘是血液透析患者的生命线,直接影响患者透析充分性,正常动静脉内瘘肱动脉流速要求达 500 mL/min。本病例患者近吻合口处头静脉明显狭窄,并伴有吻合口处狭窄,在行球囊扩张成形术过程中,用 6 mm 球囊先解决头静脉狭窄,让后测肱动脉流量 340 mL/min,吻合口狭窄严重影响流量,再将吻合口扩张,4 个压力,轻微扩张,考虑桡动脉细,避免出血,反复扩张 3 次,发现桡动脉痉挛,撤出球囊测肱动脉流量 980 mL/min,狭窄解除。

(王　雷)

第十节　急性肾前性肾损伤

一、病历摘要

1.基本信息

张某,男,60 岁。

2.主诉

腹泻伴恶心、呕吐 1 周。

3.现病史

1 周前患者宴会饮食后出现腹部不适,后渐出现恶心、呕吐,同时感体乏无力,无头痛、头晕,无视物旋转及耳鸣,无腹痛、腹胀,无肢体活动障碍,无肢体水肿,自服"PPA、藿香正气液"治疗,腹泻好转,但仍有恶心驱吐,后在当地诊所给予抗感染等治疗,具体药物及剂量不详,症状减轻不明显,今日来我院就诊,血生化:尿素 49.98 mol/L,肌酐 1 226 μmol/L,钾 4.8 mol/L,二氧化碳 8.90 mmol/L↓,钠 124 mol/L,急来我院就诊,收住我科住院治疗,患者发病以来,神志清楚,精神一般,食欲正常,睡眠状况良好,大、小便正常,体重较前增加约 10 kg。

4.既往史

平素健康状况较差,有冠心病病史,有糖尿病病史 11 年,目前口服达格列净,二甲双肌等药物调控血糖,血糖控制差。有高血压病史 10 年,最高收缩压 29.3 kPa(220 mmHg),口服"苯磺酸氨氧地平片"治疗,血压控制尚可。无结核病病史,无病毒性肝炎病史,无其他疾病史。无外伤史。无输血史,无输注血液制品史,无食物过敏史。无药物过敏史,预防接种史随当地计划免疫进行,已接种新冠疫苗。

5.个人史、婚育史及家族史

出生地在山东省枣庄市峰城区,无外地久居史,未到过新冠肺炎疫情中高风险地区,无其他地区久居史,生活习惯良好。吸烟 30 余年,每天约 40 支,已戒烟 1 年余,饮酒 30 余年,每天约 300 g,已戒 1 年余。无吸毒史,无其他特殊药物嗜好,无工业毒物、粉尘、放射性物质接触史,无冶游史。已婚,结婚年龄 25 岁,配偶身体状况良好。已育,育有 1 子,儿子及配偶体健。父亲已故,死因自诉不清,母亲已故,死因自诉不清。兄弟姐妹共 3 人,一姐两妹,均体健。家族中无类似患者及遗传疾病可查。

6.体格检查

体温 36.7 ℃,脉搏 82 次/分钟,呼吸频率 18 次/分钟,血压 15.2/9.5 kPa(114/71 mmHg),患者发育正常,营养良好,神志清楚,精神一般,自主体位,查体合作。皮肤色泽正常,弹性良好,无皮疹,无皮下出血,有水肿,双下肢对称凹陷性水肿,无浅表淋巴结肿大。头颅无畸形,双侧眼睑无下垂,双侧结膜正常,无巩膜黄染,瞳孔等圆、等大,双眼罐孔对光反射灵敏,睑结膜苍白。双侧耳郭无畸形,双侧外耳道无分泌物,双侧乳突无压痛,双耳听力正常。无鼻翼禽动,唇色红润,无咽部充血,双侧扁桃体无肿大,无声音嘶哑,颈软,气管居中,颈动脉搏动正常,颈静脉无充盈、无怒张,颈静脉回流征(一),甲状腺无肿大。胸席对称,无形,无静脉曲张。呼吸运动对称,呼吸节律规整,肋间隙正常,语言正常,无皮下捻发感,无胸膜摩擦音,胸部叩诊呈清音,双肺呼吸音相闻及干啰音、湿啰音。无心前区隆起,心尖冲动正常,无震颤,无心包摩擦音。心率 82 次/分钟,心律齐,心音有力,心脏各能膜听诊区未偏及病理性杂音,无心包摩擦音。腹部外形无异常,无腹壁静脉曲张,无胃肠蠕动波,腹壁柔软无压痛,无反跳痛,腹部未触及包块,肝肋下未触及,牌肋下未触及,Murphy 征阴性,无肾区叩击痛,移动性浊音(一),肠鸣音正常,无血管杂音,无振水音。肛门外生殖器未查,直肠指检未查。脊柱正常,脊柱活动度正常,无脊柱压痛,四肢无畸形,四肢肌力 5 级,肌张力正常。无杵状指(趾),关节无红肿、压痛。腹壁反射(++)、肱二头肌反射(++)、膝腱反射(++)、巴宾斯基征(一),脑肉刺激征(一)。

7.辅助检查

2023 年 8 月 31 日血常规:红细胞 3.33×10^{12}/L↓,血红蛋白 107 g/L↓,血细胞比容 0.289↓,平均血红蛋白浓度 306 g/L↓,红细胞分布宽度(CV)16.7%↓,红细胞分布宽度(SD)53.5 fL。

2023 年 8 月 31 日血生化:尿素 49.98 mol/L,肌酐 1 226.00 μmol/L,钾 4.8 mol/L,二氧化碳8.90 mol/L,钠 124 mol/L。

8.初步诊断

尿毒症,2 型糖尿病,高血压病 3 级,代谢性酸中毒,肾性贫血,低钠血症。

9.诊疗经过

凝血功能:纤维蛋白原 6.25 g/L,1,D-二聚体 4 760 ng/mL↑。

血常规:白细胞 11.03×10^9/L↑,红细胞 3.21×10^{12}/L↓,血红蛋白 102 g/L↓,血细胞比容 0.281,平均血红蛋白浓度 363 g/L↑,淋巴细胞百分比 15.4%,单核细胞百分比 12.1%1,嗜酸性粒细胞百分比 0.2%,中性粒细胞绝对值 7.96×10^9/L↑,单核细胞绝对值 1.33×10^9/L↑,C 反应蛋白 101.91 mg/L↑;甲状旁腺激素 224.2 pg/mL↑。

生化:钠 128 mmol/L↓,氯 84 mmol/L↑,二氧化碳 10.2 mmol/L↓,磷 2.6 mmol/L↑,阴离子间隙 33.8 mmol/L↑,铁 6.9 μmol/L↓,葡萄糖 10.6 mmol/L↑,尿素 67.78 mmol/L↑,肌酐 1 311 μmol/L↑,尿酸 931 μmol/L↑,胱抑素 C 5.02 mg/L↑,总蛋白 60.9 g/L↑,白蛋白 34 g/L↑,谷丙转氨酶 11 U/L↓,同型半胱氨酸 24.1 μmol/L↑,补体 C1q 13.1 mg/dL↓,甘油三酯 2.29 mmol/L↑,高密度脂蛋白胆固醇 0.79 mmol/L↑,脂蛋白(a)114.1 mg/dL↑,载脂蛋白 A 10.76 g/L↑。

彩超:主动脉瓣退变、狭窄(轻度)并关闭不全,左室壁增厚,肝胆胰脾双肾未见明显异常,前列腺增生伴钙化。患者查泌尿系彩超示双肾大小形态正常,包膜光滑,实质回声正常,集合系统未见明显分离,彩色多普勒血流成像检查双肾彩色血流分布正常。双输尿管未见扩张;膀胱充盈良好,未探及明显异常回声;前列腺体积增大,约 4.2×2.9×3.1 cm,包膜完整,实质回声分布不均匀,内见斑片状强回声。排尿后测得膀胱内残余尿量约 4 mL。

治疗上予排毒、保肾、降压、降糖、改善贫血、止吐、改善微循环、激素抑制炎症,并予血液透析治疗。患者病情好转,血肌酐下降,予拔除临时静脉置管。

10.出院诊断

急性肾前性肾损伤,糖尿病性视网膜病变,2 型糖尿病,高血压病 3 级(很高危),代谢性酸中毒,肾性贫血,低钠血症,颈内动脉粥样硬化,主动脉瓣狭窄伴有关闭不全,前列腺增生,前列腺钙化灶,玻璃体混浊(双眼),视神经萎缩(左眼),高尿酸血症,血脂异常。

11.随访

患者定期复查及随访,最近一次复查为出院后 3 月,查血肌酐 102 μmol/L,尿素氮 9.08 mmol/L,尿蛋白—,隐血—,尿 ACR 166.15 mg/g,患者肾功能基本恢复正常,无恶心及呕吐,一般状态良好。

二、病例分析

急性肾前性肾的临床表现通常包括少尿或无尿、氮质血症、电解质紊乱等。

急性肾前性肾损伤主要病因包括血容量不足、低血压、心力衰竭、脱水、肝肾综合征等。这些条件导致肾脏灌注压降低,肾小球滤过率减少,最终导致肾功能受损。发病机制主要涉及肾血管收缩、肾小管上皮细胞功能障碍以及肾内血流动力学改变。

急性肾前性肾损伤的治疗主要围绕恢复肾脏灌注和纠正导致肾功能下降的原发病因。治疗措施包括补充血容量、提高血压、改善心功能等。在特定情况下,可能还需要进行肾脏替代治疗,如透析等。AKI-PR 的并发症包括电解质紊乱、酸碱失衡、感染等。预防并发症的关键在于早期识别和治疗急性肾前性肾损伤,以及密切监测患者的生命体征和实验室指标。一旦发生并发症,需要及时采取相应的治疗措施,如纠正电解质紊乱、控制感染等。

急性肾前性肾损伤是一种常见的临床综合征,其诊断和治疗需要综合考虑患者的病史、临床表现和实验室检查结果。在治疗过程中,应密切关注患者的病情变化,及时调整治疗方案,以最大限度地保护肾功能。同时,也需要注意预防和处理可能出现的并发症,以促进患者的康复。

(唐　敏)

第十一节　过敏性紫癜性肾炎

一、病历摘要

1.基本信息

李某,女,59岁。

2.主诉

双下肢散在瘀点、瘀斑1月余。

3.现病史

患者1月余前始无明显诱因出现双下肢散在瘀点、瘀斑,无瘙痒,无结痂,无凸出凹陷,无水肿,无头晕。无恶心、呕吐,无腹痛、腹泻,无肉眼血尿,无多饮、多食,无脱发,无反复口腔溃疡,无口干,无眼干,无关节肿痛,昨日来我院门诊就诊,完善血常规:白细胞$35.4/\mu L$,红细胞$205.2/\mu L$,尿蛋白＋,潜血＋,为进一步诊治,门诊以"过敏性紫癜性肾炎"入住我科。患者发病以来,神志清楚,精神一般,食欲正常,睡眠状况一般,大便正常,小便量正常,体重无改变。

4.既往史

平素健康状况一般,"高血压病"病史5～6年,目前口服"硝苯地平控释片30 g,每天1次",血压控制可。无冠心病病史,无糖尿病病史,无结核病病史,无病毒性肝炎病史,无其他疾病史。无传染病接触史。2年前有膝关节外伤行手术治疗,具体不详。无输血史,无输注血液制品史。无食物过敏史。无药物过敏史。预防接种史不详。

5.个人史、婚育史及家族史

出生地在山东省枣庄市台儿庄区,无外地久居史,无其他疫区久居史,生活习惯良好。无吸烟史,无饮酒史,无吸毒史,无其他特殊药物嗜好,无工业毒物、粉尘、放射性物质接触史,无冶游史。已婚,结婚年龄19岁,配偶身体状况良好。育有2女1子,均体健。母亲健在,父亲已故,具体死因及年龄不详,兄弟姊妹4人,余均体健,家族中无类似患者及遗传疾病可查。

6.体格检查

体温36.1 ℃,脉搏78次/分钟,呼吸频率18次/分钟,血压24.7/12.8 kPa(185/96 mmHg),患者发育正常,营养中等,神志清楚,精神一般,自主体位,查体合作。皮肤色泽正常,弹性良好,有皮疹,双下肢散在瘀点、瘀斑,无皮下出血,无水肿,无浅表淋巴结肿大。头颅无畸形。双侧眼睑无下垂,双侧结膜正常,无巩膜黄染,瞳孔等圆、等大,双眼瞳孔对光反射灵敏。双侧耳郭无畸形,外耳道无分泌物,乳突无压痛,听力正常。无鼻翼翕动,唇色红润,无咽部充血,双侧扁桃体无肿大,无声音嘶哑,颈软,气管居中,颈动脉搏动正常,颈静脉无充盈、无怒张,颈静脉回流征(一)

甲状腺无肿大。胸部对称,无畸形,无静脉曲张。双乳对称,无发红,无溃疡,无桔皮征,无乳头内陷,无分泌物,无压痛,未触及包块。呼吸运动对称,呼吸节律规整,肋间隙正常,无皮下捻发感,无胸膜摩擦音,胸部叩诊呈清音,双肺呼吸音清,双肺未闻及啰音。无心前区隆起,心尖冲动正常,无震颤,无心包摩擦感。心率 78 次/分钟,心律齐,心音有力,心脏各瓣膜听诊区未闻及病理性杂音,无心包摩擦音。腹部外形无异常,无腹壁静脉曲张,无胃肠蠕动波。腹壁柔软,全腹无压痛,无反跳痛,脾肋下未触及,Murphy 征阴性,无肾区叩击痛,移动性浊音(一),肠鸣音正常,无血管杂音,无振水音。肛门外生殖器未查,直肠指检未查,脊柱正常,脊柱活动度正常,无脊柱压痛。四肢无畸形。无杵状指(趾),关节无红肿,腹壁反射+、肱二头肌反射 4+、膝腱反射+、巴宾斯基征(一),脑膜刺激征(一)。

7.辅助检查

2023 年 6 月 15 日查体结果如下。尿常规:酸碱度 51,白细胞 35.4/μL↑,红细胞 205.2/μL↑,异常红细胞 60.3/μL↑,G 型 48.31,鳞状上皮细胞 68.4/μL↑。

2023 年 6 月 15 日查体结果如下。血常规:单核细胞百分比 1 L,7%↑,单核细胞绝对值 1.01×10^9/L,C 反应蛋白 8.59 mg/L↑。

2023 年 6 月 15 日查体结果如下。红细胞沉降率、肝功能、肾功能均正常。

8.初步诊断

过敏性紫癜性肾炎,高血压病 3 级(高危)。

9.诊疗经过

患者入院后完善相关辅助检查。

免疫球蛋白:免疫球蛋白 A 4.37 g/L。

生化:阴离子间隙 16.4mmol/L,镁 0.71 mmol/L,肌酐 33 μmol/L。尿蛋白总量 550 mg/24 h,抗磷脂酶 A2 受体抗体 0.26。

治疗上予保肾、降低蛋白尿、抗过敏、降压、抗组胺药等治疗。复查尿常规:红细胞 0,异常红细胞 0,G 型 0,尿蛋白+,潜血+。患者病情好转,于今日出院。

10.出院诊断

过敏性紫癜性肾炎,过敏性紫癜,高血压病 3 级(高危)。

11.随访

患者于我院规律复查及的、随访,出院 10 月余最近一次复查尿常规示:尿蛋白一,尿隐血一,尿白细胞++,尿白细胞 30/μL,患者下肢无紫癜,无关节疼痛,无腹痛、腹泻。

二、病例分析

过敏性紫癜是一种过敏性毛细血管炎和细细小血管炎,其具体病因尚不完全清楚。目前认为,该病的发病机制可能与感染、药物、食物、疫苗接种、昆虫叮咬等过敏因素有关。此外,遗传因素也可能在发病中起到一定作用。过敏性紫癜的典型临床表现包括皮肤紫癜、关节肿痛、胃肠道症状(如腹痛、呕吐、便血)和肾脏受累(如血尿、蛋白尿)。这些症状可单独出现,也可同时出现。紫癜多见于下肢和臀部,呈对称性分布,颜色深浅不一,可融合成片。治疗过敏性紫癜的原则为去除病因、控制炎症、缓解症状、保护靶器官功能。具体措施包括避免接触变应原、使用抗过敏药物、糖皮质激素、免疫抑制剂等。对于肾脏受累的患者,还需采取保护肾脏功能的措施。疗效评估主要根据临床症状的改善情况、实验室检查结果和靶器官功能的恢复情况进行。一般来说,治疗后紫癜消退、关节肿痛减轻、胃肠道症状消失、肾脏功能恢复正常等指标可视为治疗有效。预防过敏性紫癜的关键在于避免接触变应原和刺激性物质。在日常生活中,患者应注意饮食卫生,避免食用可能引起过敏的食物;保持皮肤清洁干燥,避免昆虫叮咬;加强锻炼,提高身体抵抗力。对于已经患病的患者,应加强皮肤护理,避免擦伤和感染;定期随访复查,及时发现并处理并发症。过敏性紫癜的预后因个体差异而异,多数患者经过规范治疗后可获得良好的预后。然而,部分患者可反复发作,尤其是存在变应原持续刺激或免疫力低下等情况时。因此,对于过敏性紫癜患者应进行长期的随访复查,及时发现并处理复发情况。随访内容包括临床症状的观察、实验室检查结果的监测以及靶器官功能的评估等。同时,根据患者的具体情况制定个性化的预防和治疗方案,以减少复发风险和提高患者的生活质量。

(唐　敏)

第十二节　肾　盂　肾　炎

一、病历摘要

1.基本信息

患者,女。

2.主诉

尿频、尿急、尿痛 5 d,发热 1 d。

3.现病史

患者 5 d 前无明显诱因出现尿频、尿急、尿痛,尿量可,夜尿增多(约 4～5 次),3 d 前右肾区出现疼痛,1 d 前出现发热,体温最高 39.8 ℃,感头痛,腹痛、腹胀,恶心,偶感胸闷。自服退烧药,无头晕,无呕吐,无咳痰、咯血,无肉眼血尿。无明显好转。今为行进一步诊治来院,门诊以急性肾盂肾炎收入院。患者自发病以来,神志清,精神可,饮食欠佳,睡眠差,小便同前,大便正常,体重无明显增减。

4.既往史

否认高血压、糖尿病、冠心病等慢性病病史;否认肝炎、结核等传染病病史及其密切接触史;否认大型外伤史、手术史;否认输血史;否认药物及食物过敏史。预防接种史随当地。

5.个人史、婚育史及家族史

出生于原籍,无外地及疫区久居史。生活规律,个人卫生习惯良好,无重大精神创伤史,无毒物及放射线长期接触史,无吸烟饮酒史,无冶游史。已婚,结婚年龄 21 岁,育有 2 子,配偶及 2 子均体健。家庭关系和睦。父亲已故,母亲体健,有一姐一弟一妹,均体健,否认家族性传染病病史及遗传病病史。

6.体格检查

体温 36.3 ℃,脉搏 118 次/分钟,呼吸频率 20 次/分钟,血压 14.0/10.5 kPa(105/79 mmHg),患者发育正常,营养中等,神志清,精神欠佳,自主体位,查体合作。全身皮肤黏膜无黄染,无出血点,无肝掌蜘蛛痣,全身浅表淋巴结无肿大。头颅无畸形,颜面部浮肿,结膜无充血,巩膜无黄染,双侧瞳孔直径正常,等大等圆,对光反射及调节灵敏。双耳无脓性分泌物。鼻翼无翕动,鼻中隔正中,鼻通气良好,无脓性分泌物。口腔无特殊气味,口唇黏膜无发绀,伸舌居中,咽部无充血,扁桃体无肿大。颈软,对称,无颈静脉怒张,气管居中,甲状腺无肿大。胸廓对称无畸形,胸骨无压痛,双侧呼吸运动对称,语颤正常,叩诊双肺呈清音,听诊双肺呼吸音清,未闻及干湿性啰音。心前区无隆起,未触及震颤,心浊音界无扩大,心率118次/分钟,心律规整,心音正常,各瓣膜区未闻及病理性杂音。腹部平坦,卫健委长兴及蠕动波,腹壁静脉无曲张,腹壁柔软,腹部有压痛,无反跳痛,肝脾肋下未触及,无移动性浊音,肝区无叩痛,右肾区叩击痛,肠鸣音正常。肛门、直肠、外生殖器未查。脊柱四肢无畸形,关节无红、肿,运动自如。双下肢无水肿。角膜反射,腹壁反射、肱二头肌反射、肱三头肌反射、膝跳反射、跟腱反射正常存在,巴宾斯基征、脑膜刺激征阳性。

7.辅助检查

2024年2月15日尿常规和尿沉渣:尿潜血＋＋＋,白细胞(酯酶)973/μL↑,酮体＋↑,胆红素＋↑,尿胆原＋↑。

2024年2月15日血常规＋CRP＋SAA:白细胞17.58×10^9/L↑,血红蛋白129.00 g/L,血小板179.00×10^9/L↑,C反应蛋白60.77 mg/L↑。

血红蛋白104 g/L,尿素24.69 mmol/L,肌酐944.5 μmol/L,血清钾5.85 mmol/L,血清磷2.62 mmol/L,甲状旁腺激素＞2 000 pg/mL。

8.入院诊断

急性肾盂肾炎。

二、病例分析

患者为中年女性,急性起病,既往体健,本次因"尿频、尿急、尿痛5 d,发热1 d"入院,双肾区叩痛明显,高烧39.8 ℃。尿白细胞973/μL,血常规白细胞17.58×10^9/L,尿培养和血培养均提示大肠埃希菌阳性,给予头孢哌酮钠舒巴坦钠抗炎治疗16 d,患者尿培养和血培养均阴性,体温降至正常,尿路刺激征消失。肾盂肾炎一定要排除尿路畸形等复杂尿路感染,并且要治疗彻底。

（王 雷）

第十三节 慢性肾衰竭伴高钾血症

一、病历摘要

1.基本信息

孙某,男,42岁。

2.主诉

口唇麻木伴周身乏力1 d,加重伴胸闷4 h。

3.现病史

患者为维持性血液透析患者,1 d前进食较多水果后无明显诱因出现口唇麻木伴周身乏力,无肢体运动障碍,无心慌,无恶心、呕吐,无咳嗽、咳痰,无胸痛及后背放射痛等不适。4 h前患者自感上述症状较前加重,伴胸闷、不能站立。现患者为求进一步治疗,急来我院。查电解质:钾6.9 mmol/L。听诊心律齐,门诊以"慢性肾衰竭尿毒症期、高钾血症"收入院,患者自发病以来神志清,精神差,饮食、睡眠差,大便干燥,尿量300 mL/24 h。

4.既往史

患者于1998年因反复发热于济南某医院诊断为慢性肾小球肾炎,应用激素及免疫抑制剂保守治疗(具体用药及用法不详),保守治疗效果差,病情逐渐进展。于2008年在济南某医院诊断为慢性肾功能不全(尿毒症期)、肾性贫血、肾性骨病。同期行左前臂动静脉内瘘成形术,规律血液透析,每周3次。2008年查甲状旁腺激素值约为900 pg/mL,诊断为继发性甲状旁腺功能亢进症,服用盐酸西那卡塞片、骨化三醇胶丸治疗。2021年5月因甲状旁腺功能亢进症于济南某医院行甲状旁腺切除术+自体腺体种植,同期诊断慢性心功能不全。否认高血压、糖尿病、冠心病等慢性病病史。否认脑血栓疾病史。否认结核、肝炎等传染病病史。否认重大外伤史。否认输血史。否认药物及食物过敏史。预防接种史随当地。

5.个人史、婚育史及家族史

生于山东省济南市,长住本地,否认疫区接触史,无吸烟史,无嗜酒史。否认冶游史。28岁结婚,未育,2015年离异。父母均已故,死因不详,独子。否认家族性遗传病史,否认家族传染病史。

6.体格检查

体温36.6 ℃,脉搏69次/分钟,呼吸频率18次/分钟,血压12.8/6.9 kPa(96/52 mmHg)。中年男性,发育正常,营养一般,慢性肾病面容,轮椅进入病房,查体合作。皮肤黏膜无黄染,无皮疹,无肝掌、蜘蛛痣。浅表淋巴结未触及肿大。头颅无畸形,眼睑略水肿,结膜略苍白,双侧瞳孔等大、等圆,对光反射正常,耳郭正常,鼻外形正常,口角无歪斜,口唇发绀,咽部无充血,双扁桃体无肿大。颈部双侧对称,颈软,颈前可见一长约5 cm手术瘢痕,颈静脉充盈,颈静脉回流征阴性,颈动脉无异常搏动,气管居中,甲状腺无肿大。胸廓对称无畸形,双侧呼吸运动正常,肋间隙正常。两侧语颤音相等,语音震颤对称,无胸膜摩擦感,双肺叩诊呈清音,胸骨无叩痛,双肺呼吸音粗,双下肺可闻及少量湿啰音,无胸膜摩擦音。心前区无局部隆起,心尖冲动位于第5肋间,左锁骨中线内侧0.5 cm,未触及心前区震颤,无心包摩擦感,心浊音界无扩大,心率69次/分钟,律齐,心音可,肺动脉瓣听诊区第二心音强度比主动脉瓣听诊区第二心音强度高,各瓣膜听诊区未及病理性杂音。腹壁软,无压痛及反跳痛,肝脏、脾脏未触及,腹部包块未触及,Murphy征阴性,肝区、肾区无叩击痛,叩诊无移动性浊音,肠鸣音4次/分钟,未闻及气过水音。肛门直肠及外生殖器未查。脊柱无畸形,左前臂可见4 cm手术瘢痕,听诊血管杂音响亮,触诊震颤良好。四肢无畸形,关节无红肿,无下肢静脉曲张,双下肢轻度凹陷性浮肿,足背动脉搏动正常。四肢肌力3-级、肌张力正常,双侧肱二、三头肌腱反射正常,双侧膝、跟腱反射正常。双侧巴宾斯基征阴性。共济运动正常。

7.辅助检查

2024年4月9日查体结果如下。血常规:白细胞总数$8.4×10^9$/L,中性粒细胞比率79.03%,血红蛋白120.0 g/L,血小板总数$183×10^9$/L。

生化:谷丙转氨酶7 U/L,谷草转氨酶11 U/L,总蛋白60.3 g/L,白蛋白36.3 g/L,尿素20.76 mmol/L,肌酐1 038 μmol/L,尿酸337 μmol/L,葡萄糖7.10 mmol/L,肌酸激酶30 U/L,肌酸酶同功酶5 U/L,乳酸脱氢酶141 U/L,α-羟丁酸脱氢酶111 U/L,钾6.9 mmol/L,钠

136 mmol/L,氯 99 mmol/L,钙 2.20 mmol/L,磷 1.88 mmol/L,二氧化碳 21.0 mmol/L,前白蛋白 241.7 mg/L,C 反应蛋白 22.9 mg/L。

凝血酶原时间 11.31 S,国际标准化比值 0.94,部分凝血酶原时间 27.72 S,纤维蛋白原 3.35 g/L,凝血酶时间 13.86 S。

铁:9.09 μmol/L,不饱和铁结合力 32.78 μmol/L,总铁结合力 41.90 μmol/L,转铁蛋白饱和度 21.72%。

红细胞沉降率:28 mm/h。

8.初步诊断

慢性肾衰竭尿毒症期,高钾血症,高磷血症,甲状旁腺切除术后,心功能Ⅱ级(NYHA 分级),左前臂动静脉内瘘成形术后。

9.诊疗经过

患者入院后内科护理常规,优质蛋白饮食;接化验室危急值报告,血钾 6.9 mmol/L,该患者为下午透析患者,立即联系连续性肾脏替代治疗室,急诊行连续性血液净化治疗,降低血钾水平,防止发生高血钾猝死。完善相关化验检查,指导下一步治疗。充分血液透析治疗,3 次/周,评估干体重。必要时给予连续性血液净化治疗。透析抗凝:低分子肝素钙注射液。补充左旋肉碱,营养心肌:0.9%氯化钠注射液 10 mL+左卡尼汀注射液 1 g(静脉滴注,每天 1 次)。调节酸碱失衡:碳酸氢钠片 1 g(口服,每天 3 次)。调节钙磷平衡:骨化三醇胶丸 0.5 μg(口服,每天 1 次)、醋酸钙片 1.334 g(口服,每天 3 次)。根据患者病情变化,及时调整治疗方案。患者住院期间未控制饮食,容量负荷过重慢性心衰急性加重。为保证血流动力学稳定,急行连续性血液净化治疗。经积极强心、超滤脱水减轻容量负荷,病情逐渐好转,请示主任医师后准予出院。

10.出院诊断

慢性肾衰竭尿毒症期,高钾血症,高磷血症,甲状旁腺切除术后,心功能Ⅳ级(NYHA 分级),左前臂动静脉内瘘成形术后。

二、病例分析

结合患者病史、症状体征及实验室检查结果,高钾血症诊断明确,高血钾主要影响到心血管系统、神经肌肉系统功能,损伤的严重程度取决于血钾升高的程度和速度,以及有无合并酸碱及水、电解质代谢紊乱:血钾高于 5.8 mmol/L 即可出现倦怠的症状,伴有或不伴有四肢末梢感觉减退、肌无力及腱反射减弱,可能出现反应迟钝、嗜睡等中枢神经系统受抑制的症状;对心脏功能的影响,患者可能出现心肌收缩力减弱、心输出量减少引起心脑等重要脏器供血不足,出现期前收缩、房室传导阻滞甚至室性心动过速、心室颤动等心律失常,患者会有心悸、胸闷、眼前发黑甚至晕厥的症状。

鉴别诊断:①低钾型周期性麻痹、低钙血症也可有四肢麻木不适及全身肌肉痉挛,低镁血症和碱中毒会降低手足搐搦的阈值,通过实验室检查结果已排除。②急慢性脑血管病变也可有肌力、肌张力及腱反射的改变,通过结合病史、查体及辅助检查可排除。

患者平素依从性差,加强对患者的饮食教育。透析后钾离子自细胞内重新分布并释入血液,可继续升高血钾。予复查血气分析:pH 7.40,钠 132 mmol/L,钾 4.3 mmol/L,钙 1.09 mmol/L,血糖 7.7 mmol/L,乳酸 1.1 mmol/L,剩余碱 2.4 mmol/L。遵嘱执行。

(齐 惠)

第十四节　糖尿病肾病

糖尿病肾病（diabetic nephropathy，DN）是临床糖尿病（diabetes mellitus，DM）发病率较高的微血管并发症之一，又称为糖尿病性肾小球硬化症，为糖尿病特有的肾脏并发症。其临床特征为蛋白尿，渐进性肾功能损害、高血压、水肿，晚期出现严重肾功能衰竭，也是导致终末期肾病（end-stage renal disease，ESRD）的第一诱因。据发达国家有关数据表明，糖尿病肾病一直是导致肾脏替代治疗的首位病因，临床上根据肾脏结构、尿微量白蛋白定量及肾功能状况将糖尿病肾病划分为 5 期。在环境、遗传及高糖微环境等多种因素作用下，糖尿病患者的肾脏损伤进行性加重，导致肾小球肥大、基底膜增厚、系膜细胞增殖及肾间质的变性，引起肾小球硬化和肾小管间质纤维化，最终进入终末期肾病。中医早在《内经》已有"水""风水""石水"等名称，并对水肿的病因病机、临床表现和治则，作了简要的论述。《素问·水热穴论》云："勇而劳甚，则肾汗出，肾汗出逢于风，内不得入于脏腑，外不得越于皮肤，客于玄府，行于皮里，传于胕肿，本之于肾，名曰风水""肾者，胃之关也，关门不利，故聚水而从其类也。""五脏之伤，穷必极肾"，消渴日久，肾气虚衰，不能蒸化水液，水液潴留，故演变成水肿。西医的糖尿病肾病不能等同于中医水肿病，但可参照水肿病辨证论治。糖尿病肾病是现代医学病名，古人无此称谓，包括了传统中医所谓消渴病继发水肿、虚劳、关格等。

国医大师吕仁和教授认为，糖尿病肾病病位在肾，肾元受损，络脉瘀阻贯穿本病始终，常表现为肝肾同病、肺肾同病、脾肾同病，同时因糖尿病久治不愈，伤阴耗气，痰郁热瘀互相胶结于络脉，形成微型癥瘕。吕仁和教授提出治疗本病需补肾益气，活血化瘀。糖尿病肾病"微型癥瘕"学说：微型癥瘕理论的提出是以中医络病理论为基础，结合癥瘕理论以及现代医学从微观病理角度对糖尿病肾脏病变的认识，所总结出的针对消渴病微血管并发症病理理论的中医假说。其理论源于《内经》"久病者，邪气入深""血脉不行，转而为热，热则消肌肤，故为消瘅"。结合中医经络理论，后世医家逐渐总结出了"久病入络""络脉瘀阻"这些论述。邓德强主任医师师从吕仁和教授，在总结前辈的学术经验及临床治疗方法基础上，将病因病机特点与新疆当地的地域条件、饮食特点及地道药材种类等方面相结合，并将自身多年临床治疗糖尿病肾病中医治疗经验总结如下，以期与各位同道共同探讨学习。邓德强认为，该病多因素体肾亏（禀赋不足，或后天劳倦伤肾）、情志郁结、（郁怒不解，思虑过度）、饮食失宜、（肥甘厚味、醇酒辛辣、嗜咸）、失治误治所致。DN 为素体肾虚，糖尿病迁延日久，耗气度伤阴，五脏受损，兼夹痰、热、郁、瘀等致病。发病之初气阴两虚，渐至肝肾阴虚；病情迁延，阴损及阳，伤及脾肾；病变晚期，肾阳衰败，浊毒内停；或见气血亏损，五脏俱虚。

邓德强秉承传承精华、守正创新的思想，结合自己多年临床运用中医药治疗糖尿病肾病有效且安全的经验，总结出 5 个常见中医证型，即脾肾气虚证、肝肾阴虚证、脾虚湿蕴证、浊度内停证、风湿热证等，对糖尿病肾病进行中医辨证论治。

案一：消渴——脾肾气虚证（糖尿病肾病）

蔡某，男，58 岁，2022 年 12 月 2 日初诊。

患者诉神疲乏力,气短懒言,腹胀、纳少、便溏或久泄,腰背疼痛,胫酸、膝软,耳鸣,舌质淡,边有齿痕,舌苔薄白,脉细弱。

辨证:脾肾气虚证。

治法:健脾益肾。

处方:雪莲益肾方加减。

雪莲6 g、狗脊12 g、杜仲12 g、川断12 g、牛膝12 g、丹参12 g、牡丹皮12 g、赤芍12 g、白芍12 g、六月雪12 g、积雪草12 g。

12月10日二诊:患者诉神疲乏力、气短懒言、腹胀、纳少、便溏或久泄等诸症减,仍有腰膝酸软、耳鸣。舌淡红,苔薄白,脉沉细。

处方:在原方基础上改杜仲15 g,加用墨旱莲12 g,女贞子12 g,继服中药汤剂7剂后复诊。

12月18日三诊:患者诉上述不适症状均明显好转,舌淡红,苔薄白,脉沉细。

处方:守二诊处方原方继服7剂。

按语:《太平圣惠方》云"三消者,本起肾虚",指出消渴病的根本原因是肾虚。脾虚是糖尿病肾病的重要表现,消渴之人,多有过食膏粱厚味或饮酒多度等伤及脾胃,久病耗伤,脾脏虚损,脾肾同病。雪莲益肾方由国医大师吕仁和教授治疗糖尿病肾病验方"脊瓜汤"衍化而来,吕老认为糖尿病肾病病位在肾,肾元受损,络脉瘀阻贯穿本病始终,常表现为肝肾同病、肺肾同病、脾肾同病,同时因糖尿病久治不愈,伤阴耗气,痰郁热瘀互相胶结于络脉,形成微型癥瘕,因此治疗本病需补肾益气,活血化瘀。邓德强主任医师师从吕仁和教授,在总结前辈的学术经验及临床治疗方法,在脊瓜汤基础上,添加新疆道地药材雪莲,增加原方补肾壮阳、活血排毒的功效。将病因病机特点与新疆当地,地域条件、饮食特点及地道药材种类等各方面相结合,自拟"雪莲益肾方",在临床治疗糖尿病肾病中效果显著。

案二:消渴——脾肾气虚证(糖尿病肾病)

马某,女,40岁,2022年12月10日初诊。

患者诉神疲乏力,气短懒言甚,腹胀、纳少、膝软,泡沫尿,排便无力感,舌质淡,边有齿痕,舌苔薄白,脉细弱。

辨证:脾肾气虚证。

治法:健脾益肾。

处方:雪莲益肾方加减。

雪莲6 g,狗脊12 g,杜仲12 g,川断12 g,牛膝12 g,丹参12 g,牡丹皮12 g,赤芍12 g,白芍12 g,六月雪12 g,积雪草12 g,黄芪15 g,肉苁蓉12 g。

12月18日二诊:患者诉神疲乏力、气短懒言明显改善,仍感腹胀,排便无力感无明显变化。舌质淡,边有齿痕,舌苔白腻,脉细滑。

处方:原方基础上改肉苁蓉15 g,加用薏苡仁30 g,槟榔12 g,厚朴9 g,继服中药汤剂7剂后复诊。

12月26日三诊:患者诉不适症状大减,舌淡红,苔薄白,脉沉细。

处方:守二诊处方原方继服7剂。

按语:国医大师吕仁和教授提出糖尿病肾病"肾络微癥瘕"理论,方中雪莲具有补肾益气、通经活血的作用,狗脊、杜仲、续断、牛膝归属肝肾经能补肝肾、强筋骨;方中牡丹皮、丹参、赤芍、白芍活血祛瘀,六月雪、积雪草清热化浊利湿,全方共奏健脾益肾、利湿祛浊之功。邓德强主任医师紧紧围绕脾肾气虚为本之病机进行中医辨证论治,充分体现了中医治病求本的理论。另方中肉苁蓉补肾助阳、润肠通便,加用薏苡仁健脾利水渗湿以助健脾之功,槟榔行气利水,所谓气行则水行助健脾利水之效加倍,厚朴燥湿下气以助排便,黄芪益气固表、利水消肿。

案三:消渴——脾肾气虚证(糖尿病肾病)

丁某,女,62 岁,2022 年 5 月 10 日初诊。

患者诉神疲乏力,气短懒言,腹胀、膝软,泡沫尿较多,舌质淡,边有齿痕,舌苔薄白,脉细弱。

辨证:脾肾气虚证。

治法:健脾益肾。

处方:雪莲益肾方。

雪莲 6 g,狗脊 12 g,杜仲 12 g,川断 12 g,牛膝 12 g,丹参 12 g,牡丹皮 12 g,赤芍 12 g,白芍 12 g,六月雪 12 g,积雪草 12 g。

5 月 18 日二诊:患者诉诸症改善明显,但泡沫尿改善不明显,舌淡红,苔薄白,脉沉细。

处方:原方加用黄芪 15 g,鬼箭羽 15 g。

5 月 26 日三诊:患者诉诸症基本消失,泡沫尿明显改善,舌淡红,苔薄白,脉滑。

处方:守方继服 7 剂。

按语:"五脏六腑之血,全靠脾气统摄",脾统摄失司,脾不升清,精微下泻,则见尿浊;肾气亏虚,真气虚损,肾之封藏失职,肾气不固则精微外泄而出现蛋白尿。"肾者水脏,主津液"(《灵枢·口问》),五脏之伤,穷必及肾,消渴日久,肾气虚衰,渐至肝肾阴虚,肾络瘀阻,精微渗漏。邓德强主任医师针对本病本虚病机进行辨证论治,方中黄芪益气固表具有减少泡沫尿功效,鬼箭羽具有破血通经、改善肾功及减少泡沫尿之功效。

案四:消渴——肝肾阴虚证(糖尿病肾病)

万某,女,48 岁,2022 年 5 月 17 日初诊。

患者诉头晕,头痛,腰酸膝软,口干咽燥,五心烦热,大便干结,尿少色黄,舌淡红少苔,脉弦细或细数。

辨证:肝肾阴虚证。

治法:滋补肝肾。

处方:雪莲滋肾方。

雪莲 6 g,熟地黄 12 g,山药 10 g,山茱萸 10 g,牡丹皮 12 g,丹参 12 g,赤芍 12 g,白芍 12 g,老头草 12 g,倒扣草 12 g。

5 月 25 日二诊:患者诉尿少色黄改善不明显,余不适症状均明显好转,舌淡红少苔,脉弦细。

处方:原方加用水红花子 12 g,白茅根 24 g,芦根 24 g。

6 月 2 日三诊:患者诉诸症明显改善,舌淡红苔薄白,脉弦细。

处方:守二诊处方继服 7 剂。

按语:《内经》指出:肝肾同源,精血互生,肾阴亏损,肝阴亦虚,肝肾阴虚,脉络瘀阻,筋脉失养。《素问》"虚则补之","精不足者,补之以味","诸寒之而热者取之阴"以及方中甘温之熟地为主药,地黄本为甘寒之性,制熟味更厚,是精不足者,补之以味,用以大滋肾阴,填精补髓,壮水之主。诚如《本经逢原》所说:"熟地黄,假火力蒸晒,转苦为甘,为阴中之阳,故能补肾中元气"。《本草从新》也谓其能:"滋肾水,封填骨髓,利血脉,补益真阴,聪耳明目,黑发乌须。"脾为后天之本,气血生化之源,补后天可以实先天,因而有助肾阴之复,正如龚居正所云:"山药者,则补脾之要品,以脾气实则能运化水谷之精微,输转肾脏而充精气,故有补土益水之功也。"故方中以山药甘平滋润补益脾阴而固精,《本草正》谓其:"健脾补虚,滋精固肾,治诸虚百损,疗五劳七伤。"《本草求真》也说:"其性涩,能治遗精不禁,味甘兼咸,又能益肾强阴。"肝主藏血,肾主藏精,精血相生,乙癸同源,肝血足则能下充肾阴,故方用山茱萸酸温养肝肾而涩精,如傅仁宇说:"山茱萸味酸归肝,乙癸同治之义,且肾主闭藏,而酸敛之性正与之宜也。"二药为辅,合主药以滋肾阴,养肝血,益脾阴,而涩精止遗。加用水红花子利水消肿,芦根清热生津、利尿,白茅根清热利尿以改善尿少色黄不适。

案五:消渴——肝肾阴虚证(糖尿病肾病)

谢某,男,53岁,2022年5月24日初诊。

患者诉腰酸膝软,口干咽燥,五心烦热,眩晕耳鸣,大便干结,舌淡红少苔,脉弦细或细数。

辨证:肝肾阴虚证。

治法:滋补肝肾。

处方:雪莲滋肾方加减。

雪莲6 g,熟地黄12 g,山药10 g,山茱萸10 g,牡丹皮12 g,丹参12 g,赤芍12 g,白芍12 g,老头草12 g,倒扣草12 g,熟大黄5 g,玄参12 g,山麦冬15 g。

6月1日二诊:患者诉口干咽燥、五心烦热、大便干结等症改善显著,仍感;腰膝酸软。舌淡红少苔,脉弦细。

处方:原方加用牛膝12 g,杜仲12 g。

6月9日三诊:患者诉诸症明显改善,舌淡红苔薄白,脉弦。

处方:二诊处方中去熟大黄后继服7剂。

按语:肝肾阴虚证是糖尿病肾病常见证型,病程相对持续较长,病位置由上焦、中焦发展到下焦,肝阴虚则肝阳无所制,亢而上浮,故眩晕耳鸣、五心烦热;肾阴虚,督脉失养则腰酸膝软,故治疗以滋补肝肾为主。方中加用玄参滋阴降火、清热凉血,山麦冬养阴生津、润肠,熟大黄润肠通便、清热凉血,牛膝补肝肾、强筋骨、引血下行,杜仲补肝肾、强筋骨,全方共奏补益肝肾之功。

案六:消渴——肝肾阴虚证(糖尿病肾病)

邹某,男,62岁,2022年5月31日初诊。

患者诉腰酸膝软,口干咽燥,五心烦热,尿多、泡沫尿较多,两目干涩,舌淡红少苔,脉弦细或细数。

辨证:肝肾阴虚证。

治法:滋补肝肾。

处方:雪莲滋肾方加减。

雪莲6 g,熟地黄12 g,山药10 g,山茱萸10 g,牡丹皮12 g,丹参12 g,赤芍12 g,白芍12 g,老头草12 g,倒扣草12 g,黄芪20 g。

6月8日二诊:患者诉腰酸膝软、口干咽燥、五心烦热等症改善显著,仍感泡沫尿较多,两目干涩,淡红少苔,脉弦细。

处方:原方加用枸杞子 12 g,菊花 10 g。

6 月 16 日三诊:患者诉诸症明显改善,舌淡红苔薄白,脉弦。

处方:守二诊处方继服 7 剂。

按语:肝肾相滋,肝血不足,或肾精不足,经久不愈均可导致本病。肝肾阴虚,肝之疏泄太过,肾之封藏固摄失常,津液直趋膀胱故尿多,大量水谷精微下泻则尿液浑浊如膏脂,故可见泡沫尿较多。方中加用黄芪收敛固涩、防大量精微物质外泄,枸杞子滋补肝肾、益精明目,菊花治以清肝明目、平抑肝阳。

案七:消渴——脾虚湿蕴证(糖尿病肾病)

李某,男,50 岁,2022 年 6 月 7 日初诊。

患者诉神疲乏力,腰膝酸软,面色萎黄无光泽,纳少腹胀,眼睑及肢体浮肿,肢体困重,下肢尤甚,夜尿多,舌淡胖,苔白滑,脉数无力。

辨证:脾虚湿蕴证。

治法:健脾温肾,利水渗湿。

处方:五苓散合五皮饮。

制附片 6 g,白术 10 g,白芍 10 g,茯苓 10 g,泽泻 10 g,猪苓 10 g,桂枝 6 g,生薏米 30 g,冬瓜皮 30 g,大腹皮 10 g,桑白皮 10 g。

6 月 15 日二诊:患者诉眼睑及肢体浮肿、肢体困重等症改善不明显,余症大减。舌淡胖,苔薄白,脉沉细。

处方:守方继服 7 剂。

6 月 22 日三诊:患者诉神疲乏力、腰膝酸软等不适症状复作,余症状明显改善。舌淡红,苔薄白,脉沉细。

处方:原方基础上加用黄芪 15 g,杜仲 12 g,牛膝 12 g。

按语:中医认为水肿发病原因在于脾肾功能减退,致使肾气虚衰、膀胱开合失调,因此治疗原则在于健脾温肾、利水渗湿、通阳化气。五苓散合五皮饮方中泽泻能够直接作用于膀胱、肾脏,起到渗湿利水的效果;茯苓健脾宁心,与猪苓合用能够强化渗湿利水之效;白术健脾益气;桂枝既能解太阳之表,又有助于膀胱气化;桑白皮、大腹皮清降肺气、消肿消散。诸药合用实现标本兼治,促进水肿消散,恢复脾肾气机。另方中加用黄芪益气固表、利水消肿,杜仲补益肝肾、强筋骨,牛膝补肾肾、强筋骨。

案八:消渴——脾虚湿蕴证(糖尿病肾病)

刘某,女,48 岁,2022 年 6 月 14 日初诊。

患者诉神疲乏力,腰膝酸软,面色萎黄无光泽,眼睑及肢体浮肿,双下肢水肿尤甚,心悸胸闷气喘,夜尿多,舌淡胖,苔白滑,脉数无力。

辨证:脾虚湿蕴证。

治法:健脾温肾,利水渗湿。

处方:五苓散合五皮饮加减。

制附片 6 g,白术 10 g,白芍 10 g,茯苓 10 g,泽泻 10 g,猪苓 10 g,桂枝 6 g,生薏米 30 g,冬瓜

皮 30 g,大腹皮 10 g,桑白皮 10g,葶苈子 30 g。

6月22日二诊:患者诉诸症较前明显改善,舌淡胖,苔白腻,脉滑。

处方:原方基础上加用葶苈子 30 g,继服 7 剂。

6月30日三诊:患者诉心悸胸闷气喘复作,余症状明显改善,舌淡红,苔薄白,脉滑。

处方:二诊处方基础上加用薤白 10 g,黄芪 15 g。

按语:若脾气虚衰,运化水液功能障碍,痰饮水湿内生,即所谓"脾生湿";水湿产生之后,又困脾气,致使脾气不升,脾阳不振成为"湿困脾"。一般采用健脾与利湿同治,所谓"治湿不治脾,非其治也"。方中另加用葶苈子泻肺平喘、利水消肿,薤白通阳散结、行气导滞,黄芪益气固表、利水消肿。全方共奏健脾温肾、利水渗湿之效,水行则气行,气行则胸闷气喘改善。

案九:消渴——脾虚湿蕴证(糖尿病肾病)

谢某,男,56 岁,2022 年 6 月 21 日初诊。

患者诉神疲乏力,腰膝酸软,面色萎黄无光泽,眼睑及肢体浮肿,双下肢水肿尤甚,头晕,夜尿多,腹泻,舌淡胖,苔白滑,脉数无力。

辨证:脾虚湿蕴证。

治法:健脾温肾,利水渗湿。

处方:五苓散合五皮饮加减。

制附片 6 g,白术 10 g,白芍 10 g,茯苓 10 g,泽泻 10 g,猪苓 10 g,桂枝 6 g,生薏米 30 g,冬瓜皮 30 g,大腹皮 10 g,桑白皮 10 g,芡实 15 g,炒防风 12 g,炒白术 15 g。

6月29日二诊:患者诉仍有轻微腹泻,余不适症状较前明显改善,舌淡红,苔薄白,脉滑数。

处方:上方基础上调整炒防风 15 g,继服 7 剂。

7月7日三诊:患者诉诸症明显改善,无腹泻,舌淡红,苔薄白,脉滑。

处方:二诊处方基础上去芡实、炒防风、炒白术,继服 7 剂。

按语:腹泻多由湿盛与脾胃功能失调所致,脾气虚弱,不能运化水湿,湿自内生,停留胃肠,发为泄泻。治当益气健脾,渗湿止泻。国医大师颜正华认为,泄泻的发病原因主要有内因和外因两个方面。内因包括饮食所伤、情志失调、病后体弱及先天禀赋不足。外因主要为外感寒湿或暑热之邪,其中以湿邪最为多见。泄泻的病机关键是湿盛和脾虚,因湿盛而致脾虚者多为急性泄泻;因脾虚而后湿邪阻滞者多为慢性泄泻。泄泻之病位在肠,脾失健运是病机之关键,同时与肝、肾两脏密切相关。基本病机为脾胃虚损,湿困中焦,大肠功能失司。泄泻的主要治疗原则为运脾化湿。方中加用芡实健脾止泻;炒防风和炒白术配伍,燥湿健脾止泻。

案十:消渴——浊毒内停证(糖尿病肾病)

谢某,男,56 岁,2022 年 7 月 1 日初诊。

患者诉倦怠乏力,面色萎黄无光泽,恶心、呕吐,头晕、头昏,遍身水肿,腰酸难忍,心悸怔忡,小便不利,便秘(3~4 d 一行),舌淡暗,苔白厚腻,脉沉弦。

辅助检查:肾功提示血肌酐 150 μmol/L↑。

辨证:浊毒内停证。

治法:化浊降逆。

处方:温胆汤合紫苏叶黄连汤加减。

陈皮 10 g,茯苓 10 g,法半夏 9 g,枳实 10 g,白术 10 g,生姜 6 g,大枣 9 g,黄连 6 g,紫苏叶 10 g,甘草 6 g。

7 月 9 日二诊:患者诉仍便秘、大便干燥难解,余症状改善明显,舌淡暗,苔白腻,脉沉弦。

处方:原方基础上加用大黄 8 g,槟榔 12 g,继服 7 剂。另予以中药保留灌肠,每晚 1 次。中药保留灌肠方:大黄 10 g,丹参 30 g,鹿衔草 30 g,牡蛎 30 g,蒲公英 30 g。

7 月 17 日三诊:患者诉诸症明显改善,大便调,舌淡红,苔薄白,脉沉弦。

辅助检查:肾功提示血肌酐 120 μmol/L↑。

处方:二诊处方基础上去大黄、槟榔,继服中药汤剂 7 剂;另继予中药汤剂 7 剂保留灌肠。

按语:浊者,最初指液体不清亮,《释名·释言语》云:"浊,渎也,汁滓演渎也。"《篇海类编·地理》云:"浊,不清也。"中医肾病中的"浊"主要是指"浊邪"与"浊阴"。"浊邪"是指外感湿浊之邪。"浊阴"体内重浊下降或浓厚的物质,如水谷精微中的浓稠部分,饮食糟粕等,如《素问·阴阳应象大论》"清阳出上窍,浊阴出下窍门;清阳发腠理,浊阴走五脏;清阳实四肢,浊阴归六腑。"

"毒",《辞源》的含义是指"恶也,害也;物之能害人者皆曰毒"。中医肾病对"毒"的认识主要有五大含义:①脾肾虚衰,体内代谢失常代谢产物"浊"不能排泄,过多在体内蕴结成毒。如肌酐、尿素氮、甲状旁腺激素在体内过多蓄积成了尿毒症的毒素。②食入有毒害的物质,如鱼胆可引起急性肾损害。③疮毒,疮毒内归脾肺,引起急性肾小球肾炎。④药物,药物使用不当可引起肾损害。如过量和长期使用中药木通可引起马兜铃酸肾病。⑤因瘀致毒,外伤或体内瘀浊致毒,损害肾脏,如地震的挤压伤引起的急性肾损害。邓德强主任医师针对本病浊毒内停病机治以中医辨证治疗,予以中药汤剂口服配合中药保留灌肠共奏化浊降逆、通腑泄浊,辅助降肌酐。

案十一:消渴——浊毒内停证(糖尿病肾病)

张某,男,45 岁,2022 年 7 月 8 日初诊。

患者诉倦怠乏力,面色萎黄无光泽,恶心呕吐,头晕、头昏,遍身水肿,腰酸难忍,心悸怔忡,小便不利,泡沫尿甚,舌淡暗,苔白厚腻,脉沉弦。

辅助检查:肾功提示血肌酐 230 μmol/L↑。

辨证:浊毒内停证。

治法:化浊降逆。

处方:温胆汤合紫苏叶黄连汤加减。

陈皮 10 g,茯苓 10 g,法半夏 9 g,枳实 10 g,白术 10 g,生姜 6 g,大枣 9 g,黄连 6 g,紫苏叶 10 g,甘草 6 g。

7 月 16 日二诊:患者诉诸症改善明显,舌淡暗,苔白腻,脉沉弦。

处方:守方 7 剂继服。另予以中药保留灌肠,每晚 1 次。中药保留灌肠方:大黄 10 g,丹参 30 g,鹿衔草 3 0 g,牡蛎 30 g,蒲公英 30 g,黄芪 50 g。

7 月 24 日三诊:患者诉诸症明显改善,泡沫尿改善不明显,舌淡红,苔薄白,脉沉细。

辅助检查:肾功提示血肌酐 189 μmol/L↑。

处方:二诊处方基础上加用黄芪 20 g,继服中药汤剂 7 剂;另继予中药汤剂 7 剂保留灌肠。

按语:慢性肾衰中的尿毒,为脏腑衰竭代谢障碍产生的内生之毒。慢性肾衰患者脾肾功能衰败,脾不能运化水湿,肾不能化气行水,水湿内停,清者不升而泄漏,浊者不降而内聚,清浊相干,久则酿为浊毒、溺毒,或化生热毒,生风动血;或化瘀成痰,蒙神蔽窍;或浊瘀互结,戕伐五脏,从而产生肾衰的种种表现。浊毒阻滞下焦,肾失气化,肾失开阖,则少尿、无尿、泡沫尿。

利尿排浊解毒,使浊毒从小便排出。治宜补肾以化气行水,利尿以排毒泄浊。常用药物有温胆汤、紫苏叶黄连汤等。慢性肾衰以虚为本,本虚致标实,也不可一味分利攻逐排毒,应注重培补肾元、健脾益气等补虚防止伤正。通腑泄浊解毒,使浊毒从大便排出。"六腑以降为顺,以通为补"。慢性肾衰属于浊毒壅聚于脏腑不能外出,导致经络血脉不畅,从而导致机体气机不通,气化不利,反过来又加重湿浊瘀积。慢性肾衰竭的关键在于祛除浊毒。通导大便是最直接、效果最快的祛邪途径。大便通畅,可使浊毒外出脏腑。正如《温热经纬》所论述"移其邪由腑出,正是病之去路"。一般大便控制在每天 2～3 次,软便最佳,中病即止,切勿伤正。常用含有大黄的中药煎剂内服或灌肠。

案十二:消渴——浊毒内停证(糖尿病肾病)

阿某,男,40 岁,2022 年 7 月 15 日初诊。

患者诉倦怠乏力,面色萎黄无光泽,恶心呕吐,头晕、头昏,遍身水肿,腰酸难忍,心悸怔忡,小便不利,大便干燥(每日一行),舌淡暗,苔白厚腻,脉沉弦。

辅助检查:肾功提示血肌酐 165 μmol/L↑。

辨证:浊毒内停证。

治法:化浊降逆。

处方:温胆汤合紫苏叶黄连汤加减。

陈皮 10 g,茯苓 10 g,法半夏 9 g,枳实 10 g,白术 10 g,生姜 6 g,大枣 9 g,黄连 6 g,紫苏叶 10 g,甘草 6 g,大黄 5 g。

7 月 23 日二诊:患者诉诸症改善明显,舌淡暗,苔白厚腻,脉沉弦。

处方:守方 7 剂继服。另予以中药保留灌肠,每晚 1 次。中药保留灌肠方:大黄 10 g,丹参 30 g,鹿衔草 30 g,牡蛎 30 g,蒲公英 30 g。

8 月 7 日三诊:患者诉诸症明显改善,大便调,舌淡红,苔薄白,脉滑。

辅助检查:肾功提示血肌酐 134 μmol/L↑。

处方:二诊处方基础上去大黄,继服中药汤剂 7 剂;另继予中药汤剂 7 剂保留灌肠。

按语:浊毒为患,临床上常用中药大黄,其疗效确切,能明显降低尿素氮、血肌酐水平,提升血红蛋白含量,改善临床症状和体征,稳定患者肾功能,延缓患者慢性肾衰竭的进展,降低终末期肾衰发生率。大黄通腑泄浊、活气凉血,导浊邪瘀毒从肠道排出,正合慢性肾衰竭之病因病机和治疗大法。大黄是传统的中草药,大黄的主要成分为大黄素、大黄酸、芦荟大黄素和鞣酸等,中医认为,大黄具有通里攻下、清热解毒、凉血行瘀、清泄湿热、止血的功效。《神农本草经》云:"大黄味苦、性寒,主破癥积聚,留饮宿食,荡涤肠胃,推陈出新,通利水道,调中化食,安和五脏"。大黄是治疗慢性肾衰竭方药中的主要解毒药物,近年来对其进行药理研究证明其是通过多种机制延缓慢性肾衰竭病程的。大黄可促进蛋白质合成,抑制分解,促进尿素氮、血肌酐排泄和减少合成尿素的来源而影响患者机体氮质代谢;可抑制肾脏代偿性肥大和高代谢状态,抑制肾小球系膜细胞增殖;可改善脂质代谢紊乱,清除过多的氧自由基等。

案十三:消渴——风湿热证(糖尿病肾病)

马某,男,52 岁,2023 年 3 月 14 日初诊。

患者诉面目或肢体浮肿,口苦或口干、口黏,脘闷纳呆,口干不欲饮,心烦急躁,夜寐多梦,大便不畅,小便赤涩,舌淡暗,苔黄腻,脉濡数或滑数。

辅助检查:尿常规提示蛋白质＋＋＋↑,尿蛋白定量提示 2.5 g/24 h↑。

辨证:风湿热证。

治法:疏风胜湿,凉血活肾。

处方:疏风活肾方加减。

荆芥 6 g,防风 6 g,白芷 6 g,独活 6 g,茜草 10 g,地榆 12 g,赤芍 12 g,丹参 12 g,六月雪 12 g,积雪草 12 g。

3 月 22 日二诊:患者诉小便赤涩无明显变化,余症状改善明显,舌淡红,苔薄黄,脉濡数。

处方:原方基础上加用黄芪 15 g,地龙 9 g,鬼箭羽 15 g,水红花子 12 g,白茅根 30 g,芦根 30 g,继服中药汤剂 7 剂。

4 月 6 日三诊:患者诉诸症改善明显,舌淡红,苔薄白,脉濡滑。

辅助检查:尿常规提示蛋白质＋↑,尿蛋白定量提示 1.2 g/24 h↑。

处方:二诊处方基础上去水红花子、白茅根、芦根,继服中药汤剂 7 剂。

按语:国医大师赵绍琴提出肾脏病的基本病机为热郁血分、络脉瘀阻,而非传统理论的肾病多虚论,因此确定了凉血化瘀为基本治则,佐以疏风胜湿、疏调三焦。方中荆芥、防风、白芷、独活可疏风通阳、祛湿化浊;地榆、茜草凉血活血;六月雪、积雪草可清热解毒、活血祛湿。经络阻滞需化瘀血,现代医学机理分析发现糖尿病肾病患者肾小球局部瘀血情况严重,故方中赤芍、丹参活血祛瘀。邓德强主任医师结合多年治疗糖尿病肾病经验随症加减,体现了中医辨证论治的治疗原则,方中加用水红花子、白茅根、芦根治以清热利尿。

案十四:消渴——风湿热证(糖尿病肾病)

张某,男,45 岁,2023 年 4 月 20 日初诊。

患者诉面目或肢体浮肿,口苦或口干、口黏,脘闷纳呆,夜寐多梦,大便不畅,舌淡暗,苔黄腻,脉濡数或滑数。

辅助检查:尿常规提示蛋白质＋＋＋↑,尿蛋白定量提示 1.2 g/24 h↑,肾功提示血肌酐 124 μmol/L↑。

辨证:风湿热证。

治法:疏风胜湿,凉血活肾。

处方:疏风活肾方加减。

荆芥 6 g,防风 6 g,白芷 6 g,独活 6 g,茜草 10 g,地榆 12 g,赤芍 12 g,丹参 12 g,六月雪 12 g,积雪草 12 g,黄芪 15 g,大黄 5 g。

4 月 28 日二诊:患者诉夜寐差,余症状改善明显,舌淡暗,苔黄腻,脉濡滑。

处方:原方基础上加合欢花 12 g,酸枣仁 15 g,首乌藤 30 g,龙骨 24 g,牡蛎 24 g,继服中药汤剂 7 剂。另予以中药保留灌肠,每晚 1 次。中药保留灌肠方:大黄 10 g,丹参 30 g,鹿衔草 30 g,牡蛎 30 g,蒲公英 30 g。

5 月 10 日三诊:患者诉诸症改善明显,舌淡红,苔薄黄,脉濡滑。

辅助检查:尿常规提示蛋白质＋＋↑,尿蛋白定量提示 0.86 g/24 h↑,肾功提示血肌酐 108 μmol/L↑。

处方:继服二诊处方 7 剂,另继予中药保留灌肠 7 剂。

按语:全国名中医王永钧认为慢性原发性肾小球疾病的证候大多虚实兼夹,而"风湿扰肾"是常见而重要的病因病机,并且是加速病情进展的危险因素。然中医典籍中未见有风湿致肾病的直接记载,但早在《黄帝内经》之"评热病论""奇病论""风论"中就已有肾风可致水湿肿满的记载,提出肾风是以病因为风(湿)、病位在肾,临床症状有面部浮肿、汗多恶风、腰脊痛等的疾病。《黄帝内经》虽仅提肾风,但湿邪为患已蕴含在水湿肿满的症状之中。《中藏经》曰:"肾风之状,但踞坐而腰脚重痛也。"《诸病源候论》云:"风邪入于少阴,则尿血。"这更为慢性肾病风湿证提供了佐证。后世医家在治疗水肿时提出"风能胜湿"理论,《时病论》曰:"治湿之道非……亦有用羌活、防风、白芷之风药以胜湿者,譬如清风荐爽,湿气自消也。"为使用祛风湿药物治疗肾病水肿提供了思路。邓德强主任医师在方中加用合欢花、酸枣仁、首乌藤、龙骨、牡蛎治以镇静宁心、安神。

案十五:消渴——风湿热证(糖尿病肾病)

肖某,男,42 岁,2023 年 6 月 6 日初诊。

患者诉口苦或口干、口黏,脘闷纳呆,夜寐多梦,大便不畅,面目或肢体浮肿,双下肢尤甚,乏力,泡沫尿多,舌淡暗,苔黄腻,脉濡数或滑数。

辅助检查:尿常规提示蛋白质++++,24 h 尿蛋白定量提示 3.05 g/24 h↑。

辨证:风湿热证。

治法:疏风胜湿,凉血活肾。

处方:疏风活肾方加减。

荆芥 6 g,防风 6 g,白芷 6 g,独活 6 g,茜草 10 g,地榆 12 g,赤芍 12 g,丹参 12 g,六月雪 12 g,积雪草 12 g,黄芪 20 g,地龙 9 g。

6 月 14 日二诊:患者诉仍觉泡沫尿多,余症状改善明显,舌淡红,苔薄黄,脉濡滑。

处方:原方基础上调整黄芪 40 g,加用鬼箭羽 15 g,继服中药汤剂 7 剂。

6 月 22 日三诊:患者诉诸症皆明显改善,舌淡红,苔薄白,脉濡滑。

辅助检查:尿常规提示蛋白质++↑,尿蛋白定量提示 2.25 g/24 h↑。

处方:继服二诊处方 7 剂。

按语:肾主水,司开阖,为调节和维持水液代谢平衡的主要场所,所以风湿扰肾,肾失气化,开阖不利,可发生尿少、水肿等症。同时风的开泄之性干扰肾的封藏职能,则使所封藏的精微随尿泄漏,出现泡沫尿,尿检可见蛋白和红细胞阳性。风湿合邪必然会影响肾之经络、气血的运行,久而致肾络瘀痹。若风湿与痰瘀相互胶结,则形成肾内微癥积。故王永钧认为风湿内扰于肾的病机演变规律是:风湿之邪干预肾主封藏、主水、司开阖的职能(肾风、肾虚),久病入络,久闭成痹,导致肾络瘀痹及肾内微癥积形成(肾痹)→由体及用,肾的气化功能进一步衰减和丧失(肾劳)→病证进展,终致湿浊溺毒内留,甚而累及肾外多个脏腑。邓德强主任医师在继承前辈们治疗糖尿病肾病经验基础上,结合新疆的地域、气候、饮食等特点,从风论治肾病、从肺肾同病论治肾病的思路,针对糖尿病肾病患者予以个体化中医辨证施治,临床疗效确切且安全有效。方中重用黄芪利水消肿、辅助降尿蛋白,鬼箭羽破血通经、改善肾功能。终于学认为产生尿蛋白的主要机理是:肾虚所致的肾气分不固,封藏失职,脾虚不能升清降浊,精微下泄,与尿液相混排出。近年来研究发现,黄芪有补中气、升精气、助卫气、利小便、消水肿的功能,在增强机体免疫细胞防御功能的基础上,对肾脏病变所致的蛋白尿有独特的疗效。

(王丽芳)

第十五节　腹膜透析相关性腹膜炎

一、病例摘要

1.基本信息

王某,女,63岁。

2.主诉

腹膜透析2年半余,腹痛半天。

3.现病史

患者2年半余前因血肌酐954 μmol/L,伴贫血,选择腹膜透析作为替代治疗方案,于2021年2月行腹膜透析置管术,并规律腹膜透析至今,腹透方案为CAPD,超滤量可,无水肿及憋喘,无尿。1 d前患者外接短管脱落,自行接回。半天前患者出现腹痛,腹透液无浑浊,大便不成形,每天2次,纳差、反酸,无发热,无恶心、呕吐,无咳嗽、咳痰,无胸闷憋喘入院。

4.既往史

多次检查人附睾蛋白4、高于正常,妇科超声未见异常。

5.个人史、月经婚育史及家族史

无特殊。

6.体格检查(入院查体)

血压16.0/12.5 kPa(120/94 mmHg)。慢性病容,眼睑无水肿,心肺听诊未闻及异常,腹部压痛、反跳痛,腹膜透析置管固定在位,辅料清洁干燥,肾区无叩痛,双下肢轻度水肿。

7.辅助检查

腹透液常规:有核细胞计数 2.5×10^9/L,李凡他试验呈弱阳性,中性细胞比率87%,淋巴细胞比率4%,嗜酸性粒细胞比率0%。

血常规:血红蛋白82 g/L。生化:总蛋白47.2 g/L,白蛋白29.2 g/L,尿素18.3 mmol/L,肌酐903.0 μmol/L,尿酸373 μmol/L,胱抑素C 5.64 mg/L,同型半胱氨酸29.94 μmol/L,钙1.93 mmol/L,C反应蛋白89.4 mg/L,补体C3 0.76 g/L。

凝血四项＋D-2聚体(定量):纤维蛋白原4.85 g/L。降钙素原7.530 ng/mL,叶酸4.85 ng/mL,维生素 B_{12} 853.40 pg/mL,铁蛋白76.410 ng/mL。

腹透液培养(表皮葡萄球菌):苯唑西林(耐药),左氧氟沙星(耐药),莫西沙星(耐药)。

红霉素诱导克林霉素耐药试验:红霉素(耐药),克林霉素(耐药),替考拉宁(敏感),万古霉素(敏感),替加环素(敏感),利福平(敏感)。

8.初步诊断

腹膜透析相关性腹膜炎,慢性肾脏病5期。

9.诊疗经过

入院后予以头孢曲松联合头孢唑林腹腔灌注抗感染并加强营养、纠正贫血、调节钙磷代谢紊乱等治疗,后根据药敏调整改为万古霉素1.0 g,5天1次,腹腔灌注留腹治疗。

10.出院诊断

腹膜透析相关性腹膜炎,慢性肾脏病5期,营养不良。

二、病例分析

腹膜透析相关性腹膜炎(peritoneal dialysis associated peritonitis,PDAP)是腹膜透析最常见的并发症,指在腹膜透析过程中,患者出现腹痛、发热或透析液混浊等腹膜炎表现。PDAP是腹膜透析失败的常见原因。PDAP最主要的原因是污染,常发生于腹透液交换时;外口感染可导致隧道炎和腹膜炎,最常见的致病菌是凝固酶阴性金黄色葡萄球菌和革兰氏阴性菌;便秘、胃肠炎等均可诱发肠源性腹膜炎;腹透导管钛接头处脱落或导管破裂也可引起腹膜炎;牙科操作、结肠镜检查、妇科检查等也可引起。腹膜炎大致可分为细菌性腹膜炎、真菌性腹膜炎、硬化性腹膜炎、化学性腹膜炎等。细菌性腹膜炎最为常见。临床表现、腹透液白细胞计数、腹水培养的结果进行诊断。建议在获得适当的微生物标本后,尽快开始经验性抗生素治疗,通过腹腔内给药或全身途径,首选腹腔内给药,并覆盖革兰氏阳性和革兰氏阴性菌。

该患者入院前曾有外管脱落,自行接回,后出现腹痛不适,完善腹透液常规及腹透液培养后,腹膜透析相关性腹膜炎诊断明确,治疗上根据我院腹透中心经验选择头孢唑林联合头孢曲松腹腔灌注抗感染治疗,患者腹痛减轻,复查腹透液好转,后根据药敏结果调整万古霉素腹腔灌注抗感染治疗,表皮葡萄球菌疗程2周。患者住院期间轻度贫血伴营养不良,亦存在机体抵抗力下降诱因,予以复方α-酮酸改善营养不良等治疗。

(魏丹丹)

第十六节 透析导管相关性血流感染

病案一

一、病例摘要

1.基本信息

石某,女,41岁。

2.主诉

血液透析5年余,间断发热2个月。

3.现病史

5年前腹膜透析相关性腹膜炎伴肠穿孔手术并人工造口治疗并行右锁骨下置管,开始血液透析至今,1周2次,病程中反复低血压。2个月前患者无明显诱因出现间断发热,体温最高为39.2 ℃,伴畏寒、寒战,均于透析间期发热,无咳嗽、咳痰,无腹痛、腰痛,无尿频、尿急、尿痛,无腹泻,无头痛、头晕,无恶心、呕吐等症状,1个月前行导管血培养,并透析后右侧颈内静脉半永久置管内给予头孢唑林,并口服阿莫西林克拉维酸钾后入院,血培养提示金黄色葡萄球菌,根据药敏予以"头孢唑林1.0 g静脉滴注并头孢唑林1.0 g透析后保留封管"等治疗2周出院,出院后近

2 周未再发热。此次入院前 3 d 再次发热,无规律,最高为 38.2 ℃,无明显畏寒、寒战,无咳嗽、咳痰,无腹痛、腹泻,无尿。

4.既往史

患者 20 年前查体发现尿蛋白++,彩超示胡桃夹现象。2011 年患者晨起眼睑浮肿,尿泡沫增多,久置不消失。肾活检示:局灶节段性肾小球硬化症,球性废弃,血肌酐升高(具体不详)。诊断为慢性肾衰竭肾病综合征(局灶节段性肾小球硬化),给予对症治疗后病情无明显缓解。2013 年患者至济南某医院行腹膜透析置管术,术后规律腹膜透析。5 年前腹痛,考虑腹膜炎,给予抗感染治疗后偶效果欠佳,考虑肠穿孔,手术治疗/人造肛门。2019 年患者因甲状旁腺功能亢进症至济南某医院行甲状旁腺次全切除术。

5.体格检查(入院查体)

体温 38.2℃,脉搏 102 次/分钟,呼吸频率 20 次/分钟,血压 10.0/7.9 kPa(75/59 mmHg)。慢性病容,贫血貌,右侧颈内静脉带 CUFF 深静脉置管隧道处皮肤无压痛,局部无红肿,隧道口无渗液渗血。眼睑无水肿,双肺呼吸音粗,未闻及啰音,心律齐,未闻及杂音,腹部无压痛,左下腹可见肠道造瘘口。肾区无叩痛,双下肢无水肿。

6.辅助检查

胸腹部 CT:①下腹壁造瘘术后改变,双肾萎缩,双肾囊肿;②双肾窦区点状高密度,结石不除外;③左肺下叶少许纤维条索灶;④纵隔淋巴结略增大;⑤冠脉钙化灶、心包少量积液,贫血征象;⑥肝脏囊性灶、钙化灶,胆囊炎征象;⑦双附件区囊性灶,建议结合超声检查。

心脏超声:左室射血分数 69%,二尖瓣反流(轻度)、三尖瓣反流(轻度)。

血常规:白细胞 $8.34×10^9$/L,血红蛋白 70 g/L,血细胞比容 22.8%,血小板 $179.00×10^9$/L,中性细胞比率 60.10%,淋巴细胞比率 23.00%,单核细胞比率 14.10%,降钙素原 4.910 ng/mL。

生化:总蛋白 74.1 g/L,白蛋白 46.2 g/L,尿素 27.8 mmol/L,肌酐 1 292.0 μmol/L,尿酸 540 μmol/L,$\beta2$-微球蛋白 47.15 mg/L,钾 4.5 mmol/L,钠 131 mmol/L,氯 84 mmol/L,二氧化碳结合率 15.8 mmol/L,葡萄糖 4.7 mmol/L,总胆固醇 4.09 mmol/L,甘油三酯 1.07 mmol/L,高密度脂蛋白 2.18 mmol/L,低密度脂蛋白 1.97 mmol/1,同型半胱氨酸 37.21 μmol/L,免疫球蛋白 G 10.25 g/L,免疫球蛋白 A 2.26 g/L,免疫球蛋白 M 0.91 g/L,补体 C3 1.12 g/L,补体 C4 0.22 g/L,碱性磷酸酶 81 U/L,钙 2.05 mmol/L,磷 1.84 mmol/L,C 反应蛋白 23.60 mg/L,肌酸激酶 31 U/L,肌酸激酶同工酶 9.6 U/L,乳酸脱氢酶 185 U/L,白介素 6(IL-6)31.430 pg/mL。

7.初步诊断

感染性发热,导管相关性感染,慢性肾小球肾炎,低血压。

8.诊疗经过

给予百令颗粒调节免疫,罗沙司他纠正贫血,碳酸氢钠纠正酸中毒、纠正低钠血症,左氧氟沙星 0.25 g,每天 1 次,静脉滴注抗感染,规律充分血液透析等对症治疗。

头孢西丁筛选试验:阴性。

血培养(金黄色葡萄球菌):青霉素(耐药),MIC≥0.5;头孢洛林(耐药),MIC≥0.25;左氧氟沙星(敏感),MIC≤0.12;红霉素(敏感),MIC≤0.25。

继续左氧氟沙星抗感染治疗。患者未再发热。

9.出院诊断

导管相关性血流感染(金黄色葡萄球菌),慢性肾小球肾炎,肾性贫血,低血压,代谢性酸中毒。

二、病例分析

导管相关性血流感染（catheter-related bloodstream infection，CRBSI）是中心静脉置管血液透析患者最严重的并发症。随着中心静脉导管使用时间的延长，CRBSI风险增加，导管使用6个月CRBSI风险可超过50%。临床表现多样，最常见的症状为发热和寒战。怀疑CRBSI的患者，60%～75%可经血培养确诊。大多数（40%～80%）CRBSI由革兰氏阳性菌所致，包括凝固酶阴性葡萄球菌，金黄色葡萄球菌和肠球菌。革兰氏阴性菌引起的CRBSI占20%～30%。葡萄球菌CRBSI一般对甲氧西林具有耐药性。怀疑CRBSI者获得血培养后，应经验性给予覆盖革兰氏阳性和阴性菌的万古霉素和头孢他啶。感染性休克和转移性感染较为罕见，最常见于金黄色葡萄球菌CRBSI患者。非复杂性CRBSI患者，一般全身性抗生素治疗2～3周（金黄色葡萄球菌治疗4周）即可治愈感染。而出现败血症、持续阳性血培养或转移性感染（如心内膜炎、脓毒性关节炎、硬膜外脓肿或骨髓炎）的复杂性CRBSI患者抗生素治疗疗程，则较非复杂性CRBSI患者长（6～8周）。

该患者近2个月反复发热，2次血培养均提示感染金黄色葡萄球菌，完善胸腹部CT及心脏超声进一步排除感染性心内膜炎及脓肿可能，予以抗感染治疗。初始治疗2周，2周后复发，结合金黄色葡萄球菌感染，考虑治疗疗程不足，遂再次感染入院，予以敏感抗菌药物治疗6周，随访患者未再发热，考虑临床治愈。此外，患者贫血较重，需积极改善贫血，合并感染时首选罗沙司他纠正贫血，同时注意补充造血原料等，结合患者既往肠穿孔、人造肛门，可能存在吸收不良，应适当补充维生素，维持血红蛋白在110 g/L左右。

（魏丹丹）

第十七节　肾移植护理

病案一

一、病历摘要

1.基本信息

杜某，男，37岁。

2.主诉

发现蛋白尿15年，规律血液透析5年。

3.现病史

患者于2006年因诊断"乙型病毒性肝炎"就诊于太原市某医院，治疗乙肝期间，化验尿常规为尿潜血＋，尿蛋白＋＋＋，此后患者转诊于武汉医院，因凝血功能差，未能行肾穿刺活检术，结合临床考虑"乙肝相关性膜性肾病"可能，给予口服"雷公藤多苷片""金水宝"等药物保肾、降尿蛋白治疗。2014年患者体检发现血压升高，血压最高达25.3/14.7 kPa（190/110 mmHg），间断口服"硝苯地平缓释片（伲福达）"降压药物治疗。2016年3月患者因食欲差，恶心，胸闷，就诊于山西省某医院,化验血肌酐高(具体不详),诊断为"慢性肾脏病 5 期",仍给予保肾治疗。2016 年 5 月患者因全身麻木、乏力急诊于山西省某医院,化验血钾 7.8 mmoL/L,血肌酐 600 μmol/L,行"右侧股静脉双腔管置入术",床旁血液透析滤过治疗,2016 年 6 月 13 日行"左前臂动静脉内瘘成形术",待内瘘成熟后拔除右侧股静脉置管,开始经内瘘行血液透析治疗 3 次/周(周一、周四、周六),每次脱水 4～4.5 kg,透析过程中无低血压、抽搐等不适。患者欲行 A、B、O 血型不相容亲属活体肾移植术,相关术前准备资料及医学伦理会已通过,2 周前开始术前预处理,给予口服他克莫司胶囊 3 mg(每天 2 次),吗替麦考酚酯胶囊 0.5 g(每天 2 次),并于 2021 年 11 月 26 日于门诊给予利妥昔单抗注射液 200 mg 静脉输注清除体内抗体,输注过程顺利,无不适。患者目前无发热、咳嗽、咳痰,无腹痛、腹泻,无胸闷、胸痛,此次为行亲属活体肾移植术,进一步进行术前准备入院。患者近期精神、食欲尚可,睡眠欠佳,大便正常,无尿。

4.既往史

患者于 2005 年献血时发现乙型病毒性肝炎(大三阳),就诊于太原某医院,化验乙肝病毒定量复制为 10^7 copies/mL,期间肝酶有升高,肝功谷丙转氨酶最高达 400 IU/mL,曾口服"贺普汀",后续口服"恩替卡韦"抗病毒治疗,约在 2017 年病毒停止复制,遂停药。2021 年 3 月复查病毒无复制。发现高血压病史 7 年,血压最高达 25.3/14.7 kPa(190/110 mmHg),间断口服"伲福达"降压药物治疗,目前口服苯磺酸左旋氨氯地平片(施慧达)早 1 片,倍他乐克早、晚各 1 片,厄贝沙坦早 1 片,平素血压一般在 21.3～22.7/13.3～14.7 kPa(160～170/100～110 mmHg)。否认冠心病病史,否认糖尿病病史。有手术史,否认外伤史,2016 年有 2 次输血史,无输血反应,有乙肝病史,经治疗病毒无复制,否认外伤史,否认输血史,否认食物、药物过敏史。

5.个人史、婚育史及家族史

出生于山西省太原市,否认疫区旅居史及疫水接触史,生活起居规律,饮食习惯荤素均衡,无烟酒等不良嗜好,否认粉尘、毒物、放射性物质、传染病患者接触史,无重大精神创伤史,无冶游史。28 岁结婚,生育 1 子,配偶身体健康。父母均有高血压,一弟血压也偏高。

6.体格检查

体温 36.2 ℃,脉搏 77 次/分钟,呼吸频率 20 次/分钟,血压 23.3/15.2 kPa(175/114 mmHg)。发育正常、营养良好、慢性病容、自主体位,意识清晰,语言流利,查体合作。全身皮肤色泽正常,弹性良好,无黄染,全身浅表淋巴结未触及肿大,头颅大小、形状、头发分布正常,无瘢痕、肿块、压痛及结节,眼睑无浮肿,睑结膜略苍白,巩膜无黄染,角膜无混浊、疤痕,双侧瞳孔等大等圆,对光反射灵敏。耳鼻无畸形,无异常分泌物,唇红无发绀,无疱疹,齿龈无肿胀、出血,扁桃体大小正常,无充血,颈部对称,气管居中,无颈静脉怒张及颈动脉的异常搏动,胸部无畸形,呼吸频率、节律、深度正常,双肺呼吸音粗,未闻及干、湿啰音及哮鸣音,心前区无隆起及异常搏动,心尖冲动未见异常,腹部平坦、柔软,无压痛反跳痛,肝脾未触及,脊柱生理弯曲存在,无畸形、压痛,活动度好。

7.辅助检查

心电图显示:窦性心动过速。

血型抗体效价测定结果:IgM 抗 B 效价 2,IgG 抗 B 效价 2,IgM+IgG 抗 B 效价 64。

化验检查:白细胞 $10.54×10^9$/L,血红蛋白 149 g/L,血小板 $172×10^9$/L,氧分压 11.0 kPa(82.6 mmHg),血肌酐 102 μmol/L,尿素氮 7.6 mmol/L,血钾 4.04 mmol/L,钠 137.4 mmol/L,C 反应蛋白 0.63 mg/L。

8.初步诊断

慢性肾脏病 5 期,高血压,血液透析状态,慢性乙型病毒性肝炎。

9.护理经过

跨血型亲属肾移植的概念及重要性:跨血型亲属肾移植是指供体与受体血型不完全匹配的亲属间进行的肾脏移植手术。这一技术在治疗病理性肾疾患中具有重要意义,能够有效缓解肾脏供体短缺的问题,并提高患者的生活质量和生存率。

患者评估与护理需求分析:在进行跨血型亲属肾移植前,对患者进行全面的评估至关重要。评估内容包括患者的健康状况、心理状态、血型匹配度等。护理需求分析则主要关注患者的营养状况、疼痛管理、感染预防等方面。通过综合评估和分析,可以为患者制定个性化的护理计划。

术前准备工作:在术前阶段,护理措施主要包括宣传教育、心理辅导和生理准备。宣传教育旨在向患者和家属普及肾移植的相关知识,如手术过程、可能出现的风险和预后等。心理辅导则重点关注患者的心理状态,帮助其减轻焦虑和恐惧,增强手术信心。生理准备则包括营养支持、体能训练等,以提高患者的手术耐受性。

术中护理措施:在手术过程中,护理人员应密切监测患者的生命体征,如心率、血压、呼吸等。同时,保持患者的体位舒适,防止术中并发症的发生。在血型匹配度较低的情况下,护理人员还需特别关注患者的输血反应和凝血功能。

术后恢复管理:术后恢复阶段是患者康复的关键时期。在这一阶段,护理人员应重点关注患者的营养支持、康复训练和心理护理。营养支持旨在提供足够的能量和营养素,促进伤口愈合和组织修复。康复训练则通过一系列康复训练和活动,帮助患者恢复肌肉力量和活动能力。心理护理则持续关注患者的心理状态,帮助其应对术后的不适和挑战。

并发症预防与处理策略:跨血型亲属肾移植后可能出现的并发症包括排斥反应、感染、血栓形成等。为了预防这些并发症的发生,护理人员应定期监测患者的肾功能、血常规等指标,及时发现并处理异常情况。同时,加强抗感染治疗、抗凝治疗等措施也是预防并发症的重要手段。一旦发生并发症,护理人员应立即采取相应的处理策略,如调整免疫抑制剂用量、加强抗感染治疗等,以确保患者的安全和健康。

随访与长期跟踪管理:随访和长期跟踪管理是确保患者长期预后和满意度的关键措施。通过定期的随访和检查,可以及时发现并处理潜在的问题和并发症。同时,根据患者的具体情况和需求,提供个性化的指导和支持,如用药指导、康复训练建议等。长期跟踪管理还包括定期评估患者的肾功能和生活质量等指标,以及关注患者的心理状态和需求变化。这些措施有助于提高患者的生存率和生活质量,促进肾移植手术的长期成功。

二、病例分析

跨血型亲属肾移植作为一种重要的治疗手段,在肾疾病治疗中发挥着不可替代的作用。通过全面的护理措施和个性化的护理计划,可以有效地提高患者的生存率和生活质量。然而,面对复杂多变的临床情况和可能出现的并发症,护理人员需要具备丰富的专业知识和经验,以及高度的责任心和敬业精神。只有这样,才能确保患者的安全和健康,实现肾移植手术的成功和长期预后。

病案二

一、病历摘要

1.基本信息

康某,男,26 岁。

2.主诉

肾移植术后 2 年余,活动后心悸 3 d。

3.现病史

2019 年 4 月 9 日行亲属活体肾移植术治疗,术后口服他克莫司、西罗莫司、吗替麦考酚酯胶囊及甲泼尼龙片抗排异治疗,移植肾功能良好。2022 年 2 月 15 日无明显诱因出现咽痛、咳嗽、咳痰,为黄色黏痰,自行口服奥司他韦治疗,效果差。2 月 18 日出现发热,体温最高 38.2 ℃,自行就诊于新县某医院,完善相关检查后考虑肺部感染上呼吸道感染,给予输注青霉素、左氧氟沙星抗感染治疗。2 月 21 日出现活动后胸憋、气紧,伴明显心悸,现为进一步治疗入院。自此次发病以来,患者精神、饮食、睡眠差,大、小便正常。

4.既往史

2012 年因血尿就诊于山西某医院,行肾穿刺病理检查,病理结果回报:膜增生性肾小球肾炎,血肌酐 70 μmol/L,给予口服泼尼松、环孢素、雷公藤等免疫抑制剂治疗,定期于某中医院随访。2014 年因感冒后出现恶心、呕吐,就诊于某中医院,测血肌酐 1 000 μmol/L,尿量无明显减少,诊断为"急性肾功能衰竭",行"右股静脉双腔管置入术",行血液透析治疗 3 次,血肌酐有所下降,透析过程中出现低血压,遂更改透析方式为腹膜透析治疗至肾移植术。2014 年发现血压升高,最高达 24.0/14.7 kPa(180/110 mmHg),目前服用盐酸贝那普利(洛丁新)、酒石酸美托洛尔控制血压,平素波动于 17.3/10.7 kPa(130/80 mmHg)左右。否认糖尿病、冠心病病史。否认肝炎、结核等传染病史。2014 年于某中医院行"股静脉双腔管置入术",2014 年 9 月于该院行"腹膜透析管置入术",术后定期的腹膜透析,2019 年 7 月 5 日于我院拔除腹膜透析管。2018 年 11 月因右侧肾脏破裂于介入科行介入栓塞治疗。否认外伤史。有输血史,无输血反应。否认食物、药物过敏史,预防接种史不详。

5.个人史、婚育史及家族史

出生于原籍,否认疫区旅居史及疫水接触史,生活起居规律,饮食习惯荤素均衡,无吸烟、酗酒等不良嗜好,否认粉尘、毒物、放射性物质、传染病患者接触史,无重大精神创伤史,无冶游史。未婚未育。父母、兄弟、姐妹健康,无与患者类似疾病,无家族遗传倾向的疾病。

6.体格检查

体温 36 ℃,脉搏 109 次/分钟,呼吸频率 22 次/分钟,血压 15.9/9.1 kPa(119/68 mmHg)。发育正常、营养良好、正常面容、自主体位,意识清晰,语言流利,查体合作。全身皮肤色泽正常,弹性良好,无黄染,全身浅表淋巴结未触及肿大,头颅大小、形状、头发分布正常,无瘢痕、肿块、压痛及结节,眼睑无浮肿,睑结膜略苍白,巩膜无黄染,角膜无混浊,双侧瞳孔等大等圆,对光反射灵敏。耳鼻无畸形,无异常分泌物,唇红无发绀,无疱疹,齿龈无肿胀、出血,扁桃体大小正常,无充血,颈部对称,气管居中,无颈静脉怒张及颈动脉的异常搏动,胸部无畸形,呼吸频率、节律、深度正常,双肺呼吸音粗,未闻及干、湿啰音及哮鸣音,心前区无隆起及异常搏动,心尖冲动未见异常,腹部平坦、柔软,无压痛及反跳痛,肝脾未触及,脊柱生理弯曲存在,无畸形、压痛,活动度好。

7.辅助检查

心电图显示:窦性心动过速;ST 段压低。

心脏彩超显示:二、三尖瓣反流,左室壁厚,左室舒张功能减低,左心室射血分数显著降低(心肌炎)。

化验检查:白细胞 10.54×10^9/L,血红蛋白 149 g/L,血小板 172×10^9/L,氧分压 11.0 kPa(82.6 mmHg),血肌酐 102 μmol/L,尿素氮 7.6 mmol/L,血钾 4.04 mmol/L,钠 137.4 mmol/L,C 反应蛋白 0.63 mg/L。

8.初步诊断

病毒性心肌炎,异体肾移植状态肺部感染,慢性肾脏病 5 期,高血压。

9.护理经过

生活护理:保持病房环境整洁、安静,为患者提供舒适的休息环境,指导患者进行适量的运动,如散步、慢跑等,以增强体质和免疫力,饮食宜清淡、易消化,富含维生素和蛋白质,避免辛辣刺激性食物。

病情观察:密切观察患者的心率、心律、血压等生命体征变化,如有异常及时报告医生,注意观察患者有无心悸、气促、胸闷等心肌炎症状,及时采取相应措施。

用药护理:遵医嘱准确给予抗病毒药物,观察药物疗效及不良反应。营养心肌药物使用时,注意输液速度,避免过快导致心脏负担加重。

心理护理:与患者建立良好的沟通关系,了解其心理需求,给予必要的心理支持和安慰。鼓励患者保持积极、乐观的心态,树立战胜疾病的信心。

健康教育:知识普及:向患者及家属普及病毒性心肌炎的相关知识,提高其对疾病的认识和重视程度。

生活方式调整:指导患者养成良好的生活习惯,如戒烟限酒、合理饮食、适量运动等。

定期随访:提醒患者定期到医院进行复查和随访,及时发现并处理潜在问题。

二、病例分析

病毒性心肌炎是感染心肌疾病的一种,具体是指病毒感染心肌后,病毒对心肌产生直接损伤,或通过自身免疫反应引起心肌细胞坏死的过程,可发生于各个年龄阶段,更多见于儿童和青少年,此次病例的主人公便是属于疾病高发年龄段。病毒感染后,机体会发生一系列的防御反应,其中包括发热、心动过速、血压降低等,当然还包括胃肠道反应、恶心、呕吐等,还有最重要的心力衰竭、呼吸困难等。肾移植术后病毒性心肌炎的护理需要综合考虑患者的病情、心理状态和生活习惯等方面因素,采取综合性的护理措施,以确保患者的安全和健康。

病案三

一、病历摘要

1.基本信息

穆某,女,50 岁。

2.主诉

肾移植术后 9 年余,咳嗽、咳痰 3 d。

3.现病史

2012 年 10 月 9 日因"慢性肾衰竭尿毒症期"行"亲属活体肾移植术",手术顺利,术后有规律地口服他克莫司、吗替麦考酚酯、甲泼尼龙片抗排斥治疗,肾功能恢复良好,血肌酐波动于 60 μmol/L 左右。2014 年因血肌酐缓慢升高至 90 μmol/L,门诊化验 DSA 抗体 Ⅱ 类阳性,后加用西罗莫司等药物治疗,血肌酐下降至正常,2023 年 12 月复查 DSA 抗体 Ⅱ 类阳性。3 d 前患者受凉后出现咳嗽,咳白痰。门诊行胸部 CT 示:左下肺片状磨玻璃影,现为求进一步诊疗入院。目前患者精神、饮食、睡眠尚可,大便正常,24 h 尿量约为 2 000 mL。

4.既往史

2007 年因颜面浮肿伴夜尿增多在当地医院化验尿蛋白＋,潜血＋,就诊于当地医院,给予输液治疗(具体不详),但效果欠佳;遂就诊于北京某医院,化验血肌酐 200 μmol/L,诊断为"慢性肾小球肾炎",给予口服药物保肾治疗,效果不明显,后转诊于多家医院,定期复查,血肌酐缓慢增高。2009 年 10 月感冒后血肌酐增高至 700 μmol/L,就诊于大同市某医院,诊断为"慢性肾衰竭尿毒症期",开始规律血液透析治疗至肾移植。否认肝炎、结核等其他传染病病史。1995 年行绝育手术。2012 年 10 月行亲属活体肾移植术,手术顺利,术后规律服用免疫抑制药物治疗。否认外伤史、过敏史,预防接种史不祥。

5.个人史、婚育史及家族史

出生于山西省朔州市,长期居住于山西省太原市,否认疫区旅居史及疫水接触史,生活起居规律,饮食习惯荤素均衡,无吸烟、饮酒等不良嗜好,否认粉尘、毒物、放射性物质、传染病患者接触史,无重大精神创伤史,无冶游史。现有一子二女,配偶身体健康。家族内无与患者类似疾病,无家族遗传倾向的疾病。

6.体格检查

体温 36.3 ℃,脉搏 65 次/分钟,呼吸频率 20 次/分钟,血压 12.0/6.8 kPa(90/51 mmHg)。发育正常、营养良好、慢性病容、自主体位,意识清晰,语言流利,查体合作。全身皮肤色泽正常,弹性良好,无黄染,全身浅表淋巴结未触及肿大,头颅大小、形状、头发分布正常,无瘢痕、肿块、压痛及结节,眼睑无浮肿,睑结膜略苍白,巩膜无黄染,角膜无混浊、疤痕,双侧瞳孔等大等圆,对光反射灵敏。耳鼻无畸形,无异常分泌物,唇红无发绀,无疱疹,齿龈无肿胀、出血,扁桃体大小正常,无充血,颈部对称,气管居中,无颈静脉怒张及颈动脉的异常搏动,胸部无畸形,呼吸频率、节律、深度正常,双肺呼吸音粗,未闻及干、湿啰音及哮鸣音,心前区无隆起及异常搏动,心尖冲动未见异常,腹部平坦、柔软,无压痛反跳痛,肝脾未触及,脊柱生理弯曲存在,无畸形、压痛,活动度好。

7.辅助检查

心电图显示:窦性心律,律齐。

化验检查:白细胞 6.93×10⁹/L,血红蛋白 133 g/L,血小板 163×10⁹/L,血肌酐 65 μmol/L,尿素氮 4.9 mmol/L,血钾 3.62 mmol/L,钠 142.7 mmol/L,C 反应蛋白 10.36 mg/L。

8.初步诊断

异体肾移植状态肺部感染,慢性肾小球肾炎,慢性肾脏病 5 期,肾性贫血。

9.护理经过

休息与体位:半卧位休息,以利于膈肌下降,利于呼吸,保持室内空气流通,湿度、温度适宜,定时消毒,防止交叉感染。

心理护理:主动介绍病区环境及主管医护人员,设法了解患者的心理变化,多与其交流、以耐心、细致的护理工作赢得患者的信任和配合。指导家属协助心理支持,减少紧张焦虑情绪,共同促进患者的心理平衡。

营养支持:进高热量、优质动物蛋白、避免植物蛋白产胺、低碳水化合物,富含多种维生素及微量元素的食物。尽可能满足机体对能量的需求。忌产气、生冷、刺激性的食物。

保持气道通畅:适当补充水分,保持口腔清洁,指导并协助患者进行有效咳嗽,遵医嘱给予雾化吸入,拍背,必要时进行吸痰。根据患者病情给予氧疗,调节氧流量(鼻导管、面罩吸氧)。

用药护理:严格遵医嘱用药,观察用药后反应。

二、病例分析

对于终末期肾病患者实施肾移植,可有效提高其存活率,极大程度降低长期透析的痛苦,然而为降低术后排斥反应,术前需进行免疫抑制剂和激素治疗,与此同时患者术后仍需长期服用免疫抑制剂,进而造成其免疫系统出现排异反应,加之患者免疫力较低,术后 3~4 个月极易发生肺部感染。因此,术后进行科学合理的护理干预尤为重要。肾移植手术后的常规护理只是针对疾病本身,虽严格监测患者生命体征,但护理内容未涉及患者的心理护理、环境护理、疾病知识的宣讲等,护理内容单一不全面,对术后肺部感染无预防效果。综合护理干预以患者为中心,保持病房环境干净整洁,定时通风消毒,积极给予患者心理疏导,缓解其心理压力,实时监测呼吸系统情况,对疾病知识及注意事项进行健康宣教,确保患者享有全面的高质护理措施,降低患者发生肺部感染的比例。

病案四

一、病历摘要

1.基本信息

白某,女,29 岁。

2.主诉

肾移植术后 1 年余,昏迷 8 h。

2.现病史

患者于 2020 年 4 月 15 日因"慢性肾衰竭尿毒症期"行亲属活体肾移植术",供者为其父,手术过程顺利,术后有规律地口服他克莫司、吗替麦考酚酯胶囊、甲泼尼龙抗排斥治疗,术后移植肾功能恢复良好出院。目前有规律地口服他克莫司剂量、吗替麦考酚酯胶囊、西罗莫司、甲泼尼龙四联抗排斥治疗,定期复查血肌酐波动在 60~80 $\mu mol/L$。患者昨晚 8 点钟自觉发冷,打寒战,无咳嗽、咳痰等症状,体温不高,口服三九感冒灵后症状好转。今晨出现腹泻,糊样便,并有双腿发抖,精神差,无食欲,无其他不适,血糖、体温均正常,测血压 8.7/5.3 kPa(65/40 mmHg),心率 110 次/分钟,口服淡盐水,后测血压升至10.7/8.0 kPa(80/60 mmHg),11 点钟患者自觉头晕,嗜睡,测血压 8.0/5.3 kPa(60/40 mmHg),遂就诊于当地人民医院化验:白细胞 24.36×10⁹/L,血肌酐 357$\mu mol/L$,尿素氮 14.42 mmoL/L,

超敏 C 反应蛋白 248 mg/L。BNP 25 000 pg/mL。约 14 时患者出现昏迷、呼之不应,当地医院建议患者进 ICU 进一步治疗。患者家属要求来我院治疗,遂由 120 于 22 时转入我院。患者发病以来,精神欠佳,昏迷状态,大便失禁,水样便,24 h 尿量减少。

3.既往史

患者于 2010 年因双手肿胀就诊于当地医院,诊断为慢性肾小球肾炎,予以口服中药治疗。2016 年 11 月因出现乏力、纳差、恶心、食欲不振,间断呕吐,就诊于北京某医院,化验血肌酐 200 μmol/L,诊断为:慢性肾功能不全、肾性高血压,给予药物降压及保肾活血对症治疗,定期复查血肌酐逐渐增高。2017 年 5 月因乏力、活动后气喘、嗜睡,就诊于当地人民医院,诊断为慢性肾脏病 5 期、肾性贫血、肾性高血压,行右侧股静脉双腔管置入术后开始规律血液透析,病情平稳后行左前臂动静脉内瘘成形术,内瘘成熟后开始经内瘘血液透析(3 次/周)。2019 年 9 月因内瘘闭塞于我院行右前臂动静脉内瘘成形术,内瘘成熟后开始经内瘘血液透析(3 次/周)至今。发现血压升高 8 年余,最高达 26.7/16.0 kPa(200/120 mmHg),目前口服倍他乐克控制血压,平素血压波动于 17.3~18.7/10.7~12.0 kPa(130~140/80~90 mmHg)。2019 年 7 月发现血糖升高,现皮下注射门冬胰岛素、甘精胰岛素控制血糖,口服阿卡波糖控制血糖,自述平素血糖尚可。2017 年行左侧股静脉双腔管置入术及左动静脉内瘘成形术,2017 年于我院行右侧股静脉双腔管置入术。2019 年行左前臂动静脉内瘘球囊扩张术(未成功),后行左侧股静脉双腔管置入术及右前臂动静脉内瘘成形术。2020 年 4 月 15 日行亲属活体肾移植术、有输血史,具体不详。否认肝炎、结核等传染病史,否认食物药物过敏史。

4.个人史、婚育史及家族史

出生于原籍,否认疫区旅居史及疫水接触史,生活起居规律,饮食习惯荤素均衡,无吸烟、饮酒等不良嗜好,否认粉尘、毒物、放射性物质、传染病患者接触史,无重大精神创伤史,无冶游史。12 岁初期,2010 年后月经周期紊乱,25 岁闭经,20 岁结婚,未育。母亲患高血压及 2 型糖尿病,有一妹患 2 型糖尿病,父亲及一妹,均体健,家族中无与患者类似疾病。

5.体格检查

体温 36.5 ℃,脉搏 133 次/分钟,呼吸频率 22 次/分钟,血压 11.7/8.8 kPa(88/66 mmHg)。发育正常,营养良好,表情安静,浅昏迷状态,口唇苍白,皮肤弹性良好,无黄染,全身浅表淋巴结未触及肿大,头颅大小、形状及头发分布均正常,无瘢痕、肿块、压痛及结节,眼睑无浮肿,睑结膜略苍白,巩膜无黄染,角膜无混浊、疤痕,双侧瞳孔等大等圆,对光反射灵敏。耳鼻无畸形,无异常分泌物,唇红无发绀,无疱疹,齿龈无肿胀、出血,扁桃体大小正常,无充血,颈部对称,气管居中,无颈静脉怒张及颈动脉的异常搏动,胸部无畸形,呼吸的频率、节律、深度正常,双肺呼吸音粗,未闻及干、湿啰音及哮鸣音,心前区无隆起及异常搏动,心尖冲动未见异常,腹部平坦、柔软,无压痛反跳痛,肝脾未触及,脊柱生理弯曲存在,无畸形、压痛,活动度好。

6.辅助检查

心电图显示:窦性心动过速,ST 段压低。

CT 显示:肺部感染。

化验检查:白细胞 7.37×10⁹/L,血红蛋白 3.51g/L,血小板 92×10⁹/L,氧分压 11.0 kPa(82.6 mmHg),血肌酐 102 μmol/L,尿素氮 7.6 mmol/L,血钾 4.04 mmol/L,钠 137.4 mmol/L,C 反应蛋白 502.1 mg/L,BNP 25 000 pg/mL。

7.初步诊断

异体肾移植状态脓毒血症、肺部感染，心力衰竭，感染性休克、昏迷，慢性肾脏病 5 期，高血压。

8.护理经过

病情观察与评估：对于肾移植术后脓毒血症休克昏迷的患者，首先要密切关注患者的生命体征，包括体温、脉搏、呼吸、血压、心率等，并做好详细记录。定期评估患者的意识状态、尿量、肾功能等指标，以便及时了解病情变化和治疗效果。

积极救治原发病灶：针对脓毒血症休克昏迷的病因，应积极寻找并治疗原发病灶。在医生的指导下，进行针对性的抗感染治疗，控制感染源，减轻炎症反应。

维持生命体征稳定：在护理过程中，要采取必要的措施维持患者的生命体征稳定。如保持呼吸道通畅，给予氧气吸入；保持循环稳定，必要时使用血管活性药物；保持体温正常，避免过冷或过热等。

预防并发症和感染风险：加强患者的基础护理，保持床单位整洁干燥，定期翻身拍背，预防压疮和肺部感染。同时，严格执行无菌操作，减少感染风险。

营养支持和饮食调整：根据患者的营养需求和消化能力，制定个性化的饮食计划。给予高热量、高蛋白、低脂肪、易消化的食物，以满足患者的能量需求。对于不能进食的患者，可通过静脉营养支持，确保营养供给。

心理关怀和心理支持：肾移植术后脓毒血症休克昏迷的患者往往面临巨大的心理压力。护理人员应加强与患者的沟通，了解患者的心理需求，提供必要的心理支持和安慰。同时，向患者家属介绍病情和治疗方案，鼓励他们给予患者更多的关爱和支持。

配合药物治疗及监测不良反应：在医生的指导下，按时按量给予患者药物治疗，如免疫抑制剂、抗感染药物等。同时，密切观察药物的毒副反应和不良反应，如发热、皮疹、肝功能损害等，及时报告医生调整治疗方案。

定期检查和康复指导：在患者康复过程中，定期进行肾功能、血常规、尿常规等检查，了解病情恢复情况。根据患者的恢复情况，制定个性化的康复指导计划，包括运动康复、心理康复等，帮助患者逐步恢复正常的生理功能和社会功能。

二、病例分析

肾移植手术是现代医学中一种重要的治疗方法，通过移植健康的肾脏来替代患者因病变而失去功能的肾脏，从而恢复其正常的生理功能。肾移植手术的成功与否直接关系到患者的生存质量和预期寿命。然而，肾移植术后患者面临着多种并发症的风险，其中脓毒血症休克昏迷是一种严重的并发症，需要及时采取科学的护理措施。

脓毒血症休克昏迷是由感染引起的全身性炎症反应综合征，常伴随器官功能障碍和微循环障碍。其病因多种多样，包括术后感染、免疫抑制剂使用不当、移植物功能不全等。脓毒血症休克昏迷病情危急，需要及时诊断和治疗。

肾移植术后脓毒血症休克昏迷的护理工作需要医护人员具备高度的专业素养和实践能力。通过制定个性化的护理计划、与患者家属的有效沟通与配合、科学合理的营养膳食安排以及严格的临床操作规范等措施，可以有效控制感染症状、提高患者的康复质量和免疫力。同时，不断优化护理策略、总结经验教训也是提高肾移植术后脓毒血症休克昏迷患者治疗效果的关键。

（田红芳）

参 考 文 献

[1] 曾辉.肾内科临床治疗要略与病例精选[M].上海:上海科学普及出版社,2023.

[2] 陈楠.肾脏病诊治精要[M].上海:上海科学技术出版社,2022.

[3] 曹微.现代肾内科疾病与治疗技术[M].南昌:江西科学技术出版社,2021.

[4] 钟光辉,蔡旭东.肾纤维化的中西医结合诊治[M].北京:中国中医药出版社,2023.

[5] 张东山,陈俊香.急性肾损伤的基础与临床[M].长沙:湖南科学技术出版社,2022.

[6] 周伟伟,张丽,张莉莉,等.现代肾内科综合诊治与血液净化[M].哈尔滨:黑龙江科学技术出版社,2022.

[7] 林善锬.现代肾脏病临床前沿焦点[M].上海:复旦大学出版社,2021.

[8] 金艳.中西医结合肾脏病诊疗学[M].济南:山东大学出版社,2023.

[9] 李洋.肾内科疾病诊疗与血液净化应用[M].北京:科学技术文献出版社,2021.

[10] 王虹.肾内科疾病诊断与防治[M].北京:科学技术文献出版社,2022.

[11] 王利秀.临床肾内科疾病诊疗新进展[M].沈阳:辽宁科学技术出版社,2021.

[12] 肖春华,李鸿,李永峰.肝肾移植的超声监测入门[M].北京:科学技术文献出版社,2023.

[13] 王少清,汪力,程悦,等.慢性肾脏病管理理论与实践[M].成都:四川大学出版社,2021.

[14] 王亚芬.现代肾内科诊治方法新进展[M].北京:科学技术文献出版社,2021.

[15] 邱红渝.代谢性疾病相关肾脏病的诊治新策略[M].成都:四川科学技术出版社,2023.

[16] 熊重祥.肾脏病基础与内科治疗方法[M].北京:科学技术文献出版社,2022.

[17] 卓华钦.肾内科与风湿免疫科临床诊疗精要[M].济南:山东大学出版社,2022.

[18] 曹伟波.临床肾内科疾病诊治与血液净化[M].哈尔滨:黑龙江科学技术出版社,2021.

[19] 王锋,刘章锁,刘东伟.糖尿病肾病健康管理策略[M].郑州:郑州大学出版社,2022.

[20] 李俊.继发性肾病诊治精粹[M].昆明:云南科技出版社,2023.

[21] 梅长林,陈惠萍,周新津.临床肾脏病理学[M].北京:人民卫生出版社,2021.

[22] 薛武军.肾脏移植典型病例[M].上海:上海科学技术文献出版社,2021.

[23] 张萌.肾脏系统疾病救护与血液透析[M].武汉:湖北科学技术出版社,2023.

[24] 刘一柱.现代肾脏疾病诊疗与血液净化应用[M].沈阳:辽宁科学技术出版社,2021.

[25] 王祥生,王建明,任鲁颖,等.简明中西医结合肾病学[M].北京:科学技术文献出版社,2022.

[26] 杨敏.肾脏疾病防治手册[M].苏州:苏州大学出版社,2023.

[27] 左笑丛,张兰,徐斑,等.肾脏病患者合理用药[M].北京:人民卫生出版社,2022.

［28］李春媚,毕敏,傅雪莲.肾脏内科疾病诊疗精要［M］.长沙:湖南科学技术出版社,2021.

［29］付海霞,张宏,宋艳,等.肾脏疾病诊断与治疗［M］.北京:科学出版社,2021.

［30］张蕊,李纳琦,方伟.肾脏内科诊疗技术与临床实践［M］.北京:中国纺织出版社,2023.

［31］蔡新利.简明临床肾脏内科学［M］.西安:陕西科学技术出版社,2022.

［32］刘天君.临床肾脏内科疾病理论与实践［M］.上海:上海交通大学出版社,2023.

［33］于梅,张雪枫,李冀,等.肾脏疾病诊疗与康复［M］.北京:科学出版社,2022.

［34］史伟.IgA 肾病［M］.北京:人民卫生出版社,2021.

［35］严瑞,杨雨星,周兴艳.肾病基础研究与临床治疗［M］.北京:科学出版社,2023.

［36］王赟昊,李文远,李维.去肾神经术在肾脏疾病治疗中的应用进展［J］.山东医药,2024,64(12):84-88.

［37］王欣茹,郭兆安.线粒体自噬对肾小管间质纤维化的影响［J］.中国中西医结合肾病杂志,2024,25(2):156-158.

［38］蔡国梅,王全蕊,高运,等.维持性血液透析在肾衰竭合并糖尿病患者中的应用效果及对营养状态和体液分布的影响研究［J］.临床医学进展,2024,14(3):700-705.

［39］杨昊,林俊,张健.移植肾功能丧失受者的临床管理策略［J］.器官移植,2024,15(1):138-144.

［40］李娟,王利丽,杨林.狼疮性肾炎病理类型与实验室指标和临床特点关系研究［J］.河北医学,2024,30(4):660-664.